Chirurgie

Chirurgie

Martin Reifferscheid · Siegfried Weller

Unter Mitarbeit von

H. Bilow	P. J. Meeder	J. Starke
J. Braun	J. Ostermeyer	R. Ströbele-Müller
A. Encke	U. Pfister	C. Tizian
H. G. Hermichen	P. Reill	S. N. Truong
U. Holz	K. P. Riesener	K. Weise
H.-K. Kaufner	H. Schmelzeisen	A. Wentzensen

8., neubearbeitete und erweiterte Auflage
665 meist zweifarbige Abbildungen in 962 Einzeldarstellungen
122 Tabellen

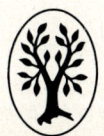

Georg Thieme Verlag Stuttgart · New York 1989

Zeichnungen:
Rudolf Brammer, Rüdiger Gay, Peter Haller, Otto Nehren, Helke Seckerdieck

CIP-Titelaufnahme der Deutschen Bibliothek

Reifferscheid, Martin:
Chirurgie / Martin Reifferscheid ; Siegfried Weller.
Unter Mitarb. von H. Bilow . . . – 8., neubearb. u. erw. Aufl. –
Stuttgart ; New York : Thieme, 1989
NE: Weller, Siegfried

Wichtiger Hinweis: Medizin als Wissenschaft ist ständig im Fluß. Forschung und klinische Erfahrung erweitern unsere Kenntnisse, insbesondere was Behandlung und medikamentöse Therapie anbelangt. Soweit in diesem Werk eine Dosierung oder eine Applikation erwähnt wird, darf der Leser zwar darauf vertrauen, daß Autoren, Herausgeber und Verlag größte Mühe darauf verwandt haben, daß diese Angabe genau dem **Wissensstand bei Fertigstellung des Werkes** entspricht. **Dennoch ist jeder Benutzer aufgefordert,** die Beipackzettel der verwendeten Präparate zu prüfen, um in eigener Verantwortung festzustellen, ob die dort gegebene Empfehlung für Dosierungen oder die Beachtung von Kontraindikationen gegenüber der Angabe in diesem Buch abweicht. Das gilt besonders bei selten verwendeten oder neu auf den Markt gebrachten Präparaten und bei denjenigen, die vom Bundesgesundheitsamt (BGA) in ihrer Anwendbarkeit eingeschränkt worden sind. Benutzer außerhalb der Bundesrepublik Deutschland müssen sich nach den Vorschriften der für sie zuständigen Behörde richten.

1. Auflage 1970	5. Auflage 1981
2. Auflage 1972	6. Auflage 1983
3. Auflage 1974	7. Auflage 1986
4. Auflage 1977	1. spanische Auflage 1974
	1. türkische Auflage 1984

© 1970, 1989 Georg Thieme Verlag, Rüdigerstraße 14, D-7000 Stuttgart 30
Printed in Germany
Satz: Setzerei Lihs, D-7140 Ludwigsburg, gesetzt auf Linotype System 4 (202)
Druck: Clausen & Bosse, D-2262 Leck

ISBN 3-13-455708-8   1 2 3 4 5 6

Vorwort zur 8. Auflage

Permanente Wissensmultiplikation bestimmt auch in der Chirurgie die Lehre. Zwar genügt für das Examen immer noch das Wissensgerüst von Lernziel- und Fragenkompendien; zur effizienten Praxisführung gehört aber mehr. Ohne assoziatives klinisches Denken bleibt Diagnostik und Behandlung der Erfolg versagt. Klinisches Denken ist nicht mit Lexikalfakten erlernbar. Seine Vermittlung bedarf synoptischer Wissensdarstellung, und zwar von Anfang an. Sind katalogisierte Einzelfakten erst einmal zum Engramm versiegelt, sind ihre sichtverengenden Automatismen kaum mehr löschbar. Vom Lehrbuchautor gefordert wird also nicht nur die nahezu lückenlose Faktendarstellung, sondern auch ihre Betrachtung vor dem Hintergrund logischer Bezüge.

Die Dreigliederung der Ausbildung hat den fließenden Übergang in die Praxis vollzogen. Dem muß im Jahre 1989 das Lehrbuch Rechnung tragen. Es muß seine Leser bis in die eigenständige Tätigkeit begleiten, es muß ihr Wissen schrittweise vertiefen, und es muß ihren Blick für die Komplexizität klinischer Fragen fortlaufend schärfen. Gefordert ist also qualifizierte Informationskontinuität über drei Ausbildungsabschnitte hinweg.

In seinem Aktualisierungspotential bietet das Taschenbuch hierfür die besten Voraussetzungen. Das neue Kapitel *Chirurgische Intensivtechniken* gibt dem P.-J.-Studenten, dem A.i.P., allen im Notdienst tätigen Ärzten sowie allen überdurchschnittlich interessierten Schwestern und Pflegern einen detaillierten Anweisungskatalog an die Hand. In Befolgung seiner bildlich unterlegten Darstellungen lassen sich alle Einzelschritte exakt nachvollziehen und selbst handhaben, so u. a. alle Arten der Atemwegstherapie, die Harnableitungsverfahren, ferner Hämofiltration, zentrale Zugänge, arterielle Punktionen, endokavale Embolieprophylaxe, Tracheostomieanlage und -pflege und Infusionsdosierungen. Neugefaßt wurden u. a. die Themen *Schock, Entzündung, Kompartmentsyndrom, Operationsrisiken, operative Blutstillung, chirurgischer Stoffwechsel, Nuklearkatastrophe, Blutgerinnung, plastische und Handchirurgie,* ferner die Kapitel Galle, Pankreas und Rektum. Erweitert und ergänzt wurden *Infektionen* und *Hospitalismus* mit einer *Synopsis der Antibiotikawirkungsgruppen* mit Dosierung, Generic- und Handelsnamen, die *Sonographie* mit instruktiven Bildbeispielen, und die *Lokal- und Leitungsanästhesie* mit ausführlichen bildlichen und textlichen Handlungsanweisungen. – Besonderen Wert legten die Autoren in der *Unfallchirurgie* auf die Darstellung der seit der letzten Auflage bewährten *modernen Versorgungstechniken* und ihre Veranschaulichung mit neu entworfenen Operationsskizzen. – In die *Onkologie* wurden wiederum neue Diagnostik- und multimodale Therapieverfahren aufgenommen. Einen neuen Schwerpunkt bildet dabei das an Häufigkeit rasch zunehmende *Melanom*. – Zum Grundwissen des Mediziners und des ärztlichen Helfers gehört der technische Ablauf der gängigsten Operationen. Erstmalig in einem Taschenbuch gelingt ihre *detaillierte realistische bildliche Darstellung*. – Gleiches gilt für die *chirurgische Endokrinologie*. Ihre graphische Synopsis informiert auf einen Blick über ihre komplexe Klinik.

Ein Chirurgiebuch muß mehr beschreiben als chirurgische Krankheitsbilder und Techniken. Der Interventionserfolg hängt gleichermaßen von der richtigen *Indikationsstellung* und *perioperativen Versorgung* ab. Perioperative Komplikationen muß seit Etablierung der ambulanten Chirurgie auch der *Hausarzt* beherrschen

können. Erleichtert wird dies durch das spezielle Kapitel der postoperativen Störungen. Und hilfreich für das Verständnis ihrer Hintergründe ist die graphische Umsetzung vornehmlich abstrakter Zusammenhänge u. a. im Rahmen der Lungenfunktion, des Nierenversagens, der Entzündung, der Thrombose u. a. – Insgesamt ließ sich der Informationswert des Buches noch durch die didaktische Vereinfachung besonders komplexer Themen steigern. Und mit der weiteren Einfügung von über *200 neuen* teils textergänzenden, meist textersetzenden *mehrfarbigen Abbildungen* und 74 Umzeichnungen bisheriger Darstellungen wird der Informationsgewinn erhöht und seine Einprägsamkeit gesichert. Dem bewährten Verlagszeichner dienten dabei wieder dezidierte Konzeptionsskizzen des Autors als Vorlage.
Zum Vorwort der Neuauflage gehört der Dank an die Helfer. Zu erwähnen sind hier Herr Prof. H. D. Becker (Tübingen) sowie Frau Dr. R. Ströbele-Müller (Aachen). Wie bei allen vorhergehenden Auflagen wurden wir auch diesmal wieder in effizienter Weise unterstützt vom Georg Thieme Verlag, an der Spitze von den Herren Dr. h. c. Günther Hauff und A. Menge, sowie den Mitarbeitern Herrn K. Erwert, Herrn R. Zepf, Frau S. Goppelsröder und Frau L. Brlečić-Enslin. Zu danken ist dem Verlag insbesondere für die wieder hervorragende Buchausstattung.

München und Tübingen   M. Reifferscheid, S. Weller
September 1989

Vorwort zur 7. Auflage

Ein Chirurgiebuch muß dem Studierenden ärztliche Urteilsbildung und examensgerechte Information vermitteln. Wort und Bild sollen im Kolleg Gehörtes einprägsam und für die Staatsprüfung abrufbar machen.
Mit zeitgemäßer Faktenübersicht dient es dem klinischen Assistenten als verläßlicher Ratgeber.
Aktuelle Standards in Diagnose und Therapie geben der freien Praxis den notwendigen Rückhalt.
Einfache Diktion, gegliederte Systematik und enger Praxisbezug begleiten den medizinischen Helfer zu Staatsexamen und Beruf.
Solche kategorischen Zielkonzeptionen sind das Ergebnis permanenter Rückkoppelung mit dem Leser. Die in wenigen Jahren erreichte Verbreitung bewies die Stimmigkeit dieser Wegrichtung. Beibehaltung des Rahmens und Weiterentwicklung des Inhalts konnten folgerichtig die Wegweiser bleiben.
Für rasche Information und bleibende Einprägsamkeit gibt es bewährte Rezepte. Nur mit didaktischer Textgestaltung, Verflechtung von Fakten und bildlicher Erläuterung, pragmatischer Ausgewogenheit von Schwerpunkt und Wissensgehalt, Vermeidung von Abstraktem und Spekulativem und mit dem Verzicht auf unzulässige Schematisierung kann das Entscheidungsfach Chirurgie zum Gedächtnisrequisit werden.
Die Chirurgie hat in ihren thematischen Prioritäten eine kurze Halbwertzeit. Das macht ihre gleichbleibende Aktualität aus. In rascher Folge kommt Neues hinzu, vieles wird komplizierter, Experimentelles wird standardisiert, Bewährtes einfacher und weniger Wichtiges gelöscht.

Vollständigkeit und Dynamik erfordern die gleiche Gewichtung, Neuaufnahme und Ballastabwurf verlangen die Schwerpunktabwägung. Geändert wurde in der 7. Auflage vieles: Bewährtes wurde vertieft und Aktuelles in neue Kapitel gefaßt; so unter anderem die „Chirurgische Endoskopie", die vor allem mit ihren zahlreichen Therapiemöglichkeiten eine ausgiebige Bilddarstellung erforderlich machte. Einen eigenen Abschnitt verlangte auch die „Chirurgische Sonographie". Ihrer Bedeutung und Bewährung entsprechend machte die grad- und stadiengerechte „Differentialtherapie der Malignome" ihre spezielle Erörterung für die einzelnen Organtumoren unverzichtbar. Ebenso mußte für die „Geschwulstnachsorge" ein lokalisations- und artbezogenes Kontrollraster aufgenommen werden. Freizeit- und Breitensport wie auch der maximierte Leistungssport fordern zunehmend ihren Tribut. Schon heute ist versorgungsbedürftige Sportverletzung Regelbefund in der Alltagspraxis und ein Schwerpunktkapitel „Sporttraumatologie" unverzichtbar. Die Analerkrankungen sind in ihrer soziologischen Bedeutung überraschenderweise erst jetzt ins allgemeinärztliche Bewußtsein gerückt; in einem Chirurgiebuch muß die „Proktologie in der Sprechstunde" als traditioneller chirurgischer Sproß deshalb einen besonderen Rang einnehmen.

Neue Kapitel erfordern Austausch. Weil die bewährte synoptische Prüfungsform inzwischen glücklicherweise eine realistische Rückbesinnung erfuhr, boten sich Gegenstandskatalog und Fragenanhang zum Austausch an. Im beibehaltenen Buchumfang dürfen neue Themen aber weder die Lückenlosigkeit des Wissensstoffs noch seine Verständlichkeit strangulieren. Noch umfassender als bisher wurde deshalb von der bildhaften Verdeutlichung komplizierter Zusammenhänge und der graphischen Umsetzung tabellarischer Aufstellungen Gebrauch gemacht. Zahlreiche Abbildungen wurde pointierter gestaltet oder durch neue ersetzt, ebenso viele neu hinzugefügt. Eigene Zeichenkonzepte dienten den bewährten Verlagsgraphikern dabei als Vorlage. Für die diagnostische Dokumentation erschien uns die Skizzierung typischer Röntgenbefunde wesentlicher als der Abdruck von Röntgenfilmen.

Aufgabe eines Lehrbuchs sind Lehre und Sachdarstellung und nicht Belehrung und Eigendarstellung. Dem immer noch virulenten Hang zur Definition von seltenen Befunden und solitären Therapievarianten durch Eigennamen, dem meist das Dokumentationsbedürfnis profunder Sachkenntnis zugrunde liegt, wurde in Text und Sachverzeichnis bewußt entgegengesteuert.

Der Dank an die Helfer gehört zum Epigramm auch einer Neuauflage. Er gebührt neben zahlreichen Mitarbeitern in erster Linie Frau Dr. med. R. Ströbele-Müller für die kritische Beratung ebenso wie für die engagierte Koordinierungsarbeit bei Planung und Manuskripterstellung.

Wie bei allen vorhergehenden Auflagen wurden wir auch diesmal wieder in aufgeschlossener und wirkungsvoller Weise vom Georg Thieme Verlag unterstützt, an der Spitze von Herrn Dr. h. c. Günther Hauff, von den Herren A. Menge, K. Erwert, W. Tannert, R. Zepf sowie von Frau S. Goppelsröder und dem Team der Verlagsgraphiker. Ihnen allen sei an dieser Stelle für Verständnis und Geduld aufrichtigster Dank gesagt.

München und Tübingen   M. Reifferscheid, S. Weller
September 1986

Anschriften

Bilow, H., Dr., Leitender Arzt der Abteilung für Querschnittsgelähmte und Orthopädie, Berufsgenossenschaftliche Unfallklinik, Schnarrenbergstr. 95, 7400 Tübingen

Braun, J., Priv.-Doz. Dr., Chirurgische Klinik der RWTH Aachen, Pauwelsstr., 5100 Aachen

Encke, A., o. Prof. Dr., Leiter der Abteilung für Allgemein- und Abdominalchirurgie, Klinikum der Universität, Theodor-Stern-Kai 7, 6000 Frankfurt 70

Hermichen, H. G., Dr., Berufsgenossenschaftliche Unfallklinik, Schnarrenbergstr. 95, 7400 Tübingen

Holz, U., Prof. Dr., Leiter der Abteilung für Unfall- und Wiederherstellungschirurgie, Katharinenhospital, Kriegsbergstr. 60, 7000 Stuttgart 1

Kaufner, H.-K., Prof. Dr., Chefarzt der II. Chirurgischen Klinik, Unfallchirurgie Landkrankenhaus, Ketschendorferstr. 93, 8630 Coburg

Meeder, P. J., Priv.-Doz. Dr., Berufsgenossenschaftliche Unfallklinik, Schnarrenbergstr. 95, 7400 Tübingen

Ostermeyer, J., Prof. Dr., Chirurgische Universitätsklinik B, Moorenstr. 5, 4000 Düsseldorf

Pfister, U., Prof. Dr., Direktor der Unfallchirurgischen Abteilung im Städtischen Klinikum, Moltkestr. 14, 7500 Karlsruhe 1

Reifferscheid, M., o. Prof. Dr., Kemnatenstr. 60, 8000 München 19

Reill, P., Dr., Abteilungsleiter für Handchirurgie, Berufsgenossenschaftliche Unfallklinik, Schnarrenbergstr. 95, 7400 Tübingen

Riesener, K. P., Dr., Chirurgische Klinik der RWTH Aachen, Pauwelsstr., 5100 Aachen

Schmelzeisen, H., Priv.-Doz. Dr., Chefarzt, Klinik für Unfall- und Wiederherstellende Chirurgie Kreiskrankenhaus, Klostenstr. 19, 7630 Lahr

Starke, Jutta, Dr., Abteilung Chirurgie der RWTH Aachen, Pauwelsstr., 5100 Aachen

Ströbele-Müller, Regina, Dr., Ärztin für Allgemeinmedizin, Am Dorbach 18, 5100 Aachen

Tizian, C., Priv.-Doz. Dr., Direktor der Klinik für Plastische und Wiederherstellungschirurgie, Lindenstr. 10, 6238 Hofheim

Truong, S. N., Dr., Abteilung Chirurgie der RWTH Aachen Pauwelsstr., 5100 Aachen

Weise, K., Priv.-Doz. Dr., Berufsgenossenschaftliche Unfallklinik, Schnarrenbergstr. 95, 7400 Tübingen

Weller, S., Prof. Dr. Dr. h. c., Ärztlicher Direktor der Berufsgenossenschaftlichen Unfallklinik, Schnarrenbergstr. 95, 7400 Tübingen

Wentzensen, A., Priv.-Doz. Dr., Ärztlicher Direktor der Berufsgenossenschaftlichen Unfallklinik, Ludwig-Guttmann-Str. 13, 6700 Ludwigshafen

Inhaltsverzeichnis

17. Postoperative Störungen 197
(M. Reifferscheid)

22. Plastische Chirurgie
(C. Tizian)

27. Kopf
(M. Reifferscheid)

1. Systematik der chirurgischen Krankenuntersuchung

▶ Die chirurgische **Diagnostik** umfaßt
die Erfragung der Vorgeschichte,
die Erhebung des klinischen Befundes,
die Laboruntersuchung (Blut, Serum, Urin),
das Sonogramm (SG),
die Röntgenuntersuchung: Leeraufnahme, Computertomogramm (CT) und
die Kontrastdarstellung von Hohlorganen,
die Endoskopie,
die Punktion von Geweben und Hohlräumen und
die Probefreilegung (Ausschneidung oder Körperhöhlenöffnung).

Erster Arzt-Patient-Kontakt

Als erstes betrachten wir, wie der Kranke zu uns ins Zimmer tritt und achten dabei auf *Bewegung, Haltung, Mimik, Aussehen, Gesichtsfarbe* und *Alterserscheinung.* Mit unserer Begrüßung und Vorstellung und mit anteilnehmenden Fragen nach Wegstrecke, Familie, Kindern, ferner zum Wetter usw. stellen wir den *ersten menschlichen Kontakt* her. Mit der Beiläufigkeit dieser Bemerkungen versuchen wir dem Kranken *Angst und Spannung zu nehmen.* Die *ersten Augenblicke* der Begegnung entscheiden über das zukünftige **Vertrauensverhältnis.**

Für die anschließende **Anamneseerhebung** gelten für den Arzt die folgenden ärztlichen **Grundsätze:** Sich in die Lage des Kranken versetzen, seine menschlichen Ängste verstehen, sich ständig bewußtmachen, welche *Überwindung* ihn der *Gang zum Arzt* gekostet hat, geduldiges *Zuhören* und sparsames, einfühlsames Fragen. Nicht belehren, sondern erklären. Dabei immer einfache Sätze und *deutsche Begriffe* verwenden. Der erfahrene Arzt weiß, daß der mit dem *Aussprechenlassen* verbundene Zeitaufwand durch den damit erreichten zeitsparenden Vertrauensgewinn um ein Vielfaches wettgemacht wird. Er erleichtert die spätere Überzeugungs- und Aufklärungsarbeit. Aus diesen Gründen wird der Patient immer dazu angehalten, sich Krankheit und Beschwerden „von der Seele" zu reden. Der Arzt wird seine Ausführungen nur bei allzu weiter Abschweifung unterbrechen oder um Konkretes zu erfragen. Des Hinweises auf die Kardinalfragen wie der jetzigen Beschwerden und des Zeitpunktes ihrer Entstehung sowie früherer Erkrankungen, Krankschreibungszeiten und bisheriger Untersuchungsergebnisse bedarf es nur bei wenigen Kranken. Die **gezielte Anamnese** erfordert viel *Feingefühl,* besonders wenn *spezifische Vorerkrankungen* zur Sprache kommen. Dennoch ist auf die Frage nach familiären Belastungen nicht zu verzichten. Allergien, Tbc, Malignome, Gelenkrheuma und Stoffwechsel- und psychische Erkrankungen müssen dabei lückenlos erfragt werden.

Über Operations- und Unfallfolgen berichten fast alle Kranken spontan. Unverzichtbar ist es, die bereits von anderer Seite erhobenen Befunde und getroffenen Verordnungen zu berücksichtigen.

Besondere Sorgfalt ist zu legen auf die Klärung des **Beschwerdecharakters.** Er umfaßt *Leistungsknick* und *Schmerzart, Schmerzdauer* und *Schmerzlokalisation.*

Zu fragen ist beim Schmerz nach Bewegungs-, Atmungs- und Nahrungsabhängigkeit oder nach Defäkations- und Spontanschmerz. Ferner nach Wetter-, Saison-, Temperatur- und Tageszeitbeziehungen usw., schließlich nach der *Intensität*, d. h. ob anhaltender, zunehmender oder intermittierender Schmerz, ob Kolik- oder Anfallschmerz, und nach der Lokalisation, d. h. ob umgrenzt, stationär, wandernd oder ausstrahlend.

Zu den weiteren Routineerhebungen gehören die Fragen nach den **vegetativen Funktionen** wie Appetit, Stuhl, Urin, ferner nach Schlaf, Gedächtnis und allgemeiner Leistungsfähigkeit. Automatisch stellen sich damit die Auskünfte über deren Normabweichungen ein.

Schweigepflicht

Mit dem Gespräch mit dem Kranken beginnt die Verpflichtung, das vom und über den Kranken Erfahrene als *Berufsgeheimnis zu hüten*. Diese Schweigepflicht ist in Paragraph 203 des StGB über das Berufsgeheimnis definiert. Ihm unterliegen „Ärzte und berufsmäßig tätige Gehilfen und die Personen, die zur Vorbereitung auf den Beruf an der berufsmäßigen Tätigkeit teilnehmen", also auch Studenten, Pflegepersonal, Helfer, medizinisch-technische Assistentinnen, Krankengymnastinnen, Masseure, Sekretärinnen und andere im Heilwesen Tätige. Über alle Kenntnisse, die sie von den ihnen anvertrauten Patienten erlangt haben, dürfen sie *ohne deren Einwilligung* einem Dritten gegenüber *keine Mitteilung* machen.

In der DDR vertritt der Paragraph 136 StGB, in Österreich der Paragraph 498 StGB und in der Schweiz der Artikel 321 des StGB sinngemäß die gleiche Rechtsauffassung.

Klinische Untersuchung

Inspektion

Sie bildet als erste diagnostische Maßnahme den wichtigsten Grundpfeiler der ärztlichen Untersuchung. Mit ihr läßt sich oft die Diagnose schon weitgehend einengen. So können z. B. aufgrund ihrer Charakteristika allein schon mit der Inspektion die Lungenstauung, die Pneumonie, die Peritonitis, die Sepsis und der Schock diagnostiziert werden.

Zunächst betrachten wir die *Gesamterscheinung* des Kranken, seine Körperhaltung und -bewegungen sowie seinen *Allgemein-, Ernährungs-* und *Kreislaufzustand:* ob Fett- oder Magersucht, ob Kachexie, Marasmus oder Stauungsanzeichen. Dann seine *Hautbeschaffenheit* und *-farbe:* ob Blässe, Zyanose, Gelbfärbung und Pigmentierung. Anschließend sehen wir uns am teil- oder insgesamt entkleideten Körper unter *diffuser* oder *fokaler Beleuchtung* den speziellen *Krankheitsbefund* und *-herd* oder den Schmerzbereich an. Dabei interessieren *Deformierungen* wie Schwellungen, Ödeme, Hautemphyseme, Tumoren, ferner *Verfärbungen*, Blutaustritte, Blutergüsse und Epidermisdefekte. Im einzelnen betrachtet man die Zunge auf ihre Beschaffenheit und ihren Belag, die Tonsillen, die Halskonfiguration, die Lymphknotenbereiche, die Thoraxform und ihre Bewegungen, achtet auf sichtbare Pulsationen, auf Krampfadern und beim Bauch, ob er eingefallen oder aufgetrieben ist, ferner auf die Leistengegend, die Genitalien und auf Gliedmaßendeformierungen. Der Abgrenzung von Hydrozele und Leistenhernie dient die Transparenzprüfung oder *Diaphanoskopie.*

Palpation

Als zweiter Untersuchungsgang gibt sie Auskunft über Lage, Form, Größe, Begrenzung, Oberfläche, Konsistenz, Pulsation, Fluktuation und Beweglichkeit oder Verschieblichkeit von Befunden. Weiter sind damit erfaßbar die Reponibilität, Wellenbewegung und Elastizität; ferner die Formbarkeit oder Plastizität und schließlich, z. B. bei der Patella, das Tanzen auf dem Erguß (Ballottement). Bei Knochenbrüchen interessiert außerdem die Krepitation und bei dünnen Knochenschalen das Pergamentknistern. Die Hauptaufgabe der Tastuntersuchung ist die Prüfung der Druckempfindlichkeit, insbesondere der Tiefen- und Flächenausdehnung des Schmerzes und seiner Auslösung durch Bewegung. Ferner dient die Betastung der Beurteilung einer schmerzbedingten reflektorischen Abwehrspannung. Die Bauchbetastung erfolgt mit der Doppelhandpalpation.

Perkussion

Geprüft wird der vom Befund ausgehende Klopfschall. Je nach *Gewebebeschaffenheit* ist der Schall paukenartig tief und hohl (tympanitisch), kurz und gedämpft (Schenkelschall) oder hoch. Vom extrem hohen *Metallklang* spricht man, wenn durch Luftfüllung prall gespanntes Gewebe beklopft wird. Jedes *Organ* besitzt seinen *eigenen Schallbefund.* Dies ermöglicht sowohl die Zuordnung als auch die Grenzbestimmung.

Auskultation

Bewegliche Organe, Gewebe und Flüssigkeiten *erzeugen Geräusche.* Sie sind mit dem aufgelegten Ohr oder verstärkt mit dem Stethoskop zu hören. Fast jedes Organ und Medium hat sein *eigenes Geräuschprofil.* Zu differenzieren sind Atemgeräusche, Darmgeräusche, Herz- und Lungengeräusche, Geräusche der Gelenke und der Gefäße. Geräuschcharakteristika sind Luftströmung, Peristaltik (Borborygmen), Plätschern, Klappenschluß, Knochenknarren, Reiben, Pulsation, Stenose und Knistern.

Geruchsprüfung

Die Geruchsdiagnostik achtet auf den *Foetor ex ore:* z. B. auf den süßlichen *Diphtherie-* und auf den *nagellackähnlichen Azeton*geruch sowie auf den *fischähnlichen Urämie*geruch. Am Eitergeruch ist oft schon die Erregerart zu erkennen.

Metrik

Ein Grundbestandteil der chirurgischen Krankenuntersuchung ist die *vom Seitenvergleich ausgehende Messung* von Umfang, Länge und Bewegungswinkel, ferner die Messung von Körpergröße und Gewicht sowie der axillaren und rektalen Temperatur. Die elementaren Befunde wie Blutdruck, Puls, *Blutsenkung* (Tab. 1.**1**), Hb, Erythrozyten, *Leukozyten* (Tab. 1.**2**), Urinstatus sowie Beschaffenheit von Stuhl und Erbrechen gehören zur Abrundung der Erstuntersuchungsmaßnahmen. Sphinkterdruckmessung und Elektromyographie S. 482 und S. 616.

Tabelle 1.1   Beschleunigung der Blutkörperchensenkungsgeschwindigkeit (BSG)

Akut entzündliche Prozesse	*Kollagenosen*
– Pyodermien	– Polyarthritis
– Pneumonie	– Sklerodermie
– Pyelonephritis	– Lupus erythematodes
– Phlebitis	– Dermatomyositis
– Cholezystitis	*Anämie*
– Abszeß	*Malignome*
Chronische Entzündungen	– Myelome
– Morbus Crohn	– Leukämie
– Colitis ulcerosa	– Karzinome
– chronische Tonsillitis	– Sarkome
– Zahngranulome	*Hormonelle Ursachen*
Spezifische Entzündungen	– Gravidität
– Tuberkulose	
– Morbus Bang	

Tabelle 1.2   Leukozytose und Leukopenie

Leukozytose

Infektionen	*Malignome*
– Bakterien	– besonders bei Knochenmarks-
– Protozoen	metastasierung
– Parasiten	– Lymphogranulomatose
– Pilze	– Leukämie
Vergiftungen	*Massive Blutung*
– mit Pb, Hg, Digitalis usw.	– akute Hämoptoe
Metabolische Ursachen, z. B.	– Blutungen in Pleura- und Bauch-
– diabetische Azidose	höhle
– Urämie	*Physikalische Ursachen*
– Gicht	– O_2-Mangel
– Eklampsie	– Geburt
Nekrosen, z. B.	– Krämpfe
– Herz-, Lungen-, Darm- und Milz-	– anhaltendes Erbrechen
infarkte	*Traumatischer Schock*
– Pankreatitis	
– Verbrennungen	
– Op-Feld	

Leukopenie

– Virusinfekte,	– Histoplasmose
z. B. Grippe, Masern, Röteln,	– Agranulozytose
Mumps, Typhus, Paratyphus	– Medikamente,
– Morbus Bang	z. B. Antibiotika

Endoskopie

Der Chirurg endoskopiert selbst, weil er in Wahrung des klassischen ärztlichen Prinzips der *Einheit von Diagnostik und Therapie* präoperativ seinen Befund selbst ansehen und beurteilen muß. Außerdem erfüllt er wie kein anderer das ärztliche *Sorgfaltspostulat*, daß nur der zum Eingriff berechtigt ist, der auch eintretende *Komplikationen* nicht nur rechtzeitig erkennen, sondern bei Dringlichkeit auch *eigenständig zu beherrschen* in der Lage ist. Zu den wichtigsten Endoskopien und endoskopischen Eingriffen gehören die mediastinoskopische und bronchoskopische Biopsie, die Polypektomie, die endoskopische Blutstillung, die Bougierung von Stenosen, die Implantation von Endoprothesen in die Speiseröhre, die Papillo- und Sphinkterotomie sowie die Gallengangsdrainage; ferner die Gastrostomie, die Fremdkörperentfernung aus dem oberen und unteren Intestinaltrakt sowie aus dem Bronchialsystem, die Sondeneinführung zur Dekompression beim Ileus, die Arthroskopie und die Angioskopie. Ein besonderes therapeutisches Verfahren ist die rektoskopische Kryotherapie des Mastdarmkarzinoms.

Patientenvorbereitung

Der Endoskopie muß ein eingehendes *Aufklärungsgespräch* mit schriftlicher Einverständniserklärung des Patienten vorausgehen. Der Eingriff setzt Nüchternheit und das Vorliegen von *Blutbild* und *Gerinnungsstatus* voraus. Die PTZ soll über 50%, die Thrombozytenzahl über 60000 pro mm^3 liegen. Als *Prämedikation* werden 10 mg Diazepam verabreicht, bei Eingriffen im oberen Gastrointestinaltrakt zur Ausschaltung *vagaler* Reflexe zusätzlich 0,5 mg Atropin. Für die meisten Spiegelungen genügt die *Schleimhautanästhesie* (S. 41). Eingreifende Endoskopien werden in ITN vorgenommen.
Vor invasiven endoskopischen Eingriffen ist die HIV-Untersuchung anzuraten. Bei positivem Ergebnis trägt der Endoskopierer Handschuhe, Gesichtsmaske und Augenschutz.

Polypektomie im oberen Gastrointestinaltrakt

Als **Instrumentarium** dient ein *Geradeausblick-Endoskop* mit weitem Instrumentierkanal und ein *Hochfrequenz-Diathermiegerät*. Als weiteres sind die Polypektomieschlinge in unterschiedlichen Ausführungen sowie ein Polypgreifer und ein Dormiakörbchen notwendig (Abb. 1.**1**).
Abtragungstechnik: Zunächst Umfassen der Polypenbasis mit der Diathermieschlinge. Unter langsamem Zuziehen wird der Stiel in die Lichtung vorgezogen. Dann erfolgt die *Abtragung* mit intermittierenden *Stromstößen*. Anschließend wird der Polyp an das Endoskopende gesaugt oder mit Hilfe des Polypengreifers, einer Schlinge oder des Dormiakörbchens geborgen. **Komplikationen** sind selten. Eine *Blutung* kommt nur in 0,1% vor. Noch seltener ist die Perforation, allerdings bei mesenchymalen Tumoren relativ häufiger als bei epithelialen. Postoperative Schmerzen gehen vom Abtragungsulkus aus.
Die globale *Rezidivquote* gutartiger Polypen liegt in den ersten 4 Jahren bei etwa 5,0%. Bei den *hyperplasiogenen* Formen und der *fokalen Hyperplasie* genügt die Nachkontrolle in 12monatigem Abstand. Bei der *Borderline lesion* ist wegen der hohen Rezidivrate von 18% und ihrer Entartungsneigung – wenn nicht die Pri-

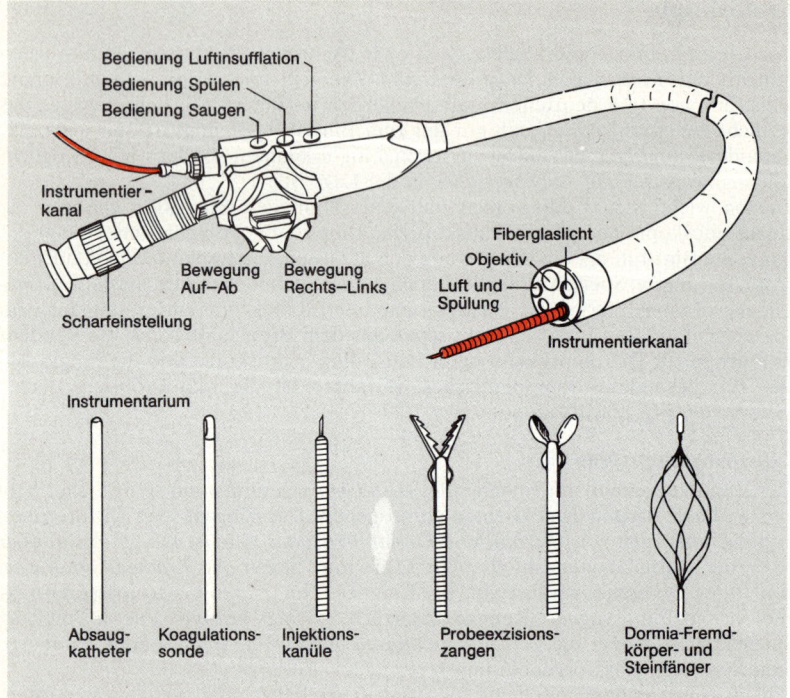

Abb. 1.1   Flexibles Fiberendoskop für Ösophago-, Gastro- und Enteroskopie mit dem dazugehörigen Instrumentarium.

märresektion angeschlossen werden soll – die 4monatliche Kontrolle unverzichtbar. Erfaßte *Frühkarzinome* werden nach der endoskopischen Verifizierung radikal operiert (S. 510).

Polypektomie im unteren Gastrointestinaltrakt

Die Darmreinigung erfolgt bei Adenomen im *Rektum* und *linken Kolon* ab Vortag mit *einmaliger* Gabe von X-Prep oder Cascara Salax bei gleichzeitig flüssiger Kost sowie unmittelbar vor der Untersuchung mit einem Klysma. Bei totaler *Koloskopie* ist die *zweitägige Vorbereitung* mit Abführmitteln und flüssiger Kost erforderlich. Alternativ kann der Darm mit *orthograder Spülung* (S. 593) gereinigt werden. Im extraperitonealen Rektum ist die Polypektomie ambulant möglich. Bei Komplikationsverdacht, insbesondere nach der Polypektomie im intraperitonealen Rektokolon und Kolon, ist auf die *stationäre* klinische *Nachbeobachtung* mit Rö-Abdomenübersicht nicht zu verzichten. Als **Instrumentarium** dient ein starres Rektosigmoidoskop oder ein Operationsrektoskop (Abb. 1.**2b**) sowie für kleine Polypen eine Biopsiezange, für größere Polypen eine Hochfrequenz-

Abb. 1.**2** **a** Papillenabtragung
mit elektrischer Schlinge durch
den mit Spekula gespreizten
Anus.
b Polypenabtragung im Rektum
durch das Operationsrektoskop
mit der elektrischen Schlinge.

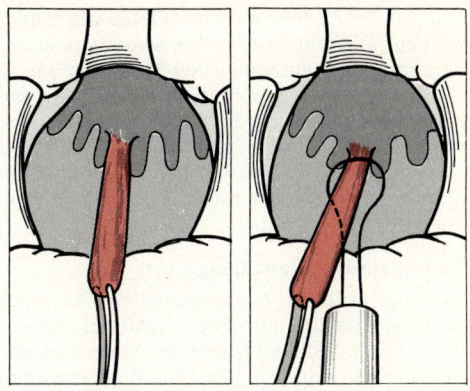

a

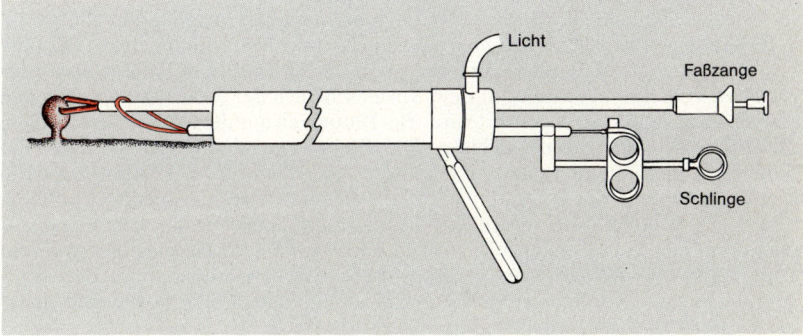

b

Diathermieschlinge (Abb. 1.**2a** u. **b**, Abb. 44.**6**), ferner ein Koloskop mit großem
Instrumentierkanal und Saugvorrichtung (Abb. 1.**1**).
Die **Abtragungstechnik** im Rektum erfordert die *Lagerung* in Steinschnitt-, Sei-
ten- oder Ellbogenlage. Das Adenom wird mit der durch die Diathermieschlinge
durchgeschobenen Faßzange fixiert (Abb. 1.**2b**) und daran in das Lumen des
Rektoskops vorgezogen. Dann wird die Schlinge um die Polypenbasis gelegt und
diese mit intermittierenden Stromstößen durchtrennt. Bei kleinen Adenomen
genügt die Abtragung mit der großen Biopsiezange. Die *Koloskopie* wird zunächst in Linksseitenlage, dann in Rückenlage vorgenommen. Die Technik der
Adenomabtragung entspricht dem Vorgehen im oberen Verdauungstrakt. Bei
mehreren Polypen wird in oral-aboraler Reihenfolge vorgegangen.
Komplikationen sind *Blutung* und *Perforation* in 0,5–1%. Im Rektum wird der
blutende Stiel mit einem Metallclip oder mit Koagulation versorgt. Eine Umstechung ist nur selten erforderlich. Bei Nachblutung aus dem Kolon kann die
Blutstillung entweder mit Koagulation mit der Knopfsonde oder mit der lokalen
Unterspritzung einer Adrenalinlösung (1:200000) versucht werden. Bei trotzdem

anhaltender Blutung muß das Gefäß per Laparotomie und Kolotomie umstochen werden. *Perforationsursachen* sind die unkontrollierte Luftinsufflation bei Nichtbeachtung von entzündlichen Befunden wie Divertikulitis oder Colitis ulcerosa, ferner bei Darmwandschwächen wie Divertikulose und schließlich zu darmwandnahe und zu intensive Elektrokoagulation oder zu starke Ausziehung der Kolonwand. Die klinische Symptomatik und der Befund (S. 612) bestimmen über die Entscheidung zur Laparotomie und Übernähung. Selten ist die bei ungenügender Darmreinigung vorkommende *Methangasexplosion*. *Rezidivquote* siehe oberer Gastrointestinaltrakt.

Endoskopische Blutstillung (Abb. 1.**3**)

80 % der primären Blutungsquellen sind im oberen Gastrointestinaltrakt lokalisiert. Hier ist die Endoskopie nicht nur Diagnostik, sondern zugleich auch Therapie. Die endoskopisch erzielte Stase bedeutet *Zeitgewinn zur Abklärung* und Planung der chirurgischen Elektivintervention. Als **Verfahren** stehen zur Verfügung die *Elektrokoagulation*, die Blutstillung mit der *Elektrohydro-Thermosonde*, die *Fotokoagulation*, die *Varizenverödung* und die lokale Applikation von gefäßverengenden Substanzen wie *Adrenalin*. Um bei massiven Blutungen aus Ösophagus und Magen keine Blutaspiration zu riskieren, muß der Patient als erstes *intubiert* werden, bevor ihm mit dem Magenschlauch der Magen leergespült und danach das Endoskop eingeführt wird. Bei Blutungen aus dem Analkanal wird ein Hebe-Senk-Einlauf vorausgeschickt. Die Elektrokoagulation erfolgt mit einer durch den Instrumentierkanal eingeführten *Koagulationssonde* (Abb. 1.**4**). Ein spritzendes Gefäß wird direkt punktuell koaguliert. Bei iatrogenen Läsionen, z. B. nach Probebiopsie, geschieht dies zirkulär punktförmig. Blutungen aus einem Polypenstiel können mit der *Diathermieschlinge* nachkoaguliert werden. Die *Elektrohydro-Thermosonde* verbessert durch den Wasserstrahl die Sichtverhältnisse und vermindert so die Perforationsgefahr. Auch lassen sich damit

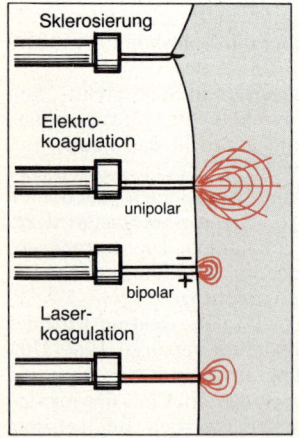

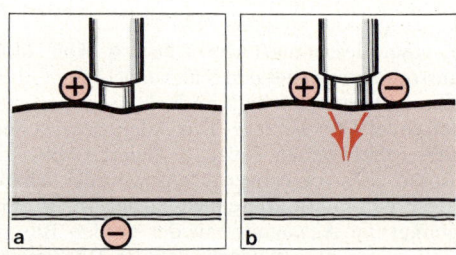

Abb. 1.**4**   Sondenkoagulation.
a Unipolar, **b** bipolar.

Abb. 1.**3**   Die verschiedenen Verfahren der endoskopischen Blutstillung.

Gewebeerhitzung und Nekrosebildung besser dosieren. Bei der *bipolaren Koagulationssonde* fließt der Strom zwischen zwei dicht nebeneinander angeordneten Polen durch das Gewebe und macht so die Ableitung über eine Neutralelektrode überflüssig. Auch damit ist die ungesteuerte Gewebeerhitzung weitgehend zu vermeiden (Abb. 1.**3**). *Argon*-Laser und *Neodym-YAG*-Laser bewirken bei Flächenblutung die kapilläre Kontraktion. Gefäßwandschrumpfung und intravasale Thrombosierungsstase sind bei kleinkalibrigen oberflächlichen arteriellen Blutungen möglich. Der Neodym-YAG-Laser reicht mit seiner Wellenlänge von 1060 nm dabei 4–5mal tiefer als der Argon-Laser mit 500 nm. *Indikationen für den Laser* sind die Angiodysplasien, Hämangiome, blutende Ulzera und Erosionen, die Blutung nach endoskopischer Diagnostik oder Adenomabtragung sowie blutende Ösophagusvarizen. Zum Laser-Koagulationssystem mit Laserkopf und flexiblem Lichtleiter gehört immer auch ein Endoskop. **Vorgehen:** Nach endoskopischer Lokalisation der Blutungsquelle wird der flexible Lichtleiter eingeführt und mit ihm im Abstand von etwa 0,5–3 cm für 1–5 s mit 1–4 Watt pro mm^2 koaguliert. Bei Sichtverlegung durch Blutung hilft der CO_2-Gasstrahl. **Komplikationen** der endoskopischen Blutstillung sind Wandperforation, Herzstillstand durch vagovagale Reflexe, Aspiration und das Rezidiv.

Endoskopische Sklerosierung von Ösophagusvarizen

Indikationen sind akute Varizenblutungen und im Blutungsintervall die Rezidivverhütung. Als **Instrumentarium** dient das starre Ösophagoskop mit dem Vorteil besserer Absaugmöglichkeit und erhöhten Sichtvermögens durch die Hopkins-Optik. Der Nachteil ist die Narkoseerfordernis. Demgegenüber hat das flexible Gerät den Vorteil, die Narkose zu erübrigen. Das *Verödungsprinzip* ist die *paravasale* Injektion (Abb. 1.**5**) einerseits und die *intravasale* andererseits. **Vorgehen:** Die *paravasale Applikation* strebt die Bindegewebsproliferation an. Sie schnürt die Zuflüsse ab, versenkt die Konvolute in die Tiefe und entzieht sie so der erneuten Andauung. Um das paravasale Bindegewebe zu treffen, wird die Injektionsnadel tangential in die Submukosa gestochen (Abb. 1.**5**) und um die Knoten je 1 ml 0,5–1%iges Polidocanol (Aethoxysklerol) gespritzt, insgesamt jedoch nicht mehr als 20 ml pro Sitzung.

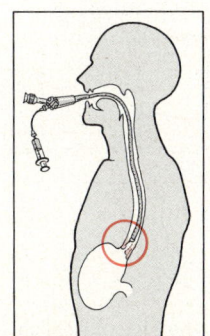
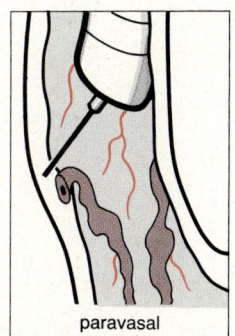
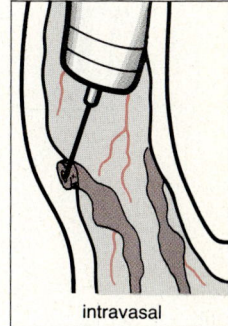

paravasal   intravasal

Abb. 1.**5**   Sklerosierungsverfahren bei Ösophagusvarizen.

Bei der *intravasalen Applikation* werden in die Knoten je 0,5 ml Butyl-Cyanoacrylat (Histoacryl blau) injiziert, insgesamt jedoch nicht mehr als 60 ml pro Sitzung. Um das zu schnelle Abfließen des injizierten Depots zu verhüten, setzt man gleichzeitig paravasale Depots. **Prognose:** Insgesamt führt die Verödung in 85 % zum Dauererfolg. **Komplikationen** sind die Ösophagusstenose in 2,5 %, der Pleuraerguß in 2 %, die Fundusvarizenblutung in weniger als 2 % und schließlich das Verödungsgeschwür in 2 %.

Endoskopische Bougierung gutartiger Stenosen im Ösophagus

Indikationen sind die peptische Stenose bei Refluxösophagitis, die Stenose nach Varizenverödung oder nach Bestrahlung, die nach Resektion auftretende Anastomosenstenose und die Achalasie. Zur Verfügung stehen hier mehrere **Verfahren** (Abb. 1.**6a**): einmal das aus einem Stab mit konisch zulaufender Spitze bestehende *Ringbougie,* das die Aufdehnung entlang einem zunächst endoskopisch vorgeschobenen Führungsdraht ermöglicht; dann das auf das Endoskop aufgesetzte *Mehrstufenbougie* aus elastomerem Kunststoff. Sein *Vorteil* ist die Unter-Sicht-Bougierung ohne Narkose. Eine weitere Modifikation ist der am Endoskop im „Huckepackverfahren" angebrachte Ballonkatheter. Nach Plazierung in der Stenose wird mit einem Maximaldruck von 300 mmHg eine Dehnung auf über 4 cm erreicht. Das Verfahren ist geeignet für Achalasien und für Stenosen, vorausgesetzt, daß ihre Mindestlichtungsweite von 0,9 cm die Lagekontrolle des Ballons durch das invertierte Endoskop erlaubt. Auf einem ähnlichen Prinzip beruht der

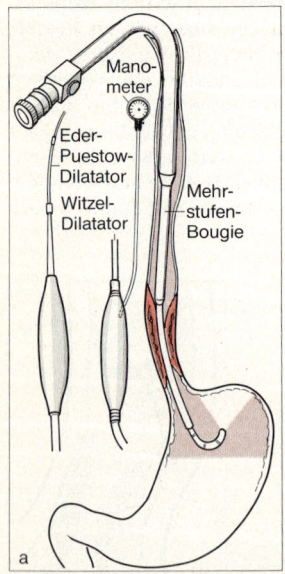

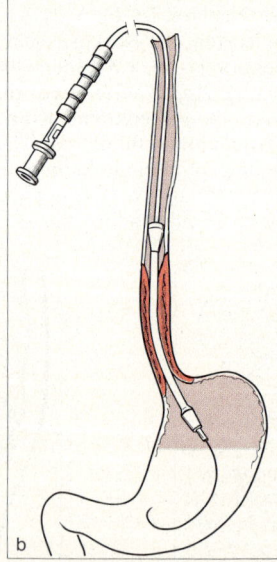

Abb. 1.**6**   **a** Dilatation und Bougierung einer Ösophagusstenose. Die 3 hauptsächlichsten Bougieformen. **b** Endoskopisches Einlegen eines Tubus in eine maligne Ösophagusstenose.

pneumatische *Dilatator nach Witzel*, der aus einem 20 cm langen PVC-Schlauch mit einem 15 cm langen aufblasbaren Ballon besteht. Er wird mit 2 Gummischlingen auf das Gastroskop fixiert und maximal bis 200 mmHg aufgeblasen. Auch der doppellumige *Ballonkatheter nach Grüntzig* arbeitet nach diesem Prinzip. In seinem inneren Lumen wird der Mandrin eingeführt, das äußere Lumen ermöglicht die Ballondehnung. Schließlich ist der *Puestow-Dilatator* zu erwähnen. Für seine Einbringung wird die Stenose zunächst mit einem dünnen Kindergastroskop lokalisiert. Dann wird unter radiologischer und endoskopischer Kontrolle der Führungsstab über die Stenose vorgeschoben. Mit aufschraubbaren Metalloliven zunehmender Größe läßt sich dann die Enge aufdehnen. Beim *Dreifachdilatator* sind auf einem Stab gleichzeitig drei Oliven verschiedener Größe angebracht, wodurch der häufige Olivenwechsel während des Bougierungsvorgangs entfällt. **Komplikationen** sind Perforation, Blutung und Aspirationspneumonie. **Prognose:** Die Erfolgsquote liegt bei gutartigen Stenosen bei etwa 70 %, eine 3–6monatliche Kontrolle und evtl. Nachbougierung vorausgesetzt.

Endoskopische Tubusimplantation bei malignen Ösophagus- und Kardiastenosen

Indikationen sind Schluckstörungen infolge inoperabler Ösophagus- und Kardiatumoren oder mediastinaler Tumorinfiltrationen, ferner ösophagotracheale oder -bronchiale Fisteln. Eine **Kontraindikation** ist die hohe Tumorlokalisation am oberen Ösophagussphinkter. Zur Anwendung gelangen zwei **Verfahren:** 1. die Tubusimplantation unter Rö-Kontrolle; ihr geht das Aufbougieren mit der Eder-Puestow-Olive und das Einbringen eines Führungsdrahtes voraus (Abb. 1.**6b**). 2. Das Mandrinverfahren bringt zunächst mit dem kleinkalibrigen Gastroskop einen durchsichtigen Vorschiebeschlauch von etwa 60 cm Länge durch die Stenose. Darüber wird dann der Tubus bis auf die vorher mit dem Gastroskop gemessene Tiefe geschoben. Als Tuben dienen Polyvinylschläuche, der Celestin- oder der Häring-Tubus. **Nachbehandlung:** Am nächsten Tag erfolgt die Lagekontrolle des Tubus mit einem Gastrografinschluck und danach das erstmalige Schlucken klarer Nährflüssigkeiten. Am 2. Tag kann dann mit breiiger Kost und in den folgenden Tagen mit gutdurchkauter Nahrung begonnen werden. Das Essen erfolgt in sitzender Haltung. *Ausgiebiges Trinken* und das Vermeiden von verklebenden Nahrungsbestandteilen wie Keksen, Kuchen usw. sind die Voraussetzung für die *Offenhaltung* der Lichtung. **Frühkomplikationen** sind die Tubusperforation in 9 %, die Blutung in 4 % und die Pneumonie in 18–20 %. **Spätkomplikationen** sind die Tubusverstopfung, die Dislokation und die Drucknekrose mit Fistelbildung. Die eingriffsbedingte *Letalität* liegt unter 10 %.

Endoskopische Papillo- und Sphinkterotomie (Abb. 1.**7**)

Indikationen sind:
- Choledochuskonkremente mit Verschlußikterus,
- Rezidivsteine nach Cholezystektomie,
- Gallengangsstauung infolge zirkumskripter Papillensklerose und stenosierendem Papillenkarzinom sowie die
- Op-vorbereitende Entlastungsdrainage eines Stauungsikterus und die
- Steininkarzeration bei akuter Pankreatitis.

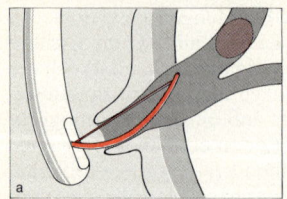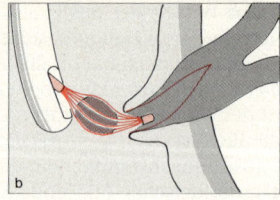

Abb. 1.**7** Endoskopische Papillotomie nach Demling und Classen. **a** Spaltung des Sphincter Oddi. **b** Steinextraktion mit Dormiakörbchen.

Indikationsvoraussetzung ist die eingeschränkte Op-Toleranz, also der High-risk-Patient.

Das **Instrumentarium** besteht aus einem Seitenblick-Endoskop, dem Papillotom, einer Durchleuchtungseinheit; außerdem werden gebraucht: als Kontrastmittel 60%iges Urografin oder Conray 60, ferner eine Lichtquelle, ein Diathermiegerät und ein Teflonschlauch mit abgerundeter und markierter Spitze zur Kanülierung der Papille.

Vorgehen: Nach der endoskopischen Lokalisation der Papille und Papillensondierung wird das Papillotom in zunächst *gestrecktem Zustand* unter Rö-Kontrolle etwa 4 cm in den Ductus choledochus eingeführt. Anschließend wird seine Drahtsehne unter Rö-Durchleuchtung so angespannt, daß auf ihr das Papillendach reitet (Abb. 1.**7**). Mit einem 2–3 s dauernden Stromstoß von einer Mischung aus Röhren- und Funkenstrom in einem Verhältnis von 1:1 schneidet die Sehne das Papillendach und den Sphincter Oddi unter Anziehung des Papillotoms auf die gewünschte Länge ein. Der Schnitt muß mindestens 1 cm lang sein. In mehr als der Hälfte der Fälle geht danach der Stein in einer Woche *spontan ab.* Bei einem Drittel der Patienten muß er mit Hilfe eines Dormiakörbchens *extrahiert werden.* Bei etwa 10–20% der Fälle ist eine Steinentfernung auch damit nicht möglich. Ob man der dann erforderlichen Operation noch weitere mechanische oder elektrohydraulische (Stoßwellen, Laser) Zertrümmerungs- und Extraktionsversuche vorausschickt, hängt vom Allgemeinzustand des Patienten ab.

Komplikationen sind Pankreatitis, Cholangitis, Perforation des Gallenganges und Blutung. Als instrumentell bedingte *Letalität* werden Werte unter 1% angegeben.

Endoskopische Gallengangsdrainage

Indikationen sind inoperable maligne Stenosen mit Verschlußikterus wie Pankreaskopf-, Gallengangs- und Leberhiluskarzinom, ferner alle benignen Verschlußformen, wenn der Patient vom Allgemeinbefund her nicht operabel ist, und schließlich fakultativ die septische Cholangitis. Eine besondere Anzeige stellt die Vorbeugung einer Steineinklemmung nach erfolgter endoskopischer Papillotomie dar. Als **Instrumentarium** dienen ein Duodenoskop mit weitem Instrumentierkanal und ein etwa 2,5 m langer Polyäthylenschlauch, ein Seldinger-Draht, eine *Pigtailsonde* aus Teflon (Abb. 1.**8**), ein Vorschiebekatheter und ein Dilatator aus Teflon. Je nach Herausleitung der Galle sind die *bilionasale* und die *bilioduodenale Drainage* zu unterscheiden. **Komplikationen** sind Cholangitis, Perforation, Nachblutung, Pankreatitis und später die Endoprothesendislokation oder die Okklusion durch Inkrustation. Deshalb ist nach 2–3 Monaten der Prothesenwechsel angezeigt.

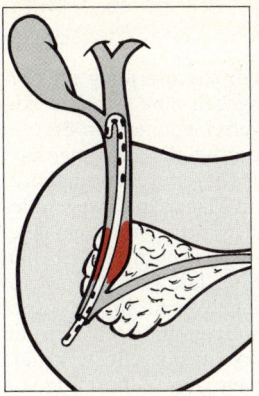

Abb. 1.8 Gallengangs-
dauerdrainage mit Pigtailsonde bei inoperabler
Stenose.

Endoskopische Gastrostomie (Abb. 1.9)

Indikationen sind alle Formen der *Schluckunfähig-keit*, von der malignen und benignen Verlegung des Larynx und Ösophagus-Kardia-Bereiches bis zu den neurologischen Schluckstörungen; ferner die *Ösophagobronchotrachealfisteln*. Das erforderliche **Instrumentarium** besteht aus einem starren oder flexiblen Endoskop, einer Diathermieschlinge, einem Lokalanästhetikum (z.B. 1%ige Meaverinlösung), einer Punktionskanüle Nr. 1, einem Medicut-Katheter, einem langen Seidenfaden und einem Pezzer-Katheter 16 Ch oder einer Ernährungssonde. **Vorgehen:** Nach Einführen des Gastroskops wird der Magen aufgebläht und seine Vorderwand mit dem Gerät an die vordere Bauchwand gepreßt. Dann wird mit Diaphanoskopie an der Bauchdecke die geeignete Punktionsstelle aufgesucht, nach Lokalanästhesie die Magenvorderwand unter endoskopischer Kontrolle perkutan punktiert und anschließend der Medicut-Katheter eingebracht. Durch diesen wird ein Seidenfaden eingeführt, der endoskopisch mit der Diathermieschlinge gefaßt und per os herausgezogen wird. An das orale Ende des Fadens wird dann ein Pezzer-Katheter oder eine Ernährungssonde geknüpft und diese durch Zug am aboralen perkutanen Fadenende durch die Bauchwand herausgezogen. Die Gastrografinkontrolle sichert die richtige Sondenlage. Die Nahrungszufuhr kann bereits am nächsten Tag beginnen.

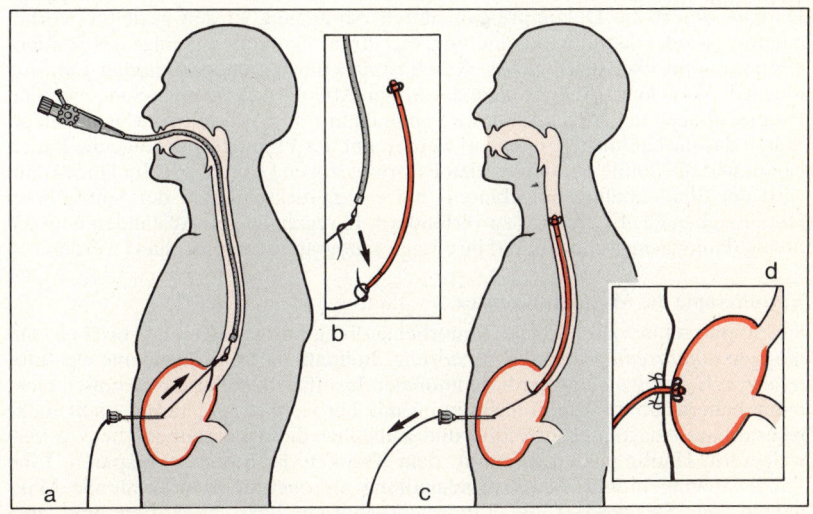

Abb. 1.9   Magenfistelanlage auf endoskopischem Wege (s. Text).

Fremdkörperentfernung

Allgemeines zum verschluckten Fremdkörper s. S. 576.
Indikation: Auf endoskopischem Wege ist die Fremdkörperentfernung im Verdauungstrakt nur eine *relative,* im Bronchialsystem dagegen eine *absolute* Anzeige. Als **Instrumentarium** dienen Fiberendoskope verschiedener Größe, ein starres Ösophagoskop oder ein Bronchoskop mit entsprechender Faßzange und Klemme, ferner eine Polypektomieschlinge, mehrarmige Greifer, Dormiakörbchen usw. **Vorgehen:** Die Extraktion aus Ösophagus und Magen muß wegen der Gefahr einer Aspiration in *nüchternem* Zustand (6 Stunden) erfolgen. Nach allgemeiner Lagebestimmung des Fremdkörpers mit der Rö-Übersicht in zwei Ebenen dient ein Gastrografinschluck der genaueren Lokalisation. Die Extraktion wird dann in ITN in Rückenlage des Patienten vorgenommen. Weiche Fremdkörper oder ein Nahrungsbolus, z.B. ein Fleischbrocken, werden mit der weichen Schlinge entfernt. *Längliche Fremdkörper* wie Zahnbürsten- oder Besteckstiele werden mit der Schlinge oder dem Greifer herausgezogen. Zur Entfernung von kugeligen Fremdkörpern nimmt man das Dormiakörbchen. Eine verschluckte *Rasierklinge* wird zunächst im Magen mit Hilfe einer Greifzange halbiert, dann in einen Plastikschlauch gezogen und in diesem extrahiert. Rasierklingen, die im Ösophagus stecken, müssen von vornherein durch transpleurale Ösophagotomie entfernt werden. Die **Komplikation** der ohne Allgemeinanästhesie erfolgenden Extraktion ist die *Aspiration.* Weitere Gefahren sind Perforation und Gefäßarrosion. Deshalb ist die 24stündige *stationäre Nachbeobachtung* unter fortlaufender klinischer und röntgenologischer Kontrolle unverzichtbar.

Endoskopische Führung von intestinalen Sonden

Indikation: Bei mechanischem oder paralytischem Ileus und Überdehnung des Darmes gehört die Dekompression durch Absaugung zu den gezielten Vorbehandlungs- oder Definitivbehandlungsverfahren. Nur selten gelingt die Sondeneinführung bis über den Pylorus. Rasch ist dies nur mit endoskopischer Führung möglich. **Vorgehen:** An der Spitze der Miller-Abbott- oder Dennis-Sonde werden Fadenschlingen angebracht und die Sonde dann transnasal in den Magen gelegt. Durch das nachgeführte Endoskop werden mit der Fremdkörperzange die Fäden gefaßt und die Sonde daran über den Pylorus gezogen (Abb. 1.**10**). Im Duodenum wird der Sondenballon aufgeblasen, um ein Zurückschlüpfen beim Herausziehen des Endoskops zu verhindern. In regelmäßigen Abständen muß die Sonde dann nachgeschoben und ihre Lage sonographisch kontrolliert werden.

Kryotherapie des Mastdarmkrebses

Sie ist eine schmerzlose lokale Tumorbehandlung mit dem Ziel der raschen, unblutigen *Tumorreduktion* oder *-zerstörung.* **Indikation** ist die allgemeine Op-Intoleranz, z.B. infolge einer kardiopulmonalen Insuffizienz, oder die technisch nicht mehr beherrschbare Tumorausbreitung mit Fernmetastasen; ferner nicht mehr resezierbare Anastomosenrezidive und schließlich die Ersatztherapie bei Op-Verweigerern. Häufig gelingt es damit, dem Kranken das Stoma zu ersparen. Eine Sonderstellung nimmt die Kryobehandlung als operationsvorbereitende Maßnahme ein. Sie bewirkt die Tumorverkleinerung oder -zerstörung und eine Lymphblockade.

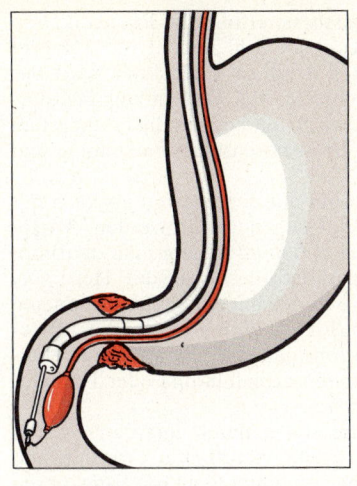

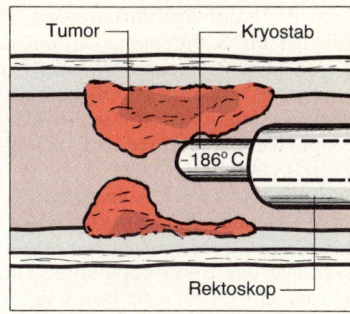

Abb. 1.11 Kryostab unter rektoskopischer Sichtkontrolle im
Tumorkontakt.

Abb. 1.10 Endoskopische Führung einer
intestinalen Ballonsonde durch den Pylorus.

Als **Instrumentarium** dient ein mit flüssigem Stickstoff beschicktes Erbo-Kryo-
Op-Hochleistungsgerät mit verschiedenen Sondenköpfen, die durch das Rektoskop an den Tumor gebracht werden. **Vorgehen:** Liegt der Sondenkopf dem
Tumor an (Abb. 1.**11**), erfolgt das rasche und tiefe Gefrieren mit *Temperaturab-
senkung* von mehr als 100 °C pro Minute. Dabei muß der Sondenkopf innerhalb
von 1–2 Minuten minus 185 °C erreichen. Die *Applikationsdauer* beträgt dann
etwas mehr als 30 s. Überschneidende Gefriervorgänge und jeweils sich über 3–6
Minuten erstreckendes langsames *Auftauen* sichern den Zelluntergang. Bei Ansprechen des Tumors lassen sich die Behandlungsintervalle nach einem anfänglichen 2-Tages-Rhythmus auf 2–8 Wochen verlängern. **Komplikationen** sind
Nachblutung, narbige Stenose, Tumorperforation und Fieberreaktionen.

Bronchoskopie, transbronchiale Biopsie, Adenomabtragung (Abb. 30.**2**)

Zur **Bronchoskopie** zählen diagnostische und therapeutische Eingriffe. **Indikationen** in der *Diagnostik* sind klärungsbedürftige bronchopulmonale Befunde, eine
Hämoptoe, ein spontaner Pleuraerguß, ein Mittellappensyndrom, unklare Media-
stinal- und Ösophagusbefunde. *Therapeutische* Indikationen sind die Fremdkörperentfernung, die Adenomabtragung und bei Aspiration die Bronchiallavage;
ferner bei Trachealstenosen die bronchoskopische Intubation und die Atelekta-
senabsaugung und -aufblähung (Abb. 16.**12**, 16.**13**). Alleinige *Indikationsein-
schränkungen* sind das Senium über 80, ein extrem schlechter Allgemeinzustand
und eine hochgradige kardiopulmonale Leistungsminderung. Das **Instrumentarium** besteht aus einem flexiblen Fiberendoskop oder einem starren Stahlrohr-
bronchoskop. Zusatzinstrumente sind beim starren Bronchoskop die großen
Biopsie- und Faßzangen, das Führungsrohr für die gezielte Absaugung, Biopsie-
nadeln und das Absaugrohr, beim flexiblen Fiberbronchoskop die kleinen flexiblen Zangen und für beide Geräte die Kaltlichtquelle und eine Durchleuchtungseinheit. **Vorgehen:** Die Untersuchung kann in Allgemein- oder in Lokal-

anästhesie durchgeführt werden. Bei Lokalanästhesie erfolgt die Prämedikation mit 0,3 mg Scopolamin s.c. und die Anästhesie der Schleimhaut mit 2%igem Lidocain. Für die transnasale Einführung des flexiblen Endoskops wird der Patient in halbschräge Oberkörperhochlage gebracht. Bei Verwendung des starren Instruments erfolgt die Intubation in Rückenlage mit hochgradig rekliniertem Kopf. **Komplikationen** sind Laryngospasmus, Bronchospasmus, Pneumonie und Herzrhythmusstörung.

Die **Biopsie** kann bei *einsehbarem Befund* sowohl mit dem starren als auch mit dem flexiblen Bronchoskop unter direkter Sicht vorgenommen werden. **Vorgehen:** Zur Gewebeentnahme aus einem *peripheren Befund* schiebt man die Biopsiezange des Endoskops unter Durchleuchtungskontrolle bis an den Herd vor. Durch das starre Gerät lassen sich verdächtige Befunde mit einer dazu geeigneten langen Nadel gezielt durch die *Tracheal-* oder *Bronchialwand* biopsieren. Angezeigt ist dies bei Bronchusbifurkations-, Parabronchial- oder Paratrachealbefunden. **Komplikationen** sind Pneumothorax, Endobronchialblutung oder Hämatothorax. Die Letalität liegt zwischen 0,2 und 5,5%.

Die **bronchoskopische Fremdkörperentfernung** soll generell mit dem starren Bronchoskop erfolgen, zumal der Patient gleichzeitig hierdurch narkotisiert und beatmet werden kann. Die Extraktion geschieht dann unter Sicht mit Fangkörben oder Zangen.

Die **bronchoskopische Lavage** ist angezeigt zur Gewinnung von Gewebematerial für die zytologische Untersuchung, außerdem therapeutisch für die *gezielte bronchiale Absaugung* (S. 177) bei postoperativer Sekretansammlung und Hypoxie, bei Aspiration und Atelektase. Nach optischer Einstellung wird der entsprechende Bronchus durch das Endoskop gezielt saniert. Als Spülflüssigkeit dient eine mit Mukolytika versetzte NaCl-Lösung. Bei Segmentatelektasen ist der Einsatz des flexiblen Bronchoskops angezeigt.

Mediastinoskopie

Indikationen sind die Operabilitätsabklärung beim Bronchialkarzinom und die Histologiegewinnung bei Verdacht auf Sarkoidose, Morbus Hodgkin oder andere unklare Mediastinalbefunde (S. 443). *Absolute Kontraindikationen* sind die kardiopulmonale Insuffizienz sowie intrathorakale oder mediastinale Entzündungsprozesse.

Als *relative Gegenanzeigen* gelten obere Einflußstauung, retrosternale Struma, Zustand nach retrosternaler Strumektomie und nach Mediastinoskopie, starre HWS, Kyphose und Trachealverziehung.

Als **Instrumentarium** dient das Mediastinoskop nach Carlens, ferner zur Präparation und Koagulation ein stumpfes isoliertes Saugrohr, eine Kaltlichtbeleuchtung, Biopsiezangen, Tupferzangen und eine Probepunktionskanüle.

Vorgehen (Abb. 1.**12**) in ITN in Rückenlage mit rekliniertem Kopf. Nach steriler Abdeckung wird *suprasternal* ein 4 cm langer *Querschnitt* gelegt. Dann Aufsuchen der Trachea, Querspaltung der Fascia praetrachealis und digitale sowie Tupferdissektion des mediastinalen Fettkörpers. Hierdurch Einführen des Mediastinoskops und Vorschieben auf der Trachea bis zur Bifurkation. Vor der Gewebeentnahme mit der Biopsiezange zunächst Probepunktion. Die Versorgung von Sickerblutungen geschieht mit Koagulation oder Tamponade mit Fibrinstücken. Danach schichtweiser Wundverschluß. In 0,2–8,6% auftretende **Komplikationen** sind die

Gefäßverletzung mit stärkerer Blutung, die linksseitig häufigere Rekurrensparese, ferner Pneumothorax oder Hämatopneumothorax, Mediastinitis und der spätere Mediastinalabszeß. Die *Gesamtletalität* liegt unter 0,8 %.

Laparoskopie

Die Laparoskopie ist ein operativer Eingriff. Ihr Risiko und ihre Effizienz müssen gegen die der Laparotomie abgewogen werden. **Indikation** ist die Biopsie klärungsbedürftiger Abdominalbefunde. Die Indikation zu resezierenden Eingriffen wie Appendektomie oder Tumorentfernung hält der obengenannten Risiko- und Effizienzabwägung gegenüber der Laparotomie nicht stand und hat deshalb aus der Sicht der Chirurgen keine Berechtigung. **Kontraindikationen** sind Zwerchfellhernien, Gerinnungsstörung, kardiopulmonale Insuffizienz und Zustand nach frischem Herzinfarkt.

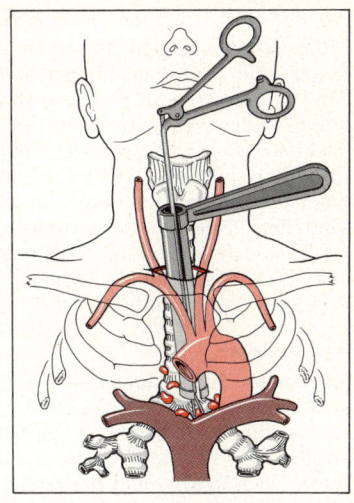

Abb. 1.**12**   Mediastinoskopie. Vorgehen s. Text.

Als **Instrumentarium** dienen das Laparoskop mit Instrumentierkanal mit Geradeaus- oder Seitenblickoptik sowie eine Kaltlichtquelle mit Anschluß an einen Hochleistungsprojektor, ein Trokar mit Hülse sowie zur Gasinsufflation eine Pneukanüle nach Veress; ferner PE-Zangen, eine Zange mit stromisoliertem Schaft, Hochfrequenzstrom zur Koagulation und verschiedene Hilfsinstrumente wie Hakenschere, Greifzange, Koagulationselektroden mit messerartigem Kopf sowie eine Tastsonde mit Zentimetereinteilung. Der automatischen Konstanterhaltung des intraabdominalen Druckes dient das Gasinsufflationsgerät mit manometrischer Kontrollvorrichtung.

Vorgehen: Nach Infiltration der Punktionsstelle 2 Querfinger ober- oder unterhalb oder links seitlich vom Nabel mit 20 ml 0,5 %igem Xylocain wird die Veress-Nadel eingestochen und etwa 3 l Lachgas oder CO_2 insuffliert, bis zu einem intraabdominalen Druck von etwa 12–14 mmHg. Nach Herausziehen der Nadel dann an gleicher Stelle Einstechen des Trokars mit Nachschieben des Laparoskops. Hierdurch Abdominalinspektion, Punktion oder Absaugung. Nach Abschluß der Untersuchung Gasabsaugung und Wundverschluß mit Naht und sterilem Verband. Die während der Laparoskopie erfolgte Kreislaufüberwachung wird noch 6 Stunden fortgeführt und der Patient nach abschließender Rö-Kontrolle entlassen.

Komplikationen sind das Pneumomentum, ein Haut- und Mediastinalemphysem, ein Kollaps, eine Bauchdeckenblutung sowie eine Blutung ins Abdomen, insbesondere nach Organpunktion, ferner die Verletzung von Hohlorganen wie Magen, Gallenblase und Darm mit Peritonitis und schließlich die seltene Gasembolie.

Die *Gesamtletalität* liegt bei 0,12 %.

Angioskopie

Mit zunehmender Bedeutung gefäßchirurgischer Eingriffe hat die Endoskopie der Venen- und Arterienlichtungen an Bedeutung zugenommen. **Indikationen** sind in den Arterien die *intraoperative Vollständigkeitskontrolle* der Thrombendarteriektomie, in den Venen die Kontrolle der Thrombektomie bei akuter Phlebothrombose sowie die Klappenspaltung. Als **Instrumentarium** dienen das starre Endoskop mit 60°-Optik, Länge 41,5 cm und 6,3 mm ∅ oder das flexible Fiberskop, 60 cm lang und 5 mm ∅. Beide Geräte haben einen Irrigationskanal. **Vorgehen:** Nach Gefäßinzision Einführung in das beiderseits ausgeklemmte Gefäß und Irrigation mit 0,9%iger NaCl-Lösung; arteriell über syst. RR, venös mit 30 mmHg. **Komplikationen** sind Wandüberdehnungen und -verletzungen, Perforationen und Infektionen.

Arthroskopie

Allgemeine Indikationen sind die Gelenkdiagnostik sowie intraartikuläre Eingriffe nahezu aller Gelenke. In der **Diagnostik** hat sie die Arthrographie und die Probearthrotomie ersetzt. **Eingriffsindikationen** sind freie Gelenkkörper, Meniskusläsionen, Fixation von Knorpeldissekaten, Bandnähte usw. **Vorgehen** (Abb. 1.**13**): Nach Lokal- oder bei geplanter Operation Periduralanästhesie *Gelenkauffüllung* mit CO_2-Gas, Luft oder Ringer-Lösung. Stichinzision und Einführung des Endoskopmantelschafts oder Hülse mit dem scharfen Trokar bzw. Obturator. Während am *Kniegelenk* 5 mm dicke Arthroskope verwendet werden, wählt man bei *kleineren Gelenken* wie Schulter, oberes Sprunggelenk usw. Nadelarthroskope bis zu 2 mm Dicke. Nach Herausziehen des Trokars oder Obturators wird dann die 30°-Vorausblickoptik eingeführt. Sie kann im Bedarfsfall gegen eine 0°-, 70°- oder 120°-Optik ausgewechselt werden. Für Eingriffe wird an einer oder zwei weiteren Stellen ein *Op-Instrument,* bestehend aus Hülse oder/und Trokar, eingebracht. Je nach Eingriffsart lassen sich dann Zange, Hakensonde, Messer oder eine Rotationszange einschieben und unter optischer Führung und Bildschirmkontrolle bedienen. Einige Eingriffe können ambulant vorgenommen werden. Immer entfällt eine längerdauernde Ruhigstellung. **Komplikationen** sind Ergußbildung, Hämarthros und extrem selten ein Empyem.

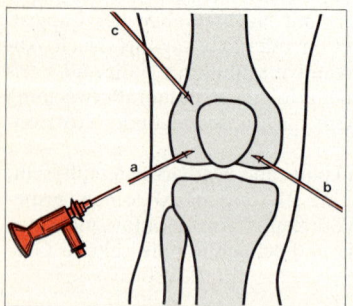

Abb. 1.**13**   Kniegelenkarthroskopie.
a Endoskop.
b u. **c** Operationsinstrumente. Die diagnostische Arthroskopie im Knie ist angezeigt bei allen unklaren posttraumatischen Befunden; obligatorisch beim Hämarthros. Therapeutische Indikationen sind die Meniskusläsion, der freie Gelenkkörper mit Wiederankleben oder mit Entfernung und Mausbettglättung und Kreuzbandnaht. Nach dem Eingriff kann das Gelenk ohne Belastung sofort mobilisiert werden.

Sonographie (SG)

Die SG gehört zum Rüstzeug chirurgischer Diagnostik und Therapie. Die Gründe für die rasche Zunahme ihrer klinischen Bedeutung sind: ihr Verzicht auf ionisierende Strahlen, ihre dadurch mögliche beliebige Wiederholbarkeit, ihre mobile Einsatzfähigkeit und die durch die technische Geräteverfeinerung erreichte Sensitivitätssteigerung.

Das **Wirkprinzip** der SG basiert auf der Schallechobeobachtung und -registrierung. Dabei macht man sich zunutze, daß das Echo in seiner *Ausprägung* von der jeweilig durchschallten *Mediendichte* unterschiedlich kontrastiert wird. Nach dieser Ausprägung untergliedert man das Echo in **3 Intensitätsgrade** und spricht dann von „reflexreich", von „durchschnittlich reflexreich" und von „reflexarm" (Abb. 1.**14**):

- *Reflex-(Echo-)reich,* sprich *hell,* stellen sich Knochen, Kalkkonkremente, Fettgewebe und Luft dar.
- *Durchschnittlich Reflex-(Echo-)reich,* sprich *grau,* stellen sich die Parenchyme dar.
- *Reflex-(Echo-)arm,* sprich *schwarz,* stellen sich Blut, Flüssigkeiten und Hohlorgane und -gebilde dar.

Indikationsbereiche sind die Elektiv- sowie die Notfallchirurgie, die *präoperative Diagnostik,* dann die *postoperative Überwachung* sowohl Routineoperierter als auch von Intensivpatienten und schließlich die *Tumornachsorge* mit der Metastasen- und Rezidivkontrolle.

Chirurgische Anwendungstechniken der SG sind neben der präoperativen die intraoperative, die endoskopische oder Endosonographie, die Doppler-SG und die interventionelle SG mit der SG-gesteuerten Punktion und Drainageeinführung.

Schallkopfhandhabung, Schnittrichtung. Mit ihr bestimmt der Untersucher die gewünschte *Bildachse.* Unterschieden werden die *Längsschnitte* (median, paramedian, dorsolateral), dann die *Schrägschnitte* und schließlich die *Quer-* oder *Transversalschnitte.* Alle Schnitte können in beliebiger *Seitenverschiebung,* verschiedenem *Winkel* zur Körperachse und beliebiger *Höhe* variiert werden. Zur Orientierung des Fremdbetrachters wird die Schnittwahl auf dem Fotoabzug vermerkt.

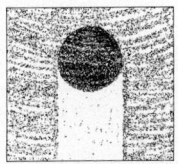 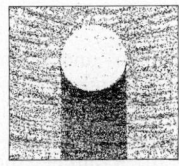 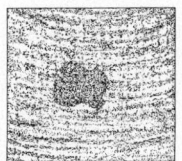

Abb. 1.14 Grundmuster der Sonographie.
a Echofreie Struktur mit dorsaler Schallverstärkung (z. B. Zyste).

b Echofreier Reflex mit „Schallschatten" (echofrei), z. B. bei Konkrement.

c Von normalem Echomuster abweichende Echostruktur in parenchymatösem Organ (echoreicher/echoärmer), z. B. Metastasen, Hämatome, gutartige Tumoren.

Körperhöhlen

Thorax

Sonographisch stellen sich Pleura-, Mediastinal- und Perikardergüsse sowie Hämatome ab 50 ml dar; frische Hämatome und Ergüsse echoarm, ältere mit Binnenecho. Die posttraumatische und -operative Verlaufsbeobachtung ist aufschlußreich und beliebig oft auf der Station zu wiederholen. Dies ist insbesondere bei Verdacht auf Aortenruptur angezeigt. In der Organdiagnostik ist das Röntgen überlegen.

Bauchhöhle (Abb. 1.15)

Hier sind ebenfalls freie Flüssigkeiten ab 50 ml sonographisch nachweisbar. Das gilt für postoperative wie traumatische Blutungen oder seröse Ergüsse (Abb. 1.15a) und Abszesse. Sie alle sind echoarm. Ihre Organbeziehungen lassen durch Traumaanamnese, Ort der Gewalteinwirkung und den klinischen Befund Rückschlüsse auf das verletzte Organ zu (s. Leber und Milz). Ältere Abszesse und Hämatome stellen sich mit Lufteinschlüssen dar. Intraluminäre Hohlorganbefunde sind besser röntgenologisch zu erkennen.

Retroperitoneum

Im SG zu differenzieren sind hier Aorta, V. cava, Nebennieren, Nieren und Lymphbahnen. Traumatische Ergüsse, Urinphlegmonen und Hämatome sind als echofreie Zonen zu verifizieren. Eine Artdiagnose der Retroperitonealtumoren ist nur im Rö-CT, DSA usw. möglich.

Kleines Becken

Im kleinen Becken sind Harnblase, Prostata, Dünndarmschlingen, Sigma, weibliche Adnexe und die Skelettbegrenzung sonographisch darzustellen. Von der gefüllten *Blase* ist im suprapubischen Transversalschnitt nur die schmale, echoreiche Wand zu erkennen, in ihr liegende *Steine* sind als echoreiche Reflexbänder nachzuweisen, *Tumoren* als Wanderhabenheit. Retroperitonealtumoren und Metastasen stellen sich echoreich dar.

Organdiagnostik

Leber, Galle, Pankreas

In der *Leber* lassen sich Zysten, Primär- und Sekundär*tumoren* gut differenzieren (Abb. 1.15b). Außerdem lassen sich unmittelbar *posttraumatisch* zentrale ebenso wie kapsuläre *Rupturen* im SG nachweisen. Davon ausgehende Blutungen umgeben das Organ mantelartig mit einem echofreien Saum (Abb. 1.15a).
Im *Gallenwegsystem* sind nahezu alle Krankheitsbefunde vom *Stein* (Abb. 1.15c) bis zur chronischen *Cholangitis* nachzuweisen und damit die Rö-Untersuchung oft zu erübrigen. Die *Cholezystitis* ist an der Wandverdickung, der lokalisationsidentischen Druckdolenz und dem reflexarmen Saum zu erkennen. Ein *Hydrops* imponiert als echofreie, verbreiterte und auf 10 cm und mehr verlängerte Gallenblase.
Die den *Stein* nachweisenden Befunde sind: der echoreiche Reflex, der nachfolgende Schallschatten, die Darstellbarkeit in 2 Ebenen und die bei Patientenumla-

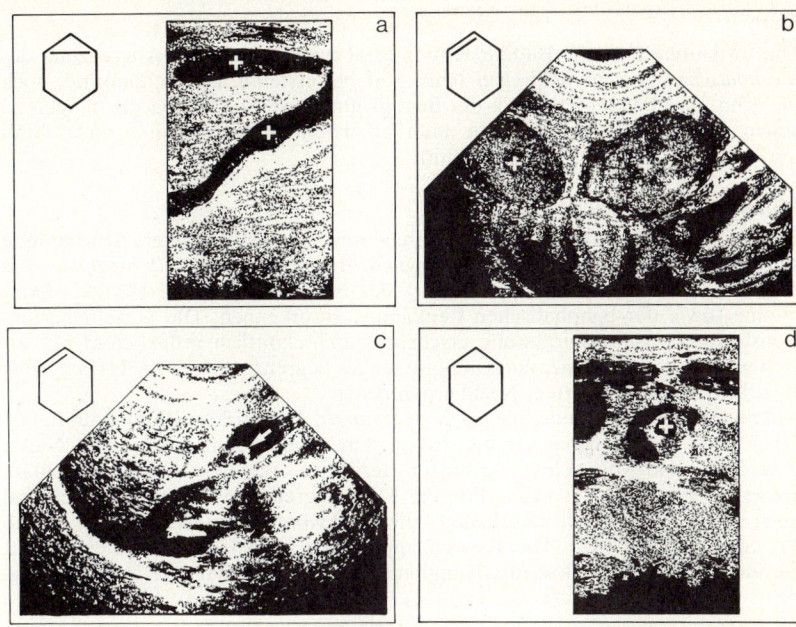

Abb. 1.15 Abdominalbefunde. ◯ Schnittrichtung **a** Abdominalblutung (+). **b** Lebermetastasen (+). **c** Gallenstein (Pfeil). **d** Pankreasnekrose (+).

gerung eintretende Lageänderung. Die Frage, ob intra- oder extrahepatische
Cholestase ist durch die *Leberpfortenbeschallung* im schrägverlaufenden, rechtsseitigen Oberbauchschnitt zu beantworten.
Für die *Pankreasdiagnostik* (Abb. 1.**15d**) bedient man sich als Leitstruktur der im
Oberbauchquerschnitt hinter der Drüse verlaufenden V. lienalis. Die Reflexinten-
sität gibt Auskunft über das *Stadium der akuten Pankreatitis*. Während das Ödemstadium (I) nur an der Größenzunahme der reflexärmer gewordenen Drüse zu
erkennen ist – sie hat Flüssigkeit aufgenommen –, zeigen sich die Nekroseherde
des Stadiums II an den umschriebenen echoreflexarmen Bezirken. Die Totalnekrose des Stadiums III stellt sich mit abwechselnden, unregelmäßig begrenzten,
teils echoreichen, teils echoarmen Strukturen dar.
Bei der *chronischen Pankreopathie* sind wegen beginnender Fibrose und Verkalkung multiple echoreiche Reflexe mit entsprechenden Schallschatten nachweisbar. Die *Pankreaszyste* ist als echofreier Hohlraum leicht zu erkennen, ihre Or-
ganzuordnung jedoch oft schwierig. Maligne *Pankreastumoren* sind sonographisch am inhomogenen Binnenecho mit zum Teil unregelmäßiger Kontur und
Ausläufern zu erkennen. Kleine *Pankreaskopftumoren* oder *Papillentumoren* sind
indirekt durch die intra- und extrahepatische Stauung, evtl. auch Pankreasgang-
stauung, nachzuweisen.

Darm

Die fortlaufende rasche Bilddarstellung (real time) erlaubt die Abgrenzung des *mechanischen* vom *paralytischen Ileus*. Nur bei ersterem ist die abnorme, noch nicht hörbare Pendelperistaltik der flüssigkeitsangereicherten Darmschlingen zu sehen. Bei der Paralyse bilden die amotilen erweiterten Schlingen an vielen Stellen eine kugelige Form im Querschnitt.

Milz und Lymphknoten

Umschriebene splenomegale, traumatische und krankheitsbedingte Milzbefunde sind der SG-Diagnostik optimal zugänglich. Bei den *diffusen Milzbefunden* sind die wenig reflexgebende Vergrößerung der Non-Hodgkin- und Hodgkin-Lymphome sowie der lymphatischen Leukämien zu erkennen. Die portalhypertensionsbedingte Milzvergrößerung erscheint durchschnittlich reflexbetont mit erweiterter V. lienalis. *Milzzysten* imponieren als begrenzte echoarme bis echofreie Bezirke mit komprimiertem Nachbarparenchym.
Charakteristische Befunde macht die *Milzruptur*. Die profuse Blutung im linken Oberbauch ist als echoarmer bis -freier, durch die Organkonturen von Niere, Zwerchfell und Milz selbst begrenzter Bezirk zu erkennen. Das subkapsuläre *Hämatom* imponiert als echoarme, die Milz umgreifende Kappe. Seltener sind auch *zentrale Hämatome* zu erfassen. Die SG-*Lymphknotendiagnostik* ist erst ab 1,5 cm Größe möglich. Die Knoten imponieren als gefäßnahe, rundliche, oft zusammenliegende, reflexarme Konglomerate. Eine Artdiagnose ist nicht möglich.

Gefäße

Im SG sind nur die großen Arterien- und Venenstämme nachweisbar. *Aneurysmen* sind an der pulsierenden, begrenzten Einengung der echofreien Lichtung, *Venenthrombosen* an der begrenzten Echointensitätssteigerung zu erkennen, *traumatische Rupturen* am echoarmen oder -freien Weichteilhämatom (s. u.).

Schilddrüse (Abb. 1.16)

Oberflächenlage und Parenchymstruktur sowie die reflexarmen topographischen Nachbarstrukturen bestimmen die SG-Eignung der Schilddrüse. *Knoten* sind leicht an den Reflexunterschieden zum Parenchym zu erkennen. Diese Schalldifferenz reicht von der erheblichen der *Zysten* (Abb. 1.16) bis zur durchschnittlichen der *Adenome*. Beide Veränderungen zeichnen sich durch die glatte Begrenzung aus. Außerdem zeigen die Adenome zentral oft schalldichtere Areale. Das *Karzinom* ist davon abzugrenzen durch seine meist inhomogene, unregelmäßige zentrale Echoarmut mit Randkonturen, die sich durch wechselnde Schalldichten auszeichnen.

Mamma

Mit der SG lassen sich bei homogenem Parenchym *Solitärzysten*, die *Mastopathie* und *Tumoren* abgrenzen. *Karzinome* können sich echofrei mit dorsalem Schallmuster, echoarm ohne Schatten oder mit durchschnittlicher Schalldichte und Schatten darstellen (Abb. 1.17). In der Artdiagnose ist die Rö-Mammographie überlegen.

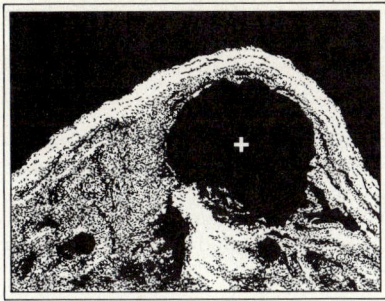

Abb. 1.**16**   Sonogramm einer Schild-
drüsenzyste (+).

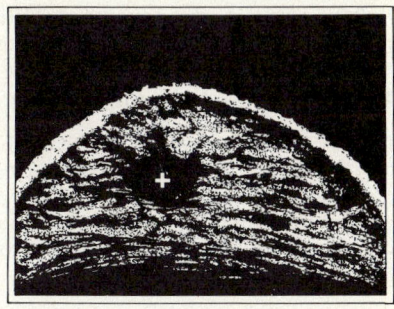

Abb. 1.**17**   Sonogramm eines Mammakarzinoms (+).

Niere

Als sensitiv hat sich die SG für die Nierendiagnostik erwiesen. Nieren*lage* und
-größe ebenso wie die *Rinden-Mark-Relation* und der *Zentralreflex* von Nierenbecken, Gefäßen und Fett sind damit zu beurteilen. Die Rinde ist echoreich, das
Mark echoarm und der Zentralbereich echodicht. Damit lassen sich traumatische
Rupturen, Schwellungen, Schrumpfungen, Kalzinosen, Nephritiden und umschriebene Befunde wie *Zysten* und *Karzinome* erkennen und beurteilen. Zysten
weisen die Zystenmerkmale, Karzinome eine vom Parenchym abweichende
Echodichte auf. Nierenbeckenstauungen sind am aufgeweiteten Zentralreflex erkennbar. An den *Nebennieren* sind Tumoren nur als Vergrößerung zu sehen, eine
Differenzierung ist im SG jedoch wie bei allen Retroperitonealtumoren nicht
möglich.

Skrotum

Im Skrotalsack stellt sich der *Hoden* parenchymdicht mit feinkörniger homogener
Struktur dar. Demgegenüber ist der *Nebenhoden* echoreich. Hodentumoren besitzen ein reflexarmes, nur selten ein echoreiches Schallbild, weshalb die Abgrenzung gegen Entzündung, Hernie oder Hydrozele nicht sicher zu treffen ist. Die
Hydrozele umgibt den Parenchymschatten des Hodens als echofreier Saum.

Sonographie des Intensivpatienten, des Operierten und Traumatisierten

Die durch die Immobilität des Intensivpatienten begrenzte Untersuchbarkeit hat
durch die SG eine wesentliche Erweiterung erfahren. Mit ihr ist die *risikolose
fortlaufende Kontrolle* und die für die Statusentwicklung des Operierten und
Traumatisierten unverzichtbare *Verlaufsbeobachtung* möglich geworden. Mit
hoher Treffsicherheit lassen sich *Blutungen*, seröse *Ergüsse* und reflexfreie *Ab-
szeßbildungen* unmittelbar erkennen. Sie liegen extraparenchymatös, laufen nicht
frei aus und umgeben und verdrängen angrenzende Strukturen. In *älteren Abszessen* finden sich Zelldetritus, Granulationen und Lufteinschlüsse als echoreiche

Reflexe. *Thrombosen* der unteren Extremität sind mit der Real-time-SG durch die fehlende Komprimierbarkeit der echoarmen Venenstränge nachzuweisen.

Unfallchirurgische Sonographie

In der Traumatologie hat die SG neben den oben besprochenen *Viszeralverletzungen* die *folgenden Anwendungsbereiche:* in Form der *Arthrosonographie* die Diagnostik von Schulter-, Knie- und Hüftgelenk und die *Weichteilsonographie* bei Extremitätenbefunden. Die SG des Traumatisierten ermöglicht insbesondere die Ad-hoc-Abgrenzung von *traumatischen* und *nichttraumatischen* Befunden.

Arthrosonographie

Sie ist prinzipiell an *allen Gelenken* möglich. Standardisiert sind die Untersuchungsverfahren vor allem am *Schulter-* und am *Kniegelenk.* Am Schultergelenk eignen sich die nachstehend aufgeführten pathologischen Veränderungen besonders zur SG-Diagnostik: Die *Rotatorenmanschettenruptur* mit der Abgrenzung der frischen Läsion von degenerativen Veränderungen im Seitenvergleich (Abb. 1.**18a, b**); ferner *Verkalkungen, Verklebungen,* Strukturveränderungen der *Bursa subacromialis;* dann Rupturen und degenerative Veränderungen der *langen Bizepssehne; Instabilitäten* am Schulter- und Schultereckgelenk, insbesondere die *Schultergelenksubluxation* nach ventral oder dorsal und die Beurteilung des vorderen *Pfannenrands* und schließlich die *Akromioklavikularsprengung.*

Am *Kniegelenk* ist die SG ein komplementäres diagnostisches Verfahren bei den folgenden Befunden: bei der *Entzündung* mit Kapselverdickung und beim *Erguß* oder *Empyem;* dann bei der *chronischen Synovitis* und *Synovialzysten,* z. B. Baker-Zyste. Zu sehen sind außerdem *solide Tumoren* – benigne, z. B. Lipome, Fibrome usw., maligne, z. B. Synovialome und Metastasen –, und ein *Meniskusganglion* ist zu verifizieren. Schließlich dient die SG in der Kniekehle der Beurteilung von *traumatischen Gefäßbefunden.*

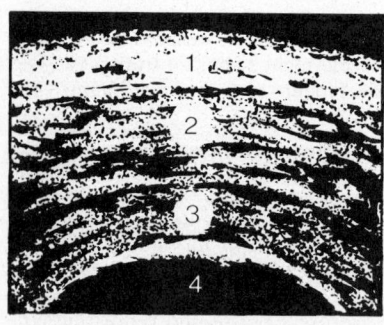
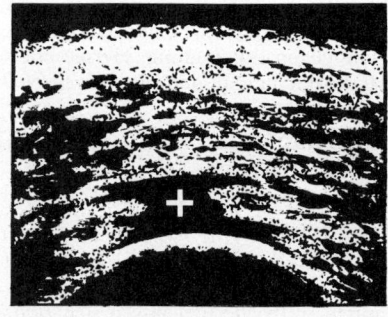

a   b

Abb. 1.**18**   Mittelgroße Ruptur der Rotatorenmanschette. **a** Normale Anatomie. 1 Haut und Subkutis, 2 Deltamuskel, 3 Manschette, 4 Humerus. **b** Ruptur (+).

Abb. 1.**19**   Hämatom bei Ruptur des M.
vastus lateralis (+). 1 M. vastus lateralis,
2 M. vastus intermedius, 3 Femur.

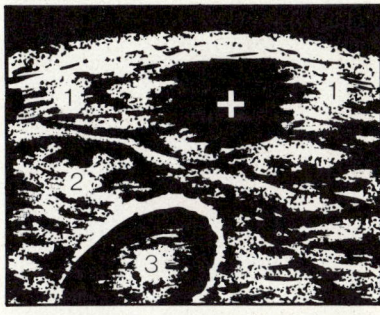

Weichteilsonographie

Sie dient vor allem dem Nachweis und der Verlaufsbeobachtung von traumatischen subfaszial oder intramuskulär gelegenen *Hämatomen* (Abb. 1.**19**). Sie dient ferner der Beurteilung von *Muskel-* und *Sehnenrissen*, z.B. der Oberschenkelstrecker, der Wadenmuskeln und der Achillessehne. Ferner ermöglicht die SG die *gezielte Hämatompunktion* und ihre Nachkontrolle.

Besondere Sonographie-Techniken

Endosonographie. Spezielle Sondenköpfe, die mit dem Endoskop eingeführt werden, erlauben die interne Schalluntersuchung von Hohlorganen. Allein damit ist es möglich, die Invasionstiefe eines Krebses zu beurteilen. Der im *Rektum* verwandte rotierende Schallkopf liefert nahezu verläßliche Bilder der Durchdringungstiefe und des Lymphknotenbefalls (Abb. 1.**20**). Das gleiche ist auch in Ösophagus, Magen und Duodenum möglich. Auch die Entdeckung kleiner, früher Pankreaskarzinome ist damit leichter geworden.

Intraoperative Sonographie. Bei offenem Situs mit sterilisierbaren Schallköpfen verbessert sie die intraparenchymatöse Tumorsuche in Lunge, Pankreas, Leber und Niere. Auch lassen sich für gezielte Resektionen darin die Gefäßverläufe besser berücksichtigen.

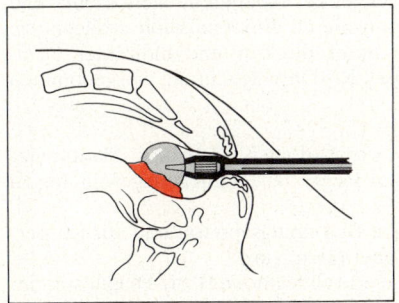

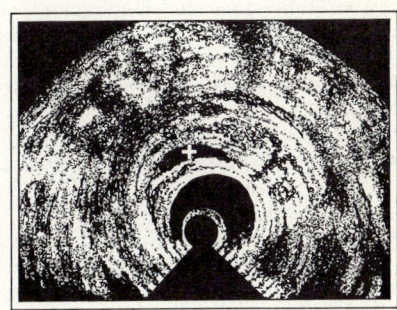

a   **b**

Abb. 1.**20** Sonographisches Tumorgrading beim Rektumkarzinom mit dem Rundumsonogramm. **a** Schemabild. **b** Darstellung der Wandstrukturen; Tumor (+).

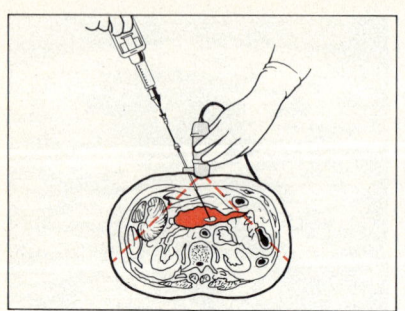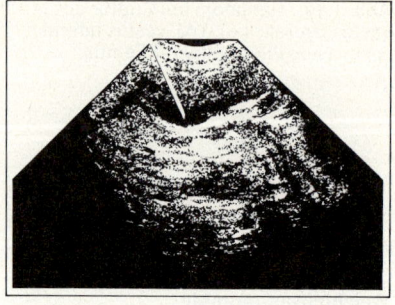

Abb. 1.**21**   Sonographisch kontrollierte Punktion einer Pankreaszyste.

Dopplersonographie. Ein in den Schallkopf eingebautes Dopplergerät erlaubt die parallele Beschallungs-, Pulsations- und Flowregistrierung von größeren Gefäßen. Damit lassen sich Aneurysmen, Stenosen, Thrombosen, Knicke und Verdrängungen nachweisen.

Interventionelle Sonographie. Mit der *ultraschallgesteuerten Feinnadelpunktion* (FNP) läßt sich gezielt Material zur Untersuchung gewinnen (Abb. 1.**21**); ferner können damit intraabdominale Abszesse lokalisiert, punktiert und drainiert werden. Auch lassen sich damit gezielt die extrahepatischen und gestaute intrahepatische Gallengänge für die Rö-Darstellung und die perkutane Drainage punktieren. Das gleiche gilt für die gezielte Punktion gekammerter Pleuraergüsse oder -empyeme beim nicht durchleuchtungsfähigen, nicht transportablen Intensivpatienten.

Diagnostische Punktion

Sie dient der *Entnahme* von Sekreten (Serum, Plasma und Liquor) sowie Geweben und auf der anderen Seite der *Injektion* von Testmedien (Luft, Kontrastmittel) in Hohlorgane und Hohlräume, wie Gelenke, Abdomen, Pleurahöhle und Gefäße. Die Punktion kann ohne Sichtkontrolle als *Blindpunktion* erfolgen, sie kann aber auch als *gesteuerte Punktion* unter direkter und indirekter *Sichtkontrolle* durch Sonographie, Endoskopie, Rö-Durchleuchtung vorgenommen werden.

Man unterscheidet die Punktionen von
- anatomisch vorgegebenen *Hohlräumen* wie Abdomen, Gelenken, Pleura, Gefäßen und Lumbalsack: sie dienen in der Regel der Flüssigkeitsgewinnung zu diagnostischen Zwecken;
- *Geweben* mit Gewebeentnahme aus dem Bewegungsapparat und aus Körperhöhlen, Organpunktionen, z.B. von Leber oder Lunge;
- *infizierten Bereichen* (Drüsen, Abszesse und Phlegmonen) zur Diagnostik der Gewebe und Erkennung der Infektionserreger (S. 46ff.).

Jede Punktion erfolgt nach örtlicher Betäubung des geplanten Einstichbereiches und Punktionskanals oder in Vollnarkose unter sterilen Bedingungen mit einer spritzenarmierten scharfen Kanüle.

Durchmesser und Länge der zu wählenden Punktionskanüle hängen ab vom Punktionsziel; d.h. bei Ergüssen dünnes (Feinnadelpunktion), bei Geweben dickes Lumen.

Beim Vorschieben wird ständig aspiriert. Ebenso muß beim Herausziehen aspiriert und die Einstichstelle sofort mit einem Desinfektionsmittel betupft und mit einem sterilen Verband verschlossen werden.

Risiken der Punktion

Risiken sind Infektion, Gefäßverletzung mit Blutung, Nervenläsion mit vorübergehenden Par- und Hyperästhesien sowie eine mehrere Tage anhaltende Lymphorrhö aus der Punktionsstelle.

Mit der Punktion zur Erlangung von spezifischen *Gewebesekreten* sind je nach punktiertem *Hohlraum* spezifische Risiken verbunden, z.B. bei der Pleurapunktion die Lungenverletzung mit nachfolgendem Pneumothorax, die Blutung aus einem angestochenen subpleuralen Lungengefäß oder aus einer Interkostalarterie; bei der Bauchpunktion die Hohlorganverletzung, z.B. mit Galleaustritt (Cholaskos), und die Blutung aus der Bauchdecke; bei der Gelenkpunktion der temporäre Knorpelschaden und die sekundäre Gelenkinfektion; bei der Lumbalpunktion die Kleinhirneinklemmung im Tentorium.

Bei der Punktion zur *Gewebeentnahme* aus nichtentzündlichen Bezirken ist die Komplikationsart vom punktierten Gewebe selbst abhängig.

Während beim Bewegungsapparat und seinen punktierten Geweben alle hier möglichen Wundheilungsstörungen und Verletzungsmöglichkeiten gegeben sind, muß man bei der Punktion von Lunge und Leber *spezifische* Komplikationen beachten. Bei der Lungenpunktion kann es zu postoperativen Blutungen aus dem Bronchialsystem in die Pleurahöhle, zum Pneumothorax und beim Karzinom entlang dem Punktionskanal zur Krebszellverschleppung in die Pleurahöhle kommen. Bei der Blindpunktion von Leber und Gallenblase sind postoperative Blutungen und Cholaskos als Risiken zu beachten, ferner bei Verletzung des Kolons die kotig-eitrige Peritonitis.

Bei der Punktion *infizierter Bereiche* wie Drüsen und Abszesse sind folgende Komplikationen möglich:
- die Infektion des Punktionskanals mit Erregerstreuung in die Nachbarschaft;
- die nachfolgende Blutung;
- bei Abszeßpunktion in Körperhöhlen (Douglas, Subphrenium, subhepatischer Raum) die Verletzung von Nachbarorganen und
- letztlich dann bei Punktion spezifischer Abszesse die Fistelentwicklung.

Bei der Milzpunktion zur *Rö-Darstellung* der Pfortader ist mit einer intraabdominalen Blutung oder der Entstehung eines subkapsulären Milzhämatoms mit sekundärer Milzruptur zu rechnen.

Bei der *Gefäßpunktion,* besonders der Arterien, ist die Entstehung eines pulsierenden Hämatoms möglich, ferner die aufsteigende Thrombosierung.

Biopsie, Exstirpations- oder Exzisionsbiopsie

Nach einem kleinen Schnitt wird unter Sicht Gewebe entnommen. **Indikation:** Histologische Abklärung. So stehen Lymphknoten- und Tumorentfernungen im Vordergrund, aber auch Entnahmen von Haut, Unterhaut, Fett, kleinsten Gefäßen, Muskeln und Knochen. **Komplikationen** sind z. B. bei Hals-Lymphknoten-entnahme die durch Hakendruck entstandene temporäre Nerven-Plexus-Irritation mit *vorübergehender Lähmung* und Parästhesie, bei Leistenknotenentnahmen die temporäre *Lymphorrhö* sowie Nachblutungen und Wundinfektion. Die *Letalität* ist jedoch gleich Null.

Diagnostische Eröffnung von Körperhöhlen

Dies sind *Probethorakotomie* und *Probelaparotomie*. Abgesehen von den wegen Inoperabilität abgebrochenen Operationen haben sie ein geringes Op-Risiko. **Indikation:** Erzwingung einer Diagnose, die auf anderem Wege nicht zu erreichen ist. Hierfür wird der Patient so vorbereitet, daß der Eingriff im Falle eines angetroffenen Befundes sofort als Behandlungseingriff fortgesetzt werden kann. **Komplikationen:** Die diagnostische *Probelaparotomie* kann den Patienten durch eine postoperative Blutung, durch Hohlorganverletzung und durch Infekt und Dehiszenz der Bauchwunde gefährden. Das Gesamtrisiko liegt jedoch unter 1%.
Die diagnostische *Probethorakotomie* kann post operationem zur Ateminsuffizienz, zur Bronchialfistel, zum Pleuraempyem, zur Pleurablutung und zum Wundinfekt führen. Die Letalität liegt unter 2%.

2. Die Lehre von der Wunde

▶ Unfallbedingte (Gelegenheitswunde) oder iatrogene (Op-Wunde) begrenzte oder flächenhafte Gewebezerstörung.
Die Wundbeschreibung erfolgt sowohl nach *morphologischen* als auch nach *ätiologischen* Gesichtspunkten.

Wundarten

Morphologische Einteilung (Abb. 2.**1**)
Hiernach unterscheiden wir die *offene* und die *geschlossene* Wunde.
Offene Wunden sind die *oberflächliche Wunde:* Verletzung der Haut, die die Epidermis nicht durchtrennt (Erosion, Schürfung); die *perforierende Wunde:* Durchtrennung mindestens aller Hautschichten; die *komplizierte Wunde:* eine mehrschichtige Verletzung, bei der z. B. sowohl Weichteile als auch Knochen oder Körperhöhlen eröffnet sind.
Geschlossene Wunden sind die tiefe, unter intakter Haut entstandene Verletzung, z. B. die gedeckte Hirnverletzung mit Gehirnerschütterung und -quetschung, die Erschütterung und Quetschung des Thorax, der Wirbelsäule und der Knochen sowie die geschlossenen Frakturen, Gelenkverletzungen wie Distorsionen oder Luxationen und Muskel- und Sehnenrisse.
Weitere Wundformen sind die:
Ablederungswunde (Décollement). Durch tangential einwirkende Kräfte sind größere Hautpartien mit dem Korium von der Muskelfaszie abgelöst.

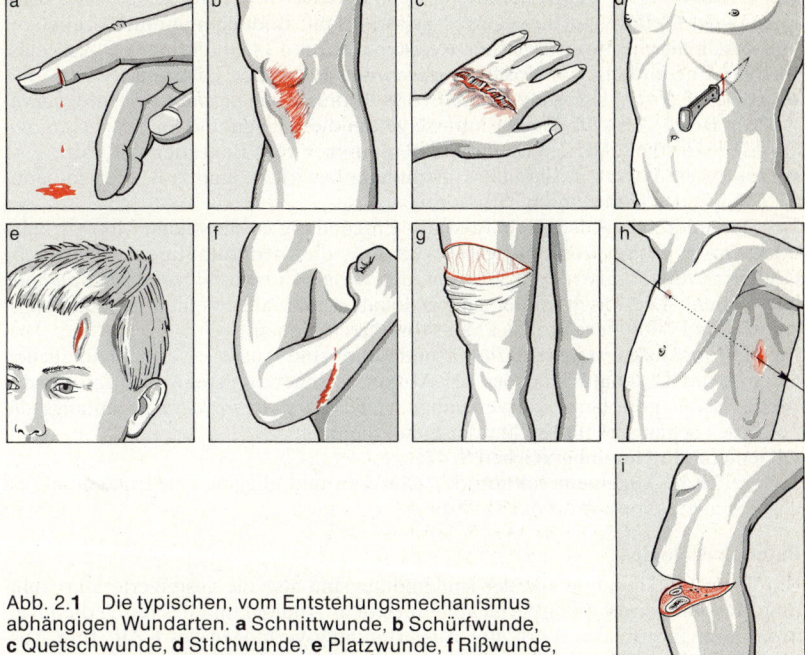

Abb. 2.1   Die typischen, vom Entstehungsmechanismus abhängigen Wundarten. **a** Schnittwunde, **b** Schürfwunde, **c** Quetschwunde, **d** Stichwunde, **e** Platzwunde, **f** Rißwunde, **g** Décollement, **h** Schußwunde, **i** Abtrennungswunde.

Abtrennungswunde. Durch Scherkräfte inkomplette Amputation prominenter Körperpartien (Ohr, Nasenspitze oder Anteile von Gliedmaßen).
Quetschwunde. Sie kann sowohl eine offene als auch eine geschlossene Wunde sein. Die Gewebezerstörung entsteht meist durch die zangenförmige Einwirkung gegenläufiger Kräfte.

Ätiologische Einteilung

Mechanische Wunden unterscheiden wir nach der Entstehungsweise. Es sind dies Schnitt-, Stich-, Platz-, Schuß- und Rißwunden, ferner die Gruppe der Tier- und Menschenbiß- sowie die Insektenstichwunden.
Besondere Wunden entstehen durch thermische (S. 104 ff., 114), chemische Einflüsse (S. 115) sowie durch Bestrahlung und die Nuklearexplosion (S. 113).

Wundheilung

▶ Spezielle *Phase der Entzündung* zur Reparation eines Gewebedefektes und Vernarbung des Stützgewebes in Verbindung mit der Epithelregeneration. Die Entzündung und ihre Reaktionen abzukürzen und ihre Folgen so klein wie möglich zu halten, ist die Aufgabe der *chirurgischen Wundbehandlung*.

Als *Entzündung* definiert man die morphologische Abwehrreaktion durch Aktivierung des Gefäß- und Bindegewebsapparates mit Bildung humoraler, zellulärer und biochemischer unspezifischer Resistenzfaktoren (s. Infektionen). Ausgelöst wird die Entzündung von Noxen *exogenen* und *endogenen* Ursprungs.

● *Exogene Noxen* sind die *physikalischen* Einflüsse wie *mechanische* und *thermische* Reize. Als *chemische* Einflüsse gelten die Laugen und Säuren. Als *biologische* Einflüsse gelten die Infektionen durch Viren, Bakterien und Pilze.

● *Endogene Faktoren,* die eine Entzündung bewirken, sind z. B. die Autoantikörper, das Ulkus und die Tumoren.

Der dominierende Ausgangsbefund der Entzündung ist die lokale Mikrozirkulationsstörung mit *Hypoxie* und *Gewebeazidose,* die wiederum durch die *anaerobe Glykolyse* verstärkt wird; ein Vorgang, den wir als Circulus vitiosus der *Katabolie* bezeichnen. Die rasch einsetzenden lokalen und allgemeinen Entzündungszeichen sind dann der Ausdruck der Abwehrreaktionen.

Lokale Entzündungszeichen. *Tumor* und *Dolor* sind Ausdruck des entzündlichen Ödems, des Exsudates und des pH-Abfalls. Schmerz entsteht auch infolge der Kompression peripherer Nervenendigungen. Die *Functio laesa* ist anfangs die Folge des Schmerzes und später der Defektheilung.

Allgemeine Entzündungszeichen S. 47.

Tiefgreifende Allgemeinreaktion der schweren und allgemeinen Entzündung ist das Postaggressionssyndrom (S. 150).

Pathophysiologie

Kardinale Lokalphänomene der Entzündung sind also die gesteigerte Durchblutung (Rubor), die Kapillarpermeabilität (Ödem, Tumor) und das durch die Hyaluronsäure (Fibroblasten) erhöhte Wasserbindungsvermögen des EZR. Ihre Auslöser sind alle die schädigende Noxe selbst, ferner die Mediatorenkaskade, zu der die *vasoaktiven* Mediatoren wie Serotonin, Histamin, Katecholamin, O_2-Radikale, Angiotensinogen, Angiotensin, Bradykinin, vasoaktives intestinales Polypeptid (VIP), die Arachidonsäurederivate Thromboxan und Leukotriene (LTB4) gehören; ferner die *Gerinnungsmediatoren* Fibrinogen, Faktor V, Faktor VIII, Faktor XII (Hagemann), Komplementfaktoren C3, C4, C5 sowie C3b-Inhibitor. Die lokale Hyperämie ist der Ausdruck der nach anfänglichem Spasmus erfolgenden Arterienweitstellung. Das Ödem (Tumor, Dolor, Functio laesa) spiegelt die Exsudation und die Emigration der Leukozyten, die Anregung spindelförmiger Fibrozyten und der einkernigen Rundzellen wider. Jede Entzündung kann im Gewebe einen irreparablen Funktionsschaden hinterlassen, denn oft führt die eitrige leukozytäre Reaktion zum Strukturumbau mit Bildung einer Ersatznarbe.

Morphologie

Die Wundheilung wird von der *lokalen Wundreaktion* bestimmt und verläuft in *3 Grundphasen* (Abb. 2.2). Dies sind:

● die Exsudationsphase vom 1. bis 4. Tag,
● die Proliferationsphase vom 4. bis 7. Tag und
● die Regenerationsphase vom 7. bis 21. Tag und darüber hinaus.

Phase A Exsudationsphase (Abb. 2.3a). Austretendes Blut füllt die Wundlücke auf. Die Blutstillung erfolgt durch *Vasokonstriktion* und Aktivierung der Gerin-

Abb. 2.2   Phasen der Wundheilung.

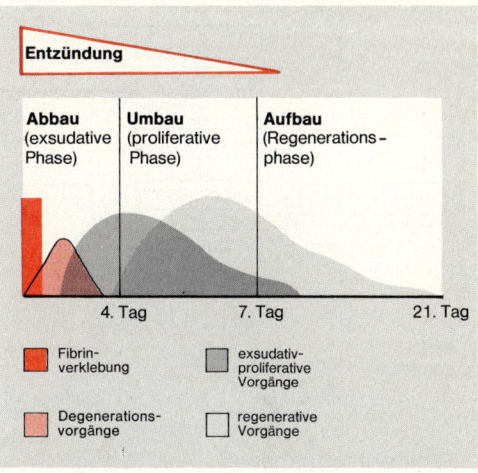

Entzündung

Abbau	**Umbau**	**Aufbau**
(exsudative Phase)	(proliferative Phase)	(Regenerations- phase)

4. Tag   7. Tag   21. Tag

Fibrin-
verklebung

exsudativ-
proliferative
Vorgänge

Degenerations-
vorgänge

regenerative
Vorgänge

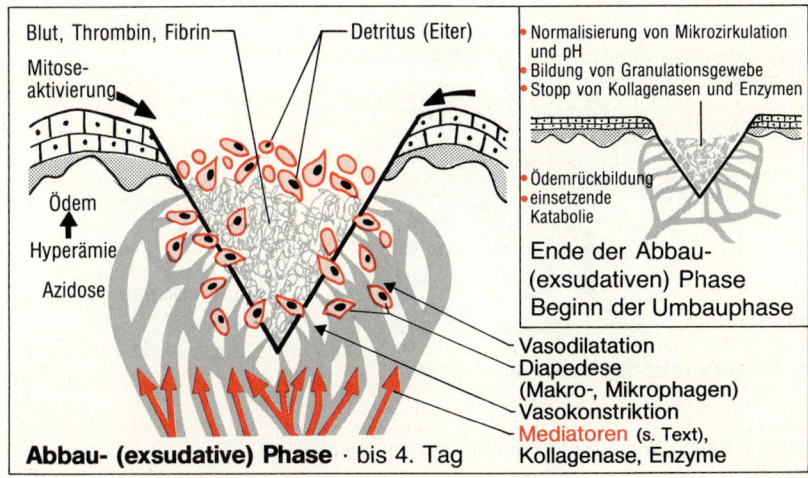

Blut, Thrombin, Fibrin — Detritus (Eiter)

Mitose-
aktivierung

Ödem

Hyperämie

Azidose

• Normalisierung von Mikrozirkulation
  und pH
• Bildung von Granulationsgewebe
• Stopp von Kollagenasen und Enzymen

• Ödemrückbildung
• einsetzende
  Katabolie

Ende der Abbau-
(exsudativen) Phase
Beginn der Umbauphase

Vasodilatation
Diapedese
(Makro-, Mikrophagen)
Vasokonstriktion
Mediatoren (s. Text),
Kollagenase, Enzyme

Abbau- (exsudative) Phase · bis 4. Tag

Abb. 2.3 a   Wundheilungsphasen im morphologischen Bild.

nungskaskade. Die unmittelbare Wundumgebung reagiert mit *Hyperämie* und infolge der Mediatorstoffe (S. 30) erhöhter *Kapillardurchlässigkeit*. Sie ermöglicht die Phagozytendurchwanderung der Kapillarwand. *Mikro- und Makrophagen* können so die Wundkeime und abgestorbene Gewebepartien vernichten. Das Randepithel zeigt eine *mitotische Aktivierung*. Ruhigstellung und Hochlagerung verbessern die Mikrozirkulation und vermindern damit die Gewebeazidose. Auch

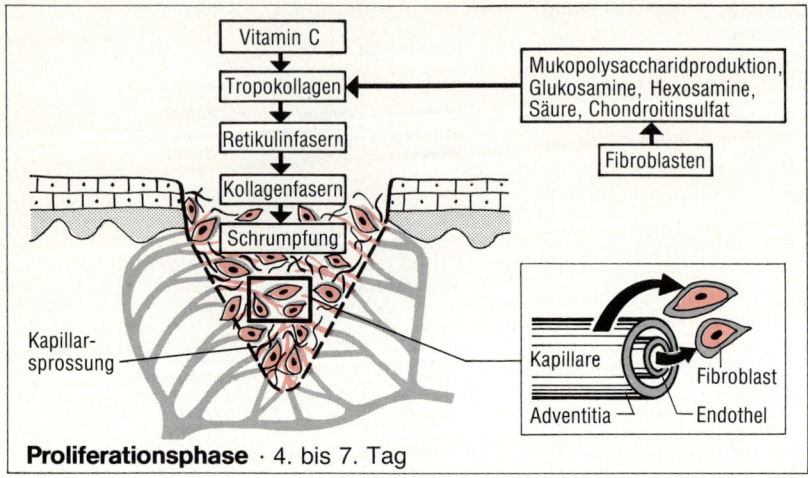

Proliferationsphase · 4. bis 7. Tag

b

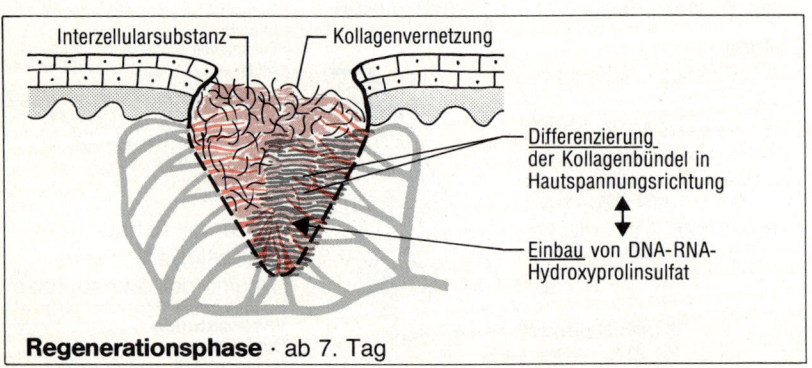

Regenerationsphase · ab 7. Tag

Abb. 2.**3 b–c**   Wundheilungsphasen im morphologischen Bild.

unterstützt dies die Ödemrückbildung, bremst die Aktivität der Kollagenase-Enzyme und steigert die Granulationsbildung. Die *katabole* Stoffwechsellage kehrt sich mit Normalisierung der pH-, der pO_2- und der pCO_2-Werte in die *Anabolie* um.

Phase B Proliferationsphase (Abb. 2.**3b**). Ab 4. Tag sprossen vom Wundrand her aus verletzten Gefäßen zunächst *kapillarbildende Endothelzellen,* später auch Fibroblasten in das Wundbett ein. Die *Fibroblasten* produzieren *Mukopolysaccharide;* das sind die sauren Glykosamine, die Hexosamine und das Chondroi-

tinsulfat. Sie bilden die Grundsubstanz des *Tropokollagens*, der Vorstufe der Kollagenfasern. Aus ihren Fibrillen bilden sich unter Einwirkung von Vitamin C die *Retikulinfasern.*
Phase C Regenerationsphase (Abb. 2.**3c**). Die Vernetzung und Aggregation der Kollagenmoleküle setzt sich fort. Die *Interzellularsubstanz* verfestigt die Narbe, indem die differenzierten Kollagenbündel in die Hauptspannungsrichtung gelenkt werden. Entscheidend hierfür ist der Einbau von DNA und RNA, Hydroxyprolin und Sulfat. Die so gesteigerte Reißfestigkeit erlaubt am Kopf, Gesicht und Stamm ab 7. Tag, an den Extremitäten ab 12. Tag die vorsichtige Belastung und *Nahtentfernung.* Der Abschluß der Narbenheilung mit voller Belastbarkeit wird erst nach 12–14 Monaten erreicht.

Verlauf

Entscheidend für den Heilverlauf sind *Art* und *Ausmaß* der *Keimbesiedelung.* Der Grad der Wundinfektion bestimmt also, ob die Wundheilung per primam intentionem oder per secundam intentionem verläuft (Abb. 2.**4**). Die relativ aseptische Unterschorfheilung ist eine dritte Verlaufsform.
Per primam heißt Adaptation des Gewebes ohne Zwischengewebenarbe und ist nur mit Naht-, Klebe- oder Klammerverschluß zu erzielen.
Per secundam heißt spontaner Wundheilungsverlauf eines nichtbehandelten, klaffenden Wundspalts, der sich zunächst reinigt, dann ausgranuliert und darüber epithelisiert. Im Stadium der Granulation ist dann noch die Sekundärnaht möglich (S. 34, 38).
Die **Unterschorfheilung** entspricht einem semiprimären Spontanverlauf.

Die **Narbenstruktur** ist unabhängig von der Heilungsart, aber abhängig vom verletzten Gewebe.
Bei *Epithel-* und *Schleimhautwunden* erfolgt eine *Regenerationsheilung,* d. h. völlige Wiederherstellung normalen Gewebes. Das gleiche geschieht bei Pleura-, Peritoneum- und Gefäßendothelläsionen. Anders bei Wunden des Stützbindegewebes (Subkutis, Korium, Muskeln, Knochen, Sehnen, Nerven und der Gefäßmedia und -adventitia). Hier tritt eine *Reparationsheilung,* also eine Heilung mit Ersatznarbe ein.
Nach der *Art der* **Keimbesiedelung** lassen sich die *Gelegenheitswunden* wie folgt aufschlüsseln: 20% der Wunden sind besiedelt mit Anaerobiern (z. B. Gasbrand- und Tetanuserregern), 15% mit Koli, Proteus und Pyozyaneus, 8% mit Staphylokokken und 10% mit Streptokokken.
Die Mehrzahl der Keime ist bei Eintritt in die Wunde (Infektion) *avirulent,* weshalb nach Ausschneidung der frische, glattrandige Wunde sofort vernäht werden kann. *Virulent* werden die Erreger in einer nichtversorgten Wunde erst nach Stunden. Das Zeitintervall bis zum Virulenzeintritt ist die *Inkubation*; an ihrem Ende steht der virulente Infekt mit allen Zeichen der Wundentzündung, die Abwehr und Abriegelung durch den Organismus widerspiegeln.

Sind die Keime bereits bei Eintritt in die Wunde virulent (Eiterverschmutzung bei Ärzten, Pflegern und Schwestern), hat der Organismus keine Zeit mehr zur Abschirmung. Deshalb sind solche Wundkontaminationen mit bereits vorgebrüteten, hochvirulenten Erregern so extrem gefährlich.

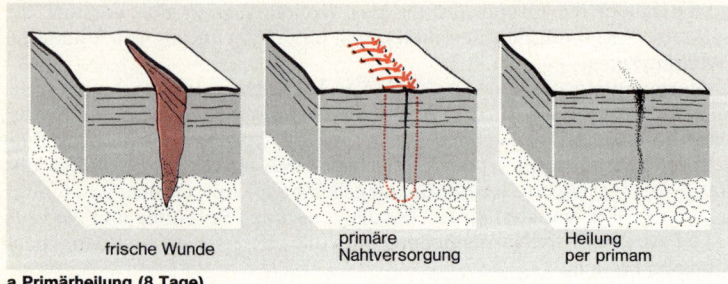

frische Wunde   primäre Nahtversorgung   Heilung per primam

a Primärheilung (8 Tage)

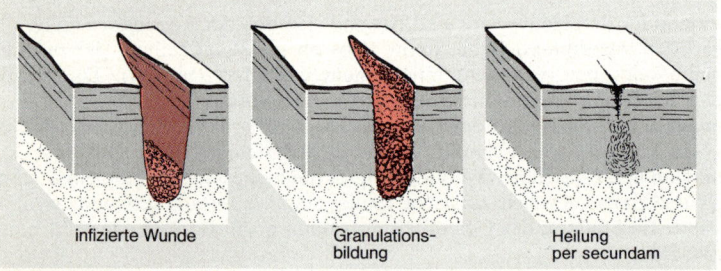

infizierte Wunde   Granulations-bildung   Heilung per secundam

b Sekundärheilung (4 Wochen)

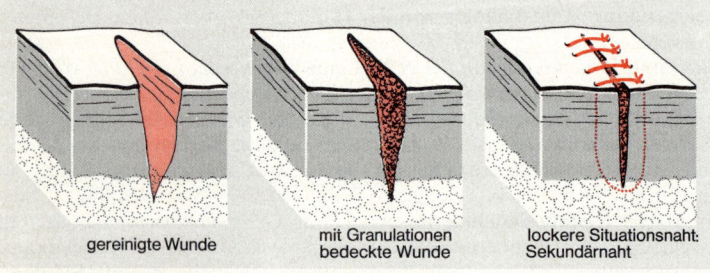

gereinigte Wunde   mit Granulationen bedeckte Wunde   lockere Situationsnaht: Sekundärnaht

c Sekundärnaht (2 Wochen)

Abb. 2.**4**   Primäre und sekundäre Wundheilung.

Der **Grad der Wundinfektion** hängt neben Keimart, Keimzahl und Keimvirulenz (Vermehrung und Toxinproduktion) noch ab von der Wundbeschaffenheit (S. 28, 38) und von individuellen Störeinflüssen und -möglichkeiten.

Fördernde Einflüsse

Lokale Hyperämie (Wärme) bewirkt Vasodilatation, steigert die Diapedese und fördert die Fibrozytenaktivierung. In gleicher Weise wirken Ruhigstellung, Hochlagerung, Wundnaht und -verband sowie anabole Hormone.

Störeinflüsse

Zu unterscheiden sind *lokale* und *allgemeine* Störfaktoren. Sie können entweder infolge gestörter Kollagenbildung zu verzögerter oder Defektheilung wie auch mangelnder Narbenverfestigung führen oder infolge fehlgesteuerter Synthese von Kollagen und Grundsubstanz eine überschießende Narbenproduktion, Keloid oder Kontraktur, bewirken.

Lokale Störeinflüsse sind Toxineinschwemmung und Thrombosierung, ferner Nekrosen und Fremdkörper im Wundgrund wie Metall, Glas, Holz oder auch Nahtmaterial. Auch die ungünstige Wundbeschaffenheit wie Hohlräume, Taschenbildung mit Blut- und Sekretansammlung beeinträchtigen die Wundheilung und erfordern deshalb die Sekretableitung. Heilverzögernd wirkt ferner das Wundödem, wozu Gesicht und Skrotum besonders neigen. Auch verhindern die Zugspannung der Wundränder durch Zirkulationsabdrosselung und mangelnde Ruhigstellung meist eine glatte Wundheilung.

Allgemeine Störeinflüsse sind Arteriosklerose (Alter), Kachexie (z. B. Albuminmangel), Bluterkrankungen (z. B. Anämie, Leukopenie und fehlender Faktor XIII), Stoffwechselleiden (z. B. Diabetes), Medikamente (z. B. Kortison, Östrogene, Thyroxin, ACTH, Sulfonamide, Antibiotika, Phenothiazinderivate, Zytostatika); ferner Katecholamine und Serotonin, ein Vitamin-A-, -C- und -K-Mangel, Infektionskrankheiten (Tuberkulose und Lues), Innervationsstörungen, hereditäre Bindegewebserkrankungen (Bindegewebsschwäche, Kollagenopathie), ferner Lupus erythematodes, Sklerodermie, Dermatomyositis, Immunabwehrstörungen und Bestrahlung.

Die **Wundheilungsstörung durch Kortikosteroide** beruht auf der Hemmung der Sulfataufnahme in die Glykosaminoglykane, wodurch die Kollagensynthese gestört und die Fibroblastenaktivität vermindert wird.

Folgen der gestörten Wundheilung

Dies sind die *Wunddehiszenz* mit der Per-secundam-Heilung oder die *Randnekrose*, die am besten der Unterschorfheilung überlassen wird.

Defektnarben resultieren aus allen vorgenannten Störungen. An der Haut sind dies breite Narbenplatten, Kontrakturen oder Flügelfelle. Defektnarben an den Weichteilen (Muskel, Gelenkkapsel und Sehnen) sind *Kontrakturen* und *Versteifung,* an den Hohlorganen (Gefäße, Darm und Bronchus) die zirkuläre *Striktur,* an den Knochen der überschießende *Kallus* oder die *Pseudarthrose* und an den Parenchymen (Leber, Niere und Lunge) die *bindegewebige Narbe* mit Parenchymsepten.

Narbenkeloid (S. 284). Als solches bezeichnet man die meist entstellende Narbenwucherung. Sie beruht auf einer Kombination von überschießender Kollagenbildung und vermindertem Kollagenabbau (Antitrypsinvermehrung). Die Entstehung ist meist anlagebedingt, Wundfaktoren spielen dabei nur eine flankierende Rolle.

Behandlung: Ausschneidung und erneute subtile Naht nach Unterspritzung der Wundränder mit Kortison. Ab 7. postoperativen Tag Rö-Bestrahlung, dann Kompressionsverband mit Druckpolster für 1 Jahr. Das Rezidiv ist häufig.

Wundbehandlung

▶ Sie dient der Erzielung der frühestmöglichen, funktionsgerechten Regeneration des zerstörten Gewebes.

Dies kann je nach Wundbefund und -alter
● mit primärer, operativer Wundversorgung (s. u.) zur Erzielung einer primären Wundheilung oder
● mit notgedrungen bewußt sekundärer Wundbehandlung mit Inkaufnahme einer sekundären Wundheilung geschehen.

Primäre operative Wundversorgung (Abb. 2.5)

Ihr Prinzip ist die möglichst aseptische Adaptation der Wundränder. Hierzu muß die *Gelegenheitswunde* durch Ausschneidung der Wundränder von ihrer Keimbesiedelung befreit und der Verletzte evtl. durch Impfung (s. u.) vor Tetanus geschützt werden.

Indikationen: Als Voraussetzung für den primären Wundverschluß und die primäre Wundheilung gilt, daß die Wunde nicht mit virulenten Keimen besiedelt ist; das bedeutet:
● die Wunde darf nicht älter als 8–10 Stunden sein;
● sie darf nicht durch Biß erzeugt sein, und
● sie darf nicht mit menschlichem oder tierischem Eiter in Berührung gekommen sein.

Voraussetzung für das Vorgehen ist also die *Kenntnis des Infektionsgrades,* der wiederum abhängt von der Entstehung, der anatomischen Situation, der Wundtiefe, der Wundbeschaffenheit und vor allem dem Alter der Wunde bei Beginn der ärztlichen Behandlung.

Grenzindikationen: Trotz eines Wundalters von 10 Stunden und mehr ist die primäre Naht noch möglich, wenn eine günstige Wundbeschaffenheit und Entzündungsfreiheit, z. B. gut zu reinigende oder ölverschmierte Wunden, vorliegen. Trotz eines Wundalters von weniger als 8 Stunden ist die Primärnaht kontraindiziert bei Bißwunden, fremdkörperhaltigen Wunden, verschmutzten, taschenreichen Wunden sowie Wunden mit Entzündungszeichen und virulenter Kontamination.

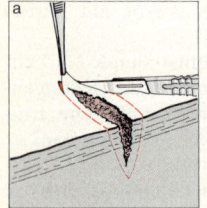
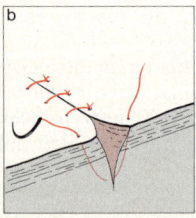
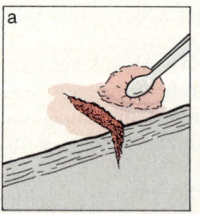
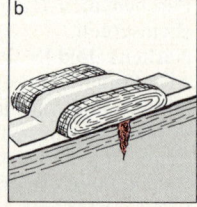

Abb. 2.**5**   Operative primäre Wundversorgung. **a** Wundausschneidung und **b** tiefgreifende Wundnaht zur Vermeidung von Taschenbildungen.

Abb. 2.**6**   Aufgeschobene Primärversorgung. **a** Desinfektion, **b** steriler Verband.

Die **Technik der Wundversorgung** besteht in den folgenden Maßnahmen:
Primärversorgung. Nach örtlicher oder Allgemeinbetäubung Händedesinfektion (Gummihandschuhe) und Desinfektion der Wundumgebung. Sofortversorgung mit sterilem Instrumentarium, Exzision der mit der Pinzette angespannten Hautränder mit dem Messer (Abb. 2.**5a**).
Ausnahme: Finger- und Gesichtsverletzung.
Anschließend mit ausgewechselten, frischen Instrumenten Revision der tieferen Wundbereiche und Exzision des Wundgrundes sowie Suchen und Entfernen von *Fremdkörpern.*
Hierzu gehört auch die Deckung, evtl. auch die *direkte Versorgung* von verletzten, *differenzierten* Geweben und Organen (Gefäße, Nerven, Gelenkkapseln, Sehnen und Knochen).
Bei Wunden, die *weniger als 8 Stunden* alt sind, Exzision und spannungsfreie Adaptierung der Wundränder mit Nähten (Abb. 2.**5b**), Klammern, Klebstoff oder Klebestreifen. Bei Spannung evtl. hierzu *Mobilisierung* der Wundränder durch Hautablösung von der Faszie (Unterminierung). Bei schienbeinkantennahen Wunden immer großzügiger *dorsaler Entlastungsschnitt* über der Wade, der präliminar mit Kunsthaut (Epigard) gedeckt wird. Lockerer Wundverband, Ruhigstellung und Hochlagerung des Wundgebietes. Nicht unterstützt wird die Wundheilung durch das Eingeben von Antibiotika, antiseptischen Pudern, Salben usw.
Nach 24 Std. erste *Kontrolle* von Temperatur und Wundumgebung einschließlich regionärer Lymphgebiete. Der Verband bleibt geschlossen. Wundnachschau mit Entfernung der Fäden im Gesichts- und Halsbereich nach 5 Tagen, am Stamm nach 8–10 Tagen, an den Extremitäten erst nach 14 Tagen.
Aufgeschobene Primärversorgung (Abb. 2.**6**). Ein schlechter Allgemeinbefund (Schock), ein Polytrauma und besondere Lokalbefunde wie Gesichts-, Hand- und Sehnenwunden können zum *Abweichen von den Grundregeln* der operativen Wundversorgung zwingen und eine *Zeitüberschreitung* erlauben. Wir sprechen von der aufgeschobenen Primärversorgung. Hierbei erfolgt in Lokalanästhesie oder Narkose nur die Wundreinigung, dann Abdeckung mit sterilem, feuchtem Verband (Clorina), Ruhigstellung und parenterale Antibiotikagabe (Penicillin G 10–20 Mega/d für 6–8 Tage). Je nach Allgemeinindikation erfolgt dann die Definitivversorgung.
Versorgung der nicht mehr primär versorgbaren Wunde. Bei Wunden, die *8 Stunden und älter* sind, Antibiogramm vom Abstrich, Ausschneidung, Offenlassen und antiphlogistische Maßnahmen; später nach Granulierung *Sekundärnaht* möglich.

Infektion der versorgten Gelegenheits- und Operationswunde

Die *Infektionsrate* beträgt etwa 3–6%. Frühzeichen ist das Verbandnässen, später Rötung der Wundränder, Wundschmerz, Schwellung und Fieber. Bei *torpider* Infektion sind diese Zeichen larviert. Hinweise geben hier nur der Schmerz, die ausbleibende Fältelung der Wundränder, der sichtbare Kapillarpuls und die Schwellung der regionären Lymphknoten. **Merke:** Die sofortige Öffnung führt schneller zur Heilung als alle Versuche, die Eröffnung mit konservativen Maßnahmen zu umgehen! Deshalb immer unverzüglich Lösen *aller* Fäden und Spreizen der *gesamten* Wunde, Einbringen von Drainagen; feuchter Verband mit

Alkohol, Rivanol, Clorina usw.; Ruhigstellung; Unterstützung der Nekroseabstoßung mit andauenden Präparaten (Varidase, Fibrolan) oder Zucker; Granulationsförderung mit Billroth-Salbe (Vaseline, Perubalsam und Argentum nitricum 10:1:0,1); Abätzen oder Abtragen überschießender Granulationen. Zur Abkürzung der Heildauer Sekundärnaht.

Sekundärnaht (Abb. 2.4c)

Die mit gut durchbluteten Granulationen ausgekleidete klaffende Wunde wird mit einem Desinfiziens gereinigt und dann entweder direkt oder nach Auskratzung der Granulationen mit weit auseinanderliegenden, durchgreifenden Nähten verschlossen. Jede Belassung von Taschen oder Nischen ist unbedingt zu vermeiden. Der Heilvorgang wird durch die Sekundärnaht erheblich verkürzt.

Tetanusprophylaxe

Da jede Wunde potentiell tetanuskontaminiert ist, gehört zur Wundbehandlung der Tetanusschutz. Welche Schutzmaßnahmen wir ergreifen, hängt davon ab, ob der Verletzte bereits aufgrund einer früheren Impfung einen Grundimmunisierungsschutz besitzt.

● Bei *fehlender Grundimmunisierung* erfolgt die Tetanusprophylaxe
1. als *aktive Immunisierung* mit 0,5 ml Tetanus-Adsorbat-Impfstoff (TAI Tetanol), die nach 14 Tagen wiederholt wird; und zusätzlich auch (mit besonderer Einwilligung des Verletzten)
2. als *passive Immunisierung* durch einmalige Impfung mit 250 IE *Tetanus-Immunglobulin Tetagam;*
3. nach 12 Monaten zur Impfschutzkonsolidierung 0,5 ml TAI Tetanol i. m.
● Bei *vorhandener Grundimmunisierung* nur Wiederauffrischung mit 0,5 ml Tetanol.
Merke: Ein Patient, der eine Grundimmunisierung nicht schriftlich belegen kann (Impfausweis), gilt als *nicht* geimpft!

Spezielle Maßnahmen bei einzelnen Wundarten (Abb. 2.1)

Oberflächliche (Schürf-)Wunde. Da ihre Epidermis nur teildurchtrennt ist, erfordert sie keine operative Wundbehandlung. Jodierung, steriler Verband und Tetanusprophylaxe reichen als Wundbehandlung aus.

Perforierende Wunde. Da ihre Epidermis total durchtrennt ist, erfordert sie die operative Wundversorgung. Revisionsausmaß, -umfang und -tiefe hängen von der Wundanamnese und Wundbeschaffenheit ab.

Komplizierte Wunde. Epidermisdefekt und Art der Organverletzung bestimmen, ob und wieweit nur die oberflächliche Weichteilverletzung oder gleichzeitig damit auch die Mitverletzung tieferer Strukturen versorgt wird. So muß z. B. ein Körperhöhlenverschluß grundsätzlich unmittelbar erfolgen, während eine Osteosynthese aufgeschoben werden kann.

Ablederungswunde. Sie verlangt die Reinigung der Wundtaschen, das Abtragen devitalisierter Lappenanteile und Redon-Saugdrainage (Abb. 12.9) und wegen der Gasbrandgefahr nur lockere Situationsnähte.

Abtrennungswunde. Wenn nicht replantierbar, werden devitalisierte Hautpartien abgetragen und die Defekte mit frei übertragener Epidermis oder Verschiebelappen gedeckt.

Quetschwunde. Niemals nekrosegefährdete Partien zu erhalten versuchen! Vielmehr großzügige primäre Abtragung von Quetschbereichen bis ins gut durchblutete gesunde Gewebe und Wundadaptation mit nur locker angezogenen, weit auseinanderliegenden Einzelnähten, als Situationsnähte bezeichnet. Von der Hautmobilisierung reichlich Gebrauch machen, u. U. mit Entlastungsschnitten. Eine besonders gefährliche Wunde ist die Quetschung größerer Muskelpartien, weil sie zum *Crush-Syndrom* (S. 87, 98) führen kann.

Schnittwunde. Ihre Glattrandigkeit erlaubt bei günstigen Voraussetzungen (Früherfassung, banale Kontamination) – nach der Tiefeninspektion auf Verletzung versorgungsbedürftiger Strukturen wie Schleimbeutel, Sehnen, Gelenke, Nerven und Gefäße – den Verzicht auf die ausgreifende Ausschneidung.

Stichwunde. Am Stamm (Thorax, Abdomen) und Schädel nach Hautrandausschneidung *Tiefenrevision* und Exzision des Stichkanals auf seine gesamte Länge. Dabei Kontrolle auf Gefäß- und Nervenläsion. Bei Verdacht auf Organverletzung sofortige Laparotomie oder Thorakotomie.

Schußwunde (Steckschuß oder Durchschuß). Nur oberflächliche Revision. Schußkanalrichtung rekonstruieren, um tiefe Verletzungen auszuschließen. Bei Thoraxein- und -durchschuß Rö-Kontrolle, dann evtl. Bülau-Drainage oder Thorakotomie. Bei Bauchdurch- und -einschuß sofortige Laparotomie mit aufgeschobener Versorgung der Hautwunde.

Besondere Wunden

▶ Tiefgreifende, mit virulenten Erregern und Toxinen kontaminierte Wunden.

Bißwunden

Merke: Alle Tier- und Menschenbisse erfordern die offene Wundbehandlung, d. h. immer Wundausschneidung *ohne* Nahtverschluß, Ausnahme Gesicht (Situationsnaht); bei Gliedmaßen Ruhigstellung. Immer Tetanusprophylaxe und Antibiotika. Bei größeren Defekten nach Granulation Sekundärnaht.

Schlangenbiß. Giftwirkung durch Neuro- und Kardiotoxine. Als Schlangenbiß zu erkennen ist die Wunde neben der Bißmarke am hämorrhagischen Ödem. Bei Nichtbehandlung Exitus durch Atemlähmung und Bulbärparalyse. *Erstbehandlung:* Lokale Staubinde mit venösem Kompressionsdruck, Kälteapplikation, evtl. Exzision. Allgemein polyvalentes Serum zur passiven Immunisierung, Antibiotika, Bluttransfusion, Tetanusprophylaxe, Schmerzlinderung (10–15 mg Morphin hydrochloric.). Nach Auskunft der Vergiftungszentrale *gezielte Antidotbehandlung.*

Waldzecke. Unmerklich in die Haut eindringendes, parasitäres Insekt; später nach Blutaufsaugen sichtbare Vergrößerung, lokale Wundinfektion mit lokalen Schmerzen. Insekt kann *Arboviren* übertragen, die toxische Erscheinungen mit Hämorrhagien im ZNS mit poliomyelitisähnlicher *Zeckenlähmung* verursachen, ferner *Spirochäten,* die die *Borreliose* oder *Lyme-Krankheit* auslösen. Sie heilt im erythematösen Frühstadium mit Tetrazyklin 3mal 500 mg/d über 14 Tage aus. Die *Entfernung der Zecke* erfolgt durch Auftragen von Öl. Nach der hierdurch bewirkten Atemlähmung läßt sich der Parasit leicht mit seinem Kopf herauslösen. *Komplikationsprophylaxe:* Bei gesichertem Zeckenbiß im Endemiegebiet sofort

FSME-(*Früh*sommer*m*eningoenzephalitis-)Impfung. Bei allen Zeckenbissen nach 3 Wochen Kontrolle der Bißstelle auf *Borrelioseerythem.*

Insektenstiche

Bienen-, Wespen-, Hornissenstich. Ihre 2 Gifte Hämolysin und Histamin lösen bis zur Anaphylaxie reichende Allgemeinreaktionen aus. Deshalb zur prophylaktischen Hyposensibilisierung Gabe spezifischer Insektenstich-Antigenextrakte. *Erstbehandlung:* Stachelextraktion, Applikation von 10%igem Haushaltsalmiak, bei später eintretender Sekundärinfektion Penizillin 1 Mega IE/d i. m. und feuchte Verbände. Bei heftiger Allergiereaktion (Ödem, Erbrechen, Nausea), die sich bis zum Schock steigern kann, Adrenalin (MIN-J-ZET-System Braun) 10 ml langsam i. v., dann Tavegil 2–4 mg i. v. und je nach Schwere Prednisolon bis zu 250 mg i. v. (S. 86).

3. Lokal- und Regionalanästhesie

▶ Ausschaltung der schmerzsensiblen Nerven entweder am Ort des chirurgischen Eingriffs (Abb. 3.**1**) oder proximal davon an den sensiblen Leitungsbahnen (Abb. 3.**2**–3.**8**) des entsprechenden Operationsgebietes.

Verfahren und Technik

Indikation: Alle Eingriffe, bei denen eine Schmerzfreiheit mit regionaler Betäubung zu erzielen und postoperativ aufrechtzuerhalten ist. **Kontraindikationen** sind:

● unruhige, unkooperative Patienten, die eine allgemeine Sedierung benötigen;
● Eingriffe, die eine Muskelrelaxation erfordern;
● die Infektion des Injektionsgebietes;
● eine bekannte oder wahrscheinliche Allergie gegen Lokalanästhetika oder darin enthaltene Konservierungsmittel.

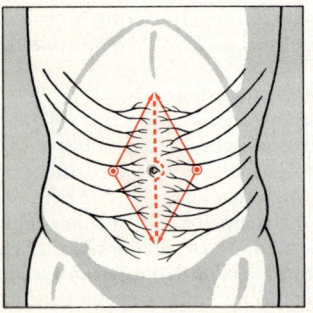
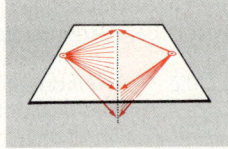

Abb. 3.**1**   Infiltrationsanästhesie. Medianer, mittelhoher Bauchschnitt. Um- und Unterspritzung im Rhombus.

Lokalanästhetika (Tab. 3.1)

Der *Vasokonstriktorenzusatz* Adrenalin, Ornipressin von 1:200000 dient der *Wirkungssteigerung* und der relativen *Blutleere* des Op-Feldes. Er ist kontraindiziert an den Körperakren wie Finger, Zehe, Penis oder Nasenspitze. Der Zusatz sollte ferner vermieden werden bei Patienten mit Diabetes, Hypertonie, schweren Herzklappenfehlern, Koronarinsuffizienz, tachykarden Rhythmusstörungen, Hyperthyreose, Epilepsie sowie unter der Behandlung mit MAO-Hemmern und trizyklischen Antidepressiva. Falls dabei auf Adrenalin nicht verzichtet werden kann, ist die Injektion nur in Notfallbereitschaft vorzunehmen. Die *Maximaldosis* (Tab. 3.1) ist substanzspezifisch. Sie erhöht sich bei Vasokonstriktorzusatz. Wegen der **Komplikationen** einer zerebralen *Intoxikation* sollte bei Anwendung höherer Dosen, d. h. ab 25% der Maximaldosis, präventiv ein venöser Zugang gelegt werden. *Symptome* der leichten Intoxikation sind Taubheitsgefühl von Zunge und Mundgegend, metallischer Geschmack und Sehstörungen. Zeichen der schweren Intoxikation sind Krämpfe, Bewußtlosigkeit bis zum Koma, Bradykardie, Atem- und Kreislaufstillstand. Die *Behandlung* leichter Vergiftungen erfolgt mit 10–20 mg Diazepam i. v. und O_2-Insufflation. Die Behandlung *schwerer Vergiftungen* geschieht mit 200 mg Thiopental i. v. und Intubation mit Beatmung. Unter Umständen ist eine kardiopulmonale Reanimation (s. Kap. 7) erforderlich.

Merke: Anaphylaktische Reaktionen sind nicht dosisabhängig! Deshalb generell erhöhte Vorsicht bei allen Patienten mit Allergieanamnese!

Tabelle 3.1 Lokalanästhetika

Medikament	Maximaldosis	Anwendung/Konzentration/Menge				Wirkungsdauer
		Oberfläche	Infiltration	Peripher	Block Zentral	
				Peridural Leitung	Spinal	
Xylocain	3–5 mg/kg KG	2–4% 5–10 ml	0,5% 80 ml	Peridural 1–2% 20–40 ml Leitung 40–80 ml	5% 1–2 ml	+
Scandicain	4–7 mg/kg KG	–	0,5% 60–80 ml	Peridural 1–2% 20–30 ml Leitung 60–80 ml	4% 1–2 ml	+
Bupivacain (Carbostesin)	2 mg/kg KG	–	0,25 bis 0,5% 20–40 ml	Peridural 0,75% 20–30 ml Leitung 40 ml	0,5% 4 ml	++

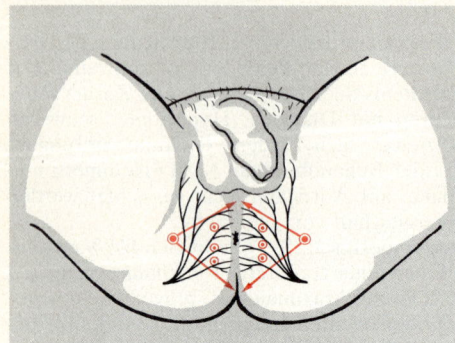

Abb. 3.**2** Analanästhesie. Der After wird sensibel von den Ästen des N. pudendus, den Nn. haemorrhoidales und perineales versorgt. Ihre Anästhesierung erfolgt nach bilateralen Subkutanfächern mit je 5 ml 2–4%igem Xylocain mit beiderseits 3–4 epi- und extrasphinktär gesetzten Infiltrationsdepots an die Perineal- und Hämorrhoidalnerven von insgesamt 50 ml 1%igem Scandicain.

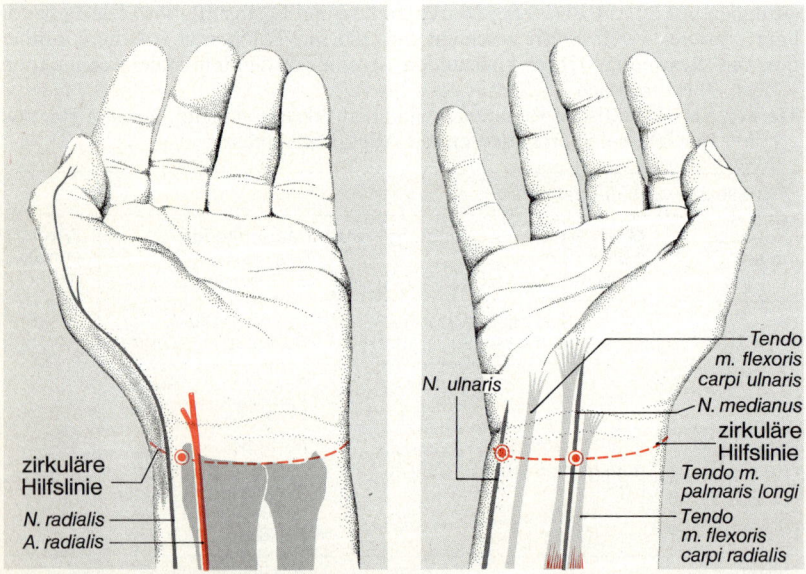

Abb. 3.**3** Leitungsanästhesie des N. radialis, N. ulnaris und N. medianus für kleinere Eingriffe an der radialen Handseite.

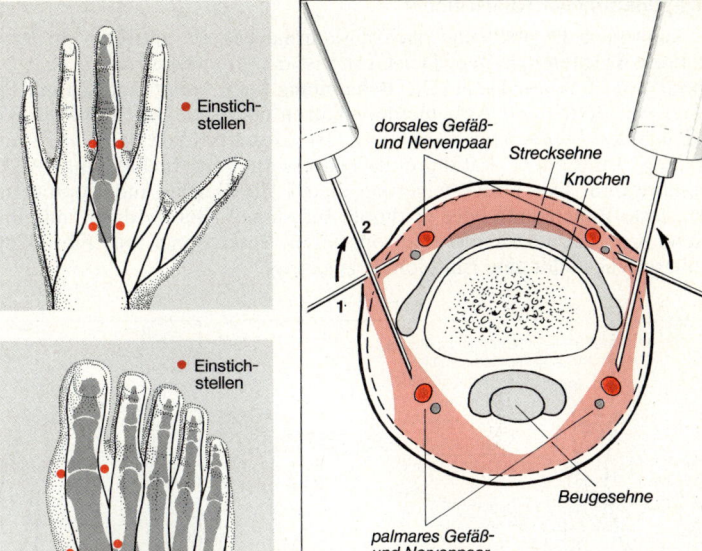

Abb. 3.**4**   Leitungsanästhesie (Oberst) von Fingern und Zehen. Hierbei werden supra-reninfreie LA-Depots an die schmerzleitenden Nerven gesetzt. Nach der Injektion am Grundglied proximale Blutleere mit Ventilgummizug. Indikationen sind Nagelbetteingriffe, periphere Wundversorgungen und akrale Panaritien.

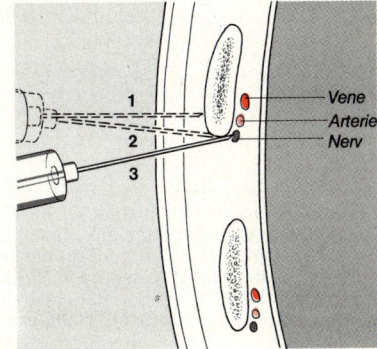

1   Kanüle auf den unteren Rippenrand führen

2   Spritze anheben und unter die Rippe gehen

3   Spritze senken, um den Nerv zu betäuben

Abb. 3.**5**   Interkostalanästhesie. Injektion am Rippenunterrand. Cave Gefäßpunktion!

Postpunktioneller Kopfschmerz

Er kann nach Lumbal- und nach Periduralanästhesie auftreten, heftig sein und mehrere Wochen anhalten. Der Grund ist der *Liquoraustritt aus dem Duraraum* durch den Punktionskanal. Die **Behandlung** kann symptomatisch mit Flachlagerung, Analgetika und Antiemetika erfolgen oder sich gezielt auf die *Wiederherstellung des Liquordruckes* richten. Der Liquorproduktion dienen vermehrtes Trinken, Infusionen, Antidiuretika (Pitressin), CO_2-Rückatmung, Alkohol und Nikotinsäure. Der Drucksteigerung dienen die Bauch- und Kopftieflage sowie eine feste Bauchbinde oder epidurale Infusionen. Bei Verdacht auf einen persistierenden *Duradefekt* ist die operative Verklebung mit Fibrinkleber und Kollagenvlies oder eine Blutplombe angezeigt.

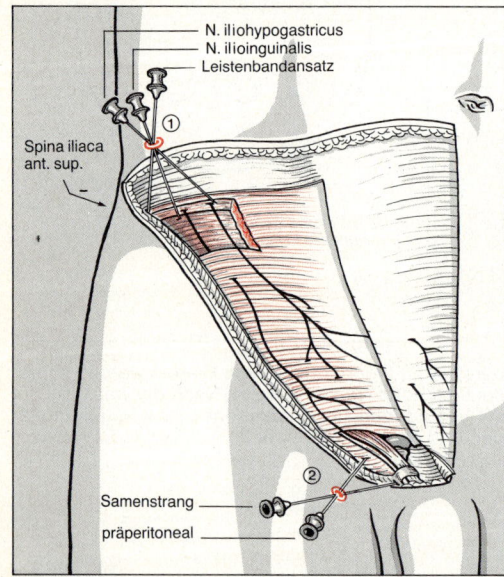

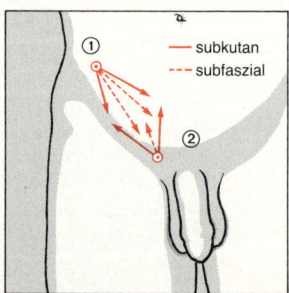

Abb. 3.**6**   Anästhesie bei Leistenhernie. Von den beiden Einstichpunkten (1 und 2) wird sowohl eine Infiltrationsanästhesie subkutan und subfaszial (Externusaponeurose) sowie suprapubisch präperitoneal als auch eine Leitungsanästhesie der Nn. iliohypogastricus und ilioinguinalis sowie des R. genitalis des N. genitofemoralis ausgeführt. Gesamtdosis 80 ml 1%iges Xylocain mit Adrenalin (1 : 200 000). Nach Bruchsackeröffnung dann nochmals präperitoneale Nachinjektion mehrerer kleiner Depots von je 2 ml (nach Eriksson).

Abb. 3.**7**   Axillärer Plexusblock. 90°-Abduktion des außenrotierten Oberarms bei Beugung im Ellenbogengelenk. Tasten der A. axillaris am zentralsten Punkt. Einstechen der Kanüle in Richtung des Humerus knapp unterhalb und oberhalb der Arterie auf 2 cm Tiefe. Parästhesien nach Probedepot zeigen richtige Plexusnähe der Kanülenspitze an. Dann Injektion der Gesamtmenge von 30 ml 0,5%igem Bupivacain oder bei kürzerem Eingriff 40 ml 1–2%iges Xylocain jeweils mit Adrenalinbeimischung (1 : 200 000).

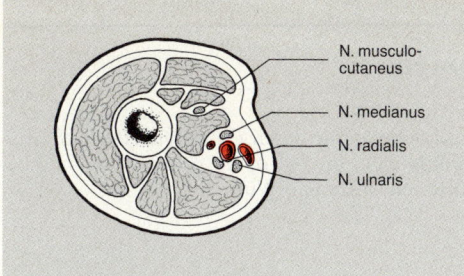

N. musculo-
cutaneus

N. medianus

N. radialis

N. ulnaris

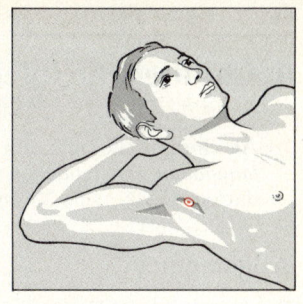

Abb. 3.7

Legende Seite 44

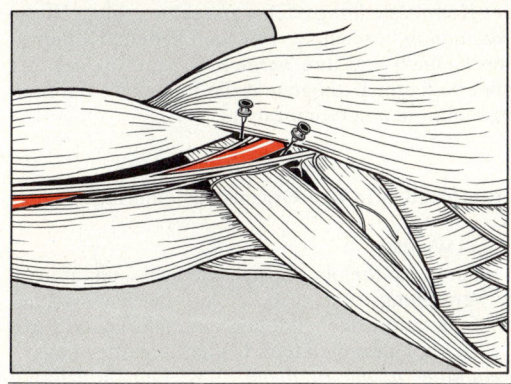

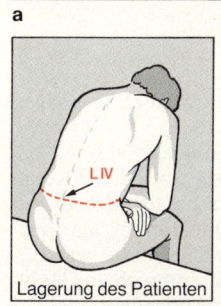

a

LIV

Lagerung des Patienten

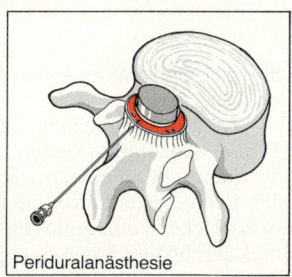

c

Periduralanästhesie

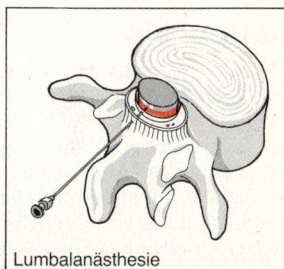

d

Lumbalanästhesie

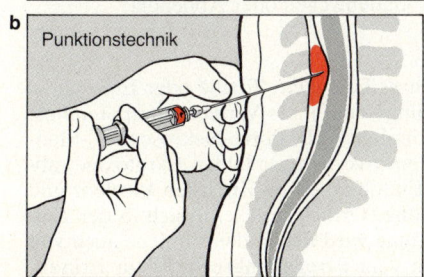

b

Punktionstechnik

Abb. 3.8 Spinalanästhesie (Rot: Anäs-
thesiedepot). **a** Lagerung des Patienten.
b Punktionstechnik des Peridural-
raums: Abfedern der die Spritze führenden Hand. Die linke Hand schiebt die
Nadel unter permanentem Spritzen einer NaCl-Lösung in die Tiefe. So spürt
sie beim plötzlichen Nachlassen des Widerstands den Eintritt in den Peridural-
raum. **c** Periduralanästhesie, Punktionstiefe extradural. **d** Lumbalanästhesie,
Punktionstiefe intradural. Injektions-
menge und -konzentration: peridural:
Xylocain 1–2%ig 20–40 ml; lumbal: Xylocain 5%ig 1–2 ml.

4. Chirurgische Infektionen

▶ Als chirurgische Infektion bezeichnet man die durch *Erregereintritt,* d. h. *Kontamination,* entstandenen Entzündungen, die der operativen Behandlung bedürfen. *Erreger* sind Viren, Bakterien, Pilze und Würmer.

Allgemeines

Die oberflächliche Erreger- oder Keimbesiedlung oder -verseuchung ohne Wirtsreaktion wird klinisch als *Kontamination* bezeichnet. *Infektion* bedeutet Eindringen und Haften von pathogenen Keimen und ihre Vermehrung mit lokaler und allgemeiner Wirtsreaktion. Dabei bedeutet Pathogenität die Fähigkeit bestimmter Keime, bestimmte Infektionsreaktionen hervorzurufen.

Eintrittspforten

Erreger können nur durch Schwachstellen in den Organismus eindringen. Dies sind:

- ein *traumatischer Epitheldefekt* (Wunde):
- eine *Flächenbesiedlung* von inneren Epitheloberflächen wie Schleimhäute von Bronchus, Harnwegen oder Verdauungstrakt, insbesondere bei Dauerkathetern oder -sonden, oder bei Stagnation oder Stauung der natürlichen Strömung in einem Hohlorgan, z. B. bei Harnleiterstein, Gallenstein oder Ileus;
- eine unmittelbare *Einschwemmung in die Blutbahn,* z. B. beim infizierten Venenkatheter oder unsteriler Injektion.

Infektionsmodus

Die unterschiedlichen Arten der Infektentstehung haben zu klinisch standardisierten Definitionen geführt.
Primäre Infektion heißt direkte Keimverschmutzung (Kontaktinfektion) bei Wundentstehung. *Sekundäre Infektion* bedeutet im Heilverlauf eintretende Keimverschmutzung. *Monoinfektion* ist die Infektion mit *einer* Erregerart. *Mischinfektion* ist die Infektion mit multiplen Erregerarten. *Exogene* Infektion besagt Erregereinstreuung von der Körperoberfläche, von Kontaktpersonen oder aus infizierter Umgebung. *Endogene* Infektion bedeutet den Erregereinbruch aus Hohlorganen, z. B. aus Magen, Darm, Lunge, Gallenwegen oder Appendix.

Virulenz

Die Virulenz der Erreger ist Ausdruck ihrer Fähigkeit, Toxine oder Enzyme zu bilden, sowie ihres Eindring-Durchdringungs- und ihres Vermehrungspotentials. Letzteres wird *begünstigt* durch das Wundmilieu, z. B. durch Nekrosen, O_2-Mangel, Sekretstau usw. Abgestorbene grampositive Erreger bilden Ektotoxine, abgestorbene gramnegative Erreger setzen Endotoxine frei. Zwischen Virulenz und Körperabwehr besteht eine Wechselwirkung. Örtlich drückt sie sich in der *Entzündung* aus. Die Heftigkeit der Entzündung wird neben der Virulenz auch von der *Erregerzahl* bestimmt. Den Zeitraum vom Erregereinbruch bis zur Erkrankungsmanifestation bezeichnet man als *Inkubation.*

Ob der Organismus eine chirurgische Infektion überwinden kann, hängt von der Leistungsfähigkeit seiner lokalen und allgemeinen Abwehrmechanismen ab.

Lokale Abwehr

Jede Infektion ist durch gesteigerte entzündliche Gewebereaktionen gekennzeichnet. Sie spiegeln sich einmal im lokalen Abwehrvorgang wider, mit dem der Körper der Erregerinvasion und der Intoxikation an Ort und Stelle begegnet. Sein sichtbarer Ausdruck sind Funktionsstörung, Calor, Dolor, Rubor und Tumor.

Allgemeine Abwehr, Störungen (Abb. 4.1)

Der Lokalreaktion stehen die allgemeinen Abwehrmechanismen gegenüber, deren Vorgänge von Leukozytose, Linksverschiebung, BSG-Beschleunigung, Fieber (S. 197) bis zum Postaggressionssyndrom (S. 150) reichen können. Die *Resistenzlage* des Körpers, d. h. die Abwehrfähigkeit gegen die eingedrungenen Erreger, hängt von der Qualität und Quantität der dem Körper zur Verfügung stehenden Abwehrkräfte ab.

Man unterscheidet die allgemeine unspezifische Abwehr auf der einen und die allgemeine spezifische Abwehr (Immunität) auf der anderen Seite.

Allgemeine unspezifische Abwehr. Sie spielt sich in 5 sich überschneidenden Bereichen ab, und zwar auf der anatomischen Ebene sowie der des monozytären Phagozytose-(MPS) des humoralen, des zellulären und des biochemischen Systems.

Anatomische Abwehrmechanismen sind die natürlichen Epithelbarrieren wie Haut oder die Schleimhaut mit ihrem Sekretfluß oder ihrer Auskleidung mit Flimmerepithel, das die Erreger herausbefördert. Zur anatomischen Abwehr gehören ferner die Schleusenmechanismen, die den Grenzübertritt von Erregern und autodigestiven Sekreten im Körper regulieren, z. B. die Kardia, der Pylorus, der Sphincter Oddi und der Anus. Im weitesten Sinne ist hierzu auch der Sekretfluß in den Hohlorganen zu zählen, z. B. der Urin-, der Galle- und der Ingestafluß, die die Ansiedlung von Erregern verhüten. Kommt es zur Stase, infiziert sich das Hohlorgan.

MPS. Einer der zentralen Abwehrträger ist das MPS von Leber, Milz, Lymphknoten und Knochenmark. In Mikro- und Makrozyten werden Bakterien und Viren phagozytiert. Das MPS besitzt ferner die Fähigkeit der Speicherung und Phagozytose, der Opsonisation und der Retikulinfaserbildung. Bei Erregerüberflutung und erhöhter Aggressivität bricht allerdings das System zusammen.

Die *humoralen* Mechanismen beruhen auf der Neutralisation der aus der Zellwand der grampositiven Erreger stammenden Toxine und auf der Bakterizidie der Lysozyme und Immunglobuline. Weitere humorale Faktoren sind die opsoningesteuerte Phagozytose, die Blockade der Lymphbahnen und die Ausschwitzung von Fibrin sowie das Komplementbindungssystem.

Die *zelluläre* Abwehr beruht auf dem Phagozytosemechanismus. Ihre Träger sind die ubiquitär vorkommenden Mikrophagen (neutrophile Leukozyten), ferner die Thrombozyten sowie die eosino- und basophilen Granulozyten; schließlich die Gruppe der Histiozyten und Makrophagen: die Monozyten, die Lymphozyten, die Plasmazellen und die Fibroblasten.

Biochemische Schutzmechanismen sind z. B. die Bakterizidie des sauren Magensaftes, der Lysozymgehalt der Tränenflüssigkeit, der pH des Schweißes sowie die

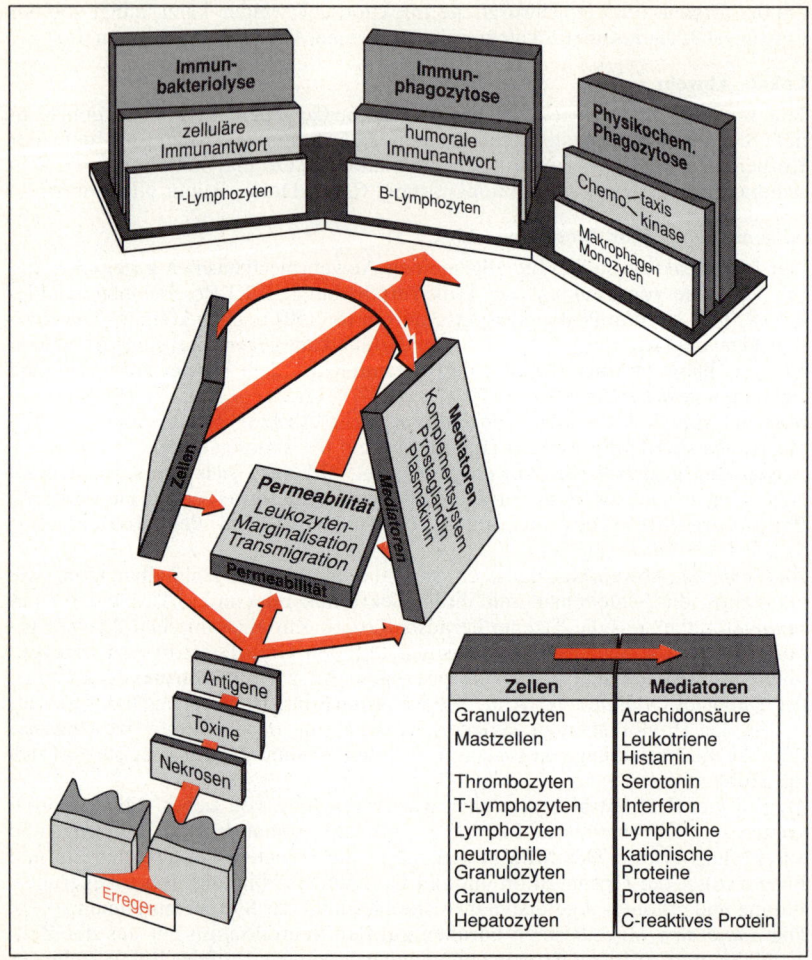

Abb. 4.1 Pathophysiologie der Infektabwehr. Nach Erregereindringen löst das Zusammenspiel von Zellen, Mediatoren und Kapillarwand die drei Grundmechanismen der Abwehr aus: den zellulären, den humoralen und den chemotaktischen.

Lysine, ferner das Interferon, das Properdin (Globulin) und das Phagozytin des Blutes. Zu nennen sind ferner die Lysosome der Leukozyten sowie die Mukoproteine und Hormone.

Allgemeine spezifische Abwehr. Die *Ektotoxine,* z. B. bei Tetanus und Diphtherie, setzen eine antitoxische Immunität in Gang. Kokkeninfektionen führen zur

Opsoninbildung. Die Salmonella- und Mykobakterien lösen, obgleich sie nach der Phagozytose in den Mikrophagen weiterleben, eine monozytäre oder *lymphozytäre* Immunität aus. Virusinfektionen des Atmungs- und Verdauungstraktes bewirken eine Schleimhautimmunität (IgA). Virämien haben mit Ausnahme des AIDS-Virus eine allgemeine *humorale* Immunität (IgG), Masern- und Mumpsviren eine *zelluläre* Immunität zur Folge. Parasiten können sowohl eine *humorale* als auch eine *zelluläre* Immunität bewirken. **Lokalisation der Immunabwehr.** Sie findet sich in Lymphknoten, Milz und MPS. In Knochenmark, Thymus und Peyer-Plaques reifen Lymphozyten zu immunkompetenten Zellen heran. Die primär *knochenmarkabhängige humorale* Immunabwehr reagiert rasch mit der Antikörperbildung durch die B-Lymphozyten. Die primär *thymusabhängige zelluläre* Antikörperbildung durch die T-(Thymus-)Lymphozyten reagiert dagegen verzögert. Sowohl Knochenmark als auch Thymus sind in der Lage, eine spezifische Immuntoleranz, die sog. *klonale Selektion*, aufzubauen.

Störungen der Abwehrmechanismen liegen vor im Senium, nach Splenektomie, ferner bei generalisierten Durchblutungsstörungen, Anämie, Leukämie, Anorexie, Diabetes, Alkoholismus, Leberzirrhose, Nephrose, chronischer Bronchitis, Thymusaplasie, Lymphomatosen, Karzinom und anderen konsumierenden Leiden; ferner bei Behandlung mit Röntgenstrahlen, Kortison und Zytostatika.

Keimresistenz

Das *Antibiogramm* konfrontiert uns heute mit einer zunehmenden Anzahl von Erregern, die sich gegenüber vielen Chemotherapeutika als *resistent* erweisen. Zu unterscheiden sind folgende Resistenzbezüge: *Primäre Resistenz* heißt bereits bestehende Unempfindlichkeit gegen ein Chemotherapeutikum, *sekundäre Resistenz* bedeutet erworbene Unempfindlichkeit. *Infektiöse Resistenz* entsteht durch Übertragung genetischen Materials von einer Bakterienzelle auf die andere, und die *Kreuz- oder Parallelresistenz* ist eine aus einer Resistenzentwicklung gegenüber einem zunächst angewandten Chemotherapeutikum resultierende Unempfindlichkeit gegen ein zweites oder mehrere Chemotherapeutika bei chemischer Verwandtschaft oder gleichem Wirkungsmechanismus.

Erreger

Je nach Erregerart antwortet das Gewebe auf die Infektion unterschiedlich. So kennen wir *pyogene* und *putride* Infektionen, die meist zunächst nur mit lokalen Erscheinungen einhergehen, ferner die *aeroben* und die *anaeroben* toxischen Infektionen, die primär schwere Allgemeinerscheinungen hervorrufen. Verursacher der *pyogenen* oder purulenten Infektionen sind die *eiterbildenden* Staphylokokken, Streptokokken, Enterokokken, Klebsiellen, der Proteus, die Gonokokken und die immer häufiger werdende Pseudomonas aeruginosa (Pyocyaneus). Erreger der *putriden* Infektion, d. h. der *faulig jauchigen* Gewebegangrän, sind vor allem Mischinfektionen von Escherichia coli und Fäulniserregern wie Proteus vulgaris, Streptococcus putridus, Klostridien u. a. Die *aeroben und anaeroben* Sporen- und Nichtsporenbildner sowie spezifische Erreger spielen wegen ihrer Neigung zur Allgemeininfektion eine besondere Rolle. Hierzu gehören Gasbrand, Tetanus und Wunddiphtherie.

Organotropie

Ein Charakteristikum bestimmter Erreger ist ihre Organotropie, d. h. ihre Affinität zu bestimmten Geweben und Organen, so bevorzugen z. B. Gonokokken den Urogenitaltrakt und die Gelenke, Pneumokokken die Lunge, Gasbrand die quergestreifte Muskulatur und Salmonellen den Intestinaltrakt.

Chirurgische Infektionsbekämpfung

Ziel der operativen Infektionsbekämpfung ist es, die vom Körper spontan in Gang gesetzten Abwehrvorgänge, die wir als *körpereigene Abwehr* oder natürlichen Infektionsschutz bezeichnen, durch die Ausschaltung des septischen Herdes *chirurgisch* zu *unterstützen*.

Beispiel: Ein Furunkel heilt rascher aus, wenn es ausgeschnitten wird, und eine Phlegmone führt nicht zur Sepsis, wenn sie rechtzeitig gespalten wird. **Prinzip** der chirurgischen Infektionsbekämpfung ist

- die *operative Eliminierung* erregerbesiedelter streuender Herde, d. h. Ausschneidung von lokalisierten Infektionsbereichen wie Furunkeln, Spaltung von Abszessen und Phlegmonen;
- die allgemeine *Resistenzsteigerung* durch Unterstützung der körpereigenen Abwehrkräfte mit Blutersatz, Vitamin- und Eiweißgaben (γ-Globuline);
- die Differenzierung und *Austestung der Aerobier und Anaerobier,* um neben der operativen eine gezielte Chemotherapie (Abb. 4.**2**) vornehmen zu können.

Den für die *Erregerart-* und *Sensibilitätsbestimmung* notwendigen Eiter erhält man durch Abstrich mit dem Watteträger, ferner mit Punktion oder Gewebeexzision. Den Direktbefund erhält man mit der *Gramfärbung* innerhalb weniger Minuten (Tab. 4.**2**). Die genauere Differenzierung und Sensibilitätsaustestung, *Antibiogramm* genannt, erfordert die mindestens 48 Stunden dauernde Bebrütung. Bei Bakteriämie, Sepsis und septischem Schock werden der Erregernachweis und die Sensibilitätsbestimmung gegen Antibiotika mit der *Blutkultur* geführt. **Technik:** 1 Minute nach lokaler Desinfektion mit jodhaltiger Lösung und danach 70%igem Alkohol aus 3 Venen Entnahme von je 10 ml Blut in 2 auf 37 °C vorgewärmte 50-ml-Kulturflaschen, getrennt für Aerobier und Anaerobier. Eine weitere indirekte Nachweismethode ist die *Endotoxinbestimmung* mit der Phenolextraktion. Erst Werte ab 10 ng/ml sind beweisend.

Prinzipien der chirurgischen Infektionsbehandlung

Zu unterscheiden sind die geschlossene Behandlung, die begrenzte Ausschneidung oder sparsame Spaltung sowie die breite Eröffnung und ausgreifende Ausschneidung.

Geschlossen behandelt wird mit *Punktion* und *Spülung* bei umschriebener Infektion im Körperinneren, in präformierten Höhlen und Kanälen; z. B. das Pleura- und das Gelenkempyem, der subphrenische Abszeß oder auch die infizierte Sehnenscheide von Finger und Hand.

Begrenzte Ausschneidung oder **sparsame Spaltung** ist angezeigt bei umschriebener, gut abgegrenzter Infektion bestimmter Körperregionen wie bei Furunkel,

Analfistel, Lymphadenitis, Bursitis oder Steißbeinsinus. Unter Umständen ist danach die primäre Naht oder Deckung möglich.

Breite und **weitgreifende Spaltung,** über die sichtbaren Grenzen hinausgehend, dient der Vermeidung von Eiterverhalten in Nischen und Taschen und ist bei subkutanen Abszessen und Phlegmonen, vor allem aber beim nachgewiesenen Gasbrand mit schonungsloser Muskelausschneidung, evtl. sogar Amputation oder Exartikulation, angezeigt.

Antibiotika und Sulfonamide (Tab. 4.1 u. Abb. 4.2)

Sie können die operative Infektionsbekämpfung unterstützen. Die *Wirkung* eines Antibiotikums wird von seiner Treffsicherheit bestimmt. *Treffsicherheit* setzt die Erregertypisierung im *Antibiogramm* voraus. Die hierfür erforderlichen 24 Stunden müssen, um nicht kostbare Therapiezeit zu verlieren, mit weniger zielgenauen Antibiotika überbrückt werden. Für die Praxis unterscheidet man in ihrer Beziehung von *Verabreichungszeitpunkt* und *Zielgenauigkeit 3 Einsatzstufen:*
- den *ungezielten Ad-hoc-Einsatz* – Abschirmung nach dem *klinischen* Bild,
- den *halbgezielten Interimseinsatz* nach *Gramfärbung* (Tab. 4.2),
- den *gezielten Definitiveinsatz* nach *Antibiogramm.*

Grunderscheinungsbilder

Chirurgische Infektionen begegnen uns als *lokalisierte* und als *generalisierte* Befunde, ferner als *banale* und *schwere,* als *aerobe* und *anaerobe,* als *spezifische* und als *parasitäre* Krankheiten.

Neben dem *Infektionsort* bestimmt in erster Linie die *Erregerart* das klinische Erscheinungsbild. Aus ihm kann der Kliniker deshalb mit Wahrscheinlichkeit auf die zugrundeliegende Keimart rückschließen und ad hoc die Infektbekämpfung einleiten.

Lokale Infektionen

Sekundärheilung

▶ Die nicht primär versorgte Wunde heilt nach etablierter Infektion und Entzündung unter Selbstabwehr durch Granulation aus (Abb. 2.3).

Symptome sind alle typischen Entzündungszeichen, klaffende Wundränder und Granulationsgewebe („wildes Fleisch").

Abszeß

▶ Durch bindegewebige Membran abgeriegelter *geschlossener* Staphylokokkeninfektionsherd, der eitrig (Leukozyten) einschmilzt.

Symptome sind Schwellung, Fluktuation, Schmerz, Rötung und Fieber. **Diagnose:** Klinisch, sonographisch, evtl. Punktion. **Behandlung:** Bei außerhalb von Körperhöhlen und Gesicht lokalisierten Abszessen Spaltung der gesamten Höhle, Sekretableitung mit Drainage und Spülung. Heilung per granulationem. Innerhalb von Körperhöhlen (S. 224, 407) nur Drainage und Spülung.

Tabelle 4.1 Antibiotika und Chemotherapeutika

Internationaler Freiname	Abkürzung	Mengenangabe	Applikation	Handelsnamen – Beispiele
Penizilline mit begrenztem Wirkungsspektrum	Pen	IE	oral, i.m., i.v.	Penicillin G, Hydracillin forte, Megacillin, Tardocillin, Beromycin, Baycillin, Penicillin-Grünenthal
Penizillinaseresistente Penizilline	Pen (res)	IE	oral, i.v., i.m.	Stapenor, Cryptocillin, Temopen
Breitspektrum-Penizilline	Bsp-P	g	oral, i.v., i.m.	Amblosin, Ampicillin, Binotal, Securopen, Pipril, Baypen
Cephalosporine	Ceph	g	oral, i.v., i.m.	Oracef, Cephalotin, Claforan, Gramaxin, Mandokef
Tetrazykline	Tetr	mg/g/IE	oral, i.v.	Achromycin, Hostacyclin, Supramycin, Tetracyclin-Ratiopharm
Oxytetracyclin	O-Tetr	mg	oral	Terramycin, Doxycyclin, Doxy-Tablinen
Aminoglykosid-Gentamicin	Gent	mg/kg	i.v., i.m.	Gentamicin-Beecham, Gernebcin, Refobacin
Neomycin	Neomz	mg/kg	oral, i.m.	Bykomycin, Neomycin
Streptomycin	Stpmc	g	i.v., i.m.	Streptothenat, Dihydrostreptomycin-Heyl
Chloramphenicol	Chla	mg	oral, lokal	Paraxin, Amindan
Lincomycine	Lncm	mg	oral, i.v., i.m.	Albiotic, Cillimycin
Clindamycin	Clin	g	oral, i.v., i.m.	Sobelin
Erythromycin	Eryc	mg	oral, i.v., i.m.	Erycin, Erythromycin-Ratiopharm
Polypeptid-Antibiotika	PpA	mg	oral, i.v., i.m.	Colistin, Vancomycin, Polymixin – B
Chinolone-Gyrasehemmer	Gyrh	mg	oral	Nogram, Deblaston-Tarivid, Barazan, Ciprobay
Metronidazol, Nitromidazol	Mtrnd	mg	oral, i.v., i.m., lokal	Clont, Flagyl, Metronidazol-Braun, Tiberal, Simplotan
Sulfonamide:				
Sulfamethoxazol Trimethoprim	Smz + Tmp	mg	oral, i.v., i.m.	Eusaprim, Bactrim, Cotrimoxazol-forte, Cotrim-Ratiopharm, Cotrim
Sulfacarbamid	Stcd	g	oral	Euvernil
Nitrofurantoin	Nifu	mg	oral	Furadantin, Uro-Tablinen
Sulfasalazin	Ssz	mg	oral	Azulfidine
Antimykotika:				
Amphotericin	Ampht	mg	oral, i.v.	Ampho-Moronal, Amphotericin-B
Nystatin, Miconazol	Nyst	IE	oral, lokal	Candio-Hermal, Daktar, Moronal, Nystatin, Biofanal
Griseofulvin	Grifu	mg	oral, lokal	Likuden, Fulcin, Polygris
Antituberkulotika:				
Rifampicin	Rifa	mg	oral, i.v.	Rifa, Rimactan, Rifoldin
Ethambutol	EMB	mg	oral, i.v.	EMB-Fatol, etibi, Myambutol
Isoniazid	INH	g	oral, i.v.	Dipasic, Isozid, Neoteben, Tebesium

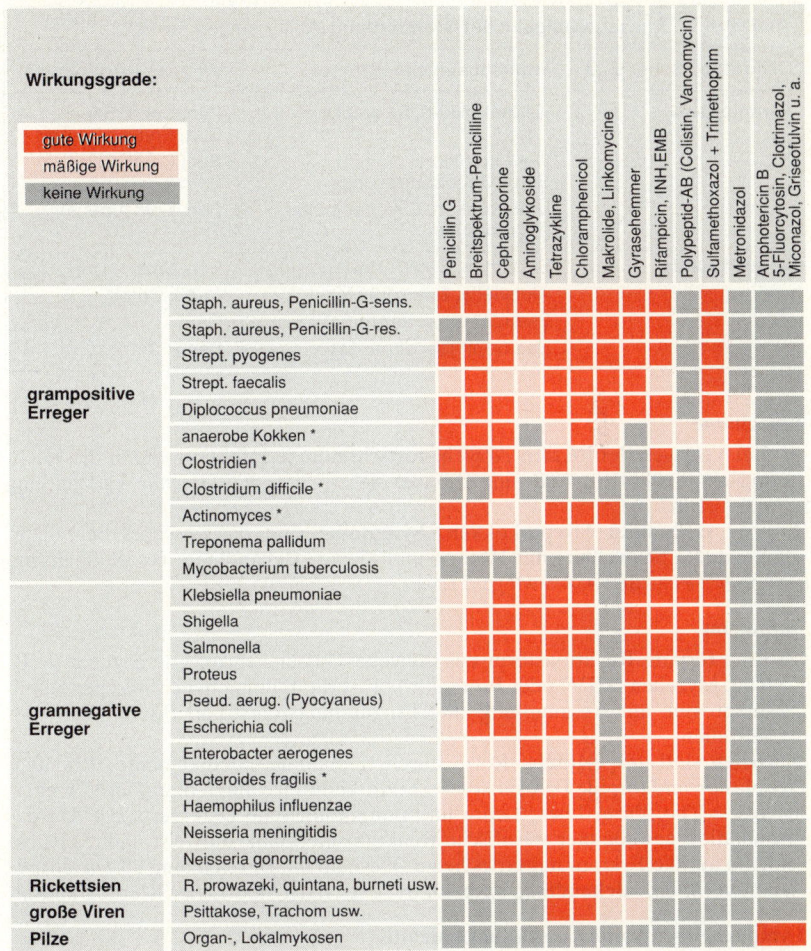

Abb. 4.**2**   Die wichtigsten Erreger und ihre antimikrobielle Sensitivität. *Anaerobier.

Empyem

▶ Infektion anatomisch präformierter *Höhlen* (Gelenke, Pleurahöhle, Gallenblase, Sehnenscheiden).
Der Infektionsweg ist lymphogen oder hämatogen, selten direkt fortgeleitet. Das **Erregerspektrum** reicht von Staphylokokken über Streptokokken bis zu den putriden Anaerobiern. **Behandlung:** Gelenke (S. 354), Pleurahöhle (S. 407), Gallenblase (S. 538), Sehnenscheiden (S. 705). **Prognose** günstig.

Tabelle 4.2 **Aussagefähigkeit der Gramfärbung** (Abkürzungen Tab. 4.1)		
Mikroskopisches Bild	Wahrscheinlicher Erreger	Wirksame Antibiotika
Grampositiv	Kettenkokken, Streptokokken	Pen, Ceph, Bsp-P, Clin, Eryc
	Haufenkokken, Staphylococcus aureus	Pen, Ceph, Clind, Eryc
	Diplokokken, Streptococcus pneumoniae	Pen, Eryc, Smz + Tmp
Gramnegativ	Stäbchen, E. coli, Proteus	Pen, Smz + Tmp
	Klebsiella, Enterobacter	Ceph, Chlor
	Pseudomonas aeruginosa	Gent
	Haemophilus influenzae	Bsp-P, Tetr

Phlegmone

▶ Bei Versagen der lokalen Abwehr fortschreitende Infektion, die in die Nachbarschaft einbricht und eine diffuse, sich *nicht demarkierende* Entzündung hervorruft.

Erreger sind meist Streptokokken. **Symptome** sind die unscharf begrenzte, schmerzhafte Schwellung mit Rötung und Fieber. **Behandlung:** Breite Spaltung, systemisch Penizillin 4 × 5 Mega/d i. v.

Granulom

▶ Eine torpide Reaktionsform des Gewebes auf eingedrungene Erreger (z. B. Tbc, Myzelien, HIV) oder Fremdkörper ist die Ballung hyperämischer Kapillarsprossen mit Ansammlung aller Entzündungszellen und Bildung von Riesenzellen.

Ursachen sind unspezifische Reize durch Implantate, Medikamente, Rheuma, Neoplasien und torpide Erreger sowie spezifische Reize durch besondere Erregerarten wie Tbc, Pilze, Lues, Lepra und immunologische Defekte (s. o.). Da das Granulationsgewebe hier spezifische Reaktionsmerkmale aufweist, läßt es Rückschlüsse auf die Erkrankungsursache zu. Deshalb die Bezeichnung als *spezifische Reaktion* (S. 62). **Behandlung** exspektativ, evtl. nach bioptischer Klärung kausal.

Lymphangitis, Lymphadenitis und Phlebitis

▶ Von peripherem Infektionsherd *fortgeleiteter Lymphbahn-* und *Lymphknoteninfekt* durch Staphylo- und Streptokokken mit begleitender Venenentzündung.

Symptome sind rote Streifen („Blutvergiftung"), geschwollene und schmerzhafte Lymphknoten oder Venen und Fieber. **Behandlung:** Eröffnung des Ausgangsherdes, feuchte Verbände auf Lymphbahn und -knoten oder die entzündeten Venen, Ruhigstellung auf Gipsschiene, Penizillin 3 × 4–5 Mega/d. Bei Knoteneinschmelzung Spaltung wie Abszeß.

Generalisierte Infektionen

Bakteriämie

▶ Von Besiedlungsbereichen, z. B. Darm oder Haut, in die Blutbahn gelangte *apathogene Keime* oder transitorische Einbrüche pathogener Keime.

Sie macht weder klinische Anzeichen noch Organabsiedlungen und hat deshalb primär keine Krankheitsbedeutung. Lediglich beim Andauern kann sie zum Ausgangspunkt einer Infektionskrankheit werden.

Pyämie

▶ Pyämie ist eine *virulente Bakteriämie* mit metastatischen Herden in Form von Infiltraten und Abszessen.

Betroffen hiervon sind die Filterorgane wie Leber, Lunge und Knochenmark, seltener das Gehirn. Ihre **Symptome** sind Fieber, Schüttelfrost und Abgeschlagenheit. **Behandlung** wie Sepsis s. u.

Sepsis, Septikämie

▶ Erregerdurchbruch der Lymph-Blut-Schranke mit Allgemeinsymptomatik.

Erreger sind grampositive und im steigenden Maße gramnegative Bakterien, ferner Pilze, besonders Candida albicans. Die lebensbedrohliche Komplikation ist der septische oder Endotoxinschock (S. 85). **Symptome:** Der Übergang von der Sepsis zum Schock ist fließend. Kennzeichen sind Fieberschübe, Schüttelfrost und allgemeiner Körperverfall, Inappetenz, Tachy- und Dyspnoe, Milzschwellung und Parenchymschäden, insbesondere der Leber mit Ikterus. **Laborbefunde** sind Leukozytose, Thrombozytensturz, Granulozytopenie, Anämie und Eiweißmangel. **Behandlung:** Chirurgische Ausschaltung des Ausgangsherds, Gentamicin 5 mg/kg/d, nach Antibiogramm gezielte Antibiotikamedikation. Außerdem Transfusionen, Dexamethason 4 mg i. v. und evtl. γ-Globuline i. v.

Septischer Schock (S. 85)

Hospitalismus, nosokomiale Infektion (S. 136)

Postoperative Wundinfektion (S. 223)

Besondere Infektionsformen

sind Follikulitis, Furunkel, Karbunkel, Erysipel, Erysipeloid, gasbildende Infekte und der Tetanus. Ihre Erscheinungs- und Verlaufsbilder werden vornehmlich von der morphologischen Struktur der Infektansiedlung bestimmt.

Furunkel (Abb. 4.**3**)

▶ Staphylokokkeninfizierte Haarwurzel mit Nekrose bei lokaler und allgemeiner Abwehrschwäche (Diabetes!).

Entstehung nur dort, wo *Haarbälge* angelegt sind, also an Kopf, Hals, Rücken und Oberschenkel. Weil häufig bei Diabetes, immer Urin- und Blutzuckerkontrolle! Nach Durchbruch der Haarwurzelscheide breitet sich die Nekrose aus. **Behandlung:** Primär konservativ mit Rotlicht und feuchten Verbänden. Bei „reifer" Nekrose (gelb) Entnahme mit der Pinzette, danach sofortige Ausheilung.

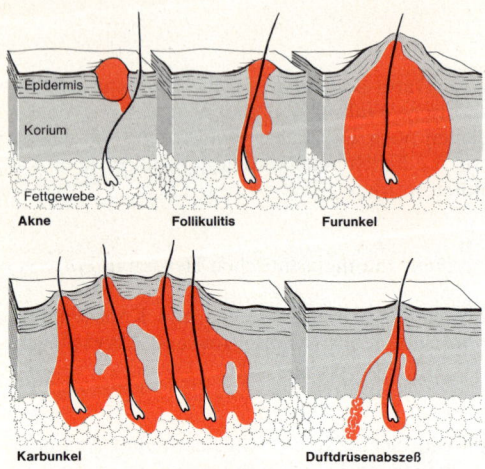

Abb. 4.**3**   Die typischen Staphylokokkeninfektionen von Haut und Unterhaut.

Cave: Ausdrücken! Bei konservativ nicht zur „Reifung" zu bringender Nekrose und drohender Phlegmone Herdausschneidung.

Besondere Behandlungsregel: Beim *Gesichts-* und *Oberlippenfurunkel* grundsätzlich konservativ mit Rotlicht, penizillinaseresistente Penizilline 2 × 3 g i. m./i. v. d, Kauverbot, Trinkröhrchen oder transnasale Sondenernährung, andernfalls Erregerverschleppung über V. angularis und V. ophthalmica in den Sinus cavernosus mit septischer Thrombose.

Die **generalisierte Furunkelbildung (Furunkulose)** beruht auf einer hochgradigen *Abwehrschwäche* (Diabetes) gegen Staphylokokken, auf mangelnder Körperpflege oder auf einer Tumorkachexie. **Behandlung:** Zweimal täglich Vollbad in Hexachlorophen, aseptische Verbände (Vermeidung von Superinfektion), Penizillin 1 × 5 Mega/d i. v., evtl. Autovakzine.

Karbunkel (Abb. 4.**3**)

▶ Konfluierende multiple, epifasziale, subkutane Nekrosen, die von traumatisierter, ausgedrückter Follikulitis oder perforierten Furunkeln ausgehen.

Hauptlokalisation sind Nacken und Rücken, disponiert sind Diabetiker und Greise. **Komplikationen** sind Fieber, Schüttelfrost, Sepsis, fortgeleitete Osteomyelitis und Nackenphlegmone. **Behandlung:** Bei Frühinfiltrat konservativ, z. B. mit Diabeteseinstellung, Penizillin 1 × 4 Mega/d i. m., heißen Packungen oder Rotlichtbestrahlung. Bei fortschreitendem Befund: Hautspaltung und Nekrosektomie bis zur Faszie. Roborierende Eiweiß-, Blut- und Vitamingaben bis die Granulationsdecke geschlossen ist.

Erysipel, Wund- oder Gesichtsrose

▶ Durch Streptokokkeninfektion hervorgerufene besondere Form der Lymphangitis und Lymphadenitis.

Vier Formen:

- Rötung (Erysipelas rubeosum),
- Blasenbildung (E. bullosum),
- Nekrosenbildung (E. gangraenosum),
- Ausbreitung (E. migrans).

Eintrittspforten des Streptokokkus sind Mundrhagaden, Interdigitalmykosen, oft winzige Bagatellverletzungen oder Narbenaufbrüche. Disponiert sind kachektische und geschwächte Personen. **Symptome:** *Örtlich* schmerzhafte, scharf begrenzte, flammende Rötung; *allgemein* Fieber, Schüttelfrost und hochgradig gestörtes Allgemeinbefinden; beim Gesichtserysipel mit typischer Schmetterlingsform Kopfschmerz, Somnolenz und Delir. Immer Suche nach disponierenden Erkrankungen und Streptokokkenherden. **Komplikationen** sind Streptokokkensepsis, Endokarditis, metastatische Pyelonephritis, Rezidiv und später Elephantiasis. **Behandlung:** Bettruhe, feuchte Umschläge, Penizillin 2 × 1–2 Mega/d i. m. Das gangränöse Erysipel wird bis auf die Faszie, bei subfaszialem Befund auch die Faszie selbst gespalten.

Pseudomonas-, Pyozyaneusinfektion

▶ Postoperativ häufige Wundinfektion mit Pseudomonas aeruginosa mit typischer *Blaugrünfärbung* des Verbandes und süßlichem Fötor.

Symptome: Wunde entleert wäßriges, den Verbandstoff türkisblau färbendes Sekret von süßlichem Geruch. Die Granulationsbildung ist nicht beeinträchtigt, **Behandlung:** lokal Antiseptika, H_2O_2 und evtl. Breitspektrum-Penizillin 3 × 8 g/d i. v.

Rotlauf, Erysipeloid

▶ Erysipelothrix-rhusiopathiae-Infekt mit erysipelähnlicher schmerzhafter, bläulichrötlicher Schwellung von Fingern, Händen und angrenzenden Gelenken.

Entstehung durch Kontaktverletzung mit Rotlauferregern. **Erreger:** *Vorkommen* in vergehendem tierischem Eiweiß (Fleisch, Fisch). *Gefährdeter Personenkreis* sind Hausfrauen, Fischer, Abdecker, Tierärzte, Forstbeamte, Metzger und Köche. Inkubationszeit 1–7 Tage. **Symptome:** Scharf begrenzte Rötung und Schwellung proximal von Verletzungen. Schmerzhafte und geschwollene Gelenke, leichtes Fieber mit Krankheitsgefühl. Nach Intervall Schwellung der regionären Lymphknoten. **Komplikationen** sind Bakteriämie und selten Endokarditis. **Behandlung:** Wunderöffnung, Ruhigstellung, Rivanol- oder Clorinaverbände und Penizillin 3 × 10 Mega/d i. m.

Aktinomykose, Strahlenpilzerkrankung

▶ Vom Mund ausgehende, in den Gewebespalten oft unaufhaltsam fortschreitende *bakterielle* Infektion mit Lokalisation in Haut, Lunge, Darm oder Knochen.

Erreger ist meist der Actinomyces Wolff-Israeli, 7 weitere Erregerarten machen das gleiche Bild. **Vorkommen** ubiquitär. Der Erreger wird in der Mundhöhle pathogen, wenn er durch Eindringen in infizierte Schleimhauttaschen veränderte Lebensbedingungen findet und sich mit anderen Begleitorganismen kombinieren kann. **Symptome** sind brettharte, hochrote oder livid verfärbte Infiltrate der Kutis *ohne* Beteiligung des regionären Lymphsystems. Später dann Aufbruch und Fistelung mit gelber, grüne Körnchen enthaltender Eitersekretion. Unter dem Mikroskop Drusen. Die **Ausbreitung** erfolgt bei freien Blut- und Lymphbahnen in den intrakutanen Gewebespalten. Bevorzugte Lokalisation sind der Hals (zervikofaziale Form), die Thoraxwand infolge Durchwanderung aspirierter Keime aus der Lunge (thorakale Form) und der rechte Unterbauch mit Zäkumfistel durch verschluckte Keime (abdominale Form). **Komplikationen** sind bei zervikaler Aktinomykose das Aufsteigen zu den Meningen und das Absteigen ins Mediastinum, bei der thorakalen Form der Hilusbefall und Rippenherde. Bei abdominalem Infekt durch Pfortadereinbruch Leberabszesse. **Behandlung:** Penizillin 5 × 20 Mega/d i. v. und Tetrazyklin 4 × 2 g/d i. v. oder Sulfamethoxazol 400 mg + Trimethoprim 80 mg/d i. v. Gleichzeitig Ausschneidung der erreichbaren Infiltrate. Die **Prognose** ist überwiegend günstig.

Anaerobier

Nichtmaligne Form

▶ **Putride Phlegmone, Gangrän, Faulbrand.** Fäulnis- und gasbildende, epifaszial lokalisierte Infektion mit fakultativen oder obligaten Anaerobiern (Bacillus sporogenes, Streptococcus anaerobius et putridus sowie Mischinfekte mit Proteus, E. coli oder Bacteroides fragilis). Zunehmend häufige postoperative Wundkomplikation.

Putride Phlegmone. Charakteristischer klinischer Befund: bräunliche trockene Nekroseherde in der Subkutis ohne Eiterbildung und typischem Austritt von Gasbläschen. **Differentialdiagnostische Merkmale** gegenüber Gasbrand sind die epifasziale Herdlage, der süßlich-faulige Geruch und das Fehlen entzündlicher Randreaktionen. Die Allgemeinreaktion ist spärlich, allgemeine Krankheitserscheinungen entstehen nur bei ausgedehnten Infekten. **Behandlung:** Breite Spaltung, Ausschneiden der Nekrosen, Einlegen von H_2O_2-getränkten Mullstreifen, und wegen Mischinfektion und B.-fragilis-Anwesenheit Antibiotikakombination (s. u.).

Gangrän, Faulbrand. Gasbildende Infektion von hypoxischen und anoxischen Gewebepartien der Körperakren durch Fäulniserreger. **Symptome** sind der jauchig stinkende Fötor und die Schwarzgrünverfärbung mit wäßriger Sekretion. **Behandlung:** Um eine *trockene Mumifikation* zu erreichen, lokale Infektionsbekämpfung mit Desinfizienzien: Methylenblau, Octeniderm, H_2O_2 und Penizillin 5 Mega/d i. v., Clindamycin 3 × 150 mg/d i. v. und Gentamicin 4 × 1,7 mg/kg/d i. v.

Maligne Form, Gasbrand

▶ **Gasbrand, Gasödem, malignes Ödem.** Meist tödlich verlaufende, subfasziale Muskelinfektion mit den *obligaten Anaerobiern:* Clostridium perfringens (Fraenkel-Welch), Clostridium Novyi (Bacillus oedematicus), Clostridium septicum (Pararauschbrand, Vibrion septique Pasteur), Clostridium gigas (haemolyticum), Clostridium histolyticum.

Die Erreger kommen im Erdreich und Straßenstaub vor. Disponierte Wunden sind Gewebetaschen und Nekrosen, mangeldurchblutete Gliedmaßen und nicht ausgeschnittene Wunden. Das *Erregerverhalten* ist typisch, d. h. rasche Virulenzzunahme mit Abscheidung gewebeauflösender und gasbildender Ekto- und Endotoxine mit der Folge der raschen Infektausbreitung in den anaeroben Wundbereichen. **Symptome:** Bereits nach 6 Stunden tritt infolge der *Ektotoxine* die Störung des Allgemeinbefindens mit Tachykardie und Fieber auf. Die Wunde ist auffallend schmerzhaft, die Ränder blaßlivide, der Wundgrund trocken und zundrig, und die nekrotisierende Myositis sieht wie gekochter Schinken aus. Bei Druck auf die Myonekrosen treten kleine Bläschen aus, bei Beklopfen ist ein charakteristisches Knistern zerplatzender Gasbläschen zu hören. Rasch folgt dann die Schwerezunahme des Schocks. **Nachweis** im Abstrich *mikrobiologisch* und in der Biopsie auch *histologisch,* im Rö-Bild durch die Fiederung der Muskulatur. **DD:** Epifasziale Gasphlegmone und putrider Infekt. **Behandlung:** Ausgedehnte Längsspaltung von Haut, Muskelfaszie und Muskel und großzügige Ausschneidung aller gangränöser Muskelpartien. Je nach Sitz und Ausdehnung offene Amputation oder Exartikulation, d. h. *Offenlassen* der Wunde und H_2O_2-Berieselung. Systemisch penizillinaseresistente Penizilline $5 \times 10-20$ Mega/d, Cephalosporin $4 \times 6-8$ g/d oder Tetrazyklin 4×2 g/d i. v. Unsicher im Effekt sind die Antitoxingabe von 60000 IE am 1. Tag, dann 30000 IE/d i. v. sowie die *hyperbare O_2-Kammer.* Ihre Gefahren sind die an Thoraxschmerz, Nausea und Sehbeschwerden erkennbare O_2-Intoxikation, ferner das Barotrauma.

Pilzinfektionen, Mykosen

Soor, Candida albicans. Vorkommen ubiquitär (5–10% in Mundflora, 50% in Bronchien). Gefährdet sind abwehrgeschwächte Patienten (Kachexie, Zytostatika-, Antibiotika- und Kortisonbehandlung, Diabetes, Operierte mit Langzeittubus oder Magendauersonden und ernährungsgestörte Säuglinge). **Erscheinungsbild:** Flächenhafte mukokutane Pilzbesiedlung, erkennbar an den weißen abwischbaren Belägen, insbesondere von Zunge, Rachen und Ösophagus. Die gefährlichsten **Komplikationen** sind die Systemmykose und die Candidasepsis, die auf dem Weg der Fungämie entstehen. Die Sepsis führt zur Metastasierung in Hirn, Niere, Leber, Lunge, Endokard und Knochenmark. **Diagnostik:** Bei sichtbarem Befall Abstrich, bei kryptogenem Herd serologischer Nachweis. **Behandlung:** Auf Mukosabefall z. B. Candio Hermal Susp., auf Epidermis z. B. Canesten. Bei Sepsis und kryptogenem Befall s. u.
Aspergillose. Der Aspergillus fumigatus wächst in Lungenherden, Kavernen und Stenoseatelektasen und streut in Form miliarer Herde ins Lungenparenchym.
Kryptokokkose. Vom *Respirationstrakt* ausgehende Cryptococcus-neoformans-Fungämie mit vorwiegend meningoenzephalem Befall. Oft Koinzidenz mit Morbus Hodgkin. **Behandlung** s. u.
Behandlung der Systemmykosen und **Pilzsepsis.** Bei allen Pilzarten wird die Kombination von Amphotericin B, ab 0,1 mg/kg/d i. v. ansteigend bis 1,0, und 5-Fluorcytosin 150 mg/kg/d i. v. gegeben. Bei Candidasepsis oder Systemmykose alternierend Ketoconazol 200–400 mg/d oral oder Miconazol 15–40 mg/d i. v.

Tetanuserkrankung

▶ Durch die Neurotoxine Tetanospasmin und Tetanolysin des Tetanuserregers *Clostridium tetani* hervorgerufene Ausschaltung der Renshaw-Hemmung, die mehr oder weniger rasch zu Krämpfen aller Körpermuskeln führt.
Das Clostridium tetani ist ein obligater, außerordentlich widerstandsfähiger *Anaerobier* (Stäbchen und Sporen). Als harmloser Saprophyt kommt er im Darm

vor und verbreitet sich mit dem Kot in Garten-, Feld- und Wiesenerde sowie im Straßenstaub. Günstige *Lebensbedingungen* findet er in faulendem Holz und Kulturerde. Die *Erkrankungshäufigkeit* liegt heute bei 15 Tetanuserkrankungen auf 1 Million Verletzter, die Letalität bei etwa 50%. *Gefährdete Wunden* sind nicht ordnungsgemäß versorgte, zerfetzte Gewebeläsionen und schlecht durchblutete Gewebebereiche. **Pathophysiologie:** Die Keime bleiben im Wundbereich, ihre Ektotoxine wandern von den Nervenendplatten wahrscheinlich durch die Achsenzylinder, die Nervenscheiden und den Lymph- oder Blutweg zu den motorischen Ganglien in Rückenmark und Medulla oblongata. Hier blockieren ihre von γ-Aminobuttersäure vermittelten Nervensignalhemmungen die Vorderhornzellen. Die Folge ist eine überhöhte Reizleitung mit erhöhter *Krampfbereitschaft.* Durch Sinnesreizung wie Licht, Geräusch, Wärme und Kälte wird ein klonischer Krampf ausgelöst. Typisch ist die *Ausbreitung der Krampflähmung* in kraniokaudaler Richtung. Die *Inkubationszeit* liegt durchschnittlich bei 7–14 Tagen. Je länger die Inkubationszeit, desto milder der Verlauf. Sonderformen sind der *lokale Tetanus* und der *Spättetanus* mit einer Inkubationszeit von etwa 8 Monaten und länger.

Symptome des Tetanus sind zu Anfang das augenfällige Frühsymptom des Risus sardonicus (Grinsen) sowie Kopfschmerz, Schwindel, Schwitzen, Schlaflosigkeit und Muskelschmerz; dann folgen *Krämpfe:* Trismus, Nacken, Extremitäten und Rücken (Opisthotonus). Die Krampfbereitschaft geht schließlich auf den gesamten Körper über und bezieht die Zwerchfellmuskulatur mit ein. Die Pyramidenbahnreflexe (Babinski) werden positiv, es kommt zur Hyperthermie und im Krampf zur Hypoxie mit Azidose. **DD:** Dentale oder orale Infekte, zerebrale Krämpfe, Lyssa und Strychninvergiftung.

Behandlungsprinzipien

1. *Wundexzision* zur Eliminierung der ektotoxinproduzierenden Erreger.
2. *Immunbehandlung.* Bindung zirkulierender, noch nicht fixierter Ektotoxine mit 4 × 0,5 ml Tetanol und 10000 IE Tetanushyperimmunglobulin Tetagam, in den folgenden Tagen je 3000 IE/d zur Gesamtmenge von 35000 IE.
3. *Krampfprophylaxe* und -kupierung mit *Sedierung.* Kurarisierung und Narkose, Betäubungs- und Sedierungsmittel im Wechsel (Luminal 0,4 mg, Diazepam 10 mg i. m. und lytischer Cocktail: Chlorpromazin 25 mg [Megaphen], Promethazin 25 mg [Atosil], Pethidin 50 mg [Dolantin] = 3 ml; 3stündlich 1 ml i. v.). Bei erhöhter Krampfbereitschaft intravenöse Trapanal- oder Evipangabe im Tropf. Andernfalls Dauerkurarisierung. Voraussetzung sind Tracheotomie mit Dauerintubation und Bronchialtoilette in halbstündigen Abständen. Außerdem Pneumonieprophylaxe, Kreislaufmittel und Antibiotika. Bei Vollkurarisierung Mastdarm- und Blasenkontrolle.
4. *Prophylaxe der Atem- und Kreislauf*komplikationen mit *Ausgleich* der metabolischen und respiratorischen *Azidose* und artefizielle Beatmung.
5. *Thromboseprophylaxe* (S. 167).
6. *Allgemeine Infektprophylaxe* mit Penizillin 4−5 × 10 Mega/d i.v. Falls Hyperthermie, Temperatursenkung auf 36°C. Eiweißreiche Sonden- und Parenteralernährung (3000−4000 kcal/d). Kalorienverluste durch Krampf und Schweiß sowie die Azidose sind zu berücksichtigen. Dämpfung der Toxinwirkung auf Nervenzellen durch Prednison 1 mg/kg/d i.m./i.v.

Für die **Therapie** und **Prognose** unterscheidet man 3 Schweregrade

● *Leichte Form.* Keine oder nur flüchtige Krämpfe.
Behandlung: Zentralvenöser Zugang, Pentobarbital 10 mg/h + Diazepam 2 mg/h, Tetanusimpfung und Hyperimmunglobulin.

● *Mittelschwere Form.* Trismus, wenig ausgeprägte Schluckstörungen und nicht sehr schwere, aber generalisierte Krämpfe ohne Hyperthermie. Natürliche Nahrungsaufnahme noch möglich.
Behandlung: Zentralvenöser Zugang, Sedierung und Immunisierung wie bei der leichten Form mit evtl. erhöhten Dosen. Intubation oder Kurarisierung nicht notwendig.

● *Schwere Form.* Fieber bis zu 42 °C, Schweißausbrüche, generalisierte Spasmen, Kreislaufgefährdung, Dyspnoe.
Behandlung: Immunisierung, Intubation, Relaxieren mit Succinylcholin 25–50 mg i. v. und vorübergehend kontrollierte Beatmung; wenn krampffrei, assistierte Beatmung, andernfalls Dauerrelaxierung und permanente Beatmung. Hypothermie, parenterale Ernährung, Infektionsprophylaxe s. o., Thromboseprophylaxe, evtl. Dauernarkose, evtl. hyperbare O_2-Behandlung.

Die **Prognose** hängt ab von der Inkubationszeit, d. h. je kürzer, um so maligner, ferner von der Krampfschwere und den vegetativen Allgemeinsymptomen. Bei Überleben des 5. Tages bessern sich die Heilungschancen.

Tollwut, Rabies, Lyssa

▶ Durch Speichel oder Wundsekrete übertragene Lyssavirusinfektion des Menschen und Säugetiers, die infolge ZNS-Schädigung zu Totalparese und Exitus führt.

Das Virus wird von Fuchs, Dachs, Marder, Eichhörnchen, Ratte, Maus und von den Haustieren Hund und Katze beim Biß mit dem infizierten Speichel auf den Menschen übertragen. In der Bundesrepublik Deutschland beträgt die Inkubationszeit 10–150 Tage. **Symptome** spiegeln bereits die Vollmanifestation der Krankheit wider. Die Zeichen sind Wesensveränderung, Reizbarkeit, Depression, Speichelfluß, Dysphagie und der „verspätete Wundschmerz“.

Da bei Vollmanifestation die Therapie versagt, muß bereits bei **Verdacht** gehandelt werden. Der Verdacht gründet sich allein auf das abnorme Verhalten des beißenden Tiers, das, wenn erreichbar, sofort getötet werden muß. Sein Gehirn wird mikroskopisch oder im Quetschpräparat mit Fluoreszenz auf Negri-Körper untersucht. Gleichzeitig erfolgt nach dem BSeuchG die Meldung. **Behandlung:** Auswaschen der Wunde mit Seifenlösung, 70%igem Alkohol oder viruziden Detergenzien. Weitgreifende Wundausschneidung ohne Naht. Dann *postexpositionelle Schutzimpfung* (aktiv) mit HDC-(**h**uman **d**iploid **c**ellular) Vakzine 1 ml i. m. in den Deltamuskel. Wiederholung am 3., 7., 14. und 28. Tag. Bei durch die Symptomatik und den Negri-Körper-Nachweis gesicherter **Manifestation** erfolgt die *postexpositionelle Simultanbehandlung* aktiv mit HDC-Vakzine wie oben und passiv mit RIG (Rabiesimmunglobulin, 20 IE/kg). Beim *präexpositionell grundimmunisierten* Patienten erfolgt sowohl bei Verdacht als auch bei manifester Infektion die postexpositionelle Schutzimpfung mit je 1 ml HDC-Vakzine an den Tagen 0 und 3.

Spezifische Infekte

Ihr Erscheinungs- und Verlaufsbild wird von den erregereigenen Gewebereaktionen, den *spezifischen Granulomen* (S. 54, 445), bestimmt.

Tuberkulose

▶ Spezifischer generalisierter Infekt mit Mycobacterium tuberculosis. Außer in
der Lunge Absiedelung in Lymphknoten, Haut, Knochen, Gelenken, Nieren
und ableitenden Harnwegen.
Die Tuberkulose ist eine Domäne der medikamentösen internen Chemotherapie.
Die chirurgische Intervention ist nur bei lokalisierter Zerstörung erforderlich,
z. B. bei Infektion der Lymphknoten, bei Kavernen in Lunge und Niere, bei
Osteomyelitis, bei Herden in Gelenken, Hoden und Nebenhoden, bei verkäsen-
den Gewebenekrosen und beim Sehnenscheidenhygrom; ferner bei Geschwüren
und tumorösen Stenosen im Bronchus oder Darm.

Halslymphknotentuberkulose

▶ Torpide Lymphadenitis des Halses vor allem bei Kindern und Jugendlichen.
Eintrittspforten sind meist die Tonsillen, von denen sich der Infekt lymphogen
ausbreitet. Die Erreger stammen vorwiegend aus der Trinkmilch.
Symptome sind *allgemein:* gestörtes Allgemeinbefinden, Appetitlosigkeit, Schwit-
zen und Temperaturerhöhung. *Lokal:* multiple, miteinander verbackene Knoten
mit Neigung zu Vergrößerung und Erweichung, darüber livide Haut mit typischer
Fistelbildung und sekundärer Mischinfektion. Die Fistelränder sind unterminiert.
Typisch ist das schlaffe, blaß-glasige Granulationsgewebe. **Komplikationen** sind
Gefäßeinbrüche mit miliarer Aussaat. Eine *Sonderform* ist die Aszension eines
Pulmonalherdes. **DD:** Lymphogranulomatose, Lues sowie primäre oder sekundäre lymphatische Tumoren (Abb. 314 f.). **Behandlung:** Bei isoliertem Knoten
primäre Exstirpation unter Antituberkulotikaschutz: Isoniazid 300 mg/d mit
Ethambutol 25 mg/kg/d und Rifampicin 600 mg/d. Anschließend mehrmonatige
antituberkulotische Medikation mit Isoniazid 300 mg/d. Bei Abszedierung Punktion (Abb. 23.**3**) und Instillation von 20 mg Streptomycin.

Anthrax, Milzbrand

▶ Von Haustier auf Menschen übertragene, hochakute Bacillus-anthracis-Infek-
tion von Haut, Lungen oder Darm, die unbehandelt in 20 % der Fälle tödlich
verläuft.
Gefährdeter Personenkreis sind Fleischer, Tierhalter, Abdecker. Träger der Erreger sind Rind, Ziege, Pferd und Schwein. *Eintrittspforten* sind Wunden, Atem-
und Verdauungswege, seltener Insektenstiche. **Manifestationsorte** sind bei direkter Kontaktinfektion die *Haut,* bei Inhalation der Sporen die *Lunge* und beim
Essen erregerhaltigen Fleisches die *Darmschleimhaut.* **Symptome:** Typische juk-
kende Milzbrandpustel, die *Pustula nigra* mit zentralem Bläschen, die in wenigen
Tagen dunkel bis schwarz wird und umgeben von einem roten Kranz kleiner
Bläschen mit Lymphangitis und Lymphknotenschwellung eintrocknet. Nach 14
Tagen entweder Spontanheilung oder *Generalisation* unter Beteiligung der *Paren-*

chyme. **Diagnostik:** Erregernachweis im Abstrich aus dem Bläschenkranz. **Behandlung:** Ruhigstellung, Salbenverbände, Verhütung von Juckdefekten und anderen mechanischen Irritationen, die die Streuungsgefahr erhöhen. Gabe von Penizillin 4–5 × 20 Mega/d i. m. bis zur Abstoßung der Nekrose. **Prognose:** Bei Lokalbefund gut, bei Parenchymbefall Letalität bis 50 %.

Parasiten

Hunde- und Fuchsbandwurm, Echinococcus cysticus, Echinococcus alveolaris (multilocularis)

Vorkommen: E. cysticus in Mittelmeerländern. E. alveolaris in Schwäbischer Alb, Schweizer Jura und südosteuropäischem Gebirgsraum. *Wirte* des Wurms sind Hunde, Füchse, Katzen und Schakale. Von ihnen werden die Wurmeier mit dem Kot ausgeschieden. Mit kotverschmutzten Nahrungsbestandteilen nehmen sie Rind, Schaf und auch der Mensch auf. Sie sind der Zwischenträger, bei dem im Darm aus den Eiern die Larven schlüpfen. Sie gelangen dann durch die Darmwand über die Pfortader in die Leber und über den großen Kreislauf in Lunge und Gehirn. Je nach Wurmart bildet der E. alveolaris *granulomatöse* Befunde, die die Leber, besonders im Hilusgebiet, wie ein Tumor durchsetzen; anders der *E. cysticus,* der im Parenchym große *solitäre Zysten* entwickelt.

Befunde und Diagnostik: Je nach Lokalisation unterschiedlich große Leber mit Ikterus, Lungen- und Hirnbefunden, Urtikaria, Gewichtsabnahme und bei Zysteninfektion auch septische Temperaturen.

Allgemeine Diagnostik mit ELISA und Hydatidenantigen und E.-multilocularis-Rohextrakt. **Artdiagnostik** mit ELISA und 2 verschiedenen, aus E. multilocularis gewonnenen Antigenfraktionen. **Lokalisationsdiagnostik** s. bei Leber, Lunge, Knochen.

Behandlung: Operative Entfernung (Enukleation) der durch vorausgehende Formalin- oder NaCl-Instillation abgetöteten Zyste aus Leber (S. 524) oder Lunge. Bei granulomatös verändertem Organ Teilresektion oder Kryotherapie. **Prognose:** Bei Totalentfernung günstig, bei nicht resezierbarem Befund Langzeitgabe von Mebendazol (Vermox). Bei gesichertem E. alveolaris Dosierungsbeginn mit 2 g/d in 4 ED (bei etwa 70 kg KG). Fortsetzen bis 6 Monate.

Spulwurm, Ascaris lumbricoides

▶ 15–18 cm langer Wurm im Dünndarm.

Zunächst Verschlucken der larvenhaltigen Eier mit Gemüse, das mit dem eierhaltigen Kot verunreinigt ist. Die dann im Magen/Darm ausschlüpfenden Würmer werden mit dem Blutstrom in Leber und Lunge eingeschwemmt und können hier zufällig beim Röntgen als *Lungeninfiltrat* (eosinophiles Frühinfiltrat), das der Durchwanderung der Alveolarwände entspricht, entdeckt werden. Beim Husten werden die Würmer aus der Lunge in den Rachen geschleudert, von wo sie unmerklich heruntergeschluckt werden. Im Verdauungskanal wachsen sie dann zu voller Größe heran. **Symptome** sind Enteritis, Diarrhöen, Darmspasmen und, wenn die Würmer Knäuel bilden, der mechanische Wurmileus. Bei Aszension in die Gallengänge rufen sie einen Verschlußikterus hervor. **Diagnose:** Eier- oder Wurmnachweis im Stuhl. **Behandlung:** Vermox 0,5 g/d über 3 Tage.

Madenwurm, Oxyuris vermicularis

▶ 3–12 mm lange Würmer im Dickdarm des Kindes, die sich aus verschluckten oder inhalierten Eiern entwickeln.

Symptome sind Afterjucken, Appendixreizung (Appendicopathia oxyurica) oder akute Kolitis. **Diagnostik:** Eiernachweis im Stuhl. **Vorgehen:** Wiederholtes abendliches Aufkleben eines Zellophanstreifens auf den After. Dieser wird dann auf einen Objektträger aufgebracht und im Mikroskop betrachtet. **Behandlung** mit Vermox einmal 100 mg/d. Wiederholung nach 2 Wochen.

Rinderbandwurm und Schweinebandwurm

▶ *Rinderbandwurm* (Taenia saginata) und *Schweinebandwurm* (Taenia solium) können chirurgische Krankheitsbilder vortäuschen.

Aus den Eiern entschlüpfende Onkosphären gelangen auf dem Blutweg in Unterhaut, Gehirn, Orbita, Muskel, Herz, Lunge und Leber und bewirken hier die *Zystizerkose.*

Symptome sind je nach Lokalisation der Finnen Bauchmuskelschmerzen oder Hirnsymptome; beim entwickelten Bandwurm nur Bauchschmerzen, Übelkeit, Heißhunger und Gewichtsabnahme. **Behandlung** mit Vermox 3 Tage je 3×100 mg morgens und abends (Kinder 100 mg/d).

HIV-(Human-immune-deficiency-virus-)Infektion, AIDS

Die *Frequenzzunahme* der HIV-Infektionen macht im ärztlichen Bereich zum Schutze von nichtinfizierten Patienten und Pflegepersonal *präventive Maßnahmen* erforderlich. Erwiesene *Trägermedien* des Virus sind alle *Sekrete* des Infizierten, in erster Linie Blut, Ejakulat und Liquor, dann aber auch Zervikal- und Vaginalsekret, Urin, Fäzes, Schweiß- und Tränenflüssigkeit. Eintrittspforten sind alle Defekte des Deckepithels, aber auch intakte Schleimhäute, Konjunktiva und Mundhöhle. Die Halbwertzeit des Virus beträgt bei 37 °C auf Oberflächen 8 Stunden, bei 4 °C 3–4 Wochen. Zerstört wird es bei 100 °C in Sekunden, bei 65 °C in wenigen Minuten. Die Zerstörung durch Laugen erfolgt bei pH 13, durch Säuren bei pH 1.

Generelle Vorsichtsmaßnahmen auch ohne Verdacht auf HIV-Infektion sind bei Blutentnahme sowie Liquorpunktion und Mundabstrich das Tragen von flüssigkeitsdichten Einweghandschuhen und -kitteln und das Wegwerfen der Kanülen und Spritzen in einen dickwandigen Plastikbehälter. Vorsichtsmaßnahmen beim klinischen oder erhärteten Verdacht sind bei der Blutentnahme, beim Operieren, Endoskopieren, Entbinden und der Zahnbehandlung das zusätzliche Tragen von *Brillen und Mundschutz.* Bei *Verletzung* durch *Stich* oder *Schnitt* entweder Ausbluten lassen und Desinfektion mit Alkohol-Jod-Lösung oder Exzision und Desinfektion. Sofort Ausgangswertbestimmung des HIV-Antikörpertiters, die nach 1, 2 und 3 Monaten wiederholt wird. Bei negativer 1-Monats-Kontrolle sinkt das Risiko einer Serokonversion bis zum 3. Monat auf unter 1%.

5. Verbandlehre

Allgemeines

Verbände sind Faserstoffe auf verschiedener Grundlage und dienen dem Schutz und der Ruhigstellung verletzter Körperteile. Man unterscheidet Auflagen zum Abdecken von Wunden, Aufsaugen von Sekret und Stillen von Blutungen sowie Verbandmaterial zum Fixieren dieser Auflagen. Weitere Verbände dienen der Ruhigstellung verletzter oder erkrankter Körperteile sowie der Retention und Immobilisation von Frakturen und Luxationen; Sonderverbände erfüllen spezielle Aufgaben wie Lagerung, Blutstauung, Polsterung oder Kompression.

Verbandmaterialien

Verbandstoffe sind Gewebe aus natürlichem oder künstlichem Fasermaterial. Vom Ausgangsmaterial her lassen sich 4 Gruppen unterscheiden:
- natürliche Fasergewebe (Leinen, Baumwolle, Zellstoff),
- Vliesstoffe (Faserverbundstoff aus Natur- und/oder Kunstfasern),
- synthetische Fasergewebe (Polyamid, Polyester, Hautersatzmaterialien aus Polyurethanschaumstoff, Polyvinylalkohol-Formal-Schaum u. a.),
- synthetische Sprühverbände.

Verbandformen

Wundauflagen dienen der Abdeckung von Hautwunden und zum Aufsaugen von Wundsekret. Verwendet werden dazu sterile Kompressen verschiedener Größe aus Fasergewebe oder Faserverbundstoff.
Da normales Fasermaterial mit der Wunde verklebt, eignet sich zum Abdecken großer Wundflächen, z. B. von Verbrennungen, ein *imprägnierter Verbandstoff,* dessen Fasergerüst in Fett getränkt ist. Derartige Wundauflagen können Arzneistoffe wie Antibiotika, Perubalsam oder Lokalanästhetika enthalten.
Befestigungsverbände. *Binden* dienen dem Anwickeln von Wundauflagen sowie der Ruhigstellung oder Kompression von Körperteilen. Sie sind aus einfachem Mull oder elastischem Material hergestellt. Sonderformen sind Papier-, Stärke-, Polster- und Gipsbinden.
Schlauchverbände (Abb. 5.1) sind rundgestrickte, elastische Schläuche, die mit einem Applikator aufgebracht, zur Befestigung von Wundauflagen im Bereich des ganzen Körpers verwendet werden können.
Der Befestigung von Wundauflagen dienen ferner *Klebeverbände,* die aus Natur- oder Kunststoff bestehen und mit Klebstoff verschiedener Art beschichtet sind (Heftpflaster). Polyacrylklebstoffe haben sich dabei bewährt. *Pflaster* gibt es in verschiedenen Ausführungen und Formaten, z. B. wasserfest, luftdurchlässig usw. Eine spezielle Art von Pflaster sind *Wundnahtpflaster,* die bei glattrandigen Wunden zur Wundrandadaptation verwendet werden können. Synthetische Materia-

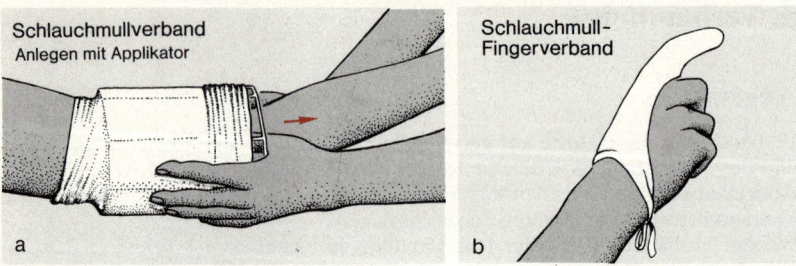

Abb. 5.1   Schlauchmullverbände.

lien werden als Hautersatz im Rahmen der offenen Wundbehandlung verwendet und dienen zum Schutz vor Infektion, zur Granulationsförderung und zur Konditionierung mit Wundreinigung. Sprühverbände werden vorwiegend dort angewandt, wo eine kontinuierliche Keimbesiedlung, z. B. in Anus-praeter-Nähe, die Wundheilung gefährdet.

Verbandarten

Wundverbände

Sie bestehen aus Wundauflage und Befestigungsmaterial wie Pflaster, Binden oder Dreieckstuch. Binden und Pflasterstreifen dürfen nicht zu fest angelegt werden, damit keine Stauung entsteht. Beim Anlegen von Binden an der Extremität muß grundsätzlich von peripher nach zentral gewickelt werden. Um Stauungen zu vermeiden, soll sich der Verband über die gesamte Extremität von der Peripherie bis über die Wundauflage erstrecken. Eine besondere Technik erfordert die bei Kopfverletzungen angezeigte *Mitra Hippocratis* (Abb. 5.2). Zum Abdecken kleinerer Wunden eignet sich der *Wundschnellverband,* bei dem Wundauflage und Pflaster eine Einheit darstellen. An Stellen, wo die Anlage eines Wundschnellverbandes nicht möglich ist, kann ein Plastiksprühverband zweckdienlich sein.

Stützverbände

Diese Verbände dienen der Ruhigstellung beweglicher Körperabschnitte. Angelegt werden sie bei Prellungen, Distorsionen und manchen Frakturen zur Aufhebung oder Verminderung der schmerzhaften Beweglichkeit. Zur Anwendung kommen Binden, Pflaster, Dreieckstuch sowie Stärke-, Zinkleim- und Schlauchverbände.

Velpeau-Verband. *Indikationsbereiche* sind die Skapulafraktur, Schulterluxation, Frakturen am Tuberculum majus u. a. *Verbandmaterial* ist ein breiter Schlauchverband; *Verbandtechnik* mit Polsterung der Axilla und des Ellenbogens auf der Brust. Der Schlauchverband wird über den Kopf und den gesunden Arm bis zum Ellenbogen gezogen. Einschnitte am Ober- und Unterrand des Schlauches und Verknotung der entstehenden Zipfel unter leichter Spannung. Der Verband kann durch Pflasterstreifen verstärkt und gesichert werden.

Desault-Verband (Abb. 5.3). Seine *Indikationsbereiche* sind die des Velpeau-Verbands, außerdem die subkapitale Humerusfraktur. *Verbandmaterial:* 4 elastische

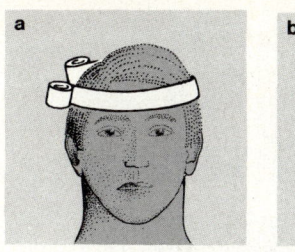 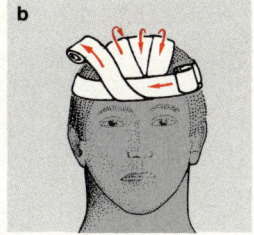 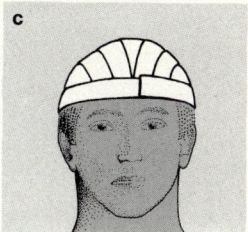

Abb. 5.**2**   Kopfverband (Mitra Hippocratis).

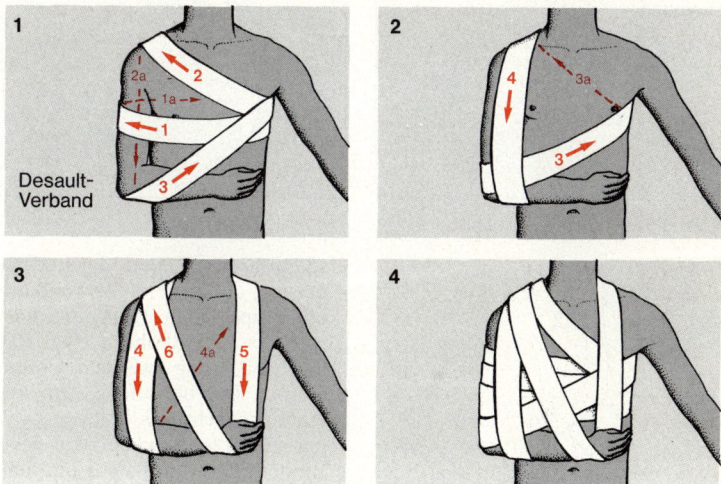

Abb. 5.**3**   Bindentouren beim Desault-Verband.

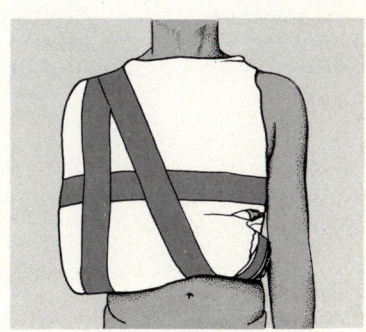

Abb. 5.**4**   Tube-Gaze-Desault.

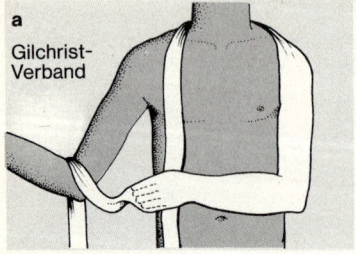

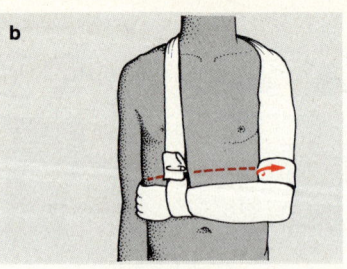

Abb. 5.**5**   Schlauchmullverband s. Text.

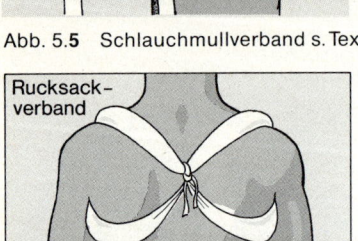

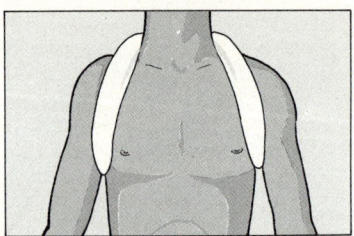

Abb. 5.**6**   Rucksackverband.

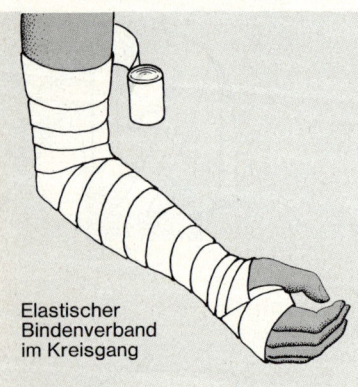

Abb. 5.**7**

15 cm breite Binden, 2 gepuderte Watte-polster; bei längerer Anwendung Stärke-oder Gipsbinden. *Verbandtechnik:* Polste-rung der Achselhöhle der verletzten Seite und Polsterung zwischen Unterarm und Körper. Der betroffene Arm wird im El-lenbogen rechtwinklig gebeugt an den Kör-per gelegt. Anwickeln von 3 zirkulären Bindentouren am Thorax und am angeleg-ten Arm. Fertigstellung des Verbandes durch Achtertouren in der Reihenfolge A–Sch–E, d. h. 1. gesunde Axilla (A), 2. erkrankte Schulter (Sch) und 3. erkrank-ter Ellenbogen (E). Neuerdings wird der Verband häufig mit Schlauchmull als Tube-Gaze-Desault angelegt (Abb. 5.**4**).

Gilchrist-Verband   (Abb. 5.**5**).   *Indika-tionsbereiche* sind leichtere Verletzungen im   Schulterbereich.   *Verbandmaterial:* Schlauchmull von 4facher Armlänge. 2 Si-cherheitsnadeln. *Verbandtechnik:* Der Schlauchmull wird bei ⅔ der Länge einge-schnitten und der Arm wird durch den Einschnitt in das längere Ende eingeführt. Das kurze Ende wird um den Hals geführt, um das Handgelenk gelegt und dort befestigt. Einschneiden des Schlauches über dem Handgelenk und Herausführen der Hand. Das lange Ende des Schlauches wird über dem Rücken zum distalen Oberarm geführt und dort befestigt. **Blount-Verband** (Abb. 55.**47**, S. 757).

Rucksackverband (Abb. 5.**6**). *Indikationsbereich* ist der geschlossene Schlüsselbeinbruch. *Verbandmaterial* ist der mit Watte gefüllte Schlauchmull. *Verbandtechnik:* Der Schlauchmull wird von hinten über den Nacken gelegt, die Enden von vorne durch die Achseln geführt und auf dem Rücken unter Spannung mit dem Nackenteil verknotet. **Beachte:** Der Verband muß häufig nachgezogen werden. Kontrolle der Blutzirkulation in den Armen!

Armtragetuch. *Indikationsbereich* ist die vorübergehende Ruhigstellung bei leichten Verletzungen im Schulter-Arm-Bereich. *Verbandmaterial* ist das dreieckige Tuch aus Natur- und Kunstfasergewebe. *Verbandtechnik:* Unterarm und Ellenbogen werden in das Dreiecktuch eingeschlagen und die schmalen Zipfel im Nacken verknotet.

Elastische Binden. *Indikationsbereiche* sind die Bandage von Extremitätengelenken und die Kompression peripherer Extremitätenteile. *Verbandmaterial* sind elastische Binden verschiedener Breite, evtl. Klebebinde. *Verbandtechnik:* Die Binden werden am betroffenen Gelenk entweder im Kreisgang (Abb. 5.**7**), Achtergang oder als Kornährenverband (Abb. 5.**8**) angewickelt. Wickelung immer von peripher nach zentral unter Einbeziehung der gesamten Extremität zur Vermeidung peripherer Stauungsödeme.

Dachziegelverband (Abb. 5.**9**). *Indikationsbereiche* sind Zehenfraktur und Zehenluxation. *Verbandmaterial* sind mehrere ca. 1 cm breite Heftpflasterstreifen. *Verbandtechnik:* Distal beginnend werden die einzelnen Pflasterstreifen so angelegt, daß sie sich dorsal überkreuzen. Anlegen des Verbandes schichtweise von distal nach proximal.

Retentionsverbände, Gips, Komplikationen

Der **Gips- oder Kunststoff-(Baycast-)Verband** ist die häufigste Verbandmethode zur Retention, Immobilisation und Lagerung. Er wird gepolstert oder ungepolstert angelegt. Eine exaktere Retention gewährleistet der ungepolsterte Gipsverband. *Indikationsbereiche* sind die Retention und Ruhigstellung von Frakturen und Luxationen, die Ruhigstellung und Lagerung von Extremitäten nach operativen Eingriffen und die Ruhigstellung bei Verletzungen oder Entzündungen. *Verbandmaterialien* sind mit Gips bestreute Mullbinden, Kunststoffbinden oder vorgefertigte Kunststoffplatten verschiedener Ausführung.

Grundregeln beim Anlegen eines Gipsverbandes. Bei Frakturen werden benachbarte Gelenke in funktionell günstiger Stellung in den Verband einbezogen. Ausnahmen sind die distale Radiusfraktur, die mit Unterarmgips, die Sprunggelenkfraktur, die mit Unterschenkelgips und die Patellafraktur, die mit der Kniegipshülse, d. h. dem Gipstutor, immobilisiert werden.

Komplikationen des Rundgipses sind das Kompartmentsyndrom (S. 219) sowie lokale Druckschäden von Sehnen, Nerven, Gefäßen und Haut über Knochenvorsprüngen. *Prävention:* ausreichende Polsterung gefährdeter Stellen (Abb. 5.**10**), Längsspaltung des Gipses bis zur letzten Faser, Hochlagerung und Routinekontrolle von Sensibilität, Motorik und Durchblutung und bei Druckverdacht sofortige Gipsabnahme.

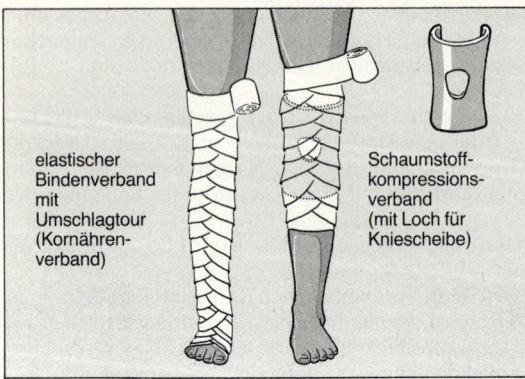

Abb. 5.**8** Elastischer Verband, Wickeltechnik mit Kniescheiben-entlastung.

elastischer Bindenverband mit Umschlagtour (Kornähren-verband)

Schaumstoff-kompressions-verband (mit Loch für Kniescheibe)

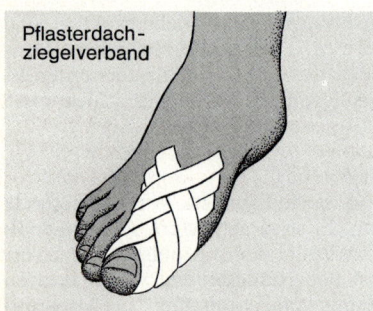

Pflasterdach-ziegelverband

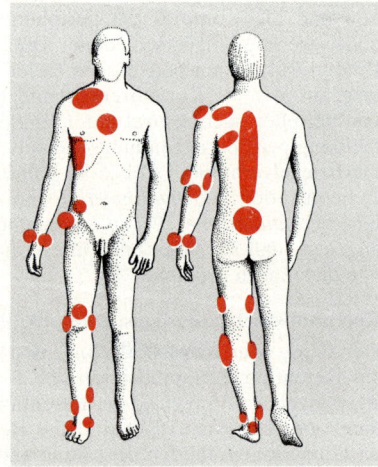

Abb. 5.**9** Pflasterdachziegelverband.

Abb. 5.**10** Gefahr von Druckstellen bei Lagerung und Gipsverbänden.

Nach dem Abklingen der Schwellung und der Wiederherstellung der Durchblutung dann zur Frakturstabilisierung und -heilung erneute gepolsterte Gipsanlage.
Gefahren der langen Immobilisation im Gipsverband sind Muskelatrophie, Immobilisationsdystrophie, Inaktivitätsosteoporose, Schäden des Gelenkknorpels und Einsteifung der Gelenke.
Gipstechnik. Gipsverbände werden grundsätzlich vom Arzt in Zusammenarbeit mit 1–2 Helfern angelegt. Sämtliche Skelettanteile können durch spezielle Gipsverbände retiniert und ruhiggestellt werden. Gipsverbände werden beim Anlegen zur Vermeidung von Druckstellen mit der flachen Hand gehalten und sorgfältig anmodelliert.

Abb. 5.11   Häufige Gipsverbände.

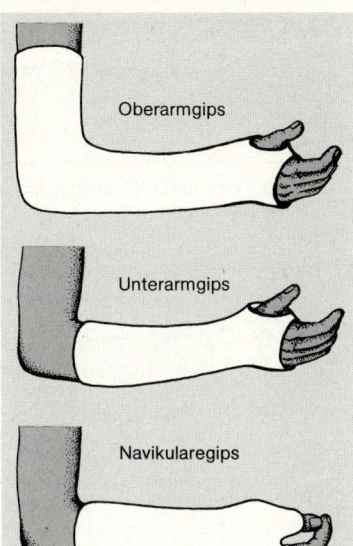

Oberarmgips

Unterarmgips

Navikularegips

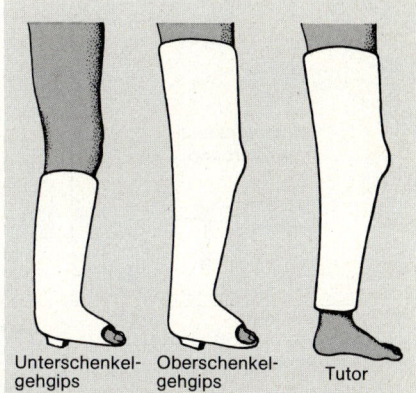

Unterschenkel-   Oberschenkel-   Tutor
gehgips   gehgips

Häufig angewandte Gipsformen sind der Unterschenkel- und Unterarmgips (Abb. 5.11).

Unterschenkelgips (Abb. 5.12). Sein *Indikationsbereich* sind Brüche des oberen Sprunggelenkes. Brüche im Fußwurzel-, Mittelfuß- und Zehenbereich, Bandzerreißungen und Distorsionen sowie ausgedehnte Wunden. Als *Verbandmaterial* dient der Schlauchverband in 1½facher Länge, 2 Polsterbinden, 1 Papierbinde, 1 Gipslonguette (4fach, Sohle 8fach), 4 Gipsbinden 12 cm breit, und bei Gehgips Absatz. *Verbandtechnik:* Gipsanlage am liegenden Patienten. Sprunggelenke und Fuß in Neutral-Null-Stellung, Vorfuß in Pronationsstellung. Faltenfreies Aufziehen des Schlauchverbandes, Anwickeln von Polster- und Papierbinde. Anwickeln einer Gipsbinde im Kreisgang. Dorsales Anlegen der Longuette mit doppelter Sohle. Anwickeln der restlichen Gipsbinden und bei Bedarf Gehstollen. Eine Sonderform ist der *Sarmiento*-Gips bei Unterschenkelfrakturen.

Unterarmgips (Abb. 5.13). *Indikationsbereiche* sind die stabile distale Radiusfraktur loco typico und die Handgelenksdistorsion. *Verbandmaterial:* Schlauchverband 1½fache Länge von Unterarm mit Hand, 1 Polsterbinde, 1 Papierbinde, 1 Gipslonguette 4fach, 2 Gipsbinden 8 cm breit. *Verbandtechnik:* Gipsanlage am liegenden oder sitzenden Patienten, Handgelenk in funktionell günstiger Stellung, d. h. Dorsalflexion 25°, leichte Ulnarabduktion. Aufziehen des Schlauchverbandes. Anwickeln von Polster- und Papierbinde. Anwickeln einer Gipsbinde im Kreisgang. Dorsales oder volares Anlegen der Gipslonguette, Anwickeln einer zweiten Gipsbinde.

Gipstutor, Oberschenkelliegegips (Abb. 5.11), Becken-Bein-Gips (Abb. 5.14) und Diademgips bei Wirbeltrauma (Abb. 5.15) sind weitere Gipsformen.

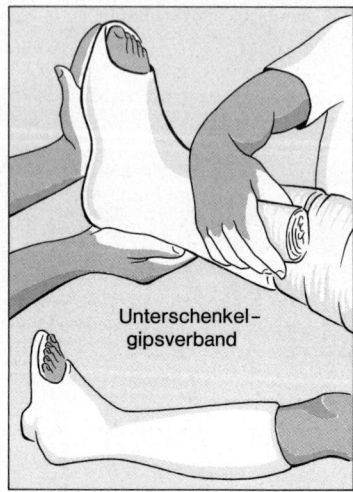

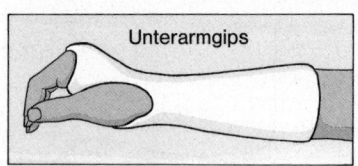

Abb. 5.**13**   Zirkulärer Unterarmgips in Funktionsstellung.

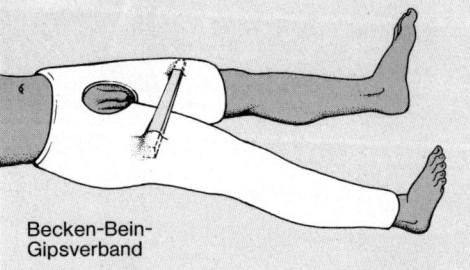

Abb. 5.**12**   Anlegen eines Unterschenkelgipsverbandes.

Abb. 5.**14**   Abduktionssicherung durch Querstrebe.

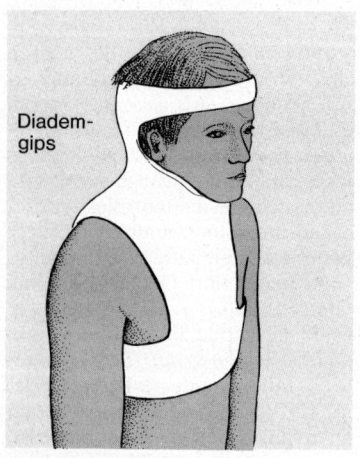

Abb. 5.**15**   Diademgips bei HWS-Verletzungen.

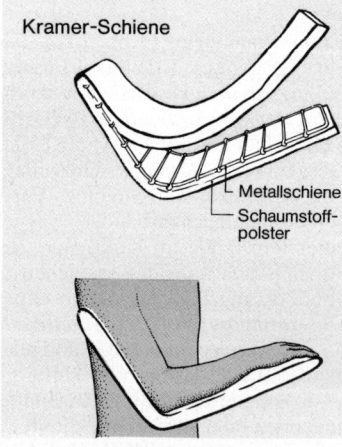

Abb. 5.**16**   Materialzusammensetzung und Formbarkeit.

Lagerungsverbände und Schienen

Indikationsbereiche sind die vorübergehende Ruhigstellung von Frakturen und Distorsionen und die postoperative Lagerung zur Vermeidung von Wundödemen. *Verbandmaterialien* sind Drahtgitterschiene gepolstert (Kramer-Schiene) (Abb. 5.16), Drittelrohrmetallschiene (Volkmann-Schiene) (Abb. 5.17), Metallrahmenschiene (Abb. 5.18) verstellbar, z. T. beweglich (Ewerwahn-Schiene, motorisch betriebene Bewegungsschiene, Abb. 5.19), pneumatische Schienen und Schaumstoffschienen (Abb. 5.20).

Sonderverbände

Indikationsbereiche sind Verbände zur Erfüllung spezieller Aufgaben im Rahmen der chirurgischen Behandlung. Der Kompressionsverband zur lokalen Blutstillung (Abb. 5.21); Pflaster zur Wundrandadaptation; der Abschnürverband (Esmarch-, besser pneumatische Manschette) zur perioperativen Blutsperre und vorübergehenden Blutstillung bei starken Blutungen. Der Ruhigstellung der distorquierten Halswirbelsäule dient die Halskrawatte (Abb. 5.22). Tape-Verbände sind funktionelle Verbände, die nach Sportverletzungen Anwendung finden (Abb. 5.23).

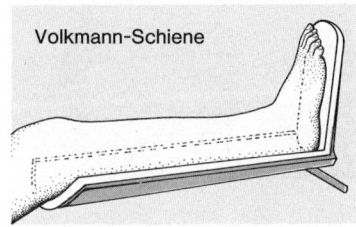

Abb. 5.17 Lagerungsschiene zur Spitzfußprophylaxe.

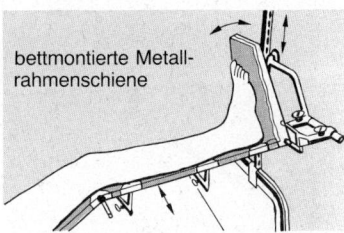

Abb. 5.18 Kraniokaudale Verstellbarkeit.

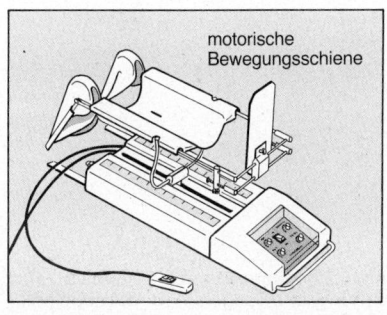

Abb. 5.19 Motorisch betriebene Bewegungsschiene.

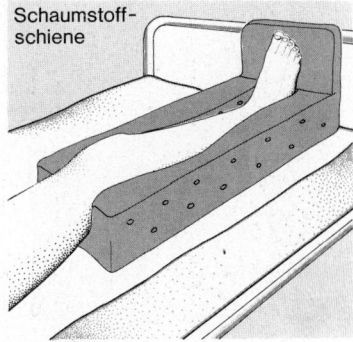

Abb. 5.20 Schaumstoff-Lagerungsschiene.

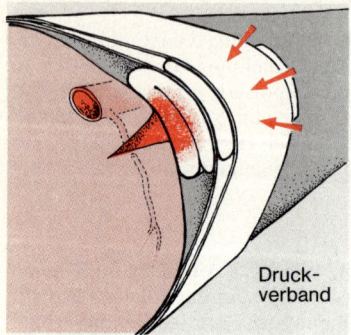

Abb. 5.**21**   Kompressionsverband
für arterielle und venöse Blutung.

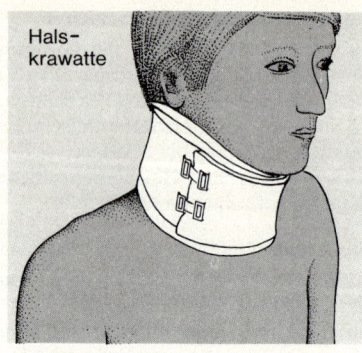

Abb. 5.**22**   Halsverband mit durch
Watte unterpolsterter elastischer
Binde.

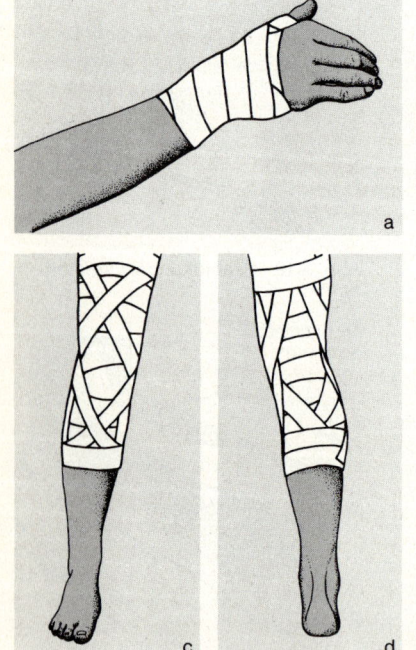

Abb. 5.**23**   Tapeverbände. **a** Handwurzel,
b Sprung- und Fußgelenk, **c–d** Kniegelenk.

6. Schock

▶ Akute Störung der Hämodynamik mit Diskrepanz von O_2-Angebot und O_2-Bedarf und hierdurch bedingte System- und Organstörungen.
Der Schock ist deshalb eine so schwere und rasch fortschreitende Zirkulationskatastrophe, weil *Volumenmangel* und *Mikrozirkulationsstörung* sich in kurzer Zeit über einen Rückkoppelungsmechanismus gegenseitig verstärken.
Erstes und zentrales Geschehen ist der **Volumenmangel.** Von seinem Ausmaß pro Zeit ist die Schwere des Schocks abhängig.
Einen Volumenmangel bewirken nahezu alle gravierenden Notfall- und Krankheitsereignisse. Als Volumen gelten sowohl die in den Gefäßsystemen zirkulierenden als auch die zwischen Zellen und Interstitien sich ständig austauschenden Flüssigkeitsmengen. Den *Volumenverlust* unterscheidet man nach der Richtung seiner Abwanderung, denn von ihr hängt es ab, ob eine Rückkehrmöglichkeit besteht. Dies drückt die Bezeichnung *absolut* (irreversibel) oder *relativ* (reversibel) aus, wobei diese Aussage keine prognostische ist. Der **absolute Verlust** ist bedingt durch den Austritt von Blut oder Flüssigkeit aus dem Körper oder in die Körperhöhlen. Der **relative Verlust** ist bedingt durch die Verschiebung von Blut aus der Zirkulation in die Depots und die Verlagerung von Flüssigkeiten in die Interstitien oder den transzellulären, sog. dritten Raum. Für den Begriff der Verschiebung steht heute die Bezeichnung *Sequestration.*
Da die absoluten Verluste dem Körper verlorengehen, faßt man sie auch unter der Bezeichnung *extrakorporal* und die relativen als *intrakorporal* zusammen. In dieser Einteilung rangiert die Körperhöhlenblutung als extrakorporaler Verlust.
Welche Schockform durch welche Art des Volumenverlustes charakterisiert ist, geht aus Tab. 6.**1.** hervor. Daraus wird aber auch bereits ersichtlich, daß bei den einzelnen Schockformen neben dem Volumenverlust noch weitere Schädigungsmechanismen zur Kreislauf- und Stoffwechselentgleisung beitragen, wie z.B. beim traumatischen Schock die Fettembolie und beim Dehydratationsschock die primäre Nierenschädigung.

Tabelle 6.1 Volumenverlust und Schockform	
Absoluter, extrakorporaler Verlust	**Relativer, intrakorporaler Verlust, Sequestration**
– hämorrhagischer Schock – Dehydratationsschock	– septischer Schock – kardiogener Schock – kardiopulmonaler Schock – neurogener Schock – anaphylaktischer Schock
Absoluter und relativer extra- und intrakorporaler Verlust – traumatischer Schock – Verbrennungsschock	

Abb. 6.**1**   Schock. Pathophysiologie
mit Circulus vitiosus von Volumenmangel und Mikrozirkulationsstörung.

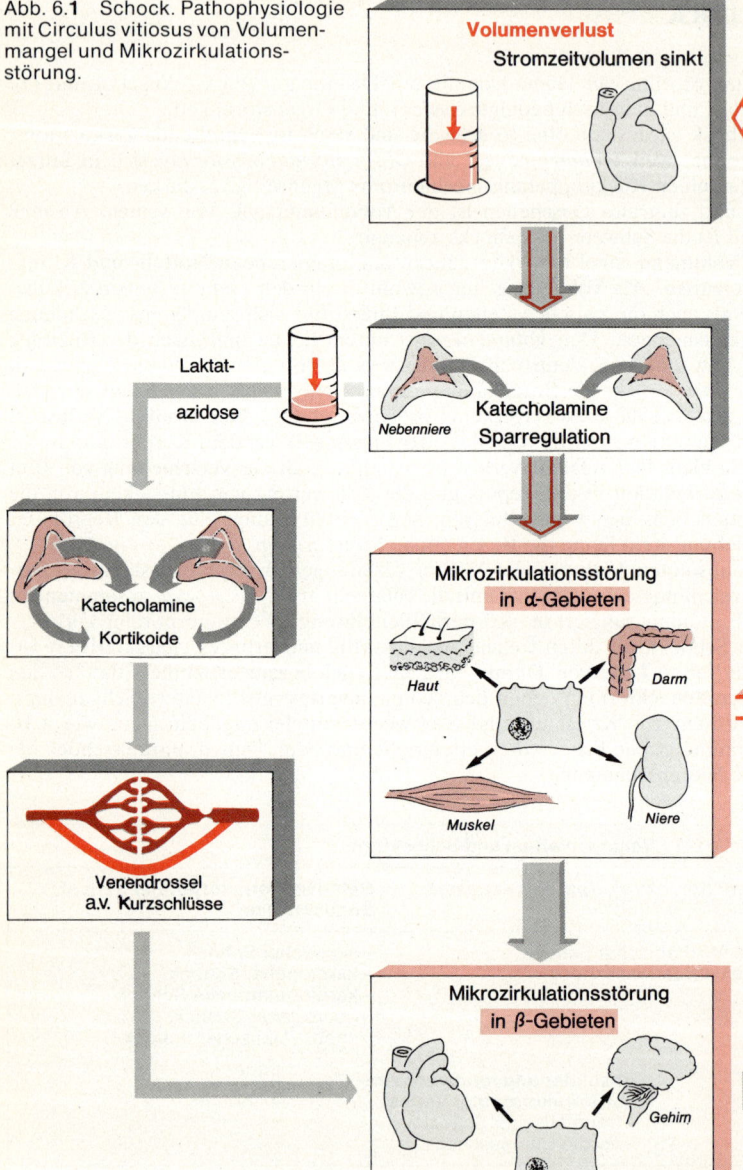

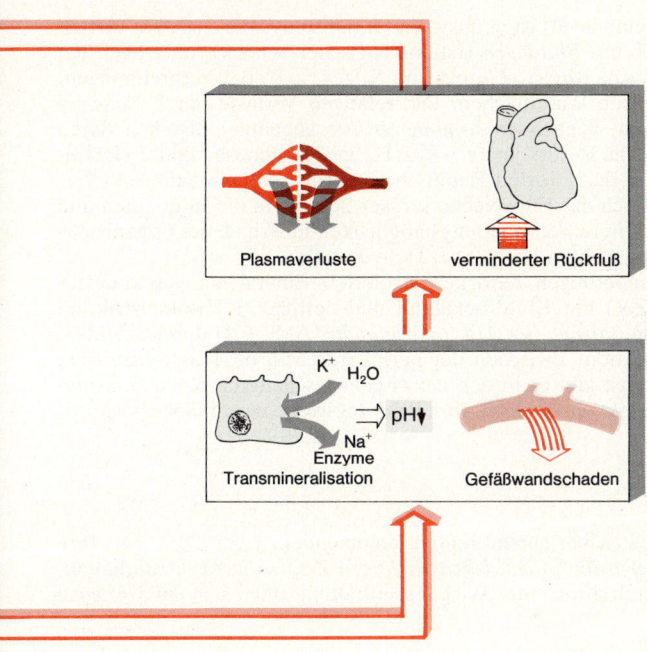

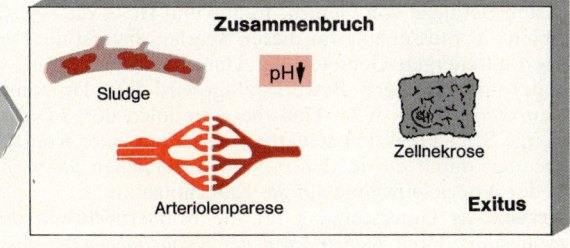

Pathophysiologie (Abb. 6.1)

Volumenverluste

Bei den **absoluten** Volumenverlusten aus dem Organismus oder aus dem Gefäßsystem handelt es sich um *Blutungen* (hämorrhagischer Schock), aber auch um den Verlust von *Sekreten, Wasser, Plasma* und *Salzen*, z. B. bei Verbrennungen, Dauersonden und großen Wundflächen. Die **relativen** Verluste durch *Verschiebungen* im Organismus, auch *Sequestrationsverluste* genannt, entstehen durch Versacken von Blut in die Reservoirs (s. o.), z. B. bei Thrombose, akuter Herzinsuffizienz usw., oder in den „dritten Raum" bei neurovaskulären Schäden (Verbrennung, Trauma) durch das Entweichen seröser Sekrete in die Interstitien und Körperhöhlen. Eine weitere Verschiebungsmöglichkeit innerhalb des Organismus ist der Verlust aus dem „dritten Raum" bei Dehydratation.

Alle genannten Veränderungen bewirken zweierlei. Einmal ein vermindertes *Stromzeitvolumen* (SZV) mit Blutdruckabfall und peripherer Vasokonstriktion und zum anderen eine *Störung der Mikrozirkulation* (Abb. 6.2) durch selektive periphere Vasokonstriktion. Zwischen der peripheren Mikrozirkulationsstörung und dem Volumenverlust gibt es in den dazwischengeschalteten *Regulations*mechanismen mehrere *Rückkoppelungen*. Ihre Wirkungsweise macht die Schockprogredienz aus.

Schockregulationen

Ihre Mechanismen setzen bei einem akuten Volumendefizit von 20% ein. Ihre Aufgabe ist es, die *Perfusion in den lebenswichtigen Zentren* aufrechtzuerhalten. Dies nennt man Zentralisation. Ihre Wirkungsentfaltung spielt sich auf *3 Ebenen* ab:

● Konzentration des zirkulierenden Volumens,
● Mobilisierung von Volumenreserven und
● Steigerung der Herzleistung.

Ausgelöst werden diese Mechanismen über die *Barorezeptoren* des Karotissinus und des Aortenbogens. Ihr Merkmal ist die *sympathikoadrenerge Reaktion*. Aus der Nebennierenrinde werden Kortikoide, aus dem Mark die Katecholamine Noradrenalin und Adrenalin ausgeschüttet, wofür die Tachykardie und Tachypnoe sowie die *zentrale und periphere Vasomotion* typisch sind.

Konzentration. Sie begrenzt das im Schock reduzierte Volumen auf die drei lebenswichtigsten Bereiche von Gehirn, Lunge und Herz, die sog. β-adrenergen Arteriolengebiete. Voraussetzung für diesen Sparhaushalt ist die *Perfusionsdrosselung* in den α-adrenergen Gebieten der Haut, der Muskulatur, des Splanchnikus, der Leber und der Niere. Bewerkstelligt wird diese Drosselung durch die *Arteriolenkonstriktion* (Abb. 6.2). Daß die Arteriolen der α-Gebiete die sympathikoadrenerge Schockreaktion selektiv als *erste* mit einer Konstriktion beantworten, ist bedingt durch die in den α- und β-Bereichen *unterschiedliche Ansprechbarkeit* der Arteriolenwände auf die Katecholamine.

Volumenreserven. Als Unterstützung für die Minderperfusion der α-Gebiete zapft der Organismus durch *Konstriktion der Kapazitätsgefäße* deren Volumen-

Abb. 6.**2**   Schock. Störung
der Kapillarperfusion; Ursachen und Folgen.

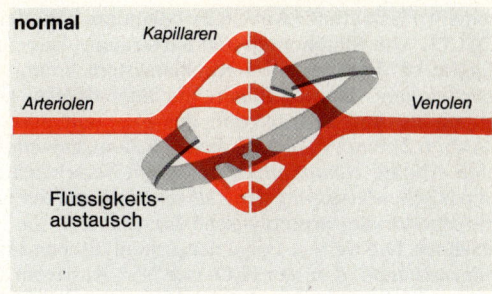

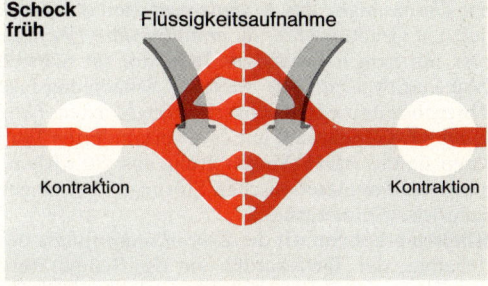

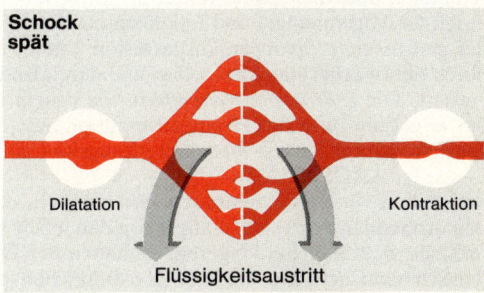

reserven an, d. h., aus den großen Körpervenen, der Milz und dem Abdomen
wird Volumen zur Verfügung gestellt.
Herzleistung. Sie wird durch *Frequenzerhöhung* gesteigert.

Zentralisation

Mit allen genannten 3 Komponenten läßt sich trotz Arteriolendrosselung in den
α-Gebieten längere Zeit ein normaler systolischer Druck aufrechterhalten. Für
diese *Sparregulation* muß der Organismus in den gedrosselten Gebieten jedoch
bald *Funktionseinbußen* in Kauf nehmen. Sie sind durch eine Kaskade zahlreicher
Einzelbefunde charakterisiert: Die *inhomogene Kapillarperfusion* mit Stase und

reinem Plasmafluß (Abb. 6.2) behindert bald den transmuralen Austausch von O_2/CO_2, von Metaboliten und Substraten. *Anaerobie* mit Entstehung von *saurem Laktat* ist die Folge. Im Kapillarsystem kommt es zum Endothelschaden mit *Leckbildung.* Daraus folgert ein interstitielles *Ödem.* Neben der hypoxischen Dilatation und Konstriktion der prä- und postkapillaren Arteriolenabschnitte (Abb. 6.2) bewirkt sowohl die *Perfusionsstagnation* als auch die *Blutsequestration* eine erhöhte *Hämokonzentration* mit Verschlechterung des Fließverhaltens. Die hypoxische *Zerstörung der Zellmembran* und der Organellen setzt lysosomale und mitochondriale, proteolytische *Enzyme* frei, die man auch als *Schocktoxine* bezeichnet. Die weitere Folge der proteolytischen Membranzerstörung ist die *Transmineralisation,* d. h. der H_2O- und Na^+-Ausstrom aus dem EZR und K^+-Einstrom in den EZR und seine dortige Retention durch Aldosteron. Außerdem werden das *Gerinnungs-,* das *Komplement-* und das *Kallikrein-Kinin-System aktiviert* und aus den Granulozyten die *granulozytäre Elastase* liberiert. Sie läßt sich im Komplex mit dem α-Trypsin als Indikator für Schwere und Stadium des Schocks im Blut nachweisen. Als weiterer Schädigungsfaktor der Zellen gelten die aus Thrombozyten explosionsartig freigesetzten *Thromboxane* und der *Leukotrienekomplex.* Gemeinsam mit dem verminderten Vorhofdruck (Henry-Gauer-Reflex) lösen sie die ADH-Ausschüttung aus. So wirken also die sich in den α-Gebieten abspielenden metabolischen Störungen bei längerer Dauer komplex auf den Gesamtorganismus zurück.

Klinisch erkennen wir die *Zentralisationsphase* des Schocks anfangs an der Hyperdynamie, der Tachykardie und der Temperaturerhöhung. Dann folgen *Hyperventilation* und Tachypnoe, ferner die konstriktionsbedingte *Hautblässe* sowie die durch Glykogenmangel und Laktatstau bedingte *Muskelschwäche.* Als Ausdruck der gedrosselten Splanchnikusperfusion kommt es zur *Magen-Darm-Parese,* die durch überwuchernde Anaerobier und deren Endotoxinausschüttung den Schock vertieft. Die *gedrosselte Nierenperfusion* drückt sich in der Oligurie bis Anurie, der Kreatinin- und der Harnstoffretention aus. Die Vasokonstriktion der Leber spiegelt sich im Verlust ihrer Entgiftungsfunktion wider. Das gleiche gilt für die Lunge (s. ARDS, S. 203).

So erleben wir den scheinbaren Widerspruch, daß die regulative Zentralisation den drohenden Perfusionsmangel von den lebenswichtigen Organen zwar anfangs fernhält, daß aber bei längerem Anhalten der Drosselung und dem Persistieren der Schockursache Noxen von den α-Bereichen ausgehen, die im Gesamtorganismus die lebenswichtigen Funktionen von Stoffwechsel und Gerinnung außer Kraft setzen. Dieser *Circulus vitiosus* macht den Schock zur „Katastrophe".

Zu durchbrechen ist der Teufelskreis allein mit sofortiger und ausreichender *Volumenzufuhr.* Anderenfalls verstärkt sich der Anfall des aus der ungenügenden Glukoseverbrennung stammenden „Metabolitenmülls" saurer Laktate und Pyruvate, die wiederum die Katecholaminausschüttung steigern.

Auf der anderen Seite kann die mit der Volumenzufuhr erreichte *Reperfusion* aber auch die Entstehung von hochtoxischen, membranzerstörenden O_2-*Radikalen* begünstigen. Denn der Schutzmechanismus der Superoxiddismutase, der Katalase und der Glutathionperoxidase, der normalerweise die O_2-Radikalen in H_2O überführt, ist im Schockstoffwechsel ausgefallen. Versuche mit Allopurinol, Proteinaseinhibitoren und Gaben von Superoxiddismutase und Katalase sowie der „Radikalenfänger" Vitamin E, C und Mannit sind gerechtfertigt.

Dekompensation. Ob die genannte Behandlung den einmal in Gang gebrachten sympathikoadrenergen Teufelskreis der metabolisch wirksamen Katecholaminausschüttung unterbrechen und die nachfolgende Abschaltung der noch vitalen β-Bereiche verhindern kann, bleibt abzuwarten. Bislang erfassen beim nicht primär koupierbaren hochgradigen Schock alle Folgeschäden der α-Gebiete sekundär auch die β-Gebiete, wo sich dann an den Zellmembranen und Organellen der gleiche Schädigungsmechanismus wiederholt. Anaerobie, Transmineralisation, metabolische Azidose und ihre Konsequenzen beschleunigen sich.

Automatisch wird im *gesamten* Organismus das Kapillarnetz durchlässig, was durch Zunahme der *Plasmaverluste* die weitere Steigerung des Volumendefizits bewirkt. Infolge der generalisierten kapillären Fibrinbindung wird der *Fibrinogenmangel* irreparabel. Gemeinsam mit dem von Anbeginn gestörten oder ausgeschalteten Faktorensystem bedeutet dies den nicht mehr beherrschbaren *Zusammenbruch des Gerinnungssystems.*

Zelluntergang und Versiegen aller Funktionen sind also einmal die Folge des generalisierten *Mikrozirkulationszusammenbruchs,* zum anderen der *direkten Vorschädigung* durch die im Schock unmittelbar freigesetzten *Mediatoren.* Die unmerkliche Akzeleration und Kumulation der Ereignisse spiegelt sich klinisch im zunehmenden und sequentiellen *Multiorganversagen* (MOV) wider (S. 223). *Schocklunge* S. 203.

Schocksymptomatik

Erstes Kriterium ist der *Druckabfall* im Hoch- und im Niederdrucksystem, selten ein vorübergehender Anstieg (S. 80). Augenfällig sind die *Tachykardie* und der verminderte Kapillarpuls (Nagelbett). Die Minderdurchblutung der *Haut* äußert sich in Blässe und kaltem Schweißausbruch. Beim *Volumendefizit* von 40 % wird die Haut zunächst zyanotisch, dann weiß, kalt und feucht, das *Sensorium* trübt sich ein, die *Tachypnoe* nimmt zu. Erbrechen, Übelkeit und Durstgefühl treten hinzu, die Reflexe schwächen sich ab und die Harnsekretion stagniert. Von Frühdiagnose und Frühtherapie (Tab. 6.**2**) hängt die Überlebenschance des Schockierten ab.

Schockdiagnostik

Sie gliedert sich in die grob orientierenden *Sofortmaßnahmen* (Tab. 6.**2**) und die *weiterführenden differenzierten Maßnahmen* (Tab. 6.**3**). Der Klärung der *Schockursache* und *Schockdauer* dienen Inspektion und Messung von arteriellem und zentralvenösem Blutdruck sowie der Pulsfrequenz (Schockindex Abb. 6.**3**). Dann erfolgt die Beobachtung des Kapillarpulses, das Zählen der Leukozyten und Thrombozyten und die Messung der Urinausscheidung sowie der Hauttemperatur. *Prognostisch* ungünstig sind, da die Zehentemperatur signifikant mit dem Herzzeitvolumen korrelieren (Lundgard-Hansen), Planta-pedis-Werte unter 28 °C. Die arteriovenöse Hämatokritdifferenz, die mit dem hämodynamischen Defizit übereinstimmt, erlaubt Rückschlüsse auf die Volumenverschiebung.

Tabelle 6.2   Sofortmaßnahmen

Diagnostik

1. Anamnese
2. Sensorium
3. Reflexe
4. Haut (Kälte, Schweiß)
5. Rektal-Axillar-Zehen-Temperatur

6. Subklavia- oder Jugulariskatheter zur ZVD-Messung
7. Puls, Blutdruck (Schockindex)
8. Blutbild, Blutgruppe, Hämatokrit
9. Dauerkatheter
10. Klärung der Ursache

Therapie

1. Stillung äußerer Blutungen
2. Freimachen der Atemwege (Aspirationsverhütung)
3. O_2-Beatmung
4. Volumenersatz zentralvenös (2–3 Zugänge) mit Ringer, Plasmaexpander oder Blut im Schuß
5. Heparin 5000 IE/25 kg KG/24 h
6. Autotransfusion (Auswickeln der Extremitäten)

7. Kardiotherapie (evtl. Schnelldigitalisierung)
8. Verhütung von Wärmeverlust (cave Wärmeapplikation)
9. Kopftieflagerung, ausgenommen kardiogener Schock
10. Infektionsprophylaxe (Antibiotika)
11. Pufferlösungen (100 ml Na-Bikarbonat 8,4%/30 min)
12. Dopamin 20 μg/kg/min, bei Herzinsuffizienz dazu Dobutamin 10 μg/kg/min oder Dobutamin 40 μg/kg/min

---

Tabelle 6.3   Weiterführende Verlaufskontrollen

Basiskontrollen

1. Hämogramm (Hb, Hkt)
2. Schockindex (Puls, RR)

3. ZVD
4. Harnzeitvolumen

Differenzierte Kontrollen

1. Arterielle Blutgasanalyse
2. Thoraxröntgen
3. Gerinnungsstatus (partielle Thromboplastinzeit [PTT], Quick, Thrombinzeit)
4. Thrombozyten
5. EKG und Pulmonalarteriendruck
6. Pulmonalarterien-Verschlußdruck (evtl.)

7. HZV-Bestimmung
8. Serumonkometrie
9. Säure-Basen-Haushalt
10. Serumlaktatbestimmung
11. Plasmaosmolalität
12. Urinosmolalität
13. Blutzucker
14. Granulozytäre Elastase
15. Endotoxinbestimmung (septischer Schock)
16. Serumbilirubin

Schockbehandlung

Behandlungsziele sind:
1. *Verbesserung der O_2-Versorgung* der Gewebe mit O_2-Gaben, evtl. mit Beatmung.
2. *Auffüllung des Volumens* mit zentralvenösem (S. 170 ff.) Blutersatz. Bei Volumenverlust bis zu 20% und Hkt über 0,30 genügen zellfreie Ersatzlösungen, z. B. Albumin 5%, PPL, Plasmaexpander, zusätzlich Elektrolytlösungen.

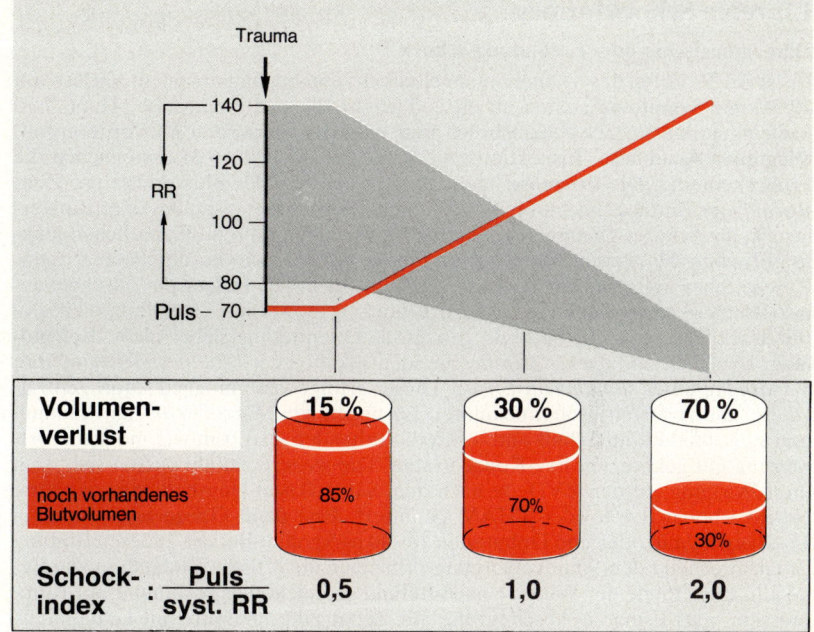

Abb. 6.**3**   Schockindex. Gegenläufiges Verhalten von Puls und Blutdruck, nur gültig für Altersgruppe 20–60 Jahre.

3. *Normalisierung* und *Verbesserung* der Herzleistung mit Digitalis, bei Rhythmusstörungen Antiarrhythmika, Defibrillator und ggf. Schrittmacher, nur im Notfall bei Sinustachykardie Betablocker.
   In kritischer Schockphase Nierenleistungssteigerung mit Dopamin 2–20 μg/kg/min (ohne erhöhten Sauerstoffverbrauch) und Dobutamin 10 μg/kg/min.
4. *Verbesserung der Mikrozirkulation* mit Dextran, isoosmolaren Lösungen, Heparin und Trasylol.
5. *Kompensation der Azidose* mit Pufferung (Natriumbikarbonat, THAM) und Beatmung.
6. *Abwendung des drohenden Multiorganversagens* durch Mediatoreneliminierung mit *Hämofiltration* und Gaben von Superoxiddismutase- und Proteinaseinhibitoren und Radikalenfängern (Vitamin A und C) sowie Mannit.

Merke: Kontraindiziert ist, ausgenommen beim neurogenen Schock, die Gabe von vasokonstriktorischen Sympathikomimetika.

Einzelne Schockformen

Hämorrhagischer oder Entblutungsschock

Er ist der Prototyp des Volumenmangelschocks und beginnt ab einem Verlust von 20%. Als **Symptome** stehen ab 40% Tachykardie und Tachypnoe, Haut- und Schleimhautblässe, Schweißausbruch und gestörtes Sensorium im Vordergrund. **Diagnose:** Anamnese, Inspektion und Schockindex (Abb. 6.**3**) ermöglichen die Früherkennung. Die **Prognose** hängt ab vom Ausmaß des Blutverlusts pro Zeit. Bei *äußerer* Blutung macht die Abschätzung des Blutungsausmaßes oder Blutverlusts keine Schwierigkeiten. Bei *inneren* Blutungen mit ihren oft spärlichen lokalisatorischen Hinweisen kann die *verlorene Menge* schwer abschätzbar sein. Rasche, aber nur groborientierende Auskunft kann der *Verlauf des ZVD* geben, insbesondere seine Reaktion auf den Blutersatz, sowie u. U. der Pulmonalarteriendruck. Das einfache Blutbild genügt als Orientierung sicher nicht. **Behandlung:** Dringlich sind die O_2-Zufuhr, die Identifikation der *Blutungsquelle* und ihre *Versorgung* unter *simultanem Ersatz*. Dieser erfolgt wenn möglich sofort zentralvenös, und zwar mit großmolekularen Lösungen wie Macrodex 6%ig, Albumin und PPL 1000 ml im Schuß und – sofern vorhanden – so früh wie möglich Fortführung mit gekreuzten Ery-Konzentraten. Die weitere Zufuhr richtet sich nach ihrer Wirkung auf den ZVD. Je nach dem Säure-Basen-Haushalt wird dann mit Na-Bikarbonat 8,4% oder THAM gepuffert. Erst dann Gaben von Dopamin 15–20 µg/kg/min oder/und Dobutamin 10–40 µg/kg/min. Bei der äußeren Blutung ist entsprechend den Wundversorgungsprinzipien die örtliche Blutstillung die Behandlungsmethode der Wahl. Je nach Befund geschieht dies präliminar mit Kompression oder Esmarch-Abschnürung mit Zeitangabe, definitiv mit Gefäßunterbindung oder -naht und Wundversorgung. Wann bei der inneren Blutung, z. B. bei einer Bauch- oder Thoraxblutung, Kompressionsverbände und Eispackungen und wann die operative Revision angezeigt sind, entscheidet die abgeleitete Blutmenge einerseits und die ZVD-Reaktion auf den Blutersatz andererseits. Grundsätzlich muß spätestens dann revidiert werden, wenn in *24 Stunden 4 Blutkonserven* den Kreislauf *nicht stabilisiert* haben, denn beim Ersatzbedarf von insgesamt mehr als 4 l Blut steigt die Letalität. Eine der Hauptgefahren der Massenblutung und -transfusion ist die *Verbrauchskoagulopathie* (DIC, S. 213). Sie ist erkennbar am Thrombozytensturz unter 100000/mm^3, am Fibrinogensturz unter 2,0 g/l und erfordert die Heparinisierung mit 10000–20000 IE/d (S. 214). Auch bei der äußerlich direkt nicht erkennbaren Blutung, z. B. aus dem Magen-Darm-Trakt, bestimmt der Ersatzbedarf pro Zeiteinheit die Op-Indikation.

Traumatischer Schock

Er unterscheidet sich in seiner Allgemeinreaktion und seinem Kreislaufverhalten durch nichts vom hämorrhagischen Schock. Seine **Ursachen** sind der Volumenmangel, die Gewebezerstörung mit *Mediatorenfreisetzung* und die neuroreflektorischen Mechanismen.

Eine besondere Form des traumatischen Schocks ist der *Verbrennungsschock* (S. 104). **Behandlung:** Für die Ersttherapie ist die Frage, ob extrakorporaler oder intrakorporaler Volumenverlust ohne Bedeutung. Immer sind die Grundmaßnahmen der allgemeinen Schocktherapie (S. 82) angezeigt.

Septischer oder Endotoxinschock (S. 55)

Entstehung durch die Toxine einer Bakteriämie von *gramnegativen* E. coli, Klebsiella sp., Enterobacter sp., Pseudomonas, Salmonella und Serratia; ferner von *grampositiven* Staphylococcus aureus, hämolysierende Streptokokken, Enterokokken und Pneumokokken. *Eintrittspforten* sind Gelegenheits- und Op-Wunden, ableitende Harnwege, Magen-Darm-Trakt, weibliches Genitale, Venen- und Arterienkatheter. Das *Lipid A* der Endotoxine schädigt *unmittelbar* die zirkulierenden Makrozyten, Leukozyten (Granulozyten), Thrombozyten und die ortsständigen MPS-Zellen, ferner das Gerinnungssystem, das zentrale Thermoregulationssystem und das Komplementbindungssystem. Hier aktivieren die Endotoxine die Faktoren C3a und C5a. Dadurch werden die Mastzellen zur Freisetzung von Histamin und die Granulozyten zur Aktivierung der pulmonalen *Arachidonsäure* stimuliert. Mittelbar werden vom Lipid A die Organ- und übrigen Zellsysteme geschädigt. Die Eliminationsfunktion der *Lunge* für Prostaglandine schlägt um in die Prostaglandin- und Thromboxanproduktion mit Erhöhung des pulmonalen Widerstands. So bewirken die *Toxine* sowohl über die Mikro- als auch über die Makrozirkulation einen gleichzeitigen Zangenangriff auf Systeme und Organe. Die **Manifestationsorte** der nutritiven Mangelversorgung mit zellulärer Hypoxie sind Herz und Kreislauf, Lunge und Niere mit den Syndromen der *Vasomotorenlähmung,* des *ARDS* und des *ANV*. Anfängliche **Symptome** sind Fieber, Hyperventilation, Tachykardie, Leukozytose über 10000, interkurrenter Blutdruckabfall, arterielle Hypoxämie, rote, trockene, warme Haut, auch der Peripherie. Diese erste Phase wird als *hyperdynam* bezeichnet. Wenige Stunden später dann Eintreten der zweiten, der *hypodynamen* Phase. Das ARDS tritt in den Vordergrund, die Tachykardie wird arrhythmisch. Thrombozytensturz, Azidose, septisches Fieber, ANV und DIC treten ein, und das Sensorium wird zunehmend gestörter. **Diagnose** mit Anamnese sowie Erreger- und Endotoxinnachweis im Blut. **Behandlung:** Tab. 6.4. Die **Prognose** ist ernst.

Endokrine Schockzustände S. 264, 271, 276, 277, 280

Tabelle 6.**4   Behandlung des septischen Schocks** (nach Beger)

Grundprinzip: rasches, synchrones Vorgehen!

1. Chirurgische Herdsanierung
2. Allgemeine Schockbekämpfung (Volumenersatz unter invasivem hämodynamischem Monitoring)
3. Beatmung
4. Bakterizide, wenig toxische Antibiotikainfusion – cave ANV!
   Bei gramnegativen Aerobiern Aminoglykoside; bei Anaerobiern: Cefoxitin, Lamoxactam, Metronidazol oder Clindamycin
5. Gerinnungsfaktorenersatz
6. Dopamin und Dobutrex
7. Bei drohendem ANV: Furosemid, Hämofiltration und bei manifestem ANV: Dialyse; bei Peritonitis fortlaufende Peritoneallavage

Kardiogener Schock

Ursachen sind Herzinfarkt, Spannungspneu, Hämatothorax, Herztamponade, extreme Brady- und Tachykardie, Pulmonalembolie, Myo- und Endokarditis. **Diagnostik:** Kardiologische Notfallanamnese, Rhythmusbefund, Herzinsuffizienzzeichen, CPK- und GOT-Erhöhung. **Symptome:** Herzversagen, Durchblutungsinsuffizienz besonders der Peripherie, Sensoriumeintrübung, Stauung im Pulmonalkreislauf und Niederdrucksystem, Blutdruckabfall, Tachy- oder extreme Bradykardie, Oligo-Anurie.
Behandlung: Oberkörperhochlagerung. Bei Vorhofflimmern und Kammertachykardie: Kardioversion; bei Bradykardie: 0,5–1 mg Atropin i.v., evtl. Schrittmacher-Einschwemmkatheter. Bei Herztamponade: Punktion. Bei Pulmonalembolie I und II: Lyse. Legen eines herznahen ZVK. Volumentherapie nach ZVD. Bei weniger als 15 cm H_2O: Rheomacrodex 250 ml i.v./30 min, bei über 15 cm H_2O: Nitrolingual 0,5–2 mg und Diurese mit Lasix 40 mg i.v. Bei arterieller Hypotonie Blutdruckanhebung mit Dobutamin 2,5 µg/kg/min i.v. Infusion auf 110–150 mmHg syst. Bei Herzinsuffizienzanamnese Glykoside: Digoxin 0,5 mg, Erhaltung 0,25 mg i.v. O_2-Rückatmung oder Insufflation, Azidosepufferung mit $NaHCO_3$ 8,4%ig 100 ml/30 min. Bei DIC Antikoagulation mit Heparin. Bei Bedarf Analgesie mit Dolantin 50 mg langsam i.v. oder Fortral 1 Amp.

Andere Schockformen

Von den vorgenannten typischen Schockformen mit ihrem extrakorporalen, absoluten oder ihrem intrakorporalen, relativen Volumenverlust (Sequestration) *abzugrenzen* sind der *neurogene* und der *anaphylaktische* Schock.

Neurogener Schock

▶ Durch vegetative Irritationen und Schmerzsensationen ausgelöster Vasomotorenkollaps.
Pathophysiologie: Das neurovegetative *Versagen* der Vasomotorik im *Niederdrucksystem* kann zum Kreislaufversagen und Schock führen. **Ursachen** sind akute extreme Schmerzanfälle, Intoxikationen, Schädel-, Hirn- und Spinaltraumen, Meningitiden und Hirnblutungen. Bei zentralnervösen Ursachen kommt es neben den allgemeinen Schocksymptomen zum komatösen Zustandsbild. **Behandlung:** Horizontallagerung, Hochlagerung der Beine, evtl. i.v. Noradrenalin, Dobutamin, Dopamin usw. (s.o.) und Beatmung. Schmerzbekämpfung sowie allgemeine Schocktherapie (S. 82).

Anaphylaktischer Schock

▶ Hyperergische Reaktion des Soforttyps gegenüber Vollantigenen oder Haptenen.
Ursache: Überempfindlichkeit gegenüber Fremdeiweiß und Medikamenten. **Auslöser** sind Serum, Antibiotika, Rö-Kontrastmittel, kolloidale Lösungen, Allergentestung und Transfusionszwischenfall. **Symptome** sind neben üblichen Schocksymptomen Erythem und lokalisiertes Ödem, ferner Unruhe, Tremor, Übelkeit, Defäkation und Bronchospasmen. **Behandlung:** O_2-Zufuhr, Adrenalin 0,1–0,4 ml i.v. von der Verdünnung 1:1000, 1 g Prednisolon i.v. Als Volumen: 5%iges Humanalbumin (cave Kolloide) oder Plasma, ferner Kalziumglukonat 10%ig 10 ml i.v., Tavegil 5 ml i.v. und Theophyllin 0,3 g i.v. Insektenstich, S. 40.

Schockkomplikationen

Eine *typische* Schockkomplikation, die postoperativ, operativ und posttraumatisch vorkommt, ist die *Fettembolie* (S. 218), ferner die *Crush-Niere*, eine schwere, akute interstitielle Nephritis, die durch das Zusammentreffen von Schock und Einschwemmung von Chromoproteinen (Hämo- und/oder Myoglobin) in die Nierentubuli entsteht (S. 220f.). **Behandlung:** Bekämpfung und Kupierung der hämodynamischen Teilursache mit Durchbrechung der schockbedingten Minderdurchblutung durch *massiven Volumenersatz*. Bei Crush (S. 98) Ursachenbeseitigung, dazu Harn-Alkalisierung und Furosemid 40–80 mg/d i.v. über Perfusor.

7. Der chirurgische Notfall

Notfall bedeutet Lebensgefährdung durch akute Schädigung der 3 Vitalfunktionen: Atmung, Herz und Kreislauf.
Schädigungsmerkmal ist der Schock mit seiner Entkoppelung des O_2-Verbund- und Transportsystems. **Schädigungsursachen** sind *traumatische* Einflüsse sowie *krankheitsbedingte* Akutzustände. Zur ersten Gruppe gehören folgende Traumen:

● die *mechanischen* Verletzungen von Weichteilen, Skelett (Frakturen und Luxationen) und von Körperhöhlen mit Blutung, Hohlorganperforation und akuten Funktionsstörungen, insbesondere die respiratorische Insuffizienz (Spannungspneu, Ersticken, Aspiration usw.);
● die *thermischen* und *Strahlenverletzungen* mit ionisierenden Strahlen (Verbrennungen, Erfrierungen, Strom- und Strahlungsunfälle und akute Überhitzungsschäden);
● das *Ertrinken* sowie
● das *Barotrauma*.

Der Komplex der *krankheitsbedingten* akuten Notfälle wird in den speziellen Kapiteln besprochen: Herzversagen S. 187, thyreotoxische Krise S. 264, hyperkalzämische Krise S. 273, Trachealverlegung S. 93 f., 176, Lungenembolie S. 215, Ventilpneumothorax S. 415, Gastrointestinalperforation S. 615, Gastrointestinalblutung S. 656, Darmstrangulation S. 668, Aneurysmablutung S. 666, Kompartmentsyndrom S. 219.

Die akute Lebensgefährdung erfordert die **Primärversorgung** noch am Unfall- oder Notfallort. Sie erfolgt durch Rettungssanitäter und Notarzt.
Die Reihenfolge der rettungstaktischen Maßnahmen ist in der sog. **Rettungskette** (Abb. 7.**1**) festgelegt. Zu den **Sofortmaßnahmen** gehören die Bergung mit dem Rautek-Handgriff (Abb. 7.**2**), bei Aspiration mit dem Heimlich-Handgriff (Abb. 7.**3**) sowie für Untersuchung, Erstversorgung und Transport die stabile Seitenlagerung (Abb. 7.**4**). Nach der **Unfallmeldung,** d. h. der Alarmierung von Rettungswagen (RTW) und Notarzt, erfolgt die **Erste Hilfe** durch Laien oder

---

Tabelle 7.1   Ausstattung des ärztlichen Erste-Hilfe-Koffers

Instrumente

- Beatmungsbeutel mit Maske und Guedel-Tubus
- Absaugpumpe
- Intubationsbesteck mit Laryngoskop und Tracheal-tubus
- Thorax-Drainage-Set

- lange Kanüle zur intrakardialen Injektion
- zentraler Venenkatheter
- mehrere Braunülen und Spritzen
- Verbandmaterial
- Esmarch-Binden
- Magensonde

Medikamente

Zur Infusion
- kolloidale und kristalline Lösungen: Macrodex, Ringer-Laktat, Na-Bikarbonat 8,4%, Glukoselösung 40%

Zur Injektion
- Glukokortikoide (Prednisolon 1000 mg)
- Adrenalin 1 : 200000, Noradrenalin, Orciprenalin

- Kalziumchlorid 10%ig
- Lidocain 2%ig
- Atropin
- Nitroglyzerinspray
- Dopamin
- Dobutamin
- Diazepam
- Euphyllin
- Furosemid
- Opiate und Dolantin
- Morphiumantagonisten
- Antihistaminika

- Nifedipin
- Verapamil
- Digoxin
- Haloperidol

---

inzwischen eingetroffene Sanitäter. Der herbeigerufene Notarzt führt den **ärztlichen Rettungsdienst,** d. h. die **Erstversorgung** durch (Tab. 7.1). Sie besteht in der Befunderhebung, der Triage, d. h. Verletztenauswahl, und der Elementartherapie. Hieran schließt sich der **Abtransport** in besonderen Lagerungen, z. B. auf der Vakuummatratze (Abb. 7.5–7.7) oder der Luftkissenschiene mit Rettungs- und Notarztwagen oder Rettungshubschrauber an. Dabei wird vom begleitenden Notarzt oder Sanitäter die Elementarbehandlung fortgeführt. In der **Klinik** erfolgen dann simultan Intensivtherapie und Diagnostik.

Befunderhebung

Um sich in kurzer Zeit ein Bild über das Ausmaß der Lebensbedrohlichkeit zu machen, ist ein *standardisiertes* Vorgehen erforderlich. Es wird durch das Checkprinzip erleichtert (Tab. 7.2).

Als grobe Orientierungsrichtlinien dienen ferner die folgenden **Symptomkonstellationen:**

- Dyspnoe, Thoraxschmerzen und perkutorische Dämpfung sprechen für *Thoraxverletzungen;*
- Entblutungsschock und Bewußtseinstrübung bei äußerlich nicht sicht- und erkennbarer Blutung spricht für *innere Verletzungen;*
- Bauchschmerz, Auftreibung, Flankendämpfung sprechen für *innere Bauchverletzungen;*
- Bewußtlosigkeit und Lähmungen sprechen für *Schädel-Hirn- und Wirbelsäulentraumen, Hypoxie* und *Vergiftung.*

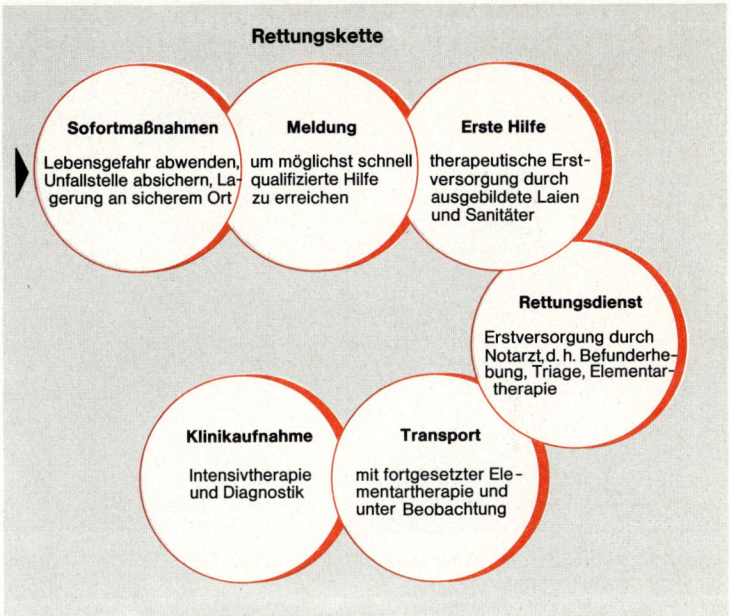

Abb. 7.**1** Rettungskette. Reihenfolge der am Unfall- oder Notfallort vorzunehmenden Erstmaßnahmen.

Tabelle 7.**2** **Notfall-Checkliste zum Ankreuzen**						
Bewußtsein	klar		schläfrig		bewußtlos	
Schmerzreaktion	gezielt		ungezielt		keine	
Atmung	normal		oberflächlich		keine	
Herzaktion	regelmäßig		unregelmäßig		keine	
Hautfarbe	rosig		blaß		blaugrau	
Blutung	keine		mäßig		heftig	
Spontan-bewegungen	ja				keine	
Krämpfe	nein				ja	
Kalter Schweiß	nein				ja	

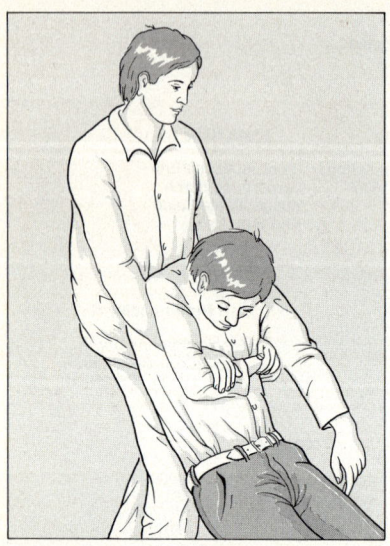
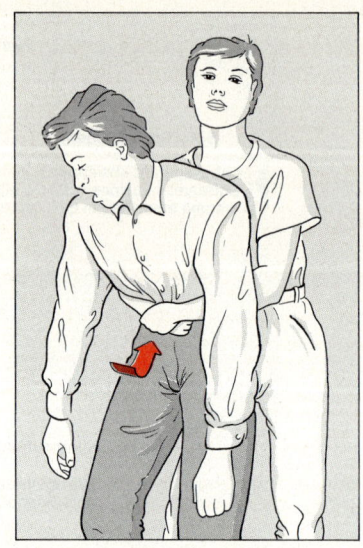

Abb. 7.**2**   Rautek-Handgriff zur Ber-   Abb. 7.**3**
gung des Notfallpatienten.

Abb. 7.**3**   Aspiration, Erste Hilfe mit dem Heimlich-Handgriff. Der hinter dem Patienten stehende Helfer umklammert dessen Thorax und verschränkt im Epigastrium die
Hände zur Faust. Durch ruckartiges Anziehen der Arme bei gleichzeitigem kraniodor-
salen Eindrücken der Fäuste in das Epigastrium wird eine thorakale und diaphragmale
Maximalexspiration bewirkt, die das Aspirat herausschleudern kann.

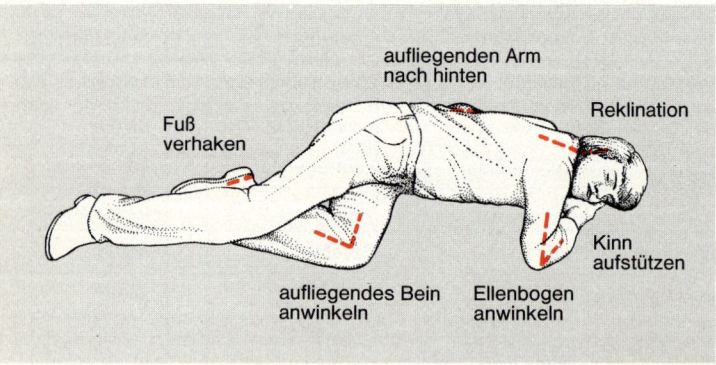

aufliegenden Arm
nach hinten

Reklination

Fuß
verhaken

Kinn
aufstützen

aufliegendes Bein   Ellenbogen
anwinkeln   anwinkeln

Abb. 7.**4**   Stabile Seiten-(Nato-)Lagerung des bewußtlosen, noch nicht intubierten
Notfallpatienten zur Verhütung der Aspiration.

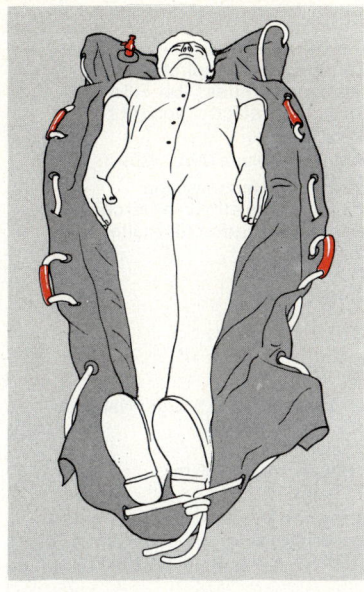

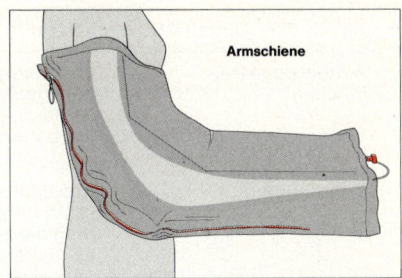

Armschiene

Abb. 7.**6**

Abb. 7.**7**

Beinschiene

Ansicht
von unten

Abb. 7.**5**

Abb. 7.**5**   Vakuummatratze für Schwerverletzte.

Abb. 7.**6**   Aufblasbare Luftkissen-Armschiene zur notfallmäßigen Ruhigstellung.

Abb. 7.**7**   Aufblasbare Luftkissen-Beinschiene zur notfallmäßigen Ruhigstellung.

Schmerzbekämpfung

Sie ist ein wichtiges kausaltherapeutisches Element der Notfallbehandlung. Ebenso wie die Sedierung bessert sie durch ihre *Reflexhemmung* oder *-unterbrechung* sowie ihre *angstdämpfende* Wirkung das Zustandsbild. Die früher befürchtete Atem- und Kreislaufdepression ist bei den heutigen Mitteln gering und eine Larvierung der Symptomatik bei Körperhöhlentraumen dank der hier verbesserten Diagnostik durch Sonographie, Lavage usw. weitgehend ausgeschaltet. Voraussetzung für die Schmerzmittelgabe ist allerdings die *Abgrenzung* der *Schmerzunruhe* von der *Schockunruhe*. So ist bei allen nicht schockbedingten Erregungs- und Schmerzzuständen die Gabe von Dolantin 25–100 mg i. v. nach Wirkung, ebenso von Tramal 50–100 mg i. v. oder Temgesic 1 Amp. i. v. erlaubt.

Elementartherapie

Sie erfolgt nach einem standardisierten Grundschema. Bewährt hat sich hierfür das ABC von Safar (Tab. 7.**3**).

Tabelle 7.3 Notfall-ABC nach Safar	
A Atemwege frei-machen	Fremdkörper, Zahnprothese, Aspiration, Kopf-tieflage, Reklination des Kopfes (Abb. 7.**8 a** u. **b**). Esmarch-Handgriff, Trachealpunktion (Abb. 7.**9**), Intubation (Abb. 7.**10**)
B Beatmung	Mund zu Mund, Mund zu Nase (Abb. 190)
C Circulation	Kreislauf, extrathorakale Herzmassage (Abb. 190), mit der sich eine effektive Durchblu-tung der zentralen Organe aufrechterhalten läßt *ein* Helfer allein: 2 × Beatmung 15 × Herzmassage *zwei* Helfer: 1 × Beatmung 5 × Herzmassage
D Drogen	*Intratracheal:* – Adrenalin 1,5–2 ml in 10 ml 0,9%iger NaCl-Lö-sung *Intravenös* (zentralvenös): – Natriumbikarbonat 1 molar 250 ml – Xylocain 2%ig 5 ml
E EKG	Dreipunktableitung von Brustwand, bei Kammer-flimmern/-flattern erfolgt externe Defibrillation, beginnend mit 150 Ws, ansteigend auf 400 Ws (Abb. 16.**26**)
F Flüssigkeiten	Volumenersatz mit Elektrolytlösungen, Plasma-expandern; Bluttransfusion wird nur im Aus-nahmefall möglich sein (S. 163)
G Gewißheit über Erfolgsaussichten	Sind mindestens 30 Minuten einer effektiven Re-animation ohne Erfolg geblieben, d. h. haben sich weder spontane Herzaktionen noch Spontan-atmung gezeigt, ist die Reanimation als erfolglos zu beenden (Ausnahme Vergiftung und Unter-kühlung)
H Hypothermie	Kommt vor allem nach längerer, letztlich erfolg-reicher Reanimation in Frage, wenn die zerebrale Erholungsphase noch andauert
I Intensivtherapie	Nach Einlieferung in das Krankenhaus (S. 170 ff.)

Ihr Ziel ist es,
- am Unfall- oder Notfallort die akute Vitalgefährdung wie den *Atem-* und *Kreislaufstillstand* zu beheben oder zu verhindern,
- eine Erstversorgung äußerer *Verletzungen* vorzunehmen,
- *Schock* und *Schmerzen* zu bekämpfen,
- weitergehende *Folgeschäden* zu verhindern und
- die *Transportfähigkeit* in die weiterversorgende Klinik herzustellen.

Triage bei begrenzter Hilfskapazität

Für die Triage zur *Elementartherapie* am Unfallort gilt die folgende *Dringlich-keitsabstufung:*

1. Extreme *Atem-* und *Kreislaufstörungen* (Asphyxie und Kammerflimmern).
2. Heftige *Blutungen* mit dekompensiertem *Schock*zustand (Blässe und Bewußtseinsstörung).
3. Eine aufgeschobene Versorgung lassen zu: die *nichtschockierenden* Verletzungen und Schädigungen ohne Atemnot, die intraabdominalen Verletzungen ohne Massenblutung, die Thoraxverletzungen ohne Beeinträchtigung von Atmung und Kreislauf, die Schädel-Hirn-Traumen ohne Hirndruck, ferner Gesichts- und Augenverletzungen, Gliedmaßenzertrümmerungen, Gelenkverletzungen, Knochenbrüche und Weichteilwunden.

Akutstörungen von Atmung und Herz/Kreislauf erfordern bereits bei der Elementarversorgung ein *gezieltes Vorgehen.*

Respiratorischer Notfall, Atemstillstand

▶   Partielle oder totale Unterbrechung des Gasaustauschs durch die akute Behinderung von Ventilation, Diffusion und Perfusion (S. 123).

Ursachen sind in erster Linie *Verlegungen der oberen Atemwege* durch die zurückgesunkene Zunge oder durch die Aspiration von Blut, Fremdkörpern, Prothesen, Erbrochenem. Eine zweite Ursachengruppe bilden die *Behinderungen der Atemmechanik durch Thoraxtraumen,* und zwar meist als Folge von Rippenserienfrakturen und Sternumbrüchen, die zu *Thoraxinstabilität* oder *Pneumothorax* geführt haben. Letzterer kann auch ohne Trauma durch eine geplatzte Parenchymbulla entstehen. Zu dieser Ursachengruppe gehören auch der Hämatothorax und bei Tracheobronchialeinriß das akute Mediastinalemphysem (S. 185, 416).
Respiratorische Notfälle werden ferner verursacht von *Lungenembolie* und akutem Lungenödem, ebenso durch Defekte der neuromuskulären Übertragung bei der *Myasthenia gravis* oder neurale Leistungsausfälle beim Tetanus, ferner Lähmungen des Atemzentrums infolge *metabolischer Entgleisungen* oder Vergiftungen. Schließlich lösen auch *Schädel-Hirn-Traumen* mit intrakranieller Druckerhöhung infolge Blutung oder Ödem sowie Traumen des Rückenmarks und akute Polyneuritiden akute respiratorische Störungen aus.
Symptome: Der typische Aspekt ermöglicht die „Primavista"-Diagnose. Bei noch vorhandenem Bewußtsein sind es der ängstliche Gesichtsausdruck, halonierte Augen, Schweißperlen auf der Stirn, allgemeine Unruhe, Tachypnoe und Tachykardie, Nasenflügelatmen, Widerstandsatmung mit Atemnebengeräuschen wie Trachealrasseln, Stridor, Pfeifen, Giemen und die Zyanose (*cave:* Sie fehlt bei Blutungsanämie mit Hb unter 60 g/l). Hinzu kommen später Somnolenz, beginnendes Cheyne-Stokes-Atmen, weite Pupillen und als Ausdruck der Anoxie des Atemzentrums die den Atemstillstand ankündigende finale Schnappatmung. Weitere **Befunde** können sein: Veränderter Klopfschall (Dämpfung oder Hohlraumschall), pathologische Atemgeräusche, Rippenfrakturen, Thoraxwunden und bei aspirierten Fremdkörpern der inspiratorische Stridor.
Behandlung: *Lagerung* der Notfallpatienten mit überstrecktem Nacken (Abb. 7.**8a–c**), Freimachen der Atemwege durch Herausziehen der Zunge (Abb. 16.**10**) und Vorziehen des Unterkiefers sowie Reinigung des Mund-, Nasen- und Rachenraumes mit Stieltupfer oder Finger, evtl. auch mit Leersaugen. In ¾ der Fälle kehrt danach bereits die spontane Atmung wieder. Ist sie jedoch ungenügend oder bleibt sie aus, ist als Erste Hilfe die Mund-zu-Mund- oder

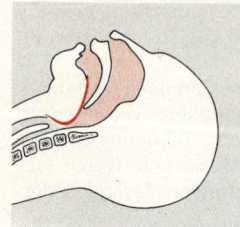

Abb. 7.**8**   **a** Verlegung der Atemwege durch den herabge-
sunkenen Zungengrund. **b** Anhebung durch Reklination
des Kopfes und Vorziehen des Unterkiefers, Esmarch-
Handgriff. **c** Dadurch Anhebung des Zungengrundes und
Freigabe der Atemwege.

a

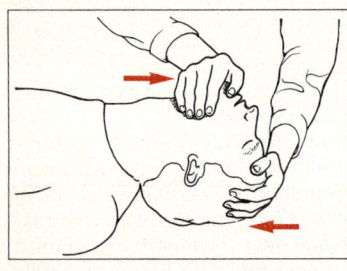

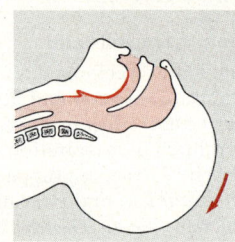

b   c

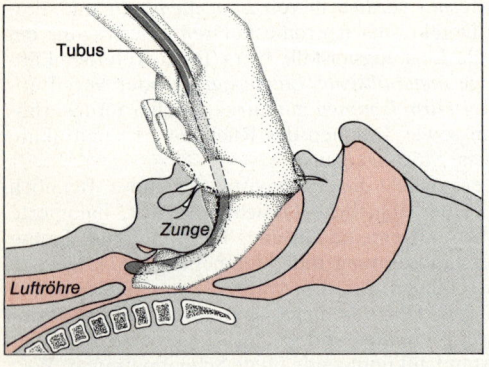

Abb. 7.**9**   Digitale Notintuba-
tion.

Mund-zu-Nase-Atemspende dringlich (Abb. 16.**22**). Sie kann durch die Überbrückung mit den Oropharyngealtuben (Guedel- oder Safar-Tubus) oder speziellen Mundstücken (Infektionsschutz!) erleichtert werden. Steht ein *Atembeutel* zur
Verfügung, ist die damit mögliche *Maskenbeatmung* vorzuziehen. Anzustreben ist
es jedoch, den Patienten u. U. blind zu intubieren (Abb. 7.**9**) und künstlich zu
beatmen. Der raschen *Wiederansättigung* des Blutes mit O_2 dienen anfangs 10
unmittelbar aufeinander folgende Atemstöße, anschließend 10–16 Beatmungen/
min. Ist die Verlegung der Trachea oder Stimmbänder mit Reinigung oder Absau-

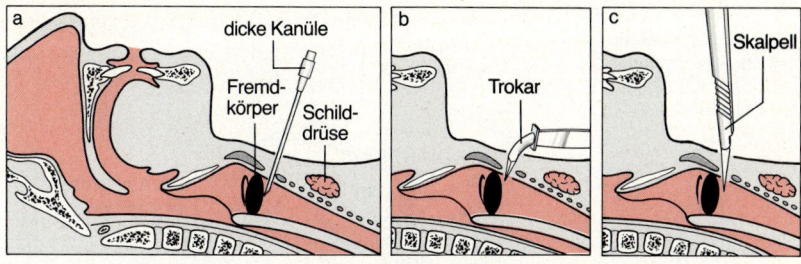

Abb. 7.**10** „Nottracheotomie" bei Verlegung der oberen Atemwege durch Fremd-körper oder Kehlkopfverletzung mit **a** dicker Kanüle, **b** Koniotomie oder **c** Stich-inzision entlang einer Rinnenkanüle.

gung nicht zu beheben und ist eine Direktintubation nicht möglich, wird die *Trachea punktiert* (Abb. 7.**10**), koniotomiert oder tracheostomiert und dadurch intubiert, abgesaugt und beatmet. Eine *Magenverweilsonde* dient der Dauer-absaugung und verhütet Zwerchfellhochstand und Aspiration.

Eine sofortige Direktbehandlung erfordern die folgenden besonders *dringlichen Thoraxnotfälle* (S. 410 ff.):

● *Spannungs- oder Ventilpneumothorax* mit hypersonorem Klopfschall und feh-lendem Atemgeräusch. Er erfordert die sofortige Bülau- oder Monaldi-Drai-nage medioklavikular im 2. ICR (S. 186; Abb. 7.**11** u. 16.**20**). *Cave:* Beat-mung!

● Der *offene Pneumothorax* mit Pendelbeatmung und schlürfendem Atemzug durch die äußere Thoraxwunde wird mit einem sterilen Druckverband der Wunde verschlossen (Abb. 31.**3**). Danach Intubation.

● Der *Tracheobronchialeinriß* mit akutem Mediastinal- und Hautemphysem an Hals und Thorax und rasch eintretender Stauung der Halsvenen erfordert als Notmaßnahme die kollare Mediastinotomie (Abb. 16.**18**).

● Der *Hämatothorax* (Abb. 31.**7**), der an Dämpfung und abgeschwächtem Atemgeräusch sowie am hämorrhagischen Schock erkennbar ist, erfordert den dringlichen Volumenersatz und evtl. gleichzeitig die *Pleuradrainage* der ge-dämpften Seite. Das *Perikardhämatom* (Abb. 7.**11** u. 31.**9**) erfordert die Punk-tionsentlastung, die Asystolie die intratracheale Injektion.

● Der *instabile Thorax* (Abb. 31.**4**) infolge Rippenserienfraktur oder beiderseiti-gem Sternumausbruch mit paradoxer Atembeweglichkeit, d. h. bei Einatmung einziehendem Thorax, erfordert die sofortige Beatmung mit Maske und Beu-tel, besser noch mit Intubation. Zur Prophylaxe eines Spannungspneumotho-rax nach der Intubation sofort Pleuradrainage.

Kreislaufstillstand, Reanimation S. 187 ff.

Massenblutung, hämorrhagischer Schock S. 84

Akutes Abdomen und Abdominaltraumen S. 647 ff.

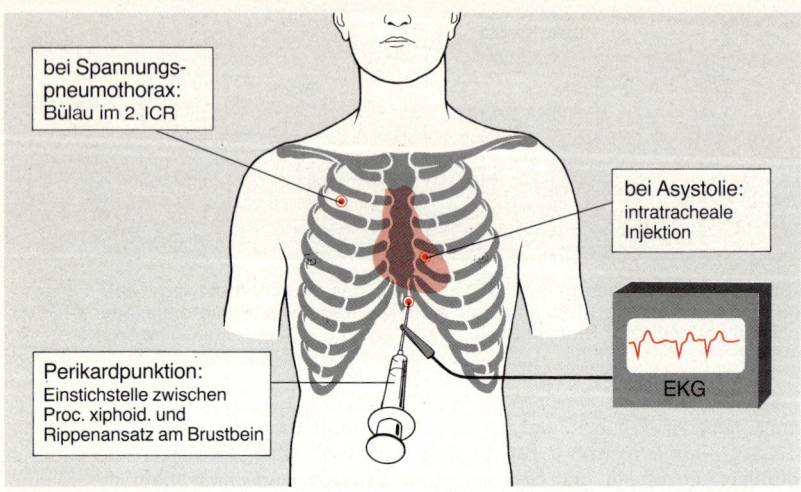

bei Spannungs-
pneumothorax:
Bülau im 2. ICR

bei Asystolie:
intratracheale
Injektion

Perikardpunktion:
Einstichstelle zwischen
Proc. xiphoid. und
Rippenansatz am Brustbein

EKG

Abb. 7.11   Notfallpunktion des Thorax bei der Reanimation: bei Spannungspneumothorax Bülau-Drainage, bei Herztamponade Perikardpunktion, bei Asystolie intratracheale Adrenalin-Instillation (S. 92) und externe Herzmassage.

Ischämische Insulte

Sofortige Infusion von niedermolekularem Dextran und Klinikeinweisung.

Schädel-Hirn-Verletzungen

Am Unfallort ist die Unterscheidung zwischen Schädelbruch und Hirnverletzung
oft unmöglich, weil keine feste Abhängigkeit zwischen dem Ausmaß der Schädel-
verletzung und dem Grad der Hirnschädigung besteht.
Vom Lokalbefund her sind aber abzugrenzen:

- die *offene Schädel-Hirn-Verletzung* (S. 743), erkennbar an Ausfluß von Blut
  oder Liquor aus Nase, Mund und Ohren, Austritt von Gehirnsubstanz aus der
  Schädelwunde,
- die *gedeckte Schädel-Hirn-Verletzung* (S. 740) mit indirekter Gewalteinwirkung auf die Gehirnsubstanz, erkennbar an Bewußtlosigkeit, Erinnerungs-
  lücke, Übelkeit, Lähmungen.

Notfallversorgung: *Kopftraumen* werden mit um 30° angehobenem Oberkörper
und gestreckter HWS (cave Venenstau!) gelagert. Bei offenen Schädel-Hirn-Ver-
letzungen druckfreies Abdecken der Schädelwunde, um die austretende Gehirnsubstanz (Ringverband s. Abb. 5.2) zu schützen; bei instabilen Gesichtsschädelverletzungen Freimachen der Atemwege durch instrumentellen Zug an der Zunge
oder Kinnspitze, wenn möglich Intubation.

Wirbelsäulenverletzungen

Motorische, sensible oder vegetative Störungen und *Ausfälle* deuten auf eine Mitverletzung zentraler oder peripherer Anteile des Nervensystems hin. Ziel der *Notfallversorgung* ist es hier, den Wirbelverletzten ohne weitere Schädigung transportfähig zu machen. **Vorgehen:** Zur Lagerung sind mindestens 3 Personen notwendig, die den Verletzten stabilisierend anheben und ablegen (Abb. 7.**12**). Bei Verletzungen der *Halswirbelsäule* ist eine zusätzliche Person nötig, die den Kopf stabilisiert und die Halswirbelsäule unter leichtem Zug hält.

Extremitätenverletzungen

Kontinuitätsunterbrechungen des Stützapparates machen *typische Frakturzeichen.* *Sichere* Zeichen sind sichtbare Frakturenden, Achsen- und Formabweichungen, abnorme Beweglichkeit und Krepitation. *Unsichere* Zeichen sind Belastungs- und Bewegungsschmerz, Hämatom, Schwellung und Gebrauchsunfähigkeit des betroffenen Skelettabschnittes.

Bei offenen Frakturen besteht Verbindung zwischen Frakturspalt und perforierender Weichteilwunde.

Notfallversorgung:

- *Ruhigstellung* unter dosiertem Längszug, dies auch bei offenen Schaftfrakturen zur vorsichtigen Retraktion herausragender Fragmente unter den Weichteilmantel;
- *äußere Schienung* unter Einschluß der benachbarten Gelenke, bei fehlendem Schienenmaterial Fixation an die unverletzte Extremität oder den Rumpf;
- *steriler Verband,* der bis zur endgültigen Versorgung belassen wird.

Verrenkte große Körpergelenke werden nicht reponiert, sondern in vorgefundener Fehlstellung gelagert.

Ausnahme: Verrenkungsbrüche des Schulter- und des oberen Sprunggelenkes und Knieluxationen. Durch ihre Einrichtung lassen sich Weichteildruckschäden verhüten.

Abgetrennte Gliedmaßenabschnitte müssen trocken und steril in einem Plastikbeutel, der wiederum in einem zweiten eiswassergefüllten Beutel transportiert wird,

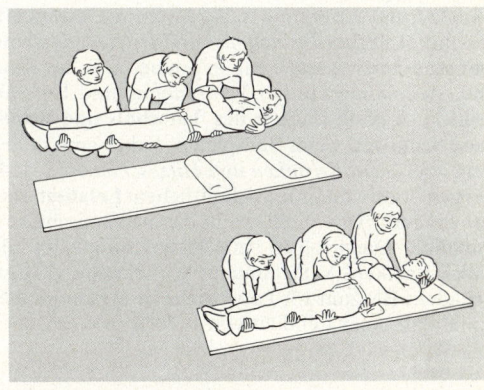

Abb. 7.12 Transportgriffe bei Wirbelverletzung.

dem Replantationszentrum zugeliefert werden. Die Amputationsstelle selbst wird komprimierend verbunden. *Cave:* Blutstillung durch Klemmen oder Nähte!

Crush-Syndrom, Tourniquet-Syndrom

▶ Tiefgreifende irreversible Muskelschädigungen führen zu schwersten Kreislauf- und Nierenstörungen. Sie sind die Folge von Einblutung, Quetschung und Zertrümmerung, von vaskulär oder thermisch bedingter Ischämie. Ihr Charakteristikum ist das akute tubuläre *Nierenversagen* (s. auch Kompartmentsyndrom S. 219).

Pathophysiologie: Der ausgedehnte Muskelzerfall führt sowohl zum neurovaskulären wie auch zum Volumenmangelschock und zur Myoglobinämie. In Kombination bewirken beide Noxen den Tubulusschaden. **Symptome:** *Lokal:* Der geschädigte Muskelbereich fühlt sich hart, gespannt und kalt an, die Haut bildet Blasen. Später tritt eine sensible und motorische Drucklähmung ein. *Allgemein:* Volumenmangelschock, anfänglich Oligurie mit rötlichem Urin (Myoglobin), später Anurie und Anstieg der harnpflichtigen Substanzen (S. 220).

Erstversorgung mit sterilem Verband und Horizontallagerung. Die **Definitivbehandlung** ist sowohl auf den lokalen Extremitätenbefund als auf die *systemischen* Folgen gerichtet.

Lokal heißt: *Dekompressionssanierung* mit ausgedehnter Haut- und Faszienspaltung, mit Hämatom- und Nekrosenausräumung und antibiotischer Anaerobierbekämpfung und bei nicht beherrschbarem Crush die Amputation. *Systemisch* bedeutet: *Schockbekämpfung* mit dosiertem Volumenersatz und Ausgleich des Nierenversagens mit Diureseanregung, ggf. Hämofiltration und Dialyse.

Der kindliche Notfall und Unfall

Im Kindesalter nehmen Unfälle gegenüber den abnehmenden anderen Schädigungs- und Todesursachen, z. B. den Infektionskrankheiten, zu. **Unfallursachen des Säuglings** sind neben der Kissenerstickung der Sturz von Wickeltisch oder Waage mit Schädel- und Extremitätenbruch. **Unfallursachen des Kleinkindes** sind *Verbrühungen* mit Kaffeekanne, Teekessel oder Waschbottich, *Verätzung* (S. 115) und *Vergiftung* z. B. durch in Getränkeflaschen aufbewahrte Gifte und Ätzmittel; ferner *Insolations-* und *Hitzeschäden* infolge fehlender Kopfbedeckung bei immobiler Aussetzung in Sonne, z. B. im Kinderwagen, oder infolge zu warmer Bekleidung, ferner *Verbrennung* und *Verkehrsunfall* und schließlich das *Ertrinken*. **Unfallursachen des Vorschul- und Schulalters** sind *Verkehrsunfälle* auf dem Schulweg, beim Ballspielen, Fahren mit dem Roller und Rad sowie Nachlaufen, aber auch *Ertrinken* und *Hitzeschäden* (S. 104, 111, 116).

Wegen ihrer überdurchschnittlichen **Letalität** sind die Kinderunfälle besonders gravierend. An 1. Stelle steht die mechanische Erstickung des Säuglings mit 80 % Letalität. Dann folgen beim Kleinkind mit jeweils annähernd gleicher Sterblichkeit Ertrinken, Verbrennung, Verkehrsunfall, Insolations- und allgemeine Hitzeschäden. Bis zum 15. Lebensjahr ist es dann nahezu ausschließlich der Verkehrsunfall mit einer Letalität von > 50 %.

Polytrauma

▶ Gleichzeitig entstandene Verletzung mehrerer Körperregionen oder Organsysteme, wobei wenigstens eine Schädigung oder die Kombination mehrerer lebensbedrohlich ist.

Notfallaufnahme im Krankenhaus

Aufgabe der Erstversorgung ist die rasche Beurteilung, ob und welche akute Vitalgefährdung besteht, d. h. die Beurteilung des Schweregrades der Gefährdung, und die gleichzeitige Einleitung einer gezielten Behandlung (Abb. 7.**13**).
Voraussetzungen für diese Sofortmaßnahmen sind:

● Ein in der *Erkennung des Verletzungsmusters* beim einzelnen Notfallpatienten und der Versorgung von Thorax-, Bauch-, Schädel- und Extremitätennotfällen versierter Chirurg, der die Erfahrung der „Primavista"-Beurteilung der Traumaschwere besitzt; der außerdem mit der Intubation, der Tracheotomie und der artifiziellen Beatmung vertraut ist und der ferner die Thoraxpunktion, die Anlage einer Bülau-Drainage, die Bauchlavage oder -sonographie, den zentralen Zugang und die intraarterielle Infusion technisch beherrscht.

● Ein *Notfallversorgungsraum* mit mobiler apparativer und instrumenteller Ausstattung und einer von allen Seiten zugänglichen Lagerungsmöglichkeit des Notfallpatienten.

● Eine *Organisation,* die die *Gleichzeitigkeit* mehrerer Maßnahmen wie zentraler Zugang, Blutersatz, O_2-Insufflation oder Beatmung und Kompression blutender Wunden gewährleistet und die rasche Hinzuziehung zuständiger Konsiliarien sicherstellt.

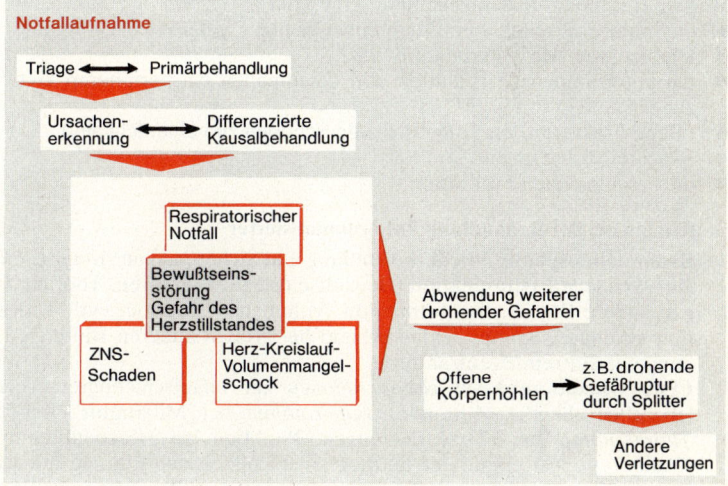

Abb. 7.**13**   Polytrauma. Versorgungsstufen nach Notfallaufnahme.

Triage für die klinische Notfallversorgung

Eine **Sofortversorgung** erfordern:
- Vitalgefährdungen *mit* primärer hypoxiebedingter Eintrübung. Dies sind:
  - Ateminsuffizienz,
  - Herz-Kreislauf- und Volumenmangelschock,
  - ZNS-Schaden

und
- Vitalgefährdungen *ohne* primäre Bewußtseinsstörung:
  - Anaphylaxie,
  - schwere Verletzungen und Zertrümmerungen,
  - schwere Traumen der Körperhöhlen und
  - Traumen in der Nähe größerer Gefäße.

Eine **aufschiebbare Versorgung,** die hinter der Sofortversorgung der obengenannten Störungen zurücksteht, erlauben die Notfälle ohne Vitalgefährdung:
- Viszeralverletzungen im Bauch, z. B. Blasen- oder Darmrupturen,
- periphere Gefäßverletzungen,
- Kopf- und Wirbelsäulenverletzungen,
- offene Frakturen und
- geschlossene Frakturen.

Vorgehen zur Abwendung akuter Vitalgefährdung
1. Versorgung der *akuten respiratorischen Insuffizienz* beim Thoraxtrauma (S. 176f.). *Arrhythmiebehandlung* (S. 187f.).
2. Versorgung der *Massenblutung* (s. hämorrhagischer Schock S. 84).
3. Versorgung des offenen *Schädel-Hirn-Traumas* (S. 743f.).

Weitere Befunde, die demgegenüber eine *spätere Versorgung* zulassen, sind
- die innere Blutung bei Zerreißung weniger gefäßreicher Organe wie bei Darmruptur, Mesenterialabriß usw.,
- die unterbundene Zirkulation von Gliedmaßen bei peripheren Gefäßverletzungen,
- offene Frakturen, die früh oder aufgeschoben zu behandeln sind,
- Weichteilverletzungen,
- die geschlossenen Frakturen.

Stufenplan bei der Behandlung Polytraumatisierter
1. **Reanimationsphase:** Wiederherstellung und Sicherung von *Atmung und Kreislauf.* Schnelle Erstinspektion (Bewußtseinslage, Hautfarbe, Thorax, Neurologie, äußere Blutungen), Intubation, Volumensubstitution, evtl. Thoraxpunktion/-drainage, Kompressionsverband bei großen äußeren Blutungen, Schienung von Extremitätenfrakturen.
2. **Erste Operationsphase:** *Notoperationen* zur unaufschiebbaren Versorgung lebensbedrohlicher Zustände. *Laparotomie* bei Milzruptur, Leberruptur; *Thorakotomie* bei Herzverletzungen, Punktion bei Herzbeuteltamponade; *Kraniotomie* bei epiduraler und (seltener) subduraler Blutung mit Einklemmungssymptomatik; *Tamponade von Blutungen* im Pharynxraum; Beckenstabilisierung bei unstillbarer Blutung; evtl. *HWS-Stabilisierung* durch Extension,

Entlastung des Rückenmarks bei drohender Querschnittlähmung; *Notoperationen* bei vitalgefährdeten *Extremitäten*.

3. **Stabilisierungsphase:** Aggressive Intensivtherapie zur raschen Normalisierung der physiologischen Systeme. Umfassende Diagnostik und Vorbereitung auf die *zweite* Operationsphase.

4. **Zweite Operationsphase:** *Definitive* chirurgische *Versorgung:*
   ● möglichst primär (innerhalb von 8 Stunden) Epiduralhämatom, offene Schädel-Hirn-Verletzung, Schädelimpressionsfrakturen, Augenverletzungen, anhaltende thorakale Blutungen (mehr als 500 ml/h), Blasen- und Harnröhrenverletzung, offene Extremitätenfrakturen, stammnahe Extremitätenfrakturen;
   ● sekundär (innerhalb von 14 Tagen) Gesichtsschädelverletzungen, Thoraxstabilisierung, Zwerchfellruptur, Becken-/Azetabulumfraktur, stammferne Extremitätenfrakturen.

5. **Erholungsphase:** Intensive *krankengymnastische* Übungsbehandlung zur bestmöglichen Rehabilitation.

Massenunfall, Katastrophe

▶ **Unfall:** begrenztes Schadensereignis, das mit örtlichen Mitteln zu bewältigen ist.

▶ **Katastrophe:** Außergewöhnliches Schadensereignis, das mit örtlichen Mitteln nicht mehr zu bewältigen ist.

Katastrophenschutz: Krisenbewältigung im Frieden.

Zivilschutz: Krisenbewältigung im Kriegsfall.

Aus medizinischer Sicht sind in Abhängigkeit vom Schadensausmaß wie auch von den Versorgungsmöglichkeiten die Grenzen zwischen Unfall und Katastrophe fließend.

Bei der immer neu geführten Diskussion, ob „Katastrophenmedizin/Katastrophenschutz" ärztlich sinnvoll und verantwortbar sei, sollten die obigen Begriffe streng getrennt werden: „Katastrophenhilfe" ist zunächst einmal vom Grundsätzlichen her Hilfe beim Massenunfall, und diese Hilfe muß, auch und gerade ärztlicherseits, geplant und organisiert sein.

Katastrophenhilfe bedeutet: das Bestmögliche für
die größte Zahl,
zur rechten Zeit,
am richtigen Ort.

Ärztliche Aufgaben am Unfall- oder Katastrophenort

Wichtigste Aufgabe für den *ärztlichen Einsatzleiter* beim Massenunfall oder am Katastrophenort ist – nach erfolgter Orientierung über Zahl der Katastrophenopfer, über Art und Schwere der Verletzungen – die *Prioritätenbestimmung* für ärztliche Sofortmaßnahmen und Transport, die Triage.

Triage ist ein dynamischer und kontinuierlicher Prozeß, der von Art und Ausmaß der Katastrophe ebenso abhängig ist wie von den Hilfsmöglichkeiten sowohl bei der Erst- als auch der Weiterversorgung. Bei der immer unter Zeitdruck stehenden Triage – ein erfahrener Chirurg kann pro Stunde etwa 20 liegende und 60 sitzende Verletzte untersuchen – hat sich international die Einteilung in 4 Dringlichkeitskategorien bewährt:

Kategorie T 1 (20 % der Verletzten).
Behandlungspriorität aus *vitaler* Indikation (respiratorische Störungen, schwerer Schock, massive äußere Blutungen). Lebensrettende *Sofortmaßnahmen* müssen am *Unfallort* durchgeführt werden.

Kategorie T 2 (20 %).
Transportpriorität zur *dringenden* chirurgischen Versorgung im *Krankenhaus* (Verletzungen innerer Organe, schwere Extremitätenzertrümmerungen, Verbrennungen mit Überlebenschancen). Am Unfallort nur einfache Erstbehandlung zur Vermeidung irreversibler Schäden (Schienung, Kompressionsverband).

Kategorie T 3 (40 %).
Leichtverletzte Wartefälle, die später und meist *ambulant* versorgt werden können.

Kategorie T 4 (20 %).
Schwerstverletzte ohne oder mit *minimaler Überlebenschance.* Abwartende Behandlung; Unterbringung in der Nähe des Triage-Raumes unter ärztlicher Kontrolle; wiederholte Triage!

Weitere Aufgaben des ärztlichen Einsatzleiters sind die Koordinierung des Einsatzes von Notärzten und Rettungssanitätern und über die Einsatzzentrale oder Rettungsleitstelle der Kontakt mit den weiterversorgenden Institutionen.

Notärztliche Maßnahmen am Unfall- oder Katastrophenort

- *Kategorie T1:* Die lebensrettenden Sofortmaßnahmen (Intubation, Blutstillung) müssen der jeweiligen Situation angepaßt werden und sind keinesfalls am Standard konventioneller Notfallmedizin zu messen: „Katastrophenmedizin ist Massenmedizin". Aus diesem Grund gehören z. B. zeitraubende Reanimationsversuche nicht zu den Sofortmaßnahmen! Solche personal- und zeitaufwendigen Behandlungsversuche bei einzelnen müssen im Interesse vieler Gefährdeter zurückstehen!
- *Kategorie T2:* Die notwendige einfache Erstversorgung (Kompressionsverbände, Schienung) sollte hier durch Ärzte oder Rettungssanitäter, evtl. unterstützt durch Laienhelfer, möglichst vor dem Transport erfolgen, da erfahrungsgemäß auf dem Transport eine sachgerechte Behandlung kaum möglich ist.
- *Kategorie T3:* Wartefälle, s. o.
- *Kategorie T4:* Wichtigste ärztliche Maßnahmen bei dieser Verletztengruppe sind Schmerzbekämpfung und Kontrollbeobachtung zur eventuellen Neueinordnung in eine andere Kategorie.
  Verstorbene müssen deutlich als solche gekennzeichnet werden, um wiederholte Untersuchungen zu vermeiden.

Ärztliche Versorgung im Krankenhaus

Entscheidend für die Bewältigung eines Massenanfalls von Verletzten ist die Existenz eines auf die jeweilige Krankenhaussituation abgestimmten hausinternen *Katastrophenplanes,* der mit den regionalen und überregionalen Plänen abgestimmt ist. Mit Hilfe eines solchen Planes kann die Versorgungskapazität erfahrungsgemäß kurzfristig um das 4- bis 5fache erhöht werden.

Wichtigste nichtmedizinische Punkte des Katastrophenplanes sind: Alarmierung, Kommunikation, Bereitstellung von Räumen und Material, Verkehrsregelung und Registrierung der Verletzten.

Die interne *Einsatzleitung* sollte aus möglichst wenigen, aber kompetenten Fachleuten bestehen (ärztlicher Leiter, Verwaltungsleiter, technischer Leiter, Pflegedienstleitung, Leiter der Hilfsdienste).

Ärztliche Erstmaßnahme nach Klinikaufnahme ist wiederum die *Triage.*

Diese wird am besten in einem eigenen *Triageraum* durchgeführt, durch den sämtliche eintreffenden Verletzten geschleust werden. Bei dieser neuerlichen Triage darf die am Unfallort getroffene Einordnung keineswegs starr übernommen werden, da die Versorgungsbedingungen andere sind.

Die Einordnung der Verletzten erfolgt wiederum gemäß den zuvor genannten *Kategorien T1–T4,* wobei die lebensrettenden Sofortmaßnahmen für die Gruppe T1 im *Schockraum* in unmittelbarer Nähe des Triage-Raumes von Chirurgen und Anästhesisten durchzuführen sind. Anschließend werden die Verletzten, je nach Dringlichkeit, in die Operationsabteilung, auf die Intensivstationen oder die Normalstationen gebracht.

Für Verletzte der Kategorie T3 sollte ausreichender Raum in Wartezonen, Speisesälen usw. bereitgestellt werden.

Verletzte der Kategorie T4 müssen in der Nähe des Triage-Raumes unter kontinuierlicher ärztlicher und pflegerischer Kontrolle gelagert werden.

Grundsätzlich ist auch in der Klinik z. B. bei der operativen Versorgung immer die Gesamtsituation zu berücksichtigen: Statt langdauernder Definitivversorgung z. B. offener Extremitätenfrakturen kann im Katastrophenfall das Behandlungsprinzip nur in einem ausgiebigen Wunddébridement und offener Wundbehandlung sowie eventueller Stabilisierung mittels Fixateur externe bestehen!

8. Verbrennung

▶ Durch Hitzeeinwirkung, d. h. Wärmestrahlung oder direkten Kontakt, hervorgerufene Gewebezerstörung.

Schweregrade der Verbrennung

Für die Wahl der Behandlung ist die Kenntnis des Schweregrades entscheidend. Man unterscheidet die *leichte* Verbrennung, die ein alleiniges Wundheilungsproblem darstellt, und die *schwere* Verbrennung, die durch die Allgemeinstörungen der Verbrennungskrankheit kompliziert ist. Der Begriff *Schwere* drückt die *Tiefe der Verbrennungswunde* und ihre *flächenmäßige Ausdehnung* aus.
Die **Tiefe** der Verbrennungswunde (Abb. 8.1) ist bedingt durch Temperatur, Einwirkungsdauer und Leitfähigkeit des Mediums. Sie wird in die folgenden *Grade* eingeteilt:

Tiefengrad I: *Erythem;* Verbrennung des Stratum corneum mit Ödem der Epidermis und Hyperämie des Koriums, spontane Heilung ohne Narbe.

Tiefengrad II a: *Bullöse* Verbrennung; Teilnekrose der Epidermis ohne Hautanhangsgebilde. Blasenöffnung und Salbenverbände unterstützen die Heilung.

Tiefengrad II b: *Tiefe dermale* Verbrennung. Behandlung s. u.

Tiefengrad III: *Nekrose* von Epidermis und Korium einschließlich der epithelialen Hautanhangsgebilde. Die Haut ist weiß, braun, schwarz, lederhart und analgetisch. Der Vitalitätsnachweis erfolgt mit Nadel- und mit Glasspateldruckprobe auf Sensibilität und Durchblutung. Nach Abstoßen oder Abtragen der Nekrosen Heilung durch Epithelwachstum vom Rand her oder Deckung mit Hauttransplantaten.

Tiefengrad IV: *Verkohlungsnekrose* aller Gewebeschichten.
Die **Flächenausdehnung** wird beim Erwachsenen nach der „Neunerregel" geschätzt und in Prozenten ausgedrückt (Abb. 8.2). Zur Flächenschätzung kann auch die Regel „Handteller = 1%" zu Hilfe genommen werden. Bei Kindern gelten andere Proportionen als beim Erwachsenen. Außerdem ist beachtenswert, daß beim Kind die Haut nur halb so dick ist, sie deshalb häufiger drittgradig verbrennt und infolgedessen das Kind schockgefährdeter ist.
Um nun das Ausmaß der *Verbrennungskrankheit* zu beurteilen, setzt man die Verbrennungs*fläche* mit der Verbrennungs*tiefe* in Relation. Dabei dient bei *dritt- und viertgradigen* Verbrennungen die *gesamte* verbrannte Fläche als Berechnungsgrundlage, während bei der *erst- und zweitgradigen* Verbrennung nur die *Hälfte* der geschätzten Fläche angerechnet wird. Beispiel: Eine 30%ige Verbrennung 2. Grades entspricht einer 15%igen Verbrennung 3. Grades.

Verbrennungskrankheit

Die als solche bezeichneten *Allgemeinstörungen* treten beim Erwachsenen ab 15%iger und bei Kindern ab 5- bis 10%iger Verbrennung auf. Besonders gefährdet sind Patienten, die älter als 60 Jahre oder jünger als 3 Jahre sind. Die Letalität

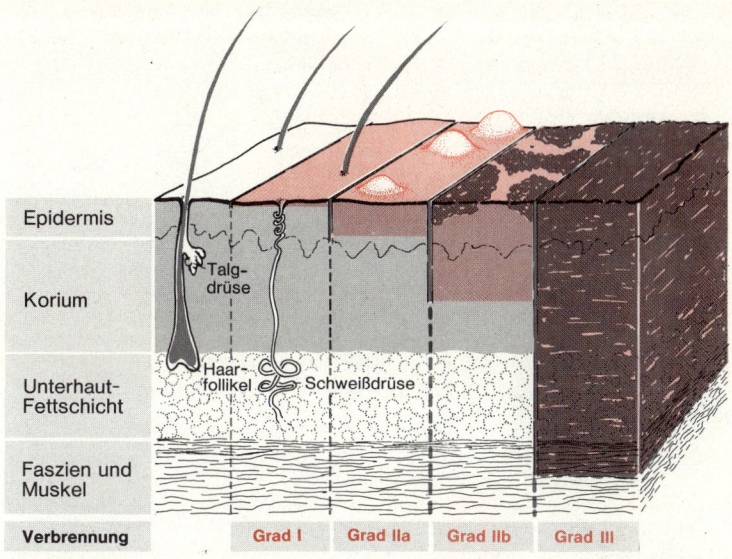

Epidermis

Korium

Unterhaut-
Fettschicht

Faszien und
Muskel

Talg-
drüse

Haar-
follikel   Schweißdrüse

Verbrennung   Grad I   Grad IIa   Grad IIb   Grad III

Abb. 8.**1**   Tiefengrade der Verbrennung.

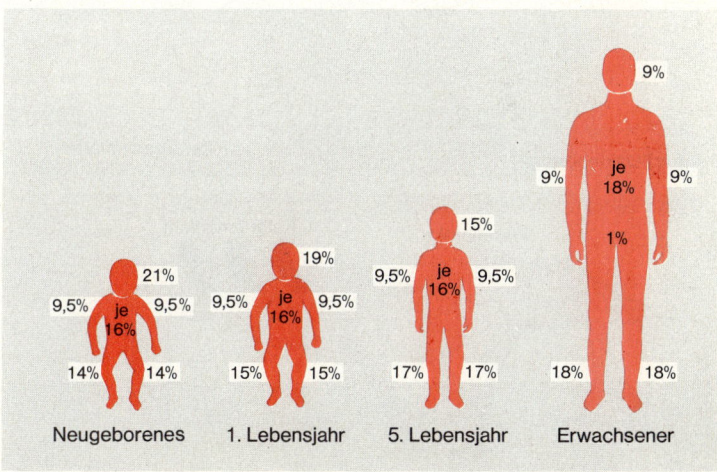

Neugeborenes   1. Lebensjahr   5. Lebensjahr   Erwachsener

Abb. 8.**2**   Schema zur Schätzung der verbrannten Körperoberfläche verschiedener Altersklassen. Beim Erwachsenen „Neunerregel".

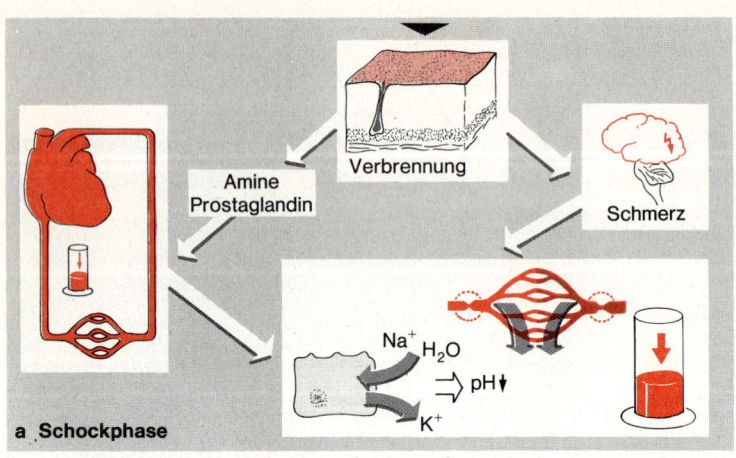

a Schockphase

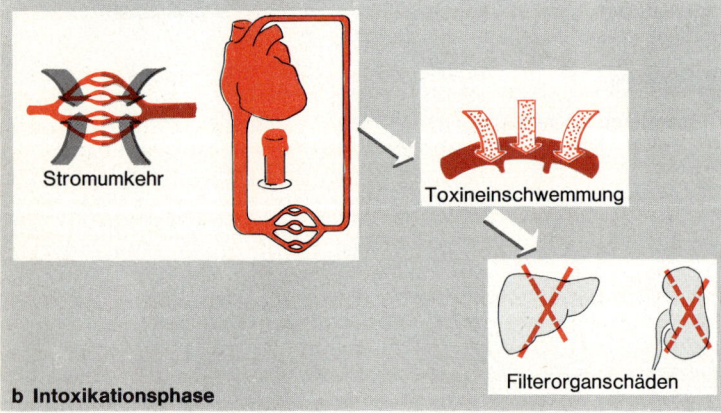

b Intoxikationsphase

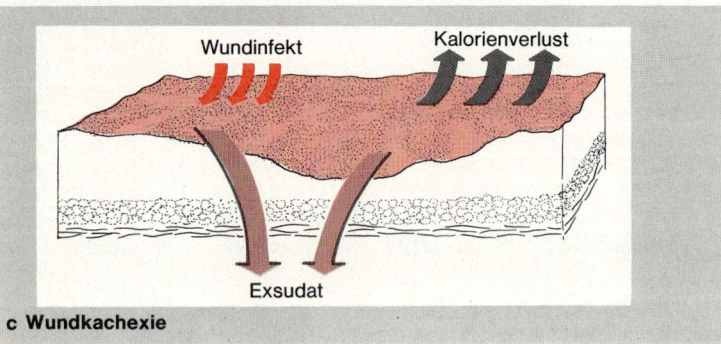

c Wundkachexie

Abb. 8.3   Verbrennungskrankheit. Pathophysiologie der 3 Stadien.

einer Verbrennung mit einer Fläche von 50 % beträgt bei einem 20jährigen 50 % und bei einem 50jährigen 75 %.
Die Verbrennungskrankheit ist durch *3 Gefährdungsphasen* (Abb. 8.**3**) charakterisiert, und zwar 1. durch die *Schockphase,* 2. durch die *Intoxikationsphase* und 3. durch die Phase der *Wundkachexie* und *-komplikationen.* Die akute Schockphase hält bis zum 3. Tage an, die Intoxikationsphase persistiert etwa 3 Wochen, und die Wundkomplikationsphase kann sich über Monate erstrecken.

Pathophysiologie

Verbrennungsschock

Der neurovaskuläre Reflex (Schmerz, Angst) via Katecholamine hält bis zum 3. Tag an, ebenso die thermische Kapillarschädigung im Verbrennungsbereich mit der „Albuminurie ins Gewebe" und schließlich die verbrennungsspezifische Überschwemmung mit Pyrotoxinen. Ihr Schockbild entspricht der 1. Gefährdungsphase. Die Volumensequestration mit Störung der Mikrozirkulation, intravasaler Bluteindickung (S. 213ff.) und Ödembildung sind die pathophysiologischen Merkmale. Bis zum 3. Tag werden sie – die großflächigen und tiefen Verbrennungen ausgenommen – vom Organismus durch Autoregulation neutralisiert.

Intoxikation

Durch die autoregulatorische, am 3. und 4. Tag einsetzende *Stromumkehr* mit dem *Wiedereintritt* der in den EZR sequestrierten *Flüssigkeitsmengen* in den Kreislauf entsteht nicht nur eine *Hypervolämie,* sondern damit auch eine *Einschwemmung von Pyrotoxinen* aus der verbrannten Haut. Dies sind die toxischen polymerisierten Lipoproteine, die Derivate des Furans und Benzols sowie mehrfach ungesättigte Fettsäuren und Fettsäureester, Metaboliten der Arachidonsäure und schließlich auch proteolytische Enzyme. Man spricht deshalb bei der *zweiten* Phase auch von der *Intoxikationsphase.* In ihr kann die bereits schockgeschädigte Nieren- und Leberfunktion der Toxinanflutung erliegen. Erschwerend für die Überwindung der Intoxikation wirken sich daneben der zunehmende Eiweißverlust aus den Wundflächen, der durch die H_2O- und Sekretverdunstung entstehende Wärmeverlust des Organismus und die beginnende Wundinfektion aus.

Wundkachexie und -komplikationen

Die *dritte Phase,* die Wundkachexie, ist bedingt durch die *Sekundärinfektion,* die hochgradigen, zum extremen Kalorienverlust führenden *Eiweißverluste* im *Wundsekret* und das Fortschreiten des aus der zweiten Phase resultierenden *Tubulusschadens* der Niere. *Spätkomplikationen* sind das Streßulkus, die Pneumonie, die Sepsis, die Thrombose und schließlich eine Pankreatitis und Perikarditis.

Behandlung

Verlegung in ein Verbrennungszentrum

Großflächig drittgradig Verbrannte bedürfen der sofortigen Verlegung in ein Spezialzentrum für Schwerbrandverletzte. *Auskunft* über den möglichen Zielort erteilt der zentrale Bettennachweis Hamburg (Tel. 040/24828837). Wenn der

Zielort keinen Wagentransport zuläßt (bis 50 km), ist der Flugtransport zu organisieren. Zur Verfügung stehen hierfür die Bundeswehr, der DRK-Flugdienst (Tel. 0228/230023), die ADAC-Luftrettung-GmbH (Tel. 089/222222) oder die Deutsche Rettungsflugwacht e. V. (Tel. 0130/9090). Klinische Voraussetzung für den Transport ist die in 12–24 Stunden abgeschlossene Primärversorgung mit Kälteapplikation, Abdeckung durch Burn pac und Volumenersatz (s. Notfalltherapie, Tab. 8.1). Einzelfragen werden bei der ersten telefonischen Kontaktaufnahme mit der Aufnahmestation abgesprochen. *Begleitverletzungen* wie Frakturen und Körperhöhleneröffnungen müssen vor dem Transport versorgt sein. Neben den Grundmaßnahmen für den Transport sind Einverständniserklärung des Patienten für den Transport und ein schriftlicher *Begleitbericht* anzufertigen und dem Patienten mitzugeben. Weitere Maßnahmen sind das Legen von zentralem Zugang, Urinkatheter, Magensonde, die Durchführung von Tetanusprophylaxe und Blutgasanalyse sowie die Anfertigung einer Thoraxröntgenaufnahme sowie O_2-Gabe oder Beatmung mit Atemluftbefeuchtung. Während des Transports ist ein notfallmäßiges Intensivmonitoring erforderlich.

Tabelle 8.1   Notfallversorgung am Unfallort

Kaltwasserabspülung, Eispackungen oder Umwickeln mit kaltwassergetränkten Tüchern oder 30 min Eintauchen in ca. 20°C kaltes Wasser zur Verhütung des Nachbrennens (cave Kinder!)	Infusion von Ringer-Laktat (20–30 ml/kg/h bei Kindern)
	Wenn möglich Trinkenlassen von Haldanelösung oder Salzwasser, je Liter 1 Teel., kein reines H_2O!
Wundabdeckung mit Alufolie (cave Salben, Puder oder fetthaltige Sprays!) oder Abdecken mit frisch gebügelten, feuchten Tüchern	bis 4 l/d (cave: bei Lungenverbrennung nichts trinken lassen)
Bei Lungenverbrennung feuchte Lappen auf Mund und Nase	Ab 15% verbrannter Fläche beim Erwachsenen, ab 5–10% beim Kind stationäre Einweisung
Schmerzbekämpfung (Morphin i. v. bis zu 15 mg oder 50–100 mg Dolantin)	

Allgemeinbehandlung

Die Therapie (Tab. 8.2) hat die spezifischen Merkmale der Verbrennungskrankheit zu berücksigten. Dies sind neben dem durch den Eiweißverlust bedingten Volumenmangel und der Toxineinschwemmung

● die extreme *Postaggressionskatabolie* (S. 152ff.);
● infolge thermischer Schädigung der Lipoproteinmembranen der Zellen die immense *Wasserverdunstung* (6–8 l/d) mit Kalorienverlust (bei der Verdunstung von 1 l H_2O verbraucht der Organismus allein 580 kcal);
● die anfangs allein durch Volumenmangel, Wärmeverluste und Schmerz bedingte *sympathikoadrenerge Regulation* (Katecholamine), sie wird später unterhalten durch die *Eiweißsekretion* und die *Toxinresorption* aus nicht gedeckten und infizierten Verbrennungsflächen;
● die hochgradige Infektionsneigung.

Tabelle 8.2   Behandlung bei Aufnahme auf Intensivstation

Therapie	Überwachung
Zentralvenöser Zugang	Ein- und Ausfuhrbilanz
Nach Blutentnahme für: Blutgruppe, Hämoglobin, Hämatokrit, Harnstoff, Alkalireserve, Rest-N, Totalbasen, Kalium, Natrium:	EKG- und Pulsmonitor, RR und ZVD
	Messung der stündlichen Urinmenge
Infusion nach Schema S. 162	Wundabstrich und Antibiogramm Rachenabstrich
Vitamin A (25000 IE/d), B-Komplex, C und D	
Heparin 5000 IE/25 kg/d	Hämogramm und Hämatokrit
Dauerkatheter	Urinstatus auf Osmolarität, Elektrolyte und N-Gehalt
Infektionsprophylaxe mit Penicillin G 20–30 Mill. IE/d, dann nach Antibiogramm	Blutgasanalyse, Säure-Basen-Status, Serumelektrolyte, Kreatinin, Harnstoff
Überprüfung des Schmerzmittelbedarfs	
Ulkusprophylaxe mit Antazida und H_2-Blockern, evtl. Magensonde	Gerinnungsstatus, Leberchemie
Raumtemperatur 32°C, Raumfeuchtigkeit 70%, angefeuchtete O_2-Insufflation oder Beatmung, Mundpflege	Thoraxröntgen
Physiotherapie	Körpergewicht (Bettwaage)
Bei Glottisödem und respiratorischer Insuffizienz evtl. Tracheotomie	
Lokalbehandlung je nach Befund (S. 110)	

Die **Ziele der Behandlung** sind
- die *Schock*bekämpfung,
- die Senkung der *Katabolie* zur Drosselung des Energieverbrauchs durch Einschränkung der H_2O-Verdunstung,
- hierdurch *Drosselung* der Katecholaminausschüttung,
- *Kalorien-*, Flüssigkeits- und Aminosäurenersatz ≈ 3800 kcal/d,
- *Nieren*funktionsschutz auch über den 3. Tag hinaus,
- *Wund*verschorfung (Gerbung s. u.) oder -deckung zur Verhütung der Eiweißsekretion und zur Kalorienersparnis.

Schockbekämpfung

Die Schockbekämpfung ersetzt die *Verdunstungsmenge* (s. o.) und den hochgradigen *Energie-* und *Kalorienverlust* der Wundsekrete. In den ersten 24 Stunden hat der isotonische Volumenersatz Vorrang. Danach wird unter fortlaufender Serumeiweißkontrolle nach der folgenden Formel fortgefahren:

Ringer 3 ml/kg	und	kolloidale Lösung 0,5 ml/kg + 2000 ml 5%-Lävulose	×	% drittgradig verbrannter Fläche

Beim älteren Menschen:

Ringer 1,5 ml/kg	und	kolloidale Lösung 0,5 ml/kg + 2000 ml 5%-Lävulose	×	% drittgradig verbrannter Fläche

Beim Kind nach 24 Stunden Einschleichen mit oraler isotonischer Ernährung nach der Ehrensperger-Formel: 40–80 kcal/kg/d + 40 kcal pro % verbrannter Fläche. Zusammensetzung: 50–60% KH, 20% Proteine und 20–30% Fett, *Cave:* reine Glukose! *Cave:* Plasmaexpander in den ersten 6 Stunden!

Wundbehandlung

Stoppen des Wärmeschädigungsprozesses durch Eisapplikation oder Kaltwasserberieselung sowie Entfernen klebender Verbrennungsmedien, z.B. Teer mit ölhaltigen Substanzen oder Butter und Lagerung auf sterilen Tüchern oder Alufolie. Dann Tetanusprophylaxe (S. 38). Die *erstgradige* Verbrennung erfordert nur die *lokale* Salbenbehandlung (Bepanthen-Salbe, Flammazine usw.). Die *zweitgradige* Verbrennung bedarf ebenfalls nur der *lokalen* Wundbehandlung. Die Blasen werden an ihrer Basis mit der Schere angeschnitten, das Sekret mit einem sterilen Tupfer ausgedrückt und ein steriler Salbenverband angelegt. Bei der *drittgradigen* Verbrennung richtet sich die Wundbehandlung danach, ob eine Verbrennungskrankheit (Schock) vorliegt oder nicht. Die begrenzte *drittgradige Verbrennung ohne Verbrennungsschock* und *-krankheit* ist nur ein *lokales* Wundproblem. Hier entscheiden Lage, Ort und Fläche über Ausschneidung und primäre Naht oder plastische Deckung. Nur wenn getrocknete Nekrosen an Rumpf und Gliedmaßen die Gefäße, Nerven und Lymphbahnen strangulieren, müssen sie sobald als möglich entfernt werden. Die ausgedehnte Verbrennung *dritten Grades mit Verbrennungsschock* und *-krankheit* erfordert neben der *Schockbekämpfung* die *Intensivbehandlung* der Wundflächen. Die Behandlung ist auf die *Infektionsprophylaxe,* die Verhinderung des *Sekretverlustes* und die Verhütung der *Auskühlung* gerichtet. Dies geschieht mit der offenen Wundbehandlung mit Fön oder Gerbung mit 5%igem Tannin oder 10%iger Silbernitratlösung. Danach Polyvidon-Jod-Anstrich und Lagerung in einem Raum von 32°C Temperatur und 72% Luftfeuchtigkeit. Nach 24 Stunden, frühestens nach Abklingen der Ödemphase und des Schocks dann operative Nekrolyse und Interimsdeckung mit lyophilisierter Schweinehaut oder bei begrenzten Flächen Autotransplantation eines Meshgraft-Spalthautlappens (Abb. 22.**3**). Die mit Schweinehaut gedeckten Bereiche werden später schrittweise mit Eigenhaut-Meshgraft gedeckt. Ein Kompromißverfahren stellt das sog. allogene-autogene *Mischtransplantat* dar. Täglich Wundabstrich. Bei Infekt gezielte Antibiotikagaben.

Prognose

Sie hängt neben der Verbrennungsfläche und -tiefe vom Alter des Patienten und von der Rechtzeitigkeit des Therapiebeginns ab. Der hyperkalorische Flüssigkeitsersatz und die frühe Flächendeckung mit Interimstransplantaten haben zu einer 35%igen Letalitätssenkung geführt. Wieweit die Replantation in vitro gezüchteter autogener Zellkulturen die Prognose verbessern kann, bleibt abzuwarten.

Lungenverbrennung, Inhalationsverletzung, Flammenaspiration

Die Mehrzahl aller Schwerverbrannten hat gleichzeitig an den berußten Lippen erkennbare Inhalationsverbrennungen. Sie sind die Kombination von *CO-Vergiftung* durch Rauchinhalation und *hitzebedingten* Schleimhaut- und Alveolenschäden. **Pathophysiologie:** Das Kohlendioxid steigert die verbrennungsbedingte lokale Gewebehypoxie. Die heiße Luft verursacht einen Laryngospasmus und ein Alveolarödem. Der SO_2 und NO_2 transportierende Ruß bildet, wenn er in die unteren Luftwege gelangt, im Kontakt mit dem Gewebe-H_2O aggressive Säuren und Laugen, die die Brandschädigung der Schleimhaut vertiefen. In erhöhtem Maße trifft dies für die direkte Inhalation von SO_2, NO_2, Aldehyden (Acrolein), HCN, HCl, Benzol und Phosgen zu. Das Zustandsbild ist gekennzeichnet durch den Verlust der Ziliarbewegung und die Alveolarkongestion mit Mikro- und Makroatelektasen, die Schleimhaut- und Kapillarläsionen, die nekrotisierende Bronchiolitis, die intraalveolären Blutungen und Fibrinthromben und durch das Lungenödem. Die **Diagnose** stützt sich auf Inspektion, Anamnese, Blutgase (Hypoxie, Hyperkapnie, CO-Hb) und die Bronchoskopie, mit der man das Schleimhauterythem, Blutungen, Ulzerationen, Ödeme und Rußdepots nachweisen kann. Die **Behandlung** hängt von der klinischen Symptomatik ab. Ein 100%iges O_2-Angebot senkt die Halbwertszeit von CO-Hb auf 30 min, deshalb Intubation, endobronchiales Absaugen und PEEP-Beatmung, Aminophyllin 250 mg/Infusion, Sekretolytika und Azidosepufferung (Tris oder Na-Bikarbonat). Bei steigendem Lungenarteriendruck, gemessen mit Pulmonaliseinschwemmkatheter, gleichzeitiger Oligurie und Abfall des HZV Dopamin 2–20 µg/min/Infusion. Bei gleichbleibendem HZV vorsichtige Diurese, mit Furosemid bis 40 mg/d i. v., Infektionsprophylaxe mit Clindamycin 3×600–2400 mg/d i. v., danach Antibiogramm, Dexamethason nur bei strenger Indikation. Die **Prognose** ist gut, wenn der Patient den ersten Tag überlebt.

9. Weitere Notfallsituationen

Hitzeschäden

▶ Ursachen sind längerer Aufenthalt in hohen Umgebungstemperaturen. Dies kann zu hochgradigen *Flüssigkeitsverlusten* mit hypovolämischem Schock führen (Hitzeerschöpfung) oder zum Ausfall der *Wärmeabgabemechanismen* mit der Folge der Hyperpyrexie (Hitzschlag) oder zu extremen *NaCl-Verlusten* (Hitzekrämpfe).

Hitzeerschöpfung und **Hitzekollaps** bedeuten *Kreislaufzusammenbruch* unter den **Zeichen** des fadenförmigen Pulses (hypotone Tachykardie), der kalten, blassen, feuchtwarmen Haut, der gestörten Hirnfunktion und evtl. zentralen Hypothermie. Die **Behandlung** besteht im NaCl- und Volumenersatz durch Trinkenlassen oder Infusion, Flach- oder Kopftieflage.

Hitzschlag, Insolation, Sonnenstich entsteht insbesondere bei Sonneneinstrahlung auf den *unbedeckten Kopf* und kann unabhängig von exogener Überwärmung auftreten. Seine **Symptome** sind Schwindel, Kopfschmerz, Ohrensausen, Sehstörungen und typisch das *Sistieren der Schweißsekretion*. Die Haut ist trocken, heiß und rot. Außerdem ist der Patient tachypnoisch und tachykard. Die Kerntemperatur liegt über 40°C. Bei weiterem Ansteigen und bei Krämpfen, Erbrechen und Koma wird die **Prognose** ernst. **Behandlung:** Entfernen der Bekleidung, Lagerung in kühler Umgebung, Einwickeln in nasse Tücher, kaltes Bad (cave Hypothermie!), gekühlte Getränke, Hautmassage, Elektrolytinfusionen, bei Kollaps 1000 ml Dextran i.v., bei Hirnödem Kortikoide: Dexamethason 12 mg i.v., dann 6stündl. 4 mg.

Hitzekrämpfe (Heizerkrampf) entstehen durch *NaCl-Verluste* infolge *immenser Schweißsekretion* bei Umgebungstemperaturen über 38°C und körperlicher Arbeit. 2–3 l Schweißverlust stören durch den Kochsalzmangel die Muskelerregungsabläufe. Daraus resultiert die Krampfbereitschaft. **Symptome:** Die Krämpfe beginnen in den Beinen und setzen sich in den Bauchmuskeln fort, wo sie ein akutes Abdomen vortäuschen können. Die Haut kann je nach Luftfeuchtigkeit feucht und kühl oder heiß und trocken sein. Die **Behandlung** besteht im NaCl-Ersatz mit bis zu 3 l 0,9%iger NaCl-Infusion und Trinkenlassen von Salzlösung (1–2 g/l H_2O).

Elektrounfall

▶ Von Strom*spannung, -stärke* und *-frequenz* abhängige Krämpfe der Muskulatur, besonders des Herzens, bei gleichzeitiger elektrothermischer Gewebezerstörung oder Verbrennung.

Entstehungsmechanismus: Obgleich immer kombiniert, besteht ein Unterschied zwischen der elektrischen *Krampf*einwirkung der Niederspannung (ab 100 mA Stromstärke) und der *elektrothermischen* Einwirkung *der Hochspannung* (Joule-Wärme) (Tab. 9.**1**), die widerstandsabhängig ist. Die Stromleitung geht im Körper durch die Muskulatur. Erhöht gefährdet sind arteriosklerotische und ältere Menschen.

Der **Niederspannungsunfall** verursacht bei sichtbaren Strommarken Muskelkrämpfe mit Atemstillstand, Frakturen und Luxation, tachykarde Rhythmusstörungen, periphere Lähmungen, über mehrere Tage progredienten Herzschaden (EKG!) und Thrombosen. Die Einwirkungsfolgen hängen ab von Stromstärke, Stromweg, Dauer der Einwirkung und bei Wechselstrom von dessen Phasenfrequenz.

Der **Hochspannungsunfall** bewirkt thermische Schäden durch Flammenbogen- oder Kontaktverbrennungen Grad IIb und III mit schwerem Verbrennungsschock. Die Verbrennungstiefe hängt ab von Spannung und Stromstärke, von der Hautleitfähigkeit (Feuchtigkeit) sowie vom erdenden Schuhwerk und Bodenbelag. Bei gleichzeitig hoher Stromstärke Muskelkrämpfe mit Frakturen, Gewebenekrosen, Kammerflimmern und Asystolie.

Tabelle 9.1   **Herzwirkung des Elektrounfalls nach Stromstärke und -spannung**

	Strom-stärke	Strom-spannung	Herzwirkung
I	bis 25 mA	100–130 V	kurzer Muskelkrampf ohne Schäden
II	25–80 mA	110–380 V	kurze Asystolie mit nachfolgender Arrhythmie oder Kammerflimmern (reversibel)
III	80 mA–8 A	110–380 V	Kammerflimmern (reversibel)
IV	>8 A	2000–3000 V	Asystolie

Behandlung: Als Erste Hilfe Abschaltung der Stromquelle und Befreiung von stromleitender Masse. Am häufigsten ist die *reflektorische Asystolie.* Sie erfordert Herzmassage, Atemspende, intratracheale Adrenalingabe usw. (S. 92).
Nach Kreislaufwiederbelebung dann *Wundbehandlung* nach den Regeln der Wundversorgung und Verbrennungsbehandlung (S. 37, 110).

Nuklearexplosion, Strahlenunfall

▶ Meist Kombinationsverletzung durch Ganzkörperbestrahlung, Verbrennung und mechanische Traumen (Frakturen, Weichteilverletzungen und Crush).
Der *Druckstoß* einer Explosion verursacht Lungenrupturen oder perforierende Wunden; der *Hitzeblitz* der Explosion oder auch die *Intensivstrahlung* sowie die direkte Kontamination infolge Beta- und Gamma-Strahlung bewirken eine *Radiodermatitis* aller Verbrennungsgrade. Neutronen- und Gamma-Strahlen schädigen oder zerstören Knochenmark und Lymphsystem sowie die Darmschleimhaut. Immer entsteht ein *Kombinationsschaden,* der je nach Schweregrad der Einwirkung ein akuter Schock, aber auch eine *Strahlenkrankheit* sein kann. Bei einer Einwirkung von über 100 rem* treten *Erbrechen* und *Diarrhö* auf. Je früher die Diarrhö auftritt, um so höher war die Einwirkung und um so schlechter ist die Prognose. Ganzkörperdosen von über 500 rem zerstören das *Knochenmark* und bewirken so den *immunologischen Tod.* Knochenmarktransplantationen helfen dabei wahrscheinlich nur in 5–10%. Über 600 rem führt die Ganzkörperdosis unter den Anzeichen der nicht beherrschbaren Ruhr zum gastrointestinalen Frühtod. Dosen über 5000 rem führen ohne jedes symptomarme Intervall unmittelbar zum neurologischen Schock- oder Soforttod. – Das Kardinalproblem bei allen nicht primär tödlich verlaufenden Strahlenschäden ist die *Erkennung* ihres *Schweregrades.* Ein hilfreicher Indikator ist dabei die *Granulozytenzahl* und ihr biphasischer Verlauf.
Die **Behandlung** erfolgt nach den Regeln der Notfall-, Wund- und Intensivbehandlung. Sofort EDTA-Infusion. Beim Massenanfall Strahlenverletzter ist die *Triage* erst nach einigen Tagen möglich.

---

* Rem (Äquivalentdosis) = Energiedosis × Bewertungsfaktor (B).
B ist die biologische Wirksamkeit der einzelnen Strahlenart: Rö- und Gamma-Strahlen: 1, Neutronenstrahlen: 10 und Gamma-Strahlen: 20.

1. Bei den zu dieser Zeit noch Überlebenden ist eine Abgrenzung der Geschädigten angezeigt, die eine Sofortbehandlung auf Intensiv- und Spezialeinheiten (Isolierraum, Transplantationsvoraussetzungen, Intensivmonitoring) benötigen, von den Geschädigten, deren Behandlung von geringerer Dringlichkeit ist.
2. Dann müssen die Verletzten aus dem Strahlungsgebiet gebracht werden.
3. Sie müssen entkleidet und dekontaminiert werden.
4. Der erlittene Strahleneinfluß muß abgeschätzt werden.
5. Der Transport auf die Spezialeinheit muß auf kürzestem Wege erfolgen.

Zielaufgaben und **Reihenfolge** der stationären Behandlung sind:
1. Primäre Wundversorgung;
2. Schockbehandlung;
3. operative Intervention innerhalb der ersten 5–10 Tage, d. h. vor Eintritt der Immunfrühschäden;
4. Knochenmarktransplantation.

Spätschäden sind die bleibende Immunschwäche sowie der Strahlendarm und Verbrennungsnarben.

Kälteschaden

▶ Die **allgemeine Unterkühlung** ist eine prognostisch ernste hypothermische Schädigung des Gesamtorganismus. Besonders disponiert hierzu sind Kinder, ältere Menschen und Alkoholiker.

Entstehungsmechanismen sind tiefe Außentemperaturen bei erhöhter Leitfähigkeit des Temperaturüberträgers (feuchte Kleidung, Metallteile) und längere Einwirkungsdauer.

Je nach Abfall der Kerntemperatur (KT) können *3 Stadien* unterschieden werden:
1. *Erregungsstadium* (37–34°C KT): Kältezittern, bis zur Verwirrtheit und Desorientierung.
2. *Erschöpfungsstadium* (34–30°C KT): zunehmende Muskelstarre, Apathie, Schläfrigkeit bis zu teilweiser Bewußtlosigkeit.
3. *Lähmungsstadium* (30–24°C KT): anfänglich weite, noch reagierende Pupillen; Bewußtlosigkeit; fehlende Pupillenreaktion, Kammerflimmern, Scheintod und Tod.

Merke: Wiederbelebungsversuche können zeitunabhängig bis zu Kernkörpertemperaturen von 20–25°C erfolgreich sein. Die Reanimation muß fortgesetzt werden, bis die Kerntemperatur 35°C erreicht hat.

Vorgehen am Unfallort: *Merke:* Alle, auch passive Bewegungen des Verletzten kühlen durch Volumeneinstrom aus der kalten Körperschale auch noch den Körperkern aus. Auch die *Beatmung* mit Atembeutel und Außenluft bringt weitere Abkühlung. Deshalb ist bei unzureichender Atmung die Mund-zu-Nase-Beatmung vorzuziehen. Bei *Asystolie:* äußere Herzmassage (Abb. 16.**24**).

Nasse Kleider zum Schutz vor weiterer Auskühlung wechseln, Isolationsdecke, 500–1000 ml warme 5–10%ige Glukoselösung i. v., evtl. mit Na-Bikarbonat 8,4% 100 ml. *Erwärmung:* Behandlung wie Schwerverletzter mit flacher Lagerung und Wärmepackung. *Transport:* Wenn möglich in eine Klinik mit Herz-Lungen-Maschine, vor allem bei allgemein unterkühlten Patienten nach reanimiertem Herzstillstand.

Vorgehen auf *Intensivstation:* Intubation und Beatmung, sofern erforderlich. EKG-Monitoring, rektale und ösophageale Temperatursonde. ZVD und Kontrolle der Laborparameter (BGA, Glukose, Elektrolyte, Kreatinin und Harnstoff, Blutbild). Urinkatheter und Stundenurometer. Eventuell Defibrillation und Reanimation. Aufwärmung mit Wärmematte, beginnend mit 10°C über gemessener Körpertemperatur. Bei ausbleibendem Temperaturanstieg rasche zentrale Aufwärmung mit Herz-Lungen-Maschine über partiellen *femorofemoralen Bypass* oder zentrale Erwärmung mittels warmen Einläufen, warmer Magenspülung, warmen Infusionen oder Peritonealdialyse. Die letzte lebensrettende Alternative ist die Notthorakotomie mit innerer Herzmassage und warmer (40°C) Spülung der Pleurahöhlen.

▶ **Örtlicher Kälteschaden.** Lokale kältebedingte Vitalitätsschädigung einzelner Gewebebezirke und -abschnitte, vornehmlich der Extremitäten.

Begünstigend sind feuchte Kälte, besonders bei Windeinfluß, ferner Minderdurchblutung durch Abschnürung, z. B. durch strangulierendes Schuhwerk und Gamaschen. Die *4 Schweregrade* der Erfrierung sind:

Grad I   Congelatio erythematosa,
Grad II   Congelatio bullosa,
Grad II   Congelatio escharotica,
Grad IV   Thrombenbildung und Gefäßverschlüsse.

Das **Behandlungsziel** ist die Ischämieüberwindung durch lokale Wiedererwärmung und Weitstellung der Gefäße.

Behandlungsverfahren:

1. Steigerung der Kerntemperatur durch 38°C warme Infusionen, Klysmen und Getränke, Vollbad.
2. Heraushalten der geschädigten Peripherie aus dem Wasser. Nur leichtes Reiben, Hautdesinfektion, Blasen belassen, Deckverband.
3. Vasodilatation mit Sympathikusblockade, Stellatum- oder Periduralanästhesie oder mit Hydergin 3 × 1 ml/d i. m. mit Eupaverin forte 5 ml langsam i. v., Komplamin 2–4 ml langsam i. v., Ronicol 500 mg in 250 ml 0,9%iger NaCl-Lösung in 1–3 Std., Perfusionssteigerung mit Rheomacrodex und Heparin.
4. Schrittweises Erwärmen des erfrorenen Bereichs.
5. Danach lokal Akrotherm- oder Pernioninsalbe.

Verätzung

▶ Innere und äußere durch *Säuren* hervorgerufene *Koagulations-* oder durch *Laugen* hervorgerufene *Kolliquationsnekrose.*

Agenzien, die Verätzungen setzen, sind:

● Alkalien: Ätzkalk, Ätznatron, Ätzkali u. a.;
● Säuren: Salz-, Salpeter-, Schwefel-, Karbol-, Milch-, Chrom-, Phosphor-, konzentrierte Essigsäure u. a.;
● Metallsalze: Silbernitrat (Höllenstein), Kupfervitriol, Chlorkalk;
● organische Verbindungen: Kohlenwasserstoffe, Steinkohlenteer;
● Kampfstoffe: Lost, Stickstofflost, Sperit, Phosphorverbindungen.

Die *Ätzwunde* weist ebenso wie die Verbrennungswunde *3 Schweregrade* auf. Nur die drittgradige Verätzung läßt an der Wundart das Ätzmittel erkennen. *Säuren* bilden einen Ätzschorf: HCl macht grauweißen Schorf, Salpeter hellbraunen

Schorf und Schwefelsäure schwarzbraunen Schorf. *Laugen* machen die feucht erscheinende Rötung und Ödem.

Erste Hilfe: Abspülen mit Wasser, dann Versuch der Neutralisierung: bei Säureverätzung mit Milch und Magnesia usta 20,0 g, bei Laugenverätzungen Zitronensaft oder Essig. Dann Schockbekämpfung und Analgetika: 25–100 mg Dolantin langsam i. v., dazu 1 g Solu-Decortin-H i. v. und Penizillin 30 Mill. IE/d i. v. Weiterbehandlung wie bei der Verbrennungswunde.

Schleimhautverätzungen von Mund, Rachen und Ösophagus (S. 479).

Kalkspritzerverätzungen des Auges erfordern Ausspülung und Auswischen des Bindehautsackes mit physiologischer Kochsalzlösung, Wasser oder Titriplex III 0,37 %. Bei *Phenol-* oder *Kresolverätzungen* Entfernung mit Äthanol oder Rizinusöl. *Phosphorverätzungen des Auges* werden mit 8,4%igem Na-Bikarbonat oder Wasser ausgespült. Bei Phosphorverätzungen der *Haut* müssen wegen der Gefahr der Selbstentzündung alle Phosphorreste im dunklen Raum entfernt werden, dann Neutralisierung mit Na-Bikarbonat, Wasser und Spülung mit 1- bis 3 %iger Kupfersulfatlösung.

Flußsäure-(Fluorwasserstoff-)Verätzung. Die 40%ige Flußsäurelösung wird in chemischen Labors, in der Glas-, Aluminium- und Superphosphatindustrie sowie in Bierbrauereien verwendet. Charakteristikum dieser Verätzung ist die über einen langen Zeitraum fortschreitende *Hautdurchdringung.* Die Flußsäure bewirkt eine Lipoidauflösung, so daß sie das Stratum corneum durchdringen und durch die Ausfällung des Zellkaliums ausgedehnte Gewebebereiche zerstören kann. Vom *Sofortschaden* ist deshalb der *Spätschaden* zu unterscheiden. Letzterer macht sich nach *schmerzfreiem Intervall* am wiederkehrenden Schmerz (Vordringen auf tiefere Nervenendigungen) bemerkbar. Die Haut wird weiß und bildet allmählich Blasen. Die Säureaufnahme ins Gewebe kann zum akuten Nierenversagen (ANV) führen, das die Dialyse erfordert. **Behandlung:** Da Kalzium mit Fluorsäure zu Kalziumfluorid reagiert, das nicht mehr schädlich ist, Um- und Unterspritzen der verätzten Fläche mit 20%igem Calcium gluconicum. Abtragen der Blasen. Baden der Extremität in Kalziumlösung oder Aufgeben von Kalziumkompressen. Bei kleinflächigen Verätzungen immer sofortige *Ausschneidung.*

Ertrinken

Pathophysiologie: Zunächst reflektorischer Glottisverschluß, danach Wasseraspiration und Surfactantzerstörung. *Süßwasser* diffundiert durch die Alveolarmembran in Blutbahn und Interstitien mit der Folge von *Hypervolämie,* Kreislaufversagen, und bei Hypoxie des sowohl interstitiellen als auch kardialen *Lungenödems;* ferner Azidose, Hyperkaliämie und letztlich Kammerflimmern. Bei *Salzwasseraspiration* dagegen hyperosmolares Lungenödem. Meist ist gleichzeitig eine Unterkühlung eingetreten. **Behandlung:** Freimachen der Atemwege von Schleim, Erbrochenem oder Verschmutzungen. Atemspende (Abb. 16.**23**), Herzmassage (Abb. 16.**24**), Aufwärmen (S. 114f.). Unter Fortsetzen dieser Maßnahmen Transport auf Intensivstation. Hier Intubation, Absaugung des Bronchialsystems, kontrollierte Beatmung, medikamentöse und elektrische Defibrillation und Azidosekorrektur (S. 188).

Als Phänomen des „sekundären Ertrinkens" bezeichnet man das *nach erfolgreicher Reanimation* eintretende interstitielle *Lungenödem,* die Aspirationspneumonie und das infolge hypoxischen Alveolarwandschadens auftretende intraalveoläre Lungenödem. Die **Prognose** hängt ab von der Unterwasserverweildauer, von der Wassertemperatur, vom Therapiebeginn und vom Patientenalter.

Dekompressionskrankheit, Barotrauma, Taucherkrankheit, Caissonkrankheit

▶ Stickstoffembolie des Interstitiums bei Tauchern und Caissonarbeitern (Bierflaschenöffnungseffekt).

Entstehung: Nach zu raschem Auftauchen aus erheblichen Tauchtiefen mit hoher Wasserdruckumgebung bewirkt der plötzliche Druckabfall von mehr als der Hälfte des Atmosphärendruckes eine *Schaumblasenbildung* des physikalisch in Blut und Geweben gelösten Stickstoffs. Hierdurch wird hauptsächlich das ZNS geschädigt. Gesteigert wird die Schaumbildung durch Muskelarbeit, vornehmlich bei Adipositas. Erste Anzeichen sind schmerzhafte Extremitätengelenke, Bauchschmerz, Oppressionsgefühl hinter dem Brustbein, Atemnot und Husten, psychische Alteration, Lähmungen, sensorische Störungen und Schwindel; ferner fleckiges Erythem, Ödeme und Knistern der Haut. **DD** ist zu denken an eine Lungenruptur, an den Eintritt von Luft in die Pulmonalvene mit Luftembolie der Hirnarterien, eine O_2-Vergiftung durch eine zu hochprozentige O_2-Atmung, ferner an Hypoxie und CO_2-Vergiftung. **Behandlung:** Sofortige Rekompression mit kontrollierten Drücken, anschließend behutsamer Dekompressionsversuch mit 100%iger O_2-Atmung, evtl. in hyperbarer O_2-Kammer; bei Knochenmark- und Hirnödem Dexamethason 20–40 mg i. v., dann 4 mg alle 6 h i. m.

10. Allgemeine Voraussetzungen des Eingriffs

Die *Rechtmäßigkeit des Heileingriffes* in Diagnostik und Therapie basiert auf 1. der *Indikationstellung*, 2. der *Aufklärung* des Patienten, 3. seiner *Einwilligung* zur Operation und, was alle vorgenannten Maßnahmen einschließt, 4. der Beachtung der insgesamt gebotenen *Sorgfalt*. Wird diese Sorgfalt nicht beachtet, fehlt dem Eingriff die Rechtsgrundlage, und er stellt im Sinne des StGB eine *Körperverletzung* dar.
Bevor sich der Chirurg zum Eingriff entschließt, muß er zunächst die Behandlungsprognose mit der natürlichen oder Eigenprognose des nichtbehandelten Krankheitsverlaufes vergleichen. Dieser Prognoseabwägung dient die Risikoabschätzung. Sie setzt die *Voruntersuchung* voraus. Erst danach kann die *Op-Indikation* gestellt werden, die dem Kranken in einem *eingehenden Gespräch* mitgeteilt und erläutert wird.

Prognose

Prognose heißt *Voraussage* über die mit der Operation oder einer anderen Behandlungsmaßnahme zu erreichende *Heilaussicht*. Sie basiert allein auf der medizinisch-wissenschaftlichen Statistik. Alle Einzelerfahrungen, seien sie positiv oder negativ, sind demgegenüber wertlos und erlauben keine prognostische Aussage und keine Therapieempfehlung. Wie jede wissenschaftliche Statistik, so ist auch die zur Erkennung der Prognose erforderliche Datenerhebung auf dem Vergleich der verschiedenen, jeweils bis zum Erhebungszeitpunkt bewährten Behandlungsverfahren aufgebaut. Einer solchen *Therapiekontrolle* können nur objektivierbare Parameter dienen, die sich auf Schwere, Art und Dauer der Erkrankung, den Allgemein- und Lokalbefund, die Behandlung im einzelnen, die Resultate und die Nachkomplikationen stützen. Vom Ausmaß ihrer Auslegbarkeit und von ihrer Vergleichbarkeit hängt die Beurteilung ebenso ab wie von einer standardisierten Abstufung der Qualitätsbeurteilung des Heilerfolges, den wir mit den Prädikaten *gut, mäßig* und *schlecht* belegen.

Für die prognostische Beurteilung des Op-Resultates gilt es *als erstes,* die folgenden *Risiken* abzuwägen.

- Das *Letalitätsrisiko* des Eingriffs. Es ist in einem empirischen Mittelwert statistisch bekannt, z. B. Appendektomie 0,3%, Magenresektion 3%, Vagotomie 0,5%, Thorakotomie 2%, Lobektomie 8% usw.
- Das *Risiko seitens des Grundleidens,* z. B. Gefäßrekonstruktion bei generalisierter Gefäßerkrankung. Darmresektion beim Malignom mit Störung der allgemeinen Abwehr, Operation einer entzündlich-septischen Erkrankung, z. B. einer Peritonitis oder einer akuten Galle oder einer septischen Osteomyelitis.
- Das *Risiko seitens der Op-Taktik,* z. B. die Rekurrenslähmung bei der Strumektomie.

Alle 3 Risiken bezeichnen wir wegen ihrer empirischen Kalkulierbarkeit als *Standardrisiken.* Ihnen steht

- das *Individualrisiko der anlagebedingten Op-Toleranz* des einzelnen Patienten gegenüber. In dieses gehen die Begleitleiden, vornehmlich die *degenerativen Altersleiden,* ein. Das Individualrisiko ist letztlich nie genau bestimmbar.

Hilfreich für die Prognoseabschätzung kann der sog. *Ernährungsindex* (EI) aus IgM, Gesamtcholesterin, Präalbumin, Thyreoglobulin, retinolbindendem Protein, Fibrinogen und dem Komplementbindungsfaktor $C3_a$ sein. Entscheidend wird in der *postoperativen Phase* die Prognose bestimmt von der Anzahl und Schwere der Organ- und Systemkomplikationen (S. 197 ff.). Bei zwei gestörten Organfunktionen, wie z. B. Niere, Lunge oder Abdomen und Herz-Kreislauf, wird, wenn eine dritte Störung hinzutritt, wie z. B. eine Gerinnungsstörung, die Prognose infaust.

Voruntersuchungen

Ihre Aufgabe ist es, die Op-Toleranz zu ermessen und abzuschätzen, um sie u. U. durch eine gezielte Behandlung zu bessern. Die bei jedem zur Operation vorgesehenen Patienten durchzuführende Grund- oder Elementaruntersuchung erfolgt nach einem standardisierten Routineschema.

Die **Elementar-** oder **Routineuntersuchung** besteht in der klinischen, der Labor- und der Sonographie- und Rö-Diagnostik; Blutbild mit Blutgruppenbestimmung, BSG und Urinstatus; außerdem im Serum: Gesamteiweiß, Elektrolyte, Bikarbonat, Harnstoff, Kreatinin und Bilirubin, S-GOT, S-GPT, alkalische Phosphatase, LDH und γ-GT, Blutzucker, Blutgase und Gerinnungsparameter (Blutungszeit, PTT, PTZ, Thrombinzeit); zusätzlich für die Op-Planung und Unterstützung des

Heilverlaufs Blutuntersuchung auf Lues und HIV-Antigene; ferner EKG, bei über 50jährigen mit Belastung; Thoraxröntgen in 2 Ebenen; bei kardiopulmonaler Anamnese und beim über 50jährigen auch Lungenfunktionsprüfung (S. 123, 125); bei psychischen Störungen psychiatrische Untersuchung; je nach Begleitleiden auch weitere Konsiliaruntersuchungen.

Bei *dringlichen Eingriffen* muß sich die Elementaruntersuchung aus Zeitmangel auf Thoraxröntgen, EKG, Blutbild, Blutgruppe, Gerinnungs- und Elektrolytstatus, Blutgase und zentralen Venendruck (ZVD) beschränken.

Die **spezielle Voruntersuchung** des zur *Elektivoperation* (S. 120) vorgesehenen Patienten richtet sich auf die Abklärung des Grundleidens. Sie erfordert deshalb *spezielle diagnostische Maßnahmen*.

Indikationsstellung, Operationsentscheidung

Die Indikation wird aufgrund von Vorgeschichte und Untersuchungsbefund gestellt. Sie basiert auf der Risikoabwägung von Operation und Nichtoperation unter Einkalkulierung der Op-Toleranz des Patienten. Zu unterscheiden sind die folgenden *Indikationsarten* (Tab. 10.**1**).

Absolute Indikation

Die Op-Entscheidung ist absolut, wenn kein anderer Behandlungsweg die gleiche Heilungschance gewährleistet.

Tabelle 10.1   **Indikationsbeispiele**

Dringlichkeitsgrad		Beispiel
Absolut (ohne Alternative)		
Notfall		Perforation, Massenblutung, Gefäßruptur, Trauma
Lebensrettung	akut	akute Appendizitis, inkarzerierte Hernie, Gefäßverschluß, Ileus
	subakut	Neoplasie, akute Galle, Colitis ulcerosa, Magenausgangsstenose, palliative Umgehungsanastomose bei Neoplasie
Relativ (Alternativen möglich)		
Kosmetisch		Narbenkorrektur, Mammaaufbauplastik
Sozial		Herstellung dauernder Arbeitsfähigkeit (z. B. bei rezidivierender Colitis ulcerosa, die mit wiederholten Schüben die Arbeitsfähigkeit unterbricht)
Diagnostisch		Probethorakotomie und -laparotomie
Forensisch		Abklärung rechtlicher Verhältnisse (z. B. Kniegelenkpunktion, s. Text)
Präventiv		Abwendung von Komplikationen (s. Text), z. B. Parietalzellvagotomie vor streßulkusgefährdeten Eingriffen

Muß sie bei mangelnder Einsicht oder Ablehnung aus anderen Gründen u. U. gerichtlich herbeigeführt werden, spricht man von der *erzwungenen* Indikation.

Relative Indikation

Die operative Entscheidung kann relativ sein, wenn die *Überlegenheit* der Operation *begrenzt* oder nicht absolut sicher ist oder wenn die Voraussetzungen wie *Diagnose* und *Befund nicht eindeutig* sind. Eine relative Indikation kann auch die *diagnostische* Indikation sein, z. B. zur Probethorakotomie oder -laparotomie. Eine weitere relative Indikation ist die *forensische* Indikation zur Vorabklärung möglicher rechtlicher Unfallfolgen, beispielsweise eine Kniegelenkpunktion, um mit dem Hämorrhagienachweis ein Binnentrauma festzustellen; ferner die *soziale* Indikation, z. B. um durch die Operation den Heilverlauf eines Duodenalgeschwürs abzukürzen und so die wiederholte Arbeitsunfähigkeit zu stoppen. Auch die *kosmetische Indikation* kann, wie die Bezeichnung sagt, immer nur eine relative Anzeige darstellen.

Präventivindikation

Die vorbeugende Operation ist angezeigt, um den bei einem bereits vorliegenden Befund zu erwartenden weiteren Krankheitserscheinungen und Komplikationen sowie einer Lebensbedrohung zu begegnen. Zur Abwendung einer weiteren Krankheitsentstehung ist sie eine *relative* Indikation; zur Abwendung einer Lebensbedrohung eine *absolute* Indikation. Voraussetzung für die Präventivindikation ist die weitgehend gesicherte prognostische Beurteilung der Grundkrankheit. In dieses Grundschema der Absolut-, Relativ- und Kontraindikation sind noch die Begriffe der *Elektiv-* und *Notfallindikation* einzuordnen. Elektiv- und Notfallindikation sagen nur etwas über die für die Operation zur Verfügung stehende *Vorbereitungszeit* aus. Der *Elektiv- oder Wahleingriff* kann sowohl auf absoluter wie relativer Indikation beruhen, der *Notfalleingriff* ist nur absolut indiziert. Beim Elektiv- oder Wahleingriff, z. B. dem unkomplizierten Duodenalulkus, ist immer eine planmäßige Operationsvorbereitung durchführbar. Beim Notfalleingriff, z. B. dem perforierten Duodenalulkus, ist nur ein verkürzter Ausgleich der gestörten Homoiostase vor oder während der Operation möglich.

Kontraindikation

Die Operation verbietet sich aus Gründen der verminderten Op-Toleranz oder wegen der von seiten des Leidens zu geringen oder fehlenden Heilaussicht, z. B. beim metastasierenden Tumor.

Aufklärung

Sie informiert den Kranken über sein Leiden und dessen Heilmöglichkeiten und -aussichten.
Für die Aufklärung über die Risiken der Heilbehandlung im einzelnen wird in den letzten Jahren von juristischer Seite eine *Standardisierung* des klassischen Arzt-Patienten-Gesprächs und Vertrauensverhältnisses gefordert. Während es bislang genügte, durch ein persönliches, offenes, ärztliches Informationsgespräch eine Vertrauensbasis herzustellen, um vom Kranken die *Einwilligung zur Operation* zu

erhalten, wird heute eine nach dem Dringlichkeitsgrad im Inhalt unterschiedliche Risikoaufklärung postuliert. In dieser Skala erfordern kosmetische Eingriffe eine dezidierte Aufklärung, Notfalleingriffe dagegen keine Aufklärung. Dazwischen liegen die absolut und relativ indizierten Elektiveingriffe.
Nach der Rechtsprechung ist jeder *operative Eingriff* nach wie vor eine *Körperverletzung.* Der Operateur muß sich deshalb, um der Strafverfolgung zu entgehen, vor Eingriffsbeginn die *Einwilligung* vom Kranken geben lassen. Sie muß mündlich vor Zeugen oder – aus juristischen Gründen – besser schriftlich durch Unterzeichnung des sog. *Einwilligungsrevers* erklärt werden. Erst dann erfolgt die *Elementar-* und, wenn nötig, auch die *spezielle Vorbereitung* zur Operation mit dem Ziel, Risiken auszuschalten oder zu mindern.

11. Operationsvorbereitung und Operationsrisiken

Vorbereitungsarten

Hat der Patient in die Operation eingewilligt, wird mit der Op-Vorbereitung begonnen. Dabei unterscheiden wir eine *Elementarvorbereitung,* die sich auf alle zu Operierenden generell bezieht, eine *spezielle Vorbereitung,* die die Grundkrankheit berücksichtigt, und schließlich bei dringlicher Indikation die *Notfallvorbereitung.*
Die **Elementarvorbereitung** beinhaltet die allgemeine Stoffwechselbilanzierung (S. 160), ferner die gezielte Kompensation von Leistungsstörungen; so von Herz/Kreislauf, Lunge, Niere, Endokrinium (Diabetes) und Gerinnung und bei Anämie den evtl. notwendigen Blutersatz. Zur Elementarvorbereitung gehört ferner die routinemäßige *Prämedikation,* die Nahrungskarenz, die Darmreinigung, das Atemtraining, die Krankengymnastik und gründliches Waschen, am besten Vollbad am Vorabend; ferner gehört hierzu die **Thromboseprophylaxe** mit Dextran 2×500 ml i. v. sowie mit 2 Stunden vor der Operation begonnener Low-dose-Heparingabe von 5000 E s. c. in 12-h-Abständen. Marcumar-Patienten müssen nach Thrombinzeit auf Heparin und Diabetiker auf Altinsulin umgestellt werden. Bei geplanter Revision einer von einer Gelegenheitswunde herrührenden Narbe immer *Auffrischungsimpfung* mit 0,5 ml TAI Tetanol. Beim Großeingriff wird ein ZVK (Abb. 16.**3**) geschoben und Blut gekreuzt; ferner wird ein Blasenkatheter gelegt (Abb. 16.**28**, 16.**29**). Bei halbaseptischen Eingriffen, z. B. bei Darm-, Galle- und Magenoperationen, wird eine perioperative Infektionsprophylaxe (S. 136) vorgenommen.
Die **spezielle Vorbereitung** des Kranken muß die vom *Grundleiden* bedingten spezifischen Störungen berücksichtigen. Das bedeutet meist Atemtraining mit dem Respirator, Gerinnungsersatz, definierte Diät oder parenterale Hyperalimentation; denn bei Gerinnungsstörungen und bei Mangelernährten ist z. B. das Risiko einer Nahtinsuffizienz etwa 7mal größer als beim Normalernährten.
Die **Notfallvorbereitung** des Schockierten, z. B. des Ausgebluteten oder des Ausgetrockneten, verfolgt das Prinzip „so viel wie nötig, so rasch wie möglich". Die

Op-Toleranz muß in *kürzester* Zeit angestrebt werden. Bei Volumendefizit von mehr als 10 % erforderliche Akuthilfen sind: Volumen- und Blutersatz, Infusion und Transfusion (S. 160 ff.), ferner Ausgleich der Azidose (S. 155), Ausgleich von Elektrolytverlusten (S. 157), Infektionsbekämpfung (S. 52 f.) und bei Herzinsuffizienz Schnelldigitalisierung (Digoxin 0,8 mg/12 h) sowie bei Hypoxie die eventuelle Respirationsbehandlung. **Merke:** Vor Narkoseeinleitung zur Verhütung der Aspiration immer Magenentleerung, evtl. Verweilsonde.

Abwägung der Individualrisiken

Risiken seitens Herz und Kreislauf

▶ Das Op-Risiko wird erhöht durch Herz-Kreislauf-Befunde wie latente oder manifeste Herzinsuffizienz, angeborene, entzündliche oder degenerative Erkrankungen des Herzens sowie Hypertonie und Hypotonie.
Allgemeines. Ein normales EKG spricht nicht gegen einen pathologischen Myokardbefund. Verläßlicher sind Belastungs-EKG und Thoraxröntgen.
Koronare Herzkrankheit. Hierfür sprechen pektanginöse Beschwerden oder vorausgegangene Herzinfarkte. Die *Elektivoperation ist möglich,* wenn der Herzbefund stabil und das Verlaufs-EKG ohne Veränderung ist, ferner wenn seit 3 Monaten keine Angina-pectoris-Zustände aufgetreten sind und keine Anhaltspunkte für eine Herzinsuffizienz bestehen, außerdem, wenn der letzte Infarkt 6 Monate zurückliegt. Anders bei *Notfalloperationen,* die ungeachtet des noch akuten Herzbildes unaufschiebbar sind. Ggf. ist eine Angioplastie vorauszuschicken.
Hochdruck. *Gute Op-Toleranz* besteht bei chronischer Hypertonie mit Linksventrikelhypertrophie und Extrasystolen, vorausgesetzt, daß keine Koronarinsuffizienz, keine Herzleistungsminderung und kein Nierenbefund vorliegen. Bei diastolischen Drücken unter 110 mmHg kann die antihypertensive Therapie 1 Woche vor der Operation ausgesetzt werden; Thiazidpräparate müssen abgesetzt werden, damit sich das Kalium wieder normalisieren kann. Bei intra- und postoperativen Hochdruckkrisen 1,5–3 ml Clonidin i. v. oder/und Dihydralazin 1 Amp. i. v.
Arrhythmien. Bei chronischem Vorhofflimmern besteht *Emboliegefahr* durch Ausschwemmung von Herzohrthromben. Kontraindiziert sind Betablocker. Ein asymptomatischer, isolierter Rechtsschenkelblock ist ohne Bedeutung. Der atrioventrikuläre Block erfordert dagegen präoperativ die transvenöse Einschwemmung eines Stimulationskatheters in den rechten Ventrikel.
Herzinsuffizienz ist eine *absolute Kontraindikation für die Elektivoperation* beim manifesten, nicht behandelten Befund, eine *relative Kontraindikation* bei medikamentöser Kompensation.
Merke: Bei jedem Herzbefund ist auf Änderungen in der Medikation von Antikoagulantien, Kortikoiden, Antihypertonika und Insulin zu achten. Vor allem sollte die Einlaufgeschwindigkeit von kaliumhaltigen Lösungen in der Präoperativbehandlung überwacht werden. Immer ist eine Anämie auszugleichen und die Herzaktion bei der intravenösen Infusion zu kontrollieren.
In der Elektivchirurgie des *Koronarkranken,* des Kranken mit *Aortenstenose* oder *atrioventrikulärem Block* muß die Herzleistung mit einem intraarteriellen oder

Tabelle 11.1 **Altersbedingte Veränderung der örtlichen Organdurchblutung**
(nach M. Landowne u. Mitarb.)

	Mittelwerte Alter 50 Jahre Liter pro Minute	Mittlere Änderungsrate in % pro Jahr
Herzminutenvolumen	5,01	− 1,01
Pfortader-Leber-Durch-blutung	1,40	− 0,3
Nierendurchblutung	0,91	− 1,9
Gehirndurchblutung	0,66	− 0,5
übrige	(2,03)	(− 1,3)

einem ZVK überwacht werden (Abb. 16.**4**). Gemessen werden Drücke und Gas-sättigung, ein i. v. Stimulationskatheter muß gelegt werden. Die Defibrillation ist vorzubereiten, ein Isoproterenol- und Xylocaintropf müssen bereitgehalten werden.

Herzklappenfehler stellen ein *erhöhtes Risiko* dar, vornehmlich schwere Aorten-stenosen, Mitralstenosen und multivalvuläre Befunde. Ohne erheblich einschrän-kende Bedeutung ist dagegen die Mitralinsuffizienz 1. Grades.

Vorhof- und Septumdefekte stellen im kompensierten Stadium ohne Shuntum-kehr *keine Op-Einschränkung* dar. Erst bei pulmonaler Hypertonie mit Eisen-menger-Syndrom steigt das Op-Risiko um ein Vielfaches. Grundsätzliche *Kontra-indikationen* sind vornehmlich die ausgeprägte *Aortenisthmusstenose,* Tetralogien und hochgradige Stenosen der Ausstrombahn, ihre eigene Korrektur natürlich ausgenommen.

Altersbedingte Veränderung der Organdurchblutung (Tab. 11.**1**). Ab siebtem Dezennium ist mit einer *generalisierten Arteriosklerose* und einer Einschränkung der Herz- und Nierenleistung zu rechnen (Abb. 11.**1**). Deshalb immer Belastungs-EKG und Kreatininbestimmung sowie kardiale Vorbehandlung, ferner Vor-beugung postoperativer Respirationsstörungen und Thromboseprophylaxe. Zu vermeiden ist während der Operation jeder Blutdruckabfall unter den Aus-gangswert. Narkotika und Barbiturate können die Hypoxiegefahr erhöhen. Der zerebralen Perfusionsverbesserung dienen Complamin, Stutgeron, Rheoma-crodex und O_2-Atmung. Da *adipöse* Kranke zu Thromboembolie, Pneumonie, Wundheilungsstörung und Herzinfarkt neigen, ist bei Elektivoperationen präope-rativ eine Abmagerungskur erforderlich.

Risiko seitens der Atemwege

Entscheidenden Anteil an der Op-Toleranz hat die *Atemleistung.* Sie drückt sich in den *Werten der Lungenfunktion* aus und muß deshalb vor jedem größeren Eingriff und bei Verdacht auf Einschränkungen geprüft werden.

Lungenfunktion (Tab. 11.**2**).

Der als *äußere Atmung* bezeichnete *Gasaustausch* bezieht seine Dynamik aus dem Partialdruckgefälle zwischen Außen- oder Alveolarluft und Blut. Der Atmung

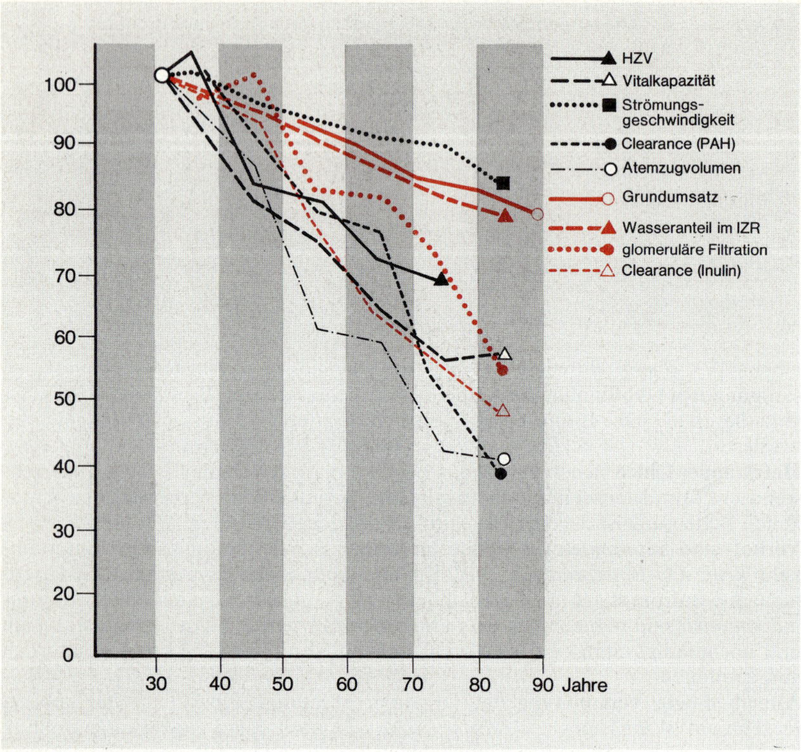

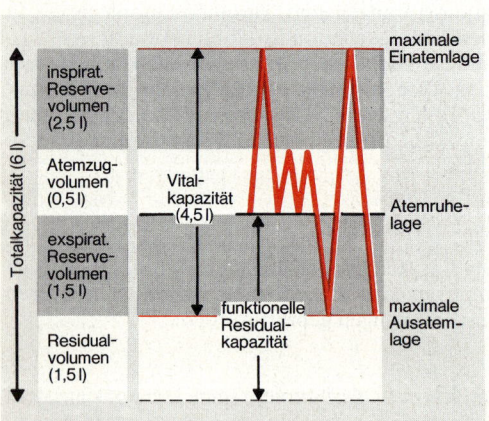

Abb. 11.**1**   Altersabhängigkeit der Vitalfunktionen (nach Timiras).

Abb. 11.**2**   Ventilation.
Totalkapazität: Vitalkapazität
+ Residualvolumen.
Vitalkapazität: inspiratorisches
Reservevolumen + Atemzug-
volumen + exspiratorisches
Reservevolumen.
Funktionelle Residualkapazi-
tät: exspiratorisches Reserve-
volumen + Residualvolumen.
Angegebene Volumina sind
immer alters- und geschlechts-
bezogen zu werten.

Tabelle 11.2 **Lungenfunktionsprüfung**	
Untersuchungsverfahren	Aussage
1. Thorax-Rö-Übersicht in 2 Ebenen	Lungenbefunde
2. Belastungs-EKG	Herzbefunde
3. Spirometrie	Ventilation
a) maximale In- und Exspiration	Vitalkapazität (in ml)
b) nach maximaler Exspiration verbleibendes Volumen	Residualvolumen (in ml)
c) nach maximaler Inspiration in 1 s gemessene Ausatmung, Atemstoß	Sekundenkapazität (Tiffeneau) % der VK (in ml/s)
d) maximale Ausatmungskapazität	Atemgrenzwert (in l/min)
e) Residualvolumen + exspiratorisches Reservevolumen	funktionelle Residualkapazität (in l)
4. Blutgasanalyse	Diffusion
5. Bodyplethysmographie	Resistance, atemstromabhängige Lungen- und Thoraxelastizität
6. Perfusionsszintigraphie (^{99m}Tc)	Kapillarperfusion und Belüftung
7. Pulmonalisdruckmessung	kardiopulmonale Gefäßverhältnisse

dient zunächst die Inspiration und Exspiration, die als *Ventilation* bezeichnet werden. Der in die Alveole eingeatmete O_2 gelangt infolge der *Diffusion* durch die Alveolarmembran in die Kapillaren, von wo aus er mit der *Perfusion* in den großen Kreislauf kommt. In umgekehrter Richtung findet der CO_2-Transport statt. So sind die 3 zu prüfenden *Funktionselemente der Atmung* also

- Ventilation oder Belüftung,
- Diffusion der Gase und
- Perfusion oder Durchblutung der Lungenkapillaren.

Basisprogramm der Funktionsuntersuchung

Es besteht in der Thorax-Rö-Übersicht, dem EKG (evtl. mit Belastung) und der VK- und Atemstoßwertbestimmung. Bei klinischem Verdacht, bei pathologischer Vital- und 1-s-Kapazität sind arterielle Blutgase, Bodyplethysmographie, Perfusionsszintigraphie und Pulmonalisdruckmessung angezeigt (Tab. 11.**2** u. Abb. 11.**2**).

Berechnung des Narkose- und Operationsrisikos

Erste Auskunft über das pulmonale Risiko gibt bereits der Atemstoßwert. Beträgt er $<0,8$ l, besteht ein hohes Narkose- und Op-Risiko. Bei $0,8$–$1,0$ l besteht ein relativ erhöhtes Risiko, abhängig von den Blutgaswerten. Liegt der Wert über $1,0$ l, ist das Risiko nicht erhöht. Als summarische Grenze sind 30 % der Norm aller Ventilationsparameter anzusehen.

Primäre Ursachen der Lungenfunktionsbeeinträchtigung

Von seiten der Atemleistung stellen vornehmlich die folgenden konditionellen und dispositionellen Einflüsse eine erhöhte Op-Gefährdung dar: *Alter, Adipositas* und *Thorax-Lungen-Erkrankungen.*

Weitere Störfaktoren sind: Allergie, Diabetes, Herz- und Niereninsuffizienz sowie alle chronischen, in die Homöostase eingreifenden Erkrankungen.

Alter. Infolge des Elastizitätsverlustes von Lunge und Thorax erhöht sich das Residualvolumen von 1,5 l (im 20. Lebensjahr) auf 2,2 l (beim 60jährigen), die Compliance wird geringer; ferner sinkt die Vitalkapazität auf die Hälfte ab, und durch die Alveolenerweiterung erfolgt eine Störung des Ventilations-Perfusions-Verhältnisses; dies führt zu Totraumvergrößerung und erhöhter venöser Beimischung. Der Totraumanteil am Atemzugvolumen nimmt von 20% beim Jugendlichen auf 40% im Alter zu. Die arterielle O_2-Sättigung sinkt von 97% auf 74% ab (Abb. 11.**3**). Die Diffusionskapazität sinkt als Folge des Lungengewebeverlustes und der Verminderung des kapillären Blutvolumens um 33%.

Adipositas. Der Adipöse hat wegen seines Zwerchfellhochstandes eine erniedrigte Compliance und damit eine gegenüber dem Normalgewichtigen herabgesetzte Ventilation. Außerdem sind seine Diffusion und Perfusion gemindert. In gleicher Weise schränkt der Zwerchfellhochstand anderer Ursachen wie Gravidität und Meteorismus die Ventilation ein.

Thorax- und Lungenerkrankungen (Abb. 15.**2**). Von *restriktiven* Lungen- und Pleurabefunden wie Pleuraschwarten und -ergüssen, Atelektasen, Lungenfibrose, Skoliose und Trichterbrust sind *alle Lungenfunktionen* direkt und indirekt betroffen; in erster Linie die *Compliance,* aber auch die *Verteilung* mit ihren Folgen für Perfusion und Diffusion. In erhöhtem Maße gehen solche Einschränkungen von den *obstruktiven* Bronchial- und Parenchymbefunden aus. Dies sind Trachealengen durch Strumen und Mediastinalprozesse, Bronchialtumoren, Verschwellungen der Bronchialschleimhaut bei chronischer Bronchitis und Emphysem; dann aber auch ein Sekretstau und die Dyskinesie der Pars membranacea (chec

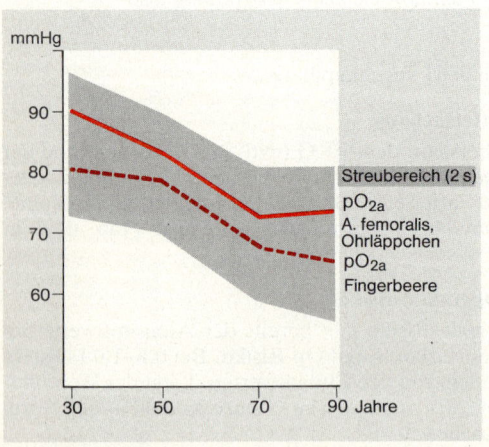

Abb. 11.**3** Altersbedingtes Verhalten des pO_{2a} (nach Ferlinz).

valve). *Diffusionsstörungen,* die durch Narkose und Op-Trauma verschlechtert werden, sind die chronische Pneumonie und die Bereitschaft zum Lungenödem. Ebenso verschlechtert sich die *Perfusion* durch Herzinsuffizienz und AV-Shunt-bedingte Störungen in Atelektasen.

Postoperativ zu erwartende eingriffsbedingte Beeinträchtigung der Lungenfunktion

Abdominaleingriffe mit nachfolgendem Zwerchfellhochstand reduzieren die VK um mehr als 25 %, Zweihöhleneingriffe um mehr als 60 %. Weitere integrierende Störeinflüsse sind von der postoperativen Lagerung und der Op-spezifischen Kardiopulmonalreaktion zu erwarten.

Kontraindikationen

Kontraindikationen für Elektiveingriffe sind Infekte und Entzündungen der Atemwege wie Bronchopneumonie, Tracheitis, Pharyngitis, Laryngitis, Tonsillitis, Rhinitis und Sinusitis. Ferner eine Einschränkung der Ventilation um 50 %.

Vorbehandlung des Respirationstrakts

Hierzu gehören Rauchverbot, Atemgymnastik, Thoraxabklopfen, Hustenübungen, Giebel-Rohr-Training, Aerosolinhalation, Broncho- und Mukolyse (Tacholiquin, Fluimucil usw.) und bei *Infektion* Antibiotika: Sulfamethazol + Trimethoprim 3 × 5 ml/d i. v., Tetrazyklin 4 × 250 mg/d (Tbl.), Amoxicillin 4 × 3 g/d (Tbl.) oder Cephalosporin 4 × 3 g/d i. v. Nach Sputumantibiogramm dann gezielte Antibiotikagaben. **Merke:** Bei extrem eingeschränkter Lungenfunktion oder entzündlichen Lungenveränderungen, wenn vermeidbar, keine Inhalationsanästhesie!

Risiken seitens des Stoffwechsels

Die dritte Säule der Homöostase ist der Stoffwechsel. Seine Komponenten sind der *Säure-Basen-Haushalt* sowie der *Wasser-, Elektrolyt-* und *Energiehaushalt.* Integrierende Bedeutung kommt dabei dem *kolloidosmotischen Druck* zu. Alle Stoffwechselkomponenten sind sowohl durch das chirurgische Krankheitsbild als auch in erhöhtem Maße durch Operation und Trauma postaggressionsbedingt grundlegend beeinträchtigt. Sie bedürfen deshalb sowohl vor als auch nach der Operation der gezielten Substitution. Die Komponenten der Stoffwechselstörung sind der *Säure-Basen-Haushalt* (S. 154), der *Wasserhaushalt* (S. 156) und der *Elektrolythaushalt* (S. 157); ferner der Energiehaushalt (S. 159ff.) mit Regulation von *Kohlenhydraten, Proteinen* und *Fetten.*

Risiken seitens der Gerinnung (s. auch S. 220)

Sie sind gegeben bei jeder durch die Blutungsanamnese wahrscheinlichen Gerinnungsstörung wie Hämophilie, Willebrand-Jürgens-Syndrom, Thrombozytenveränderungen; außerdem bei Vorerkrankungen der Leber, bei Karzinomen, bei chronischer Medikamenteneinnahme und bei Antikoagulantienbehandlung. **Operationsvorbereitung** des antikoagulierten Patienten: Heparineinstellung beim *Elektiveingriff.* Cave: Gefahr der zu raschen Normalisierung, 20 % Aktivität genügen. Beim *Notfalleingriff* müssen beim mit Kumarin Vorbehandelten PPSB und bei iatrogener Hyperheparinämie Protaminsulfat gegeben werden. Bei Leberleiden, Karzinompatienten und medikamentöser Hämostasestörung genügen Frischblutgaben.

Risiken seitens der Parenchyme

Niere

Bei Azotämie, bei einer Nieren- und Harnwegsanamnese, bei Patienten über 60 Jahren, bei Diabetes, Hypertonie und bei Gicht und vor jeder größeren Operation ist die Bestimmung von Restharn, Harnstoff, Kreatinin und Elektrolyten angezeigt, evtl. auch Clearance, Sono-, Uro- und Isotopennephrogramm. Die **Behandlung** besteht im Elektrolytausgleich und der Serumharnstoffkorrektur durch adäquate Flüssigkeitsgaben und Beschränkung der Eiweißzufuhr; ferner Ausgleich von Anämie und Hypovolämie mit Erythrozytenkonzentraten. Cave: Kumulation und Retention von Medikamenten, die über die Niere ausgeschieden werden! Wichtig ist die intra- und postoperative Bilanzierung (S. 193, 220).

Leber

Behandlung: Bei *Zirrhose* Ausschluß von *Ösophagusvarizen.* Ein manifester *Leberschaden* erfordert präoperativ Bettruhe, fettarme KH- und eiweißreiche Diät, Klysmen und orale Laxantien, ferner Neomycin 6 g/d oral, 1000 ml 5–10%ige Lävulose d/i. v., dazu Vitamin-B-Komplex 900 mg/d, Vitamin C 500 mg/d, Kalium, ggf. Spironolacton. Bei *Gerinnungsfaktorenmangel* II, VII, IX und X werden Vitamin K 10–20 mg/d und Frischplasma, wenn nötig auch die Faktoren selbst gegeben. Bei Thrombozytopenie Gabe von Thrombozytenkonzentrat, bei Anämie Ery-Konzentrate. Bei *Cholangitis* Cephalosporin 4 × 1 g/d i. v., Chloramphenicol 2 × 1,5 g/d i. v., Sulfamethazol + Trimethoprim 2 × 960 mg/d oral. Ein Aszites wird mit Na-armer Kost, K-Substitution, mit Spironolacton 400 mg/d und evtl. Furosemid 120 mg/d ausgeschwemmt. Das Verhalten der Leberwerte bestimmt den Op-Zeitpunkt. Bei Anästhesie leberschonende Narkotika! *Cave:* Halothan oder Fluothan und Barbiturate! Während der Operation muß jeder Blutdruckabfall vermieden werden!

Allgemeinrisiken seitens des Endokriniums

Kreislaufgefährdung. Bei *Nebennierenunterfunktion* ist die Reaktionsbereitschaft des Kreislaufs beeinträchtigt, und zwar sowohl reflektorisch (Sympathikotonus) als auch durch Störung des Wasser- und Mineralhaushalts (Aldosteronmangel). Die Wasserverluste über Niere und Darm sind erheblich. Die Behandlung erfolgt mit Infusionen und Gaben von Fludrocortison 0,2 mg/d oral, 3 Tage vor der Operation beginnend. Am Op-Tag alle 6 Stunden Prednison 1 g i. v. Bei *Phäochromozytom* ist das Plasmavolumen vermindert, deshalb sind hier präoperativ Humanalbumin und Plasma oder Blutkonserven zu geben; außerdem Phenoxybenzamin 0,2–0,5 mg/kg i. v. (cave Blutdruckabfall). Zur Vermeidung von Tachyarrhythmien Propanolol 1–5 mg i. v. *Diabetes insipidus* mit erhöhter Viskosität: Vorbehandlung s. u.

Atemstörungen bei Schilddrüsenunterfunktion erfordern die Substitution mit Levothyroxin-Natrium 50–100 μg/d. Bei Elektivoperation Medikationsbeginn 4 Wochen vorher mit T_4 0,2–0,4 mg/d. Bei Adipositas präoperatives Atemtraining.

Blutgerinnungsstörungen beim *Morbus Cushing* erfordern die Gerinnungsanalyse und gefäßabdichtende Maßnahmen, wie Kalziumglukonat i. v. und Vitamin C und P.

Erhöhte Infektionsgefahr und Wundheilungsstörungen kommen vor beim *Morbus Cushing* wegen vermehrter Glukokortikoidproduktion, wegen gestörter Phagozytose, gestörter fibroblastischer Diathese und fehlender Antikörperbildung; beim *Diabetes mellitus* wegen gestörter Proteinsynthese und Mikro- und Makroangiopathie, bei *Hyperthyreose* wegen negativer Stickstoffbilanz und bei *Hypogonadismus* wegen Fehlens der anabolen Steroide. *Prävention* mit Antibiotika und blutfreiem und gewebeschonendem Operieren.

Störungen der Blasen- und Darmfunktion sind zu beachten: bei *Hyperthyreose* und bei *diabetischer Neuropathie* Durchfälle, bei *Hyperparathyreoidismus* und *Myxödem* Obstipation und Blasenentleerungsstörungen.

Narkosegefährdung besteht bei *Nebennieren-* und *Hypophyseninsuffizienz* wegen fehlender Streßreaktionen. Operative und postoperative Vasodilatation führen leicht zum Kollaps. *Vorbehandlung* deshalb mit Ultracorten-H 1 g i. v.

Präventivbehandlung der endokrinen Störungen

Bei **Hyperthyreose** Ernährung mit 4000 kcal/d und wasserlösliche Vitamine, Digitalisierung, Betablocker (Ausnahme Vorhofflimmern) und zur Vermeidung einer thyreotoxischen Krise Plummern oder Thyreostatika (Favistan 40–80 mg/d). *Cave:* Desinfektion mit Polyvidon-Jod oder weiteren ca. 160 (!) jodhaltigen Medikamenten.

Beim **Morbus Cushing** Eiweiß 120 g und Kalzium 2 g/d, ferner natriumarme Kost.

Beim **Conn-Syndrom** K^+-Substitution; bei Phäochromozytom mit Blutdruckkrisen Phentolamin, Na-Nitroprussid oder Propanolol 1 mg/min bis 10 mg/d.

Beim **primären Hyperaldosteronismus** Aldosteronantagonisten, Antibiotika, Elektrolyteinstellung und Hydrokortisonazetat.

Bei **Hyperparathyreoidismus** Versuch der präoperativen Hyperkalzämiesenkung mit hochdosierter Ringer-Infusion und 60 mg Prednison über 3 Tage, die die tubuläre Kalziumresorption bremst.

Beim **Morbus Addison** Gefahr der Nebenniereninsuffizienz. Vorbehandlung mit ACTH (Synacthen) i. m.

Beim **Diabetes insipidus** Vorbehandlung mit reichlicher Flüssigkeitszufuhr und Gaben von Desmopressin 2 × 0,4 ml/d i. v. oder Vasopressin-Tannat 1–5 IE/d i. m.

Bei Morbus Cushing, Morbus Addison, Hyperthyreose und Hyperparathyreoidismus ist wegen der *neuromuskulären Instabilität* die *Sedierungsvorbehandlung* unverzichtbar.

Beim **Diabetes mellitus** sind *Polyneuropathien* mit fehlendem Viszeralschmerz und paradoxen Reaktionen auf Medikationen sowie eine begleitende *Nebenniereninsuffizienz* und eine Anämie nicht selten. Bei Elektivoperation u. U. längerfristiger Eisenersatz, bei Notfalloperationen Transfusion. Das Postaggressionssyndrom kann einen latenten Diabetes mellitus manifestieren, einen bereits bekannten Diabetes verstärken oder ihn zur Entgleisung bringen. Der Diabetes gefährdet den Op-Erfolg durch die erhöhte *Infektionsneigung.* Deshalb immer exakte Einstellung. Dies erfordert die fortlaufende laborchemische Kontrolle vor, während und nach der Operation. Eine fehlende Diabetesvorgeschichte schließt – ebenso wie die einfache Nüchternblutzuckerbestimmung – eine latente oder subklinische Diabetesform nicht aus. Deshalb gehört postoperativ die wiederholte Blutzuckerkontrolle zur Routine, denn erst sie kann eine Op-bedingte Manifestation aufdecken. *Vorgehen bei leichtem Diabetes,* der rein diätetisch oder mit oralen Diabetika eingestellt ist:

● Wenn die orale Nahrungszufuhr nicht länger als einen Tag unterbrochen wird, genügt es, die Diät oder die medikamentöse Therapie nach der Operation wieder fortzusetzen. Bei Wiederbeginn der oralen Nahrungsaufnahme ist die Blutzuckerbestimmung mit Tagesprofil erforderlich.

● Muß postoperativ einige Tage parenteral ernährt werden, erfordert dies präoperativ die parenterale Diabeteseinstellung mit Umstellung auf kleine Mengen Altinsulin (3 × 8, max. 3 × 12 IE/d in 500 ml 10%iger Glukoselösung über 8 Stunden). Kontrolle durch Tagesprofil.

Vorgehen bei schwerem, insulinbedürftigem Diabetes: Um ihn intra- und postoperativ leichter steuern zu können, muß präoperativ von Depot- auf Altinsulin i. v. umgestellt werden. Die notwendige Altinsulinmenge beträgt etwa das 1,5fache der gewohnten Depotinsulinmenge. Die Umstellung muß 2 Tage vor der Operation abgeschlossen sein. Bei Notfalleingriffen kann mit den i. v. Insulingaben erst postoperativ begonnen werden. *Postoperativ* Altinsulin über Perfusor oder i. v. in Glukoselösung: 4stündlich Blutzuckerkontrolle, danach ggf. Dosierungskorrektur.

Merke: Bei Eingriffen in Lokalanästhesie kein Anästhetikum mit Adrenalinzusatz!

Weitere indikationseinschränkende Befunde

Neurologische Befunde. *Epileptiker,* die auf Carbamazepin eingestellt und postoperativ längere Zeit nahrungskarent sind, bedürfen der Umstellung auf Phenytoin 250 mg langsam i. v., dann über 4–8 Stunden 750 mg. *Parkinson-Patienten,*

Tabelle 11.3 **Ödeme: mögliche Ursachen**

Erhöhter hydrostatischer Druck – Herzinsuffizienz – abhängige Körperpartien *Erniedrigter kolloidosmotischer Druck: Proteinmangel* – alimentäre Dystrophie – Tumorkachexie – Nephrose – Leberschaden *Natriumretention* – akute/chronische Nephritis – Hyperaldosteronismus	*Kapillarschaden* – idiopathisch – allergisch – neurotrophe Störung *Mechanische Abflußstörung* – Thrombose – Bauchtumoren – portale Hypertonie (Leberzirrhose) *Komplexe hormonelle Störung* – Myxödem – Klimakterium – Postaggressionssyndrom

die auf orales Levodopa oder Bromocryptin eingestellt sind, müssen postoperativ Amantadin 200 mg in 500 ml Lösung bekommen.

Ödeme. Ödeme können je nach Ursache ein indikationseinschränkender Befund sein (Tab. 11.**3**) und erfordern dann die diuretische Medikation (S. 220).

Gravidität. Bei Gravidität ab 2. Trimenon nur Notfalloperationen, dabei Verhütung von Hypoxie und Hypotonie. *Cave:* Chinin, Mutterkornalkaloide und Neostigminpräparate. Unterlassen von Rö-Untersuchungen. Zur Wehenprophylaxe kristalline Progesterone (z. B. 1 Amp. Sistocyclin i. m.), Antihypotonika (z. B. Dopamin 3 µg/kg/min i. v.).

Häufigste *chirurgische Erkrankungen* in der *Gravidität* sind die Hernie (1–2:100), die Appendizitis (1:2500), ferner die akute Galle (1:4000), der komplette Darmverschluß (1:5000) und das in der Schwangerschaft sich manifestierende, z. T. akzelerierende Mammakarzinom.

12. Der Eingriff

▶ Als Eingriff bezeichnen wir alle direkt oder indirekt, mittel- oder unmittelbar in das Gefüge des Organismus eingreifenden Behandlungsmaßnahmen (Abb. 12.**1**). Sie reichen von der Endoskopie über Punktion, Injektion und Exzision bis zur Eröffnung der Körperhöhlen. Entsprechend ihres Umfanges und ihrer Gefährdungsmöglichkeit werden sie entweder im Krankenzimmer, im Sprechzimmer oder im Op-Saal vorgenommen.

Infektionsverhütung

Eine der *wichtigsten* allgemeinen *Gefährdungsmöglichkeiten* ist die Infektion. Sie erfolgt durch die *Kontamination* mit Raumkeimen, Keimen der Patientenhaut, der Instrumente, der Textilien sowie des Op-Personals. Um sie zu vermeiden, ist die *Keimfreiheit* aller genannten Quellen anzustreben. Ihr dienen die *Abwehrmaßnahmen gegen Mikroorganismen.* Eine der Voraussetzungen hierfür ist die Kenntnis der häufigsten im Hospital vorkommenden Keime. Um sie mit thermisch-physikalischen Desinfektionsverfahren abtöten zu können, müssen wir zunächst ihre *Resistenzstufen* oder -grade gegenüber der Hitzeeinwirkung kennen (Tab. 12.**1**).

Vorbeugung

Ihr Prinzip ist die Ausschaltung aller *potentiellen Infektionsquellen,* d. h. keine Mehrfachentnahmen aus Ampullen und keine gemeinsam benutzten Toilettengegenstände wie Handtücher, Hartseife usw.; ferner die Verwendung von Einwegmaterial, häufiges Desinfizieren und Sterilisieren und vor allem die Durchführung einer *regelmäßigen Personalbelehrung* über eine bis zur „Ausschweifung" (Th. Billroth) betriebene Reinlichkeit.

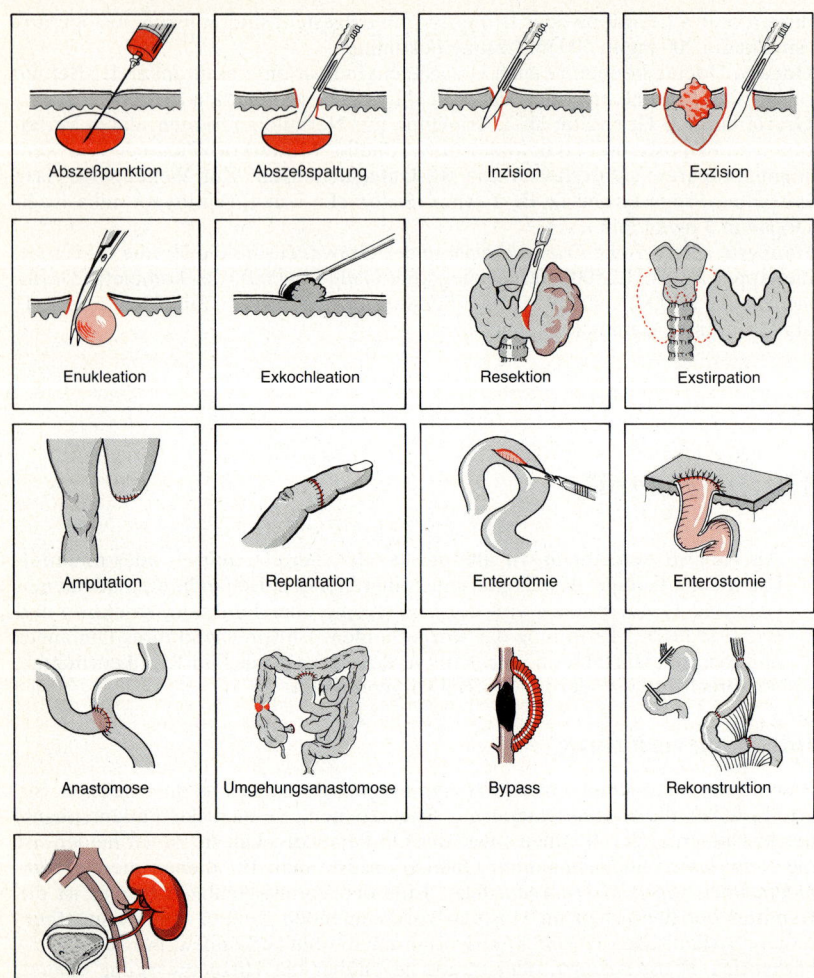

Abszeßpunktion

Abszeßspaltung

Inzision

Exzision

Enukleation

Exkochleation

Resektion

Exstirpation

Amputation

Replantation

Enterotomie

Enterostomie

Anastomose

Umgehungsanastomose

Bypass

Rekonstruktion

Transplantation

Abb. 12.1   Die chirurgischen Eingriffe und ihre Bezeichnungen.

Abwehrmaßnahmen

Sie erfolgen mit dem Ziel, die genannten *Infektionsquellen keimfrei* zu machen.
Wegen ihrer unterschiedlichen Resistenz erfordern die Mikroorganismen eine auf
sie abgestellte Einwirkungszeit und Einwirkungsintensität. Diesen Aufgaben dienen die unterschiedlichen Maßnahmen der Keimbekämpfung. Hauptverfahren

Tabelle 12.1   Resistenzstufen der Keime gegenüber Hitzeeinwirkung
(nach Konrich-Stutz)

Resistenz-stufe	Keime	Ausschaltungs-verfahren	Tempe-ratur	Zeit
I	alle Bakterien und vegetative Wuchs-formen der Spo-renbildner, Pilze, Pilzsporen, Viren	Desinfektion Pasteurisation Konservierung	100 °C	Sekunden bis Minu-ten
II	Milzbrandsporen Kultursporen apathogener Arten	Desinfektion Konservierung	100 °C	15−20 Minuten Dampf
III	native Erdsporen pathogene anae-robe Sporenbild-ner (Clostridien)	medizinische Sterilisation	121 °C oder 134 °C	20 Minu-ten 10 Minu-ten
IV	thermophile native Erdsporen (Komposterde!)	wissenschaft-liche Studien	121 °C	40−50 Stunden

sind die *Desinfektion* (sie zerstört alle pathogenen Keime einschließlich der Spo-renbildner), die *Sterilisation* (sie zerstört alle kontaminierenden Erreger ein-schließlich der Sporenbildner) und die *Aseptik* (sie dient mit beiden vorgenannten Verfahren der Keimfreimachung speziell der Op-Kleidung, des Op-Saales und aller Op-Gegenstände).

Desinfektionsverfahren

▶ Sie bezwecken die Abtötung oder Inaktivierung aller pathogenen Keime wie Bakterien, Viren, Protozoen, einschließlich Sporenbildnern mit physikali-schen oder chemischen Mitteln.
Physikalische Mittel sind trockene oder feuchte Hitze, UV-Kathoden- und Rö-Strahlen, Ultraschall und Elektrizität sowie die Kaltsterilisierung.
Chemische Mittel sind Seifenlösung, Alkohollösung, quaternäre Ammonium-basen, Synthetika, Quecksilberlösungen (Sublimat), jod- oder bromhaltige Lösungen (Tab. 12.**2**).

Wahl des Desinfektionsverfahrens

Sie hängt von dem zu desinfizierenden Objekt ab. Lebendes Gewebe, Kunststoffe und Textilien müssen anders behandelt werden als Metall und Glas. Mit *Dampf* werden Betten, Instrumente, Glasgeräte und Gummi, mit *Ultraviolett* und *Rö-Strahlen* oder energiereichem *Ultraschall* dagegen zerstörbare Gewebe desinfi-ziert. Der Desinfektion größerer Bereiche dienen die *Flächen-* oder *Scheuer-* und die *Luft-* oder *Raum*desinfektion. Die Flächen- oder Scheuerdesinfektion erfolgt

Tabelle 12.2 Desinfektionsmittel nach der DGHM-Liste VII		
Substanz (-Kombination)	geeignet zur Desinfektion von	Handelsnamen (Auswahl)
Äthanol, Isopropanol und andere Alkohole	Haut	AHD 2000, Amphisept 80, Aseptoman, Freka steril, Gramophen EP, Hakaseptol PAH, Hospisept, Joprep N, Mucasept A, Octeniderm, Proseptic, Rapidosept, Satinazid, Spitacid
	Flächen	Fugaten, Sagromed
Alkohol(e) + jodabspaltende Verbindung	Haut	Betaseptic, Braunoderm
Alkohol(e) + quaternäre (Ammonium-)Verbindung	Haut	Cutasept, Sterillium
Alkohol + Schwermetallverbindung	Haut	Merfen-Tinktur N
Jodabspaltende Verbindung	Haut	Betaisodona, Braunol 2000, Braunosan H plus, Desojod-Lösung
Phenol(derivat)	Flächen	Bac, Bacillotox, Bakterol, Gevisol, Velicin forte
	Wäsche	Gardimid, Mucocit-F 2000
Formaldehyd und andere Aldehyde	Instrumente	Aldasan 2000, Alhydex plus, Cidex, Gigasept, Kohrsolin, Lysoformin 2000, Sekusept Extra, Tegoment
	Flächen	Formosapol, Hakasept, Incidur, Lysoformin, Tegosinol
	Wäsche	Lysoformin
Aldehyd + Alkohol	Instrumente	Bohricin
	Flächen	Desomed-Rapid-Spray
Aldehyd (+ Alkohol) + quaternäre (Ammonium-)Verbindung	Instrumente	Apesin, Desoform, Korsolex rapid, Nüscosept D, Sekusept forte
	Flächen	Ultrasol P, Diesin R 80, Indulfan, Lysoformin 3000
	Wäsche	Buraton 25, Nüscosept WD, Ultrasol F
Aldehyd + Schwermetallverbindung	Wäsche	Incidin GG
Quaternäre (Ammonium-)Verbindung	Flächen	Demykosan AF, Hakasinol, Includal, MC Germistop forte, Myxal-S-Konzentrat, Nüscosept forte, Sokrena
Chlorabspaltende Verbindung	Flächen	Clorina, Steribayrol
	Wäsche	Hakacid, Napisan, Texasept

mit der Naßreinigung nach vorhergehendem Besprühen von Horizontal- und Vertikalflächen (Tab. 12.2), wozu auch die *Nach-* und *Schlußdesinfektion* nach abgeschlossenem Op-Vorgang gehört.

Die Luft- oder Raumdesinfektion zielt darauf ab, in geschlossenen Räumen die in der Luft schwebenden Keime kontinuierlich zu reduzieren oder abzutöten. Verfahrensweisen hierfür sind die *Filtration* mit Ton, Watte oder Kohle, dann die *Belüftung,* die *UV-Bestrahlung,* das *Versprühen* oder *Verdampfen* ungiftiger, nicht reizender Desinfektionsmittel wie Butylen und Triäthylenglykol. Formalin ist nur zur Schlußdesinfektion erlaubt. Ein besonderes Verfahren der intraoperativen Luftdesinfektion ist die *Durchströmung* mit *keimfreier Luft* (laminar air flow). Ein *Hauptgebiet* der Desinfektion sind die *Händedesinfektion* und die *Desinfektion des Op-Feldes.* Für die chirurgische *Händedesinfektion* werden die Hände 5 Minuten mit Seife und Bürste unter fließendem Wasser gewaschen. Nach 2–3 Minuten erfolgt die sterile Nagelreinigung, anschließend Nachwaschen mit Alkohol, Sterillium oder Desmanol. Das gleiche Prinzip wird (ohne Bürste) bei der Desinfektion des *Op-Feldes* angewandt.

Sterilisationsverfahren

▶ Sie dienen der Abtötung oder Inaktivierung aller Mikroorganismen einschließlich der Sporen, wobei die toten Zellen im Sterilgut verbleiben und als Pyrogene wirksam werden können. Die Sterilisation geschieht mit physikalischen Verfahren.

Die *Dampfsterilisation* erfolgt im Autoklav mit einem Druck von 2,5 atü und einer Temperatur von 134 °C. Nach 15 Minuten sind Bakterien- und Sporenträger zerstört. Geeignet ist dieses Verfahren für Wäschetrommeln, Verbandmaterial, Geräte, Instrumente, Nährböden und Gummiwaren. Ein besonders gründliches Dampfsterilisationsverfahren ist das *Tyndallisieren.* Es besteht in der 30minütigen Erhitzung in strömendem Dampf auf 100 °C an 2–3 aufeinanderfolgenden Tagen. Dazwischen wird das sterilisierte Material jeweils bebrütet, um aufkeimende Sporen mit dem nächsten Tyndallisierungsvorgang abzutöten. Die *Heißluft-(Trocken-)Sterilisation* bei 200 °C ist geeignet für Metallinstrumente und Glasgeräte. Die *Gassterilisation* mit Äthylenoxid-Kohlensäure-Gemisch oder 20%igen Formalindämpfen dient der Sterilisation von Kunststoffen und hitzeempfindlichen Geräten (Optiken usw.). Die *Strahlensterilisation* mit elektromagnetischen Wellen (Rö-Strahlen), 45 µGy, oder korpuskulären Strahlen (Kathodenstrahlen), 25 µGy, dringt durch alle Verpackungen. Sie ist geeignet für thermolabiles Material, Einwegmaterial und Transplantate (Gefäß-, Knochen- und Hautersatz). Die *Sterilfiltration* entkeimt Flüssigkeiten und Gase.
Merke: *Das einfache Auskochen ist keine Sterilisation!* Gasbrand-, Milzbrand- und Tetanuserreger bleiben davon unberührt!
Die Sterilisation ist ein Personalproblem. Abhilfe schaffen die steril verpackten und steril zu entnehmenden *Einmalinstrumente* (Kanülen, Spritzen und Skalpelle).

Aseptik

Alle im Eingriffsbereich, also im Vorraum und Op-Saal durchgeführten Desinfektions- und Sterilisierungsmaßnahmen bezeichnet man als Aseptik. Der mit ihnen erreichte Zustand ist die *Asepsis.*
Eine Infektionsquelle und -folge zugleich, die den Nichtoperierten ebenso wie den Operierten betreffen kann, ist die *Krankenhausverkeimung,* die wir als infektiösen Hospitalismus bezeichnen.

Infektiöser Hospitalismus, nosokomiale Infektionen

▶ Infektionen, die von Patienten während des Aufenthaltes im Krankenhaus aus vielerlei Gründen wie invasive Intensivtherapie, Abwehrschwäche, mangelhafte Hygiene u. a. erworben werden. Ihre häufigsten Erreger wie gramnegative Keime, besonders Staphylokokken, sind oft durch unkritische Therapie gegenüber einzelnen oder mehreren Chemotherapeutika *resistent geworden*.

Zu den *Erregerträgern* und *Infektquellen* sind Krankenhauspersonal, Patient und Einrichtungsgegenstände (Krankenbett, Gemeinschaftshandtuch, Wäsche, Geräte, Waschbecken, Instrumente und Raumluft, hauptsächlich in der Intensivstation) zu zählen. Häufigste *Eintrittspforten* der Erreger sind:

- Harnwege (Dauerkatheter) 40%,
- Operationswunden 20%,
- Atemwege 15% (Inhalation, Manipulation bei Absaugung usw.),
- Venenkatheter 10–15% (Infusion, häufige Blutentnahmen).

Seit der Cephalosporineinführung ist ein Wandel der Hospitalismuskeime zu den gramnegativen Keimen (Pseudomonas aeruginosa, Klebsiellen, Enterobacter cloacae) eingetreten.

Empfehlungen zur Eindämmung der Hospitalismusinfektionen sind:

- präoperative Patientenuntersuchung auf bakterielle Infektionen,
- kurzer präoperativer Krankenhausaufenthalt,
- sparsame und hautschonende Haarentfernung im Op-Bereich,
- sorgfältige Waschung des Op-Bereichs mit antimikrobiellen Substanzen,
- Definitivabdeckung des Op-Feldes und des gesamten Patienten erst im Op-Saal selbst,
- routinemäßige Belehrung des Op- und Stationspersonals.

Weitere intraoperative Vorbeugungsmaßnahmen S. 137, 144.

Perioperative Infektionsprophylaxe

Eine gezielte und zeitlich begrenzte operative Gabe von anaerob und aerob wirksamen Antibiotika ist meist in der Lage, postoperativ Allgemeininfektionen, insbesondere bei Risikopatienten, zu verhüten.

Für den *aeroben* Bereich sind geeignet Penizilline mit breitem Wirkungsspektrum sowie Cephalosporine. Für den *anaeroben* Bereich steht Metronidazol (Clont, Flagyl u. a.) zur Verfügung.

Wegen der Möglichkeit einer trotz Prophylaxe postoperativ auftretenden infektiösen Komplikation sollten zur Prophylaxe keine solchen Antibiotika verwandt werden, die man dann für die Bekämpfung der eingetretenen Störungen noch benötigt, da die damit provozierte Resistenzerzeugung das antibiotische Verfügungsspektrum extrem einengt.

Indikationen für die präoperative Prophylaxe sind alle semiaseptischen Eingriffe sowie alle Eingriffe an potentiell und nachweislich keimbesiedelten Hohlorganen. Gegeben werden bei Op-Beginn und 8 Std. sowie 16 Std. danach Penizilline oder Cephalosporine (z. B. Cefoxitin je 2 g) und Metronidazol je 500 mg.

Vorbereitungsraum

Lagerung. Jeder Eingriff, gleichgültig ob Venenpunktion, Endoskopie oder große Operation, wird nur am *liegenden Patienten* vorgenommen. Dabei ist die für den

Eingriff vorgesehene Körperpartie (Abb. 12.6) leicht zugänglich zu lagern. Bei der Lagerung ist auf die *Polsterung druckgefährdeter Körperpartien* und *-regionen* zu achten, unter denen die großen, subkutan verlaufenden Nerven dem Knochen unmittelbar aufliegen (z. B. am Oberarm der N. radialis, am Unterschenkel der N. peronaeus usw.). Relaxationsanästhesie erhöht die Druckgefahr! Trockene Unterlagen schützen vor der Elektrokauterverbrennung.

Reinigung des Operationsfeldes. Nachdem der Patient am Vorabend des Op-Tages in einer desinfizierenden Seifenlösung *gebadet* hat und das Bett frisch bezogen worden ist, *waschen* wir das Op-Feld (Abb. 12.6) am Op-Tag selbst im Vorbereitungsraum auf dem Op-Tisch mit sterilem Lappen, Seife und Wasser; dabei werden die Nabelgrube und die Körperfalten besonders gereinigt. Anschließend werden das Op-Gebiet und seine Umgebung *rasiert,* mit 80%igem Alkohol oder Äther abgewaschen und mit bakteriziden Lösungen, z. B. Octeniderm, eingesprüht.

Am Oberschenkel wird die *Neutralelektrode* für die *Mikrowellenkoagulation* fest mit breitflächiger Auflage angewickelt. Bei jedem länger als 2 Stunden dauernden Eingriff muß ein *Blasenkatheter* gelegt und an einen Beutel angeschlossen werden (Abb. 16.30). Danach wird der Patient mit sterilen Tüchern abgedeckt und in den Op-Saal gefahren. Nach Entfernung des Tuches durch den Operateur *erneute Desinfektion des Op-Feldes* und allseitige Abdeckung mit sterilen Tüchern. Blutleere s. S. 146.

Operationssaal

Der Op-Saal ist ein *keimarmer Raum* mit abwaschbaren Wänden, Decken und Böden; er hat möglichst wenig Horizontalflächen, ist überall flächendesinfizierbar und durch eine *Schleuse* und einen Vorbereitungsraum vom übrigen Haus getrennt. Durch eine *Klimaanlage* mit Druckdifferenz und einer Umwälzung von 20mal/h, und eingebaute Keimfilter mit einer 90%-Leistung, wird im Saal eine gleichmäßige Temperatur von 22 °C und Luftfeuchtigkeit von 60% gehalten. Im Saal dürfen sich nur so viele Personen aufhalten wie unbedingt erforderlich. Die Op-Türen dienen während des Eingriffs nicht dem Personaldurchgang, sondern nur der Materialdurchreiche. Nach Gebrauch wird der Saal mechanisch gereinigt, desinfiziert und mit UV-Lampen bestrahlt.

Operationskleidung. Über die desinfizierte *Gummischürze* wird ein *steriler Kittel* angezogen, ferner werden ein Mund-Nasen-Tuch und haarbedeckende Kopfbekleidung, sterile Gummi- oder Plastik*handschuhe* und desinfiziertes Schuhwerk angelegt.

Textilien. *Tücher* dienen der endgültigen Abdeckung des Op-Feldes. *Mull* wird in Form von *Tupfern* oder *Kompressen* z. B. mit Kornzange angeklemmt oder als Tücher verarbeitet. Sie sind mit röntgenschattengebenden Kugeln oder Fäden markiert, um sie, im Falle einer in Notsituationen vorkommenden Belassung, röntgenologisch nachweisen zu können.

Nahtmaterial dient der *Gewebeadaptation* und *Blutstillung.* Neben *Fäden* aus Textil, Schafsdarm, Draht und Kunststoffen gibt es noch Klammern und Klebstoffstreifen, die den gleichen Zweck erfüllen. Angestrebtes Optimum ist die ausreichend lange *Haltbarkeit* bei gleichzeitiger *Resorbierbarkeit* (Tab. 12.3).

Tabelle 12.3   Nahtmaterial

	Material-bezeichnung	Haltbar-keit	Vorteile	Nachteile	Anwendungsbereiche
Nicht resorbierbar					
Zwirn oder Seide	Zwirn oder Seide	unbegrenzt	gewebefreundlich quillt nicht voll nicht sterilisierbar	Fremdkörpergranulome, Fadenwanderung und Fadeneiterung, Fadenfistel	bei erforderlicher Dauerhaltbarkeit, bei bradytrophen Geweben: Sehnen, Faszie, Knochen
Kunststoff	gezwirnt monofil kombiniert	wie oben	wie oben	wie oben	wie oben
Draht	gezwirnt monofil	wie oben	wie oben	wie oben	Sehnen, Knochen und Bauchdeckennaht bei Wundruptur
Resorbierbar					
Naturfäden Schaf- oder Ziegendarm	Collafil Katgutfäden Chromkatgut	5–7 Tage 8–10 Tage	völlige Auflösung, keine Fremdkörperwirkung, keine Fadenwanderung	quillt erheblich, bedingte Reißkraft, bedingte Sterilisierbarkeit	septische Gebiete oder dort, wo verbleibende Fäden zu Gewebenekrosen führen können und wo Haltbarkeit von nur 10–15 Tagen erforderlich
resorbierbares, synthetisches Material	Dexon Vicryl	6–8 Wochen	völlige Auflösung, keine Fadenwanderung, hohe Reißfestigkeit, voll sterilisierbar	Granulombildung	Ösophagus, Magen, Darm, Gallenwege, Bauchdecken

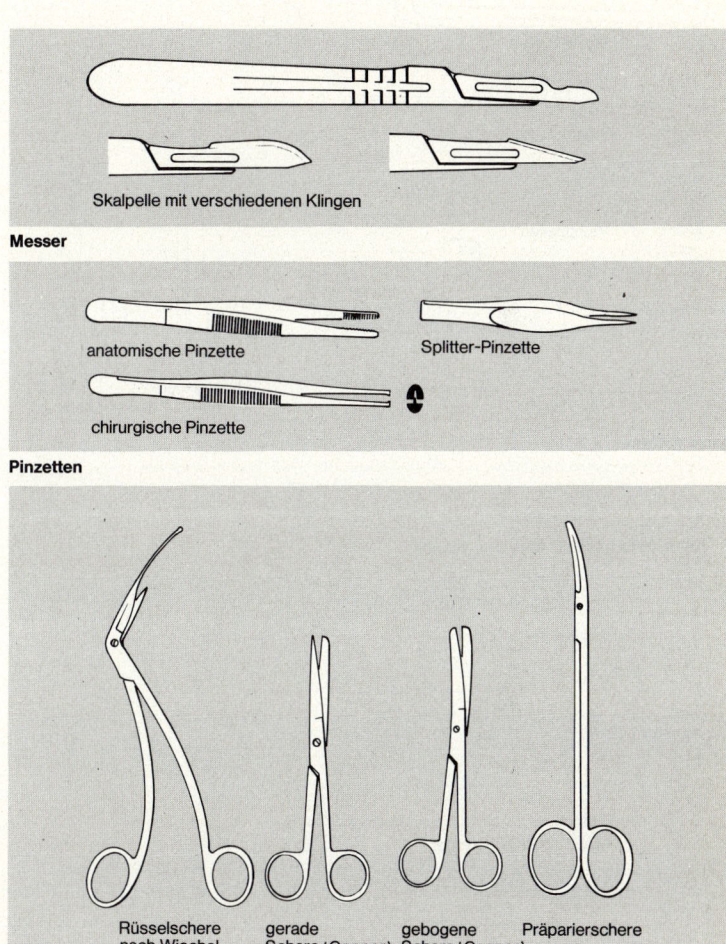

Abb. 12.2 Operationsinstrumentarium.

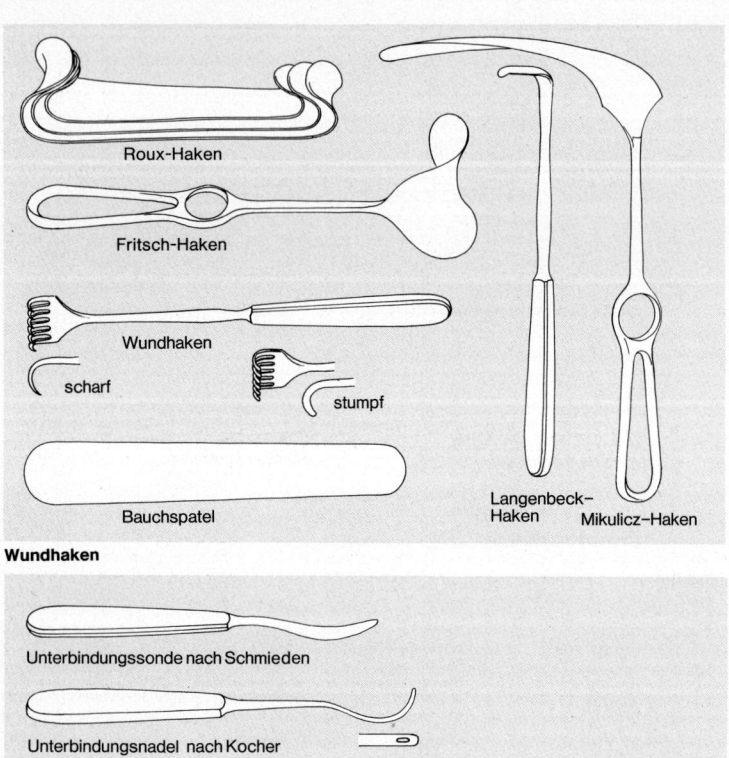

Roux-Haken

Fritsch-Haken

Wundhaken

scharf

stumpf

Bauchspatel

Langenbeck-Haken

Mikulicz-Haken

Wundhaken

Unterbindungssonde nach Schmieden

Unterbindungsnadel nach Kocher

scharfer Löffel

Menghini–Biopsie–Nadel

Knopfsonde

Metallbougies gerade und gebogen

Abb. 12.**3**   Operationsinstrumentarium.

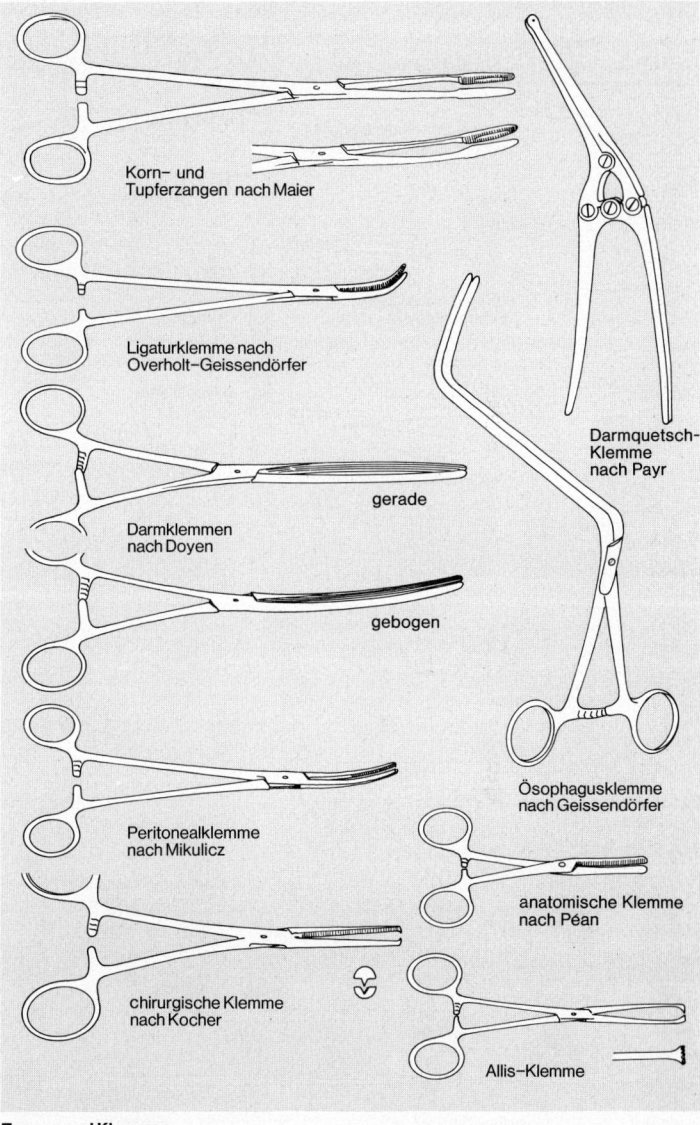

Korn– und
Tupferzangen nach Maier

Ligaturklemme nach
Overholt–Geissendörfer

gerade

Darmklemmen
nach Doyen

gebogen

Darmquetsch-
Klemme
nach Payr

Ösophagusklemme
nach Geissendörfer

Peritonealklemme
nach Mikulicz

anatomische Klemme
nach Péan

chirurgische Klemme
nach Kocher

Allis–Klemme

Zangen und Klemmen

Abb. 12.**4**   Operationsinstrumentarium.

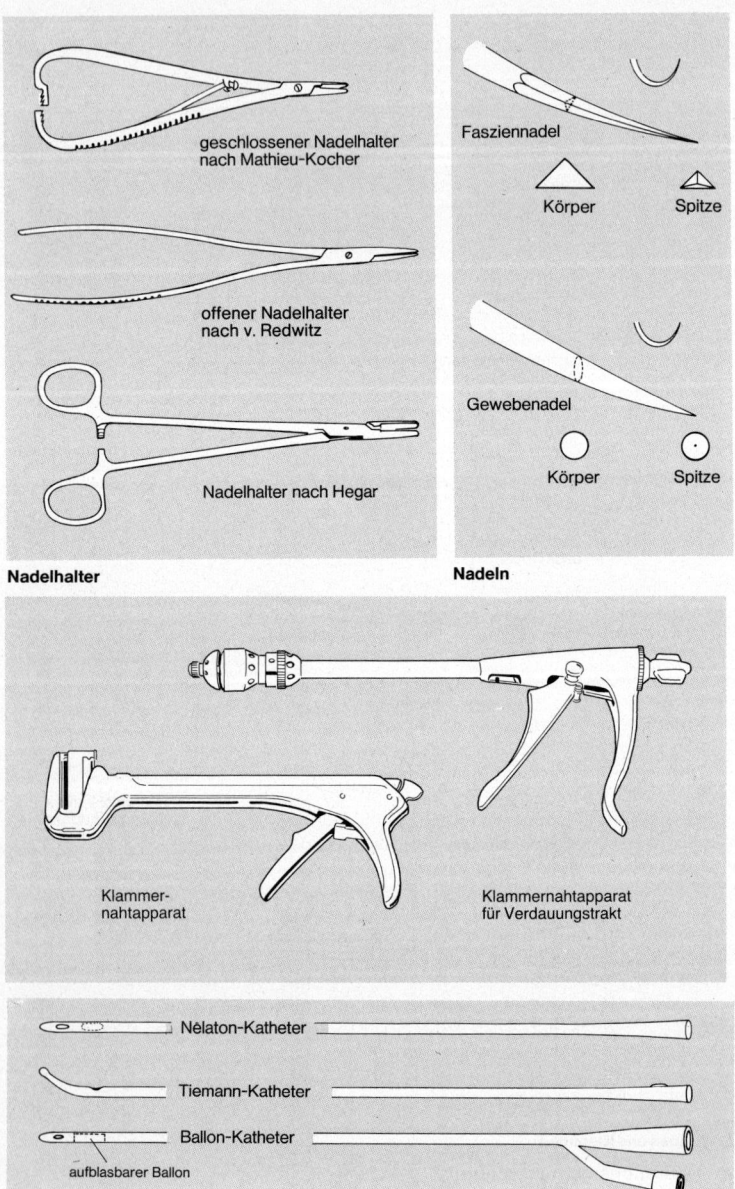

geschlossener Nadelhalter
nach Mathieu-Kocher

Fasziennadel

Körper   Spitze

offener Nadelhalter
nach v. Redwitz

Gewebenadel

Körper   Spitze

Nadelhalter nach Hegar

Nadelhalter   **Nadeln**

Klammer-
nahtapparat

Klammernahtapparat
für Verdauungstrakt

Nélaton-Katheter

Tiemann-Katheter

Ballon-Katheter

aufblasbarer Ballon

Abb. 12.**5**   Operationsinstrumentarium. Katheter ...

aufblasbarer Ballon
Dennis - Sonde zur inneren Darmschienung

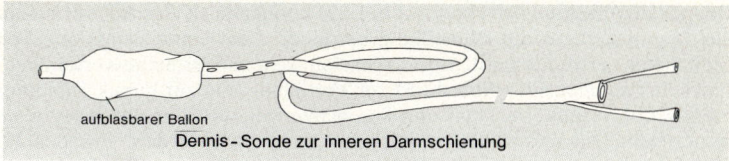

Abb. 12.**5** ... und Sonden.

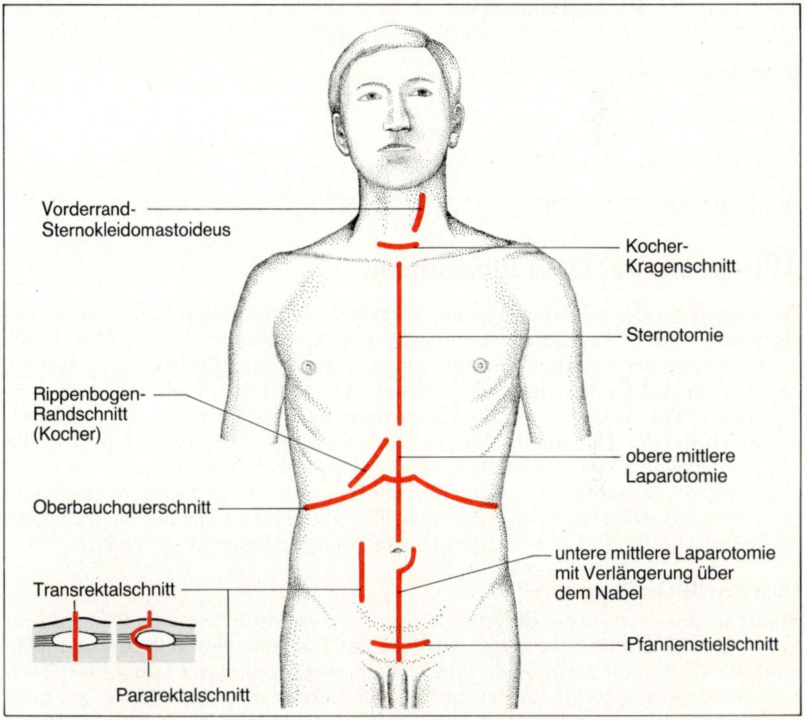

Vorderrand-
Sternokleidomastoideus
Kocher-
Kragenschnitt
Sternotomie
Rippenbogen-
Randschnitt
(Kocher)
obere mittlere
Laparotomie
Oberbauchquerschnitt
untere mittlere Laparotomie
mit Verlängerung über
dem Nabel
Transrektalschnitt
Pfannenstielschnitt
Pararektalschnitt

Abb. 12.**6** Die typischen Schnittführungen. Thorakotomieschnittführungen s. Abb. 30.**7**.

Beim Nahtverschluß der Haut (Abb. 12.7) können auch elastische *Hautklammern* aus Metall und für die Blutstillung besondere, mit einer Zange anzubringende Metallclips verwandt werden. Für Anastomosen und Bronchusverschlüsse stehen spezielle *Nähapparate* (Abb. 12.5) zur Verfügung, die auf Druck Klammerreihen im Gewebe verankern. Haut und Parenchymwunden können mit *Acrylklebstoff,* ferner dem Diisozyanat-Polyol-Kleber verschlossen werden. Für den Hautverschluß kann man auch sterile *Klebestreifen* verwenden. Zur Abdichtung konventioneller Nähte oder als Nahtersatz wird *Fibrinkleber* benutzt, so bei Magen-, Darm- und Gefäßanastomosen, aber auch zur Verklebung von Leber- und Milzverletzungen sowie Wundflächen nach Leber- und Nierenresektion. Bei der Fibrinklebung wird die Endphase der Blutgerinnung nachvollzogen. Faktor XIII und Aprotinin verhindern eine vorzeitige Fibrinolyse. Als Trägersubstanz verstärkt *Kollagenvlies* die Hämostase.

Instrumente Abb. 12.2–12.5

Nahtmaterial Tab. 12.3

Schnittführungen Abb. 12.6

Wundnaht Abb. 12.7, 12.8

Allgemeines zur Operationswunde

Die *Aseptik* (Keimfreihaltung) ist die Voraussetzung für die *primäre Heilung* der Op-Wunde. Sie ist gewährleistet durch *Desinfektion* des Op-Feldes (Abb. 12.6), durch *Abdecken* mit sterilen Tüchern, durch *Tragen* steriler Op-Kleidung, *Händedesinfektion* des Operateurs und Anziehen von 1–2 Paar *Gummihandschuhen, Sterilisation* der Instrumente und Verwendung nur steriler Naht- und Verbandmaterials. Bei der *Operation* selbst ist das *gewebeschonende* Vorgehen, d. h. die Vermeidung von Gewebequetschungen und Thrombosierungen ebenso entscheidend wie die Eingriffsdauer, die Beschränkung der Fremdkörpereinbringung (Nahtmaterial, Nägel usw.) und der Verschluß aller Hohlräume mit mehrschichtiger Naht (Abb. 12.7 u. 12.8), andernfalls ihre Saugdrainage (Abb. 12.9).

Operative Blutstillung

Während des operativen Eingriffs kommt es zur Eröffnung von Blutgefäßen. Vom Ausmaß der Blutung hängt die Wahl des Blutstillungsverfahrens ab. Während der Operation auftretende *diffuse Blutungen* werden mit temporärer *Stieltupferkompression* gestillt und so zur Thrombosierung gebracht. *Mittelgroße* spritzende *Gefäße* werden mit einer gebogenen Klemme (Mosquito oder Overholt) an ihrer Basis gefaßt und mit einem *Katgutfaden unterbunden.* Ist beim Fassen mit einer Klemme der Gefäßstumpf nicht herauszulösen und eine Unterbindung nicht darumzulegen, so wird die Gefäßbasis durch eine das umgebende Gewebe mitfassende *Umstechungsligatur* verschlossen (Abb. 12.10).
Kommt es zur Eröffnung eines lebenswichtigen *größeren Gefäßes,* so wird das Gefäß mit einer Satynski- oder Pott-Klemme tangential ausgeklemmt und die Öffnung mit einer (atraumatischen) Kunststoffnaht 5–0 mit *fortlaufender Naht*

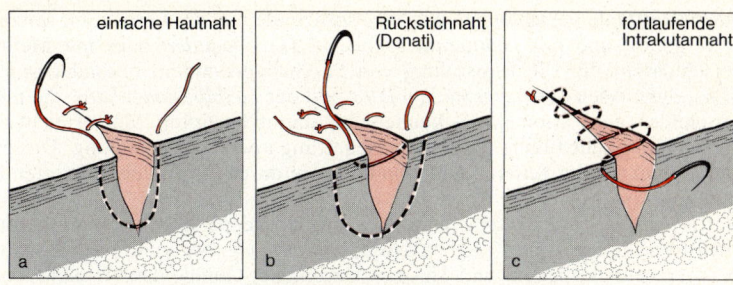

Abb. 12.**7**   Wundnaht, die gebräuchlichsten Hautnähte.

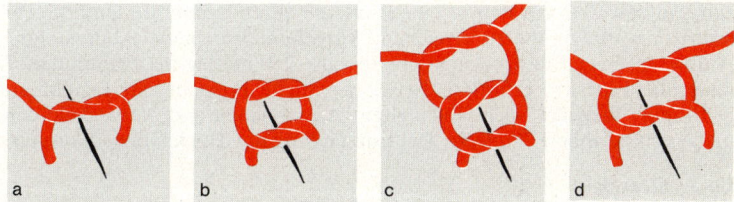

Abb. 12.**8**   Knoten in der Chirurgie. **a** Einfacher Knoten. **b** Schifferknoten, **c** zweimal geknüpfter Schifferknoten, **d** chirurgischer Knoten und darübergelegter Weiberknoten.

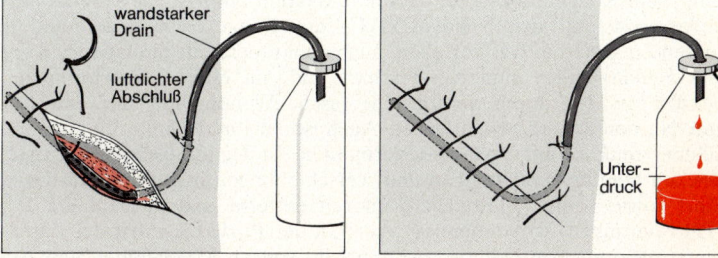

Abb. 12.**9**   Redon-Drainage. Durch Dauersog wird die lockere Unterhautfettschicht adaptiert und bluttrocken gehalten.

oder *Knopfnaht* verschlossen. *Kleinere* spritzende *Gefäße* werden mit spitzer Pinzette gefaßt und mit *Diathermie* (Abb. 12.**11**) *koaguliert* oder mit Metallclips verschlossen. Für die Blutstillung von Parenchymwunden, besonders auch der Milz, eignen sich der *Infrarotkoagulator* und der *Heißluftkoagulator,* die mit kurzer Gefäßkompression eine Sekundenkoagulation bewirken. Man erreicht so eine flächenhafte Blutstillung ohne Gewebehaftung und Nekrosebildung. Das gleiche erzielt man mit der *Laserkoagulation* und dem durch Fibrinkleber fixierten Kollagenvlies (s. o.).

Heftige diffuse *Körperhöhlenblutungen,* insbesondere bei Gerinnungsstörungen, erfordern die für einige Tage belassene *Tamponade.* Sie kann nach Behandlung des Gerinnungsschadens und Thrombosierung der Gefäße dann risikolos entfernt werden.

Blutleere, Blutsperre

Die Eingrenzung des *operativen Blutverlustes* und Sicherung eines bluttrockenen Op-Feldes ist durch Unterkühlung und durch Blutdruckabsenkung zu unterstützen. An den Extremitäten ist eine Blutleere durch temporäre Unterbrechung der arteriellen Blutzufuhr zu erreichen. **Vorgehen:** Proximale Abdrosselung durch Aufblasen einer Blutdruckmanschette auf ~250 mmHg für 1½ Stunden. Längerdauernde Eingriffe erfordern zwischenzeitliche Freigabe der Durchblutung für 5–10 min. **Technik:** Nach Hochhalten, Ausstreichen und Auswickeln der Gliedmaße von peripher: *Blutleere.* Bei Entzündung nur Hochhalten: *Blutsperre.*

Laserchirurgie

Neben Skalpell und elektrischem Messer (Kauter) hat sich der Laser in seinen *4 Grundformen* (Argon, CO_2, He-Ne und Neodym-YAG) inzwischen einen festen Platz in der operativen Chirurgie gesichert. Die Gründe hierfür liegen in seinem Wirkungsprofil. Es ist durch die *spezifischen Eigenschaften* des Strahls charakterisiert. Seine hohe Absorption erlaubt das in seiner Tiefenwirkung dosierbare *kontaktlose Schneiden* sowie das *narbenlose Verdampfen* kleiner Strukturen, letzteres besonders in der Mikrochirurgie. Ein Hauptvorteil ist seine optimale Schnittführung, sein Koagulationspotential und die damit *blutfreie* Gewebedurchtrennung. So lassen sich mit dem Neodym-YAG-Laser Lunge, Leber, Niere und Milz blutsparend resezieren, was vor allem auch dem Operateur die Übersicht garantiert. Die *Schnittwunden* sind messerscharf und, da ohne Quetschtrauma, absolut nekrosefrei. Hierdurch werden eine rasche Wundheilung und eine kosmetisch gute Narbenbildung gewährleistet. Auch ist der Laserschnitt mit einer minimalen Schmerzreaktion im Op-Gebiet verbunden. In der plastischen Chirurgie werden deshalb Hautlappenhebungen und -verschiebungen heute mit dem Laser ausgeführt sowie kleine, blutreiche Tumoren entfernt und flächenhafte Exzisionen (Tätowierungen) vorgenommen. Auch in der *Proktologie* hat der Laser sich zur Ausschneidung von Hämorrhoidalknoten, spitzen Kondylomen und Adenomen als besonders geeignet erwiesen. Fissuren kann man damit schmerzfrei exzidieren oder verschorfen. In der *radikalen Tumorelimination* verhütet der Laser lokoregionale Implantatrezidive. In der *palliativen Tumorchirurgie* lassen sich mit dem Laserstrahl tumorverkleinernde Eingriffe blutsparend ausführen. Vor allem hat sich bei allen Formen der lichtungseinengenden, nicht mehr operativ zu entfernenden Krebse im Ösophagus, Magen, Kolon, Rektum und im Bronchialsystem

Abb. 12.**10**   Die 3 Grundarten der operativen Blutstillung. **a** Ligatur des mit einer gebogenen Klemme (Mosquito) gefaßten Gefäßstumpfes. **b** Umstechung des mit einer Pinzette gefaßten Gefäßstumpfes. **c** Unterfahren eines noch intakten Gefäßes mit Kocher-Sonde. Durchziehen eines Fadens mit dem Deschamps. Nach Knüpfen dann Durchtrennung zwischen 2 derartigen Unterbindungen.

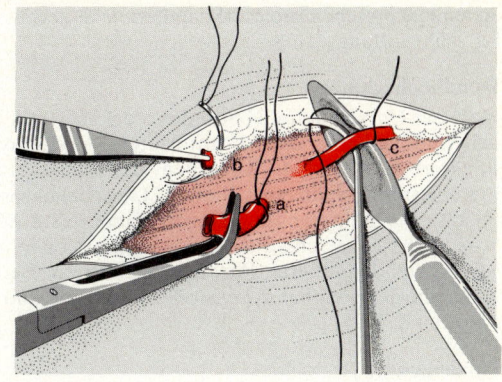

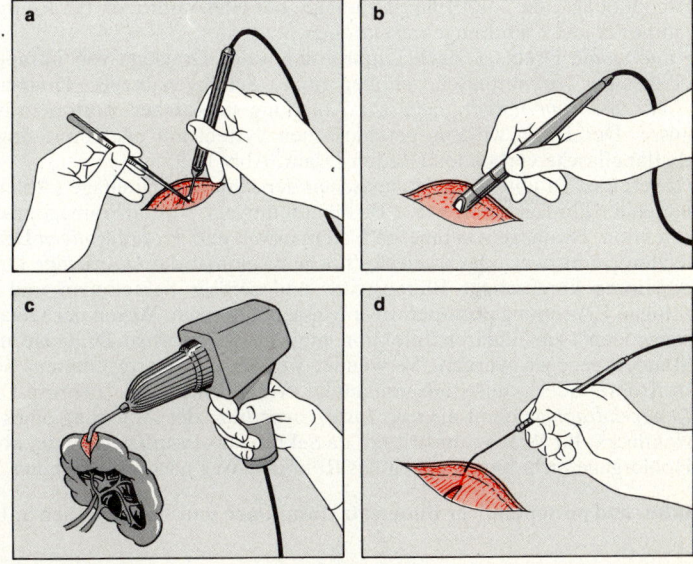

Abb. 12.**11**   Elektrophysikalische Blutstillungsmaßnahmen. **a** Diathermie für punktuelle Blutstillung. **b** Infrarotkoagulator für flächenhafte Blutstillung. **c** Heißluftkoagulator für parenchymatöse Blutstillung. **d** Neodym-YAG-Laser für Milz-, Leber-, Lungen- und Nierenresektionen.

die endoskopische Fotolaserkoagulation als segensreich erwiesen. Endoskopische Laserblutstillung s. S. 8.

Wundbeobachtung

Nach der Operation für 24 Stunden trockener, luftdurchlässiger, sekretaufsaugender Wundverband; danach luftdichter Wundspray (Ausnahme: Dauerkompressionsverband). *Lokale* Ursachen der *Heilungsstörung* der Op-Wunde sind: Fremdkörper (Nahtreste, Tupfer), Gewebenekrosen und Sequester; Hohlraumbildung mit Sekretansammlungen, Tumorreste; Zirkulationsstörungen (Thrombose, Arterienverschluß usw.) sowie Infektionen mit unspezifischen oder spezifischen (Tbc, Diphtherie, Pilz, Lues) Erregern. Bei Extremitäteneingriffen immer Kontrolle der peripheren Sensibilität, Motorik und Durchblutung (Kompartmentsyndrom S. 119).

Drainagen

Zweck der Drainage ist die Ableitung von Absonderungen wie Blut, serösen und eitrigen Flüssigkeitsansammlungen (aus Geweben, Gelenken und Körperhöhlen) sowie von Urin und Magen-Darm-Sekreten.
Spezielle Drainagen. *Thoraxdrainage* (Abb. 16.**20**) in Form von geschlossener Saugdrainage, die sog. Bülau-Drainage, bei Hämatothorax, bei Empyem, Pneumothorax und nach Lungenresektionen.
Abdominale Drainage nach Laparotomie oder Drainage von intraperitonealen Abszessen (subphrenisch, subhepatisch, Schlingenabszeß, Douglas-Abszeß).
Haut- und Unterhautdrainage zur Ableitung subkutaner, postoperativer Blutergüsse. Der Drain wird im geschlossenen System mit oder ohne Sog mit einer Auffangflasche verbunden (Redon-Drain, Abb. 12.**9**).
Generell ist zu unterscheiden zwischen der *kurativen* Drainage (Ableitung nachlaufender Flüssigkeiten, wie z. B. Pleuraempyem, Thoraxdrainage nach Lungenresektion, Drainage von inneren Fisteln usw.), und der *präventiven* Drainage. Bei letzterer gibt es wieder zweierlei Formen: einmal die *kurzfristige* Drainage zur Ableitung kurzfristiger Blutaustritte und seröser Sekretionen und zur rechtzeitigen Erkennung postoperativer Massenblutungen. Wegen der Gefahr der aufsteigenden kanalikulären Infektion muß die kurzfristige Drainage nach 24–48 Stunden gezogen werden. Verwendet werden hier starre Gummi- oder Kunststoffrohre oder kunststoffummantelte Mulldochte, sog. Penrose-Drains. Die *Langzeitdrainage* dient als sog. *Insuffizienzdrain* der Ableitung eines möglichen Nahtlecks. Ihr Wert ist umstritten, da Sekrete aus Insuffizienzen der abdominalen Hohlorgane nicht immer durch das Rohr den Weg nach außen finden.

Intra- und postoperativer Blutersatz, Infusionen und Transfusionen S. 160 ff.

13. Der postoperative Schmerz

Nach Abbau der narkosebedingten Analgesie tritt regelhaft im Op-Gebiet ein *Wundschmerz* auf. Normalerweise klingt er nach 3–4 Tagen wieder spontan und linear ab. Die *Beurteilung* der geklagten *Schmerzintensität* ist eine Frage ärztlicher Erfahrung, zumal die subjektive Schmerzempfindung der Schwere und Ausdehnung des Eingriffs keineswegs entsprechen muß.

Schmerzbekämpfung. Die lokale Anästhesierung des Op-Gebiets hat wegen ihrer ebenso begrenzten wie flüchtigen Wirkung bislang nur wenig Anwendung gefunden. Deshalb ist die *zentrale Analgesie* nach wie vor die Methode der Wahl. Hierfür genügt die in den ersten 48 Stunden im 3-4-Stunden-Intervall wiederholte Gabe von Piritramid (Dipidolor) 2–4 ml i. v./i. m., Buprenorphin (Temgesic) 1–2 ml i. v./i. m. oder Tramadol (Tramal) 1–2 ml i. v./i. m., Pentazocin (Fortral) 30 mg i. v./i. m., Buprenorphin (Temgesic) 1–2 ml i. v./i. m. oder Tramadol (Tramal) 1–2 ml i. v./i. m. Bei ausgedehnten Wundflächen oder umfangreichen Eingriffen im Viszeralgebiet wie Laparo- oder Thorakotomien ist die primäre und Routine Gabe von *Alkaloiden medikamentensparender* als die zunächst frustranen Versuche, mit Ersatzmitteln auszukommen. Allgemein gilt die Regel: Nur die postoperativ *vor* Abklingen der Narkosewirkung erfolgende Schmerzmittelgabe ist ebenso wie die von vornherein *adäquate Wahl* der Schmerzmittel in der Lage, dem Schmerzeintritt zuvorzukommen. Somit erspart auch nur die frühzeitige Gabe dem Kranken das Schmerzerlebnis und die Notwendigkeit höherer Medikamentendosierung. Dosierung, Kontraindikation und Nebenwirkung der einzelnen Präparate s. Lehrbücher der speziellen Pharmakologie und Anästhesie. Postoperativ kann ein Peridural-Katheter für wiederholte Gaben von Anästhetika (S. 41) 8–10 Tage verbleiben.

Pathologischer Wundschmerz. Hält der Schmerz länger als 3 Tage an oder nimmt er danach sogar noch an Heftigkeit zu und steht er in seiner Intensität zur Schwere und Ausdehnung des Eingriffs in keinem Verhältnis, so muß man ebenso wie beim unmittelbar postoperativ geklagten überdurchschnittlichen Schmerz nach der Grundregel „der Patient hat immer recht" einen pathologischen Schmerz annehmen. Bevor man die Schmerzmitteldosierung erhöht, muß man die Ursache für die Abnormität klären. **Ursachen** für den *abnormen Schmerz* können sein:

- eine *Nervenstrangulation* oder -*kompression*, z. B. ein bei der Hernioplastik eingenähter Inguinalnerv oder der bei der perikostalen Naht mitgefaßte Interkostalnerv;
- eine *Wundinfektion,* als häufigster Grund; bei virulenter intraoperativ gesetzter Infektion tritt er unmittelbar und inadäquat heftig auf, bei blanden Infekten meist aber erst nach 3–4 Tagen mit Fieber und Tachykardie;
- ein *Wundhämatom,* das das am 3. Tag spontane Schmerzabklingen verhindert;
- eine *abnorme Kompression* der Op-Region, z. B. durch einen zu strammen Zirkulärverband (Mull oder Gips) von außen oder eine Thrombose oder Hämatomschwellung von innen gegen die Faszie oder den Verband. Heftige Extremitätenschmerzen können ein Ischämie- und Kompartmentsyndrom ankündigen (S. 119).

- eine *Gefäßstrangulation* oder eine irrtümliche Unterbindung verursacht ebenfalls einen Ischämieschmerz.

Behandlung: *Der pathologische Schmerz* ist *nicht* durch mehr Analgetika,
sondern allein mit der *Ausschaltung* seiner *Entstehungsursachen* zu beheben.
Das heißt also: sofortige Wundrevision mit Nervenbefreiung, Wunderöffnung
und -drainage, Hämatompunktion oder -ausräumung, Verbanderneuerung
oder Faszienspaltung, Gefäßdarstellung und Wiederherstellung der Zirkulation.

14. Postoperative Krankheit

Postaggressionssyndrom

▶ Durch Trauma und Operationstrauma erfährt der Patient je nach Alter eine
unterschiedliche, aber auch von der Eingriffsschwere und -art abhängige Störung der Homöostase, die man als Postaggressionssyndrom bezeichnet.
Seine **Ursachen** sind die *Volumensequestration* in den dritten Raum (third space),
ferner die bei Gefäßunterbindung und Nervendurchtrennung entstehenden
neurovegetativen Reflexe sowie die bei der Gewebedurchtrennung anfallenden
vasoaktiven Mediatoren (S. 30) und die bei Kontamination durch Bakterienzerfall
freigesetzten *Bakterientoxine*. Das Postaggressionssyndrom entspricht im Grundsatz dem Schockgeschehen. Neben der unmittelbar reagierenden Peripherie mit
ihrer Makrophagen- und Kininaktivierung sind Zwischenhirn und Hypophyse der
zentrale Angriffspunkt der Aggression und gleichzeitig Ausgangspunkt der charakteristischen Stoffwechselreaktionen. Von hier aus werden die *Regulationen*
über die Streßhormone auf 3 Bahnen geleitet (Abb. 14.**1**).

– *Hypophyse – Peripherie:*
  - Der *Volumenmangel* führt zur vermehrten ADH-Ausschüttung. Hierdurch
    werden die Urinsekretion und die Hyperosmolarität gebremst.
  - Das von der *Hypophyse produzierte STH* wirkt insulinantagonistisch ana-
    bol und steigert so die Glykogenolyse (Glukoseverwertungsstörung).

– *Hypophysen-Nebennierenrinden-Achse:*
  - Die *gesteigerte ACTH-Sekretion* stimuliert das adrenokortikale Reaktions-
    system zur Kortisonproduktion. Das katabol wirksame Kortison steigert
    die Glykogenolyse und Lipolyse.
    Für die postoperativ und -traumatisch vermehrte *Aldosteronproduktion*
    der *Nebenniere* ist sowohl ihre aggressionsbedingte, sympathikotone,
    adrenerge *Stimulation* als auch die aggressionsbedingte *Perfusionsdrosse-*
    lung der Niere verantwortlich. Letztere regt die Nebenniere über den
    Renin-Angiotensin-Mechanismus zur vermehrten Aldosteronproduktion
    an. Vermehrtes Aldosteron bedeutet Ingangsetzung der Na^+-*Pumpe,* d. h.
    Na^+-Retention und *Wasseransaugung* in die EZR. Diese Aggressions-
    reaktion wird als *sekundärer Hyperaldosteronismus* bezeichnet.

– *Hypothalamo-sympathiko-adrenale (Mark-)Achse:*
  Der *Volumenmangel* und die direkte schmerzbedingte *nervale Irritation* lösen
  eine sympathikoadrenale Reaktion aus. Sie besteht in einer vermehrten Kate-

Aggression **Regelung** **Folgen**

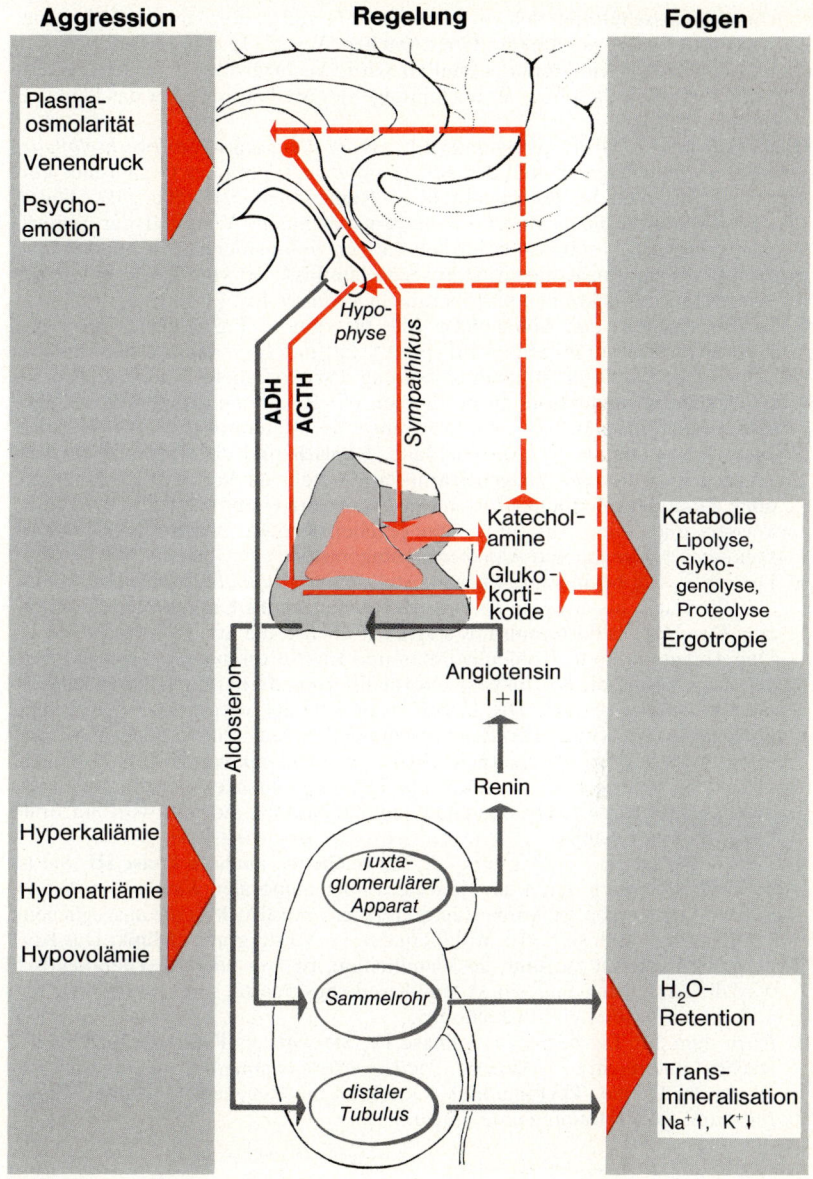

Abb. 14.**1**   Postaggressionssyndrom. Pathophysiologie der Streßhormone.

cholaminausschüttung, d. h. Adrenalin und Noradrenalin, die die Glykogenolyse und Lipolyse verstärken. Über welchen Weg die Insulinwirkung geblockt
und die Glukagoninkretion stimuliert wird, ist ungewiß; möglicherweise sowohl über die Hypophyse als auch infolge der Mediatoren über das Pankreas
direkt.

Hauptmerkmal des Postaggressionssyndroms ist die *gestörte Stoffwechselbilanz*.
Weil der Aufbau stagniert und der Abbau überwiegt, muß der Organismus körpereigene Energien in der quantitativen Reihenfolge *Fett* (500 g/d), *Eiweiß*
(10–30 g/d) und *Kohlenhydrate* in Anspruch nehmen. Während der Schock-
mechanismus bereits durch den intraoperativen Volumenersatz zu kupieren ist,
wirken die aggressionsbedingten Stoffwechseleinflüsse der vom Zwischenhirn ge-
steuerten Hormonreaktionen postoperativ in *4 Phasen* fort (Tab. 14.**1**).

● In der **Phase I,** der **Abbauphase** (die bis zum 3. Tag reicht), findet eine
H_2O-Sequestration in den „third space" statt mit *Hyperaldosteronismus* und
Hypoxie bei gestörter Nierendurchblutung. Pseudodiabetes, Lipolyse, Proteolyse und Transmineralisation bestimmen die Reaktionen dieser Phase. Ihre
Folgen sind eine Katabolie, Austrocknung, Na^+-Retention, ZVD-Abfall, Azidose und vermehrte K^+-Ausscheidung. **Klinisch** sind die Patienten bewußt-
seinsgetrübt, und eine Magen-Darm-Parese steht im Vordergrund. **Behandlung:** Zu diesem Zeitpunkt dürfen wegen der „fluid lung"-Gefahr keine reinen
Wasser- und keine Na^+-Infusionen gegeben werden. Mittel der Wahl sind
kolloidale Lösungen und Aldosteronantagonisten.

● Die am 3. Tag beginnende **Phase II** stellt eine *kortikoide Rückbildungsphase*
dar. Sie reicht bis etwa zum 8. Tag und wird auch als **Umkehrphase** bezeichnet. Der Hyperaldosteronismus stagniert, ebenso die Stimulation des ADH.
Der *Abbau* von Fett, Kohlenhydraten und Eiweiß *verlangsamt* sich. Die Folgen hiervon sind die K^+- und Na^+-Normalisierung, ferner die Rückbildung der
metabolischen Azidose. Die Harnsekretion nimmt wieder in Volumen und
Osmolarität zu. **Klinik:** Das Bewußtsein hellt sich auf, Pulsfrequenz und Temperatur kehren zur Norm zurück, ebenso die Dynamik von Blase und Magen/
Darm. Als **Therapie** werden nunmehr Eiweiß-, Glukose- und Mineralersatz,
evtl. auch Fettinfusionen eingesetzt, und sobald als möglich wird auf orale
Ernährung umgestellt.

● Am 8. Tag beginnt die bis zum 14. Tag reichende **anabole Phase III.** Sie ist
pathophysiologisch durch das *Abklingen* aller humoralen *Kataboliemechanis-
men* und den anabolen Aufbau charakterisiert. Ausdruck ist die ausgeglichene
N-Bilanz. Klinisch steht das Wohlbefinden im Vordergrund. **Klinik:** Das Körpergewicht nimmt zu, und die Wundheilung ist konsolidiert. **Therapeutisch**
wird die Ernährung aufgestockt, und Krankengymnastik sorgt für den Wiederaufbau der verlorenen Muskelfasern.

● Nach dem 14. Tag beginnt die **Phase IV.** Sie wird als **Fettzuwachsphase** bezeichnet und reicht über Monate. Die *Gewichtszunahme* beschleunigt sich von
Woche zu Woche. **Therapeutisch** kann man die Regeneration durch Klima-
reize und Körpertraining unterstützen.

Tabelle 14.1 **Postaggression, Akutphasen**

Phasen	Morphologie und Metabolismus	Klinik	Therapie
Phase I Abbauphase ab Operation oder Trauma → 3. Tag	H_2O- und Na^+-Sequestration Hypoxie Gewebeabbau (Glykogen, Fett) Azidose	hypophysär-adrenerger Hyper-(Sympathiko-)Tonus: Magen-Darm-Blasen-*Parese*, Kreislauf- und Temperatur-*hochstellung*	*cave:* H_2O- und Na^+-Infusion! Aber Gabe von Aldosteronantagonisten und makromolekularen Lösungen + 5% Lävulose
Phase II kortikoide Rückbildungsphase 3. → 8. Tag	H_2O- und Na^+-Rückstrom Gewebeabbaustopp metabolisches Gleichgewicht	vegetatives Gleichgewicht Anspringen der Automatismen von Magen – Darm – Niere – Blase, Kreislauf und Temperatur	dosierte Zufuhr von Elektrolyten Eiweiß Zucker (Fett)
Phase III Anabole Phase 8. → 14. Tag	Gewebeaufbau	Wundheilung Gewichtszunahme	

Postoperativer, posttraumatischer Energiestoffwechsel

Die Postaggressionsmechanismen bewirken also zunächst eine *gesteigerte Katabolie*. Ihre Merkmale sind die *Glykogenolyse*, die *Lipolyse* und die *Proteolyse*. Mit diesem Energieverlust einher geht die schockbedingte *Mikrozirkulations-*, d. h. die *Perfusionsstörung* mit metabolischer *Azidose* und Zelluntergang. Ein unmittelbarer klinischer Ausdruck der Katabolie ist die Verstellung des „Kerntemperatur-Sollwerts" nach oben, das *Fieber*.

Säure-Basen-Haushalt (SBH)

Pathophysiologie: Voraussetzung für einen regelhaften Heilverlauf ist ein *neutraler pH-Wert* des extrazellulären Raums von 7,36–7,44. Verantwortlich für seine Einhaltung sind die *4 Puffersysteme* des Organismus, nämlich das Kohlensäure-Bikarbonat-System, das Hämoglobin, die Proteine und das Phosphat. *Abweichungen* können *metabolisch* durch Anhäufung oder Verlust fixer Basen oder Säuren und *respiratorisch* durch Abatmung oder durch Retention der flüchtigen Kohlensäure entstehen. Die postoperativen *Störungen* werden vom Körper wechselseitig *kompensiert*, z. B. wird eine metabolische Azidose durch eine respiratorische Alkalose ausgeglichen. Wird allerdings das körpereigene *Regulationssystem überfordert,* so verläßt der pH-Wert den Normbereich und man spricht von einer *dekompensierten* Störung. **Symptome:** Tab. 14.**2**. **Diagnostik:** Blutgasanalyse.

Tabelle 14.2 Störungen des Säure-Basen-Haushaltes – Ursachen und Symptome

Störung	Ursachen	Symptome
	Azidose	
Metabolisch	– diabetische Ketoazidose – Retention von sauren Äquivalenten (Darmfisteln, Niereninsuffizienz)	– Kußmaul-Atmung – Vasodilatation
Respiratorisch	– CO_2-Retention bei respiratorischer Störung	– Katecholaminrefraktärität der Gefäße (Vasomotorenlähmung)
	Alkalose	
Metabolisch	– saures Erbrechen – säurebindende Pharmaka – K^+-Mangel – Saluretika (Alkaliretention)	– neuromuskuläre Erregbarkeit – Thoraxstarre – Koma
Respiratorisch	– vermehrte CO_2-Abatmung bei alveolärer Hyperventilation infolge psychischer Störung – Hirntrauma oder O_2-Diffusionsstörung	– Hyperventilationstetanie – Herzleistungs- und Rhythmusstörung – Nierenfunktionsstörung

Ihre Normwerte sind pH = 7,36–7,44, pCO_2 = 36–44 mmHg, Standardbikarbonat 22–26 mmol/l, Basenüberschuß (base excess) +2 bis −2 mmol/l.

Störungen des Säure-Basen-Haushalts

Metabolische Azidose – pH <7,36; Standardbikarbonat <22 mmol/l. **Ursachen:** Vermehrte Säureproduktion findet man in der Postaggression bei diabetischer Ketoazidose, bei Niereninsuffizienz oder bei intestinalem Alkaliverlust durch Galle-, Pankreas- und Dünndarmfisteln. Als **Behandlung** verlangt die Azidose den Elektrolytausgleich und bei einem pH <7,2 die Pufferung mit Na-Bikarbonat oder THAM.

Respiratorische Azidose – pH <7,36; pCO_2 >44 mmHg. **Ursache** ist eine CO_2-Retention bei insuffizientem Gasaustausch, Hyperkapnie (S. 206). **Behandlung:** Steigerung des Gasaustausches mit Analeptika, Atemtraining und ggf. Beatmung (S. 180 f.).

Metabolische Alkalose – pH >7,44; Standardbikarbonat >26 mmol/l. **Ursachen** sind hohe Säureverluste wie Erbrechen oder Ableiten von Magensaft, säurebindende Pharmaka, Kaliummangel mit Wasserstoffionenverschiebung in die Zellen, ferner Saluretika und die Zufuhr oder die behinderte Ausscheidung von Alkalien (z. B. Bikarbonat). **Behandlung:** Der Ausgleich erfolgt in der Regel durch Gabe von NaCl und KCl und in besonderen Fällen mit Arginin- oder Lysinhydrochlorid oder auch Ammoniumchlorid.

Respiratorische Alkalose – pH >7,44; pCO_2 <36 mmHg. **Ursache** ist die vermehrte CO_2-Abatmung bei alveolärer Hyperventilation, die meist psychisch, seltener neurogen (gramnegative Sepsis, Hirntrauma) oder hypoxisch (O_2-Diffusionsstörung, Anämie) bedingt ist. Die **Behandlung** besteht in Dämpfung der Hyperventilation durch Sedativa und ggf. CO_2-Zumischung zur Atemluft. Bei bestehendem O_2-Mangel (Diffusionsstörung) kann bedenkenlos O_2 gegeben werden. Die dadurch bedingte Ventilationseinschränkung vermag häufig die Alkalose abzubauen.

Pufferung

Folgende Formel gibt die Dosis von Alkalien oder Säuren zur Pufferung in mval an

$$\frac{KG(kg) \times BE}{N}$$

Der Nenner „N" richtet sich nach dem Alter des Patienten. Beim Neugeborenen ist N = 2, bis zum 1. Lebensjahr = 3, vom 2. bis 4. Lebensjahr = 4 und ab dem 5. Lebensjahr = 5. Es ist zu beachten, daß die metabolischen Störungen des Säure-Basen-Haushalts primär, zumindest aber gleichzeitig mit der Pufferung eine Normalisierung der Elektrolyte verlangen.

Wasserhaushalt (Abb. 14.2)

Die postoperative *Wasserretention* im EZR beruht auf dem Zusammenwirken von 2 Mechanismen:

● der aggressionsbedingten *Aldosteronproduktion* der Nebennieren, sekundärer Hyperaldosteronismus genannt (S. 150); sein Merkmal ist die *Rückresorption von Natrium*;

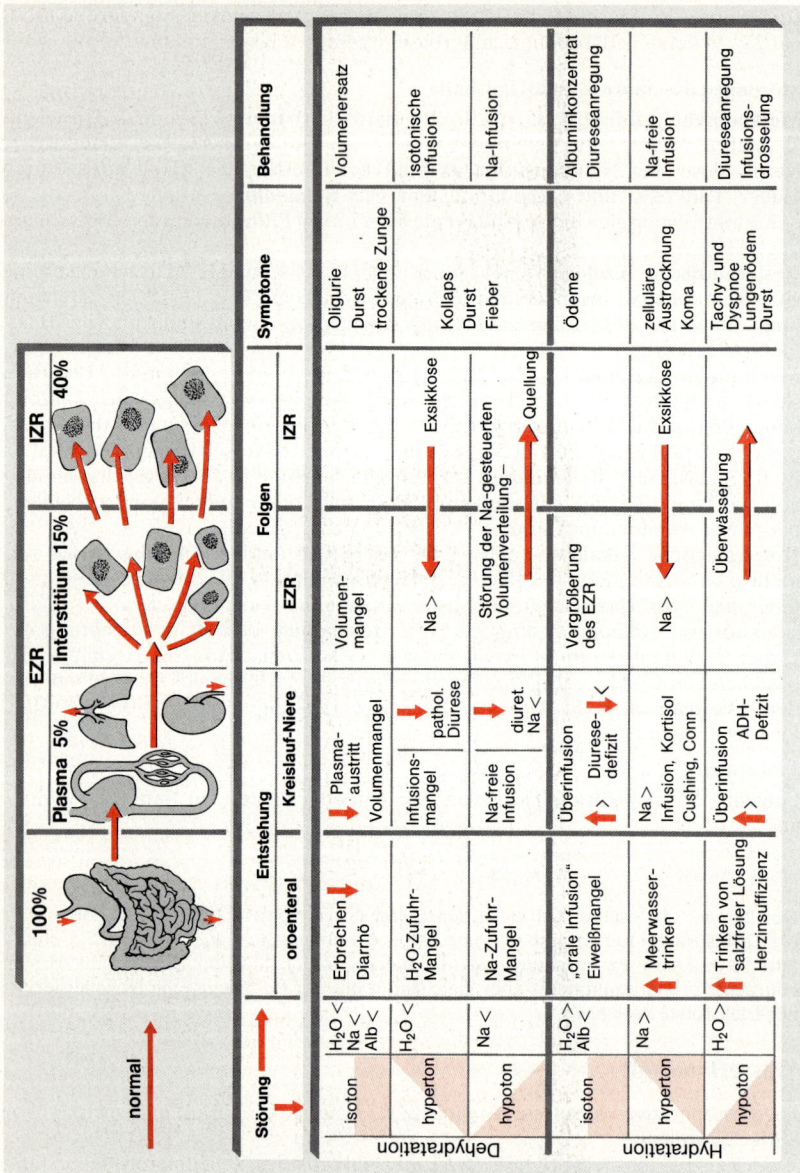

Abb. 14.**2**   Wasserhaushalt des chirurgischen Patienten.

Berichtigung

Auf Seite 386 ist die Abbildung 28.1 und auf Seite 771 ist die Abbildung 55.64 falsch wiedergegeben. Hier die richtigen Abbildungen:

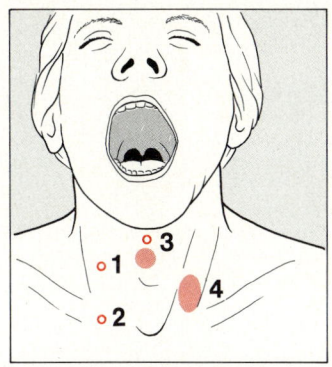

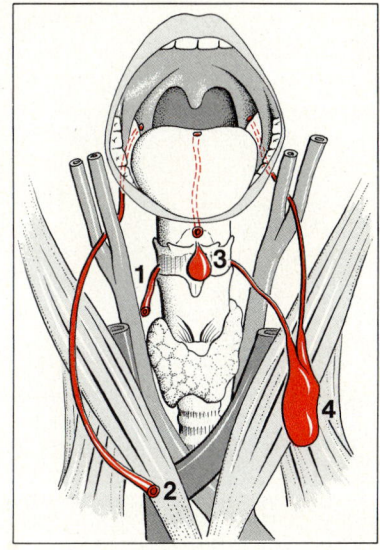

1 + 2 Kiemengangsfisteln

3 Thyreoglossuszyste und -fistel

4 Kiemengangszyste

28.**1**

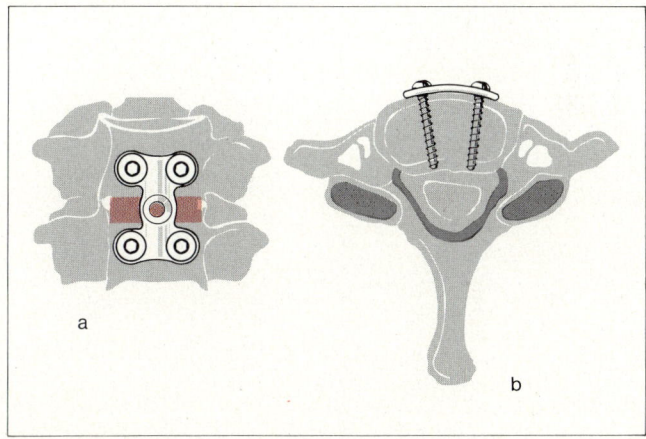

55.**64**

REIFFERSCHEID / WELLER, Chirurgie, 8. Auflage
ISBN 3-13-455708-8
Georg Thieme Verlag Stuttgart · New York
9/89

● der aggressionsbedingten intravaskulären Volumenminderung, die die Hypophyse zur *ADH-Sekretion* stimuliert und damit die *Rückresorption von Wasser* bewirkt.

Aldosteron und ADH sind also die Ursachen der postoperativen *Na^+- und Wasseranreicherung im EZR*, sprich Ödeme, die bis zum 3. Tag anhalten. Ihre *Gefahren* sind die Verquellung der Parenchyme (Gehirn, Lunge, Leber), der Nähte und Anastomosen sowie die Verschwellung von traumatisierten und operierten Extremitäten (Kompartment-Syndrom, S. 219). **Behandlung:** *Cave:* Wasser und Na^+-Lösungen erhöhen in den ersten 3 Tagen das EZR-Volumen und steigern die Verquellungsgefahr! **Therapeutisch** durchbrechen kann man den Mechanismus mit der intravaskulären Volumenauffüllung mit Dextranen und Gaben von Kalium und Aldosteronantagonisten. Niedrigdosierte Dopamingaben können die Nierenperfusion verbessern und damit den Renin-Angiotensin-Mechanismus kupieren.

Neben diesen aggressionsbedingten Wasserschiebungen gibt es beim chirurgischen Patienten noch weitere *krankheits-* und *Op-bedingte* Wasserretentionen und -verluste. Ihre **Ursachen,** ihre typischen Erscheinungsbilder und ihre Behandlung sind in Abb. 14.2 aufgeführt.

Elektrolyte

Kalium. Der aggressionsbedingten *Na-Retention* in der Zelle parallel geht die *Ausschwemmung von K^+, Mg^+, Zn^+* und anderen Elektrolyten, ein Austausch, den man als Transmineralisation bezeichnet. *K^+-Verluste* können, wenn sie erheblich sind, die glatten Muskelzellen hochgradig und langzeitig lähmen. Die durch den Sympathikotonus ohnehin gestörte Funktion des Magen-Darm-Kanals, des Ureters und des Herzmuskels kann hierdurch paralysiert werden. *Behandlung:* Die alleinige Substitution von Kalium muß wirkungslos bleiben, solange der sekundäre Postaggressions-Hyperaldosteronismus dem Kalium den Eintritt in die Zelle verwehrt. Erst mit Aldosteronantagonisten verbundene K^+-Gaben können das intrazelluläre Kalium wieder normalisieren. Und erst dann werden die Muskelzellen von Magen/Darm, Ureter und Blase wieder ansprechbar für Cholinergika.

Eine weitere relevante K^+-Verschiebung ist der K^+-Verlust durch *Sekretverluste* (Erbrechen, Diarrhö, Fisteln und Tubulusschaden). Er ist direkt zu substituieren. Problematischer ist ein vor allem für den Herzrhythmus nicht ungefährlicher *K^+-Überschuß* infolge K^+-Zufuhr bei gestörter Nierenfunktion. Klinisch ist er früh erkennbar an Bradykardie und peripheren Paresen. *Behandlung:* extra-/intrazellulärer Ionenaustausch mit Resonium A oder Na-Infusion (Tab. 14.**3**).

Phosphat. Bei parenteraler Ernährung kann eine *Hypophosphatämie* entstehen, die infolge einer Herabsetzung des D-Glyzerinsäure-2,3-Diphosphats (DPG) der Erythrozyten zu einer Linksverschiebung ihrer O_2-Bindungskurve führt. Die *Symptome* sind Muskelschwäche, Somnolenz, Verwirrtheit und Koma. *Behandlung:* Infusion von K^+- oder Na^+-Phosphat-Lösungen. Dosierung nach Serumphosphat.

Tabelle 14.3   **Symptome und Therapie von Elektrolytentgleisungen**

Elektrolyte		Symptome	Gefahr	Behandlung
Kalium >5,5 mmol/l	**hyper**	Atonie Bauchauf- treibung EKG-Befund	Kammer- flimmern Exitus	Kationenaus- tauscher Insulin, Saluretika Hämodialyse
<3,5 mmol/l	**hypo**	Atonie EKG-Verände- rung	Ateminsuffi- zienz metabolische Alkalose	Kaliuminfusion Spironolactone
Natrium >150 mmol/l a) bei H_2O- Mangel b) bei H_2O- Überschuß	**hyper**	Durst, Exsikkose RR-Abfall Ödeme RR-Anstieg	Schock Thrombose kard. Dekom- pensation	elektrolytarme Lösung Na^+- und H_2O- Restriktion Diuretika
<132 mmol/l a) bei H_2O- Mangel b) bei H_2O- Überschuß	**hypo**	RR-Abfall Apathie Krämpfe Ödeme Apathie RR-Anstieg Dyspnoe	Schock Lungenödem	Elektrolytlösung H_2O-Restriktion ggf. hypertone Elektrolytlösung
Kalzium >2,6 mmol/l	**hyper**	Polyurie Austrocknung Erbrechen Obstipation Stupor	Azotämie Ileus Koma Exitus	Mg-Infusion 35–40 mmol/h Kortikoide (bei ursächl. Tumor Kalzitonin)
<2,1 mmol/l	**hypo**	Krämpfe Tetanie Bauchschmerz Pollakisurie	ZNS-Störung	Parathormon Kalzium i. v. Vitamin D
Magnesium >1,25 mmol/l	**hyper**	Schwäche Hypotonie Müdigkeit EKG-Verände- rung	Somnolenz Exitus	Behandlung der Niereninsuffizienz Kalzium i.v. Peritonealdialyse
<0,7 mmol/l	**hypo**	Übererregbar- keit Tachykardie	Hypertonie Hyperreflexie Schwindel	Magnesium- infusion
Phosphat >2,0 mmol/l	**hyper**	s. Hypokaliämie		
<0,8 mmol/l	**hypo**	Schwäche Somnolenz	Koma Exitus	K^+ oder Na^+- Phosphat

Energiehaushalt

Kohlenhydrate

Sie sind der hauptsächliche und unmittelbarste Energiespender des Körpers. In Form der sog. *primären* KH-Reserven finden sie sich in Leber (ca. 100 g) und Muskulatur (ca. 200 g).

Verlustursachen: Der KH-Stoffwechsel reagiert auf das Op-Trauma in der Postaggressionsphase I am raschesten. Durch die antiinsuläre Wirkung von STH, ACTH, Katecholaminen, Glukokortikoiden, Glukagon und die veresterten Fettsäuren wird nahezu alles Glykogen aus Leber und Muskel mobilisiert. Dies ist erkennbar an der postoperativen *Glukoseintoleranz,* auch *Verwertungsstörung* genannt. Ihre Folge ist eine *metabolische Azidose.* Nach spätestens 24 Stunden, wenn der Körper seine Glykogendepots aufgebraucht hat, muß er, um neues „sekundäres" Glykogen zu bilden *(Glykoneogenese),* auf die freien Funktionsproteine und die Fette zurückgreifen.

In seiner Funktion ausschließlich auf die primären KH angewiesen ist allein das ZNS.

Proteine

Sie sind die Voraussetzung für einen ungestörten Heilverlauf. *Folgen* des nicht kompensierten Eiweißmangels sind erhöhte *Ödem-* und *Schock*bereitschaft, geschwächte Infektabwehr und gestörte Wundheilung. Chirurgische Patienten sind von *2 Seiten* gefährdet: einmal von der *krankheitsbedingten* Katabolie – sie muß bei der Vorbereitungssubstitution berücksichtigt werden –, zum anderen *postoperativ* durch die *postaggressionsbedingte* Katabolie. Jede Katabolie macht sich am Proteinabbau am empfindlichsten bemerkbar.

Verlustursachen: *Präoperativ* ist das Eiweiß bereits oft verbraucht durch *chronische Eiterungen* bei Osteomyelitis, Bronchiektasien, Pleuraempyemen usw., durch sezernierende *Wundflächen* bei Verbrennung, Colitis ulcerosa und Morbus Crohn sowie bei idiopathischen exsudativen Enteropathien, ferner bei Polytraumen, gastrointestinalen Kurzschlüssen mit Malnutrition, Maldigestion und Malassimilation, bei Tumorkachexie, nephrotischem Syndrom und fortgeschrittener Leberzirrhose.

Jeder *Proteinabbau,* sowohl der krankheits- als auch der operativ oder traumatisch bedingte, spielt sich auf *2 Ebenen* ab.

- Als erstes werden die *Funktionsproteine* angegriffen und verbraucht. Dies sind die Enzymeiweiße der Leber, der Darmschleimhaut, die Transportproteine, die Immunglobuline, Fibrinogen und Faktor XIII und schließlich die quergestreifte Muskulatur.
- Die 2. Ebene des Proteinabbaus betrifft die *Glukoneogenese* (s. o.), die für die Gewinnung der „sekundären" Verbrennungskohlenhydrate ebenfalls die Funktionsproteine angreift.

Infolgedessen fallen auch die *Akutphasenproteine,* die Granulozytenelastase und die Proteinaseinhibitoren bis zum 5. postoperativen Tage ab. Im Urin werden 25 g/d Stickstoff ausgeschieden, was einem Gewebeabbau von 125 g Trockengewicht entspricht. Die *Eiweißregeneration* geht über Wochen und ist weder durch Albumin- noch Aminosäuregaben zu beschleunigen. Letztere werden erst in der kortikoiden Rückbildungsphase ab 3. Tag und nur zu 60% anabolisiert. Die

Funktionsproteine regenerieren sich in wenigen Stunden, 100 g Muskeleiweiß benötigen zur Neubildung 14 Tage.

Fette

Sie sind sowohl *Energieträger* als auch in ihren Lipoproteinverbindungen primäre *Bausteinelemente* für Leber, Gefäße und ZNS. Da auch sie in der Katabolie für die Glukoneogenese herangezogen werden, ist ihr Ersatz, wenn auch erst in späteren Phasen, essentiell.

Bilanzierung, bedarfsorientierter Wasser-, Elektrolyt- und Energieersatz
(Tab. 14.**4**–14.**7**)

Die *Substitution* erfüllt je nach klinischem Bild, Art der Op-Vorbereitung und der postoperativen und posttraumatischen Kompensation die Funktion der *Überbrückung,* des *Aufbaus* und des *Ersatzes.*
In der Vorbereitung unterscheiden wir
1. Patienten, „die zu Fuß in die Klinik kommen" und *ohne Nahrungskarenz* operiert werden. Sie bedürfen keiner Substitutionsinfusion;
2. Patienten, die *nahrungskarent* vorbereitet werden. Sie benötigen die Überbrückungssubstitution;
3. Patienten z. B. mit *Sekretverlusten* aus Fisteln oder Sonden, mit überschießender *Diurese* (Tab. 14.**4**), mit *Anämie* oder pathologischer Flüssigkeits- und Mineralverschiebung, *schluckunfähige* und *traumatisierte* Kranke. Sie bedürfen vor dem Eingriff des Aufbaus ihres reduzierten Allgemeinzustands;
4. *polytraumatisierte, kachektische* und hochinfektiöse Patienten. Sie bedürfen wegen ihres katabolen Zustands des Ersatzes.

Infusionstherapie: Bei der *1. Gruppe* erübrigt sich jede Infusion.
Bei der *2. Gruppe* erfolgt die Überbrückungsinfusion mit *hypokalorischer* parenteraler Ernährung.
Bei der *3. Gruppe* ist wegen Schluckunfähigkeit, Sekret-, Schweiß- und Fieberverlusten der Aufbau mit *vollständiger, parenteraler* Ernährung erforderlich.
Die Patienten der *4. Gruppe* befinden sich bereits präoperativ in einem Postaggressionszustand und benötigen deshalb eine *hochkalorische Postaggressionssubstitution* (Tab. 14.**7**).

Infusionslösungen stehen heute in Form von *Kombinations-* oder *Komplett*lösungen, auch als *3–1 Konzepte* bezeichnet, zur Verfügung. Wegen der durch die Postaggressionskatabolie bedingten Glukoseverwertungsstörung (S. 150) ist bei Schwerkranken, Infektiösen und Polytraumatisierten auch wegen der Fettlebergefahr bei *Kohlenhydraten* (Tab. 14.**6**) die Grenze von 3 g/kg KG/d strikt einzuhalten. Anderenfalls ist bei Überschreitungserfordernis auf über 400 g/d 1–2 g/kg KG/d *Fett* zuzugeben. Die Standardbeimischung von 1,5 g/kg KG/d *Aminosäuren* überschreitet, die Kontraindikationen (S. 162) ausgenommen, keine Gefahrengrenzen (Tab. 14.**6**).
Der Errechnung der zu gebenden Elektrolytmengen (Defizit) dient die Formel:

$$K^+\text{-Defizit} = (\text{Soll-Ist}) \times kg \times 0{,}3 \ \left.\right\}$$
$$Na^+\text{-Defizit} = (\text{Soll-Ist}) \times kg \times 0{,}2 \ \left.\right\} \ [mmol/l]$$

Tabelle 14.**4** **Infusions- und Transfusionsindikationen**

Indikation	Lösung
Azidose (metabolisch) ab pH <7,2	Tris-Puffer oder Tutofusin AZ, Na-Bikarbonat 8,4%ig, (THAM) Na-Zitrat 10%ig.
Alkalose (metabolisch) ab pH >7,6	Tutofusin Alk, Arginin-HCl, Ammonium-Cl 1-Lysinhydrochlorid
Hypokaliämie + Hypernatriämie	Aldactone pro injectione (evtl. K^+-Substitution; max. 25 mmol/h)
Sonstiger Elektrolytmangel	Substitution nach Bilanz und Serumwerten
Exsikkose, Hypovolämie	Albumin, PPL, Plasma, H_2O-Elektrolytlösungen + 5%ige Lävulose
Hypervolämie	Diuresesteigerung: Furosemid
Hypoproteinämie	Albumin, PPL, Aminosäuren mit gleichzeitiger Kohlenhydratgabe (Aminofusin), Serum evtl. mit Zusatz von Konzentraten (γ-Globuline und Gerinnungsfaktoren)
Überbrückungs-, Aufbau und Postaggressionssubstitution	Aminosäuren, Kohlenhydrate, Fette sowie Elektrolyte, Phosphat, Vitamine und Spurenelemente, Kombinations- oder Komplettlösungen (3-1-Konzepte)
Anämie	Ery-Transfusion
Gerinnungsstörung	Frischplasma, gezielte Substitution (Thrombozyten, Kryopräzipitat, Prothrombinkomplex, Fibrinogen)

Tabelle 14.**5** **H_2O- und Elektrolyt-Verluste** durch Sequestration, Gastrointestinate (Fisteln) und Unterbrechung des gastrointestinalen Säftekreislaufs

	Menge ml/24 h	Natrium mmol/l	Kalium mmol/l	Chlorid mmol/l	Bikarbonat mmol/l	pH
Speichel	≈1000	10–25	15–40	10–40	2–13	–
Magensaft-H^+	≈2500	20–100	5–15	80–153	0	sauer
Pankreassaft	≈900	140	6–9	110–130	25–45	alkalisch
Galle	≈700	130–165	3–12	90–120	30	schwach alkalisch
Darmsekrete	bis 3000	–	–	–	–	–
Duodenum	–	82–148	2–8	43–137	–	–
Jejunum	–	105–144	6–29	90–136	20–40	–
Diarrhöischer Stuhl	bis 8000	70–100	30–50	60–90	–	–
Transsudate (Pleura, Peritoneum)		≈130	≈2,5	100		

Tabelle 14.6   **Energieträger-Dosierung** (nach Günther)

Kohlenhydrate
– hypokalorische parenterale Ernährung   2 g/kg/d
– vollständige parenterale Ernährung   bis 6 g/kg/d
Aminosäuren
– hypokalorische oder vollständige parenterale   1,5 g/kg/d
  Ernährung
Fett
– vollständige parenterale Ernährung   1–2 g/kg/d

Tabelle 14.7   **Täglicher Energiebedarf des Gesunden und beim Postaggressionssyndrom**

Normal
Männer: kg KG × 1,05 kcal × 24 Std.
Frauen: kg KG × 0,97 kcal × 24 Std.

Postaggression
Männer: kg KG × 1,05 kcal × 24 Std. × *1,3*
Frauen: kg KG × 0,97 kcal × 24 Std. × *1,3*

Zur **Effizienzkontrolle** müssen während der Infusion folgende *Laborparameter* beobachtet werden: Blutbild, Hämatokrit, im Serum: Gesamteiweiß, Glukose, Kreatinin und Elektrolyte, ferner Säure-Basen-Status, Laktat, Phosphat, Triglyzeride und Kalzium.

Kontraindikationen

Die *Glukoseinfusion* ist kontraindiziert im Alter, in der Postaggressionsphase I (Glukoseintoleranz), also auch beim Polytraumatisierten und Schwerkranken (s. o.), ferner ohne gleichzeitige Insulingabe beim Diabetiker. Als Ersatz bietet sich Xylit an. *Ausnahme* beim Säugling und Kleinkind, wo dies kontraindiziert ist.
Die *Fettinfusion* ist kontraindiziert bei Fettstoffwechselstörung, beim Alkoholiker (s. u.), in der Postaggressionsphase I und bei Koagulopathien. Laborkontrollen wie bei der Glukoseinfusion.
Die *Aminosäureninfusion* ist kontraindiziert bei Enzymdefekten des Aminosäurenstoffwechsels, bei metabolischer Azidose und fortgeschrittener Leberinsuffizienz. Erforderliche Laborkontrollen sind Serumammoniak- und -harnstoffbestimmungen.

Paraorale Energiezufuhr über Spezialsonden

Neben der i. v. Energiezufuhr bietet sich die Ernährung über die Magen-Duodenal- oder die *perkutan* gelegte *filiforme Jejunalsonde* an. Hierfür stehen spezielle Sondenkostformen zur Verfügung. Je nach Krankheitsbefund des Verdauungstraktes kann man wählen zwischen *nährstoffdefinierter* (NDD) Diät und *chemisch definierter* oder *Elementardiät* (CDD), die schlackenlos resorbiert wird. Beide Diätformen gewährleisten die adäquate Versorgung mit Kalorien, Elektrolyten,

Vitaminen und Spurenelementen. Die Verabreichung in die Sonden erfolgt über *Pumpsysteme,* die wahlweise einen kontinuierlichen wie auch pulsatilen Nahrungseinstrom ermöglichen. Über die Magensonde erfolgt aus Gründen des besseren Entleerungsreizes der Einstrom diskontinuierlich, über die Duodenal- und Jejunalsonde kontinuierlich pulsatil.

Spezielle Infusionstherapie beim Alkoholiker

Sie erfolgt mit *Distraneurin* i. v. (cave Wirkungspotenzierung!) oder *Äthanolinfusionen* mit einer Einlaufgeschwindigkeit von 0,1 g/kg/h. Kontraindiziert ist die gleichzeitige Infusion von Fettemulsionen.

Bluttransfusion

Ihr alleiniger Zweck ist die Zufuhr fehlender oder verlorener O_2-*Träger* und *Gerinnungsfaktoren.* Ihre *Anzeigen* sind:

- der *akute Blutverlust,* der zuerst am ZVD-Abfall und erst viel später am Blutdruck- und Hb-Abfall zu erkennen ist;
- die *chronische Anämie,* erkennbar an den hypochromen mikrozytären Erythrozyten bei anamnestisch fehlendem Blutungsereignis, Färbeindex unter 1, Anisozytose, Poikilozytose, Eisenmangel, Hypoproteinämie und Retikulozytose;
- ein wahrscheinlich erheblicher Umfang des bevorstehenden *Eingriffs mit hohem operativem Blutverlust.* Die Transfusion dient hier der Verbesserung der Wundheilung.

Für den Blutersatz wird heute der *indirekte* Weg der Zufuhr bevorzugt: Im Bedarfsfall wird in Flaschen oder Plastikbeuteln im Kühlschrank aufbewahrtes Blut (Konserven) gegeben. Als Stabilisator dient ein Acidum-citricum-Dextrose-Gemisch. Die Lebensfähigkeit beträgt bei + 4 bis + 6 °C etwa 21 Tage. **Merke:** Konserven verlieren sehr rasch ihr Gerinnungspotential!

Für spezielle Indikationen stehen besondere *Konzentratkonserven* zur Verfügung. Bei Leber- und Nierenschäden, bei hohem Harnstoff und Kreatinin sowie Eiweißunverträglichkeit werden *gewaschene,* vom Plasma befreite *Ery-Konzentrate* gegeben. Bei Thrombozytenschäden und Thrombozytopenien das *Thrombozytenkonzentrat;* bei Gerinnungsstörungen entweder *Warmfrischblut, Kryopräzipitat* (PPSB) oder *Frischplasma*; bei Eiweißmangel und zum onkotischen Druckausgleich 5%iges *Humanalbumin.* Die Gabe einzelner *Gerinnungsfraktionen* und -konzentrate ist nur bei deren Abfall unter 20% gerechtfertigt (Tab. 14.**8**).

Tabelle 14.8 **Blutkomponenten**	
Labile, potentiell infektiöse Komponenten	Stabile, sterile Blutkomponenten
Ery-Konzentrate Thrombo-Konzentrate Frischplasma Gefrierplasma (PPSB) Gerinnungsfaktoren	Humanalbumin Plasmaproteine Plasmaproteinfraktion (PPF)

Komplikationen und Risiken

Unverträglichkeit, hämolytischer Zwischenfall. Bei intravasaler Hämolyse und Agglutination kommt es zu folgenden **Symptomen:** Lenden- und Kreuzschmerzen mit Ausstrahlung in die Beine; Hautrötung und Schüttelfrost, Fieber, Übelkeit und Erbrechen, Schocksymptomatik. **Diagnostik:** Hämoglobinurienachweis, ANV und Gerinnungszusammenbruch. Zur **Prävention** dieses schweren, oft tödlichen Zwischenfalls ist deshalb vor der Transfusion der *Bedside-Test* der Blutgruppen*kompatibilität* zwischen Konserve und Empfängerblut mit den Antiseren A, B und Rh (D) *unbedingt erforderlich.* **Behandlung der Hämolyse:** Sofortiger Transfusionsabbruch, Dexamethason bis 80 mg/d i. v. und Azidosepufferung, isotone Infusion und Diuretika (Mannit, Furosemid) und evtl. Austauschtransfusion. **Allergische Reaktionen.** Vorzugsweise bei Blutserumgaben. **Symptome** sind Urtikaria, Ödeme, Lendenschmerzen, Benommenheit, Kopfdruck, Stridor, Spasmen der glatten Muskulatur und seltener der anaphylaktische Schock. **Behandlung:** Sofortiges Absetzen der Trans- oder Infusion. Reaktionsbekämpfung wie anaphylaktischer Schock S. 86. **Prävention:** Antikörpersuchtests beim Empfänger können die Wiederholungsgefahr einschränken. **Transfusionsbedingte Hepatitis** durch Hepatitisvirus B oder Non A, Non B. Die Inkubationszeit beträgt 60–120 Tage. Überträgermedien sind das Spenderblut eines latent Hepatitiskranken oder auch verunreinigtes Transfusionsbesteck. **Symptome** sind das 3wöchige Prodrom mit Inappetenz, Widerwillen gegen alle Nahrungsmittel, Abgeschlagenheit. **Diagnostik:** Bei Krankheitsausbruch rascher Bilirubinanstieg im Serum und Bilirubin und Urobilinogenvermehrung im Urin; ferner Erhöhung von SGOT und SGPT sowie der GLDH. Geringe Reaktion der alkalischen Phosphatase. **Behandlung** S. 128. Prophylaxe mit Hyperimmunglobulin (z. B. Aunativ). **Weitere übertragbare Krankheiten** sind *Lues, Malaria, Zytomegalie* und das *HIV-I*-Virus. Letztere Infektion wird durch Untersuchung des Spenderblutes mit dem ELISA-, dem EIA- oder dem Immunfluoreszenztest Virgo soweit wie möglich ausgeschlossen. Für die Eliminierung der vorgenannten Infektionen stehen bewährte Tests zur Verfügung. **Pyrogene Reaktionen** sind bedingt durch mikrobielle (Bakterien und Viren) und chemische Verunreinigungen von Transfusions- oder Infusionsbestecken und -lösungen und äußern sich in Schüttelfrost mit hohem Fieber. **Behandlung:** Absetzen der Trans- oder Infusion, Auswechseln von Besteck und Lösung, Warmhalten des Patienten; Antipyretika, Prednison 40 mg i. v. und Penizillin 20 Mega i. v. Aus Konserve Blutkultur und Antibiogramm. **Allgemeine Störungen** reichen von der zitratbedingten ionisierten Kalziumverminderung (*Zitratintoxikation* mit Gallenkoliken und Bronchospasmen) über die Hyperkaliämie, die Azidose, die Ammoniakerhöhung bis zur schweren Gerinnungsstörung. **Behandlung** kausal (z. B. Kalziumgaben, Glukose-Insulin-Infusion, bei Hyperkaliämie Ionenaustauscher oral und rektal, bei Azidose Na-Bikarbonat i. v.).

Fremdblutfreies Operieren, Eigenblutrefusion

Die *Hauptgefahr* der Bluttransfusion sowie der Gabe von Ery- und Thrombozytenkonzentraten und der labilen Blutkomponenten (Tab. 14.**8**) ist wegen ihrer

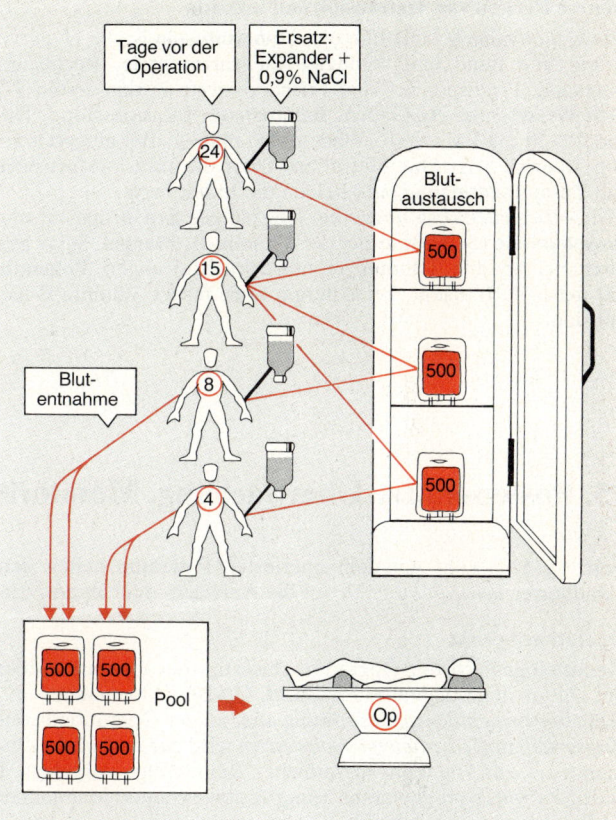

Abb. 14.**3** Autotransfusion. Präoperative Blutentnahmen, Blutersatz und teilweise Retransfusion (Losheim-Verfahren).

noch nicht sicheren Ausschlußmöglichkeit in der Konserve und der bislang fehlenden Behandlungsmöglichkeit die *HIV-Übertragung*. Sie zwingt zur engsten Indikationsstellung. *Ausweglösungen* sind die stabilen Blutprodukte sowie das *fremdblutfreie* Operieren. Hilfen hierfür sind Blutdrucksenkung, Reinfusion aufgefangener und mit dem „cell saver" gefilterter Blutmengen, adaptierte Hämodilution und Eigenblutaustausch (Losheimer „Bocksprungverfahren", Abb. 14.**3**). Letzteres hat neben der Infektionsfreiheit die Vorteile der Allergievermeidung, der Knochenmarkstimulierung, der verbesserten Rheologie und Thromboseprävention und der Kostenersparnis.

Weitere Risiken von Transfusion und Infusion

Das *hämodynamische* Risiko einer **Überinfusion** ist die Hypervolämie. Ihre **Symptome** sind Fluid lung, Ödeme, Tachyarrhythmie, Rechtsherzinsuffizienz und -versagen. Prädisponiert sind Frischoperierte in den ersten 3 Tagen, besonders nach Wasser- und Na-Gaben. **Behandlung:** Infusionsstopp, Diurese mit Furosemid 20–50 mg i. v., Spironolacton 200 mg i. v. Bei eingeschränkter Nierenfunktion Aderlaß oder Hämofiltration. Über die Infusionsfortsetzung, ihre Mengen und Zusammensetzung entscheiden die Laborwerte.

Weitere Begleiterscheinungen bei langzeitiger Ernährungsinfusion sind die **Hypophosphatämie** (S. 229), ferner der **Vitamin-B₁-Mangel**. Seine **Symptome** sind Verwirrtheit, Apathie, Lähmungen und Sprachstörungen. **Behandlung** mit B₁-Ersatz 200 mg/d als Infusion, bei Allergie oral, ferner Vitamin-B-Komplex 4 ml/d als Infusion.

15. Postoperative Überwachung, Monitoring

Vom Op-Saal geht mit dem operierten Patienten neben dem Op-Bericht ein detaillierter *Verordnungsplan* auf die Aufwach- oder Intensivstation.

Operationsbericht

Unmittelbar nach der Operation verfertigt der *Operateur* über den Eingriff ein mit Datum abgezeichnetes *Protokoll*, Op-Bericht genannt.

Nach der *namentlichen Aufführung* aller an der Operation beteiligten *Operateure, Assistenten* und *Instrumentierschwestern* wird der *Ablauf der Operation* vom Hautschnitt bis zur Hautnaht in zeitlicher Reihenfolge dargelegt. Regelhafte, regelwidrige sowie vom geplanten Eingriff abweichende Maßnahmen, besondere Befunde werden beschrieben.

Die operative *Bestätigung der Diagnose* wird begründet, *Zufallsbefunde* werden erwähnt. *Zwischenfälle* wie Blutungen, Hohlorganverletzungen usw. werden genau geschildert und ihre Beherrschung erörtert. Das Ausmaß eines *Blutverlustes* wird geschätzt und die gegebene Ersatzmenge genau notiert. Die intraoperative Asepsis wird erwähnt. Die Wahl des angewandten *Op-Verfahrens* wird mit fachgerechten, klassischen Bezeichnungen begründet. Bei Tumoren werden die Größe und Ausdehnung der Primärgeschwulst und ihre Absiedlungen nach dem TNM-System (S. 246) definiert. *Präoperativ* festgestellte *Paresen* und *periphere Zirkulationsstörungen* werden mit dem postoperativen Status verglichen und quantifiziert. Ausdrücklich ist zu erwähnen, daß *Tücher* und *Instrumente* von der instrumentierenden Schwester vor dem Höhlenverschluß gezählt und als *vollständig entfernt gemeldet* wurden. Zwischenfälle, auch narkosebedingte, die zur Abkürzung oder sogar zum Abbruch der Operation gezwungen haben, werden ebenso wie die Ergebnisse intraoperativer diagnostischer Maßnahmen wie histologische Schnelldiagnose und Rö-Untersuchung angeführt.

Der Op-Bericht ist ein ärztlich, wissenschaftlich und rechtlich bedeutsames *Dokument*. Dem Stationsarzt der Aufwach-, der Intensiv- oder der Allgemeinstation ermöglicht es neben dem speziellen Verordnungsplan die gezielte Nachbehandlung.

Verordnungsplan

Er enthält Angaben über die bei der Operation erhobenen speziellen Befunde, die für die Nachsorge von Bedeutung sind. Aufzuführen sind die Anzahl und Lage der *Drainagen* und *Katheter*, ferner die erforderlichen speziellen Maßnahmen in der Nachsorge wie die vorgesehene Dauer der kontrollierten oder assistierten *Beatmung* oder O_2-Insufflation. Aufgelistet werden die während der Operation gegebenen *Infusionen* und *Medikationen*, vor allem Herzmittel, Antibiotika-, Diurese- und Gerinnungstherapie. Außerdem wird ein *detaillierter Weisungs-, Verabreichungs-* und *Dosierungsplan* für Infusionen, Antibiotika, Kreislaufbehandlung, Wundversorgung, Drainentfernung usw. aufgestellt. Besonders zu vermerken sind bedeutsame Nebenbefunde und -erkrankungen.

Postoperative Routinemaßnahmen

Kontrollen (Abb. 15.1): Nach größeren Eingriffen müssen Blutdruck, Puls, Körpertemperatur, Laborwerte, ZVD, Blutgase, Atemfrequenz und Urinausscheidung in regelmäßigen Abständen gemessen werden. Bei Schwersteingriffen werden darüber hinaus die Sekretaustritte aus Drains und Schläuchen fortlaufend registriert. Der *Arzt muß gerufen werden*: bei plötzlicher Veränderung eines der Werte, z. B. bei plötzlicher Tachykardie oder bei Ateminsuffizienz, aber auch schon bei Stridor, Schwitzen und Unruhe, ferner bei abnormen Schmerzen, bei Störung des Sensoriums, bei einer Blutung aus Wunde oder Drain und bei Durchblutungsstörungen der Peripherie sowie beim Nachlassen der Urinsekretion.

Die **Lagerung** im Bett erfolgt je nach Operation *abwechselnd* halb *sitzend* oder *flach*; außerdem mit *Drehen* auf die rechte oder linke Seite; ausgenommen die Thoraxtraumatisierten oder -operierten, die, wenn notwendig, nur auf die operierte Seite gelagert werden dürfen, da andernfalls die gesunde Seite minderbelüftet wird. Zur Routine gehört ferner die **Physiotherapie**, d. h. Atemgymnastik, Bettgymnastik, Abklopfen, Bettfahrrad, Abhustenlassen, Giebel-Rohr und Vernebler. **Ersatztherapie:** Fortlaufend müssen das Hb und der kolloidosmotische Druck normalisiert werden. Der arterielle pO_2 muß je nach Alter auf etwa 80 mmHg gehalten werden, u. U. mit O_2-Inhalation. Bei danach unzureichender pO_2-Reaktion ist die Beatmung erforderlich (S. 178ff.), andererseits ist die durch O_2-Insufflation bedingte Verminderung des CO_2-Antriebs zu beachten.

Die **Thromboseprophylaxe** schaltet die Faktoren aus, die postoperativ eine Thromboseentstehung begünstigen. Disponiert sind Fettleibige und alte Patienten, ferner solche mit Varikosis, Malignomen, Pankreatitis oder einer Polyglobulie. Die Prophylaxe gliedert sich in allgemeine physikalische und hämodynamische Maßnahmen zur *Steigerung der Blutstromgeschwindigkeit* und in medikamentöse Maßnahmen zur *Gerinnungshemmung*. *Physikalische Maßnahmen* sind das Hochstellen des Bettfußendes, Ausstreichen der Beinvenen (cave Massage!), Antiembolie-Gummistrümpfe, Bettfahrrad, Atemübungen, 10mal kurz hintereinander tief atmen, Frühmobilisierung ab Op-Tag, Fußspitzenstand und das Anstemmen der Füße gegen das Bettende. Die *medikamentöse Prophylaxe* besteht in

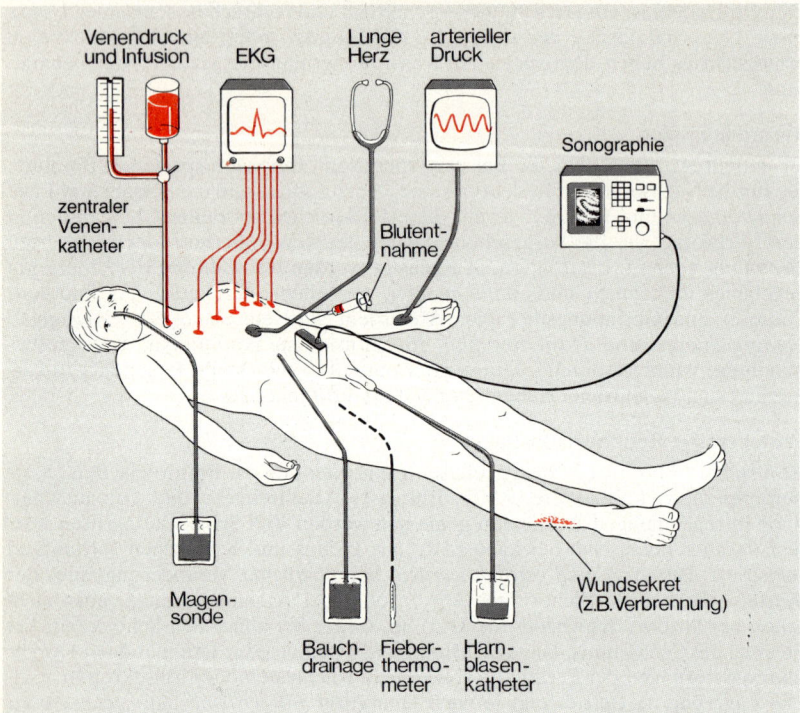

Abb. 15.**1**   Intensivüberwachung.

der Infusionsbehandlung zum Zwecke der Hkt-Senkung mit Dextran; ferner der Heparingabe als Low dose 3 × 5000 E/d s. c. Mit Vitamin-K-Antagonisten (Marcumar) vorbehandelte Patienten müssen postoperativ mit Infusion (5000 E/d) voll heparinisiert werden. **Kontraindikationen** für die Heparinisierung sind blutende Duodenal- und Magenulzera, eine blutende Colitis ulcerosa oder Morbus Crohn, Leberschäden, Vitamin-K-Mangel, hämorrhagische Diathesen, Schädel-Hirn-Traumen, Endocarditis lenta, schwere Hypertonie, Gravidität und frischer apoplektischer Insult. Jede Heparinisierung erfordert strenge Gerinnungskontrollen.

Intensivüberwachung, Monitoring

▶   Behandlung auf der Intensivstation bedeutet Einsatz des gesamten diagnostischen und therapeutischen Rüstzeugs zur *Vorbeugung, Abwendung* und *Behandlung* gestörter *Organfunktionen* sowie der sie verursachenden *Grundleiden.*

Indikationen zum Monitoring sind drohender und manifester Schock, respiratorische Insuffizienz, komatöse Zustände; ferner allgemeine postoperative Komplikationen wie Blutungen, Infektionen (Peritonitis, Sepsis), Darmwegsamkeitsstörungen wie Paralyse und Magen-Darm-Atonie; Wundheilungsstörungen (Platzbauch), schwere Verbrennungen, Erfrierungen und Verätzungen, Entgleisung der Homöostase (Wasser, Elektrolyte) sowie Störungen des Säure-Basen-Haushalts und der Gerinnung; ferner die akute Niereninsuffizienz, Tetanus und Zustand nach Herzstillstand.

Voraussetzung für eine Intensivüberwachung und -behandlung sind wie im Op-Saal *aseptische räumliche* Verhältnisse, optimale *Klimatisierung,* Raumdesinfektion und ausreichende, fachgeschulte *personelle Besetzung*; ferner *spezielle Bekleidung* des Pflegepersonals, Ausschaltung aller potentiellen exogenen Infektionsquellen und *bakteriologische Routinekontrollen* durch Mikrobiologen.

Zur **Routine** der Intensivüberwachung gehören: *Allgemein:* Arterieller und zentralvenöser Blutdruck (Abb. 15.**1**, 16.**4**) (evtl. Pulmonalarteriendruck, pulmonalkapillärer Druck [PCP], peripherer Widerstand und HZV mit Indikatorverdünnung); ferner Flüssigkeitsbilanzierung, Patientengewicht (Bettwaage), EKG-Monitor und Pulsmonitor (evtl. auch Atemfrequenz-Volumen-Druck, Compliance-Monitor sowie Temperaturmonitor); ferner arterielle pO_2- und pCO_2-Messung mit Säure-Basen-Status und Kalorienbilanzierung.

Außerdem werden bei Bedarf folgende Untersuchungen durchgeführt: Thoraxröntgen, evtl. Abdomenübersicht, CT und SG, Bauchumfangsmessung und die Kontrolle von Sonden, Kathetern und Drainagen.

An Laboruntersuchungen sind erforderlich:

Im Blut: Hämatokrit, Leukozyten, Erythrozyten, Thrombozyten, partielle Thromboplastinzeit (PTT), Quick-Wert, Prothrombinzeit, Plasmathrombinzeit (PTZ).

Im Serum: Glukose, Laktat-Dehydrogenase (LDH). Bei erhöhten LDH-Werten zusätzlich die bei Schädigung von Herzmuskel und Erythrozyten freigesetzten Isoenzyme LDH_1 und LDH_2 (die durch die Hydroxybutyrat-Dehydrogenase, HBDH, laborchemisch repräsentiert werden), ferner beim Herzinfarktverdacht die Kreatinkinase CK, CPK und bei Erhöhung auch das Isoenzym CK-MB, Glutamat-Oxalacetat-Transaminase (GOT), Amylase, Gesamteiweiß, Harnstoff, Natrium, Kalium, Kalzium, Phosphat.

Im Urin: Spezifisches Gewicht, Glukose, Eiweiß, Sediment (evtl. kolloidosmotischer Druck).

Zusätzlich sollten regelmäßig Sputum, Urin und Drainsekrete mikrobiologisch untersucht werden.

Entsprechend den Grundleiden oder hinzukommenden weiteren Erkrankungen ist der Katalog der routinemäßig durchzuführenden Laboruntersuchungen zu ergänzen.

16. Chirurgische Intensivtechniken

Infusionstechnik

Venöser Katheter

Indikation ist der Elektrolyt-, Flüssigkeits-, Energie- und Blutersatz sowie die Dauermedikation von Antibiotika, Zytostatika usw., die eine kontinuierliche i. v. Applikation erfordern.
Bei einmaligen kurzfristigen Infusionen genügt das Einlegen einer *Kanüle peripher* in eine der *Kubitalvenen* (Abb. 16.**1a**) oder in Unterarm- oder Handvenen. Im Kollaps kann die nicht auffindbare Kubitalvene mit einer *Venae sectio* (Abb. 16.**1b–f**) freigelegt werden, bei dringendem Massenersatz u. U. auch beiderseits. Im extremen Blutungsschock ist auch an die Möglichkeit der *intraarteriellen Druckinfusion* oder Transfusion zu denken (Abb. 16.**6** u. 16.**7**).
Wegen der höheren Einlaufgeschwindigkeit, der geringen Wandreizung und der Möglichkeit, gleichzeitig den zentralen Venendruck (ZVD) zu messen, wird für alle Schock- sowie alle längerdauernden Infusionen der *zentralvenöse Zugang* bevorzugt (Abb. 16.**3**). Die Einlaufdosierung erfolgt mit der Infusionspumpe. Die zur Verfügung stehenden Zugangswege sind die beiden *Jugularvenen* und die *V. subclavia*. Durch sie wird ein spezieller *Venenkatheter* (Abb. 16.**5**) in die V. cava superior vorgeschoben. Das früher *zentrale Vorschieben* aus der *Kubitalvene* wird wegen der hohen Thrombose- und Phlebitisgefahr heute nur noch in Ausnahmefällen praktiziert.

Technisches Vorgehen beim peripheren Zugang

Nach digitaler Venenpalpation Hautdesinfektion. Einstechen der Kanüle in die am Oberarm gestaute Kubitalvene (Abb. 16.**2a**). Die Kanüle besteht aus dem Kanülenmantel und dem Mandrin mit Stahlspitze. Anschließend Herausziehen des Mandrins aus dem Kanülenmantel und Entfernen des Obturators, der für den zwischenzeitlichen Verschluß während der Infusionspausen steril aufbewahrt wird. Anschließen des Infusionsbestecks (Abb. 16.**2b**) und Pflasterbefestigung des Kanülenmantels auf der Haut.

Technisches Vorgehen beim zentralen Zugang (Abb. 16.**3a** u. b)

Der Zugang zur sichtbaren **V. jugularis externa** ist nach digitaler zentraler Venenkompression, Drehung des Kopfes zur Gegenseite in Rückenlage einfach. Der Zugang zur **V. jugularis interna** geht aus Abb. 16.**3a** hervor. Zu beachten ist hier die Patientenlagerung sowie die Kopf- und Armhaltung und die zentralwärtige digitale Kompression zur Stauung der Vene. Kontraindikationen sind Schädeltraumen und Hirngefäßprozesse. Nach Infiltrationsanästhesie und zentralwärtiger Kompression der Vene hinter dem Jugulum *perkutane Punktion* entweder bei *kaudalem* Vorgehen durch den Bauch des M. sternocleidomastoideus im unteren Drittel in schräger kraniokaudaler Richtung oder bei *kranialem* Vorgehen flache Punktion unter den medialen Muskelrand mit Eingehen in Höhe des Schildknorpels lateral von der A. carotis. In 2–4 cm trifft man auf die Vene. Ankoppeln des Infusionskatheters (Abb. 16.**2**). Mit dem Seldinger-Mandrin läßt sich der Kathe-

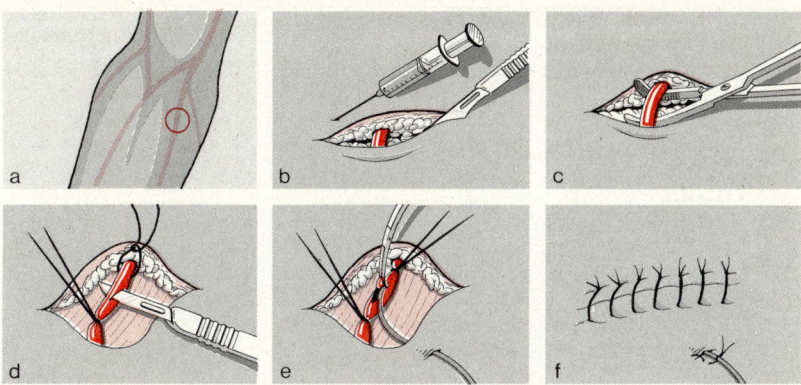

Abb. 16.**1** Venae sectio. **a** Topographie der Kubitalvenen. **b** Infiltrationsanästhesie und Querinszision von Haut und Unterhaut über der Vene. **c** Unterfahren der Vene, Spreizen des bindegewebigen Venenbettes mit einer gebogenen Klemme. Damit Durchziehen von zwei Fäden. **d** Knoten des einen Fadens am distalen Venenende, lockere Schleifenbildung des anderen am proximalen Venenende. Durchstoßen der Venenwand mit Stichskalpell. **e** Anklemmen des Inzisionslappens und nach Anspannen Einführung des perkutan durchgezogenen Venenkatheters in die Gefäßlichtung. **f** Hautnaht und Annaht des Katheters.

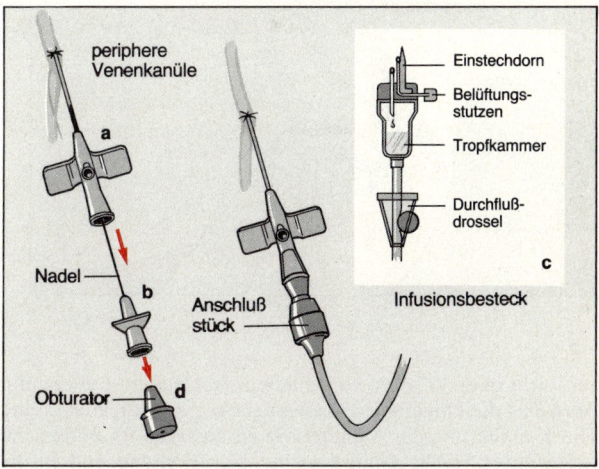

Abb. 16.**2** Peripherer Zugang. **a** Venenpunktion und Mandrinentfernung. **b** Aufsetzen des Infusionsbestecks. **c** Tropfkammer mit Dosierungsregler. **d** Obturator für Infusionsintervall.

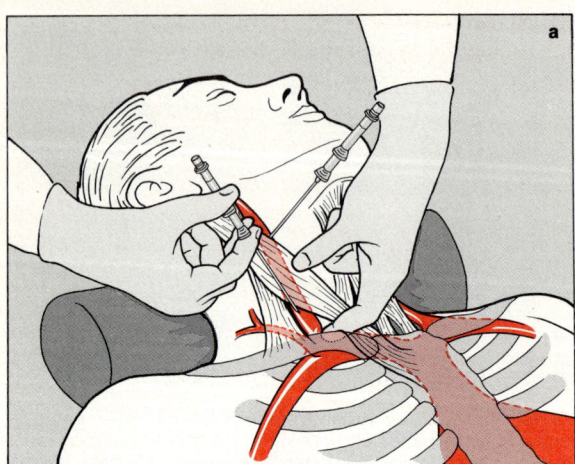

Abb. 16.**3**   Zentrale Zugänge. **a** V. jugularis interna, **b** V. subclavia.

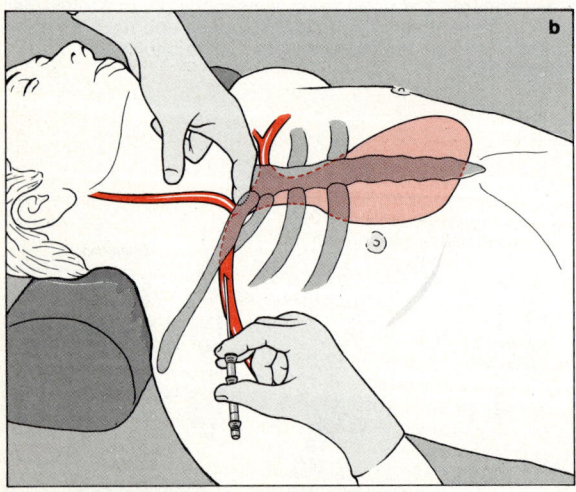

ter leicht in die V. cava vorschieben. *Nachteilig* ist die häufige Fehlpunktion. Der *Vorteil* ist die Ungefährlichkeit auch bei Überdruckbeatmung und Koagulopathie. Die Kanülierung der **V. subclavia** ist aus Abb. 16.**3b** ersichtlich. Rückenlage mit lordosierter HWS, kontralaterale Kopfdrehung und Infiltrationsanästhesie des Schlüsselbeinunterrands im Punktionsbereich. Der Zeigefinger der linken Hand komprimiert jugular die Vene. Dann mit der Kanüle am lateralen Ende der Klavikulakrümmung am Unterrand des Knochens zunächst dorsal in die Tiefe eingehen und an der dorsalen Knochenwand dann in mediokranialer Richtung auf die Fossa jugularis zielen und unter fortlaufender Aspiration vorschieben. Kommt kein Blut, Änderung der Zielrichtung um 1 cm kranial oder kaudal. Bei richtiger Kanülenlage Ankuppeln des Katheters und Vorschieben auf 8–10 cm. Röntgenologische Lagekontrolle ist unverzichtbar, auch zum Pneumothoraxausschluß. Die Katheterspitze soll in der oberen Hohlvene liegen. Vor einer Wundinfektion der Insertionsstelle mit Sepsis oder septischem Schock schützen:

- Vermeiden einer Plastikkanüle (Affinität zu antibiotikaresistenten Staphylokokken mit extrazellulärer Polysaccharidhülle, sog. Plastikinfektion).
- Peinlich steriles Legen des Katheters nach Tuchabdeckung der Umgebung, Desinfektion des Punktionsgebiets mit 70%igem Alkohol oder 2%iger Jodtinktur unter 30-s-Einwirkung.
- Subtile Katheterpflege und Pflege der Hautumgebung sowie sterile Handhabung bei Diskonnexionen zum Infusionswechsel. Insertionsnahe Dreiwegehähne sind kontraindiziert, Blutentnahmen nur im Notfall.
- Die *sicherste Infektprophylaxe* ist der *routinemäßige Katheterwechsel* nach 7–10 Tagen.

Bedingte Kontraindikationen für den zentralen Zugang sind die Überdruckbeatmung und die Hypokoagulabilität. *Infektgefährdet* sind Senium und Säuglingsalter, Patienten mit Immunsuppression, gestörter Hautbarriere bei Diabetes, Verbrennung und Psoriasis sowie Kranke mit langem Krankenhausaufenthalt.

Infektion: Bei lokaler Infiltration, Druckschmerzhaftigkeit, Rötung oder Sekretion aus dem Stichkanal, bei tastbarer Phlebitis und bei unklaren, auf Antibiotikawechsel nicht ansprechenden Temperaturen muß der Katheter unverzüglich gezogen werden, will man eine Sepsis vermeiden. Jeder gezogene Katheter wird auf seine vollständige Länge überprüft (Katheterembolie!) und seine Spitze mikrobiologisch untersucht. Mehr als 15 Keimkolonien beweisen die Kathetersepsis und erfordern die *systemische Antibiotikaabschirmung*. *Vorteile* des zentralen Katheters sind die Möglichkeit rascher Massivinfusionen, die geringe Thrombophlebitisneigung und die erhaltene Armbeweglichkeit. *Nachteile* sind die Versagerquote beim Legen von etwa 2% sowie die Folgekomplikationen des Pneumo-, Hydro- und Hämatothorax. Ferner das irrtümliche Vorschieben an die Herzwand mit der Folge der Arrhythmie oder selten die Herzwandperforation.

Messung des zentralen Venendrucks (ZVD)

Der in der oberen Hohlvene liegende Katheter wird über einen *fern von der Insertionsstelle* in das Kathetersystem eingeschalteten Dreiwegehahn an ein Steigrohr mit Meßplatte angeschlossen. Dann wird die Nullinie der Skala auf die Höhe des rechten Vorhofs eingestellt (Abb. 16.4).

Infusionskatheter (Abb. 16.5a–i)

Arterielle Punktion

Indikationen sind die Bestimmung der arteriellen Blutgase, die intraarterielle Infusion und die blutige Blutdruckmessung. **Technik:** Für die arterielle Blutgasbestimmung wird die *A. femoralis* unterhalb des Leistenbandes punktiert (Abb. 16.6). Am liegenden Patienten wird die A. femoralis mit den drei mittleren Fingern der linken Hand palpiert, lokalisiert und fixiert. *Orientierungshilfen* sind

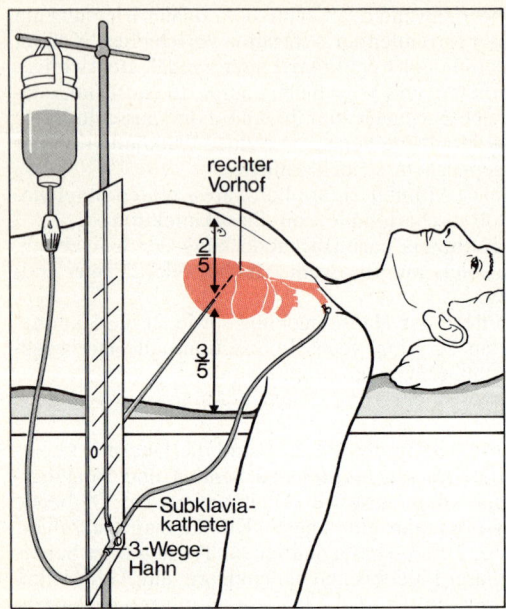

Abb. 16.**4**   Messung des zentralen Venendrucks (ZVD) über Subklaviakatheter und Wassersäule. Ablesung an Meßskala, deren Nullinie dem Niveau des rechten Vorhofs entspricht. Normalwert: 3–10 cmH$_2$O.

kranial die Mitte des Leistenbandes, medial der M. pectineus und lateral der M. iliopsoas. Dann wird die Arterie mit einer Kanüle ohne oder mit aufgesetzter Spritze punktiert. Die häufige *Fehlpunktion* der medial gelegenen V. femoralis, erkennbar an dem pulslosen Austritt dunklen Blutes, ist ohne Belang. Sie kann als Korrekturhilfe dienen. Das pulsierende Spritzen oder die Aspiration von hellrotem Blut zeigt die richtige Lage an. Für die *blutige Messung* des arteriellen *Drucks* sowie für die intraarterielle In- oder Transfusion unter Druck wird die A. radialis punktiert (Abb. 16.**7**). Ihr Auffinden ist einfach, das Punktieren bei älteren Menschen dagegen oft nicht leicht. Das Wegrollen des Gefäßes läßt sich mit der Dorsalflexion der Handwurzel verhindern. *Orientierungshilfen* sind die medial verlaufende, gut sichtbare Sehne des M. flexor carpi radialis und lateral die nur tastbare Brachioradialissehne.

Versenkter Katheter (Abb.16.**8**)

Das Verfahren dient der in kurzen Abständen wiederholten Medikation in Vene, Arterie und Peritonealhöhle. Hauptindikationen sind die lokoregionäre Tumorbehandlung sowie die gezielte Schmerzbekämpfung. **Vorgehen:** Zunächst wird der Gefäß- oder Peritonealkatheter, nachdem er in Arterie, Vene oder Peritoneum eingepflanzt und fixiert worden ist, in einen subkutanen Tunnel versenkt. Sein peripheres Ende wird auf das durch gesonderte Inzision subkutan implantierte Ventil gestülpt und fixiert. So läßt sich mit der perkutanen Injektion in das Ventil das Medikament an den Ort der Wahl bringen.

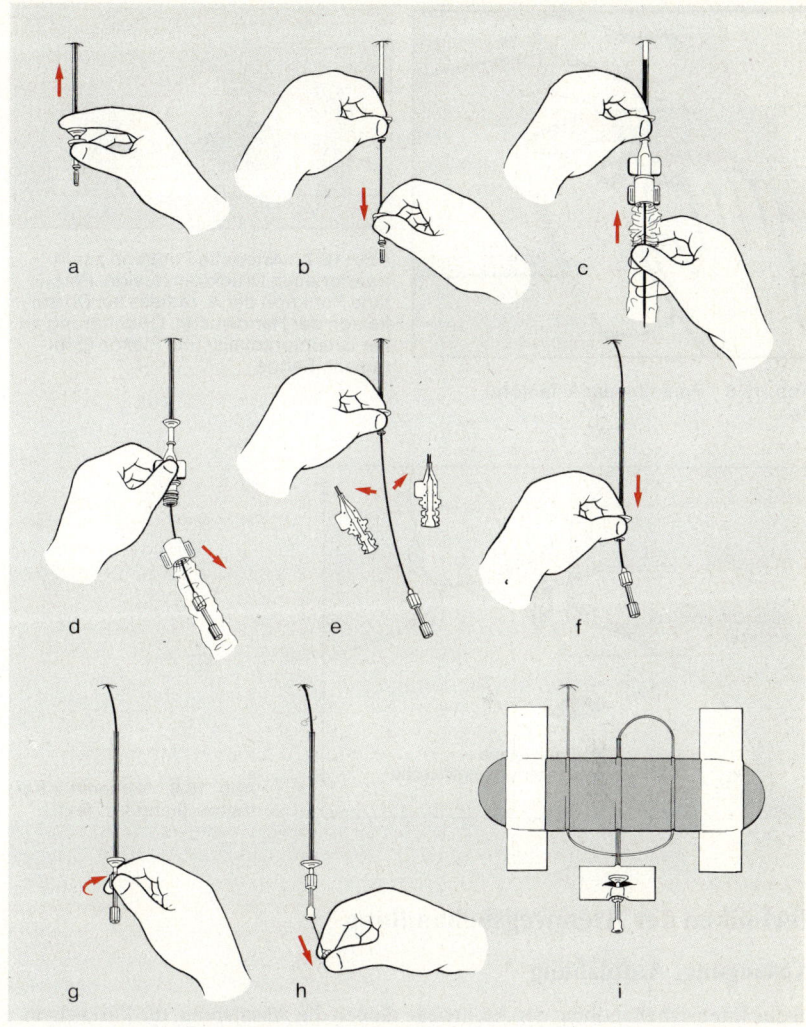

Abb. 16.5 Infusionskatheter. **a** Einführen der Kanüle mit Mandrin in Nadelspitze. **b** Schrittweises Herausziehen des Mandrins, um an der Blutfüllung die richtige Kanülenlage zu erkennen. **c** Ankoppeln des Katheters an die Kanüle und Vorschieben des Katheters in der geschlossenen Hülle. **d** Hüllenentfernung. **e** Aufbrechen des Kupplungsstücks am Kanülenmantel. **f** Zurückziehen der Kanüle aus der Haut. **g** Eindrehen des Katheterendes in die Kanüle. **h** Ziehen des Kathetermandrins nach röntgenologischer Lagekontrolle. **i** Kanüle wird mit Katheterschleife unter Fixierplatte mit Pflaster an der Haut befestigt.

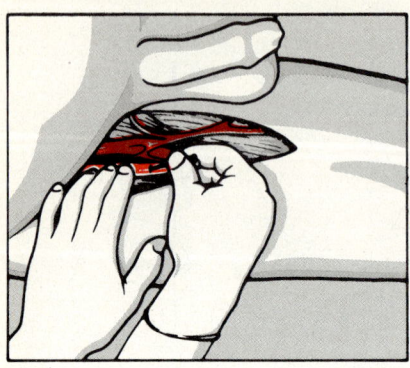

Abb. 16.**6**   Punktion der A. femoralis.

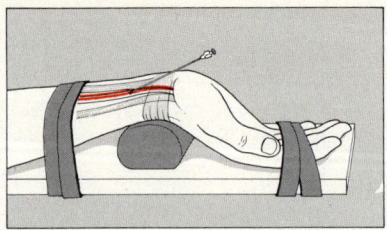

Abb. 16.**7**   Arterielle Punktion zur intraarteriellen Drucktransfusion. Perkutane Punktion der A. radialis bei Dorsalflexion der Handwurzel. Orientierung an der Brachioradialis- und Flexor-carpi-radialis-Sehne.

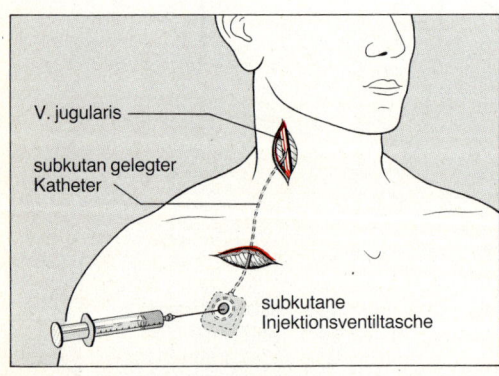

V. jugularis

subkutan gelegter Katheter

subkutane Injektionsventiltasche

Abb. 16.**8**   Versenkter Katheter. Technik s. Text.

Techniken der Atemwegsbehandlung

Absaugung, Aufblähung

In der Intensivbehandlung der Atemwege dienen die Absaugung, die Parenchymaufblähung und die Ventilation der Aufrechterhaltung und Wiederherstellung der Lungenfunktion, ferner der Prävention von Störungen bei operativem oder traumatischem Schock.

Indikationen der *Absaugung* sind Atelektasen, die verschleimende Tracheobronchitis, das Lungenödem und die nasse Lunge, Aspirationen und Bronchiektasien. Die *Lungenaufblähung* ist angezeigt bei bereits abgesaugten Atelektasen, bei Lungenkollaps und zur Entfaltung eines Pneumothorax. Indikationen der *Beatmung* S. 179ff.

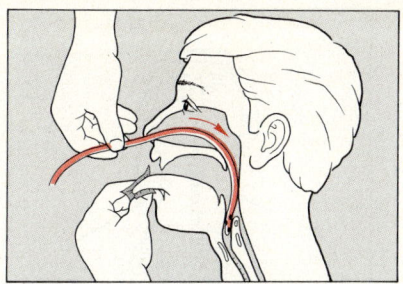

Abb. 16.**9** Nasotracheobronchiale Blind-absaugung beim Notfallpatienten. Durch Herausziehen der Zunge gleitet der Katheter in die Luftröhre.

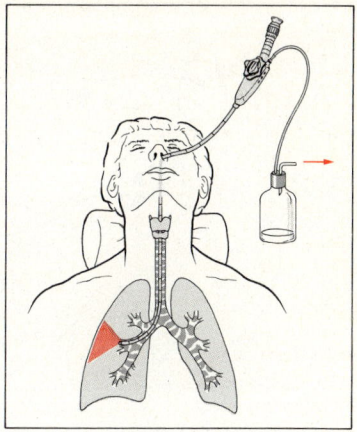

Abb. 16.**10** Gezielte nasotracheale fiberbronchoskopische Absaugung in Lokalanästhesie, hier z. B. bei einer Mittellappenatelektase.

Zum **Instrumentarium** gehören, gebogene elastische Absaugkatheter (Metras), ein halbflexibler Trachealtubus, ein halbflexibles Fiberbronchoskop sowie ein starres Bronchoskop, ferner eine Absaugpumpe, sterile Spülflüssigkeit und sterilisierte Anästhesielösung sowie mehrere Paare steriler Handschuhe.

Die **Wahl** des Instrumentariums hängt ab von der Indikation sowie vom Allgemein- und Bewußtseinszustand des Patienten, insbesondere seiner Atemfunktion. Für die *ungezielte Absaugung* einer verschleimenden Tracheobronchitis wird der *Metraskatheter* verwandt (Abb. 16.**9**). Für die *gezielte Absaugung* eines bestimmten Segmentbronchus ist das *Fiberbronchoskop* (Abb. 16.**10**) zu nehmen. Mit ihm kann der durchgeschobene Katheter unter Sicht in die Segmentabgänge gebracht werden. Beim intubierten Patienten wird der Metraskatheter durch den Tubus geschoben. Für die *ungezielte Aufblähung* multipler Atelektasen genügt der einfache Tubus (Abb. 16.**11** u. 16.**12**). Für die *gezielte Aufblähung* einer bereits abgesaugten Segmentatelektase muß wie bei der gezielten Absaugung der Katheter fiberskopisch in den Segmentabgang (Abb. 16.**10**) geschoben werden, um einen dichten Abschluß zu sichern. Eine *Beatmung* bedarf immer der Intubation, um die Trachea mit dem Tubusballon (Cuff) (Abb. 16.**13**) abdichten zu können.

Anästhesie: Für die Einführung der flexiblen Katheter und des halbflexiblen Fiberskops genügt beim sedierten Intensivpatienten die *Oberflächen- oder Schleimhautanästhesie* (S. 41) von Nase, Mund, Rachen und Tracheaeingang. Der Trachealtubus und das starre Bronchoskop erfordern dagegen beim sedierten, aber nicht bewußtlosen Patienten immer die *Allgemeinanästhesie*.

Die **Einführungstechnik** von Katheter, Endoskopen und Tubus muß den Achsenknick im Einführungsweg überwinden. *Orotracheal* ist er größer als nasotracheal. Den Engpaß stellt der Trachealeingang, also die Glottis, dar. Hilfsmittel, beides

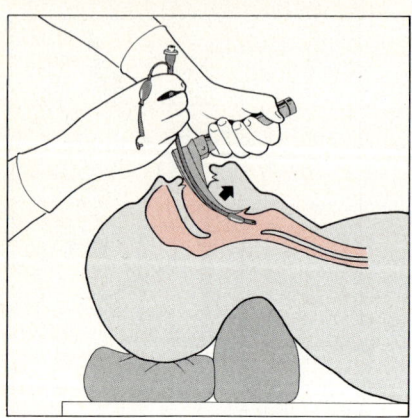

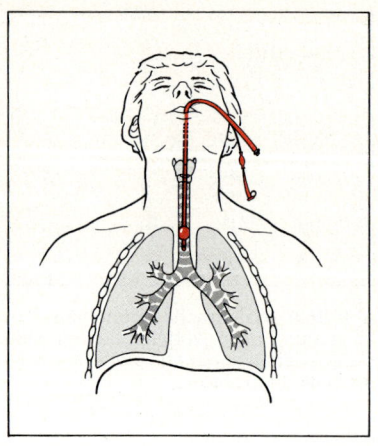

Abb. 16.**11**   Orale Intubation. Beachte die Reklination bei kissenunterstützter Kopflagerung. Sie sichert die „Unter-Sicht"-Einführung des Tubus entlang dem Spekulum.

Abb. 16.**12**   Richtige Tubuslage in der Trachea.

zu umgehen, sind die Achsenstreckung durch die Reklinationslagerung (Abb. 16.**11**) des kissengestützten Kopfs und die Zungenvorlagerung mit Spekulum oder ihr manuelles Herausziehen (Abb. 16.**9**). Wegen der durch den Nasengang und Rachen vorgegebenen Führung werden Katheter oder Fiberskop *nasal* fast automatisch auf den Trachealeingang geleitet. Nur selten ist dabei das Weiterschieben mit der Magill-Zange (Abb. 16.**14**) notwendig. Das großlumige starre Bronchoskop wird, um die Nasenlichtung nicht zu verletzen, *oral* eingeführt. Auch den Trachealtubus führt man vorzugsweise oral ein (Abb. 16.**11**). Auf seine richtige Lage in der Trachea und die dosierte Aufblasung seines Abdichtungsballons ist zu achten (Abb. 16.**12**), um bei der Lungenaufblähung genügenden Überdruck zu erzielen. Während längerdauernder Absaugmanipulationen sind wiederholt O_2-*Insufflationen* einzuschalten. Vom aufgefangenen Sekret wird ein Bakterien- und Pilz-Antibiogramm angefertigt.

Beatmung

Entsprechend der lebensentscheidenden Rolle der Lungenfunktion beim Operierten und Polytraumatisierten kommt der Beatmung eine *zentrale Bedeutung* zu. Die Präventiv- und die Notfallentscheidung zur Beatmung basieren auf Erfahrungswerten, die nach bestimmten Eingriffen und Verletzungsmustern gewonnen wurden. Sie richten sich ferner nach den aktuellen Werten der *Gasanalyse* und erst in zweiter Linie nach dem klinischen Bild, weil dessen Symptome erheblich nachhinken können. Die *Grenzwerte,* die eine Beatmung erfordern, gehen aus Tab. 16.**1** hervor. Die Beatmung reicht von der O_2-*Insufflation* über die *Atemhilfe* bis zur *maschinellen Beatmung*. Die Grundmaßnahme für die maschinelle Beat-

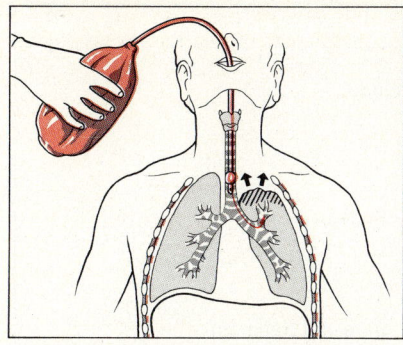

Abb. 16.**13**   Lungenaufblähung über Trachealtubus bei Lungenkollaps, hier z. B.
Oberlappenkollaps links.

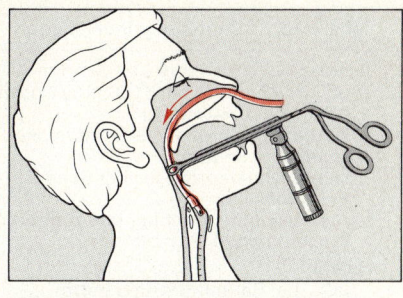

Abb. 16.**14**   Nasotracheobronchiale
Blindabsaugung. Pharyngeales Vorschieben mit Magill-Zange und Spekulum.

mung ist die *Intubation* (Abb. 16.**11**). Sie hat *äußerst steril* mit Einmalhandschuhen, sterilem Tubus und Spekulum zu erfolgen. Das Einführen in die Trachea
geschieht unter Einsicht des Kehlkopfeingangs mit dem Rachenspekulum in lordosierter Kopflage auf einem Kissen (Abb. 16.**11**). Dies gewährleistet die gerade
oropharyngotracheale Achse. Mangelfüllung des Cuffs bedeutet Undichtigkeit des
Beatmungssystems, zu pralle Füllung Dekubitus.

Tabelle 16.**1**   **Grenzwerte der Lungenfunktion für Überwachung und Beatmung**
(nach J. L. Wilson)

Befunde	Normal-werte	Therapie	
		Überwa-chung, evtl. O_2-Insuf-flation	Beatmung CMV, JMV
Mechanische Störungen			
– Atemfrequenz	12–20	25–35	>35
– Vitalkapazität in ml/kg	65–75	30–15	<15
– Sekundenkapazität (Tiffeneau) ml/kg	50–60	30–40	<10
– maximaler Inspirationssog (10–20 s) in cmH_2O	75–100	50–25	<25
Oxygenierung			
– pO_{2a} (mmHg)	75–100	60–70	<50
– p (A-aDO_2) mmHG*	25–65	200–350	>450
Ventilation			
– pCO_{2a} (mmHg)	35–45	45–55	>60
– VD/VT (Totraum/Zugvolumen-Quotient)	0,25–0,40	0,4–0,6	>0,60

* Differenz zwischen alveolärem und arteriellem O_2.

Tabelle 16.2   Beatmungsindikationen

Absolut
- pO_{2a} <45 mmHg bei 6 l O_2 über Nasensonde
- pCO_{2a} >60–80 mmHg
- Zustand nach reanimierter Asystolie
- septischer Schock
- schwerer hämorrhagischer Schock
- Peritonitis
- Atemlähmung, peripher und zentral (neurogen)
- Koma Stadium III und IV

Relativ
- pO_{2a} bei Raumluft <Altersnorm
- pCO_{2a} >45 mmHg
- schwere Postaggressionszustände (Eingriffe und Traumen)
- Verbrennungskrankheit
- Lungenarterienembolie
- Sepsis
- Ertrinkungsunfall
- Aspiration

Merke: Bei der maschinellen Atmung ist immer so früh und so ausreichend wie möglich die Eigenatmung anzustreben. *Cave:* Spontanatmung bedeutet aber höheren Energieverlust.

Die *Wahl des Beatmungsverfahrens* und seiner Muster wird bestimmt von der Art der Funktionsstörung (Tab. 16.**5**).

Formen der Beatmung

End-ex- und *inspiratorische Druckerhöhung,* s. Abb. 16.**15**.

Die **druckbegrenzte Überdruckbeatmung** (IPPV) (Abb. 16.**16**) ist die einfachste maschinelle Beatmungsform. Sie dient der Überwindung *ventilatorischer* Störungen und Hindernisse und kann somit nur den Gasaustausch aufrechterhalten.
Die **volumenkontrollierte oder -gesteuerte Beatmung** (Abb. 16.**16**) mit Überdrucksicherheitsventil (CPPV) reguliert die Beatmungsfrequenz, das Atemhubvolumen und fährt mit positiv endexspiratorischem Druck (PEEP). Mit diesem Beatmungsmuster ist das *Lungenvolumen* (funktionelle Residualkapazität) zu *vergrößern*, denn es verhindert, daß der Atemwegsdruck bei der Exspiration auf Null sinkt. Das macht dieses Muster für alle *Pulmonalbefunde,* die das funktionelle *Residualvolumen einschränken,* besonders wirksam.
Optimiert wird diese Form der volumenkontrollierten Beatmung (CPPV + PEEP) durch **intermittierende Kombination** mit der **Spontanatmung** (IMV) (Abb. 16.**16**). Sie bewirkt eine sowohl exspiratorisch als auch inspiratorisch anhaltende Druckerhöhung (CPAP). Hierdurch fördert dieses Beatmungsmuster nicht nur den Gasaustausch, sondern durch gesteigerte Diffusion auch die *Ausheilung von Parenchymläsionen.*
Bei **reiner Spontanatmung** (SpV) ist durch den elastischen Reservoirbeutel und die Ausleitung durch das Unterwasserventil bei der Ausatmung sowie den Overflow im T-Stück bei der Einatmung mit einfachsten Mitteln ein kontinuierlicher *Atemwegsüberdruck* zu erreichen.

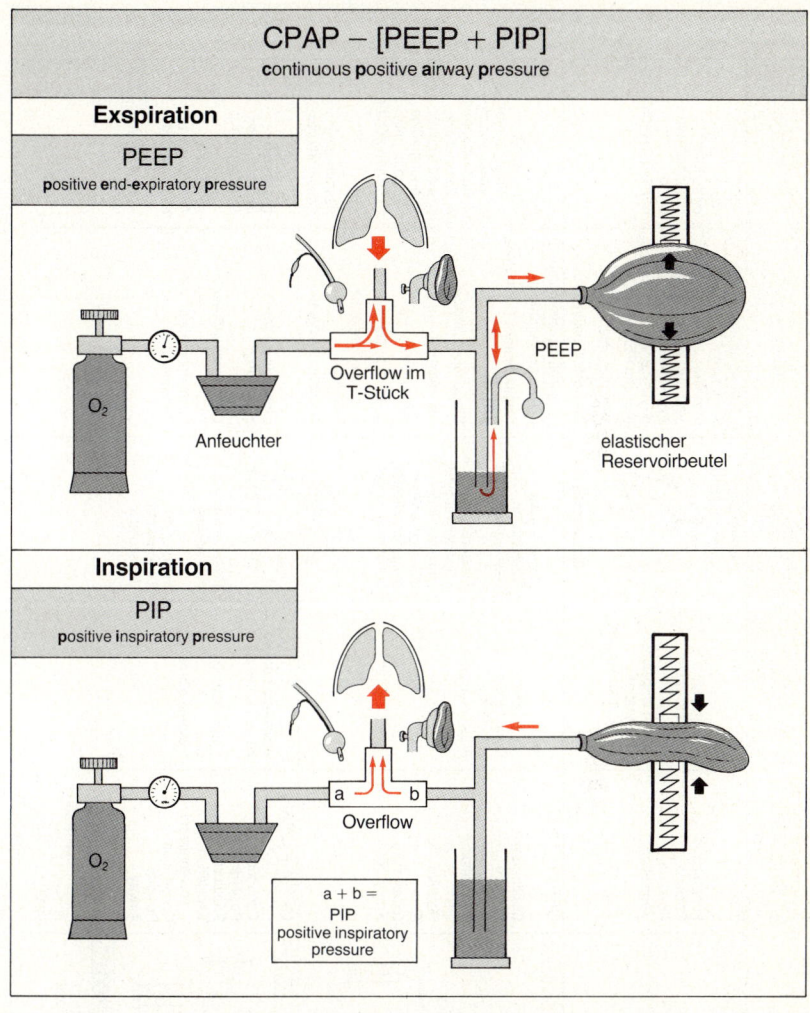

Abb. 16.**15**   CPAP-Mechanismus. Bei Exspiration addiert sich im T-Stück der mit doppeltem Atemminutenvolumen zufließende O_2 mit der Ausatmungsluft zum Overflow.
Die Gesamtmenge der Luft fließt dann sowohl in den elastischen Reservoirbeutel
– und dehnt diesen – als auch durch das Unterwasserventil nach außen. Alle drei
Mechanismen erzeugen zusammen den PEEP. Bei Inspiration addiert sich im T-Stück
der zufließende O_2 mit der aus dem Reservoirbeutel zurückfließenden Mischluft der
vorausgegangenen Exspiration (PIP), so daß hierdurch ein inspiratorischer Überdruck
in den Atemwegen entsteht. Exspiratorische und inspiratorische Druckerhöhung bilden somit den kontinuierlichen Atemwegsüberdruck, den CPAP.

	Definition	Vorteil	Ziel	Indikation	Risiken
IPPV Druck begrenzt 	IPPV Intermittend Positive Pressure Ventilation	bei Hustenstoß kein Überdruck wegen langsamem Flowanstieg keine Überblähung	Sicherstellung von Ventilation und Gasaustausch	**Ventilationsstörung** Narkose bei Großeingriffen zentrale und periphere Atemlähmung (Myasthenie) (ggf. mit PEEP) Thorakotomie Zwerchfellhochstand	bei erhöhtem Bronchialwiderstand Hypoventilation
CPPV + PEEP Volumen gesteuert 	CPPV + PEEP **C**ontinuous **P**ositive **P**ressure **V**entilation + **P**ositive **E**nd- **E**xpiratory **P**ressure	bei wechselnder Compliance konstantes Atemvolumen	Anhebung der funktionellen Residualkapazität Steigerung der gestörten respiratorischen und diffusen Funktion bei geschädigtem Lungenparenchym	**Intrapulmonalbefunde** akutes Lungenödem respiratorische Insuffizienz ARDS Bronchopneumonie Aspiration Atelektase Lungenkontusion Thorakotomie ohne Resektion Oberbaucheingriffe	bei HMV-Abfall • Volumenmangel • venöse Rückflußminderung • Rechtsherzinsuffizienz • hochgradige Leber- und Nierenstörung cave: „Barotrauma" Pneumothorax
CPPV + CPAP 	CPPV + CPAP **C**ontinuous **P**ositive **P**ressure **V**entilation abwechselnd mit **C**ontinuous **P**ositive **A**irway **P**ressure	sparsame oder keine Sedierung Vergrößerung des Lungenvolumens	Gasaustauschoptimierung Training der Thoraxarbeit (Muskulatur)	Entwöhnung von Beatmung Linksherzinsuffizienz pulmonalvenöse Kongestion	gesteigerter Energiebedarf (Atemarbeit) bei Maske: Aerophagie u. Meteorismus Nebenhöhleninfekt
SpV + IMV (SIMV) = mit der spontanen Inspiration triggert Patient die Maschine 	SpV – Spontanventilation SIMV – synchronisierte IMV				

CMV — kontrollierte mandatorische maschinelle Ventilation

IMV — intermittierende maschinelle Ventilation unter Erhalt der Spontanatmung

Tracheostoma

Das Tracheostoma ist dank der technischen Verbesserung der Langzeitintubation heute zunehmend seltener angezeigt. **Indikation:** *Primär* wird es bei vorliegenden Intubationshindernissen oder bei von vornherein abzusehenden Intubationskomplikationen, ferner bei Tracheomalazie angelegt. Zu ersteren zählen Traumen des Gesichtsschädels und der Schädelbasis sowie des Nasopharynx, der Larynxregion und des Trachealeingangs; ferner ihre Säure- und Basenverätzungen. Eine *sekundäre* Indikation sind die Langzeitintubation und eingetretene Intubationskomplikationen, wie die rezidivierende Verstopfung des Trachealtubus, die aszendierende Pharyngitis, der drohende Dekubitus und der häufige Absaugbedarf. **Technik der Tracheostomia inferior** (Abb. 16.**17a–c**): Die *Wahl der Inzisionshöhe* an der Trachea hängt von der jeweiligen Halskonfiguration ab. Die

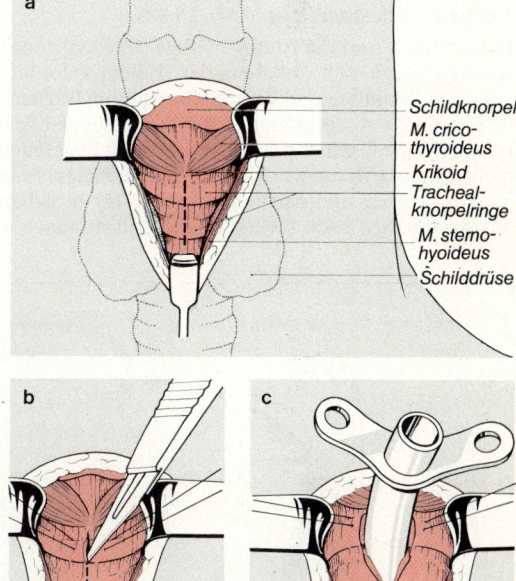

Schildknorpel
M. crico-
thyroideus
Krikoid
Tracheal-
knorpelringe
M. sterno-
hyoideus
Schilddrüse

Abb. 16.**17** Tracheostomie. **a** Nach Einführen eines oralen Tubus kollare Freilegung der Trachea. **b** Legen von Haltefäden und Inzision eines Trachealknorpelringes. **c** Offenhalten der Inzision und Einführen der Kanüle.

◀ Abb. 16.**16** Beatmungstechniken – Vorteile, Risiken und Indikationen. **P** steht für Druck und positiv, **V** für Ventilation oder Beatmung. **A** Atemwege oder Beatmung; **CMV** kontrollierte (mandatorische) maschinelle Beatmung; **IMV** intermittierende maschinelle Beatmung; **IPPV** intermittierende Überdruckbeatmung; **CPPV** kontinuierliche Überdruckbeatmung; **PEEP** positiv endexspiratorischer Druck; **CPAP** kontinuierlicher Atemwegsüberdruck; **SIMV** synchronisierte intermittierende maschinelle Beatmung; **SpV** Spontanatmung.

Regel ist der Zugang durch den 4. Trachealknorpel, bei höheren Inzisionen cave Ringknorpelverletzungen mit nachfolgender Nekrose! Als Tuben werden *Trachealkanülen* von 9–12 mm Durchmesser oder eine Trachealflexkanüle nach RÜGHEIMER verwandt. Die subtile *Stomapflege* dient der Komplikationsverhütung, der Wundverband wird in 24 Stunden mehrfach gewechselt, auch sind Anfeuchtung und Erwärmung der Atemluft („künstliche Nase", s. u.) ebenso notwendig wie der häufige sterile Kanülenwechsel. Eine Schreibgelegenheit (Schreibblock, Schiefertafel) ermöglicht dem Patienten die Artikulation.

Frühkomplikationen sind das Mediastinal- und Hautemphysem, der Wundinfekt, die Blutung aus dem Wundbett und die Tracheobronchitis. **Spätkomplikationen** sind die Pneumonie, die Arrosionsblutung und die Trachealstenose. Insgesamt bewegt sich die Störungsrate zwischen 3 und 40%. Das *Décanulement* erfolgt durch einfaches Herausziehen der Kanüle und Wundverschluß mit Mullkompressen und Pflaster. Die sich darunter abspielende Per-secundam-Heilung verläuft in aller Regel störungsfrei.

Tracheostomieabsaugung (Abb. 16.**18**)

Indikationen sind die routinemäßige Tracheobronchialtoilette sowie die Bedarfsabsaugung bei sich anbahnender Tubusverstopfung durch Schleimpfröpfe, bei Sekretansammlung und beim Sekretstau in Trachea und Bronchien. **Technik:** Die Absaugung muß unter *aseptischen Kautelen* peinlichst steril mit Einmalhandschuhen und einem mit steriler NaCl-Lösung angefeuchteten sterilisierten oder Einmalkatheter (Métras) erfolgen. Der *Absaugvorgang* darf nicht länger als 15 s dauern. Vorher und nachher ist *reiner O_2* zu geben. Das Linksabsaugen erfolgt mit *Kopfdrehen* nach rechts, das Rechtsabsaugen entsprechend mit Kopfdrehen

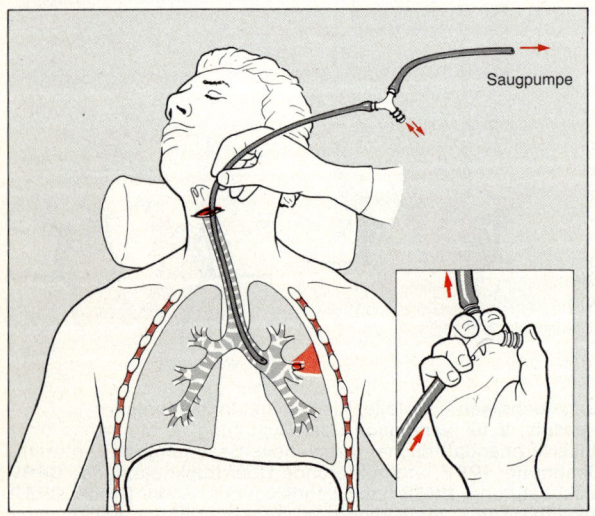

Saugpumpe

Abb. 16.**18**   Tracheostomie. Sterile Tracheobronchialabsaugung. Technik s. o.

nach links. Die *Kathetereinführung* geschieht mit offenem Y-Stück, also ohne Sog. Nach Anstoßen der Katheterspitze wird der Katheter 1 cm zurückgezogen und der offene Schenkel des T-Stücks mit dem *Daumen abwechselnd verschlossen* und wieder *freigegeben*. Dies wird mehrfach kurz wiederholt. Dann wird der Katheter unter Sog mit raschen Rotationsbewegungen herausgezogen.

„Künstliche Nase." Die bei der Tracheostomie infolge der Umgehung des Nasen-Rachen-Raums fortgefallene *Temperatur-* und *Feuchtigkeitsregulierung* muß durch einen Wärme- und Flüssigkeitsaustauscher, der der Stomakanüle vorgeschaltet ist, ersetzt werden. *Nachteilig* ist dabei die Totraum- und Resistanceerhöhung.

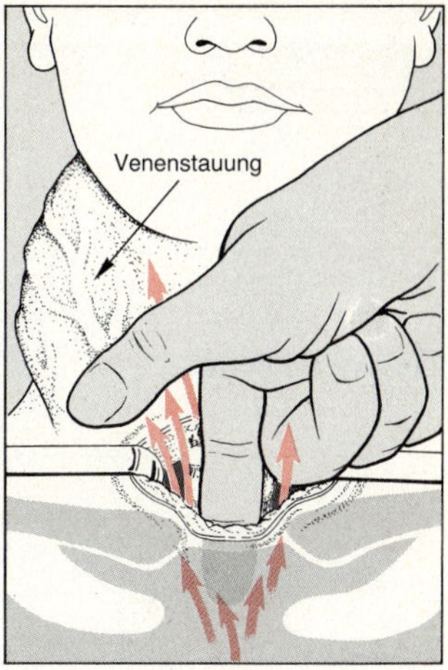

Abb. 16.**19**   Mediastinotomie. Technik, s. Text.

Mediastinotomie

Ursachen des postoperativen Mediastinalemphysems sind operative (traumatische) Lecks des bronchoalveolären Systems bei gleichzeitiger Verletzung von viszeraler und parietaler Pleura. **Behandlung:** Jugulare Mediastinotomie (Abb. 16.**19**). **Technik:** In Lokalanästhesie querer Hautschnitt über dem Jugulum, Spaltung der 3 Faszien: F. colli superficialis, F. colli media und F. praetrachealis. Dann wie bei der Mediastinoskopie digitale Spreizung des mediastinalen Fettkörpers unter ständigem Kontakt mit der Trachea und Einlegen von Penrose-Drains.

Pleuradrainage, Bülau-Perthes-Absaugtechnik

Postoperative **Indikationen** sind neben dem Pleuraerguß der Spannungs- oder Ventilpneumothorax, der Hämatothorax sowie nach der Lungenresektion die Mediastinalstabilisierung. **Technik** (Abb. 16.**20a–d**): Nach Lokalanästhesie der Einstichstelle, deren Depot (50 ml Scandicain 0,5%) bis auf die Zwischenrippenmuskulatur und am Rippenunterrand an den Interkostalnerv gesetzt wird, Stichinzision. Als *Einstichstelle* wählt man entweder in der vorderen Axillarlinie den ICR 7/8 oder in der Medioklavikularlinie den ICR 2/3. Dann wird der mit dem Mandrinstachel armierte Katheter im unteren ICR durch die Haut senkrecht *eingestoßen* bis zum Widerstand der Interkostalmuskulatur und Faszie. Den Katheter hält der Operateur mit der Faust so, daß der Daumen das äußerste Loch so freigibt, daß dies beim Vorstechen auch sicher im Pleuraspalt zu liegen kommt. Nun hebelt man den Katheter über die nächsthöhere Rippe und sticht den Stachel ruckartig in den Pleuraraum vor. Liegen Katheter und Stachel richtig im Pleuraraum, was man an der freien Beweglichkeit erkennt, wird der Stachel aus dem mit der rechten Hand festgehaltenen Katheter schrittweise herausgezogen und dieser noch bei liegendem Stachel dicht über der Haut abgeklemmt. Danach wird der Stachel entfernt und der Katheter an das *Absaugsystem* (Bülau oder Perthes)

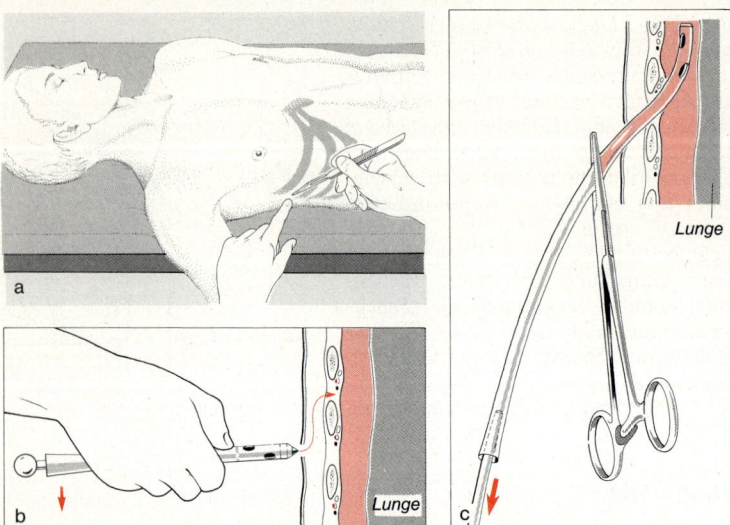

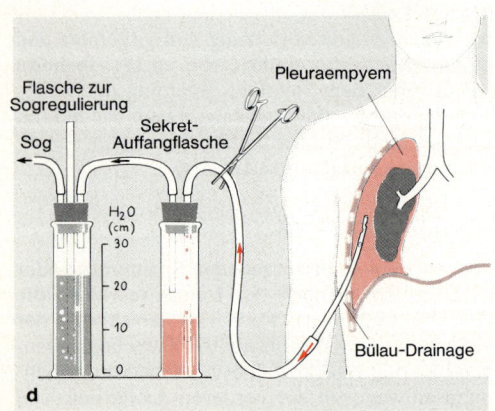

Abb. 16.**20**   Bülau-Drainage.
a Infiltrationsanästhesie,
Stichinzision der Haut und Unterhaut. **b** Trokareinführung –
beachte die Daumenhaltung!
c Mandrin(Stachel)entfernung.
d Anschließen des Flaschen-
systems. Technik, s. Text.

angeschlossen und dann auch die Klemme entfernt. Durch den Sog wird im Pleuraraum der Unterdruck wiederhergestellt, ein Erguß, Hämatom oder Empyem
abgesaugt. Mit einer Anheftungshautnaht wird der Katheter vor der Lageänderung oder dem Herausrutschen geschützt.

Herz-Kreislauf-Stillstand, bradykarde Asystolie und Herzlähmung

▶ Meist Kammerflimmern oder -flattern, seltener systolische Kontraktionslähmung, die zum sofortigen Erliegen der Förderleistung und damit zum Perfusionszusammenbruch im Gesamtorganismus führt.

Für die Entstehung kommen 5 unterschiedliche **Ursachenkomplexe** in Frage (Abb. 16.**21**):

● mechanisch: Herz- und Thoraxoperationen und -traumen, Herzbeuteltamponade, Pulmonalembolie und Hypo- oder Hypervolämie;

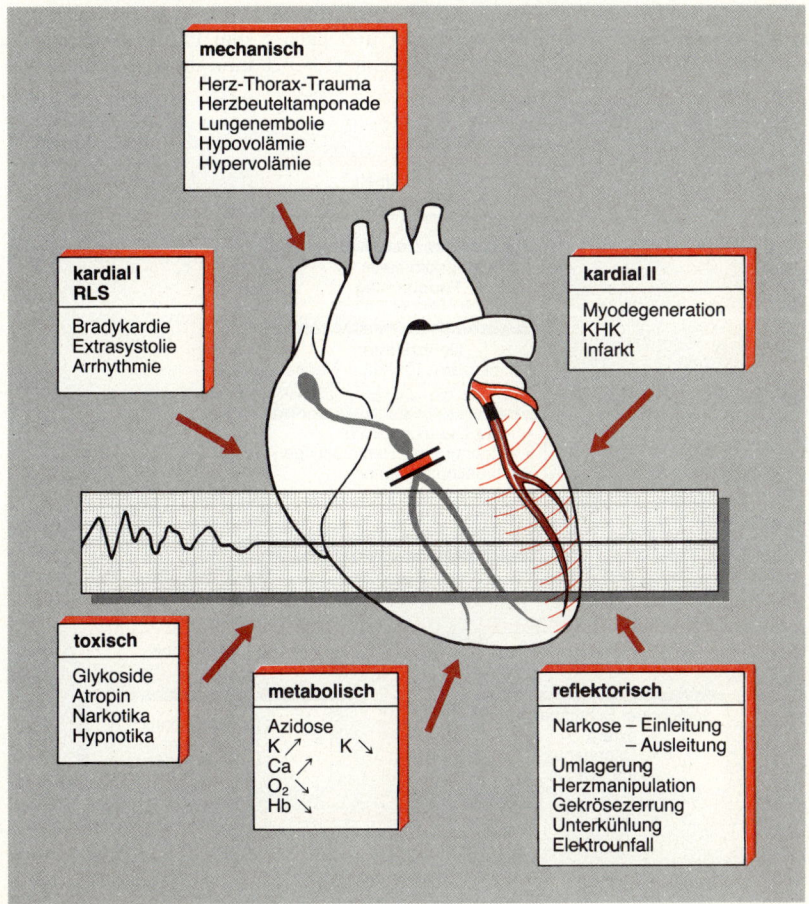

Abb. 16.**21**   Ursachen des intra- und postoperativen Herzstillstands (Asystolie).

- **kardial:** Bradykardie, Extrasystolie und Arrhythmie, ferner Myodegeneration, KHK und Infarkt;
- **toxisch:** Überdosierung von Glykosiden, Hypnotika, Narkotika und Atropin;
- **metabolisch:** Azidose, Hyper- und Hypokaliämie, Hyperkalzämie, Hypoxie und Anämie;
- **reflektorisch (vagovagal):** Narkoseeinleitung und -ausleitung, Umlagerung, Herzmanipulation, Gekrösezerrung, Elektrounfall, Unterkühlung unter 28 °C, orodigestive Endoskopie und Karotissinusreflex.

Symptome: Fehlen der Herztöne, des Karotis- und Femoralispulses, gestörte oder sistierende Atmung, graulivide Hautfarbe, fehlender Kapillarpuls. **Verlauf:** Nach 5–10 s Schwinden des Bewußtseins, nach 20 s Krämpfe, nach 4 bis 60 s Schnappatmung, nach 3 min Pupillenerweiterung und nach 5 min Pupillenstarre. Die Grenze der *Wiederbelebbarkeit* des Herzens liegt bei 20 min, die des Gehirns bei 3–5 min.

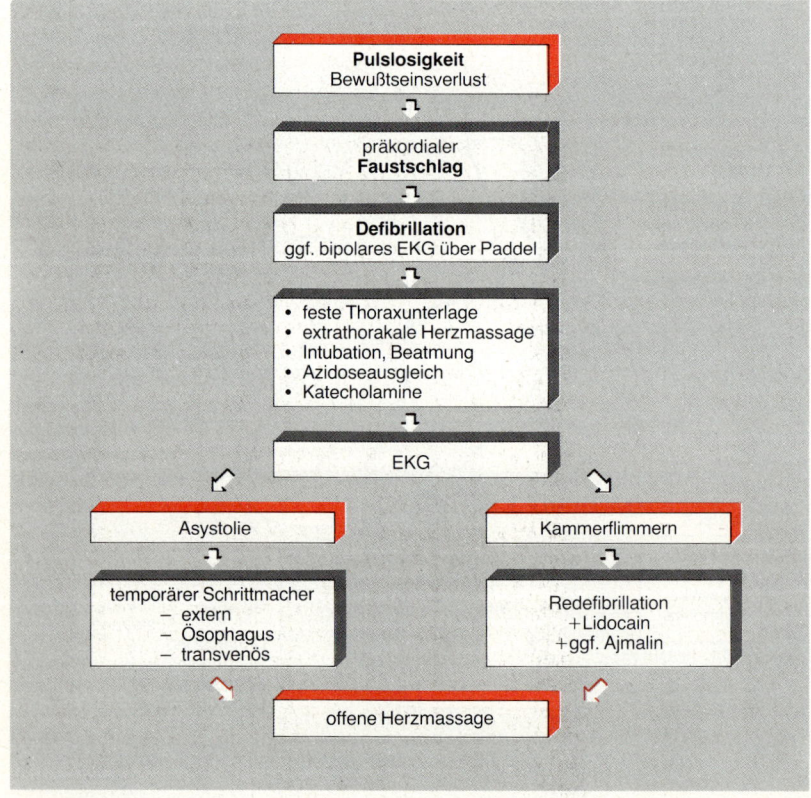

Abb. 16.22   Vorgehen bei Herz-Kreislauf-Stillstand (Übersicht).

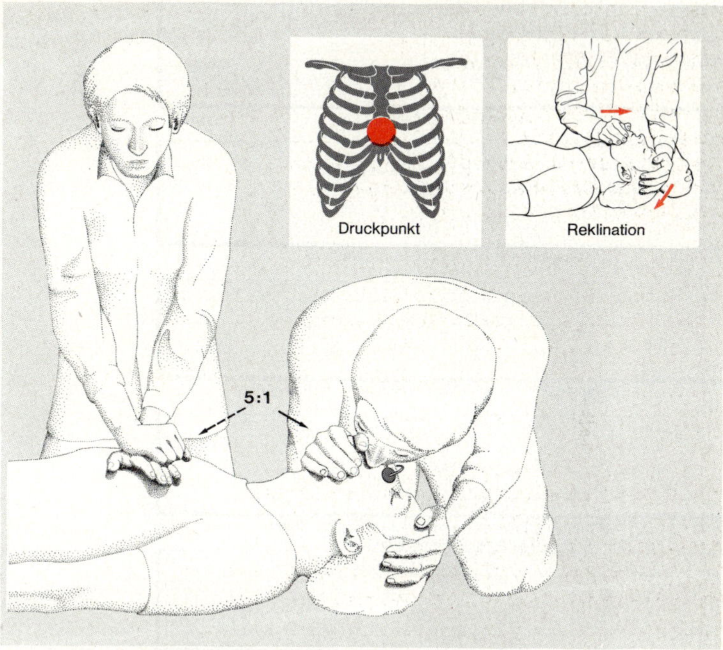

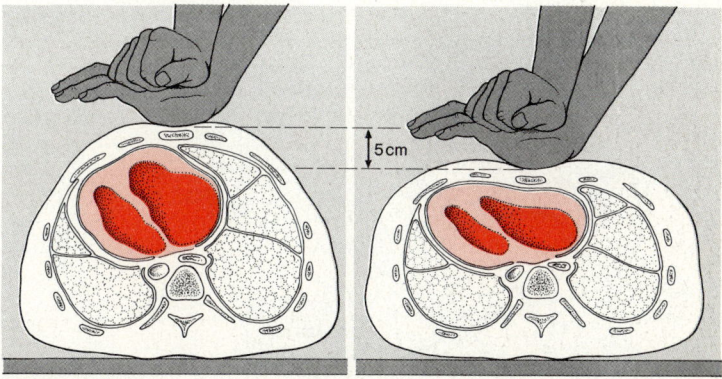

Druckpunkt

Reklination

5:1

Abb. 16.**23**   Reanimation mit 2 Helfern. Herzmassage und synchronisierte Mund-zu-Mund- oder Mund-zu-Nase-Atemspende im Verhältnis 15:2; bei HIV-Verdacht mit Filtertubus. Druckpunkt 3 Querfinger über dem Xyphoid.

5 cm

Abb. 16.**24**   Einfluß der äußeren Herzmassage auf die Ventrikelfüllung und den intrathorakalen Druck; bei gleichzeitiger Intubationsbeatmung bewirkt sie systolische Blutdruckwerte von > 100 mmHg.

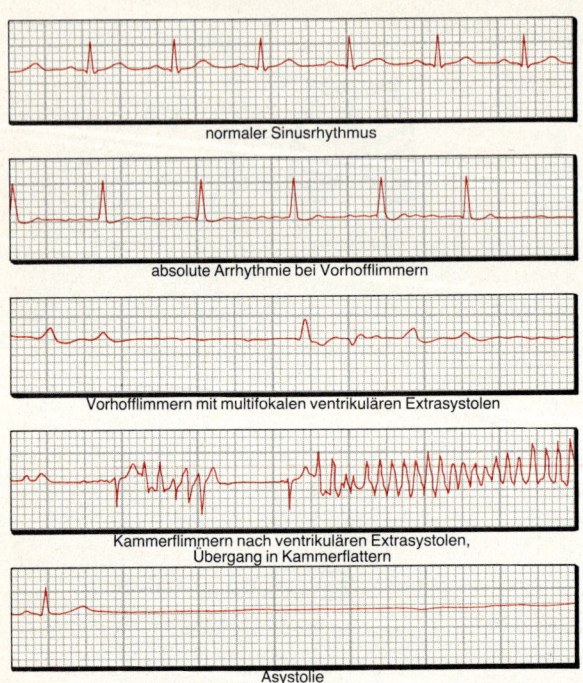

normaler Sinusrhythmus

absolute Arrhythmie bei Vorhofflimmern

Vorhofflimmern mit multifokalen ventrikulären Extrasystolen

Kammerflimmern nach ventrikulären Extrasystolen,
Übergang in Kammerflattern

Asystolie

Abb. 16.**25**   Typische EKG-Befunde bei Herz-Kreislauf-Stillstand.
Brustwandableitungen V_1 und V_6.

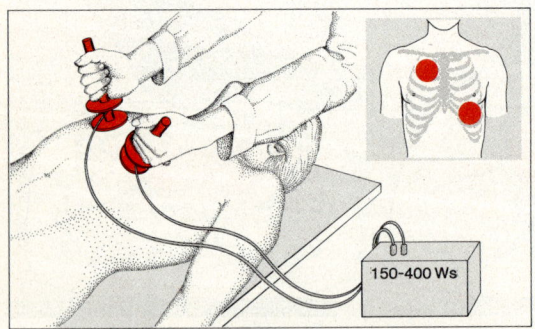

150–400 Ws

Abb. 16.**26**   Kammerflimmern. Defibrillation. 200–400 W/s, beginnend mit 100 W/s.

Reanimation

Gezielte Maßnahmen

Diagnose und **Therapie** (Abb. 16.**22**) sind bei der Asystolie eine Einheit. Nur bei tachykardem Minimalkreislauf kann sich die Behandlung gezielt gegen die noch anamnestisch diagnostizierbare Genese richten.
Vorgehen bei *Asystolie:* Bei den oben angegebenen Symptomen sofort präkordialer Schlag auf den Thorax (Abb. 16.**23**, 16.**24**), dann Lagerung auf harte Unterlage, Atemwege freimachen und Herzmassage mit Atemspende (15:2) in reklinierter Kopflagerung. Bei Hilfe Intubation, Intratrachealinjektion von Adrenalin 2 µg in 10 ml H_2O, ZVK und Puffern mit 1 mmol/kg/KG Na-Bikarbonat 8,4%, danach im 10-min-Abstand 0,5 mmol/kg (cave Alkalose!) Volumenersatz mit Macrodex 300 ml (Ausnahme Hypervolämie-Asystolie). PEEP-Beatmung mit 5 cmH$_2$O.
Wenn *EKG* (Abb. 16.**25**) und *Defibrillator* vorhanden, bei *Kammerflimmern* je nach Befund und Reaktion auf Adrenalingabe *Defibrillation* (Abb. 16.**26**), dann Lidocain 100 mg i. v. und anschließend Infusion von Lidocain 1 g in 500 ml 5%iger Lävulose (alternativ: Ajmalin 50 mg, Propafenon 50 mg oder Diphenylhydantoin 250 mg oder Amiodaron 5 mg/kg langsam i. v.).
Bei rezidivierendem Kammerflimmern unter fortgesetzter Massage wiederholte Defibrillation und transvenöser Schrittmacher.
Beurteilung des *Reanimationseffekts ohne EKG:* Herztöne, Karotis- und Femoralispuls, Kapillarpuls, Pupillenweite und -reaktion (Ausnahme Atropin- und Morphinvergiftung), Hautfarbe (Ausnahme CO- und Zyankalivergiftung).
Kausalbehandlung: Herzbeuteltamponade: Punktionsentleerung. Hypervolämie: Aderlaß und Diurese. Hämorrhagischer Schock: Transfusion. Metabolische *Ursache:* Substitution, K$^+$-Ausschwemmung, Azidoseausgleich. Pulmonalembolie: evtl. Embolektomie. Atemwegsverlegung: Absaugung.

Embolieprophylaxe

Indikation: Die Einschwemmung von Emboli aus Becken oder Beinen ist mit *blockierenden Systemen* zu verhüten. Zur Rezidivverhütung ist ihre *Einbringung* bereits nach dem ersten blanden Embolieschub angezeigt. Anzeigen sind die Emboliestadien I–III (Tab. 17.**3**) sowie der Zustand nach erfolgreicher Embolektomie. **Verfahren:** Einmal wird die V. cava *von außen* durch einen übergeschobenen Doppelkamm in ihrem Strom so gefiltert, daß Gerinnsel hängenbleiben, das andere Prinzip ist der *intraluminale* Filter. Zur Verfügung stehen hierfür der Mobin-Udin-Schirm, dann die Greenfield-Spinne (Abb. 16.**27**) und der Kavaschirm nach Günther. Das *Einführen* geschieht über die Halsvenen. Die Kontrolle der richtigen infrarenalen Lage erfolgt sonographisch oder mit Rö-Durchleuchtung. Die trotz des Filters stattfindenden Embolierezidive liegen bei 3%. Durchgängig ist die V. cava bei 95% der Schirmträger. Nach jeder Embolie, gleich welchen Stadiums, wird die Thromboseprophylaxe mit einem Kumarinderivat über mehrere Monate, nach Eingeben eines Kavaschirmes u. U. lebenslang aufrechterhalten. Eine Spätkomplikation der Lungenembolie ist die chronische Pulmonalhypertonie.

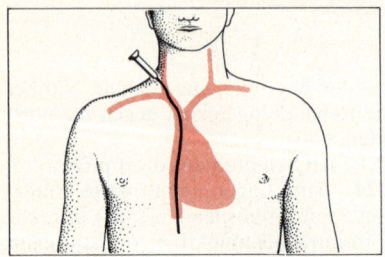

a

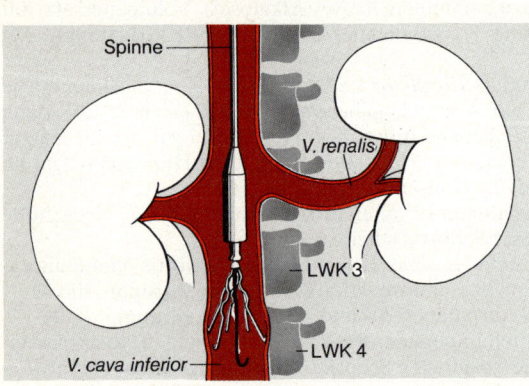

b

Abb. 16.**27** Embolieprophylaxe der V. cava infe-
rior. **a** Kavaspinne nach
Greenfield. Transjugulä-
res Einführen. **b** Spreizen
der Spinnenfüße durch
Achsendrehung am Ka-
thetherende, dadurch
Verankerung der Gefäß-
wand unterhalb der Nie-
renvenen.

Technik der Harnableitung

Blasendauerkatheter

Indikationen sind die Blasenruhigstellung, die mechanische und die dynamische
Entleerungsbehinderung und beim bewußtlosen Intensivpatienten die Bestimmung des Urinzeitvolumens (UZV). Keine Indikationen sind Arbeitserleichte-
rung und Bequemlichkeit! Von der Einführung und Handhabung der Ableitung
hängt die Infektions- und Komplikationsrate ab. Das *Legen* des Katheters darf
nur von geschultem Personal mit einem sterilen Einmalkatheterset (Abb. 16.**28**)
und steriler Technik (Abdecken, Desinfektion, Einmalhandschuhe) vorgenommen werden. Für die längerdauernde Ableitung kann auch die *suprapubische
Punktion* der Kathetereinführung dienen (Abb. 16.**29**). Verwendet wird immer
nur ein *geschlossenes System* (Abb. 16.**30**).
Technik der transurethralen Kathetereinführung beim Mann (Abb. 16.**28**): Nach
Reinigung und Desinfektion der Glans und des Orifiziums wird der Einmalkatheter (Foley-Katheter) unter sterilen Kautelen eingeführt, d. h. manuell mit Gummihandschuhen und Führung in der transparenten Einpackhülle. Der Penis wird
dabei deckenwärts gestreckt, um dann bei Katheteranstoß an die hintere Harn-

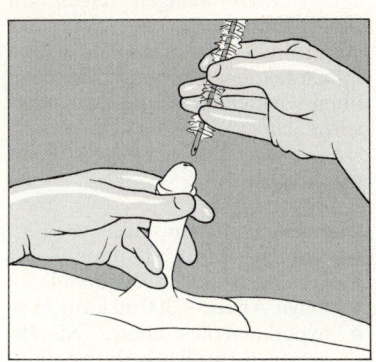

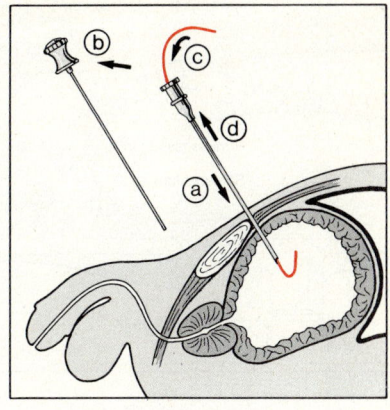

Abb. 16.**28**   Transurethrale Kathetereinführung beim Mann. Technik s.
Text.

Abb. 16.**29**   Suprapubische Kathetereinführung.

röhre kaudal gesenkt zu werden. Nachdem der Urinfluß die intrakavitäre Lage
angezeigt hat, wird der Katheter durch Aufblasen des Ballons in der Blase
fixiert.

Technik der suprapubischen Kathetereinführung (Abb. 16.**29**): Nach Rasur und
Desinfektion wird mit einer Lumbalpunktionskanüle, einem Spezialbesteck (z. B.
Cystofix) oder einem dünnen Thoraxtrokar die gefüllte Blase entlang dem oberen
Symphysenrand in kaudokranialer Schrägrichtung punktiert. Ein der Lichtungsweite der Punktionskanüle entsprechender Katheter wird durch die Kanüle in die
Blase geschoben und die Kanüle dann über dem festgehaltenen Katheter herausgezogen. Bei Verwendung des Cystofix-Systems läßt sich die Führungskanüle auf
dem vorgeschobenen Katheter aufbrechen und entfernen. Beim Thoraxtrokar
wird der Mandrin aus dem festgehaltenen Katheter gezogen. Der Katheter wird in
allen Fällen beiderseits mit einer monofilen Kunststoffnaht fixiert, die Einstichstelle mit Flüssigkleber abgedichtet.

Technik der Harnableitung (Abb. 16.**30**): Bei transurethraler Ableitung wird der
Penisschaft auf einer kleinen Mullkompresse dorsalflektiert gelagert und vom
pflasterfixierten Foley-Katheter in dieser Lage gehalten. Die Dorsalflexion vermeidet den Katheterdekubitus in der hinteren Harnröhre. Der Katheter wird an
einen Ableitungsschlauch angeschlossen. Zu vermeiden sind das Durchhängen
des Schlauchs, das Anheben des Auffangbeutels über Blasenniveau sowie das
Eintauchen des Rückflußventils in den Meniskus und das Öffnen des Systems zum
Beutelwechsel ohne vorherigen Schiebeklemmen- und Ventilverschluß. Diagnostische Urinentnahmen erfolgen nach Schiebeklemmverschluß nur durch den
Punktionsstutzen. Zur *Erregeruntersuchung* wird der Schlauch erst nach lokaler
Desinfektion steril mit Einmalhandschuhen punktiert. Blasenspülungen sind zu
unterlassen. Für eine längerdauernde Ableitung empfiehlt sich wenn möglich die
suprapubische Drainage.

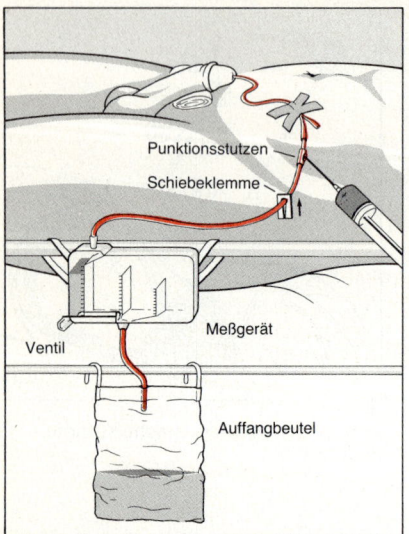

Abb. 16.**30** Geschlossenes Harnableitungs-, Meß- und Auffangsystem.

Die **Kardinalkomplikation** ist die bereits nach wenigen Tagen (in 20%) eintretende *Infektion*. Sie macht 40% der nosokomialen Hospitalinfektionen aus und führt beim Intensivpatienten häufig zum *septischen Schock*.

Dialyse

Dialyseindikationen sind:
- Serumharnstoff >17 mmol/l,
- Serumkreatinin >530 µmol/l,
- Oligo-Anurie <300 ml Urin/24 h,
- hyperkataboles akutes Nierenversagen (täglicher Harnstoffanstieg >10 mmol/l),
- konservativ nicht beherrschbare Hyperkaliämie,
- konservativ nicht beherrschbare metabolische Azidose,
- konservativ nicht beherrschbare Überwässerung („fluid lung", Hirnödem, dekompensierte Linksherzinsuffizienz).

Vorgehen mit dem Ziel, die retinierten harnpflichtigen Substanzen aus dem Plasma zu entfernen, sind die *Hämodialyse,* die *Peritonealdialyse* und die *Hämofiltration* (Abb. 16.**31**). Ihr Funktionsmechanismus macht sich das Konzentrationsgefälle zwischen Blutplasma und Spülflüssigkeit zunutze. Filtermembranen fangen die Substanzen auf.

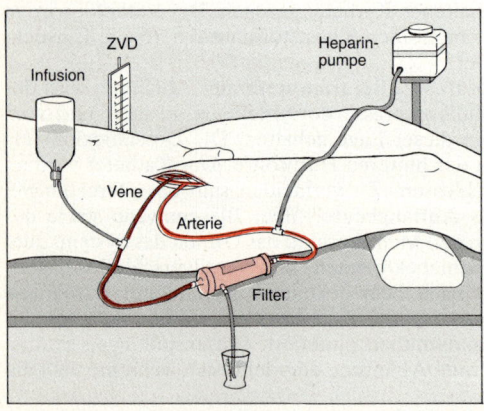

Abb. 16.**31** Dialyse. Spontane arteriovenöse Hämofiltration (SAVHF).

Während postoperativ die *Hämodialyse* und *Peritonealdialyse* – erstere besonders wegen der erforderlichen Hypokoagulation – *kompliziertere* Verfahren darstellen, entfallen diese Nachteile bei der *Hämofiltration.*

Hämofiltration

Indikationen sind drohendes ANV, Lungenödem, respiratorische Insuffizienz, Vorlastsenkung, Verbrennungskrankheit, septischer Schock und Überinfusion bei eingeschränkter Nierenfunktion. **Wirkungsweise:** Der Hämofilter stellt einen „Riesenglomerulus" dar. Er arbeitet infolge des arteriovenösen Druckgradienten und des Sogs, der durch das tiefergehängte Auffanggefäß entsteht. Im „Glomerulus" können Moleküle bis zur Größe von 10 000 Dalton herausgefiltert werden. Vor allem entfernt die Hämofiltration die für das drohende Multiorganversagen (MOV) verantwortlichen *Mediatoren*. **Technik** (Abb. 16.**31**): Die Einschaltung des Filters kann mit und ohne lokale oder systemische Heparinisierung erfolgen. Die Gefäßanschlüsse können mit Freilegung der Gefäße (Nebenäste), mit Scribner-Shunt oder einfacher Gefäßpunktion gelegt werden. Das Auffanggefäß für das Filtrat muß 30–40 cm unterhalb des Filteraustritts angebracht sein.

Magen-Darm-Sonde

Indikationen sind die postoperative Magen-Darm-Parese und die -Paralyse, ferner der postoperative inkomplette oder komplette Ileus. Bei letzterem dient die Sonde in der Operationsvorbereitung der Verbesserung der Allgemeinsituation. Die *Behandlungsziele* der *Magen-Darm-Sonde* sind:

- *Dekompression* zur Besserung der Atem- und Kreislauffunktion durch Herunterbringung des Zwerchfells;
- *Absaugung* des gestauten, keimfehlbesiedelten Darminhalts;
- *Verhütung der Refluxaspiration* aus dem übervollen Magen;
- intestinale *Kalorien- und Elektrolytzufuhr;*
- *Schienung der Darmschlingen* zur Verhütung von stenosierenden Abknickungen und Verklebungen im frisch operierten Abdomen nach halbaseptischen oder septischen Eingriffen.

Technik: Je nach Zielsetzung kommen 3 verschiedene *Sondentypen* zur Anwendung: der einlumige, *dicke Magenschlauch* zur einmaligen Magenentleerung, der einlumige, *dünne Magenschlauch* als Verweilsonde bei länger anhaltendem Reflux und die 3–6 m *lange doppellumige Darmsonde* mit *aufblasbarem Ballon* am Sondenende zur Anregung der Sondenwanderung durch die Peristaltik. Ein Lumen dient der Absaugung und Ernährung, das andere der Ballonbedienung. *Sondeneinführung* (Abb. 16.**32**): Der Magenschlauch wird dem Patienten unter Aufforderung zum tiefen Atmen und Trinken eines Schlucks Wasser oral eingeführt (Abb. 16.**31**). Die Verweil- und die doppellumige Ballon-Darmsonde wird mit der gleichen Technik *nasal* eingeführt (Abb. 16.**33**). Falls dies wegen Enge des Nasenlumens nicht möglich ist, zunächst orale Einführung und dann retrograde Herausleitung durch die Nase. Wandert die Ballonspitze nicht durch den Pylorus, wird sie *endoskopisch* ins Duodenum vorgeschoben (Abb. 1.**10**). **Komplikationen** sind Reizung und Candidainfektion von Nasopharynx und Ösophagus, die akute Sinusitis und die Pneumonie. Sie limitieren die Liegedauer auf maximal 14 Tage und

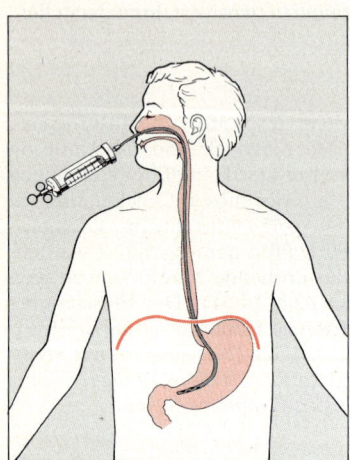

Abb. 16.**32** Nasogastrale Sonde. Blindeinführung eines Magenschlauchs oder einer Magensonde und Absaugung.

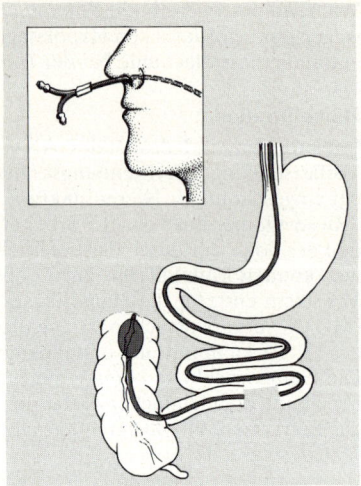

Abb. 16.**33** Nasogastral eingeführte lange Darmsonde. Die doppellumige Ballonsonde (Miller-Abbott) ist infolge der Peristaltik bis ins aufsteigende Kolon gewandert. Zur Überwindung des Pylorus kann die Sonde auch endoskopisch eingeführt werden (Abb. 1.**10**).

veranlassen zur Engstellung der Anwendungsindikation. Eine Alternative ist deshalb der *perkutan* herausgeleitete *Jejunalkatheter*.

Phrenikusblockade, Phrenikusanästhesie

Indikation ist der anhaltende, medikamentös (S. 229) unstillbare Schluckauf. Indikations*voraussetzungen* sind der Peritonitisausschluß und die vorausgegangene Seitenbestimmung der krampfenden Zwerchfellhälfte. **Behandlung:** 10-ml-Spritze mit 1–2%igem Xylocain, Meaverin oder Scandicain cum Adrenalin 1:200000. *Technik* (Abb. 16.**34**): In Rückenlage des Patienten Anheben des M. sternocleidomastoideus und Tastlokalisation der A. carotis. Dann 2 cm oberhalb der Klavikula am Außenrand des Sternokleidomastoideus eingehen und Kanüle transversal vorschieben. Etwa unter der Mitte des Muskels dann Aspiration und Injektion des gesamten Spritzeninhalts. Die Wirkungsdauer beträgt etwa 1–3 Stunden.

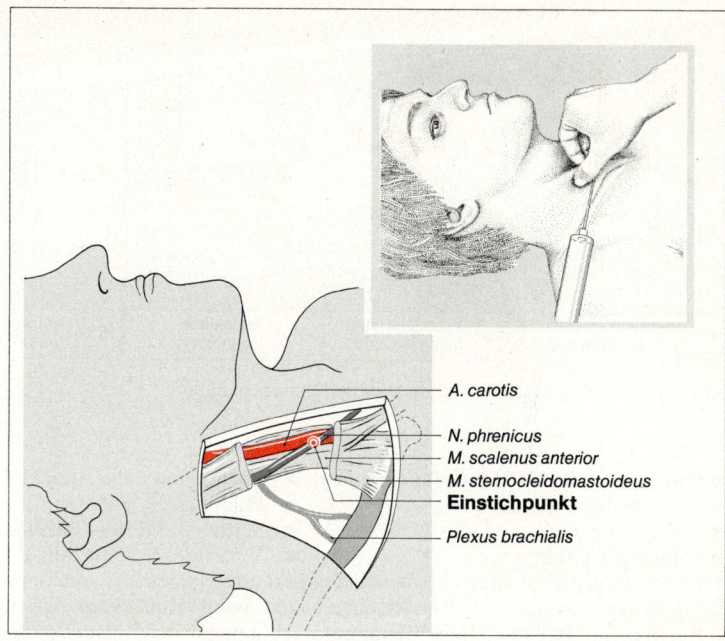

A. carotis

N. phrenicus

M. scalenus anterior

M. sternocleidomastoideus

Einstichpunkt

Plexus brachialis

Abb. 16.**34**   Phrenikusanästhesie bei Singultus.

17. Postoperative Störungen

Postoperatives Fieber

Die 3 Tage anhaltende *sympathikotone Hyperthermie* ist Ausdruck des Postaggressionssyndroms. Sie geht einher mit Tachykardie, Magen-Darm-Parese und Blasenentleerungsstörung.

Merke: Das Temperaturverhalten ist postoperativ *altersabhängig*; beim Neugeborenen und Kleinkind besteht postoperativ eine labile Hyperthermie und beim Greis eine relative Hypothermie. *Differentialdiagnostisch* aufschlußreich ist das Verhältnis von Fieber und Leukozytenzahl. So spricht z. B. Fieber ohne Leukozytose für einen Virusinfekt oder eine Medikamentenreaktion.

Bei postoperativ *ausbleibender Normalisierung* der Temperatur und Leukozyten ist zu denken an (Abb. 17.**1**):

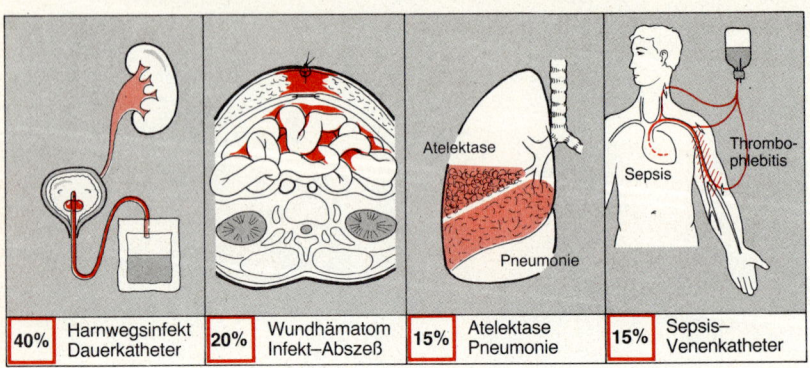

| 40% | Harnwegsinfekt Dauerkatheter | 20% | Wundhämatom Infekt–Abszeß | 15% | Atelektase Pneumonie | 15% | Sepsis– Venenkatheter |

Abb. 17.1   Postoperatives Fieber. Die häufigsten Ursachen.

- Wundinfektion (Abszeß, Phlegmone),
- Peritonitis, Pleuritis usw.,
- Wundhämatom,
- Harnwegsinfekt,
- Pneumonie oder Atelektase,
- Phlebitis,
- Sepsis (Bakterien, Pilze; S. 55, 59),
- Virusinfekt.

Weniger *ausgeprägte, aber anhaltende* Temperaturen gehen aus von Tumorzerfall, Drug fever, endokrinen Entgleisungen und beim Kind vom Wassermangel (Durstfieber). Bei *moderaten* Temperaturerhöhungen mit *rezidivierendem* Verlauf ist an Kollagenosen, Stoffwechselstörungen, Gicht und Viruserkrankungen zu denken. *Subfebrile kontinuierliche* Temperaturen gehen aus von Tuberkulose, Wundinfektion, Thyreotoxikose, Eisenmangel und allgemeiner vegetativer Dystonie. *Hohe Temperaturen mit Schüttelfrost,* Leukozytose, Thrombozytensturz und Kreislaufreaktionen sind Ausdruck einer septischen Streuung (S. 85).

Behandlung: *Temperatursenkung heißt Energieersparnis;* dies bewirken bei Werten über 38 °C rektal Eisbeutel, feuchte Tücher; bei weiterem Temperaturanstieg Besprengen der Extremitäten, kalte Wadenwickel mit 70%igem Alkohol und Eiswassereinläufe; dazu Antipyretika wie Paracetamol oder Azetylsalizylsäure 1 g i. v. Gleichzeitig Abklärung der Ursache. Bei *Hyperthermie über 40 °C* ist die medikamentös gesteuerte, allgemeine Unterkühlung erforderlich.

Unmittelbare Akutstörungen

▶ Die kardinalen, unmittelbar postoperativ auftretenden Akutstörungen des Operierten sind der *hämorrhagische,* der *traumatische* und der *septische Schock.*

Alarmzeichen sind Blutdruckabfall, ansteigende Pulsfrequenz, fallender ZVD, Tachy- und Dyspnoe, Hypoxie, Azidose, ferner Blässe und gestörtes Sensorium (S. 229). Postoperative *Schockursachen* sind das ausgedehnte Op-Trauma, die postoperative Blutung, das kardiopulmonale Versagen infolge Infarkt, Arrhythmie oder Lungenembolie, die Sepsis und die Anaphylaxie mit neuraler Hyperreflexie.

Typische Komplikationen

Sie gehen aus:
- vom Atemwegssystem,
- vom kardiovaskulären System,
- vom Niederdruck- (Lungenembolie) und Gerinnungssystem (Koagulopathien),
- von den Nieren,
- von der Op-Wunde (Infektion, Ruptur, Sepsis).

Zwischen den einzelnen System- und Organstörungen bestehen sowohl Wechsel-als auch *synergistische Beziehungen,* so z. B. zwischen respiratorischer Störung und Nierenversagen.

Postoperative Lungenfunktionsstörung, respiratorische Insuffizienz, Lungenversagen

Sie tritt postoperativ nahezu immer in ihrer *akuten Form* (ARI) in Erscheinung (S. 202). Die *konditionell gefährdeten* Patientengruppen sind auf S. 126 f. angeführt. Von seiten des *Eingriffs* zur Insuffizienz disponiert sind abdominothorakale Eingriffe, lungenverkleinernde Operationen und umfangreiche Oberbauchinterventionen mit längeranhaltender Magen-Darm-Parese, Meteorismus und Zwerchfellhochstand.

Pathophysiologie (Abb. 17.2): Die respiratorische Insuffizienz spiegelt die *Unfähigkeit* der Respirationsorgane wider, die O_2- und CO_2-Spannung im Gewebe *aufrechtzuerhalten.* Der pO_{2a} fällt bei Raumluftatmung bereits in Ruhe auf 60 mmHg (normal etwa 80 mmHg), ferner steigt der pCO_{2a} auf 50 mmHg an (normal 35–45 mmHg) mit der Folge der respiratorischen *Azidose.* Der *respiratorischen Insuffizienz* liegt eine Störung der Ventilation, der Diffusion oder der Perfusion, meist aber die Kombination aller 3 Funktionen zugrunde. Das *Kardinalmerkmal* der akuten respiratorischen Insuffizienz (ARI) (s. u.) ist die Entgleisung der Blutgase. Die ARI ist immer *prognostisch ernst.*

Ventilations- oder Belüftungsstörungen (Abb. 17.3) gehen aus von allen *obstruktiven* Mechanismen, die die Atmung durch Widerstandserhöhung im Atemstrom behindern. *Ursachen* sind postoperative Schleimhautverschwellung bei chronischer Bronchitis und obstruktivem Emphysem, ferner Thorakotomien, Oberbauchlaparotomien, Meteorismus und Thoraxtraumen.

Diffusionsstörungen sind gekennzeichnet durch den alveolokapillären Diffusionsblock, wie er bei Kapillarwand- und Alveolarwandverdickung vorkommt. Ihre *Ursachen* sind ein protrahierter Op- und Traumaschock, ferner ein ARDS mit entzündlichem interstitiellem Ödem, aber auch eine Beatmungslunge mit interstitieller Fibrosklerose.

Perfusionsstörungen sind die Folge verminderter perialveolärer Kapillarzirkulation. *Ursachen* sind Mikroembolien, AV-Shunts bei Atelektasen sowie der HZV-Abfall.

Die *3 Funktionsbereiche* sind gemeinsam betroffen durch: Bronchopneumonie, Aspiration, Atelektasen, Polytraumen, ferner durch alle lungenverkleinernden Eingriffe, die die Vitalkapazität um 60–70% mindern.

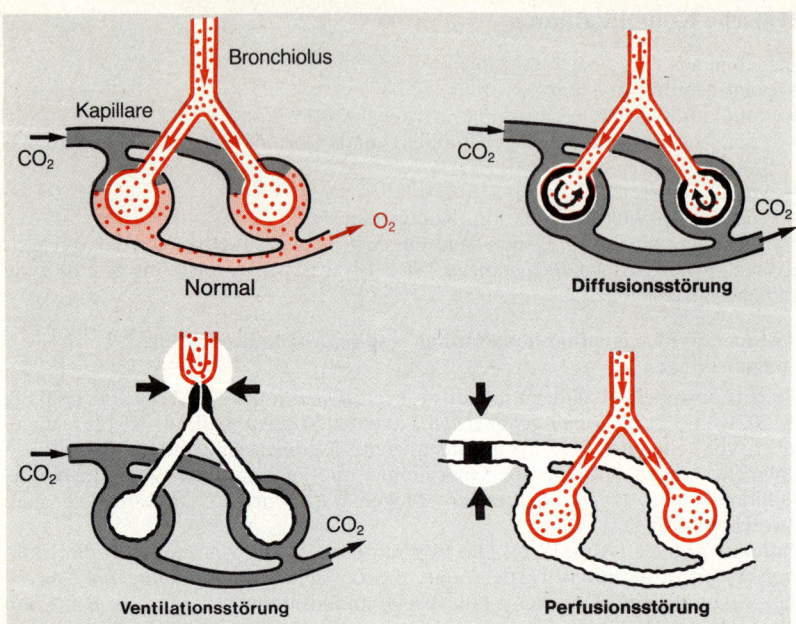

Abb. 17.**2**   Die postoperativen Gasaustauschstörungen und ihre Ursachen.

Typische Blutgaskonstellationen

Ihre Erscheinungsbilder sind die *Globalinsuffizienz* und die *Partialinsuffizienz*. Mit ihrem einfachen Nachweis anhand der Relation O_2/CO_2 erkennt man die respiratorische Insuffizienz nicht nur frühzeitig, sondern auch ihre *klinischen Ursachen* im einzelnen.

Eine *Globalinsuffizienz* mit O_2-Abfall und CO_2-Anstieg sieht man bei allen Ventilationsstörungen (s. o.), zu denen sich sekundär dann Diffusionsbehinderungen gesellen können.

Eine *Partialinsuffizienz* mit gleichzeitigem Abfall von O_2 und CO_2 spricht für eine *gemischte ventilatorisch-perfusorische* Störung, die man auch als *Verteilungsstörung* bezeichnet. Man sieht sie sowohl bei allen obstruktiven als auch restriktiven Befunden (Abb. 17.**3**), die mit einer *Totraumvergrößerung* einhergehen.

Klinik der Atemstörungen

Grundbefunde sind *Hypoxie* (ARI, S. 202) und *Hyperkapnie* oder CO_2-Intoxikation (S. 206).

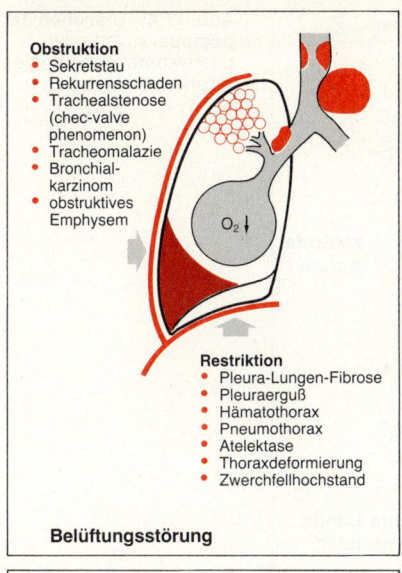

Obstruktion
- Sekretstau
- Rekurrensschaden
- Trachealstenose (chec-valve phenomenon)
- Tracheomalazie
- Bronchialkarzinom
- obstruktives Emphysem

$O_2\downarrow$

Restriktion
- Pleura-Lungen-Fibrose
- Pleuraerguß
- Hämatothorax
- Pneumothorax
- Atelektase
- Thoraxdeformierung
- Zwerchfellhochstand

Belüftungsstörung

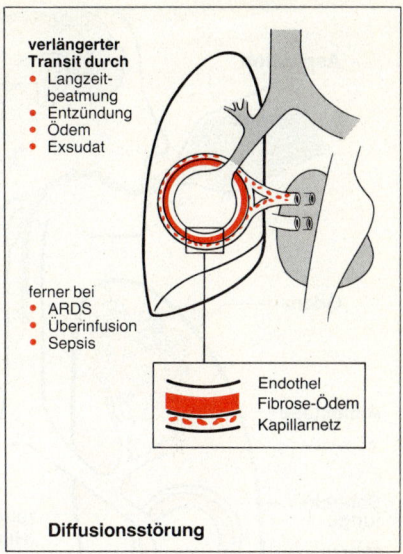

verlängerter Transit durch
- Langzeitbeatmung
- Entzündung
- Ödem
- Exsudat

ferner bei
- ARDS
- Überinfusion
- Sepsis

Endothel
Fibrose-Ödem
Kapillarnetz

Diffusionsstörung

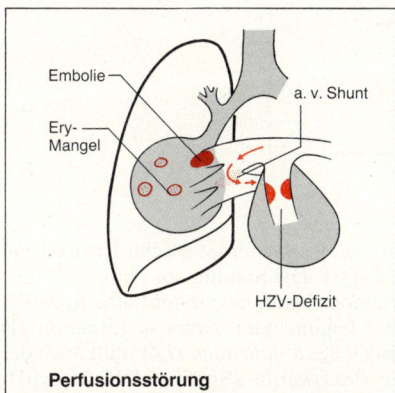

Embolie

Ery-Mangel

a. v. Shunt

HZV-Defizit

Perfusionsstörung

Abb. 17.**3** Respiratorische Insuffizienz. Pathologische Physiologie und Genese.

Typische Ursachen (Abb. 17.**4**)

Atemstillstand, Apnoe

Kommt vor bei Schädel-Hirn-, insbesondere Medulla-oblongata-Traumen, sowie Hirntumoren, ferner bei Überdosierung von Narkotika, bei Intoxikation und bei fehlender CO_2-Stimulation (Alkalose). **Behandlung** mit Intubation, volumengesteuerter Beatmung und Ausschaltung der Ursachen, z. B. Hirndrucksenkung.

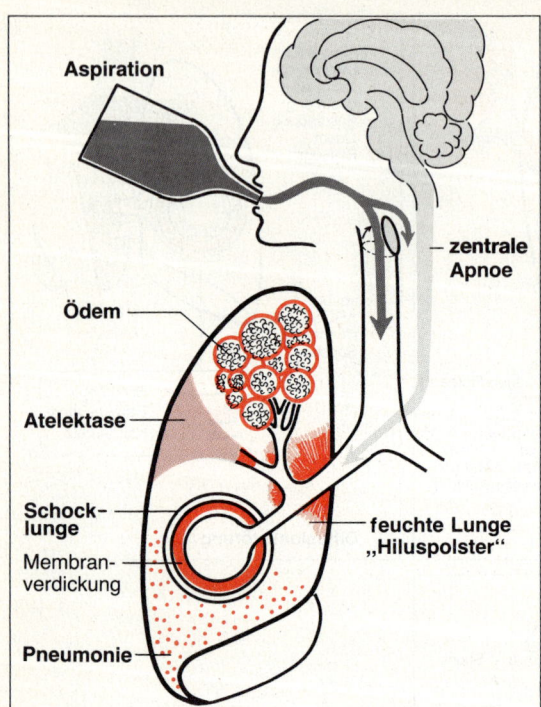

Abb. 17.**4** Ursachen der postoperativen oder posttraumatischen respiratorischen Insuffizienz.

Labels in figure: Aspiration · zentrale Apnoe · Ödem · Atelektase · Schock-lunge · Membranverdickung · Pneumonie · feuchte Lunge „Hiluspolster"

Akute respiratorische Insuffizienz (ARI)

Leitsymptome sind Tachydyspnoe, Nasenflügeln, psychomotorische Unruhe und ängstlicher Gesichtsausdruck (Erstickungsangst). Die Stauung im Pulmonalkreislauf ist an den gestauten Halsvenen zu erkennen. Anfangs besteht eine *hyperdyname Tachykardie* (Stadium I), später bei beginnender Zyanose (Stadium II) dann *hypodyname Tachykardie*. Als Ausdruck des *abfallenden HZV* fällt auch das Urinzeitvolumen. Das Umschlagen in die *Bradykardie* (Stadium III), Verwirrtheit, Unruhe, Nesteln, tiefe Zyanose und schließlich *Arrhythmie* sind die Vorboten von Kollaps und Asystolie. Da die Zyanose erst im Stadium II auftritt, kann die *Frühdiagnose* des Stadiums I nur *gasanalytisch* gestellt werden. Gemeinsam mit der Gasanalyse können dann Auskultation, Perkussion und Thoraxröntgen die **Kausaldiagnose** stellen. Der Feindifferenzierung kann der Pulmonalarterienkatheter dienen.

Behandlung: Der *multikausale* Charakter (Konstitution, bronchopulmonale Grundkrankheit und Postaggression) erfordert eine ebenso *umfassende* wie auch *rechtzeitige Behandlung,* bevor es zum *sequentiellen Multiorganversagen* kommt. Das Vorgehen gliedert sich in die Oxygenierung und in die Verbesserung der *Herz-Kreislauf-Leistung.* Flankierende Maßnahmen sind die *Stoffwechsel-(SBH-)*

und *Volumenregulierung.* Der Verbesserung der Oxygenierung dienen die Beseitigung aller erkannten Störungsfaktoren, *Freimachen der Atemwege* durch *Absaugung* (Anh. 16.**9**–16.**11**), Herstellung des normalen Zwerchfellstands und die verschiedenen Verfahren der *O_2-Zufuhr* (mit Insufflation und Beatmung; s. u.). Ihre Indikation und Verfahrenswahl richten sich nach dem Schweregrad der Insuffizienz (Tab. 16.**2**). Grobe Orientierungswerte für die *maschinelle Beatmung* sind eine Atemfrequenz über 35/min und bei Zimmerluftatmung Gase von pO_{2a} <50 und pCO_{2a} >60. *Hilfsmaßnahmen* sind die Inhalation zur Sekretlösung, Abschwellen der Bronchialschleimhaut, Lösen von Bronchialspasmen und Feuchthalten der Atemluft mit Verneblern. Bei *zentralen Antriebstörungen* Doxapram, Micoren 10 Amp. (225 mg) in 500 ml/8 h. Die *Verbesserung der Herzleistung* beschreitet 2 Wege: a) die Steigerung der *Kontraktilität* mit α-, $β_1$- und $β_2$-Rezeptoren-Stimulierung (Katecholamine) und b) die *Reduktion der Vorlast* (preload) des linken Ventrikels, z. B. durch Volumenverlagerung aus dem Pulmonalkreislauf in die Venenreservoirs der Peripherie durch Vasodilatantien, Diureseanregung, Peritonealdialyse oder Hämofiltration. Die *Volumenregulierung* richtet sich nach dem *kolloidosmotischen Druck.* Normal sind ein Gesamteiweiß über 60 g/l oder ein onkotischer Druck über 200 mmHg. Gegeben werden kristalline oder kolloidale Lösungen. Die *Dosierung* richtet sich *nach dem ZVD,* besser noch den Pulmonaliskatheterdruckwerten. Ein *drohendes ANV* muß so früh wie möglich mit Diurese und Hämodialyse behandelt werden.

Aspiration

▶ Bei der Einatmung vor allem bei Bewußtlosigkeit, Magenatonie, liegender Magensonde oder bei Schlucklähmung: Überlauf aus der Speiseröhre und Ansaugen festen oder flüssigen Mageninhalts in den Bronchialbaum oder in die Alveolen (Abb. 17.**4**).

Am *gefährlichsten* ist die Aspiration reinen *peptischen Magensafts* bei der Trachealintubation von Kranken mit Magenatonie oder die Aspiration zurückfließenden *Darminhalts* beim *Ileus.* Der peptische Saft schädigt das Alveolarepithel in wenigen Minuten im Sinne eines hämorrhagischen Ödems (Mendelssohn-Syndrom) erheblich. **Behandlung:** Sofortige Kopftieflagerung und bronchoskopische Absaugung (Abb. 16.**11**). Evtl. Bronchiallavage mit Ringer-Lösung, dann PEEP-Beatmung, Bronchodilatantien und Antibiotika. *Cave* Steroide!

Schocklunge, akutes respiratorisches Distreßsyndrom (ARDS), akutes Lungenversagen

▶ Die Schocklunge ist ein *mediatorvermitteltes* Geschehen. *Entstehungsmechanismen* sind Endotoxinschock, oft kombiniert mit Druckschädigung, und Fibrosklerosierung der Alveolarwände bei Langzeitbeatmung.

Pathophysiologie: Septisch-toxische Mediatoren schädigen die Alveolarwand. Hierdurch kommt die *Filterwirkung der Lunge* für Histamin, Serotonin, Fette, intravasale Gerinnungsprodukte, Lipoproteine und Bakterientoxine zum Erliegen. Die Folge ist, daß das *Gerinnungspotential,* das *Komplementsystem* und der *Arachidonsäuremetabolismus* aktiviert und *Proteasen* freigesetzt werden. Infolge des Kapillarendothelschadens und des interstitiellen Ödems ist die *Transitstrecke* für den alveolokapillären Gasaustausch verlängert mit der Folge des *O_2-Diffusions-* und später auch *Ventilationszusammenbruchs.*

Symptomatik: Charakteristisch ist der *Dreistadienverlauf:* 1. initial Dys- und Tachypnoe, HZV-Steigerung, erniedrigter peripherer Widerstand und zunehmende Hyperventilation; 2. mäßige Hypoxämie und Hyperkapnie, bilaterale kleinfleckige Verschattung im Rö-Lungenbild; 3. schwerste therapierefraktäre respiratorische (Global-)Insuffizienz (ARI) mit hypotoner Tachykardie. **Behandlung:** Ursachenausschaltung, d. h. Eliminierung des septischen Herdes, Bekämpfung des septischen Schocks (S. 85). Im Frühstadium CPAP mit Übergang auf Spontanatmung, anderenfalls PEEP-Beatmung, Surfactant-Infusion, evtl. extrakorporale CO_2-Eliminierung.

Feuchte Lunge, Fluid lung

▶ Überinfusionsbedingtes, interstitielles Ödem (Abb. 17.**4**) mit akuter Hypoxie.
Symptome sind feuchtes Rasseln, Hypoxie, Tachypnoe und Tachykardie und Atemnot. **Befund:** Typisches Rö-Bild mit Hiluspolstern, „Schmetterlingslunge". **Behandlung** mit Infusionsstopp, Diurese mit Furosemid (Dosis nach Wirkung), evtl. Hämofiltration.

Lungenödem

▶ Flüssigkeitsansammlung in den Alveolen mit Widerstandserhöhung im kleinen Kreislauf und Reduzierung der Atemfläche.
Als **Ursache** kommt vieles in Frage: akutes Linksherzversagen infolge Myokardschaden, Mitralinsuffizienz oder -stenose, Hypertonie, Pleuropneumonie, Schock sowie Hypalbuminämie, ferner Schädel- und Inhalationstraumen, Intoxikation, Allergie sowie Apoplex und toxische Lungenkapillarschäden, Überwässerung und Nierenversagen. **Symptome** und **Befunde** sind schaumig blutiger Auswurf, Rasseln im Tracheobronchialbaum, Tachykardie, kalter Schweiß, Luftnot und Auxiliaratmung. Im Rö-Bild diffuse Fleckschatten, basaler Pleuraerguß und Herzfigurveränderung. **Behandlung:** Aufsetzen, O_2-Atmung, unblutiger Aderlaß mit ¼stündlicher venöser Extremitätenstauung oder blutiger Aderlaß von etwa 700 ml; Bronchodilatation mit Aminophyllin 0,24–0,48 g i. v., Ausschwemmung mit Furosemid 40 mg i. v., Nachlastsenkung mit Nitroglyzerin 6 × 0,4 mg/d sublingual, bei absoluter Arrhythmie Digitalisierung: Digoxin 0,25 mg i. v. mit Wiederholung nach ½, 1 und 2 Stunden. Sedierung (z. B. mit Psyquil 20 mg i. m.) und evtl. bronchiale Absaugung. Prophylaktisch Penizillin 20 Mega IE i. m. oder Cephalosporin 4 × 8 g i. v. oder Gentamicin 3 × 1,5 mg/kg/d i. v. Bei Nierenversagen Hämofiltration oder Hämodialyse.

Atelektase

▶ Aufgrund der Schädigung des *Surfactant-Faktors*, eines alveolären Schutzfilms aus *Phospholipiden*, werden Alveolargebiete nicht mehr belüftet und perfundiert (Abb. 17.**5**) mit der Folge von *a. v. Kurzschlüssen* und venöser *Beimischung.*
Hypoxie und Zyanose treten erst auf, wenn größere Areale ausgeschaltet sind und die Beimischung 20 % übersteigt. Die **Häufigkeit** der postoperativen Atelektasenentstehung liegt nach größeren Eingriffen bei etwa 20 %. **Dispositionen** sind Adipositas, Rauchen und Senium; bei Bronchitis, Bronchiektasien, Emphysem und Asthma ist die Gefährdung auf das Dreifache erhöht; bei der Operation selbst wird die *Entstehung begünstigt* durch Hypoventilation und mangelnde Absau-

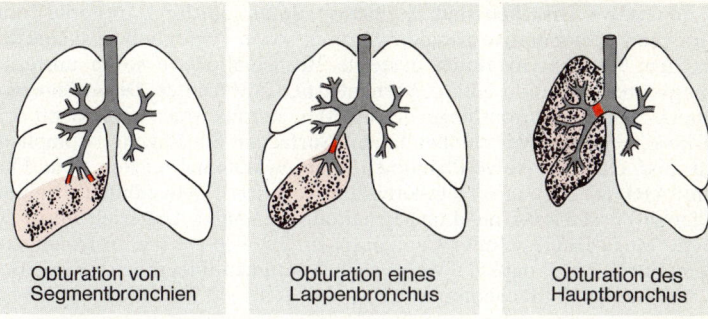

Obturation von
Segmentbronchien

Obturation eines
Lappenbronchus

Obturation des
Hauptbronchus

Abb. 17.5   Atelektase. Ausdehnung in Abhängigkeit von der Verlegungslokalisation.

gung, ferner eine lange Op-Dauer. *Postoperative Gründe* sind die nicht bemerkte Sekretansammlung und die oft latente begrenzte Aspiration, dann aber auch die unzureichende Ventilation, mangelnde Bewegung, ungenügendes Abhustenlassen und schließlich die mangelnde Schmerzbekämpfung und der Zwerchfellhochstand. **Symptome** sind zunächst nur Tachykardie und Tachypnoe sowie Fieber, erst später Zyanose, perkutorische Dämpfung und Bronchialatmen. **Diagnostik:** Blutgasanalyse und Thoraxröntgen; hier streifenförmige oder keilförmige, scharf begrenzte Verschattung und darauf gerichtete Verziehung von Zwerchfell und Mediastinum. **Behandlung:** Abhusten, bronchoskopische Absaugung (Abb. 16.**11**), Surfactant-Infusion und Aufblähung (Abb. 16.**12**). Zur *Rezidivverhütung:* Inhalieren, Mukolytika (Tacholiquin, Fluimucil usw.), Atemgymnastik, Bronchodilatation mit Aminophyllin 0,24–0,48 g/d i. v. und zur Pneumonieverhütung Penizillin 5×5 Mega IE i. v. Bei trotzdem eintretendem *Rezidiv:* Intubation oder Tracheotomie mit engmaschiger Bronchialtoilette.

Postoperativer Pleuraerguß

Ursache: Als *unmittelbar postoperativer* Pleurabefund entwickelt sich nach Thorakotomien und Zwerchfelleingriffen oder als *posttraumatischer* Befund nach Thoraxtraumen ein seröser oder hämorrhagischer Erguß. Als späterer *Sekundärbefund* treten Pleuraergüsse auf nach postoperativen Pleuropneumonien, bei subphrenischem Abszeß und Pankreatitis, ferner infolge von Atelektasen, Lungenödem, Infarkt und Pneumothorax. Die **Symptome** reichen von der Dyspnoe bis zur Ateminsuffizienz. Die **Diagnose** wird durch Perkussion, Auskultation, Sonographie und Thoraxröntgen (erst ab 200 ml positiv) und Probepunktion gestellt. **Behandlung:** Sicher ist nur die Punktionsentleerung. Bei postpunktionellem Rezidiv ist die Thorax-Saugdrainage (Abb. 16.**20**) angezeigt.

Pneumonie

▶ *Typisch* ist die bakteriell oder viral entstandene, *atypisch* die durch Mycoplasma pneumoniae hervorgerufene entzündliche Erkrankung des Lungenparenchyms in verschiedenen Ausdehnungsgraden wie Lobär- oder Bronchopneumonie.

Postoperative Ursachen sind Atelektase, Infektion durch unsterile Intubation, intra- und postoperative Minderbelüftung sowie Aspiration, exogene Infektion aus dem Oropharynx durch unsterile Bronchialtoilette sowie unsterile Beatmungs- und Inhalationsgeräte, Vernebler und Anfeuchter. **Dispositionen** sind die Schock- und Kontusionslunge, ferner Massentrans- oder -infusionen, Langzeitnarkose, erhöhtes Verschlußvolumen, Surfactant-Schädigung, Compliance-Verlust und ein Chec-valve-Phänomen. Die **Symptome** reichen vom Fieber bis zum ARI (S. 202) mit Herz-Kreislauf-Reaktion. **Behandlung:** Digitalisierung (Digoxin) oral $3 \times 0,5$ mg/d und Erhaltung 0,25 mg/d. Ungezielt sofort Penizillin 5×20 Mega IE/d i. v. oder Cephalosporin $3 \times 4-6$ g/d i. v. in Kombination mit Gentamicin 3×3 mg/kg i. v.; danach Sputumantibiogramm. Evtl. Beatmung (S. 180) und evtl. Tracheotomie.

Hyperkapnie, CO_2-Intoxikation oder respiratorische Azidose
Ursachen sind die alveoläre Hypoventilation oder zerebrale Befunde. **Symptome** sind die Vasodilatation durch Änderung des sympathischen, vasokonstriktorischen Gefäßtonus der Haut; Tachykardie, Hypertonie und infolge der zentralen CO_2-Reizwirkung die Hyperventilation; später Kopfschmerz, Schwindel, Verwirrtheit, Bewußtlosigkeit, Muskelzucken, Flapping-Tremor, Miosis, venöse Überfüllung des Augenfundus, Papillenödem, Schwitzen und schließlich Arrhythmie und Koma. **Diagnostik** mit Blutgasen, Rö-Übersicht und ZVD. **Kausalbehandlung,** je nach Ursache S. 155ff.

Lungenkollaps S. 204, Abb. 16.**14**

Lungenembolie S. 215

Kardiale Störungen

Als häufigste postoperative Störungsbefunde des Herzens zu beachten sind Herzinsuffizienz, Rhythmusstörungen, Herzinfarkt und selten der Herzstillstand. Mit eingehender Voruntersuchung und -behandlung sowie postoperativem Monitoring ist das Eintreten der genannten Komplikationen weitgehend vermeidbar.

Herzinsuffizienz
Sie kann insbesondere beim vorgeschädigten und Altersherzen infolge von Hypervolämie in Form des *Rechtsherzversagens* relativ *rasch* entstehen. Ihre **Prodromalsymptome** sind der „Kletterpuls", Dyspnoe, Einflußstauung und ZVD-Anstieg. **Behandlung:** s. Lungenödem S. 204. *Allmählich* entsteht die Insuffizienz des vorgeschädigten Herzens postoperativ bei Bronchopneumonie, hohem Fieber, wiederholten kleinen Lungenembolien und Hyperthyreose. **Behandlung:** Diuretika, Nitrolingual, Kalziumantagonisten oder ACE-Hemmer, Digitalis, internistisches Konsil.

Rhythmusstörungen
Tachykardie. Häufigste postoperative Rhythmusänderung als Ausdruck der Postaggression. Bei extremer Form und längerem Anhalten sowie ausgeschlossener chirurgischer Ursache (z. B. Peritonitis) müssen mit *EKG* die ventrikuläre Tachy-

kardie, das *Vorhofflattern* und *-flimmern*, der *AV-Rhythmus-Block* und das *WPW-Syndrom* ausgeschlossen werden. Bei erhärtetem Verdacht internistisches Konsil. Anderenfalls *Ausschluß* weiterer chirurgischer *Allgemeinursachen* der Tachykardie wie Hypoxie, Volumenmangel, Atelektasen, Hypokaliämie, Lungenembolie oder auch Hyperthyreose, Perikarderguß und Medikamenteneinwirkung.
Extrasystolen kommen häufig vor. Bei vorgeschädigtem Herzen immer internistisches Konsil. *Kammertachykardie*, erkennbar an den „fehlenden" oder häufig „umgedrehten" P-Wellen erfordert sofortiges Monitoring und internistisches Konsil.
Bradykardie. Die an der P-Wellen-Verbreiterung erkennbare Sinusbradyarrythmie ist Signal einer Herzmuskelschädigung durch Virus- oder bakterielle Infekte, ebenso der sinuatriale Block. *Sofortbehandlung:* Der hämodynamisch wirksame AV-Block erfordert sofortige Alupentinfusion (2–10 mg in 500 ml 5%ige Glukose) bis zum Schieben einer Schrittmacherelektrode.

Herzinfarkt

Symptome sind meist Thoraxschmerz, Blutdruckabfall, Bradykardie und kardiogener Schock. *Merke:* Ein Angina-pectoris-Anfall über 20 min ist immer ein Infarkt.
Diagnose: EKG; Serumfrühbefund ist die erhöhte CK, später die erhöhte GOT, ferner Leukozytose und BSG-Beschleunigung.
Erste Hilfe: Morphin 10 mg i. v., zentraler Zugang, bei eindeutigem EKG Kalziumantagonisten und Betablocker, Infusion von APSAC (Kombination von Plasminaktivator und Streptokinase). Sofortiges internistisches Konsil.

Postoperativer Herz-Kreislauf-Stillstand, bradykarde Asystolie und Herzlähmung

Zu unterscheiden sind 2 Stillstandformen: *Kammerflimmern* und *-flattern* sowie *Herzlähmung*. Häufigkeit 1 auf 750–1000 Anästhesien und Operationen.
Disponierende Einwirkungen sind bradykarde Arrhythmie, Extrasystolie bei Vorschädigung, Hypoxie, Anämie, Volumenmangel, Hypokaliämie, Toxineinwirkung, Azidose, Medikamenteneinwirkung (Glykosidüberdosierung) und Herzinfarkt. **Intraoperative Gefährdungsphasen** sind Narkoseein- und -ausleitung, Extubation, Manipulationen am Herzen, Zug am Gekröse und die Patientenumlagerung in Narkose (Bauch- in Rückenlage). **Prodrome** sind Arrhythmie, Bradykardie und Blutdruckabfall. **Symptome, Verlauf** und **Behandlung** (Reanimation): S. 188.
Präventionsmaßnahmen sind ausreichende Koronarperfusion, Blutdruckstabilisierung, ausreichendes O_2-Angebot, Balance von Ery-Hb-Konzentration und Hämatokrit, Vagusreflexausschaltung mit Atropinsulfat 2 mg i. m., Vermeiden von Sinusreflexprovokationen (Palpation, Lagerung) und Volumenbilanzierung mit Blutersatz.

Postoperative Blutung

Lokale Ursachen

sind die ungenügende Blutstillung im Op-Feld, aufgegangene Unterbindungen, gelöster Koagulationsschorf oder Perforationen wandgeschädigter Gefäße. Über das *Blutungsausmaß* orientieren ZVD und Schockindex, erst später der Abfall der Blutbildwerte. **Behandlung** (Tab. 17.**1**): Ist eine Gerinnungsstörung auszuschließen (Abb. 17.**6**, Tab. 17.**2**) und versagen konservative Maßnahmen wie Eisblase, Lagerung und Druckverband, so muß unverzüglich das Op-Feld revidiert werden.

Tabelle 17.**1**   **Simultane Sofortmaßnahmen bei postoperativer Blutung**

– ZVD, RR, Puls
– Drainagen- und Ver-
  bandkontrolle
– Blutbild
– Blutersatz
– Eisblase
– Druckverband
	– Bedside-Gerin-
	  nungsdiagnostik
	  (Abb. 17.**7**)
		– bereits bei Verdacht auf
		  Blutungsübel unter Hepa-
		  rinschutz Faktorenersatz,
		  Frischplasma, Konzen-
		  trate (PPSB, Kryopräzipi-
		  tate)

Tabelle 17.**2**   **Synopsis der postoperativen (chirurgischen) Gerinnungs-
störungen**

Art der Störung	Ursache	Symptome und Diagnostik (Abb. 17.**7**)	Behandlung

Thrombozytär
– Thrombozyto-
  pathie
 	
– Thrombozyth-
  ämie
 	
– Thrombozyto-
  penie
	Medikamente
	(z. B. ASS) Wille-
	brand-Jürgens
	(s. u.)
	Urämie
	Paraproteinämie
	Splenektomie
	Eisenmangel
	Malignom
	angeboren
	(s. Text)
	mechanische
	Schäden (extra-
	korporale Zirkula-
	tion, Klappen)
	Portalhypertonie
	Splenomegalie
	Knochenmark-
	schäden
		Petechien
		Thrombozyten-
		zahl
		Thrombozyten-
		funktion
		Blutungszeit
			Ursachenaus-
			schaltung
			Thrombozyten-
			konzentrate
			Frischblut,
			-plasma
			Kortikoide

Fortsetzung Tabelle 17.2   **Synopsis der postoperativen (chirurgischen) Gerinnungsstörungen**

Art der Störung	Ursache	Symptome und Diagnostik (Abb. 17.7)	Behandlung
Vaskulär *Purpura* Schönlein-Henoch – P. senilis – Immunozytom (Waldenström) – C-Avitaminose (Skorbut)	allergisch, toxisch (Diabetes, Paraproteinämie)	Rumpel-Leede Blutungszeit	Vitamin C Vitamin P (Rutin) Kortikoide
Morbus Osler	lokale Teleangiektasie		Laserkoagulation
Plasmatisch *Angeboren* – Hämophilie A – Hämophilie B	Mangel an Faktor VIII (A) bzw. IX (B)		Faktorenersatz
– Willebrand-Jürgens-Syndrom	plasmatisch-(VIII)-thrombozytische Diathese		Thrombozytenkonzentrat und Faktor IX
– A- und Dysfibrinogenämie	Fibrinmangel		Fibrinogenkonzentrat
Erworben – Antikoagulation	Antithrombinaktivierung	unstillbare, diffuse Blutung	Gerinnungskonzentrate II, VII, IX, X
– Fibrinolysetherapie	Plasminogen-Plasmin-Aktivierung	Anamnese Gerinnungszeit Clotlyse Faktorenanalyse PTZ, PTT, AT III Fibrinmonomere (Äthanoltest)	Fibrinogen, Frischplasma Protaminsulfat
– Massen-(Konserven-)Transfusion	komplexer Faktorenmangel		Vitamin K E-Amino-Capronsäure (Aprotinin, Antagosan, Anvitoff)
– K-Avitaminose	Resorptionsblock, Ikterus		Vitamin K Frischplasma
– Verbrauch (DIC)	Faktorenmangel VII, IX, X Abfall von V, VIII, XIII, Fibrinogen, Antithrombin und Thrombozyten		stadienabhängig (s. Text)

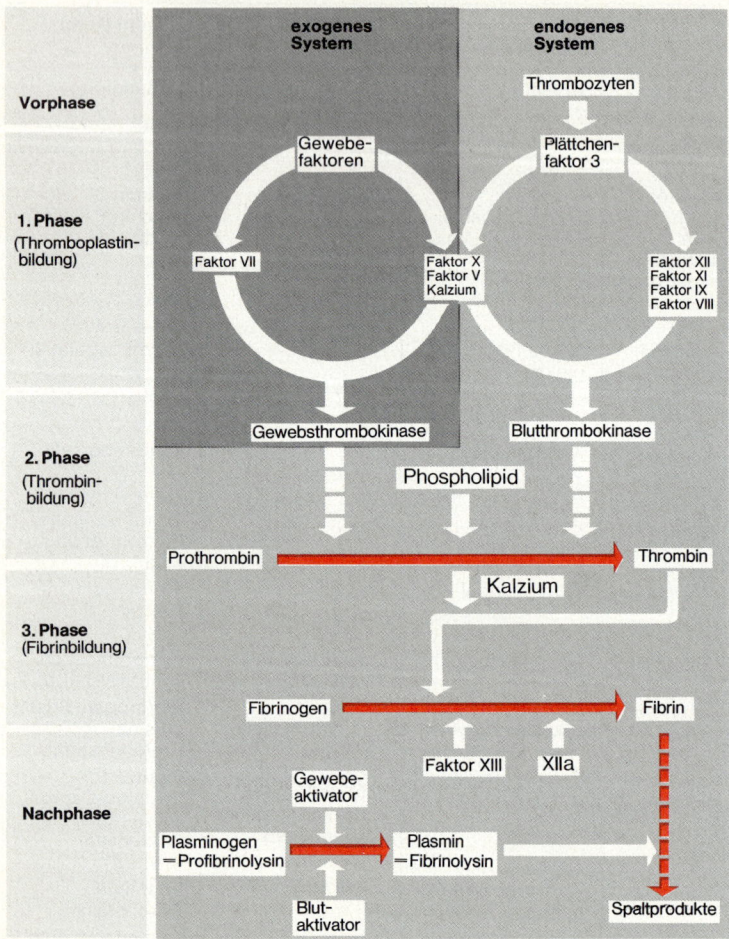

Abb. 17.6   Schema der Blutgerinnung.

Systemische Ursachen, Gerinnungsstörungen

Hämostasestörungen können entweder *thrombozytär, vaskulär* oder meist *plasmatisch* bedingt sein (Tab. 17.2).

Thrombozytäre Störungen

Dies sind Thrombozyto*penien* und Thrombozyto*pathien*. Beide Formen kommen angeboren und erworben vor. Postoperativ können sich alle Varianten entwikkeln. Im Verlauf von *angeborenen* Störungen treten die *Thrombozytopathien* als Willebrand-Jürgens-Hämophilie, als Marfan- und als Ehlers-Danlos-Syndrom auf. *Postoperativ häufiger* begegnen uns die *erworbenen* urämischen, paraproteinämischen und die medikamentösen Thrombozytenschäden, letztere vor allem durch ASS. Zu den *Thrombozytopathien* werden auch die *Thrombozythämien* nach Splenektomie, bei Eisenmangel und Malignomen gezählt. *Thrombozytopenien* finden sich neben den angeborenen Formen postoperativ vor allem infolge von mechanischen Plättchenschädigungen durch Kreislaufpumpen und alloplastische Herzklappen, bei Splenomegalie durch Portalhypertonie, ferner bei Knochenmarkschädigungen. **Symptom** aller thrombozytären Störungen sind die Petechien. **Diagnostik:** Thrombozytenbefunde, veränderte Funktionstests und verlängerte Blutungszeit (Abb. 17.**7**); **Behandlung:** Thrombozytenaggregate, Frischblut und das Phospholipid Fibraccel; ferner Eliminierung des Grundleidens, Frischplasma und bei den angeborenen Formen auch Steroide. *Blutungskomplikationen* und ihre Behandlung s. u.

Vaskuläre Störungen

Neben den *angeborenen* Teleangiektasien (Morbus Osler) interessieren postoperativ vor allem die *erworbenen Purpuraformen:* die P. Schönlein-Henoch, die P. senilis, die P. Waldenström und die C-Avitaminose-Purpura. Sie verursachen infolge allergischer Dispositionen sowie toxischer Einflüsse bei Diabetes und Paraproteinämie über die Gefäßdurchlässigkeit multilokuläre, oft profuse Blutungen. **Behandlung:** Ursachenausschaltung, Vitamin-C- und -P-Gaben, ferner Glukokortikoide. Lediglich die Osler-Teleangiektasien können mit dem Laser verschorft werden.

Plasmatische Koagulopathien

Sie sind die *häufigste* Form der postoperativen Gerinnungsstörung. Neben den seltenen angeborenen Hämophilien A, B und Willebrand-Jürgens hat der Chirurg es meist mit den erworbenen Koagulopathien zu tun.
Angeborene Koagulopathien sind: *Hämophilie A:* Mangel an Faktor VIII, erkennbar an der Verlängerung von PTT und Gerinnungszeit; *Hämophilie B:* Mangel an Faktor IX mit den gleichen Befunden wie Hämophilie A. Das *Willebrand-Jürgens-Syndrom* ist ein kombinierter plasmatisch-thrombozytärer Defekt, erkennbar an verlängerter Blutungszeit und Thrombozytenaggregationsstörungen. **Behandlung der Hämophilien:** Bei A und B gezielter Faktorenersatz. Beim Willebrand-Jürgens-Syndrom Frischplasma oder Kryopräzipitate. *Cave:* Faktorenersatz erfordert wiederholte Konzentrationskontrollen.
Erworbene Koagulopathien. Ursachen sind
- *Antikoagulantienbehandlung* mit Mangel der Faktoren II, VII und IX;
- *Vitamin-K-Mangel* bei Leberschäden und Resorptionsstörungen mit Mangel der Faktoren I, VII, IX und X;
- *Massentransfusion* von Konservenblut mit komplexem Faktorenmangel;
- *Fibrinolysetherapie* mit Strepto- oder Urokinase;
- *Verbrauchskoagulopathie,* DIC (s. u.)

Behandlung der Koagulopathien (Tab. 16.**4**): Prinzip sind die Ursachenausschaltung, der gezielte Mangelersatz und die Gabe von Antagonisten. Vitamin K ist nur bei intakter Leber wirksam. Bei Heparinblutung: Protaminsulfat; bei Fibrino-

Diagnose	Blutungszeit	Gerinnungszeit	Partielle Thromboplastinzeit (PTT)	Prothrombinzeit Quick (PTZ)	Thrombinzeit (TZ)	Thrombozyten	Antithrombin III (AT III)	Clotlyse	Thrombinkoagulase-Reptilase-Zeit	Fibrinogenspaltprodukte (Äthanoltest)
Primäre Hyperfibrinolyse (I)	● ∧	● ∧	● ∧	● ∧	● ∧	○	○	● ∧	● ∧	● ∧
Reaktive Hyperfibrinolyse (–)	○	● ∧	● ∨	○	○	● ∨	● ∨	○	○	● ∧
oder (=)	○	● ∨	● ∧	● ∧	○	● ∨	● ∨	● ∨	○	● (∧)
Verbrauchskoagulopathie oder DIC (≡)	○	● ∧	● ∧	● ∧	● ∧	● ∨	● ∨	● ∨	● ∧	● (∧)
Hyperheparinämie	○	● ∧	● ∧	○	● ∧	○	○	○	○	○
Hämophilie A, B Willebrand-Jürgens-Syndrom	● (∧)	● ∧	● ∧	○	○	○	○	○	○	○
Faktormangel II, VII, IX Vitamin-K-Mangel Antikoagulation	● (∧)	● ∧	● ∧	● ∧	● ∧	● ∧	○	○	○	○

○ = normal, ● = pathologisch, ∧ = erhöht, verlängert, ∨ = erniedrigt, verkürzt, ▮ = Bedside-Test, ( ) = bedingt

Abb. 17.7 Postoperative Blutung – Gerinnungsstörung. Differentialdiagnostik.

lyseblutung: ε-Amino-Capronsäure (Anvitoff, Aprotinin; cave Allergie!); bei Massentransfusion: Frischplasma.

Komplikationen bei angeborenen Koagulopathien. Bei *Hämophilien* ist die Frau der Erbträger, der Mann meist der Krankheitsträger. **Symptome** sind die bei Bagatellverletzung anhaltende Blutung mit erheblicher Hämatombildung in Subkutis, Muskeln und Gelenken, meist des Knies. **DD:** Einblutungen in den M. iliopsoas können eine Appendizitis vortäuschen. **Behandlung** mit Faktorenersatz und Ruhigstellung, bei Gelenkeinblutung zur Kontrakturverhütung auf Schiene; ferner Eisblase und Sandsackkompression. **Merke:** Ein *Hämarthros* darf erst nach Gerinnungsnormalisierung punktiert werden! Das gleiche gilt für jegliche *Intramuskulärinjektion.* Die *Operation eines Bluters* erfordert ein exaktes Timing der Faktorensubstitution, ein äußerst atraumatisches Operieren und subtilste Blutstillung.

Verbrauchskoagulopathie, disseminierte, intravasale Koagulation (DIC), Hyperfibrinolyse

▶ Häufigste Form der erworbenen akuten Koagulopathie ist die kombinierte plasmatisch-thrombozytäre Umsatzstörung. Auslöser sind Verluste von Gerinnungsfaktoren und Thrombozyten, unterstützt von der Verdünnung durch Plasmaexpander.

Ursachen sind profuse Blutungen, Mikroembolien, Transfusionszwischenfälle, traumatischer, operativer und hämorrhagischer, ferner septischer Schock sowie großflächige Gewebezerstörungen. Beim *Trauma,* insbesondere bei *Polytraumen,* wird intravasal *Gewebethromboplastin* und bei *Sepsis* aus den gramnegativen Erregern *Endotoxin* eingeschwemmt. Infolge der Schockhypozirkulation werden *Zwischen-* und *Endprodukte der Gerinnung* freigesetzt und die Clearance-Leistung des MPS eingeschränkt. Die *pathophysiologischen Folgen* sind: Behinderung der Mikrozirkulation mit *Minderperfusion* und Funktionsausfall von *Lunge, Niere, Leber, Gehirn, Darm* und *Nebennieren.* Der hochgradige *Verlust an Gerinnungsfaktoren* ist unmittelbar am Faktorenmangel, an der verlängerten Gerinnungs- und Thrombinzeit sowie am Thrombozytenabfall ablesbar. Andererseits kommt es zur Aktivierung von Plasminogen und nachfolgender Fibrino- und Fibrinogenolyse. Die **Symptome** des DIC sind die hämorrhagische Diathese, petechiale Hautblutungen- und Schleimhautsugillationen und Ecchymosen.

Diagnose:
● *Stadium I:* Hyperkoagulabilität, Thrombozytenabfall und Abfall von AT III bei PTT-Verkürzung.
● *Stadium II:* dekompensierte Hämostase, zu den Befunden von I außer Gerinnungszeitverlängerung noch Fibrinogenabfall und hohe Fibrinmonomerenkonzentration. Verlängerung von Quick und PTT.
● *Stadium III:* Gerinnungszusammenbruch und Fibrinolyse. Extreme Thrombozytopenie, Fibrinogen- und weiterer Faktorenmangel, weiterer Anstieg der Fibrinogenspaltprodukt-Konzentration. PTT- und Quick-Thrombin- und Reptilasezeit-Verlängerung, AT-III-Minderung, spontane Clotlyse.

Behandlung: Ggf. kausale, chirurgische Revision des Op-Feldes. Im *Stadium I* mit normalem AT-III-Titer gleichzeitig Stoppen der intravasalen Gerinnung mit Heparin 500 E/h i. v. Im *Stadium II* bei AT-III-Titer unter 70% entsprechende Substitution und Faktorenersatz XIII (Fibrogammin). *Stadium III:* sofern auf das

Op-Feld begrenzte Blutung, Dauertamponade; ferner unter Heparinschutz Faktorenkonzentrate einschließlich Cohn-Fraktion I. *Op-Vorbereitung für DIC-gefährdete Eingriffe* wie Pulmonal- und Prostataoperationen: Heparin 3 × 5000 E/d s. c. **Merke:** Die Heparinmedikation erfordert die *Thrombinzeit*kontrolle, denn bei Überdosierung des Antithrombins Heparin kann es zu Blutungen kommen. Sie müssen mit 1 E Protaminsulfat auf 1 E Heparin gestoppt werden.

Störungen des Niederdrucksystems

Phlebothrombose, Fernthrombose

▶ Blutgerinnung in den tiefen Venen aufgrund der als *Virchow-Trias* bezeichneten Ursachenkonstellation:

● des *Endothelschadens* der Venenwand durch Traumen und Venenerkrankungen,
● der *Stase* infolge Operation oder Traumen mit nachfolgender Bettruhe,
● der Änderung der *Blutzusammensetzung* (Viskosität).

Letztere kann sich in der Hyperkoagulabilität äußern, die auch posttraumatisch und post partum entstehen und durch Polyzythämie oder Malignome bedingt sein kann.

Im Gegensatz zur *örtlichen* Thrombose, die im Op-Gebiet an Gefäßligaturen und in Entzündungen ohne klinische Bedeutung ist, spielen die *Fernthrombosen,* die fernab vom Op-Gebiet in den großen Venen entstehen, eine klinisch wichtige Rolle. Bevorzugter *Entstehungsort* sind die tiefen Bein- und Beckenvenen. Ihre postoperative *Häufigkeit* liegt bei etwa 0,4 %.

Merke: Fernthrombose bedeutet immer Emboliegefahr!

Die Stadien des *Thrombosevorgangs* sind 1. die Bildung weißer Thrombozytengerinnsel, 2. Erythrozyten- und Fibrinanlagerung, 3. Gerinnsel- oder Thrombusschrumpfung und 4. Thrombusorganisation. *Emboliegefahr* besteht in den Stadien 1–3. Dies ist vom 2.–12. postoperativen Tag mit Maximum in der Schrumpfungszeit vom 8.–12. Tag der Fall, wo die Neigung zur Wandablösung am größten ist.

Thrombosesymptome sind anfangs nur die plötzliche Tachykardie (Mahler-Zeichen), später die Fieberzacke, allenfalls subjektives Schweregefühl. **Diagnostik:** Behutsame Fuß- und Wadenpalpation ergibt Schmerzhaftigkeit der tiefen Venenverläufe. Der an der Fußsohle objektivierbare Eindrückschmerz wird als Payr-Zeichen, der Wadenschmerz als Homann-Zeichen bezeichnet. Leider verläuft die Thrombose bei der Hälfte der Patienten *symptomlos,* weshalb auch die Embolie „aus heiterem Himmel" so häufig ist. In der Thromboseobjektivierung zuverlässig sind Phlebogramm, Dopplersonographie und Impedanzplethysmographie. Ein weiterer schonender Lokalisationsnachweis ist der Radiojod-Fibrinogen- oder ^{111}In-Antifibrin-Antikörper-Test.

Verlaufsalternativen bei Nichtbehandlung sind:
● Der Thrombus *löst sich spontan auf* durch Enzyme und Hämolysine. Hohe Emboliegefahr!
● Der Thrombus *organisiert* sich durch Endotheleinsprossung und wird so gefäßwandständig.
● Der organisierte Thrombus *rekanalisiert* sich, die Vene wird durchgängig, die Klappen bleiben insuffizient.

Merke: Die Thrombose bedarf aus 2 Gründen immer der sofortigen Behandlung:
- zur Embolieverhütung,
- zur Erhaltung der Venendurchgängigkeit und Klappenfunktion.

Behandlung: Bei leichtem Befund und mehr als 3 Wochen alter Thrombose je nach der meist auf das 2- bis 3fache der Norm erhöhten Plasmathrombinzeit: Heparin 500 E/h über 3 Tage. Bei *Blutung Wirkungsstopp* mit 5 ml Protaminsulfat i. v. und Vitamin K 10 mg i. v.; ferner Ruhigstellung, Alkoholverbände, evtl. Diuretika und Schmerzmittel. Nach Abschwellung stufenweise Mobilisierung. Innerhalb der ersten 10 Tage bei ausgedehnter Thrombose und Lokalisation im Iliofemoralbereich Thrombektomie (Abb. 24.**2**).

Ein *Alternativverfahren* ist die *Fibrinolyse mit Strepto-* oder *Urokinase,* die Plasminogen zu Plasmin aktiviert und so in den ersten 5 Tagen Thromben auflösen kann. Die Kinasebehandlung erfolgt einmal als *Maßlyse* mit *Dosierung nach Wirkung,* die eine aufwendige fortlaufende Thrombinzeitbestimmung erfordert, zum anderen mit der einfacheren *standardisierten Schemalyse.* Hierbei werden als Anfangsdosis 250 000 E/30 min gegeben mit einer Erhaltungsdosis von 100 000 E/h als Infusion über 6 Tage. Je nach Thrombinzeit dann Anschlußbehandlung mit Heparin 300–1000 E/h als Infusion und überlappende Nachbehandlung mit Marcumar, Dosierung nach Quick-Wert. Das Strepto- oder Urokinase*risiko* ist die Blutung, weshalb die Lyse ab 65. Lebensjahr und bei Frischoperierten mit großen Wundflächen **kontraindiziert** ist. Weitere Gefahren sind die Thrombusfragmentierung und -ablösung mit Embolie. Unter der Lysebehandlung ist ferner auf Allergien zu achten.

Von den genannten Nachteilen weitgehend frei ist die Streptokinasekombination mit rt-PA (APSAC).

Operative Thrombektomie S. 320, *Thromboseprophylaxe* S. 167.

Lungenarterienembolie

▶ Im weitesten Sinne heißt dies *transkardiale Einschwemmung* von konsistenten, aus dem peripheren Venensystem stammenden Blutbestandteilen in die Pulmonalarterienstämme oder ihre Aufzweigungen.

Solche *Bestandteile* sind Thrombus- und Tumorteile sowie abgebrochene Kanülen und Venenkatheter. Im klinischen Sprachgebrauch bedeutet Lungenembolie den vornehmlich im Gefolge von Operationen auftretenden, von Becken- und Beinvenenthromben herrührenden Verschluß der arteriellen Lungenstrombahn (Abb. 17.**8** u. 17.**9**).

Pathophysiologisch gehen von Einengung oder Verschluß der arteriellen Lungenstrombahn zahlreiche *Reaktionen* aus. Als erstes bewirkt die pulmonalarterielle Widerstandserhöhung einen *rechtsventrikulä-*

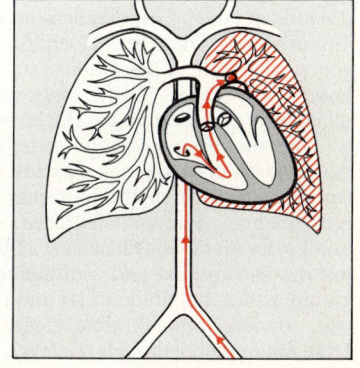

Abb. 17.**8** Lungenembolie. Ein aus Becken- oder Beinvenen abgelöster Embolus wird über die V. cava durch das rechte Herz angesaugt und verlegt die linke Lungenvenenaufzweigung.

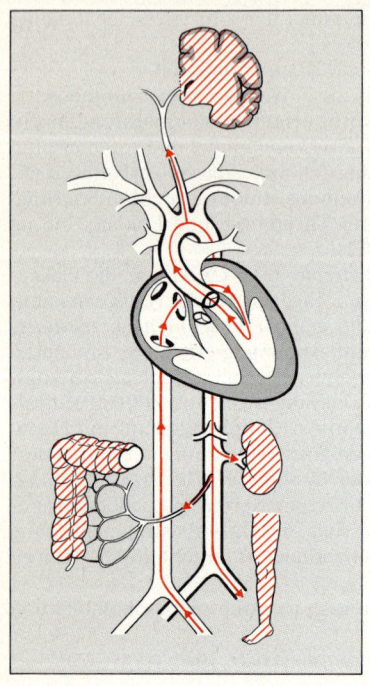

Abb. 17.**9**   Gekreuzte Embolie. Ein abgelöster Embolus aus einer Beinvene wird
über die V. cava inferior durch das rechte
Herz und durch einen angeborenen
Septumdefekt ins linke Herz und durch die
Aorta in die Peripherie (Gehirn, Niere, Darm
und Extremitäten) geschleudert.

ren Druckanstieg, der über den Vorhof zum *Rückstau* in das Venensystem und zum *ZVD-Anstieg* mit Einflußstauung führt. Das erste klinisch greifbare Anzeichen ist die Tachykardie. Da das Blutangebot von seiten der Pulmonalvenen abfällt, entsteht im arteriellen Schenkel des großen Kreislaufs sofort ein erhebliches Volumendefizit. Reflektorisch entwickeln sich Bronchiolospasmen mit partiellem Ventilations- und Diffusionsblock. Das Ausmaß der genannten pathophysiologischen Reaktionen und der klinischen Symptome hängt direkt vom Ausmaß der Strombahnverlegung ab (Tab. 17.**3**). Die **Diagnostik** stützt sich auf die *Anamnese* des indizierenden Grundleidens und der *Dispositionen* wie Exsikkose, Adipositas, Tumorleiden, Diabetes, Hochdruck und Polyglobulie. Weitere Anhaltspunkte geben eine frühere Thrombose sowie die Symptome einer frischen Venenthrombose. Nachweis S. 318ff. *Ausgangspunkte* der Embolie sind in 70 % die Oberschenkelvenen, in 12 % die Beckenvenen und in 8 % die Wadenvenen. Postoperativ liegt der Frequenzgipfel zwischen 5. und 12. Tag. Zu den *weiterführenden* diagnostischen Maßnahmen und Befunden gehören das EKG mit Rechtsherzbelastung und Tachyarrhythmie, ferner das Thoraxröntgen in 2 Ebenen mit Transparenzzunahme, Plattenatelektasen, dem unilateralen Zwerchfellhochstand sowie infolge der Gefäßabbrüche der „Hilusamputation". In 90 % läßt sich die Diagnose mit der Perfusions- und Ventilationsszintigraphie klären. Das Pulmonalisangiogramm ist nur bei Stadium III und IV (Tab. 17.**3**) in der Vorbereitung der operativen, offenen Embolektomie angezeigt.
DD: Zu denken ist an Herzinfarkt, Aneurysma dissecans, primäre pleuropulmonale Erkrankungen, Asthma bronchiale, Fett- und Luftembolie.
Indikation und **Therapie:** *Allgemeine Therapiemaßnahmen* sind die Gabe von Morphin 10 mg i. v., Papaverin 1 Amp. (50 mg) i. v., die O_2-Nasensonde, eventuelle Intubation und Beatmung. Bei Schockbekämpfung cave Volumenzufuhr, da meist kein Volumenmangel vorliegt!
Gezielte Maßnahmen gegen den Embolus sind:

Tabelle 17.3	**Gradeinteilung, Symptome und Diagnose der Lungenembolie**				
Stadium	Symptome	Strombahnausfall in %	Blutgase (arteriell)	Kreislaufparameter	Behandlung (s. Text)
I	keine	unter 15%	normal	normal	Heparin, Kavafilter
II	Angst Hyperventilation	20%	$O_2 \leq 80$ $CO_2 \leq 35$	Tachykardie	Heparin + Lyse, Kavafilter
III	Dyspnoe Kollaps	40%	$O_2 \leq 60$ $CO_2 \leq 30$	ZVD erhöht RR syst. ≥ 100 mmHg	Lyse, je nach Angiographiebefund Operation
IV	Schock Dyspnoe	um 50%	$O_2 \leq 50$ $CO_2 \leq 30$	ZVD erhöht RR syst. < 100 mmHg Schock	Embolektomie
V	Dyspnoe Cheyne-Stokes	über 50%	O_2 unter 50 CO_2 über 40	ZVD erhöht kein Schock	Embolektomie

- Heparinisierung,
- Strepto- oder Urokinase oder APSAC (S. 215),
- Embolektomie unter EKK,
- Embolektomie nach Trendelenburg.

Stadium I und II erfordern eine Heparin-Initialdosis von 5000 E und Erhaltungsdosis von 50000–60000 E/d im Tropf. *Im Stadium II* ist die Lyse erforderlich (S. 215). Nach erfolgreicher Therapie muß in beiden Stadien die *Rezidivprophylaxe* mit Kavafilter (Abb. 16.**27**) erfolgen.

Stadium III ist das *Entscheidungsstadium*. Hier müssen Therapie und Invasivdiagnostik von vornherein gleichzeitig ablaufen. Also: neben der systemischen Maß- oder Schemalyse oder der Katheterlyse gleichzeitig Pulmonalisangiographie. Zeigt das Angiogramm ein *unter* 50% liegendes Verschlußausmaß, kann wie bei Stadium II weiterverfahren werden. Dabei kann ein Lyseerfolg die offene Behandlung, die Embolektomie, überflüssig machen. Zeigt das Angiogramm allerdings Verschlüsse von *über* 50%, muß unter a. v. Bypass in der kontralateralen Leiste zunächst die transvenöse *Embolektomie* erfolgen, bis dann die offene Embolektomie im EKK vorgenommen werden kann. Ist dies ausrüstungsmäßig nicht möglich, wird sofort nach *Trendelenburg* operiert.

Stadium IV und V, die Stadien der *fulminanten* Embolie, müssen von vornherein offen embolektomiert werden.

Die **offene Embolektomie** kann ohne und mit Herz-Lungen-Maschine (EKK) erfolgen. Dabei wird der A.-pulmonalis-Stamm eröffnet und der Embolus aus seinen Aufzweigungen abgesaugt. Danach Auffüllung des Gefäßes mit 0,9%iger NaCl-Lösung und Nahtverschluß. Ohne EKK erfordert die Pulmonaliseröffnung die kurzzeitige Abklemmung des gesamten Truncus arteriosus (Trendelenburg).

Nach jeder Embolie, gleich welchen Stadiums, wird die Thromboseprophylaxe mit einem Kumarinderivat über mehrere Monate, nach Eingeben eines Kavafilters u. U. dauernd aufrechterhalten. Eine *Spätkomplikation* der Lungenembolie ist die chronische Pulmonalhypertension.

Fettembolie, Fettemboliesyndrom

▶ Durch und nach gewebezertrümmernden Traumen und großflächigen Operationen, besonders nach Frakturen großer Knochen wie Becken, sowie nach Verbrennungen und Fettinfusionen stattfindende Einschwemmung und Ablagerung von Fettpartikeln (Lipoidglobuli) in der Blutbahn.

Die **Entstehungstheorien** sind a) die *mechanische* Einschwemmung, d. h., unter dem Schock kommt es aus dem Knochenmark zum Übertritt von Fettpartikeln in die Venen; b) die *biochemische* Lipase- und kolloidchemische Genese, d. h., vom Schock ausgelöste Änderungen der physikalischen und chemischen Blutzusammensetzung lassen die Blutlipide zu Fettpartikeln konfluieren. Diese Fetttröpfchen führen dann in den kleinen Gefäßen von Lungen, Nieren, Gehirn und anderen Organen zu Mikrothromben. Die Folge dieser in der Mikrozirkulation stattfindenden Gerinnung ist eine Verbrauchskoagulopathie (S. 213). **Symptome** sind *pulmonal* Dyspnoe, Zyanose, Hustenreiz und Hyperventilation, evtl. auch blutiger Auswurf (ARDS), *zerebral* Somnolenz bis zum Koma; *renal* Oligurie oder Isosthenurie. *Sonstige* Anzeichen sind Petechien, gastrointestinale Blutungen, Angiopathia retinae traumatica, Hb-Abfall und Tachykardie; ferner Fieber und schließlich Herzversagen. **Diagnose:** Das Rö-Bild zeigt die Schneegestöberlunge, der Augenhintergrund die Angiopathie und die Urin- und Blutanalyse sowie die Haut- und Nierenbiopsie den Fettnachweis. **DD** sind Schädeltrauma, septischer Schock, Lungenembolie und Verblutungsschock abzugrenzen. **Behandlung:** Schockbekämpfung (S. 82ff.), bei Frakturen, die als Ausgangspunkt anzusehen sind, absolute Ruhigstellung; ferner Korrektur des Säure-Basen-Haushaltes, Verbesserung der Mikrozirkulation mit Phenoxybenzamin (Dibenzyran 60 mg/d) und Heparin (150–250 E/h) und Rheomacrodex, Gerinnungsüberwachung (mit Quick, PTT, Thrombinzeit, Thrombozytenbestimmung), Beseitigung der Hypoxie mit PEEP, Digitalisierung, Fiebersenkung. **Prophylaxe** bei drohender Fettembolie: Vorgehen wie bei manifestem Befund.

Luftembolie

▶ Das Ansaugen von mehr als 70 cm^3 Luft durch eröffnete zentrale Venen führt zur spastischen Kontraktion der Pulmonalarterienäste und zum Leerlaufen des linken Herzens mit rückläufigem Bluteinpressen in die Koronarvenen.

Ursachen sind leerlaufende, *unter Druck stehende Infusionsbehälter* und die operative und traumatische Eröffnung großer, herznaher Venen. Gefährdet sind außerdem Operationen am offenen Herzen, Operationen ohne Intubationsnarkose an Hals (Struma), Leber und Becken. Weitere Gefahrenquellen sind die arterielle Sauerstoffinsufflation und die irrtümliche Interkostalvenenpunktion bei Pneumothoraxanlage.

Symptome wie bei Thromboembolie: Herzstiche, Benommenheit, Zyanose, Dyspnoe, Pulmonalhypertonie, Rechtsherzversagen (Leerschlagen des Herzens).

Behandlung: O_2-Überdruckbeatmung, Flach- oder Kopftieflagerung. Luftabsaugen mit Herzpunktion oder durch Rechtsherzkatheter (Herzstillstand S. 187).

Kompartmentsyndrom

▶ Akute Hypoxie und Anoxie der Gliedmaßenperipherie infolge eines in den Kompartmentlogen (Abb. 17.**10**) nicht ausdehnungsfähigen postoperativen oder posttraumatischen Muskelödems.

Pathophysiologie: Ausgangspunkt ist die primäre postaggressionsbedingte *Muskelanschwellung,* die bei ungehindertem arteriellen Zustrom im Faszien„korsett" den *Venenabfluß drosselt.* Das dadurch verstärkte Ödem schnürt dann auch die Arterien ab und schädigt die Nervenbahnen. Bevorzugte *Lokalisationen* sind Unterschenkel und Unterarm, seltener körpernahe Extremitätenabschnitte und das Becken.

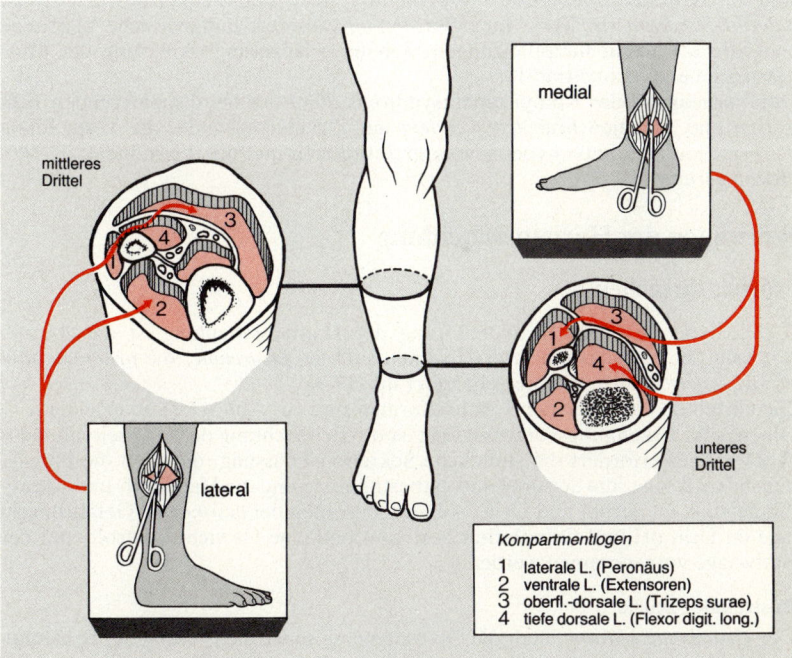

Abb. 17.**10** Kompartmentsyndrom, Muskellogensyndrom. Anatomie der proximalen und distalen Unterschenkellogen im Querschnitt. Technik der Dekompression mit Dermatofasziotomie. Die Haut wird längs, die Faszie quer und längs gespalten, um Platz für das Muskelödem zu schaffen.

Ursachen sind alle die *Gliedmaßentrophik* über die Norm *entstabilisierenden Eingriffe* und *Traumen.* Hierzu gehören vornehmlich Frakturen und Osteosynthesen, Gefäßverletzungen und -eingriffe, Weichteilquetschungen mit Hämatom und Nekrosen, strangulierende Zirkulärverbände, aber auch Thermotraumen. **Symptome** sind die flüchtige Hyperästhesie, dann die zunehmende Par-, Hyp- und Anästhesie, Kältegefühl und Muskelschwäche. Grund für die häufige Zu-spät-Erkennung sind Schmerzfreiheit und fehlende Anschwellung. *Befunde* sind Pulslosigkeit, Paresen und Anästhesie sowie die harte Weichteilkonsistenz. Die **Behandlung** ist *dringlich.* Sie besteht in der

- Abnahme aller Verbände,
- queren und längsgerichteten Dekompressionsfasziotomie (Abb. 17.**10**),
- Hämatom- und Nekroseausräumung sowie
- bei daraus entstehender Frakturdestabilisierung in der evtl. Re- oder Neofixation.

Bei zu *später* Erkennung und Behandlung vorkommende **Komplikationen** sind die Extremitätenischämie und -nekrose sowie das akute tubuläre Nierenversagen (S. 222). Die durch Muskelischämie und -vernarbung entstehenden *Spätfolgen* sind am Arm die *Volkmann-Kontraktur* und am Unterschenkel das *M.-tibialis-anterior-Syndrom* (S. 714). Ihre *Beseitigung* erfordert umfangreiche plastische Eingriffe wie Sehnenumpflanzungen, Sehnenverlängerung, Ablösung der Muskelansätze und Muskeltransfer.

Der **Vorbeugung** des Kompartmentsyndroms dient der bei disponierenden Eingriffen und Traumen *beachtete Verzicht* auf Zirkulärverbände, die Vermeidung wäßriger und die Gabe hyperosmolarer Infusionen und die thermoneutrale 30°-Hochlagerung.

Störungen der Harnausscheidung

Störungsursachen

▶ Die typische postoperative Störung der Harnausscheidung ist die *Anurie.* Nach der Lokalisation ihrer *Ursachen* sind die *postrenale,* die *prärenale* und die *renale* Anurie zu unterscheiden (Tab. 17.**4**).

Die einzelnen **Ursachen** der 3 Anurieformen sind aus Abb. 17.**11** zu ersehen.

Diagnostik: Erkennungsvoraussetzung ist die Beobachtung des Urinzeitvolumens (UZV). Dies erfordert die stündliche Sekretionserfassung, daneben die Flüssigkeitsbilanzierung, die Serumelektrolytbestimmung und die Harnstoff- und Kreatininmessung im Serum und Urin. Außerdem sollten bei *besonderer* Gefährdungslage im Urin pH und Osmolarität bestimmt und eine Gewichtskontrolle mit der Bettwaage vorgenommen werden.

Postrenale Anurie

Der *Ursachenabklärung* dient die Op-Anamnese sowie die Prüfung der Blasenfüllung und – bei liegendem Katheter – dessen Durchgängigkeits- und Lagekontrolle.

Behandlung: Beim Patienten *ohne Blasenkatheter* wird zunächst die *Miktion angeregt* durch Befreiung vom Op-Schmerz und Lagerung in angenehme Position. Dann Unterstützung des Entleerungsreflexes durch hörbares Plätschernlassen ei-

Tabelle 17.**4**	**Differentialdiagnose des akuten renalen und prärenalen Nieren-versagens**				
	Quotient Urin-/Plas-makreati-nin	Quotient Urin-/Plas-maharn-stoff	Urinosmo-larität	Na-Kon-zentration im Urin	Quotient Urin-/Plas-maos-molarität
Akutes *renales* Nieren-versagen	<10	<10	unter 300 mosm/l	über 40 mmol/l	ca. 1
Akutes *prärenales* Nieren-versagen	>40	>20	über 300 mosm/l	unter 40 mmol/l	>2

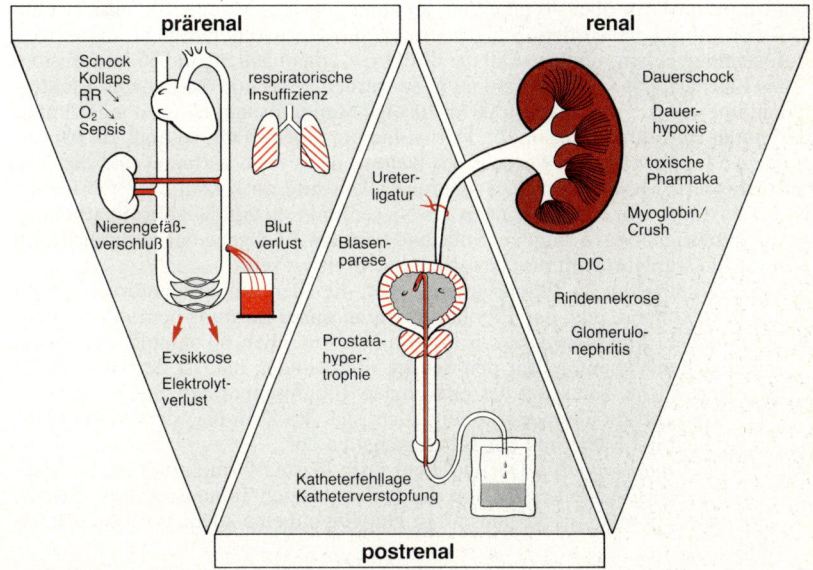

Abb. 17.**11**   Harnsekretionsstörung, Harnverhalt, Anurie. Formen, Ursachen und ihre Lokalisation.

nes Wasserhahns, außerdem durch Gaben von Parasympathikomimetika wie Carbachol 0,5 mg oder Dihydroergotamin 0,5 mg i. m. Bei Versagen *Katheterismus* (Abb. 16.**28**). Ist die *Blase leer,* liegt entweder eine beidseitige Ureterenläsion oder eine der beiden anderen Anurieformen vor. Beim Patienten *mit liegendem,* aber nicht sezernierenden *Blasenkatheter* muß dessen Funktion (s. o.) überprüft werden, bevor man die weiteren Anurieformen in Erwägung zieht.

Prärenale Anurie

Ihre **Diagnose** stützt sich auf den nachgewiesenen oder wahrscheinlichen Volumenmangel, eine ARI oder einen Nierengefäßverschluß (Ligatur oder Thrombose). Die **Behandlung** besteht bei Hypovolämie im Volumen- und Elektrolytersatz und evtl. dazu Furosemid oder Mannitol. Bei ursächlicher Herzinsuffizienz deren Kausalbehandlung und bei angiographisch erwiesenem Nierengefäßverschluß dessen *operative Revision.*

Renale Anurie, akutes Nierenversagen (ANV)

Die **Diagnose** wird mit dem Nachweis der „leeren Blase" und dem Ausschluß einer prärenalen Anurieform gestellt (Tab. 17.**4**). **Behandlung:** Sind der ZVD normal und der Quotient der Urin- und Plasmaosmolarität unter 1, die Na-Konzentration im Urin über 40 mmol/ml, so kann 20%iges Mannit 100 ml i. v. über 3–6 min infundiert werden. Steigt hiernach das Harnvolumen nicht an, so wird Furosemid gegeben, und zwar 80 mg direkt i. v., dann 500 mg in 250 ml Infusion. Steigt hiernach das UZV über 40 ml/h, so werden vorsichtig Wasser und Elektrolyte infundiert und dazu dann 1000 ml 10%ige Mannitlösung. Bleiben jedoch nach der ersten Furosemidinfusion die Harnvolumina *unter* 40 ml, so muß ein *irreversibles ANV* angenommen werden, das weitere Infusionen verbietet und die *Dialyse* erfordert. **Merke:** Die Harnvolumina allein sind noch kein Maßstab für die Nierenleistung. Um ein Anspringen der Nierenfunktion auf die Diuretikatherapie anzunehmen, muß im Serum ein Stillstand oder ein Rückgang der harnpflichtigen Substanzen wie Harnstoff und Kreatinin nachweisbar sein.

Schadenslokalisation im Tubulusapparat. Um die Nierenfunktionsstörung gezielt beheben zu können, muß der Tubulusapparat in seiner Leistung beurteilt werden.

- *Proximaler Tubulusapparat.* Ein Urin-Na von über 60 mmol/l bei einem oligurischen Patienten, der den Schock überwunden hat, ist der Hinweis für eine regelrechte Funktion des proximalen Tubulusapparates. Steigt die Urin-Na^+-Konzentration höher an oder gleicht sich das Urin-Na^+ dem Plasma-Na^+ an, so liegt mit Sicherheit ein Tubulusschaden vor.
- *Distaler Tubulusapparat.* Der Quotient Urin-Plasma-Osmolarität ist der Maßstab für die H_2O-Rückresorption durch den distalen Tubulusapparat. Urinosmolarität von mehr als 500 mosm/l ist Hinweis auf eine adäquate Tubulusfunktion.
- Die *glomeruläre Filtrationsrate* ist mit der Kreatinin-Clearance zu ermessen.

$$\text{Kreatinin-Clearance in ml/min} = \frac{U \times V}{P}$$

U = Konzentration von Kreatinin im Urin in µmol/l
V = Diurese in ml/min
P = Konzentration von Kreatinin im Serum in µmol/l

Drohendes ANV

Bereits Plasmakreatininwerte von 133 µmol/l bedeuten *Kumulationsgefahr von Medikamenten,* besonders bei i. v. Gabe. *Cave* bei Digoxin, bei Barbituraten, Sedativa, Analgetika, aber auch bei Antibiotika. Ein sich anbahnendes Nierenversagen erfordert den Versuch der Abwendung. Dazu gehören das *Absetzen nierenschädigender Medikamente,* wie z. B. Antimykotika und bestimmter Antibiotika, die Berücksichtigung der *Kumulationsgefahr* relativ nephrotoxischer Medikamente und die *Ursachenausschaltung,* z. B. bei Sepsis chirurgische Herdausschaltung, bei Volumenmangel Elektrolyt- und Wasserersatz, dann Säure-Basen-Ausgleich. Bei Myoglobinurie isotone Infusion mit Azidosepufferung und Gaben von 12,5 g/h Mannitol.

Dialyseindikationen S. 194

Multiorganversagen (MOV)

Nicht selten tritt beim Intensivpatienten das *simultane, primäre* oder das *sequentielle* Versagen mehrerer Funktions- oder Organsysteme auf. **Pathophysiologische** Erklärung hierfür ist die enge synergistische Verknüpfung der 4 Systeme *Atmung, Kreislauf, Gerinnung* und *Harnproduktion.* Bei gleichzeitiger Schädigung wie bei der Sepsis sprechen wir vom *simultanen* oder *primären MOV.* Bei der aus dem Versagen *eines* Systems auf die anderen Systeme übergreifenden Schädigung dagegen vom *sequentiellen MOV.* Das simultane primäre MOV ist die *Folge* einer primär nicht beherrschten *extremen Schocksituation,* insbesondere traumatischer oder septischer Natur. Häufiger ist das sequentielle MOV, das sich aus dem *nicht rechtzeitig erkannten* und beherrschten *Einzelorganversagen* entwickelt. Bindeglied bei allen Formen und Schweregraden ist nahezu immer der nicht beherrschte Schock oder die Sepsis. **Dispositionen** bilden neben der eingeschränkten Funktion des Einzelorgansystems der reduzierte Allgemein- und Ernährungszustand, System-, insbesondere Stoffwechselkrankheiten, Durchblutungsstörungen und latente chronische Infektionsherde. Die **Behandlung** muß das einzelne ausgefallene Funktionssystem gezielt erfassen (s. dort), sie muß aber auch immer in einer *Intensivbehandlung* des allen übergeordneten *Schock*geschehens, insbesondere bei septischer Ursache in der *Endotoxineliminierung* bestehen. Die **Prognose** des MOV ist immer als *äußerst ernst* anzusehen. Sie hängt von der Anzahl der ausgefallenen Funktionsbereiche ebenso ab wie von der Ausfallschwere und der Kompensationsmöglichkeit der disponierenden Komorbidität. Beim primär vom Schock ausgelösten MOV macht es keinen Unterschied, ob ein hämorrhagischer oder ein traumatischer Schock der Auslöser war.

Postoperative Wundinfektion
(s. auch S. 37, 46, 51, 55)

▶ Die Infektion der Op-Wunde ist entweder durch das indizierende *Grundleiden* bedingt oder die Folge einer *exogenen Kontamination* während oder nach der Operation, also iatrogen.

Bakterielle Kontamination und klinische Infektionsmanifestation sind zeitmäßig niemals identisch. Die *Manifestation* erfolgt meist in der 1. Woche mit Fieber,

Leukozytose und bei Bauchoperationen mit Magen-Darm-Parese. Antibiotika larvieren die typischen Entzündungzeichen, Anaerobierinfekte und septische Komplikationen wie septischer Schock werden zunehmend häufiger.

Der *Wahrscheinlichkeitsgrad* der *intraoperativen Infektion* ist abhängig von der Eingriffscharakteristik, d. h. der Kontaktmöglichkeit mit erregerbesiedelten Organen und Geweben. Danach unterscheidet man:

- die *saubere Wunde* bei einem Infektionsrisiko von 1–5 %; Eingriffsorgane sind z. B. Knochen, Gelenke, Schilddrüse, Mamma und Subkutis;
- die *sauber kontaminierte Wunde* mit einem Infektionsrisiko von 3–11 %; Eingriffsorgane sind z. B. Magen, unkomplizierte Galle, Niere/Harnleiter;
- die *kontaminierte Wunde* bei einem Infektionsrisiko von 10–17 %; Eingriffsbereiche sind z. B. die offene Dickdarmanastomose, die infizierte Galle, Lungenresektionen bei verjauchten Tumoren;
- die *infizierte Wunde* mit einem Störungsrisiko von über 27 %; Eingriffsbereiche sind z. B. subphrenischer Abszeß, Lungenabszeß, Osteomyelitis, Analfistel, infiziertes Atherom.

Behandlung: Wunderöffnung in ganzer Länge bis auf die Faszie, feuchte Verbände, z. B. Alkohol, Chlorina, Betaisadona usw. und Bettruhe. Bei geschlossener Faszie nach 2 Tagen Vollbad. Ist die Wunde mit Granulationen bedeckt, Sekundärnaht. **Merke:** Antibiotika sind kein Ersatz für die Wunderöffnung, sie zögern sie nur hinaus und verlängern so den Heilverlauf.

Innere Infektionen, Körperhöhlen- oder Viszeralabszesse

▶ Bei bedingt aseptischen oder septischen Viszeraleingriffen oder durch intraoperative Erregerkontamination infizierte Resthämatome in Peritoneal- oder Pleura-Nischen.

Am häufigsten sind die *subphrenischen* oder *subhepatischen* Abszesse (Abb. 17.**12**), dann folgen der *Douglas-* und die *Schlingenabszesse* verschiedener Lokalisation und schließlich das postoperativ seltenere *Pleuraempyem* (S. 407).

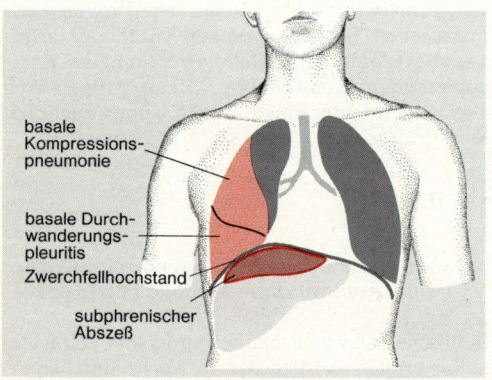

basale
Kompressions-
pneumonie

basale Durch-
wanderungs-
pleuritis

Zwerchfellhochstand

subphrenischer
Abszeß

Abb. 17.**12** Subphrenischer Abszeß mit typischen Sekundärkomplikationen wie basaler Pleuritis und Kompressionspneumonie.

Die **Abszeßsymptomatik** wird bestimmt von der Anzahl, Art und Virulenz der Erreger, mit denen das Op-Feld kontaminiert wurde. Sie wird larviert durch die Leukozyten-, Puls- und Temperaturerhöhung der ersten Postaggressionsphase. Ab 4.–5. Tag dann zunehmender septischer Fiebercharakter bei kontinuierlichem Leukozytenanstieg (Ausnahme bei langdauernder Antibiotikabehandlung!). Immer Magen-Darm-Paralyse und unklare Viszeralschmerzen über Abdomen oder Thorax. Die **Diagnostik** orientiert sich an den klinischen Symptomen der lokalisierten Druck- oder Klopfschmerzhaftigkeit, am Atemschmerz und am schmerzhaften Douglas-Befund bei der rektalen Austastung; die Befundsicherung erfolgt mit SG, CT oder szintigraphischem Direktnachweis mit ^{111}Tc-markierten Leukozyten. Charakteristisch für den *subphrenischen* oder *subhepatischen* Abszeß sind Bewegungseinschränkung oder Hochstand der Zwerchfelle („Waagebalken"befund bei Durchleuchtung); beim *Schlingenabszeß* diffuser Bauchschmerz und schmerzhafte Peristaltik. **Behandlung:** Bis auf den multizentrischen Schlingenabszeß, der mit feuchter Wärme zur Resorption zu bringen ist, wird der Bauchabszeß immer sofort eröffnet und drainiert: der Thorax mit der Bülau-Drainage (S. 186), der Douglas-Abszeß auf transanorektalem Wege. Die **Prognose** ist bei rechtzeitiger Intervention gut. Die infolge Spätererfassung gefürchtete, lebensgefährliche **Komplikation** ist der *septische Schock,* beim Empyem die Perforation in die Bronchien oder nach außen sowie beim Bauchabszeß der Durchbruch in die freie Bauchhöhle mit diffuser Peritonitis.

Platzbauch, Eventeration (Abb. 17.**13**)

▶   Bei Laparotomien in 1–3 % vorkommendes Auseinanderweichen der Wundränder in allen Schichten einschließlich des Peritoneums.

Ursachen sind schlechte Nahttechnik, Unterernährung sowie der Mangel an Faktor XIII, Vitamin C und Eiweiß, ferner Anämie, Adipositas, Herausleiten von Drains durch die Wunde, postoperativer Husten, Erbrechen, gespannter Bauch, vorzeitige Entfernung der Nähte, Diabetes mellitus, Infektionen, Blutungen und Medikamente wie Zytostatika, Kortikoide und Antibiotika. **Symptome** sind die

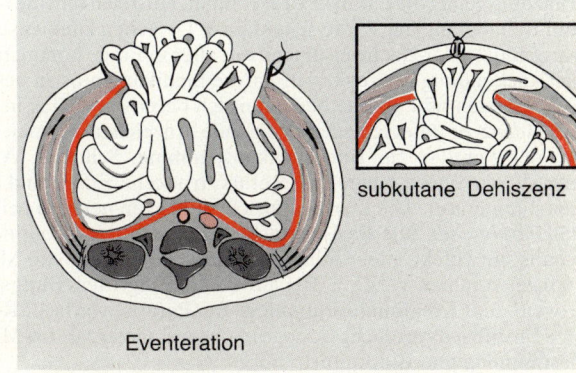

Abb. 17.**13**   Platzbauch. Eventeration bedeutet Akutgefahr wegen „gemischtem Ileus", subkutane Dehiszenz bedeutet verzögerte Erkennung und Darmeinklemmung.

subkutane Dehiszenz

Eventeration

am 3. Tag einsetzende serös-sanguinolente Wundsekretion und Zunahme der Wundschmerzen, außerdem Magenatonie und paralytischer Ileus oder Gekröse-vorfall aus der Wunde, d. h. Eviszeration. **Prophylaxe** mit Ausschaltung der prä-disponierenden Faktoren, u. a. Faktor-XIII-Ersatz; von bedingtem Wert ist der Wundverschluß mit Bleiplattennähten. **Behandlung** der manifesten Dehiszenz mit Sekundärnaht, bei eitriger Peritonitis nur Einnähen eines Kunststoff- (Marlex) oder resorbierbaren (Vicryl-)Netzes mit Flankenspüldrainage und früher Peristal-tikanregung. In 10% später Narbenhernie.

Magen-Darm-Atonie (Parese, Paralyse) (S. 647, 671)

▶ Magen-Darm-Atonie ist ein Oberbegriff und bedeutet im Verdauungstrakt Adynamie, Weitstellung und Sekretverlust.

Pathophysiologie: Hinter ihr können zwei ätiologisch *unterschiedliche Funktions-entgleisungen* stehen. Einmal die im Rahmen des Postaggressionssyndroms post-operativ oder posttraumatisch regelhaft ablaufende *Parese* und zum anderen die meist durch Endotoxine, seltener metabolisch bedingte, also pathologische *pri-märe Paralyse,* auch *paralytischer Ileus* genannt.

Die *Parese* als sympathikoadrenerge Ruhigstellung normalisiert sich mit dem Ab-klingen der Postaggressionsphase I bis zum 3. postoperativen (-traumatischen) Tag. Nur wenn sie sich infolge *zusätzlicher* neuroreflektorischer (z. B. Wirbelbrü-che, Retroperitonealhämatom usw.) oder metabolischer *Einflüsse* (z. B. Säure-Basen-Haushalt-, Elektrolyt-, Energiebilanzdefizite) oder durch hinzutretendes Kreislauf-, Atmungs-, Nierenversagen verselbständigt, klingt sie nicht bis zum 3. Tag ab. Durch ihr Fortbestehen wird aus ihr dann *sekundär* eine neuroreflekto-rische oder metabolische *Paralyse.*

Der *primären Paralyse* liegt ein grundsätzlich anderer, *septisch-toxischer Entste-hungsmechanismus* zugrunde. Sie hat ihre Ursache in der abdominalen Endoto-xineinschwemmung. Sie geht aus von einer Peritonitis bei Nahtinsuffizienz, von einer Darmgangrän infolge Strangulation oder Inkarzeration oder von Schlingen-, Douglas- oder subphrenischen Peritonealabszessen.

Symptome und **Diagnostik:** Der anfangs zeitgleiche Verlauf und die identische Symptomatik erschweren es in den ersten Tagen, hinter der regelhaften Parese frühzeitig genug die Paralyse zu erkennen. Hilfreich für eine rechtzeitige Erkennung und Behandlung der Paralyse und ihrer Ursachen kann es sein, neben der subtilen Ausschluß- oder Nachweisdiagnostik aller in Frage kommenden Paralyseursachen die Rückbildung der reaktiven Parese medikamentös zu beschleunigen (s. u.).

DD: Parese und Paralyse beginnen sich bereits ab 2. Tag in ihrer *Zu- und Abnah-metendenz* zu unterscheiden. Folgende Anzeichen nehmen bei der *Parese ab* und bei der *Paralyse zu:* Bauchdeckenspannung, Schmerz, Auftreibung, Meteoris-mus, Leukozytose, Singultus, Reflux, trockene Zunge und ab 3. Tag Tachykardie und Temperatur. Die Darmgeräusche hingegen nehmen bei der *Parese zu* und bei der *Paralyse ab.* Die **Basisdiagnostik** besteht in der Routinekontrolle der Bauch-wunde auf Infekt oder Dehiszenz und der Messung von Magenrefluxmenge und Urinzeitvolumen (UZV). Bei größeren Eingriffen Blutgasanalyse, Elektrolyt-, Eiweiß- und Kreatininbestimmung. Bei Paralyseverdacht Rö-Abdomenübersicht. Bei Insuffizienzverdacht Sonographie und Gastrografin-MDP sowie Endotoxin-bestimmung und Blutkultur.

Behandlung: Sie gliedert sich je nach Zeitpunkt und Befundschwere in die 3 Abschnitte der Grund-, der Kurativ- und der Peritonitisbehandlung.

Die *Grundbehandlung* dient der *frühen Pareserückbildung* durch Peristaltikanregung und Prävention der metabolischen Entgleisung. Sie besteht im häufigen Lagewechsel des Operierten, Sphinkterdehnung und/oder Darmrohr, Elektrolyt- und Energiesubstitution und Säure-Basen-Ausgleich (S. 154f.). Rheomacrodex i. v., Panthotensäure 500 mg i. v. und Dihydroergotamin 2 mg i. m.; nach größeren Eingriffen dünne Magenverweilsonde.

Die *Kurativbehandlung* ist angezeigt bei protrahierter Parese *ab 3. Tag,* also bei metabolischer oder reflektorischer, *sekundärer Paralyse.* Vorrang hat die Klärung und Eliminierung ihrer Ursachen. Dies sind die hinzugetretene Störung anderer Funktionssysteme (Atmung, Kreislauf, Niere), ein immer wieder entgleisender Metabolismus und fortwirkende Reflexe (retroperitoneales Hämatom bei Wirbel- oder Beckenbruch). Neben der Fortsetzung der bereits eingeleiteten Therapie (s. o.) ist folgende *Maßnahmen* erforderlich: Beatmung oder O_2-Insufflation, Volumenersatz, 0,1–0,3 mg Digoxin, evtl. Hämofiltration oder Dialyse, Puffern, Elektrolytersatz und gegen die Reflexe aus dem Retroperitoneum lang anhaltende Periduralanästhesie durch einen Verweilkatheter; ferner kalte und warme Magenspülungen im Wechsel, endoskopisches Vorschieben einer langen Darmsonde über den Pylorus, Dopaminantagonisten, Metoclopramid (Gastronerton) 3 × 5–10 mg/d i. v./i. m.; außerdem mehrfach Mestinon-Depot 1 mg i. m. oder Metoclopramid-Depot 0,5 mg i. m. und Reizklysmen. Bei Verdacht auf mechanisches Hindernis *Diagnoseerzwingung* mit Gastrografin-MDP. Bei nachgewiesenem Stopp operative Hindernisbeseitigung oder -umgehung. Bei fehlendem Hindernis, Versagen, Fortdauer der Paralyse, Relaparotomie mit Darmfistelung in unterem Ileum oder Zäkum.

Peritonitisbehandlung: Bei nachgewiesener Peritonitis oder auch nur bei Verdacht sofortige Relaparotomie zur Eliminierung der Endotoxinherde (S. 225).

Postoperative pseudomembranöse Enterokolitis

▶ Akute destruierende Entzündung infolge Gleichgewichtsstörung der Darmflora durch die Antibiotika Clindamycin, Doxyzyklin und Breitspektrumpenizilline mit Überwuchern vor allem des *Clostridium difficile.*

Kausale *Kofaktoren* sind Op-Schock, Abwehrschwächen und Durchblutungsstörungen (Reilly-Phänomen). **Symptome** sind profuse Diarrhöen mit Kollaps und Fieber. **Diagnostik** mit Nachweis von Staphylococcus aureus, Clostridium difficile und Candida in Blutkultur und Stuhl, ferner mit dem 48 Stunden dauernden *Enterotoxin-A-* und *Zytotoxin-B-*Nachweis im Blut. **Behandlung:** Schockbekämpfung mit massivem Volumenersatz und Polypeptid-Antibiotika (Vancomycin) 4 × 500 mg/d i. v. **Prognose:** nahezu immer Ausheilung.

Weitere Störungen

Postoperativer Ikterus

Ursachen sind Leberzirrhose, Halothanschäden, Hämolyse und medikamentöse Cholestase. **Behandlung** mit Leberschutztherapie (S. 128). Eine ernste **Komplikation** ist das *akute Leberversagen.* Seine Anzeichen sind Fibrinogen- und Thrombozytensturz, Leukozytenanstieg über 20000 und die Störung des Sensoriums. Seine Behandlung erfolgt mit Infusionstherapie und Dialyse, evtl. Humanleberperfusion. Selten ist der nach septischen Bauchprozessen und Operationen vorkommende *Leberabszeß* (S. 522).

Postoperativer Aszites

Symptome sind die Zunahme des Bauchumfangs mit ausladenden Flanken und nachweisbarer Undulation, ferner seitliche Dämpfung und zentrale, bei Lagewechsel jeweils oben nachweisbare Tympanie. **Diagnose** durch Sonographie. Die *Punktion* dient der weiterführenden Diagnostik. *Ablassen* ist nur bei akutem Zwerchfellhochstand angezeigt. Die Punktatanalyse erfolgt *mikroskopisch* auf Zellzahl und Zellart, *bakteriologisch* mit Kultur und *chemisch* auf spezifisches Gewicht, Eiweiß und Glukose. Hinweise auf die Genese gibt die LDH-Bestimmung. Bei Werten über dem Serumspiegel spricht sie für eine maligne Ursache, bei Werten unter dem Serumspiegel für eine portale Hypertonie. Bestimmt werden außerdem Prothrombinzeit und Amylase. Bei einem Eiweißgehalt über 30 g/l ist eine Pankreatitis, eine Peritonitis oder eine Karzinose anzunehmen. Milchige Trübung spricht für eine Chylusfistel, ein Eiweißgehalt unter 30 g/l für eine Leberzirrhose, Pfortaderthrombose oder eine konstriktive Perikarditis sowie Lebermetastasen.

Akute Speicheldrüsenentzündung

▶ Postoperativ aus der Mundhöhle durch die Ausführungsgänge in die Speicheldrüsen aufsteigender, bakterieller Infekt.

Disponiert sind Patienten im Greisenalter und in schlechtem Allgemeinzustand, vornehmlich bei Exsikkose. **Behandlung:** Gentamicin 3 × 1,5 mg/kg i. m./i. v. sowie Rö- oder Mikrowellenbestrahlung. Bei Infiltrat der Parotis radiäre Spaltung. *Cave:* N. facialis. Bei Submaxillitis: Exstirpation. **Prophylaxe** mit täglicher Mundpflege, Prostigmin 3 × 1 mg/d i. v., Anregung der Speichelsekretion mit Kaugummi, Zwieback, häufige Mundspülungen und Zungenpflege.

Dekubitalulkus

▶ Druckbedingte Haut- und Unterhautnekrose mit Geschwürsbildung an primär zirkulationsgestörten Körperpartien.

Entstehung: Bei Patienten mit reduziertem Allgemeinzustand (Kachexie, Koma, Parese, Schock, Fieber, Senium, Durchblutungsstörungen) genügen lokalisierte Druckeinwirkungen von nur wenigen Stunden zur Entstehung einer Hautnekrose. Disponiert sind Körperstellen, wo Haut unmittelbar dem Knochen aufliegt, wie an Kreuzbein, Trochanteren, Brustwirbelsäule, Schulterblättern und Fersen. **Komplikation:** Osteomyelitis, Sepsis. **Prophylaxe:** Häufiger Lagewechsel, Unterpolstern gefährdeter Bezirke mit Kissen, öfter frische Unterlage, Wasserbett oder superweiche (Airsoft) Matratze, Trockenhalten mit Dauerkatheter, allgemein roborierende Maßnahmen wie Eiweiß- und Vitamingaben. **Behandlung:** Bei manifestem Dekubitus trockene sterile Verbände, Eis-Fön-Behandlung, Nekroseabtragung und Defektdeckung mit gestielter Insellappenplastik (Abb. 22.**13**).

Tabelle 17.5	Ursachen des Singultus
Phrenikus-irritation	Zwerchfellreizung subphrenischer Abszeß Halstumoren Herzdilatation bei Mitralstenose Mediastinaltumor
Vagus-irritation	Pleuraerkrankungen (Mesotheliome) Lungenbefunde (Abszeß) Ösophagusdilatation Hiatushernie Hepatomegalie (Karzinommetastasen, Zirrhose) Ileus nach Abdominaloperationen Peritonitis
Zentrale Störung	Urämie Hirntumor Enzephalitis Streß

Postoperativer Singultus

▶ Willkürlich nicht beeinflußbarer, intermittierender Zwerchfellkrampf (Tab. 17.**5**).

Er belästigt den Kranken, hindert ihn am Schlafen, beeinträchtigt vor allem seine Ventilation und schwächt ihn so nicht unerheblich.

Wenn der Schluckauf postoperativ nicht nach 1 Std. abgeklungen ist, **Behandlung** mit Luftanhalten, Magenspülung mit 10%iger warmer Na-Bikarbonat-Lösung, Einatmen von 10–15%igem CO_2, 10 mg Psyquil i. v. oder 50 mg Megaphen i. v. Bei Therapieversagen nach *Peritonitisausschluß* dann mit Sonographie oder Röntgen Seitenbestimmung und hier *Phrenikusblockade* mit Lokalanästhesie (Abb. 16.**34**) oder operative Quetschung.

Merke: Singultus ist häufig Anzeichen einer Peritonitis!

Streßulkus

Ursachen sind umfangreiche, langdauernde Eingriffe, schwere Traumen, Verbrennungen und postoperative Komplikationen wie Peritonitis, Sepsis, Schock, Ateminsuffizienz und Nierenversagen usw. **Prävention** und **Behandlung** S. 501.

Psychose

Ursachen sind *hirnorganisch* Trauma, Blutung, Fettembolie, Metastasen und Anoxie; *respiratorisch* Alkalose, Azidose und Hypoxie; *kreislaufdynamisch* Mangelvolumen, Perfusionsstörung, Herzinsuffizienz und kompensierte Arteriosklerose; *septisch-toxisch* generalisierte Infektion und exogene Intoxikation und *metabolisch* hypochlorämische Azotämie, ANV, hyperosmolares und Leberkoma, Hypokaliämie und Hypophosphatämie, ferner Entzug von Alkohol oder Medikamenten bei vorausgegangenem Abusus sowie Vitamin-B_1-Mangel bei langfristiger parenteraler Ernährung. **Behandlung:** Ursachenausschaltung.

18. Onkologie, Geschwulsterkennung und -behandlung

Definition der Geschwülste

▶ Unter einer Geschwulst versteht man eine Gewebevermehrung, deren Wachstum abnorm, autonom, progressiv und überschießend verläuft, die mit dem normalen Gewebe nicht koordiniert ist und auch fortschreitet, wenn der auslösende Reiz abgeklungen ist. Synonyme der Geschwulst sind: Tumor, Neoplasma, Neoplasie, Neubildung und Blastom.

Nach ihrer Dignität, d. h. ihrem biologisch-prognostischen Verhalten unterscheidet man *gutartige* und *bösartige* Geschwülste (Tab. 18.**1**). Nach ihrem Ausgangsgewebe, der Matrix, unterscheidet man die *epithelialen* und die *bindegewebigen* Geschwulstarten.

Gutartige Geschwülste des Epithels sind einmal die vom Plattenepithel der Haut und Schleimhaut ausgehenden *Papillome* und zum anderen die vom Drüsengewebe der Schleimhäute und Organe ausgehenden *Adenome*.

Gutartige Geschwülste des Bindegewebes sind vornehmlich Lipome, Fibrome, Myome, Neurinome, Chondrome, Osteoklastome und Angiome.

Sonderformen der gutartigen Geschwülste sind die embryonalen Misch- oder dysontogenetischen Tumoren, die semimalignen Tumoren und die prämalignen Tumoren, Präkanzerosen oder Krebsvorstufen (Tab. 18.**2** u. 18.**3**).

Zu den *embryonalen Mischtumoren* zählen die Teratome, die Hamartome, das Chordom, die Neuroblastome und die endokrinen Apudome.

Zu den *Semimalignomen* werden zum einen die Tumoren gezählt, die Drucknekrosen verursachen (Rippenusur beim Neurinom), oder die Lichtung verlegen (Ösophagusleiomyom) usw., also mechanisch komplizierende Geschwülste, und zum anderen die Geschwülste, die zwar invasiv und destruktiv wachsen, die aber nicht metastasieren (Basaliome, Parotismischtumoren oder Knochenriesenzellgeschwülste).

Krebsvorstufen werden unterschieden nach dem Wahrscheinlichkeitsgrad ihrer **Entartung:** in *obligate* und *fakultative* Vorstufen. Zu diesen Vorstufen können sowohl gutartige *Geschwülste* als auch degenerative und *entzündliche* Erkrankungen zählen (Abb. 18.**1**).

Obligate tumoröse Vorstufen oder *Präneoplasien* sind z. B. die erbliche, familiäre Kolonadenomatose, die Leukoplakie und das Carcinoma in situ des Rektums.

Fakultative tumoröse Vorstufen sind nahezu alle benignen Geschwülste. Die nichtblastomatösen Krebsvorstufen siehe Tab. 18.**3**.

Merkmale bösartiger Geschwülste (Abb. 18.**2**)

Neben der Entartung gutartiger Vorstufen gibt es die viel häufigere *De-novo-* oder *Ex-ovo-*Entstehung (S. 232). *Malignität* bedeutet bei Nichtbehandlung immer tödlichen Verlauf. Die lokale und allgemeine Zerstörung des Organismus durch den Tumor erfolgt über die schrittweise Eskalation, d. h. über *Ummauerung, Einbruch, Infiltration* in die gesunde Umgebung bis zur *Fernaussaat* (Metastasierung)

Tabelle 18.1 Geschwulstmerkmale	
Gutartige Geschwülste	**Bösartige** Geschwülste
Langsames, örtlich stabiles Wachstum, Verschieblichkeit	Schnelles Wachstum, kanalikuläre Ausbreitung
Verdrängung der Umgebung ohne Infiltration und Zerstörung	Zerstörung der Nachbarschaft durch invasives infiltratives Wachstum
Histologisch reif, ausdifferenziert, ohne Abweichung vom Muttergewebe	Unreif, weniger differenziert, vom Muttergewebe entfernt
Wenig Mitosen	Vermehrte, oft anomale Mitosen
Begrenzende Kapsel (Bindegewebe)	Unscharfe Begrenzung
Regelmäßiges Zell- und Zellkernbild	Polychromasie und Zellkernpolymorphie
Keine Fernaussaat	Metastasen, Aussaat unter Überspringung intakter Gewebe
Mit örtlicher Entfernung heilbar	Rezidivneigung
Kein tödlicher Verlauf	Ohne Behandlung tödlich
Semimaligne Geschwülste	**Präkanzerosen** oder **Krebsvorstufen**
Verdrängendes Wachstum und Drucknekrosen, z. B. Rippenusuren durch Neurinome Proliferationstendenz	Vorerkrankungen, die krebsig entarten können wie adenomatöse Geschwülste oder wie chronische Entzündungen (z. B. Colitis ulcerosa)
Rezidivneigung, z. B. bei retroperitonealen Lipomen und bei Beckenosteochondromen	Je nach Entartungswahrscheinlichkeit unterscheidet man fakultative (z. B. enterale Lymphome) und obligate (z. B. familiäre Kolonadenomatose) Vorstufen
Keine Metastasierung Maligne Entartung	Die Entartungsgefahr ist im Einzelfall nicht zu quantifizieren, sondern nur statistisch empirisch zu schätzen

auf dem Lymph- oder Blutweg. Hauptmerkmal der Bösartigkeit ist das nach unradikaler Operation auftretende *Rezidiv* (Abb. 18.**2**).

Die Ursprungs- oder Erstgeschwulst bezeichnet man als *Primärtumor*, die Aussaatgeschwulst als *Metastase* oder *Sekundärtumor*.

Die häufigsten *Lokalisationen* der *epithelialen Malignome*, der *Karzinome* gehen aus der Morbiditätsstatistik hervor (Abb. 18.**6**).

Während im *Erwachsenenalter* das Karzinom mit über 90 % dominiert, herrschen im *Kindesalter* die bindegewebigen Malignome oder Sarkome vor, und zwar in 50 % die neurogenen Tumoren, in 18,1 % die Leukosen, in 12 % Fibro-und Osteosarkome, in 7,3 % Non-Hodgkin-Lymphome und in 6,5 % Mischtumoren.

Tabelle 18.2   **Benigne Tumoren, klinisches und morphologisches Bösartigkeits-pontential** (Beispiele)

	Klinisch: Semimalignome		**Morphologisch:** Präkanzerosen	
Epithel	me-cha-nisch	stenosierendes Zot-tenadenom (Rekto-kolon)	fakul-tativ	Kolon-Rektum-Magen-Polypen Anal- und Blasen-papillom
	invasiv invasiv	Basaliom Bronchusadenom	obligat obligat	Leukoplakie erbliche Kolonade-nomatose Blasenpapilloma-tose
Binde-gewebe	me-cha-nisch	Neurinom (Rippen-usur) stenosierendes Leio-myom der Kardia Knochenriesenzell-tumor retroperitoneales Lipom	fakul-tativ	Neurofibromatose Lipom Histiozytom Leiomyom erbliche multiple Exostosen Gardner-Syndrom

Tabelle 18.3   **Nichttumoröse Präkanzerosen, chronische Krankheiten**

Epithel	fakultativ	chronische atrophische Gastritis chronisches Magenulkus chronisch ulzeröse und Crohn-Kolitis chronische Pankreatitis, Raucherbronchitis
	obligat	chronische Colitis ulcerosa mit Dysplasie ulzerierende Verätzungs- und Verbrennungsnarben
Binde-gewebe	fakultativ obligat	chronische Osteomyelitis Morbus Paget (ossal)

Geschwulstentstehung

Theorien. Ob die Entartung der Zelle auf speziellen *Virusonkogenen* oder auf *mutagenen Einflüssen* von außen oder auf der *Aktivierung der Onkogene* der normalen Zelle, u. a. durch *Erbfaktoren*, beruht oder ob die Entstehung aus dem *Zusammentreffen* aller genannten *Einzelnoxen* (Abb. 18.3) resultiert, ist noch nicht erwiesen. Insbesondere ist noch unklar, welchen Einflußweg die klinisch gesicherten Erbfaktoren auf die zellulären Onkogene nehmen. Wahrscheinlich begünstigen sie den *Ausfall der Immunüberwachung* der *Tumoranlagen*, so daß in der Zelle enzymatisch bestimmte chemische Komplexe ungehemmt in potente Karzinogene umgewandelt werden können. Die tumorspezifische *Wachstumsdy-*

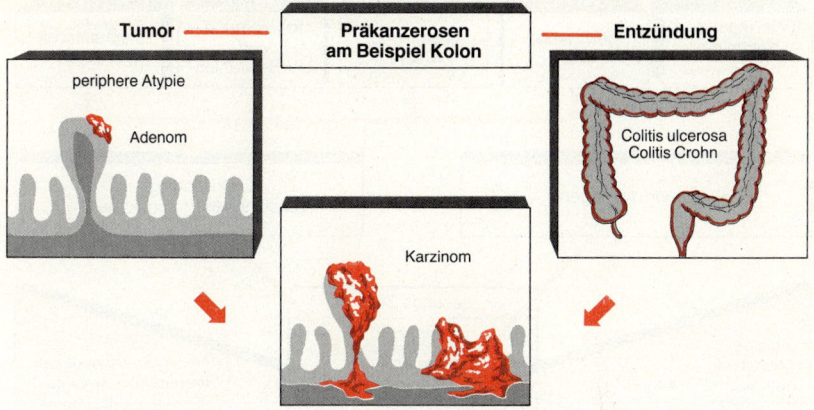

Abb. 18.1 Präkanzerosen. Gutartige Tumoren und chronische Entzündungen.

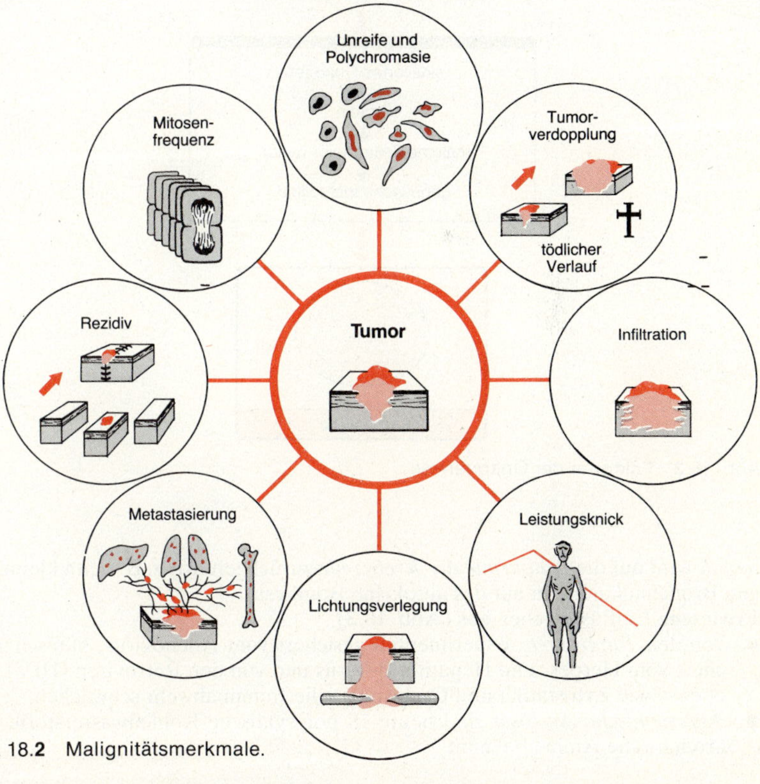

Abb. 18.**2** Malignitätsmerkmale.

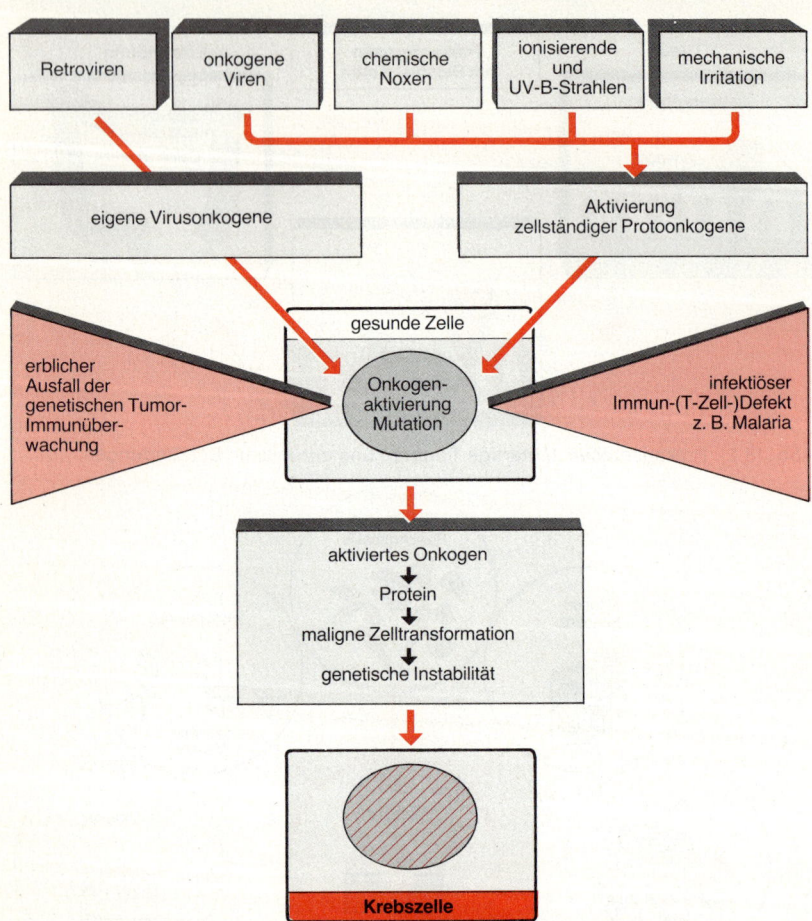

Abb. 18.**3**   Faktoren der Onkogenese.

namik wird auf die *Autokrinie der Krebszelle* zurückgeführt, z. B. beim kleinzelligen Bronchialkarzinom auf das autokrine Bombesin.
Erwiesene Einflüsse gehen aus (Abb. 18.**3**)
- von den *Tumorviren*: experimentell gesichert vom Adenovirus, klinisch gesichert vom Herpes- und Hepatitis-B-Virus und von den Retroviren (HIV), die ebenso wie Zytostatika und Cyclosporin die Immunabwehr schwächen.
- Als *chemische Auslöser* sind heute 18 polyzyklische Kohlenwasserstoffe und aromatische Amine bekannt.

- Ebenfalls erwiesen ist der Einfluß *ionisierender Strahlen:* Röntgen-Isotopen-Bestrahlung und der Nuklearunfall, ferner die UV-B-Strahlenexposition.
- Die größte klinische Bedeutung besitzen die *chronischen Irritationseinflüsse,* z. B. die mikrotraumatisierten Verätzungs- und Verbrennungsnarben; weitere Beispiele sind das Ösophaguskarzinom bei der Ösophagitis durch Heißessen (Köche), durch Alkohol (Potatoren) und Magensaftreflux bei Kardiainsuffizienz, ferner das Ulkuskarzinom und bei der chronischen Osteomyelitis das Fistelkarzinom. Ionisierende chemische und mechanische Kombinationseinflüsse führen zum *Bronchialkrebs*, so radioaktive Partikel beim Uranarbeiter, Benzpyren und chronischer Reiz bei der Raucherbronchitis. Aromatische Amine führen beim Anilinarbeiter zum Blasenkrebs, Leber- und Glioblastome entstehen durch PVC (Vinylchlorid, Benzole), Pleuramesotheliome beim Asbestarbeiter, Hautkrebs nach Teerpinselungen, Skrotalkrebs durch Rußeinwirkung beim Schornsteinfeger, Haut-, Ösophagus- und Bronchialkrebs bei der früher üblichen Arsentherapie.
- Als Ausdruck der *erblichen Disposition* kennt man das „cancer family-syndrome" beim Mamma-, Kolon- und Bronchialkarzinom sowie beim malignen Melanom. Hingegen ist der Erbgang autosomal *dominant* bei der familiären Kolonadenomatose und den multiplen kartilaginären Exostosen, *rezessiv* beim DNA-Reparaturmechanismus und beim Immundefekt. Charakteristisch für den Krebs mit Erbdisposition ist das *frühe* Auftreten und das *multizentrische* Vorkommen.

Allgemein stehen zur Krebsentstehung in konstanter Beziehung die Faktoren Alter, Geschlecht, Ernährung (Fett) und die Geographie.

Metastasen, Sekundär- oder Tochtergeschwulst

▶ Durch Verschleppung von lebensfähigen Tumorzellen auf dem *Lymph-* oder *Blutwege,* durch *direkten* Kontakt oder durch das *Abtropfen, Abklatschen* oder *„Impfen"* entsteht eine räumlich vom Primärtumor getrennte, histomorphologisch aber ähnliche Absiedlung (Abb. 18.**4**).

Den Verschleppungsvorgang nennt man Metastasierung, den Absiedlungstumor selbst Metastase.

Die **lymphogene Metastasierung** erfolgt mit dem Lymphstrom zunächst in die regionären, dann in entfernte Lymphknotengruppen. Dabei ist die *Aussparung* zwischengeschalteter Lymphknotenstationen möglich, ebenso die *retrograde* Ausbreitung, wenn die Lymphknoten durch Tumorbefall bereits blockiert sind und sich die gestaute Lymphe umkehrt. Letztlich führt jede Lymphaussaat auch zum *Einbruch in die Blutbahn.*

Die **hämatogene Metastasierung** erfolgt je nach Tumorart und -sitz über kurze oder lange Metastasierungswege. In sie können die *Filter* von *Leber* und *Lunge* eingeschaltet sein. Je nach Streuungsweg spricht man dann vom Lungen-, vom Leber-, vom Hohlvenen-, vom Cisterna-chyli- oder vom Pfortader-*Metastasierungstyp.*

Kontaktmetastasierung. Der Tumor durchbricht seine Organgrenze und greift auf direktem Wege auf die Nachbarschaft über, z. B. ein Magenkrebs auf die Leber, ein Kolonkrebs auf das Pankreas oder ein peripheres Bronchialkarzinom auf die parietale Pleura.

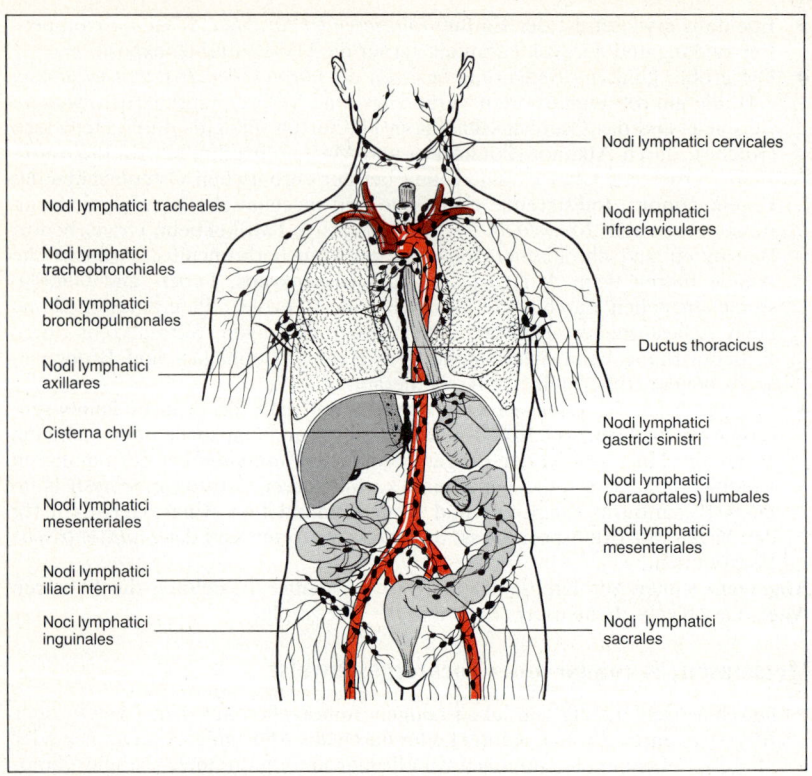

Nodi lymphatici cervicales

Nodi lymphatici tracheales

Nodi lymphatici tracheobronchiales

Nodi lymphatici bronchopulmonales

Nodi lymphatici axillares

Cisterna chyli

Nodi lymphatici mesenteriales

Nodi lymphatici iliaci interni

Noci lymphatici inguinales

Nodi lymphatici infraclaviculares

Ductus thoracicus

Nodi lymphatici gastrici sinistri

Nodi lymphatici (paraaortales) lumbales

Nodi lymphatici mesenteriales

Nodi lymphatici sacrales

Abb. 18.**4** Lymphbahnen. Die viszeralen Lymphknoten von Abdomen, Thorax und Hals; ferner die Knoten der Leisten, Achseln und des Nackens.

Abtropfmetastasierung. Abgelöste Tumoranteile nisten sich fern vom Ursprungsort ein. So entstehen z. B. beim Magenkrebs die Douglas- oder Ovarialmetastasen (Krukenberg-Tumor).

Impfmetastasierung. Mit Op-Instrumenten und -Handschuhen, aber auch mit der Tumorpunktionskanüle *verschleppte* Tumorzellen siedeln sich im Op-Feld oder Punktionskanal an (Abb. 18.**5**).

Rezidiv

▶ Nach operativer, chemotherapeutischer oder physikalischer Tumorentfernung erneutes Auftreten der Geschwulst im Ursprungsgebiet oder im regionären Lymphbereich.

Ein Rezidiv ist oft schwer gegen eine Spätmetastase und gegen eine Neuerkrankung abzugrenzen. Besteht die *Rezidiv-* und *Metastasenfreiheit* über 5 Jahre, spricht man von einer *Dauerheilung*.

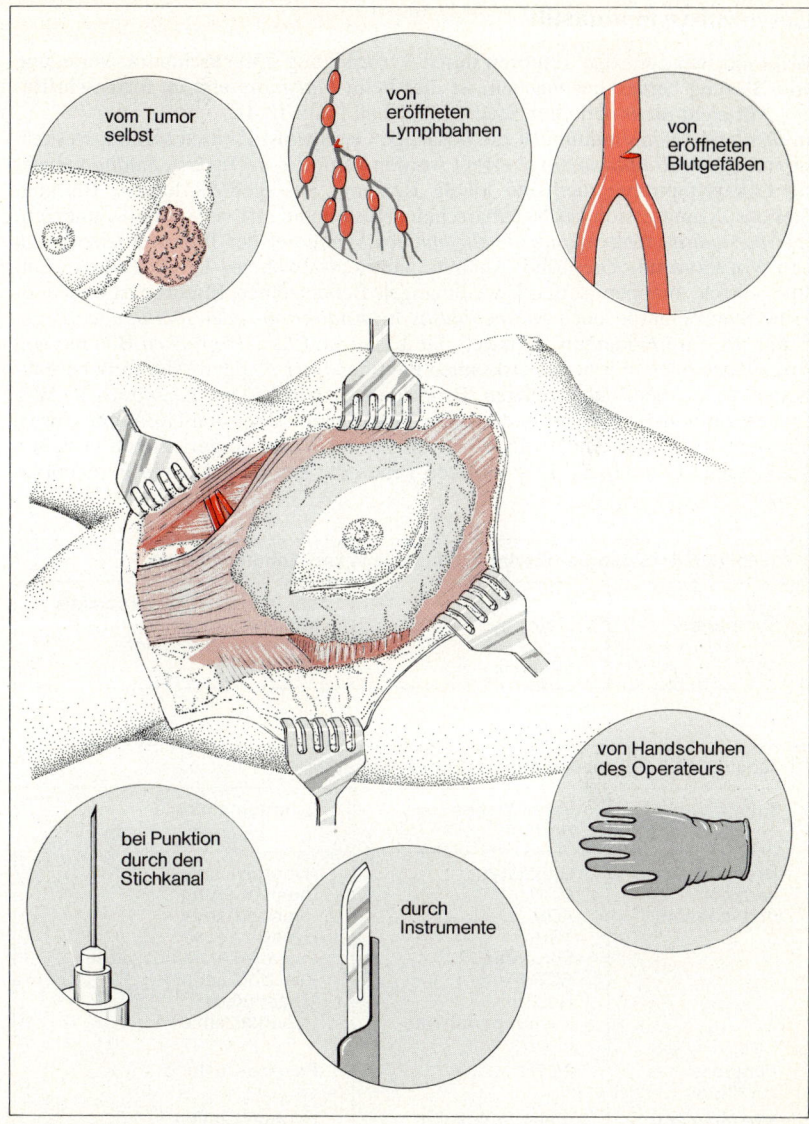

Abb. 18.**5** Ursachen und Wege der Tumorzellverschleppung bei Krebsoperationen am Beispiel der Ablatio mammae.

Geschwulstsymptomatik

Während sich gutartige Tumoren durch Verdrängung, Druckschmerz, Verlegung und Blutung bemerkbar machen, ist dies beim *Malignom* erst im fortgeschrittenen, oft nicht mehr heilbaren Stadium der Fall (Tab. 18.**4**).

Im *heilbaren Initialstadium* ist die bösartige Geschwulst klinisch stumm, weshalb sie nur durch *Routinevorsorge* erfaßt werden kann. Im *begrenzten Stadium* macht sie Lokalsymptome; dies sind lokale Reizung, Passagebehinderung, Blutung, Stenose, Kompression der Nachbarschaft, Husten und erst viel später Schmerzen. Im *Spätstadium* rücken dann die *allgemeinen Symptome* der Tumorintoxikation in den Vordergrund. Dies sind Anämie, Gewichtsabnahme, Ermüdbarkeit, Leistungsknick, Inappetenz und Eiweißmangel. Bei einzelnen Tumoren ist die endokrine Symptomatik, auch *paraneoplastische Endokrino- oder Immunopathie* genannt, für ihre Erkennung hilfreich. Sie basiert auf der *ektopischen* Bildung von *Proteohormonen,* hormonal wirksamen Peptiden oder Antigen-Antikörper-Reaktionen (z. B. beim kleinzelligen Bronchialkarzinom). Der *diagnostische* Weg erstreckt sich dann von der endokrinen Symptomatik über den Hormonnachweis mit dem RIA oder dem ELISA-Test bis zu der daran ausgerichteten gezielten Tumorsuche (Tab. 18.**5**). Des weiteren geben die *neuromuskulären* Paraneopla-

---

Tabelle 18.4   5-Jahres-Überlebensquote in % und Tumorsymptome

Ohne Symptome	mit örtlichen „Früh"symptomen	bei „typischer" Symptomatik mit Leistungsknick und Allgemeinerscheinungen
95%	60−80%	20−30%

Tabelle 18.5   Paraneoplastische Endokrinopathie

Tumor	Vermutliches Hormon	Symptomatologie
Bronchial-karzinom und -adenom	Glukagon	Hyperglykämie
	MSH	Pigmentierung
	ADH	Hyponatriämie
	TSH	Hyperthyreose
	Serotonin	Pseudo-Karzinoidsyndrom
	ACTH	Pseudo-Cushing
	Gastrin	Magenulkus
	Pseudoparathyreo-ideahormon	Hyperkalzämie
Pankreas-karzinom	ACTH	Pseudo-Cushing
Verschiedene Karzinome und Sarkome α_2-Inselzell-karzinom	(Pseudo-)Insulin	Hypoglykämie
	Glukagon	Glukagonomsyndrom

sien wie Myasthenie, amyotrophe Lateralsklerose und die sensorische Polyneuropathie einen Hinweis auf Bronchial-, Mamma- und Thymusmalignome. Eine *hämatologische* Paraneoplasie sind die *Thrombose* beim Pankreas- und Bronchialkarzinom und die aplastische Anämie beim Thymom. Eine *kutane* Paraneoplasie ist die Acanthosis nigricans maligna beim Magenkarzinom. Aber auch *metabolische Fernwirkungen* und Symptomkonstellationen, *Tumorsyndrome* genannt, können diagnostische Hinweise geben. Ihre Allgemeinbefunde sind Hypovitaminosen, Ergüsse und Dysproteinämien. Ihre speziellen Symptome und Befunde sind die Enzephalomyeloneuromyopathie, die Osteoarthropathie, die Hyperkalzämie ohne Knochenmetastasen, die Leukozytose, die Thrombozytose, die hämolytische aplastische Anämie; ferner die Thrombophlebitis migrans, die abakterielle Endokarditis und Hautveränderungen, z. B. die Akrokeratosis und Dermatomyositis, eine Glomerulonephritis, eine Glomerulonephrose und die Myopathie; ferner beim Karzinoid der Flush und beim Plasmozytom die Bence-Jones-Eiweißkörper. Weitere Befunde sind die *wiedererscheinenden fetalen Proteine* wie das α_1-Fetoprotein und das karzinoembryonale Antigen (CEA).

Diagnostik

In der Diagnostik unterscheidet man sichere und unsichere Tumorzeichen. *Sicher* ist allein die *Histologie*, wertvoll, aber *unsicher* sind die *allgemeinen klinischen Hinweise.*
Als diagnostischer Hinweis dient die Frequenz der einzelnen *Tumorlokalisationen* (Abb. 18.6). Sie ist *ausschließlich* aus den Erkrankungs-(Morbiditäts-)Statistiken zu ersehen, da die Sterblichkeits-(Mortalitäts-)Statistiken infolge der verbesserten operativen Heilerfolge kein reales Bild von der Lokalisationsfrequenz vermitteln können.

Untersuchungsverfahren

Beim Krebsverdächtigen oder -kranken kommen *allgemeine* und *lokale* oder *lokalisierende* Untersuchungsverfahren zur Anwendung (Abb. 18.7).
Von **allgemeiner** Seite interessiert die *Vorgeschichte*. Sie gibt mit der Beschwerdedauer bereits Hinweise auf die *Wachstumsgeschwindigkeit* sowie auf tumorbegünstigende Einflüsse oder evtl. vorhandene *Krebsvorstufen*; auch informiert sie über die allgemeinen Krebssymptome, ferner über die Operabilität des Befundes.
Zur allgemeinen Untersuchung gehören BSG, Hämoglobin, Leukozyten, Thrombozyten, Elektrophorese, bei Leber- und Skelettbefall die alkalische Phosphatase, SGOT und SGPT; ferner der Erythrozytenquotient von gesättigter Stearin- zu ungesättigter Oleinsäure. Weiterführende Untersuchungen vornehmlich zur Rezidivkontrolle bei gastrointestinalen Tumoren sind die *Tumormarker:* das „karzinoembryonale Antigen" (CEA) und das „tissue polypeptide antigen" (TPA) beim Mamma-, Bronchial- und Kolorektalkarzinom. Das α_1-Fetoprotein beim primären Leberkarzinom und Hodentumor, das CA 19-9 und Dihydrotestosteron beim Pankreas- und Magenkarzinom und Bombesin und die neurospezifische Enolase (NSE) beim kleinzelligen Bronchialkarzinom; außerdem das *Kalzitonin* beim medullären Schilddrüsenkarzinom, das *HCG* beim Hoden- und Chorionkarzinom, die *Hydroxyindolessigsäure* beim Karzinoid, die *Noradrenalinmetaboliten* beim Phäochromozytom und Neuroblastom, das *Erythropoetin* beim

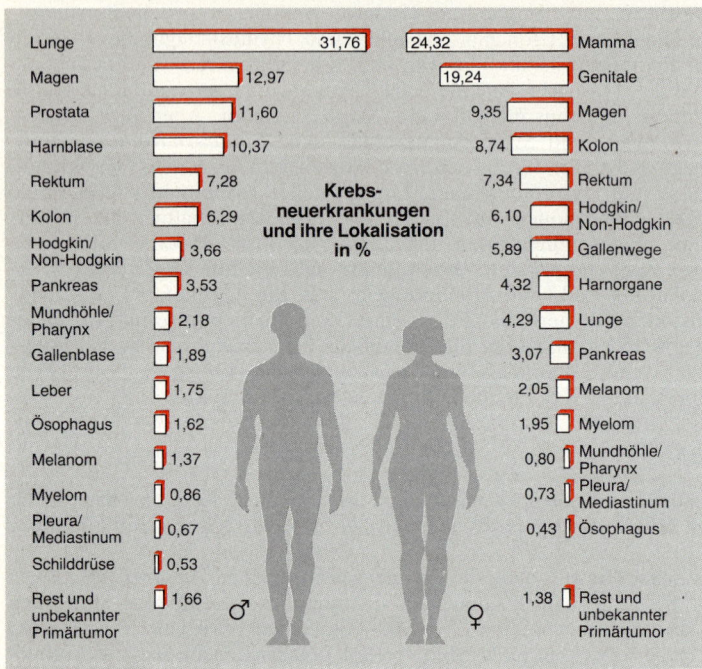

Lunge	31,76		24,32	Mamma
Magen	12,97		19,24	Genitale
Prostata	11,60		9,35	Magen
Harnblase	10,37		8,74	Kolon
Rektum	7,28	**Krebs-**	7,34	Rektum
Kolon	6,29	**neuerkrankungen**	6,10	Hodgkin/Non-Hodgkin
Hodgkin/Non-Hodgkin	3,66	**und ihre Lokalisation**	5,89	Gallenwege
Pankreas	3,53	**in %**	4,32	Harnorgane
Mundhöhle/Pharynx	2,18		4,29	Lunge
Gallenblase	1,89		3,07	Pankreas
Leber	1,75		2,05	Melanom
Ösophagus	1,62		1,95	Myelom
Melanom	1,37		0,80	Mundhöhle/Pharynx
Myelom	0,86		0,73	Pleura/Mediastinum
Pleura/Mediastinum	0,67		0,43	Ösophagus
Schilddrüse	0,53			
Rest und unbekannter Primärtumor	1,66	♂ ♀	1,38	Rest und unbekannter Primärtumor

Abb. 18.**6** Krebsmorbidität (DDR). 45600 Neuerkrankungen 1981 (nach W. H. Mehnert, W. Stanaczek, Nationales Krebsregister und Krebsstatistik der Akademie der Wissenschaften der DDR).

zerebellären Hämangioendotheliom und der *Insulinspiegel* beim Insulinom. Die *Sensitivität der Tumormarker* beträgt bei einigen Tumoren, evtl. in kombinierter Anwendung, bis zu 90%.

Lokale und gleichzeitig **lokalisierende** Diagnoseverfahren stehen in der *klinischen* und *technischen* Untersuchungsmethodik zur Verfügung. Die Suche gilt als erstes einem *tastbaren Tumor*. Gleichzeitig werden die regionären *Lymphknotenstationen* und die zu seinem Lokalisationstyp gehörenden *Aussaatfilter* von Leber und Lunge palpiert, sonographiert und geröntgt. Den angetroffenen Tumor entnimmt man wenn möglich im Ganzen zur *histologischen* Untersuchung (Exstirpationsbiopsie). Bei direkt oder endoskopisch erreichbaren Geschwülsten macht die Gewinnung der Histologie keine Schwierigkeiten. Nicht direkt zugängliche Tumoren dagegen erfordern die *diagnostische Freilegung* mittels Laparotomie oder Thorakotomie. Dabei wird der Tumor entfernt und noch während der Operation mit *Schnellschnitt* so rasch untersucht, daß man die Operation als Therapieeingriff fortsetzen und beenden kann. Partielle *Ausschneidungen (Exzisionsbiopsie) aus dem Tumor bergen immer die Gefahr* der Tumoraussaat, das gilt insbesondere für die Tumorpunktion.

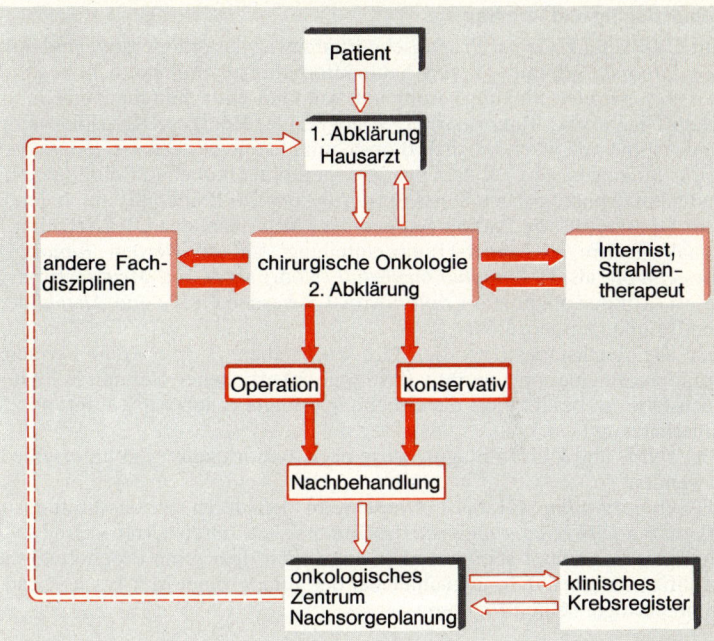

Abb. 18.**7**   Interdisziplinäre Onkologie.

Wichtige Untersuchungen sind das *Sonogramm* und das *Röntgen* mit und ohne Kontrastmittel, dessen Fortentwicklung das *Computertomogramm* ist, das einen hohen diagnostischen Wert besitzt. Weitere technische Verfahren sind das Skelett- und Parenchym*szintigramm* und die *Kernspintomographie* (NMR), insbesondere nach Injektion eines paramagnetischen Gels (DTPA-Dextran). Damit ist die Erkennung von Tumoren ab 0,5 mm möglich. Nach Positivausfall der *Tumormarker* gelingt die Tumorlokalisierung oft mit der *Immunszintigraphie* durch mit ^{111}In oder [131]J radioaktiv markierten *monoklonalen Antikörpern* gegen tumorassoziierte Antigene. Dies gilt für Primärtumoren ebenso wie für Metastasen und Rezidive. Das Verfahren ist auch zur *DD* gegen postoperative Narben und chronische Entzündungen, z. B. im Pankreaskopf, geeignet.
Im Respirations- und Verdauungstrakt ist die Endoskopie den genannten Radioisotopen- und Sonographieuntersuchungen gleichrangig. Mit ihr kann der Tumor biopsiert und fotografisch dokumentiert werden.
Die entscheidenden Impulse hat die Krebschirurgie in den letzten Jahren durch die *frühere Tumorerfassung* erfahren. Hinzu kommen die genauere *Zelldifferenzierung,* das Grading, und die radikale *Op-Taktik* und *-Technik*. Damit konnten die Heilergebnisse verbessert werden.

Tumorstaging und -grading

Zur Op-Planung wie zur Prognosebeurteilung ist das präoperative und intraoperative *Tumorstaging* und *-grading* heute international vereinheitlicht.

Das *präoperative* Staging beruht auf der klinisch-technischen und laborchemischen Diagnostik: Tumormarker, Sonographie, Röntgen, Kernspintomographie, Endoskopie und wenn möglich Biopsie mit Histologie. Das *intraoperative histologische* Staging basiert auf dem bei der Operation erhobenen Befund und der grob- und feinmorphologischen Durchmusterung des Op-Präparates durch den Pathologen. Operateure wie Pathologen bedienen sich dabei der UICC-(Union Internationale Contre le Cancer-)Tumoreinteilung. Mit ihr werden *Tumorgröße* und *Ausdehnung* als *T*, *Lymphknotenbefall* (Nodi) als *N* und *Metastasen* als *M* registriert. Mit den angefügten *Ziffern* von 0–x werden *Größe* und *Anzahl* der einzelnen Befunde ausgedrückt.

Der Kleinbuchstabe p vor den Großbuchstaben *T, N* oder *M* bezeichnet den intraoperativ oder postoperativ (histologisch) erhobenen Befund. Fehlt der Kleinbuchstabe, so besagt dies: die Erhebung erfolgte präoperativ aufgrund klinischer Einschätzung (s. o.).

Das TNM- und Ziffern-Staging ist je nach Tumorlokalisation unterschiedlich anzuwenden.

Das *Tumorgrading* G1 bis G3 beschreibt den durch Serienschnitt histologisch erkannten *Differenzierungsgrad* des Tumors. Je differenzierter – Grad 1 –, d. h. je ähnlicher der Tumor seiner Matrix, um so günstiger seine Prognose. Je un- oder entdifferenzierter, d. h. je unähnlicher der Tumor seiner Matrix ist – Grad 3 –, um so ungünstiger seine Prognose.

Behandlung (Abb. 18.8)

Wegen der geringen Unterschiede im Stoffwechselverhalten von Tumor- und Normalgewebe gibt es bislang keine Heilung des epithelialen Organkrebses mit chemischen Heilmethoden. Beim Organkrebs ist allein die operative Krebsentfernung das *Heilverfahren der Wahl*. Allenfalls kann es durch Kombination mehrerer adjuvanter Therapieverfahren wie Röntgen-, Chemotherapie, Hypo- oder Hyperthermie sowie Perfusion zur *multimodalen* Behandlung erweitert werden. Angestrebt wird beim operablen Krebs die *Radikaloperation*. Beim nicht mehr radikal entfernbaren Krebs ist lediglich ein *palliatives Vorgehen* möglich, wozu auch die Metastasen- und die Rezidivoperationen gehören.

Radikaloperation

Allein beim Tumor, der die Organgrenzen nicht überschritten hat, bietet die ausgreifende Tumorausrottung, d. h. die *radikale En-bloc-Entfernung* des tumortragenden Organs (z. B. des Magens) oder Organabschnitts (z. B. Lungenlappen) mitsamt seinen zugänglichen Aussaatbereichen Heilungschancen. Nur sie stellt ein kuratives Vorgehen dar. Essentiell ist bei der Operation die *Verhütung* der *Krebszellverschleppung*. Dies geschieht mit elektrischem Messer, Laserstrahl sowie vor allem mit der Op-Feldabdeckung und dem Instrumentenwechsel (Abb. 18.5). Erfordert die radikale kurative Entfernung ein extremes Ausgreifen, spricht man vom *supraradikalen* Vorgehen. *Bedingt kurativ* ist die Mitresektion

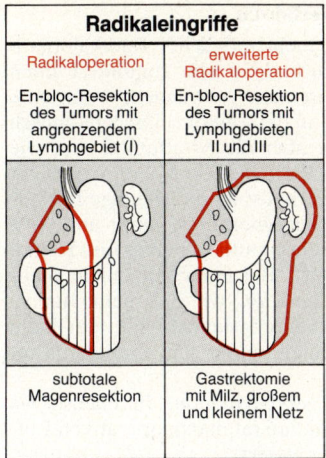

Radikaleingriffe	
Radikaloperation	erweiterte Radikaloperation
En-bloc-Resektion des Tumors mit angrenzendem Lymphgebiet (I)	En-bloc-Resektion des Tumors mit Lymphgebieten II und III
subtotale Magenresektion	Gastrektomie mit Milz, großem und kleinem Netz

Abb. 18.**8**   Grundformen der Tumoreingriffe am Beispiel des Magenkarzinoms.

Palliativeingriffe				
Tumor-entfernung	Tumor-zerstörung	Tumor-umgehung zur Funktionserhaltung (Passage)	Rezidivoperation	Metastasen-resektion
sparsame Antrumresektion	Laser-Endoskop	Gastro-enterostomie Umgehungs-anastomose	lokoregionäres Rezidiv nach Magenteilresektion Entfernung mit Gastrektomie	Teilresektion bei solitären Metastasen

von Tumoreinbrüchen in ein Nachbarorgan. *Absolut inkurabel* ist eine diskontinuierliche, technisch nicht mehr mobilisierbare Tumorausbreitung.

Weil *Rezidive* heute durch Immunszintigraphie, Tumormarker und NMR früher faßbar geworden sind, lassen sie sich gezielt angehen und häufiger radikal entfernen. Die bisher routinemäßig 6 Monate nach der Primäroperation ausgeführte „second look"-Revision ist heute deshalb obsolet. Anders bei einer primär technisch nicht entfernbaren Geschwulst, die sich nach chemo- oder radiotherapeutischer Intervallbehandlung *nachweisbar zurückgebildet* hat.

Palliativoperationen und nichtoperative Palliativverfahren

Palliativoperation heißt, dem Kranken bei nicht mehr möglicher Radikaloperation mit einer *Auswegsoperation* das Schicksal zu lindern oder zumindest einen Aufschub zu erreichen. Zur Palliativoperation ist man gezwungen, wenn eine nicht mehr operable Fernaussaat vorliegt oder wenn der Tumor selbst anatomisch oder technisch nicht mehr zu exstirpieren ist, er aber die Vitalfunktionen, wie z. B. die Magen-Darm-Passage, behindert. Die *Wahl* des *Op-Verfahrens* hängt also vom Lokalbefund ab. So hat z. B. bei einer Fernaussaat die alleinige Primärtumorentfernung das Ziel, dem Tumorzerfall zu begegnen und Tumor und Aussaat durch Reduktion der Tumormasse noch einer lindernden Chemo- und Radiotherapie zugänglich zu machen (Supportiveingriff). Bei einer vom nicht mehr angehbaren Tumor *bedrohten oder gestörten Vitalfunktion,* wie z. B. beim Tumorileus, ist dem Kranken mit der Anlage einer Ableitungskolostomie oder beim stenosierenden Magenausgangskrebs mit der Anlage einer Umgehungsanastomose, d. h. einer Gastroenterostomie, zu helfen.

Eine neue Alternative ist die *fotodynamische Laserkoagulation,* die ebenso wie die *Kryotherapie* bei allen Hohlorganstenosen dem Patienten den operativen Entlastungseingriff erspart und die Überlebenszeit verlängert.

Metastasen- und Rezidivchirurgie

Eine *Solitärmetastase,* die nach langem Zeitintervall, also metachron auftritt, sollte, ebenso wie ein Rezidiv, operativ entfernt werden. Hierzu berechtigen Überlebenszeiten von mehreren Jahren und Dauerheilungen.

Operationsbegleitende Maßnahmen (physikalische, chemische und immunologische Kombinationsverfahren)

Ihr Ziel ist die präoperative Tumorreduktion, die Verhinderung der intraoperativen Tumoraussaat und die Zerstörung von Tumorresten. Es sind dies die *Tumorfulgurisierung* mit der elektrischen Funkenstrecke, ferner das *Verdampfen* mit dem Laser (S. 140) und die *Tumorvereisung* mit flüssigem Stickstoff von $-196\,°C$. Weitere Verfahren sind die *Strahlenbehandlung und die Tumorembolisierung* mit Isotopenträgern. Sie sind je nach bekannter Ansprechbarkeit des Tumors auf ionisierende Strahlen wie Röntgen- und Korpuskularstrahlung sowohl als ausschließliche als auch als zusätzliche Behandlungsmaßnahme einsetzbar.

Die lokale *Hyperthermie,* auch in Kombination mit Zytostatikaperfusion und Radiotherapie, ist noch in Erprobung. Weitere prä-, intra-, peri- oder postoperative adjuvante Maßnahmen sind die *Chemo-,* die *Antibiotika-* und die *Hormontherapie,* außerdem die systemische Hyperthermie. Ein Palliativeffekt ist bislang nur bei wenigen Epitheliomen und einigen Sarkomen zu beobachten. Nützlich sind die adjuvanten Maßnahmen bei einzelnen Tumorarten und -lokalisationen zur *Erzwingung der Operabilität* eines technisch primär nicht operablen Befunds, z. B. beim Magenkrebs. Und hilfreich können sie beim lokalen Einsatz sein, z. B. bei der *Perfusion* der Metastasenleber mit Zystostatika, u. U. kombiniert mit der *korpuskulären Embolisierung*, ferner bei der Perfusion von Extremitäten bei Knochentumoren und in Kombination mit lokaler Hyperthermie bei Melanomen. Die *Effektbeurteilung* bei kryptogenen Tumoren wird heute durch die Kernspintomographie mit Gd-DTPA-Dextran ermöglicht.

Die *Immuntherapie* hat beim Melanom sowie beim Kolon- und Rektumkarzinom erste Erfolge mit *monoklonalen Antikörpern* erbracht. Ob die *adoptive* Immuntherapie durch mit Lymphokin (Interleukin 2) aktivierte Killerzellen einen Fortschritt bringen wird, bleibt abzuwarten. [131]J-markierte Antikörper und an Antikörper gebundenes Methotrexat mit Albumin ergaben einen 10fach höheren Chemotherapieeffekt. Zu den postoperativen *konservativen Zusatzverfahren,* die die Abwehr des Organismus stärken sollen, gehören die allgemein roborierenden Maßnahmen wie Klimareiz, Ernährungsumstellung, und die anabolen Testosteronderivate (Primobolan, Dianabol usw.), außerdem Vitamin A und Hexamethylen-Bisazetamid.

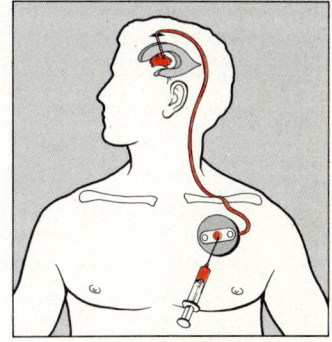

Abb. 18.**9** Schmerzbekämpfung bei inoperablem Tumor. Opiatverabreichung über intraventrikulär implantierten subkutanen Katheter aus Secor-Pumpe.

Für Patienten mit äußerst schmerzhaften inoperablen Tumoren von größter Wichtigkeit ist die *Schmerztherapie.* Hierfür hat sich wegen der benachbarten Rezeptoren die *zerebrale intraventrikuläre Opiatapplikation* bewährt (Abb. 18.**9**).

Prognose

Gesetzmäßig sind die Beziehungen zwischen Tumor*sitz*, Tumor*differenzierung* (G), *Eindringtiefe* und *Größe* (T_{1-x}) sowie *Lymphknotenbefall* (N_{1-x}), *Fernabsiedelung* (M_{1-x}) und *Heilaussicht.* Ein weiterer prognostisch aussagefähiger Faktor ist die Wachstumsgeschwindigkeit des Tumors. Sie wird als *Tumorverdoppelungszeit* bezeichnet und in Tagen (20–150) definiert.

Um für die Therapieresultate eine international gültige Vergleichsbasis zu haben, wird der Op-Befund nach dem *UICC-Schlüssel* (S. 242) kodifiziert (Abb. 18.**10**) und gemeinsam mit dem Differenzierungsgrad und der anamnestischen Verdoppelungszeit im *Op-Bericht* niedergelegt.

Nachsorge

Ihr Ziel ist die *Lebenserhaltung*, die *Lebensverlängerung* und die Stärkung des *Lebenswillens* des Patienten. Eingeleitete adjuvante Heilmaßnahmen werden fortgesetzt, ihre Wirkung und Nebenwirkung kontrolliert und der Patient *physisch roboriert* und *psychisch rehabilitiert.* Durch soziale Wiedereingliederung wird sein *Lebenswertgefühl* wiederhergestellt. Die *Basiskontrolle* durch den *Hausarzt* überwacht engmaschig Gewicht, BSG, Hb und inspiziert und palpiert den Op-Bereich und die regionären Aussaatgebiete (Lymphknoten). Zwischenzeitlich erfolgt in festgelegten Intervallen die ambulante oder stationäre *Kontrolle* (s. einzelne Tumorlokalisationen!) (Abb. 18.**6**). *Flankierende* Hilfen sind die Ernährungsberatung, die Schmerzbekämpfung und allgemeine Stärkungsmaßnahmen.

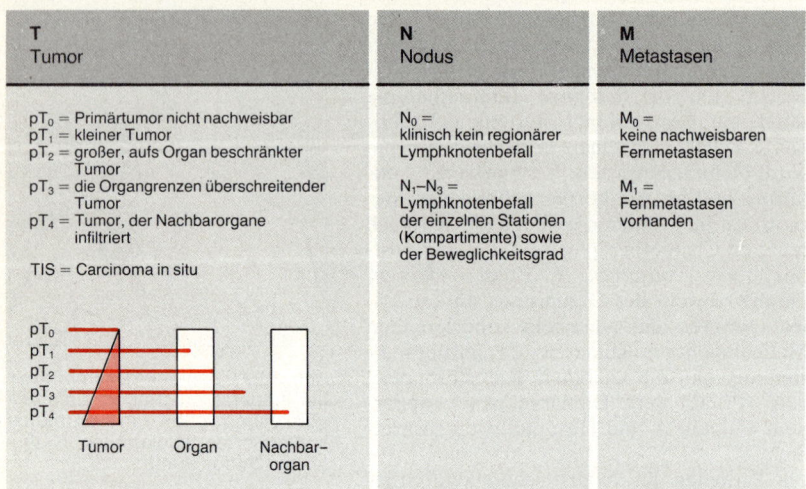

T Tumor	**N** Nodus	**M** Metastasen
pT_0 = Primärtumor nicht nachweisbar pT_1 = kleiner Tumor pT_2 = großer, aufs Organ beschränkter Tumor pT_3 = die Organgrenzen überschreitender Tumor pT_4 = Tumor, der Nachbarorgane infiltriert TIS = Carcinoma in situ	N_0 = klinisch kein regionärer Lymphknotenbefall N_1–N_3 = Lymphknotenbefall der einzelnen Stationen (Kompartimente) sowie der Beweglichkeitsgrad	M_0 = keine nachweisbaren Fernmetastasen M_1 = Fernmetastasen vorhanden

Abb. 18.**10**   Klassifikationsschema zur Einordnung des Op-Befundes nach Tumorgröße und Invasionsgrad (TNM).

19. Transplantation

▶ Parenterale Übertragung und operative Einpflanzung lebender Zellen, Gewebe und Organe an einer anderen Stelle des gleichen Organismus oder in einen anderen Organismus. Dabei wird das auf den Empfänger übertragene Material als Transplantat bezeichnet.

Allgemeines

Nomenklatur

Die genetische Übereinstimmung der Antigenstruktur zwischen Organ- und Gewebespender einerseits und Organ- oder Gewebeempfänger andererseits lassen 4 Formen der Transplantation unterscheiden:

Autotransplantation oder **Autograft** (autochthon, autogen). Gewebeübertragung innerhalb eines gleichen Individuums von einem Ort zum anderen. Hierbei ist eine regelmäßige und dauerhafte Transplantateinheilung zu erwarten, z. B. der Haut.

Isotransplantation oder **Isograft** (isogen, syngen). Gewebeübertragung zwischen genetisch identischen Individuen, z. B. eineiigen Zwillingen. Hier ist ebenfalls eine dauerhafte Einheilung des Transplantates zu erwarten, z. B. der Niere, der Haut.

Allotransplantation oder **Allograft** (allogen). Früher Homotransplantation (homolog) genannt. Gewebeübertragung zwischen genetisch verschiedenen Individuen der gleichen Spezies, also von einem Menschen auf den anderen, z. B. der Niere, der Leber. Die Häufigkeit von Abstoßungsvorgängen hängt hier zumindest prinzipiell von dem Grad der Übereinstimmung der Histokompatibilitätsantigene (Transplantationsantigene) des Empfängers mit denen des Spenders ab. Vor der Transplantation werden deshalb in Abhängigkeit von der verfügbaren Zeit verschiedene Histokompatibilitätstestungen durchgeführt.

Xenotransplantation oder **Xenograft** (xenogen). Gewebeübertragung zwischen Individuen verschiedener Spezies, z. B. Schweinehaut auf den Menschen. In der Regel keine Einheilung.

Transplantationsimmunologie

Operationstechnische Fortschritte und zunehmende Einblicke in die Immungenetik haben zur rapiden Zunahme von Transplantationen geführt. Begrenzt wird der Transplantationserfolg hauptsächlich durch Transplantatabstoßung und Infektionen. Der Körper erkennt das Transplantat als fremd und zerstört es über eine spezifische, immunologisch ausgelöste Entzündungsreaktion. Die Stärke und der Zeitpunkt der Abstoßungsreaktion hängen vom Grad der genetischen Ungleichheit zwischen Spender und Empfänger ab. Besondere Bedeutung kommt hierbei dem AB0-Blutgruppensystem und dem Human-leukocyte-antigen-(HLA-)System zu. Die Kodierung für das HLA-System („klassische Transplantationsantigene des Menschen") konnte auf dem 6. menschlichen Chromosom in enger Nachbarschaft zu bestimmten Blutgruppendeterminanten lokalisiert werden. Insgesamt umfaßt das HLA-System mehrere Loci (Klasse I: A, B, C; Klasse II: DR, DQ, DP, DRw usw.), wobei den Klasse-II-Antigenen offenbar besondere Bedeutung zukommt. HLA-Klasse-I-Antigene sind auf den meisten Zellen nachzuweisen, Klasse-II-Antigene meist jedoch nur auf Zellen des lymphoretikulären Systems, auf aktivierten Parenchym-, Endothel- oder Epithelzellen. Dieser Nachweis geschieht in vitro mit definierten Antiseren bzw. monoklonalen Antikörpern. Der Antigenausdruck ist dynamischer Natur und kann von verschiedenen Substanzen beeinflußt werden. Bei In-vitro-Versuchen verstärkt z. B. γ-Interferon die HLA-Antigen-Exprimierung auf den damit behandelten Zellen.

Weitere gebräuchliche Verfahren im Bereich der HLA-Untersuchungen sind Lymphozyten-Toxizitätstests sowie gemischte Lymphozytenkulturen. Hiermit ist es möglich, den Grad der genetischen Übereinstimmung zwischen Spender und Empfänger näherungsweise festzustellen und so vor der Transplantation den geeigneten Empfänger für ein zur Verfügung stehendes Spenderorgan auszuwählen. Limitiert wird dies durch die geringe zur Verfügung stehende Zeit bei Meldung eines Organspenders, die längstmögliche Ischämiezeit in Abhängigkeit von dem zu transplantierenden Organ und der Zeit, einen möglichen Empfänger zur Transplantation einzubestellen und vorzubereiten. Praktisch ist es nur bei der Nierentransplantation möglich, die komplette HLA-Testung durchzuführen. Als Voraussetzung zur optimalen Durchführung einer Nierentransplantation gelten heute auch das Fehlen von zytotoxischen Antikörpern gegen Spenderantigen (negatives Crossmatch), eine Kompatibilität (d. h. jedoch nicht notwendigerweise Identität) im AB0-System und eine bestmögliche Übereinstimmung im HLA-System, insbesondere der HLA-DR-Antigene. Die zentrale, computergestützte

Erfassung sämtlicher Histokompatibilitätsdaten aller wartenden Organempfänger erlaubt dabei eine optimale Organzuteilung durch überregionale Organaustauschorganisationen, wie z. B. *Eurotransplant* in Leiden (Niederlande).

Transplantatabstoßung

Da nur bei eineiigen Zwillingen eine Gewebeidentität, bei allen anderen Spendern und Empfängern jedoch nur Gewebeähnlichkeit besteht, ist immer mit immunologischen Abwehrreaktionen zu rechnen. Die Abstoßungsreaktionen können ihren Ausgang vom Empfänger oder prinzipiell auch vom Transplantat selbst nehmen (Abb. 19.1). Im ersten Fall erkennt der Empfänger das Transplantat als fremd und zerstört es (Wirt-anti-Transplantat-Reaktion oder *Host versus graft reaction*). Im 2. Fall erkennt das Transplantat, abhängig von der Zahl der in ihm enthaltenen immunkompetenten Zellen, den Wirt als fremd (Transplantat-anti-Wirt-Reaktion oder *Graft versus host reaction*). Prinzipiell werden die humorale (durch Antikörper verursachte) und die zelluläre Abstoßung unterschieden. Als klinische Stadieneinteilung existiert auch eine Differenzierung in hyperakute, akute und chronische Abstoßung.

Hyperakute Abstoßung. Der Begriff wurde in der Nierentransplantation geprägt und kennzeichnet eine innerhalb von Minuten bis Stunden verlaufende, humorale, also durch Antikörper initiierte Transplantatabstoßung. Kann Ausdruck einer – evtl. unerkannten – Vorsensibilisierung des Empfängers gegen fremde Histokompatibilitätsantigene des Spenders oder auch einer Inkompatibilität im AB0-System zwischen Empfänger und Spender sein. In der Regel irreversibel. Die antikörperinduzierte Abstoßung einer transplantierten Leber verläuft erheblich langsamer und protrahierter.

Akute Abstoßung. Zelluläre Abstoßung mit Beteiligung von Makrophagen, aktivierten Lymphozyten usw. Beginnt meist einige Tage bis Wochen nach der Transplantation (Sensibilisierungsphase). Kommt bei der Mehrzahl aller transplantierten Patienten ein- oder auch mehrmals vor. Ihre Symptome sind Fieber, Unwohlsein, Leukozytose, ggf. eine schmerzhafte Vergrößerung mit Durchblutungs- und Funktionseinschränkung des transplantierten Organes. Bedarf oftmals einer Verifizierung durch Biopsie und histologische Aufarbeitung. Durch Steigerung oder Veränderung in der Immunsuppression meist zu beherrschen. Führt ansonsten zum raschen Organversagen und bedarf dann der Retransplantation.

Chronische Abstoßung. Langsame Funktionseinbuße des Transplantats, teils mit Fibrosierung des Gewebes einhergehend. Nach bisherigen Untersuchungen evtl. gemeinsam durch humorale und zelluläre Immunantwort bedingt. Bislang nur geringe Beeinflußbarkeit durch Angleichung der Immunsuppression. Führt oftmals zu einer Retransplantation.

Immunsuppression

Sie dient der Abschwächung oder Unterdrückung der geschilderten immunologischen Abstoßungsreaktionen. Die Problematik der derzeitigen Immunsuppression liegt im Mangel der Wirkungsspezifität und der Schwierigkeit der individuell richtigen Dosierung. Die Hauptgefahren liegen in einer Verminderung der Infektresistenz mit Auftreten z. T. atypischer Infektionen (z. B. generalisierter Zytomegalievirusinfektionen), der Entstehung von Magen-Darm-Ulzera, den Langzeitnebenwirkungen der Steroide und einer gehäuften Lymphominzidenz.

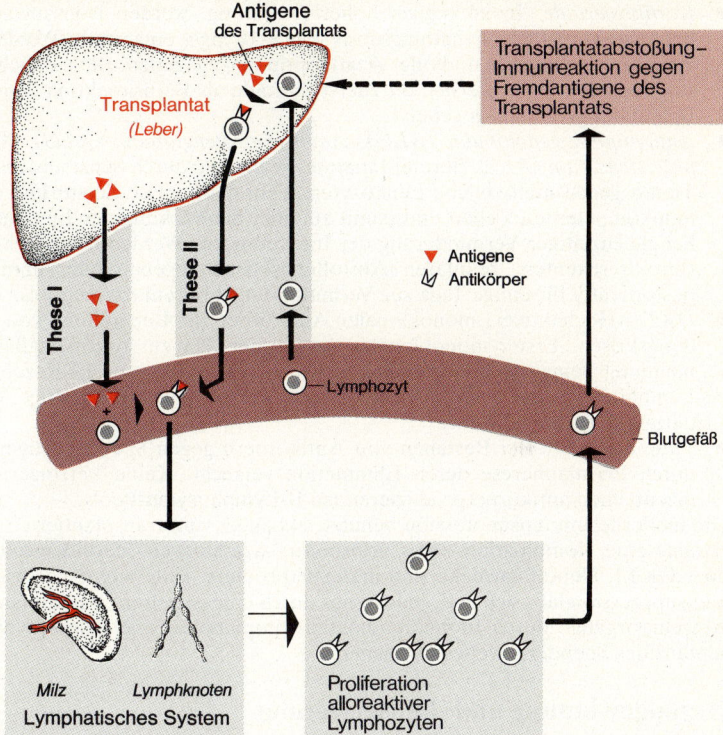

Abb. 19.**1**   Transplantatabstoßung. These I: Aktivierung immunkompetenter Lympho-
zyten außerhalb des Transplantats durch freigesetzte Transplantationsantigene.
These II: Aktivierung im Transplantat nach Einstrom immunkompetenter Zellen ins
Transplantat.

Klinische Anwendung finden:
- *Cyclosporin:* Heute wichtigstes Medikament in der immunsuppressiven Behandlung, wurde klinisch zuerst von Calne in Cambridge 1978 eingesetzt.
  Bewirkt u. a. eine Blockierung der durch Interleukin 2 induzierten Lymphozy-
  tenproliferation. Individuelle Dosierung nach engmaschigen Blutspiegelkon-
  trollen mittels Radioimmunassay (RIA). Probleme durch z. B. Nephro- und
  Hepatotoxizität.
- *Azathioprin.* Lange Zeit Hauptmedikation bei der Immunsuppression, wurde
  in den frühen sechziger Jahren eingeführt. Wird heute noch bei der Nierentransplantation angewandt, teils zusätzlich zu Cyclosporin und Steroiden.
  Kann u. a. ernste Leukopenie verursachen.

● *Kortikosteroide.* In anfänglich hoher Dosierung, werden langsam auf eine heute recht niedrige Erhaltungsdosis von 5–10 mg/d eingestellt. Werden prinzipiell zu Cyclosporin und/oder Azathioprin hinzugegeben. Bei möglichen Abstoßungsreaktionen werden oft zuerst Steroide als Bolusinjektion zum ersten Behandlungsversuch gegeben.

● *Antilymphozytenglobulin (ALG), Antithymozytenglobulin (ATG), Antilymphozytenserum (ALS).* Serumpräparate, gewonnen durch Sensibilisierung von Tieren gegen menschliche Leukozyten. Führen zu einer Zerstörung der immunkompetenten Zellen und damit zu einer Schwächung der Immunabwehr bei gleichzeitiger Verminderung der Infektabwehr. Werden hauptsächlich bei steroidresistenten, zellulären Abstoßungskrisen gegeben oder unmittelbar postoperativ für einige Tage zur Verminderung des Leukozytenpools.

● *OKT3.* Hochaktiver, monoklonaler Antikörper zur Behandlung von Abstoßungskrisen. Erster monoklonaler Antikörper, der zur routinemäßigen Behandlung beim Menschen eingesetzt wird. Anlagerung an T3-Rezeptor der Lymphozyten und dadurch nachfolgende Zerstörung. Gleichzeitige Verminderung der Infektabwehr.

● *Plasmapherese.* Bei Bestehen von Antikörpern gegen Spenderantigene wird durch Plasmapherese deren Elimination versucht. Keine Verringerung des eigentlichen antikörperproduzierenden B-Lymphozyten-Pools.

Die moderne Immunsuppression benutzt, abhängig vom transplantierten Organ, oftmals eine Kombination von Cyclosporin, Azathioprin, Steroiden und ALG oder OKT3. Neue Pharmaka sind in der Erprobung. Eine mehr spezifische Immunsuppression läßt sich evtl. jedoch nur durch eine gezieltere Beeinflussung der Abwehrvorgänge durch Immunmodulation (immunologische Toleranz und Akzeptanz des Spendergewebes) erreichen.

Organgewinnung und -konservierung

Als Organspender kommen Verstorbene – meist nach einem Unfall mit primärem Schädel-Hirn-Trauma –, selten auch lebende Verwandte für die Nierentransplantation in Betracht. Im Vergleich zu anderen Ländern herrscht in der Bundesrepublik Deutschland ein großer *Mangel an Spenderorganen.* Hauptursachen sind eine mangelnde Aufklärung der Bevölkerung und unzureichende organisatorische Voraussetzungen bei der Organbeschaffung. Eine Verbesserung der Situation erscheint nur durch eine bessere Information der Öffentlichkeit, Kooperation der gesamten Ärzteschaft und Einsatz speziell geschulter Transplantationskoordinatoren bei der Organbeschaffung möglich. Vor der Freigabe eines Organspenders muß der Hirntod durch zwei Ärzte, die selbst keine Beziehung zur Transplantation haben, festgestellt werden. Die exakte *Feststellung des Hirntodes* erfolgt durch mehrmalige, klinisch-neurologische Untersuchungen, Elektroenzephalogramm und ggf. zerebrale Angiographie.

Multiorganentnahmen von Nieren, Herz und Leber sind heute die Regel. Die Organe werden oft von verschiedenen Teams in einer Operation entnommen, um dann zu den Transplantationszentren weitergeleitet zu werden. Entscheidend für den Transplantationserfolg ist zunächst die Erhaltung der Lebensfähigkeit des Organs zwischen Entnahme und Einpflanzung. Dies geschieht heute mittels besonderer Perfusionslösungen und einer Abkühlung des Organs auf ca. 2–4 °C.

Die Elektrolytzusammensetzung der Perfusionslösung ähnelt der der extrazellulären Flüssigkeit.

Spezielle Organtransplantation

Angestrebt oder möglich sind heute Transplantationen bei folgenden Organen: Haut (s. Kap. 22), Niere, Herz, Hornhaut, Knochenmark, Knochen, Knorpel, Leber, Pankreas. Die Dünndarm- und die Lungentransplantation, teils als kombinierte Herz-Lungen-Transplantation, sind gegenwärtig noch in der Entwicklungsphase.

Nierentransplantation

Vor gut 25 Jahren wurde die erste erfolgreiche Nierentransplantation beim Menschen durchgeführt. Weltweit sind bislang mehr als 100000 Nierentransplantationen, davon etwa 12000 in Deutschland, erfolgt. Im letzten Jahrzehnt haben 7500 Menschen zu Lebzeiten eine ihrer Nieren gespendet.

Indikation ist die terminale chronische Niereninsuffizienz. Die erfolgreiche Transplantation befreit den Patienten nicht nur von den Unannehmlichkeiten der Dialyse, sondern ist auch qualitativ besser als alle Therapieformen der „künstlichen Niere", z. B. bezüglich der Beherrschung der renalen Anämie und des sekundären renalen Hyperparathyreoidismus. **Kontraindikationen** sind schwerwiegende akute und chronische unbeeinflußbare Infektionen, schwere Systemerkrankungen, nicht kurativ behandelte Malignome und fortgeschrittene Erkrankungen anderer Organe, z. B. von Leber oder Herz (arterielle Verschlußkrankheit). Hierbei kann evtl. eine kombinierte Transplantation von Leber–Niere oder Herz–Niere durchgeführt werden.

Bei Erwachsenen erfolgt die Implantation der gespendeten Niere extraperitoneal in die Fossa iliaca (Abb. 19.**2**), bei Kindern transperitoneal in die rechte Fossa lumbalis. Ischämietoleranz 24–48 Stunden. **Ergebnisse:** Mit der heute üblichen kombinierten Immunsuppression beträgt die Transplantatfunktionsrate nach einem Jahr ca. 95%, nach 5 Jahren ca. 85%. Die Resultate sind dabei sehr abhängig vom Ausgangsstatus der Transplantatempfänger. Einer guten Übereinstimmung der HLA-Antigene zwischen Empfänger und Spender kommt besonders im Hinblick auf das Langzeitüberleben eine wichtige Bedeutung zu (10-Jahres-Überlebensrate bei optimaler HLA-Übereinstimmung bis zu 68%, bei mangelnder Übereinstimmung nur 20%). Bei Zweit- und Mehrfachtransplantationen sind die Erfolgsaussichten aufgrund der meist erfolgten Sensibilisierung des Empfängers niedriger. Das Letalitätsrisiko der Patienten im ersten Jahr nach einer Nierentransplantation liegt heute deutlich unter 10%, an vielen Zentren unter 5%. Voraussetzungen sind eine schonende Organgewinnung, eine optimale Operationstechnik bei der Implantation, eine kurze Ischämiezeit des gespendeten Organs, die Nutzung der Gewebetypisierung (Histokompatibilitätstestung), mit Einschränkung die Gabe von Bluttransfusionen vor der Transplantation, perioperative Antibiotikaprophylaxe und eine verbesserte, individuelle Anpassung der medikamentösen Abstoßungsbehandlung. Eine nicht beherrschbare Abstoßungsreaktion zwingt zur Transplantatnephrektomie und Wiederaufnahme der Dialysebehandlung, bis ein Organ zur Retransplantation zur Verfügung steht.

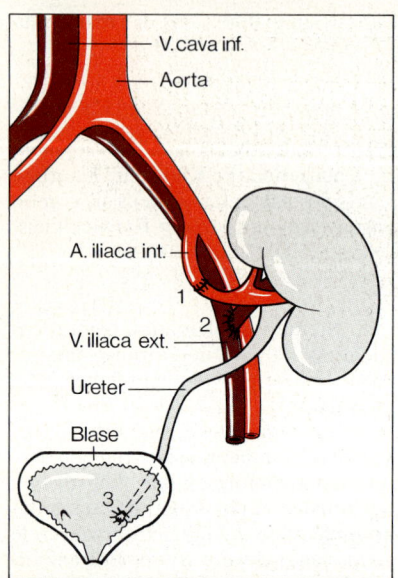

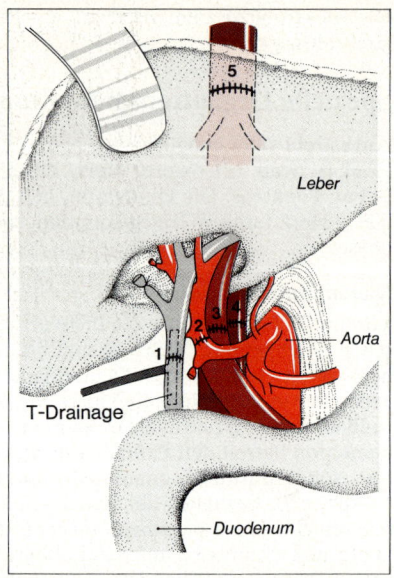

Abb. 19.**2** Technik der Nierentransplantation in die Fossa iliaca. 1 A.-iliaca-A.-renalis-Naht, 2 V.-iliaca-V.-renalis-Naht, 3 Ureter-Blase-Naht.

Abb. 19.**3** Technik der orthotopen Lebertransplantation. Anastomosen: 1 Gallengang, 2 A. hepatica, 3 Pfortader, 4 und 5 V. cava.

Lebertransplantation

- Auxiliäre (heterotope) Transplantation: Das Transplantat funktioniert als zusätzliches Organ. Bisher nur vereinzelt angewandt.
- Orthotope Transplantation: Nach Hepatektomie des Empfängers ersetzt das Transplantat das ursprüngliche Organ.

Erste erfolgreiche orthotope Lebertransplantation 1963 durch Starzl in Denver, USA. Weltweit wurden seitdem mehr als 4000, in Deutschland ca. 500 Lebertransplantationen durchgeführt. Die Überlebensrate der Empfänger nach einem Jahr beträgt je nach Indikation 60–90 %. Der weitere Verlauf ist abhängig von Indikationsart und -zeitpunkt in bezug auf die Grunderkrankung. Die operative Technik der Lebertransplantation erscheint ausgereift (Abb. 19.**3**). Sie erfordert eine arterielle und drei venöse Anastomosen sowie die Vereinigung der Gallengänge, evtl. unter Zwischenschaltung der Spendergallenblase. Ischämietoleranz 6–8 Stunden. Die noch erheblichen Schwierigkeiten der Lebertransplantation sind durch Unsicherheit in der Indikationsstellung, Infektionen, akute und chronische Abstoßungsreaktionen, das Fehlen eines künstlichen Leberersatzes zur Überbrückung der Wartezeit bei Leberinsuffizienz und nach fehlgeschlagener Transplantation sowie bei primären und sekundären malignen Lebertumoren durch die Metastasierung bedingt. Gegenwärtig kommen 3 Indikationsbereiche in Betracht:

- Spätstadien einer Leberzirrhose (Zeitpunkt?); z. B. postnekrotische Zirrhose nach Hepatitis B, primär biliäre Zirrhose, Sonderform: Leberzirrhose beim Kind auf dem Boden einer angeborenen Gallengangsatresie;
- nicht resezierbare primäre Malignome (hepatozelluläres und cholangiozelluläres Karzinom mit und ohne Leberzirrhose); in den meisten Fällen kommt es jedoch innerhalb von 1–2 Jahren zu Tumorrezidiven oder Metastasenentwicklung trotz vorher gründlicher Abklärung;
- angeborene Stoffwechselstörungen der Leber (z. B. α_1-Antitrypsin-Mangel, Morbus Wilson).

Ein Leberkoma bei Hepatitis oder Intoxikation stellt bisher noch eine eingeschränkte Indikation dar. Transplantationen bei Lebermetastasen wurden wegen der fortschreitenden extrahepatischen Metastasierung weitgehend wieder aufgegeben.

Herztransplantation

Erste Herztransplantation 1967 durch Barnard, weltweit heute ca. 6000 Transplantationen, davon etwa 800 in Deutschland. Angewandt wird hauptsächlich die Methode der orthotopen Übertragung nach Entfernung des kranken Eigenherzens oder vereinzelt die zusätzliche heterotope Verpflanzung. Ischämietoleranz 3,5–4 Stunden. Nach anfänglicher Euphorie (167 Herztransplantationen von 1968 bis 1970) zunächst zurückhaltende Indikationsstellung, da die 1-Jahres-Überlebenszeit dieser Operierten unter 25% lag. Inzwischen beträgt sie, nicht zuletzt dank der Einführung von Cyclosporin, nach 1 Jahr annähernd 80%, nach 5 Jahren 70%. Als Indikation gilt die dekompensierte, medikamentös oder durch andere chirurgische Maßnahmen nicht mehr beeinflußbare Herzinsuffizienz. Zur Zeit werden in der ganzen Welt ca. 1000 Herztransplantationen pro Jahr durchgeführt.

Pankreastransplantation

Systematische klinische Erprobung erst ab 1966 in Minnesota, USA. Bis Ende 1985 wurden dem Pancreas Transplant Registry 776 Fälle gemeldet, was das weltweite Interesse daran beweist. Etwa 100 Pankreastransplantationen wurden bis heute in Deutschland durchgeführt. Als Indikation gilt der juvenile Diabetes mit ernsten sekundären Komplikationen (chronische Niereninsuffizienz, Polyneuropathie, Retinopathie kommen zum Stillstand oder bilden sich zurück). Für die frühzeitige Selektion dieser gefährdeten Patientengruppe verfügt man leider noch nicht über ausreichende prognostische Kriterien. Technisch kommen 3 verschiedene Verfahren zur Anwendung:

- Implantation von isolierten Inselzellen, z. B. via Pfortader in die Leber;
- Transplantation des gesamten Pankreas mit Anastomosierung des exokrinen Gangsystems;
- Transplantation eines Pankreassegmentes mit Okklusion oder Anastomosierung des exokrinen Gangsystems.

In der Mehrzahl der Fälle erfolgte die Pankreastransplantation bisher gleichzeitig mit einer Nierentransplantation. Für 437 dem Pancreas Transplant Registry in der Zeit von 1983 bis 1985 gemeldete Pankreastransplantationen betrug die 1-Jahres-Transplantatüberlebensrate (Insulin-unabhängig) 44%, in jüngsten Publikationen 70–80%.

Lungen- und Dünndarmtransplantation

Beide technisch durchführbaren Verpflanzungen können derzeit wegen der hohen immunologisch bedingten Risiken noch nicht als klinische Behandlungsmethode gelten. Bei der (Herz-)Lungen-Transplantation stellt die kurze Ischämietoleranz der Lunge (3–4 Stunden) ein besonderes Problem dar. Seit 1981 sind 450 Herz-Lungen-Transplantationen mitgeteilt mit einer Letalität von 10% (Stanford) und einer 5-Jahres-Überlebensquote von 20%.

Milztransplantation

Sie findet bisher nur autolog Anwendung. Ist die Milz verletzt und kann operativ (Klebung, Naht, Resektion) oder konservativ nicht erhalten werden, wird das mechanisch zerkleinerte Milzgewebe in dünnen Scheiben oder als Brei in das große Netz transplantiert. Ziel ist die Vermeidung des OPSI-Syndroms (S. 559) oder anderer Nachteile des Milzverlustes, besonders bei Kindern. Ihr Wert ist bislang nicht erwiesen.

20. Endokrinologie

Schilddrüse

Tabelle 20.1	**Untersuchungsverfahren**
Anamnese, Klinik – Inspektion – bimanuelle Palpation von dorsal (Lymphknoten) – Auskultation auf Gefäßschwirren – Prüfung der Schluckverschieblichkeit (Ausnahme „gefesseltes" Organ bei Tumor und Strumitis) – Perkussion des Retrosternums *Hormonstatus* – T_3, T_4, TSH, TRH-Test *Kombinierte Nuklear- und Hormonuntersuchung* – Szintigramm mit T_3-Suppression – Szintigramm mit TSH-Stimulation *Auto-Antikörperbestimmung*	*Röntgen- und Nukleardiagnostik* – Thoraxübersicht in 2 Ebenen – Tracheazielaufnahme – Ösophagusbreischluck – Szintigramm ^{131}J *Instrumentelle Diagnostik* – Punktion (Biopsie) – Laryngoskopie (Stimmbandbefund) *Sonographie* (DD Zyste, Adenom) Volumetrie *Probefreilegung*

Allgemeines

▶ Chirurgische Erkrankungen der Schilddrüse können sowohl *mit* als auch *ohne Vergrößerung* der Drüse, ferner *mit* und *ohne Funktionssteigerung* oder Funktions*minderung* vorkommen.

Größe und Form der Schilddrüse sind also mit dem Funktionszustand *nicht* identisch. So kennen wir die Vergrößerung und Formveränderung

● *ohne Funktionsstörung* bei der euthyreoten Struma und dem kalten Knoten;

- *mit Überfunktion* bei der Basedow-Struma, der hyperthyreoten Struma und dem Adenom;
- *mit Unterfunktion* bei der hypothyreoten Struma.

Eingriffe an der Schilddrüse

Operationsverfahren sind die *Parenchymresektion* und die *Knotenausschälung*. Bei den Resektionen unterscheidet man die Teil-, die Subtotal- und die Total-resektion der Drüse. Die einseitige Resektion bezeichnet man als *Lobektomie,* die beiderseitige als *Bilobektomie.* Die Entfernung der gesamten Drüse mit dem Lobus pyramidalis wird als *Totalresektion,* die solitäre oder multiple Knotenaus-schälung aus dem Parenchym als *Enukleation* definiert.

Die Verfahrenswahl hängt ab vom Befund. Adenomknoten und Zysten werden ausgeschält, große diffuse Parenchymvergrößerungen oder diffuse kleinknotige Strumen werden subtotal reseziert oder lobektomiert. Maligne Strumen erfordern die Totalresektion und je nach Histologie auch die Halslymphknotenausräumung (Abb. **389**) *(Neck-dissection).*

Operationstaktik (Abb. 20.**1**–20.**4**): Tiefer kollarer Querschnitt durch Haut und Platysma nach Kocher (Abb. 12.**6**), Auseinanderdrängen der geraden Halsmus-kulatur, Darstellen der oberen Polgefäße und der A. thyreoidea inferior, um den N. recurrens nicht zu verletzen, soweit lateral wie möglich (Abb. 20.**2** u. 20.**3**). Nach Knotenenukleation (Abb. 20.**4**) oder Parenchymresektion mit oder ohne Gefäßunterbindung dann sorgfältige Blutstillung, Kapselnaht, postoperative Saugdrainage des Wundbettes und kosmetische Hautnaht. Letalität 0,2 %.

Postoperative Frühstörungen sind die Rekurrensparese in 1,5–2 %, ferner der Hypoparathyreoidismus (HPT) (S. 271), bei Tracheomalazie der Trachealkollaps

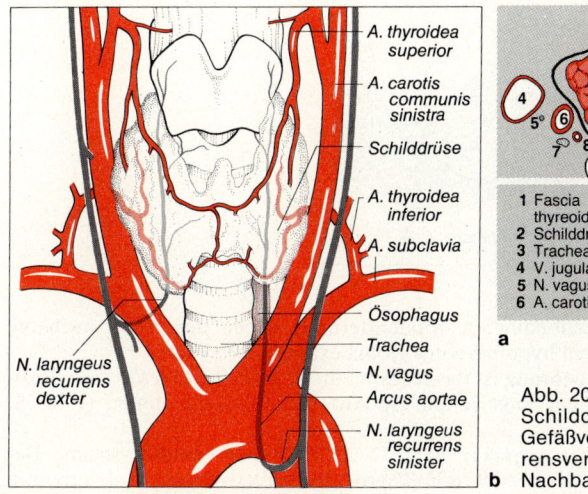

A. thyroidea superior
A. carotis communis sinistra
Schilddrüse
A. thyroidea inferior
A. subclavia
Ösophagus
Trachea
N. vagus
Arcus aortae
N. laryngeus recurrens sinister
N. laryngeus recurrens dexter

b

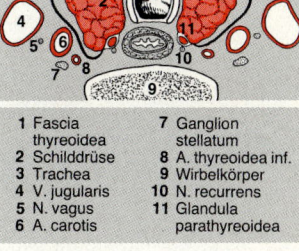

1 Fascia thyreoidea
2 Schilddrüse
3 Trachea
4 V. jugularis
5 N. vagus
6 A. carotis
7 Ganglion stellatum
8 A. thyreoidea inf.
9 Wirbelkörper
10 N. recurrens
11 Glandula parathyreoidea

a

Abb. 20.**1**   Topographie der Schilddrüse. **a** Anatomie und Gefäßversorgung sowie Rekur-rensverlauf. **b** Querschnitt mit Nachbarstrukturen.

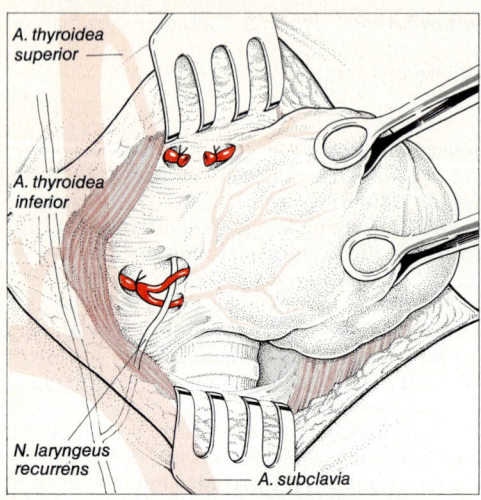

A. thyroidea superior

A. thyroidea inferior

N. laryngeus recurrens

A. subclavia

Abb. 20.**2** Schilddrüsenresektion. Skelettierung des rechten Lappens, Unterbindung und Durchtrennung der oberen Schilddrüsenarterie, Unterbindung der unteren Schilddrüsenarterie unter Schonung des N. laryngeus recurrens am De-Quervain-Punkt.

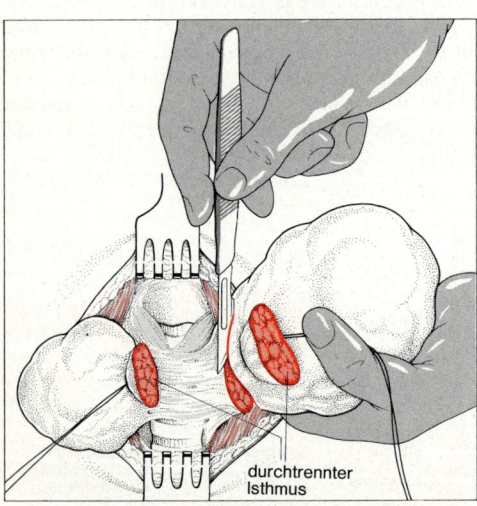

durchtrennter Isthmus

Abb. 20.**3** Schilddrüsenresektion, Lobektomie beiderseits, Isthmusdurchtrennung und subtotale Resektion.

und nach der karzinombedingten Totalentfernung neben dem HPT auch die Hypothyreose, die in ein hypothyreotes Koma exazerbieren kann.

Die **postoperative Spätstörung** ist das Rezidiv, meist als Folge *unterlassener* Rezidivprophylaxe oder einer ungezielten Op-Anzeige. Op-Indikationen (s. u. S. 259f.).

Postoperative Rezidivprophylaxe: Nach Resektion einer blanden Struma Beginn ab 2. postoperativem Tag mit Thyroxingaben (L-Thyroxin, [Euthyrox]

Abb. 20.**4**   Schilddrüse. Kalter
Knoten oder Adenom (mit
Randsaum). Enukleation.

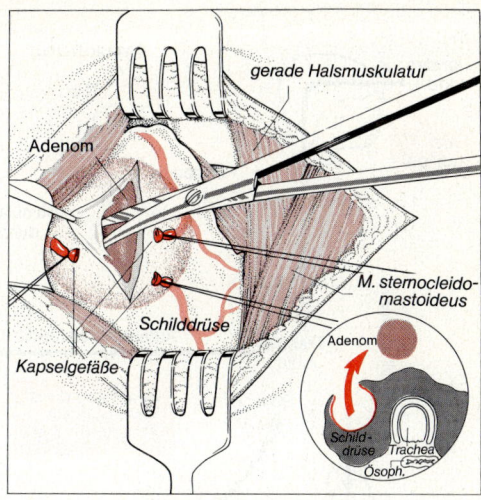

50–100 µg/d auf nüchternen Magen). Thyroxin bewirkt eine Suppression der thy-
reotropen Hypophysenaktivität (TSH) und entlastet so die thyreoidale Hormonproduktion. Die Medikation muß auch während der Gravidität fortgesetzt werden. Bei Einnahme von Kontrazeptiva ist eine Dosiserhöhung erforderlich. Nach
½ Jahr TSH-Kontrolle. **Kontraindikationen** für die Prophylaxe sind frischer Herzinfarkt, dekompensierte Herzinsuffizienz, Karditis, Arrhythmien und weiterbe-
stehende Hyperthyreose.

Struma ohne Funktionsstörung

Kropf, euthyreote Struma

▶ Mit Organvergrößerung einhergehende hormonneutrale Schilddrüsenverän-
derung ohne Funktionsbeeinträchtigung.

Der Kropf ist die Folge proliferativer und degenerativer Vorgänge. *Atypische
Lokalisationen* sind die *dystope* Struma im Mediastinum oder Thorax, ferner die
Struma im *Zungengrund* oder den *Ovarien*. Als sicht- und tastbare *Formvarianten*
(Tab. 20.**2**) kennen wir die *diffuse Struma* entweder als homogene, parenchymatöse Vergrößerung oder als Konglomerat kleinster Kolloidzysten (im 3.–4. Dezennium), ferner die grobknotige *Struma* oder Struma nodosa mit unterschiedlich
großen Kolloidzysten, Verkalkungsbezirken, Blutungsherden, Adenomknoten
(blande oder heiß) oder Tumorknoten (kalt) (4.–5. Dezennium).
Ursachen der Struma können sein (Abb. 20.**5**):

● *Jodmangel* (Hypothyreose). Infolge verminderten Jodangebots in Nahrung
und Wasser und gestörter Biosynthese (endemisch). Den Mangel beantwortet
die Hypophyse mit vermehrter TSH-Ausschüttung mit der Folge eines vermehrten Schilddrüsenwachstums zur besseren Ausnutzung des wenigen Jods
(Karzinomdisposition).

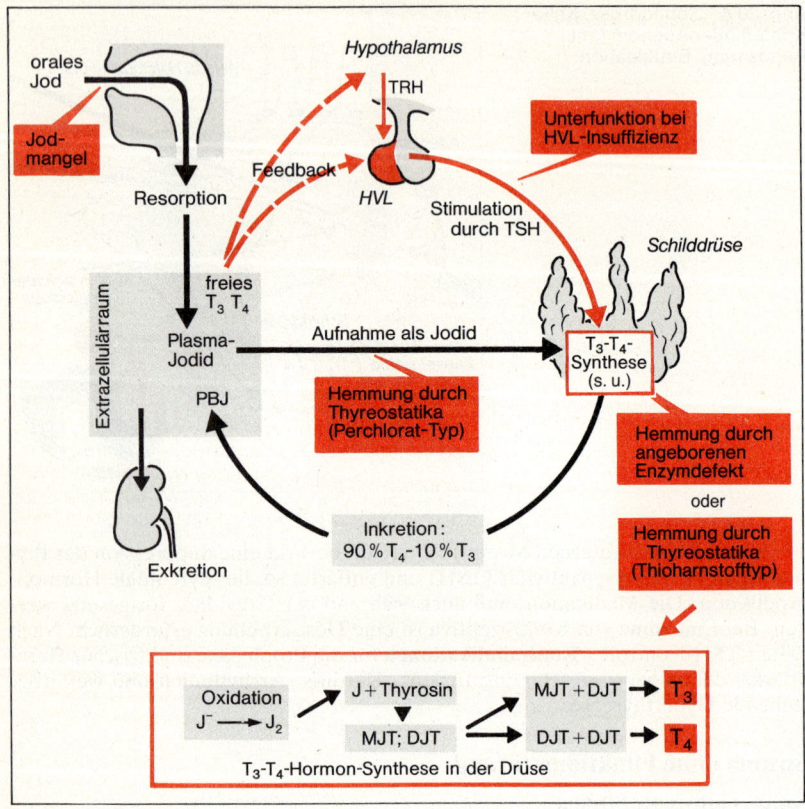

Abb. 20.5 Schilddrüse. Stoffwechsel und Regulation, Lokalisation der Störungsursachen: rote Rechtecke.

- *Gesteigerter Hormonbedarf* bei gleichbleibendem Angebot. Pubertäts- oder juvenile Struma, Schwangerschaft (sporadisch), deshalb rückbildungsfähig.
- *Intrathyreoidale, metabolische Störung* von Jodverwertung und Hormonsynthese. Vorkommen sporadisch; Entstehung kongenital (Enzymdefekt) oder exogen (Medikamente, z. B. Sulfonamide).
- *Funktionsausfall als Zustand nach Entzündungen* (Strumitis): viral-bakteriell oder autoimmun (Hashimoto) als Folge der fibrösen Umwandlung.
- *Wachstumsstimulierende Immunglobuline* (TGI).

Die **Diagnostik** basiert auf
- Anamnese und klinischem Befund,

Tabelle 20.2   **Strumaformen**

	Euthyreot	Hyperthyreot

Struma diffusa	– Struma diffusa parenchymatosa (mikrofollikulär)
	– Autoimmunstruma (Hashimoto) oft auch
	– subakute hypo-
	  Strumitis thyreot
	  (de Quervain)
	– Riedel-Struma
		– weiche, große Schilddrüse oder
		– großlappige, gefäßreiche Basedow-Struma (Schwirren)
		– knotige Form: Struma basedowificata

Struma nodosa	– Adenom, kompensiert – Kolloidzyste – Blutungszyste – Verkalkung – Neoplasma	Adenom, toxisch, heiß, autonom – *dekompensiert:* im Szintigramm isolierter Knoten in ruhiggestelltem Restparenchym; nach TSH-Gabe (3 × 10 IE/d) Speicherung des Restparenchyms – *kompensiert:* Primärszintigramm wie normale, diffuse Struma, erst nach T$_3$-Gaben Speicherausfall im Restparenchym (Abb. 20.6)
Dystope Struma	– Zungenstruma – thorakale Struma – intratracheale Struma – Struma ovarii	
Spezielle Formen	– beim Schlucken sichtbarer Tauchkropf – retroviszeraler Kropf (zwischen Trachea und Ösophagus) – Ringkropf (Strumitis) umwächst Ösophagus	

● Sonographie und Volumetrie,
● Szintigramm (Abb. 20.6),
● Hormonstatus: T$_3$, T$_4$, TRH-Test.

Operationsindikation: Euthyreote Kröpfe müssen bei Übergröße wegen ihrer mechanischen *Druck-* und *Verdrängungserscheinungen* operiert werden. Solche **Symptome** sind die Kompression der Luftröhre mit Säbelscheidentrachea und Tracheomalazie, inspiratorischer Stridor, Halsvenenstau, d. h. Einflußstauung, Ösophagusverengung mit Schluckbeschwerden und Sympathikusschädigungen mit Horner-Syndrom, Vagusirritation und Rekurrenslähmung mit Heiserkeit. *Fernwirkungen* sind Lungenemphysem, Lungenkongestion und Herzdilatation (Kropfherz). Bei *retrosternaler* und *intrathorakaler* Struma sind die mechanischen Störungen besonders ausgeprägt. Die multinodöse Struma sowie der kalte, im Szintigramm nicht speichernde Knoten stellen zum *Malignomanschluß* oder -nachweis eine absolute Op-Indikation (total biopsy) dar.

Relative Indikationen sind wegen ihrer Rezidivneigung die *Graviditäts-* und *Menopausenstruma* sowie die *hochgradige kosmetische* Beeinträchtigung.

Vorgehen: Lobektomie oder Bilobektomie. Rezidivquote S. 264.

Eine **Kontraindikation** ist die *jugendliche Struma.* Hierbei wird bis etwa zum 25. Lebensjahr gewartet, bis der Hormonbedarf sich normalisiert hat. Solange kleine Mengen L-Thyroxin. Keine Indikation ist ferner die kosmetisch *störende* Struma und die *Jodfehlverwertungsstruma ohne* mechanische *Behinderung.*

Kalter Knoten

▶ Tastbarer Knoten, der sich auch nach Suppression und Provokation szintigraphisch nicht darstellt (Abb. 20.**6**).

Ursachen sind in 10% *Karzinome,* ferner nichtspeichernde „ausgebrannte" Adenome, verkalkte Bezirke und große Kolloid- und Blutungszysten. **Symptome:** Derbe, nicht schmerzhafte Resistenzen sind bei schneller Größenzunahme und schlechter Verschieblichkeit suspekt auf ein Malignom. **Diagnose:** Deshalb ist immer die *histologische Abklärung* zu *erzwingen.* Dies kann mit sicherem Ergebnis nur in Form der *Entfernung* des *gesamten Knotens* durch Ausschälung geschehen. Der Eingriff ist daneben gleichzeitig eine Kurativ- und Präventivmaßnahme und hat nur ein Risiko von unter 0,1%. Rekurrensschäden und Nachblutungen kommen nicht vor. Die Hautinzision ist extrem klein. Eine Alternative zur operativen Gewinnung der Histologie ist die *Punktion.* Ihr Risiko sind die in 20–40% falsch negativen Ergebnisse. **Behandlung:** Bei benignem Befund Enukleation mit Randsaum, bei *Verdachtsbefund* unilaterale Lobektomie; Nachbehandlung mit L-Thyroxin 50 µg/d. Karzinom S. 265.

Kindliche Struma

Ursachen sind strumigene Pharmaka, Jodmangel, familiärer Enzymdefekt, Thyreoiditis und selten Tumoren und Zysten. Bei *Neugeborenen* ist sie nicht selten Folge der von der Mutter eingenommenen Medikamente (Lithium). **Behandlung:** Grundsätzlich konservativ. Ausnahmen: Eine Zyste wird punktiert, eine Knotenstruma enukleiert. Der Neugeborenenkropf wird mit 100–150 µg Jodid (Jodetten 3 × 1 Tbl./d) oder 1 × 750 µg (½ Tbl. Thyreojoddepot)/Woche behandelt.

Schilddrüse mit Funktionsstörung

Überfunktion, Hyperthyreose

▶ Sie ist sowohl *immunogen* als auch *nichtimmunogen* (autonom) bedingt und reicht mit und ohne Schilddrüsenvergrößerung von der leichten Funktionssteigerung bis zum voll ausgebildeten Krankheitsbild. Bevorzugt sind Frauen ab dem 3. Dezennium. Das Vorkommen ist sporadisch.

Pathophysiologie: Die bisher ursächlich angenommene TSH-Produktion im HVL ist nicht der Auslösefaktor. Bei der *immunogenen* Form sind es vielmehr die membranständigen TSH-Rezeptoren, die obengenannten Immunglobuline, die die Hormonsynthese und -sekretion stimulieren. Bei der *autonomen, nichtimmu-*

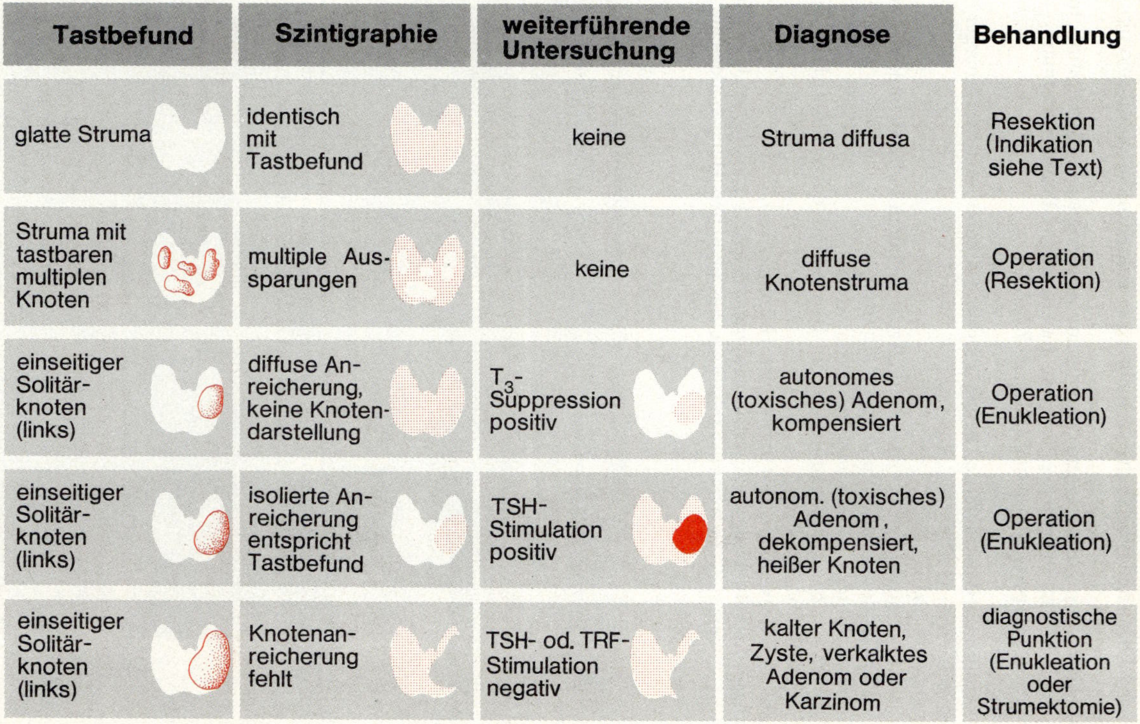

Tastbefund	Szintigraphie	weiterführende Untersuchung	Diagnose	Behandlung
glatte Struma	identisch mit Tastbefund	keine	Struma diffusa	Resektion (Indikation siehe Text)
Struma mit tastbaren multiplen Knoten	multiple Aussparungen	keine	diffuse Knotenstruma	Operation (Resektion)
einseitiger Solitärknoten (links)	diffuse Anreicherung, keine Knotendarstellung	T$_3$-Suppression positiv	autonomes (toxisches) Adenom, kompensiert	Operation (Enukleation)
einseitiger Solitärknoten (links)	isolierte Anreicherung entspricht Tastbefund	TSH-Stimulation positiv	autonom. (toxisches) Adenom, dekompensiert, heißer Knoten	Operation (Enukleation)
einseitiger Solitärknoten (links)	Knotenanreicherung fehlt	TSH- od. TRF-Stimulation negativ	kalter Knoten, Zyste, verkalktes Adenom oder Karzinom	diagnostische Punktion (Enukleation oder Strumektomie)

Abb. 20.6   Schilddrüse. Diagnostik und Therapie bei Strumen und Knoten.

nogenen Form führt die Follikelzunahme zur unkontrollierten Hormonproduktion.

Ätiologische Dispositionen sind die erbliche sowie leptosome Konstitution, ferner hormonelle Umstellungen wie Pubertät, Laktation und Präklimakterium.

Formen der Hyperthyreose sind (Abb. 20.**7**):

immunogen:

● die diffuse Hyperthyreose, häufig Morbus Basedow, mit Merseburger Trias (s. u.);

nichtimmunogen:

● die diffuse autonome Struma mit dreifach erhöhtem Follikelepithel bei reduziertem Kolloid und Lymphozyteninfiltration,

● das autonome, nichtimmunogene *Adenom,*

● die *Struma basedowificata* infolge der Behandlung der endemischen Struma mit hoher Joddosierung,

● die *Hyperthyreosis factitia* infolge von Hormongaben.

Klinische Symptomatik: Typisch für die *immunogene* Form ist die *Merseburger Trias:* 1. Struma, 2. Tachykardie (als Folge des toxischen Herzschadens auch im

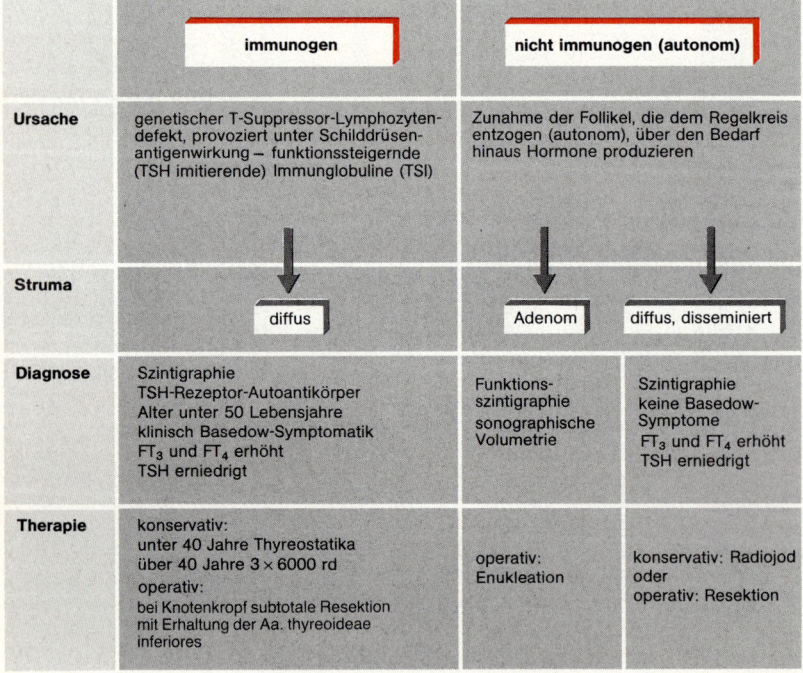

Abb. 20.**7**   Die zwei pathogenetischen Grundformen der Hyperthyreose.

Schlaf) und 3. Exophthalmus (Ophthalmo- oder Orbitopathie). Der Exophthalmus ist nicht obligat, da er einem eigenständigen Stimulus unterliegt. **Unspezifische Überfunktionszeichen** sind erhöhte Erregbarkeit, Gewichtsab- und Appetitzunahme, Tremor, prätibiales Ödem, Muskelschwäche (Doppelsehen), Diarrhö, Dermographismus, große RR-Amplitude, Herzinsuffizienz, Hitzegefühl und Wärmeempfindlichkeit.

Bei den *nichtimmunogenen, autonomen* Formen fehlt die Merseburger Trias.

Lokalbefund: Neben den *Überfunktionszeichen* ist meist lokal eine diffuse oder eine knotige Vergrößerung zu tasten. Große, meist solitäre Knoten finden sich beim *autonomen Adenom.*

Autonomes Adenom. Es begegnet uns in 2 funktionell unterschiedlichen Formen: a) Als *kompensiertes* Adenom, auch *kalter* oder *warmer* Knoten genannt, das klinisch wegen der *autoregulatorischen* Kompensation seiner Überfunktion nur am Tastbefund als Knoten erkennbar ist. Seine latente Aktivität wird auch im Szintigramm erst nach *T₃-Suppression* der übrigen Drüse nachweisbar (Abb. 20.6). b) Das *dekompensierte* Adenom, auch *heißer* Knoten genannt, macht zwar den gleichen Tastbefund wie das kompensierte, unterscheidet sich davon aber durch die eindeutige Hyperthyreosesymptomatik und die im Szintigramm *direkt* erscheinende *Knotenanreicherung* bei freibleibender übriger Drüse. Diese kann erst durch *TSH-Stimulation* zur Darstellung gebracht werden.

Diagnostik der Überfunktion: Klinischer Nachweis der Überfunktionssymptomatik: Cholesterinerniedrigung und gesteigerte Reflexerregbarkeit bei umschriebener, knotiger oder diffuser Vergrößerung. Unverzichtbar zur Abgrenzung einer vegetativen Dystonie sind *weiterführende* sonographische, szintigraphische sowie hormonelle Untersuchungen. Dabei gilt es, neben dem Nachweis der Hyperthyreose an sich, ihre Art einzugrenzen.

Das *Maßnahmenspektrum* umfaßt also: Sonogramm, Szintigramm und Autoantikörperbestimmungen.

Die **Operationsindikation** ist *absolut* bei

● großer Struma,
● multinodulärer Form (Karzinom anders nicht ausschließbar),
● vor dem 35. Lebensjahr,
● bei Gravidität und Laktation,
● bei progressivem, therapieresistentem Exophthalmus,
● bei Versagen der konservativen Behandlung und
● bei Herzsensationen mit sekundären Befunden.

Sie ist *relativ* bei Patienten jenseits des 35. Lebensjahres (ohne Gravidität und Laktation). Die Op-Alternative ist die *thyreostatische* (30–50% Rezidive) oder *Isotopenbehandlung,* letztere allerdings mit dem Risiko der potentiellen Bestrahlungsthyreoiditis oder Hypothyreose.

Op-Kontraindikationen sind schwere Allgemeinerkrankungen, toxisches Rezidiv und Hyperthyreose bei kleiner Schilddrüse und die *endokrine Orbitopathie,* die durch die Operation infolge gesteigerter Bildung des orbitopathieinduzierenden Immunglobulins verschlimmert werden kann.

Operatives Vorgehen: Vorbereitung mit dem Thyreostatikum Propylthiourazil (Propycil) 4 × 100–200 mg/d über 6 Wochen. Bei Leukopenie Umsetzen auf Thiamazol (Favistan) 10–15 mg/d oder Endojodin 0,5 g ED i. v. ansteigend, ferner Plummern mit Lugol-Lösung über 6 Tage in steigender Dosierung von

2 × 4 Tr. auf 2 × 10 Tr., dazu Betablocker (Propanolol) (cave Vorhofflimmern!) 3 × 5–10 mg/d und Alphablocker (Regitin) 2–4 × 10 mg/d. Sedierung mit Diazepam; ferner eiweißarme laktovegetabile Diät.

Die *Resektion* erfolgt bei der diffusen, disseminierten, nichtimmunogenen Form mit *partieller Bilobektomie,* bei diffuser Basedow-Struma mit *subtotaler Bilobektomie.* Der Gesamtrest darf 8 g nicht überschreiten. Anders ist das Vorgehen bei Adenomknoten. Sie erlauben die parenchymschonende *Enukleation.*
Die *Orbitopathie* erfordert u. a. Kortisongaben und u. U. eine Plasmapherese, Radiotherapie und Cyclosporin A.

Nachbehandlung: Ergibt sich 8 Wochen postoperativ kein Anhaltspunkt für eine Resthyperthyreose, wird mit Dauersubstitution von L-Thyroxin (morgens nüchtern vor dem Zähneputzen!) begonnen. Bei restierenden *Überfunktionssymptomen* Ausschleichen der präoperativen Medikation und Funktionskontrolle mit T_3- und T_4-Bestimmung zur Beurteilung des Heileffektes. *Wiederholungsuntersuchung* dann in 6monatigen Abständen, um rechtzeitig eine erneute Stoffwechselentgleisung zu erkennen. *Rezidivquote* s. u.

Thyreotoxische Krise

Symptome sind Fieber, Schwitzen, extreme Tachykardie, Hypertonie, große RR-Amplitude, Herzinsuffizienz, Übelkeit, Erbrechen, Durchfall, Bauchkrämpfe, extremer Tremor, Unruhe, Stupor, Muskelschwäche, Doppeltsehen und Depression. **Behandlung:** Aufenthalt in kühler, abgedunkelter, geräuscharmer Umgebung. Bei nicht jodinduzierter Genese Endojodin 4–6 ml/d, ferner Thiamazol (Favistan) 200 mg i. v. + Prednisolon (Ultracorten H) 50 mg/d i. v., Heparin 5000 E, Propanolol (Dociton) 3 × 40 mg, Diazepam (Valium) 10–20 mg/d und Glukose i. v. Bei **Therapieversagen** Unterkühlung und Plasmapherese. Nach Stabilisierung dann subtotale Resektion.

Hypothyreose, hypothyreote Struma, Kretinismus

▶ Endemische oder sekundäre Unterfunktion der Schilddrüse aufgrund einer Jodfehlverwertung, eines Jodmangels, einer operativen oder *entzündlichen* Parenchymzerstörung, einer *Dysplasie* oder einer *Phenylbutazon- oder Lithium*-Medikation.

Symptome sind beim endemischen Kretinismus: Schwachsinn und Zwergwuchs, bedingt durch die verspätete Entwicklung der Epiphysenkerne und verzögerten Fugenschluß. In Hüft- und Kniegelenken präarthrotische Deformierungen. Bei allen Formen Myxödem und Verlangsamung. **Diagnose:** Skelettröntgen, Schilddrüsenszintigramm, TSH (IRMA) 3,5–6 µg/ml. **Behandlung:** Bei Jodfehlverwertung Hormontherapie mit Tri- oder Tetrajodthyronin, z. B. Euthyrox 150 µg/d. Nur bei mechanischer Behinderung unter fortgesetzter L-Thyroxinbehandlung (25 µg/d) Bilobektomie.

Rezidivstruma

Ihre **Häufigkeit** ist dank der Vorsorgetherapie zurückgegangen. Mit gezielter Prophylaxe beträgt sie 2 %, mit einfacher Prophylaxe 10–15 %. Die **Rezidivoperation** wird durch den Narbenbefund erschwert, ferner durch die hormonellen Dysfunktionen. Erforderliche **Voruntersuchungen** sind die Nadelbiopsie, das Szintigramm, das Sonogramm, die Laryngoskopie (Stimmbandfunktion), das Röntgen von Rachen, Trachea und Ösophagus und die Bestimmung des Serumkalziums. **Indikationen** zur Nachresektion sind *Malignomverdacht* (bei der Rezidivstruma beträgt der Malignomanteil 12%), *mechanische Behinderung* und *Größenzunahme* unter konservativer Behandlung. 85% der Rezidivstrumen sind *konservativ* zu behandeln, da sie keiner der erwähnten Kategorien entsprechen. Sie werden nach ihren TSH-Werten über Jahre mit Jodid behandelt oder einer „Radiojodresektion" mit Isotopen (120–150 Gy) unterzogen.

Thyreoditis, Strumitis

▶ Diffuse oder fokale, *akute, subakute* oder *chronische* Entzündung unterschiedlicher Genese. Formen sind die *eitrigen,* die *viralen* und die *autoimmunogenen* Entzündungen.

Ihre *metastatische* Entstehung geht aus von Typhus, Scharlach, Grippe und Ruhr; ihre *fortgeleitete* Entstehung von Tonsillitis, Laryngitis, Erysipel, Halsphlegmone und HWS-Osteomyelitis. *Erreger* sind Bakterien und Viren. **Symptome:** *Akut* verläuft die Strumitis mit Fieber, Schwellung, Überwärmung, Heiserkeit, Schmerz, Ödem und Dyspnoe. Die *chronische* Strumitis entsteht oft aus der akuten, ihre Symptomatik wird von den mechanischen Verdrängungserscheinungen bestimmt. Die **Diagnostik** stützt sich auf Anamnese und Klinik, ferner auf Sonogramm, Computertomogramm und Szintigramm. Hormonell ist eine Hypothyreose nachweisbar. **Behandlung:** Bei der *akuten* diffusen, nicht eingeschmolzenen Form Antiphlogistika (Indometacin, Diclofenac), Antibiotika (Breitspektrum-Penizilline 2 g/d i. v.), Eiskrawatte, Bettruhe, evtl. Tracheostomie, bei *Einschmelzung Spaltung.* Die schmerzhafte virale, akut-subakute Strumitis de Quervain erfordert Prednison (Decortin) 40–60 mg/d. Die *chronische* Strumitis mit mechanischer Behinderung muß subtotal reseziert werden; dies vor allem bei fibröser Umwandlung und die Speiseröhre strikturierender Induration (eisenharte Struma Riedel).

Eine abakterielle Sonderform der chronischen Strumitis ist die **Strumitis lymphomatosa Hashimoto.** Diese Autoimmunerkrankung entsteht langsam. Anfangs ist nur der Lobus pyramidalis vergrößert, später beide Lappen. Die Konsistenz ist hart, die Knoten sind verschieblich. Der Hormonstatus ist anfangs euthyreot, später hypothyreot. Die *DD* gegen ein Karzinom oder eine subakute Strumitis de Quervain erfolgt mit Punktion sowie mit T_3, T_4, TSH, TRH-Test und Bestimmung von mindestens 2 mikrosomalen Antikörpern (Antithyreoglobulin). *Behandlung:* Bei hypothyreoter Form L-Thyroxin, 150–200 µg/d.

Maligne Struma (Abb. 20.**8**)

▶ Von Thyreozyten und C-Zellen ausgehende *Primärgeschwülste* sowie von Mamma-, Bronchial-, Rektokolon- und Nierenkarzinomen ausgehende *Sekundärgeschwülste.* Daneben gibt es noch die primären Lympho- und Retikulosarkome.

Der *Bösartigkeitsgrad* der Primärkarzinome ist an der *Jodstoffwechselaktivität* und der *TSH-Abhängigkeit* abzulesen. **Ätiologische** Dispositionen sind der Jodmangel und kindliche Strahlenschäden (Thymusbestrahlung).

Bezeichnung	Tastbefund	Sonogramm	Szintigramm	Frequenz in % aller Schilddrüsenkarzinome	Alter	Malignitätsgrad	Metastasierung hämatogen	Metastasierung lymphogen	Prognose 5-J.-Überl.-Quote in %
Papilläres Karzinom	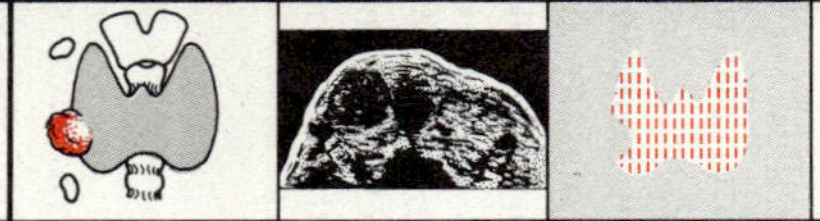			50	20–40	niedrig	selten Lunge Skelett Gehirn	loko-regionär	90
Follikuläres Karzinom – Zylinderzellkarzinom	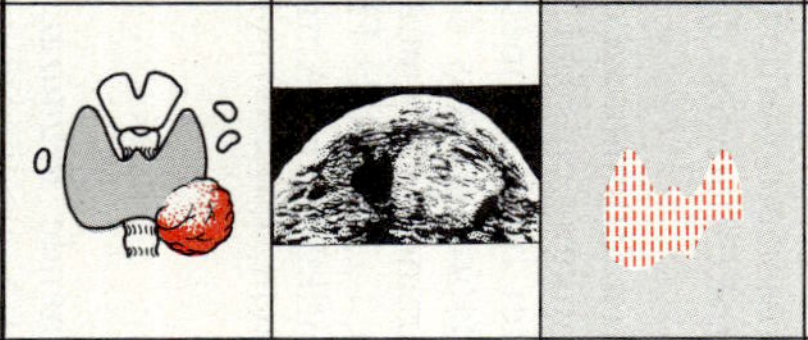			20	20–40	niedrig	diffus Lunge, Leber, Skelett	loko-regionär	60–80
– follikuläres onkozytäres (Hürthle-)Karzinom					15–20		Skelett Lunge		
Undifferenziertes, anaplastisches Karzinom – kleinzellig – groß-(riesen-)zellig – spindelzellig	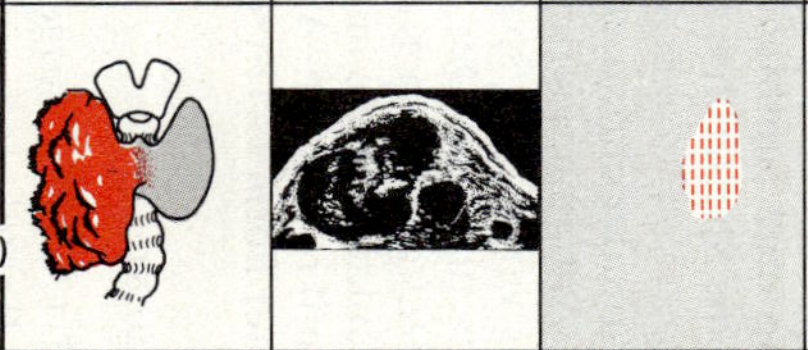			10	50–90	hoch	Lunge Leber Skelett Gehirn	loko-regionär	5
Moduläres C-Zell-Karzinom – familiäres Apudom – malignes Kalzitoninom	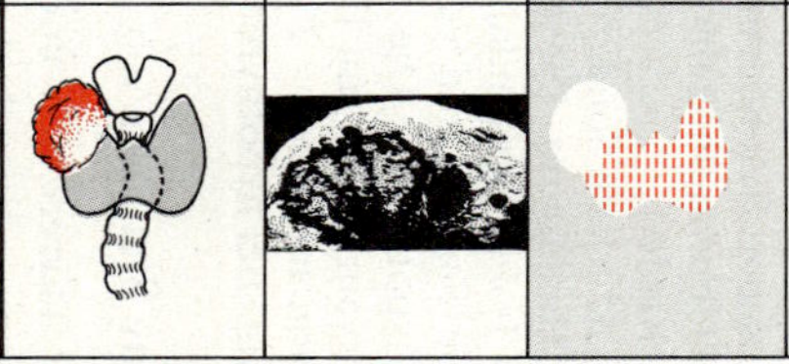			10	30–50	niedrig	systemisch	loko-regionär	60

Abb. 20.**8**   Schilddrüsenkarzinom. Morbiditätsdaten, klinische und sonographische Befunde.

Das *papilläre Adenokarzinom* besitzt geringe Bösartigkeit und breitet sich lymphogen lokoregionär aus. Das hämatogen streuende *follikuläre Karzinom,* auch als metastasierendes *Adenom Langhans* bezeichnet, ist ebenfalls relativ gutartig. Beide Tumorformen wachsen langsam und sind nach der Resektion der Radiojod- und Hormonsuppression zugänglich. Das *undifferenzierte anaplastische Karzinom* (Riesen- oder Spindelzellkarzinom) dagegen besitzt eine *hochgradige* Bösartigkeit. Es infiltriert sehr früh das gesunde Schilddrüsengewebe. Ebenso verhalten sich die *Zylinderzell-Klarzell-Karzinome* sowie die *onkozytären Hürthle-Zell-Karzinome* und die *medullären C-Zell-Karzinome,* die zu den Apudomen zählen (S. 277) und anhand des Serumkalzitoninspiegels unter Pentagastrinprovokation nachgewiesen werden. Gegenüber der Vielzahl von Primärtumoren sind *Sekundärkarzinome* in der Schilddrüse selten.

Der speziellen **Diagnostik** des primären Karzinoms dienen bei jodhaltiger Kost die Szintigraphie, Funktionsanalysen, Serumkalzitonin- und -kalziumbestimmungen; ferner das Sonogramm und evtl. das Rö-CT, Ösophago- und Laryngotracheoskopie zur Stimmband- und Ausdehnungsbeurteilung sowie das Ganzkörperszintigramm zum Nachweis von Knochenmetastasen. Der nach Strumektomie sich ergebende Zufallsbefund erfordert die Suche nach Restgewebe oder Metastasen mit den obengenannten Verfahren.

Das **Behandlungsverfahren** der Wahl beim Malignom ist die Strumektomie. Hinzu kommen dann die *Radiojodbehandlung,* die externe *Hochvoltbestrahlung* oder bei differenzierten Formen die TSH-suppressive Schilddrüsen*hormonbehandlung* (L-Thyroxin ca. 200 µg/d). Bei Karzinomverdacht und beim follikulären und papillären Karzinom kann sich die Operation zunächst auf die Exstirpation des sog. kalten Knotens oder die unilaterale *Lappenentfernung* beschränken. Bei allen anderen Krebsformen besteht die Operation in der *totalen Strumektomie* sowie der *selektiven* oder der *doppelseitigen Neck dissection* (Abb. 389). Danach zum Ausschluß von speichernden Metastasen *Ganzkörperszintigraphie* mit [201]Tl.

Die **Tumornachsorge** ist abhängig vom histologischen und endokrinologischen Tumorprofil. In den ersten fünf postoperativen Jahren vierteljährliche, danach jährliche Kontrolle von Katamnese und Klinik, Labor (Blutbild, BSG, CEA, Enzyme, Thyreoglobulin, Serumkalzium, Kalzitonin, TRH, [131]J-Profil) und Thoraxröntgen in 2 Ebenen. Fakultativ sind Sonographie, bei Rezidivverdacht CT und Skelettszintigramm angezeigt.

Nebenschilddrüsen, Epithelkörper

Allgemeines (Abb. 20.**9**): Vier parathyreoidal gelegene, linsengroße Drüsengebilde sezernieren *Parathormon* (PTH) und regulieren so den Serumkalzium- und Serumphosphatspiegel. Dies geschieht gemeinsam mit dem Vitamin-D-Antagonisten *Thyreokalzitonin* aus den parafollikulären Schilddrüsenzellen. Parathormon hemmt in den Nierentubuli die Phosphatrückresorption. Bei gesteigerter Parathormonbildung ist daher die Phosphat-Clearance und damit die Phosphatausscheidung vermehrt. Das Phosphat wird zusammen mit Kalzium hauptsächlich aus dem Skelett mobilisiert. An *Krankheitsbildern* gehen von den Nebenschilddrüsen aus:

● *Hyper*parathyreoidismus (HPT) und
● *Hypo*parathyreoidismus (hypokalzämische Tetanie).

Tabelle 20.3 **Untersuchungsverfahren**	
Labor – Serumkalzium – Serumphosphat – Urinkalzium – Urinphosphat – Phosphat-Clearance – Kalziumsuppressionstest – Parathormon (PTH) im Serum (Radioimmunassay) *Röntgen* – Knochenabbau (Phalangen, Klavikula, Schädel) – i.v. Pyelogramm (Nierensteine) *Sonographie*	*Histologie* – Knochenbiopsie Beckenkamm (Osteoklastentätigkeit) *Adenomlokalisation* – seitengetrennte PTH-Bestimmung durch Venenkatheter – NMR – CT – selektive Angiographie der Aa. thyreoideae – Thallium-Technetium-Sequenzszintigraphie – unilaterale Lokalmassage und PTH-Bestimmung – intraoperative Anfärbung mit Toluidinblau

Hyperparathyreoidismus (HPT)

▶ Mineralstoffwechselstörung von Ca und P mit pathophysiologisch unterschiedlicher Genese (Tab. 20.**4**).

Von der **Entstehung** her sind zu unterscheiden der primäre HPT und der sekundäre HPT sowie der paraneoplastische HPT:

Der *primäre HPT,* auch *autonomer* oder *originärer HPT* genannt, basiert auf der ungeregelten Inkretion der Epithelkörper selbst und ist die Folge eines Epithelkörper*adenoms. Morbiditätsfrequenz:* Solitär ist das Adenom in 92%, multipel in 8% anzutreffen.

Der *sekundäre,* auch *reaktiver HPT* genannt, ist Ausdruck einer Anpassung der Epithelkörper, d.h., hier wird die Inkretion durch eine *extraglanduläre Hypokalzämie* stimuliert. Ist dies z.B. durch einen Nierenschaden oder eine enterale Malabsorption mit Steathorrhö bedingt, sprechen wir von einem *autonom* gewordenen sekundären, kurz von einem *tertiären HPT.*

Der *paraneoplastische HPT* entsteht durch Malignome, die infolge von Peptidproduktion oder einer Immunreaktion eine PTH-Inkretion hervorrufen.

Primärer Hyperparathyreoidismus (PHPT)

Allgemeinsymptome: Zwei Drittel der Patienten sind lange Zeit asymptomatisch. Klinische Erscheinungen sind allgemeine Muskelschwäche, Knochenschmerzen, Schwindel, Erbrechen, Obstipation, Durst, Hochdruck, Zahnkaries und Nierensteine.

Klinische Manifestationen (Abb. 20.**9**) sind die
- *renale* Form mit Nierensteinen;
- *Knochenform* mit Knochenentkalkung, Ostitis fibrosa cystica generalisata (Recklinghausen) (S. 360);
- *gastrointestinale* Form mit Magen- und Duodenalgeschwüren (S. 496ff.) und Pankreatitis;

Tabelle 20.4 **Mechanismen der Kalziumregulation**

Aufnahme (intestinal) in Form von	**Ausscheidung** in
Hydroxid Oxalat Zitrat Phosphat	Dickdarm Schweiß Niere-Harn (pH-abhängig)
Serumanstieg durch	**Serumabfall** durch
Parathormon Vitamin D Knochenmetastasen Alter Knochentrauma osteolytische Prozesse	Kalzitonin (TCT) Anazidität Steatorrhö Glukokortikoide Vitamin-D-Mangel akute Pankreatitis
Hormonelle Knocheneinbau-förderung durch	**Hormonelle Knocheneinbau-störung** durch
TCT Östrogene STH	Glukokortikoide (über Hemmung der enteralen Resorption, über Kalziurie, über Katabolie und über Knochenmatrixstörung)

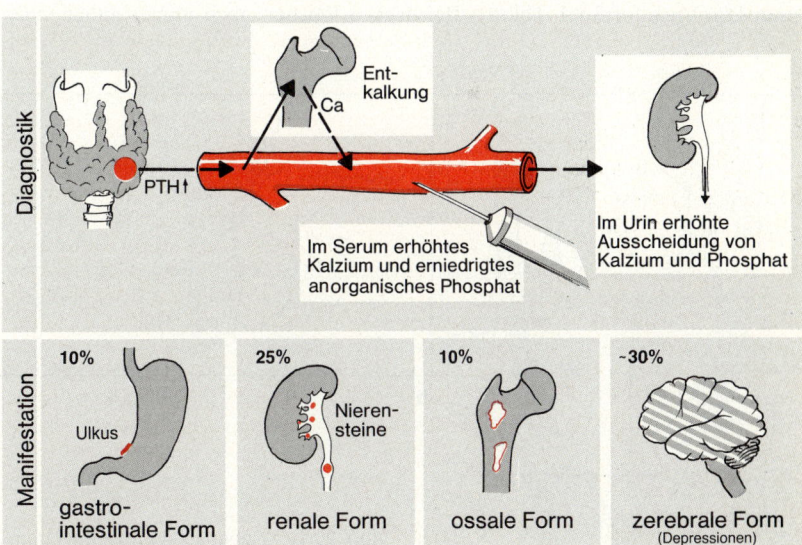

Abb. 20.**9** Nebenschilddrüsenüberfunktion. Pathophysiologie, Diagnostik und klinische Manifestationen, außerdem Hypertonie (50%) und Gallensteine (30%).

- *psychiatrisch-neurologische* Form mit Depressionen, Muskelschwächen und Störungen des Sensoriums.

Befunde: Kalzium, PTH und Chloride sind sowohl im *Serum* als auch im *Urin* erhöht. Unterschiedlich sind dagegen die Werte des anorganischen Phosphats: im Serum sind sie erniedrigt, im Urin erhöht. Im *Rö-Bild* zeigen sich Entkalkung (Demineralisation) der Phalangen, des Schädels und der WS sowie Nierensteine. *Begleitleiden* im Rahmen der MEN (*multiple endokrine Neoplasien*) sind das *Wermer-Syndrom* mit simultanen Zollinger-Ellison-, Hypophysen-, Nebennierenrinden- und Inselzelltumoren, ferner das *Sipple-Syndrom* mit gleichzeitig medullärem Schilddrüsenkarzinom und Phäochromozytom.

Für die **Operation** ist die *Kenntnis des Adenomsitzes* (Abb. 20.**10**) von größter Bedeutung. Typisch ist die Lokalisation neben und hinter der Schilddrüse, seltener im Mediastinum. Die präoperative Adenomlokalisierung ist nicht verläßlich.

Behandlungsziel ist die operative Adenomentfernung. Voraussetzung für das intraoperative *Auffinden* des Adenoms ist das systematische, sich an der Lokalisationshäufigkeit orientierende Präparieren. Gesucht wird an der Aufzweigung der A. thyreoidea inf., dann am oberen Drüsenpol und schließlich am mediastinalen Schilddrüsenrezessus. Nur selten ist beim *Nichtauffinden* die subtotale Bilobektomie der Schilddrüse oder die Sternotomie notwendig. Jedes Exstirpat muß bereits intraoperativ im *Schnellschnitt* verifiziert und ein Anteil des Präparats für die evtl. später erforderliche Replantation kryokonserviert werden. Denn postoperativ kann es als **Hauptkomplikation** zur *Tetanie* kommen. Ihre **Behandlung** richtet sich nach Schwere und Dauer der Hypokalzämie. Anfangs wird nur 10%iges Calcium gluconicum 5×20 ml/d gegeben. Bei längerer Dauer A.T.-10-Tropfen oder Vitamin D_3 (Vigantol 2×1 Tbl./d). Bei nach 6 Wochen noch immer anhaltender

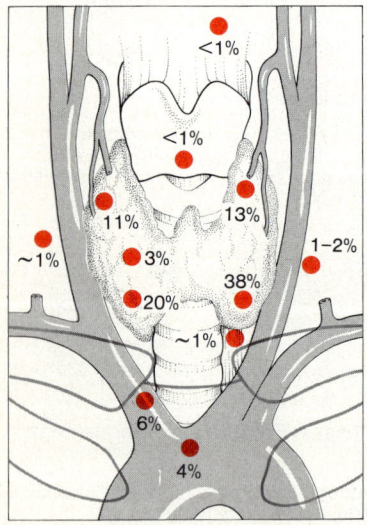

a

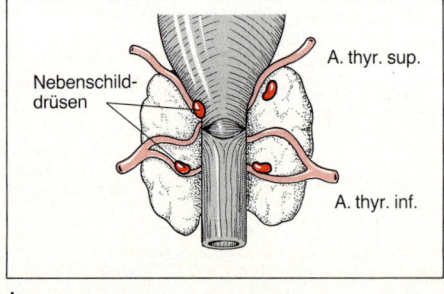

b

Abb. 20.**10** Nebenschilddrüsenadenom.
a Lokalisation in transparenter Sicht.
b Topographische Lagebeziehung der Nebenschilddrüsen zu den Arterien.

Hypokalzämie Dauerbehandlung mit Rocaltrol 0,25–1,0 μg/d, Vigantol forte Tbl. oder A.T. 10, 10 Tr./d, oder Replantation des Kryokonservats in die Unterarmmuskulatur.

Spätstörungen können sein; die Pankreatitis, infolge der Hypomagnesiämie durch Magnesium-Einschwemmung in die Zellen Psychosen und schließlich das *Rezidiv*. Letzteres macht bei etwa 24 % der Operierten die Reintervention notwendig.

Sekundärer oder regulativer Hyperparathyreoidismus (SHPT)

▶ Die bei Steatorrhö oder chronischer Niereninsuffizienz vorherrschende Verminderung des Serumkalziums stimuliert die Nebenschilddrüse zur vermehrten PTH-Ausschüttung, so daß die Epithelkörperchen allmählich hyperplastisch werden.

Symptome wie HPT (S. 268). **Diagnostik:** Bei der Knochenbiopsie ergibt sich eine Mischform von Osteomalazie und Ostitis fibrosa. Typisch ist ferner die idiopathische tubuläre Hyperkalziurie mit positivem Suppressionstest, jedoch ohne Hyperkalzämie. **Behandlung** mit Ausschaltung der Ursache. Ist dies nicht möglich, Totalentfernung aller 4 Epithelkörperchen und Autotransplantation von etwa 20 Scheiben von 1 mm Dicke in die Loge des M. brachioradialis oder Entfernung nur der vergrößerten Adenome, d. h. Belassung von 50–100 mg Parathyreoidea oder Totalentfernung mit Kryokonservierung für evtl. *Replantation*.

Akuter Hyperparathyreoidismus, hyperkalzämische Krise

▶ Seltene, aber bedrohliche Entgleisung eines HPT oder eines paraneoplastischen Syndroms, bei dem das Serumkalzium bis zu 4,7 mmol/l ansteigt.

Symptome sind Psychose und bis zum Koma reichende Eintrübung; Prodrome sind Apathie und Adynamie, Austrocknung, im EKG verkürzte QT-Zeit, Tachykardie und Magen-Darm-Parese. **Behandlung:** Nur durch rasche und intensive aber kontrollierte Ca-Ausschwemmung mit 8000 ml Ringer-Lösung i. v. bei gleichzeitig forcierter Diurese mit Furosemid 100 mg/h i. v. sowie i. v. Zufuhr von 1000 ml 0,1 molarer Phosphatlösung (81 mmol/l Na_2HPO_4 + 19 mmol/l K_2HPO_4) ist die akute Lebensgefahr abzuwenden. Bei Nierenversagen *cave* Phosphate, aber Frühdialyse. Bei klinischer Besserung dann sofortige Adenomentfernung.

Hypoparathyreoidismus, hypokalzämische Tetanie

▶ Durch Hormonausfall entstandener Abfall des ionisierten Serumkalziums und dadurch gesteigerte neuromuskuläre Erregbarkeit.

Ursachen sind die Schädigung oder die Entfernung der Epithelkörperchen bei Strumektomie oder die therapeutische Exstirpation beim HPT, ferner die Neonatalschädigung durch Hypoxie und schließlich die Zitratvergiftung bei massiver Bluttransfusion. **Symptome** sind Parästhesien, Muskelkrämpfe, Pfötchenstellung, viszerale Spasmen, Kardiaachalasie, Pylorospasmus, Blasen- und Analsphinkterkrämpfe, Zahnkaries, Linsentrübung, Haut- und Nageldefekte. **Behandlung** des Anfalls mit 20 ml 10%igem Kalziumglukonat i. v., auch im Dauertropf; 12–15 A.T.-10-Tropfen mit genauer Serum- und Harnkalziumeinstellung, ferner 2–4 Mill. E Vitamin D_3 und/oder 2–3 Tbl./d Aludrox zur Blockade der Phosphatresorption im Darm.

Die häufigste **Spätkomplikation** des Hypoparathyreoidismus ist die Vitamin-D-Intoxikation, die aus der Behandlung mit Vitamin D resultiert.

Nebenniere

Tabelle 20.5 **Untersuchungsverfahren**	
Klinik Vegetative Anamnese auf – Müdigkeit – Schweißausbruch – Kopfschmerz – Ohnmacht – Reizbarkeit – Depression – Phobien *Hormonell* – biochemische, radioimmunolo- gische Glukokortikoid- oder Vanillinmandelsäurebestim- mung – Urin- und Plasmakortisolbestim- mung	*Funktionsanalysen* – unter Stimulation mit ACTH – unter Suppression mit Dexame- thason *Lokalisationsdiagnostik* Röntgen – Abdomenübersicht – i. v. Urogramm – selektives Arteriogramm – selektives Etagenvenogramm – Computertomogramm Sonographie NMR

NN-Befunde sind *Über-* oder *Unterfunktion* von *Rinde* oder *Mark* (Tab. 20.6) aufgrund von Hyperplasien und Blastomen (Abb. 20.11).

Überfunktion des Marks

Phäochromozytom

▶ Chromaffiner Gewebetumor, der infolge seiner anfallsweisen oder dauernd erhöhten Katecholaminausschüttung eine paroxysmale oder andauernde Hypertonie hervorruft, außerdem eine durch die vermehrte Katecholaminbildung gesteigerte Glykogenolyse und Lipolyse mit erhöhten Fett- und Blutzuckerwerten verursacht. Im Rahmen des MEN II (s. o.) kann der Tumor auch mit Kalzitoninom und Nebenschilddrüsenadenom kombiniert sein.
Lokalisiert sind diese *Apudome* (S. 276) zu 80 % im Nebennierenmark, der Rest in den lumbalen oder thorakalen Sympathikusganglien, hier als Paragangliom bezeichnet. **Symptome** sind die Hypertonie, Kopf- und Oberbauchschmerzen, Erbrechen, Schwindel, Schweißausbruch; ferner weiße, zyanotische kalte Haut; später Dauerhochdruck und Hyperglykämie; schließlich die Leukozytose. Die **Diagnostik** beruht auf der Bestimmung der Katecholaminabbauprodukte im Urin, d. h. der Vanillinmandelsäure oder des Chromogranin A im Radioimmuntest, ferner in Provokations- und Lysistesten. Als Suchtests Leukozyten, freie Fettsäuren und Blutzucker. *Lokalisation* des Tumors mit SG, CT, Aortographie, NMR und selektiver Darstellung der Nebennierenarterie, evtl. Etagenbestimmung der Blutkatecholamine durch einen Kavaballonkatheter. Mit der Gammakamera sind auch mit Metajodbenzylguanidin, das mit [131]J markiert wird, angereicherte kleinste Tumoren zu lokalisieren. **DD:** Essentielle Hypertonie, Tabes

Tabelle 20.**6**   **Funktionsstörungen der Nebenniere**

	Funktion	Bezeichnung	Hormon	Morphologische Ursache
Mark	Über-funktion	Phäochromozytom	Katechol-amine	chromaffiner Tumor
Rinde	Über-funktion	Cushing-Syndrom (Zona fasciculata)	Kortisol	Hyperplasie Adenom Karzinom
		Conn-Syndrom (Zona glomerulosa)	Aldosteron	Adenom (90%) Hyperplasie Karzinom
		adrenogenitales Syndrom (AGS) (Zona reticularis)	androgen wirksame Kortisolvor-stufen	sekundäre Hyper-plasie oder Tumor
	Unter-funktion	Morbus Addison	Kortisol Aldosteron Androgene	Atrophie (Metastase, Tbc, autoimmun)
Mark und Rinde	Unter-funktion	Apoplex (Water-house-Friderich-sen-Syndrom bei Meningokokken-sepsis)	Katechol-aminsturz Kortikoid-mangel	Blutungszyste Nekrose

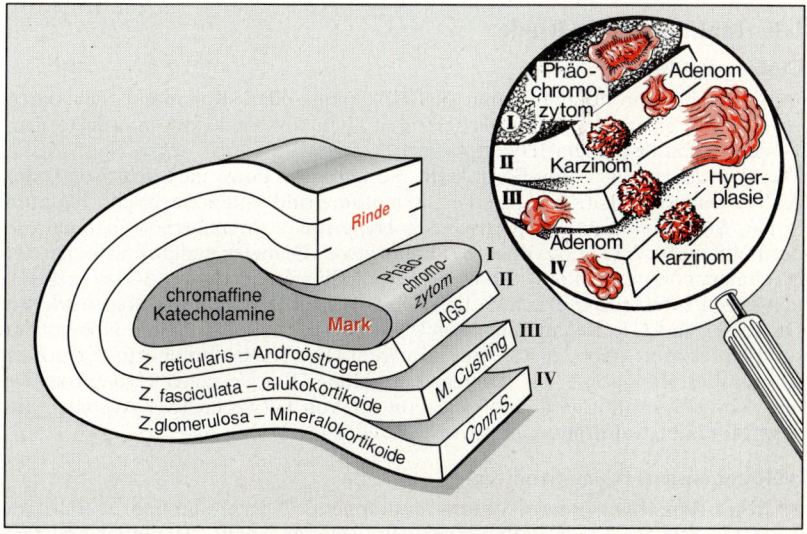

Abb. 20.**11**   Nebennierentumoren der drei Rindenschichten und des Marks.

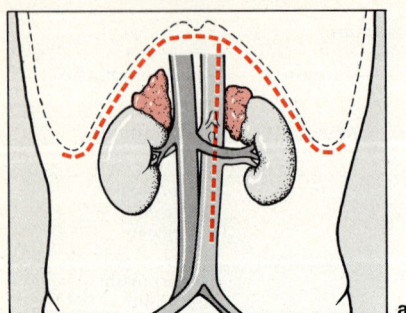

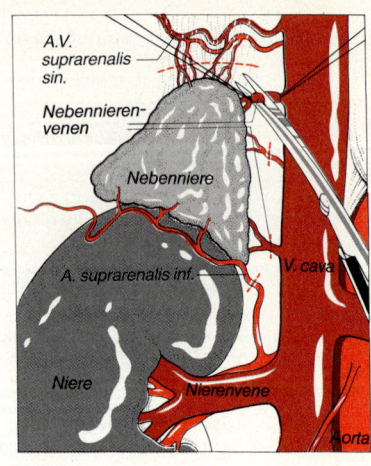

Abb. 20.**12**   Nebenniere. **a** Oberbauchquerschnitt bei unklarer Seitenlokalisa-
tion oder bei Verdacht auf Beidseitig-
keit. Bei gesicherter einseitiger Lokalisation Medianlängsschnitt. **b** Adrenalektomie rechts, Skelettierung.

dorsalis, Hyperthyreose und Karzinoid. **Behandlung** (Abb. 20.**12**): Nach Blutdrucksenkung mit 0,2–0,5 mg/kg Phenoxybenzamin i. v. und Tachyarrhythmie-
prophylaxe mit 1–5 mg Propanolol i. v. Exstirpation der befallenen Nebenniere
oder des Paraganglioms.

Überfunktionen der Rinde

Cushing-Syndrom

▶ Kortisolüberproduktion durch NNR-Adenom oder -Karzinom oder durch
eine von einem ACTH produzierenden Hypophysenadenom induzierte Rin-
den-(Zona-fasciculata-)Hyperplasie.

Dieser *endogenen* Cushing-Form steht die *iatrogene* Form nach Kortison- oder
ACTH-Dauermedikation gegenüber. **Symptome** sind Vollmondgesicht, blaurote
Striae, Stammfettsucht, Hypertrichose, Hypertonie, Amenorrhö, Osteoporose
der BWS und LWS, Polyzythämie, Leukozytose, Diabetes mellitus als Folge der
Insulinantagonistenwirkung, Alkalose, Hypokaliämie, Psychosen, Resistenzlosig-
keit gegen Infekte und Traumen und Libidoverlust. **Lokalisationsdiagnostik** mit
DSA, SG und CT. **Behandlung:** Nach Eiweißsubstitution wird die Nebenniere
subtotal reseziert (Abb. 20.**12**). Bei primärem Hypophysentumor erfolgt die Zerstörung der Hypophyse mit Nuklearbestrahlung. Bei Versagen Hypophysekto-
mie, Kortisolsubstitution und Substitution ggf. von T_4 (wegen TSH-Ausfalls) (Tagesprofil) oder Autotransplantat wie beim HPT (S. 271).

Aldosteronismus (Conn-Syndrom)

▶ Vom Renin-Angiotensin-System entkoppelte Überproduktion von Aldosteron mit Hypertonie, Hypernatriämie, Hypokaliämie, Hypervolämie und
Alkalose.

Aldosteron begünstigt
- die *Na-Rückresorption* durch die Tubuli mit der Folge der Hypernatriämie, der Chlor- und Wasserretention,
- die Vergrößerung des extrazellulären *Plasmavolumens* und
- den *Kaliumverlust* über die Niere mit der Folge der Hypokaliämie.

Ursache der Überproduktion ist ein Nebennierenrindenadenom, ein Karzinom oder eine Hyperplasie der Zona glomerulosa. Die Befunde sind in 90 % einseitig, meist links lokalisiert und bei Frauen 3mal häufiger als bei Männern.

Symptome sind diastolische Hypertonie, Kopfschmerz, Hypernatriämie und Hypokaliämie, ferner vermehrtes Plasmavolumen, Muskelschwäche, tetanische Anfälle, Parästhesie, Polydipsie und Polyurie. **Behandlung** des primären Hyperaldosteronismus: Nach Kaliumersatz und Spironolactongaben bei Adenom einseitige Adrenalektomie, bei Hyperplasie einseitig totale, auf der anderen Seite 9/10-Resektion; danach Nebennieren-Hormonsubstitution (s. o.).

Ein sekundärer *Hyperaldosteronismus* entsteht u. a. bei der renovaskulären Hypertonie, bei reninproduzierenden Tumoren der Niere, beim Bartter-Syndrom, bei Leberzirrhose und vorübergehend im Rahmen des Postaggressionssyndroms infolge der Hypovolämie.

Adrenogenitales Syndrom (AGS)

▶ Angeborene oder erworbene Nebennierenrindenhyperplasie mit Überproduktion von androgen wirksamen Kortisolvorstufen, die eine Virilisierung hervorrufen.

Symptome bei angeborenem AGS: Virilisierung und heterosexuelle Pubertas praecox bei Mädchen, bei Knaben isosexuelle Frühreife. Im 10. Lebensjahr nach beschleunigtem Wachstum Stillstand mit Minderwuchs infolge Epiphysenschlusses. **Behandlung:** Bei Adenom und Karzinom Nebennierenrindenexstirpation mit nachfolgender Substitution. Bei angeborener, durch Enzymdefekt bedingter Hyperplasie Kortisondauermedikation (s. o.), evtl. genitoplastische Operationen.

Unterfunktion der Rinde (Tab. 20.6)

Morbus Addison

▶ Mangel an Mineralo- und Glukokortikoiden sowie Androgenen infolge Nebennierenrindenausfall (Hypokortizismus). Je nach Genese des Rindenausfalls Bezeichnung als *primäre* oder *sekundäre* Störung. Je nach Ausmaß der Parenchymzerstörung entsteht eine Partial- oder eine Globalinsuffizienz.

Der Morbus Addison ist ein *chronisches* Erscheinungsbild. Die ihm zugrundeliegende primäre *Nebenniereninsuffizienz* ist Folge einer *Rindenzerstörung*. Ihre **Ursachen** können sein: in 50 % eine Autoimmunreaktion, in 30 % eine Tbc, in 20 % eine Karzinommetastase. Die **Symptome** des Hypokortizismus sind eine gesteigerte ACTH- und MSH-Sekretion, erkennbar an der Hautpigmentierung, weshalb man vom „braunen Addison" spricht. Verbunden damit sind allgemeine Körperschwäche, Bauchschmerz, Hypotonie, Adynamie, Hypovolämie, Hyperkaliämie und Hyponatriämie, erhöhte Schockbereitschaft, Hypothermie, Eosinophilie und Azidose. Chirurgisch kann ein entgleister Addison *DD-Bedeutung* für ein akutes Abdomen erlangen.

Sheehan-Syndrom

Diese *akute Form* des NNR-Ausfalls tritt im Rahmen eines exzessiven Postaggressionssyndroms auf. Pathogenetisch kann ihm eine *Hypophysennekrose* mit Vorderlappenausfall zugrunde liegen. Diese kann Op- oder geburtstraumatisch verursacht sein. Andererseits kann der akute NNR-Ausfall aber auch bedingt sein durch eine *Nebennierennekrose,* eine Blutung in die Drüse, eine Thrombose oder ein *Waterhouse-Friderichsen-Syndrom.* Bei der durch die Hypophysennekrose bedingten Akutstörung spricht man auch vom *Panhypopituitarismus,* da neben der Nebenniere auch andere endokrine Organe ausgefallen sind. **Symptome:** Da die Haut extrem blaß ist, spricht man auch vom „weißen Addison". Weitere Zeichen sind die Hypoglykämie und die extreme Hypotonie bis zum Kollaps und Schock. Bei längerem Bestehen treten auch weitere Ausfälle des Endokriniums in Erscheinung. **Diagnose:** Bestimmung von Plasma- und Urinkortisol, ferner basales ACTH im Plasma und ACTH-Schnelltest; außerdem Abdomen-CT und DSA. **Behandlung:** Aldosteron- und Glukokortikoidsubstitution, Rehydrierung mit 0,9%iger NaCl-Lösung; Azidosepufferung; außerdem Ersatz aller hypophysenabhängigen Hormone. Später Dauersubstitution mit 25–30 mg Kortison.

Apudome

▶ Apudome, auch chromaffine Tumoren genannt, sind Geschwülste, die Polypeptide sezernieren. Sie gehen vom Helle-Zellen- oder chromaffinen System aus.

Die Zellen dieses Systems bezeichnet man heute als APUD-Zellen, weil sie *A*minvorstufen und *A*mine aufnehmen und sie dekarboxylieren: *A*mine and *p*recursor *u*ptake and *d*ecarboxylation. Hierzu zählen wir nach Pearse die in Tab. 20.**7** aufgeführten Tumoren.

Tabelle 20.**7** **Apudome**	
Ausgangsorgan	Tumorbezeichnung
Hypophyse	Kortikotropinom
Schilddrüse (C-Zellen)	Kalzitoninom, C-Zell-Karzinom
Pankreas (Inselzellen)	Insulinom Gastrinom Glukagonom Somatostatinom Vipom
Verdauungstrakt	Enteroglukagonom Gipom, Vipom Sekretinom Karzinoid
Bronchien	kleinzelliges Karzinom
Grenzstrang, Nebennieren	Phäochromozytom

Sie können mit anderen endokrinen Tumoren synchron oder metachron *vergesellschaftet* vorkommen. Das Krankheitsbild bezeichnet man dann als *multiple endokrine Neoplasie* oder *MEN-Syndrom*. MEN I (Wermer) betrifft Nebenschilddrüsen, Pankreas- und Hypophysentumoren, MEN II (Sipple) Schilddrüsen-, Nebennieren- und Nebenschilddrüsentumoren.

Insulinom, β-Zell-Adenom

▶ Insulinproduzierendes β-Zell-Adenom oder Mikroadenomatose der Langerhans-Inseln oder Inselzellhyperplasie.

Pathophysiologie: Niedriger Blutzuckerspiegel infolge des vom Adenom permanent und überschüssig sezernierten Plasmainsulins. *Gehemmt* wird hierdurch die Glukoneogenese und *stimuliert* der Glukoseeintritt in die Zelle, woraus dann die Hypoglykämie resultiert. **Adenomlokalisation:** 75 % sitzen im Pankreaskörper, der Rest im Schwanz und Kopf der Drüse. Der Durchmesser beträgt etwa 1–2 cm. Klinische Manifestation zwischen dem 3. und 5. Dezennium. In 10 % multiples Auftreten. **Symptome:** Im Anfall *Whipple-Trias* (Abb. 20.**13**). Im Intervall allmählich Zeichen der *Neurophypoglykämie* mit ZNS- und neurovegetativen Störungen. **Diagnostik** Abb. 20.**13**; ferner neben Glukose- und Plasmainsulinbestimmung Nachweis von Proinsulin und C-Peptid; außerdem Insulinsuppressions- und Kalziumbelastungstest. **DD:** Funktionelle Hypoglykämie, Dumping-Syndrom, Malabsorption, Hypothyreose und eine paraneoplastische Symptomatik. *Adenomlokalisierung* mit DSA, SG, CT und selektivem Pankreasvenenkatheter zur gezielten Blutentnahme und Hormonbestimmung. Sicherer ist die Probelaparotomie mit intraoperativer Sonographie. **Behandlung** mit *Adenomexstirpation* unter 10%igem Glukosedauertropf (90 % Dauerheilung), konservativ mit Anschluß an *künstliche β-Zelle*, die sowohl die laufende Glukosebestimmung als auch die entsprechende Substitution vornimmt. Bei *multiplen* Adenomen subtotale Pankreasresektion. Eine ernste **Komplikation** ist die maligne Degeneration.

Kalzitoninom, medulläres C-Zell-Karzinom (MCT)

▶ Im Rahmen von MEN II ist es mit Phäochromozytom, Hypophysen- und Nebenschilddrüsenadenom vergesellschaftet. *Ausgangspunkt* sind die parafollikulären C-Zellen, die sich an der Schilddrüse dorsomedial gehäuft finden.

Symptome sind der tastbare Knoten der Drüse sowie lokoregionäre Lymphknoten. Hinweise gibt das familiäre Vorkommen eines Schilddrüsenkarzinoms. Anamnestisch ist die chronische Diarrhö, laborchemisch ein erhöhtes Serumkalzitonin typisch. **Behandlung:** Totale Thyreoidektomie und obere mediastinale sowie kollare Lymphknotendissektion.

Gastrinom, Zollinger-Ellison-Adenom, Nicht-β-Zell-Adenom, Hypersekretionssyndrom (Abb. 20.**14**)

▶ δ-Zell-Tumor, der Gastrin produziert und damit eine hochgradige Ulkusdiathese bedingt.

Lokalisiert ist das Adenom meist im Pankreaskopf und -schwanz. 25 % treten im Rahmen des MEN-I-(Wermer-)Syndroms auf. 50 % sind maligne, davon 80 % bereits *metastasiert*. **Pathophysiologie:** Die ungezügelte Ausschüttung von Gastrin stimuliert neben der Säuresekretion auch die Neubildung von Belegzellen in der Magenschleimhaut und kann so zu diffuser, glandulärer Hyperplasie führen. **Sym-**

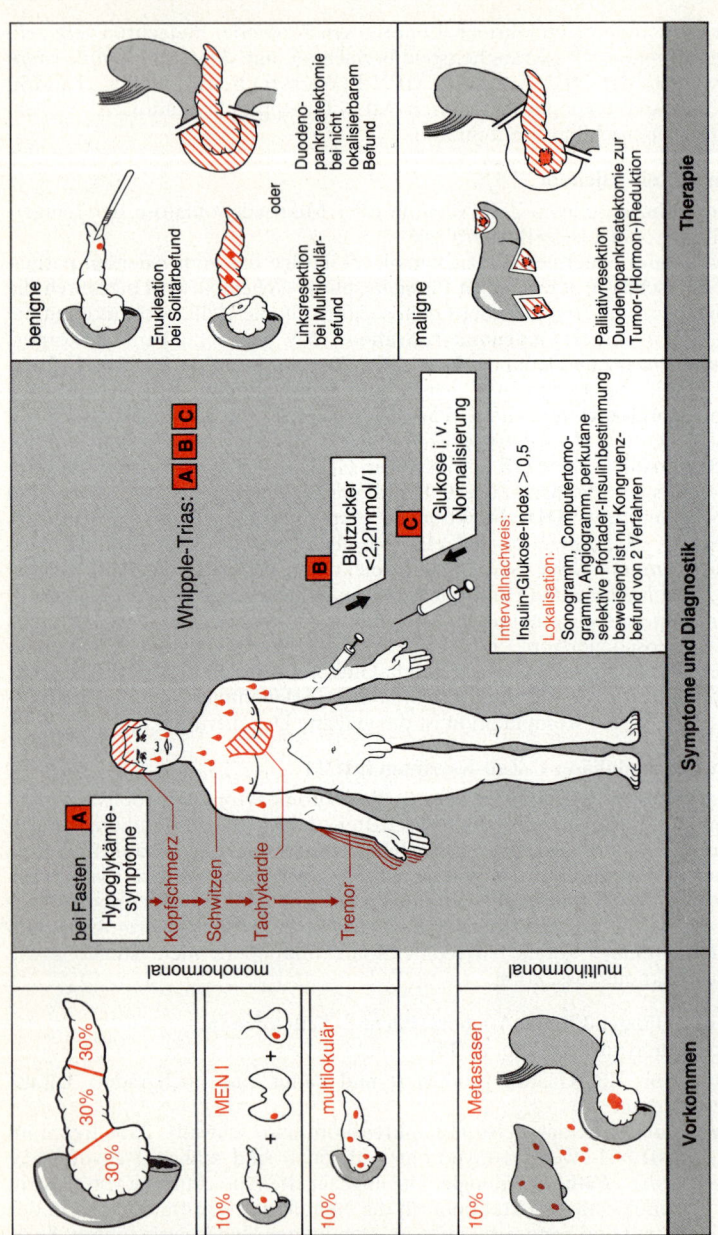

Abb. 20.13 Inselzelltumor, Insulinom. Lokalisation, Vergesellschaftung (MEN), Symptomatik (Whipple-Trias), Nachweismethodik und Behandlung.

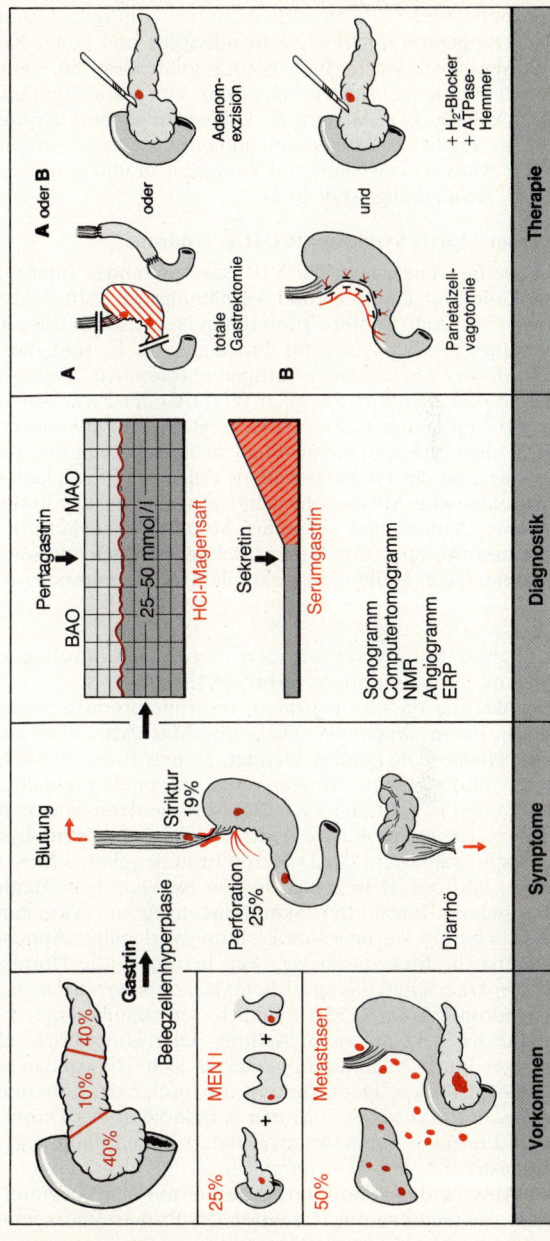

Abb. 20.14 Gastrinom, Zollinger-Ellison-Adenom, Nicht-β-Zell-Adenom. Lokalisation, Vergesellschaftung (MEN), Symptome, Nachweisverfahren und Behandlung. Indiziert ist die Adenomsuche beim frühen postoperativen Ulkusrezidiv, beim Duodenalukus mit BS >15 mmol/h, beim Duodenalukus mit Diarrhöen und diarrhoischer Hypergastrose.

ptome sind bei ⅓ der Fälle therapieresistente, multiple Ulzera in Ösophagus, Magen und Duodenum mit rascher Rezidivfolge und hoher Komplikationsrate. Neben Ulkusbeschwerden in 30 % heftige Diarrhöen mit Kaliumverlust, deren Ursache ein Überangebot sauren Magensaftes an Duodenum und Jejunum ist. **Diagnostik** (Abb. 20.**14**): Anamnese, Ulkusrezidive und Serumgastrinerhöhung. Die Histologie ergibt die Magenschleimhauthyperplasie; charakteristisch ist die ausbleibende Antwort von Säure auf Pentagastrin und von Gastrin i. S. Sekretin (Abb. 20.**14**). **Behandlung** Abb. 20.**14**.

Vipom, Verner-Morris-Syndrom, WDHA-Syndrom

▶ *V*asoaktive *i*ntestinale *p*eptide (VIP) sezernierender Tumor der enterochrom-affinen Zellen im Pankreas und Verdauungstrakt. Im Rahmen des MEN-I- (Wermer-)Syndroms weitere Tumoren in Nebenschilddrüse und Hypophyse.

Die VIP, wahrscheinlich auch das Prostaglandin E_2 sind die Ursache für das *Durchfallsyndrom*. Wegen seiner heftigen chronischen, *w*äßrigen *D*iarrhöen mit *H*ypokaliämie und *A*chlorhydrie auch WDHA oder *Pseudocholera* genannt. **Lokalisation:** Im Verdauungstrakt überall möglich, im Pankreasschwanz und extrapankreatisch auch in Karzinoiden, Phäochromozytomen und Ganglioneuromen. Die **Symptome** sind der Diabetes und als Folge des Flüssigkeits- und Kaliumverlustes hypovolämische Muskelschwäche, Exsikkationshypotonie, Nephropathie, Hyperkalzämie, Azidose und schließlich Volumenmangelschock. **Behandlung** mit kaliumhaltigen Infusionen und Unterdrückungsversuch mit Somatostatin, Steroiden und Indometacin. Heilung bewirkt allein die *Tumorexstirpation*.

Karzinoid

▶ Semimaligner, hormonaktiver, d. h. serotoninproduzierender Tumor, vornehmlich im Verdauungstrakt (Abb. 20.**15**).

Ausgangspunkt sind die chromaffinen, serotoninproduzierenden Mukosazellen, vorwiegend in Ileum, Appendix, Dick- und Mastdarm, aber auch in Bronchien, Ovarien und Hoden. Die anfangs kleinen, grauen Tumoren wachsen lokal destruierend-invasiv und *metastasieren selten und spät* in die regionären, mesenterialen Lymphknoten und in die Leber. Klinisch sind sie dann eine maligne Geschwulst. Auch primär ist das multilokuläre Auftreten möglich. **Pathophysiologie:** Bekannt sind 2 Serotoninrezeptoren: der D-Rezeptor in der glatten Muskulatur, vornehmlich im Herz, und der M-Rezeptor in den Nervenzellen. Beide steuern sie die Freisetzung anderer Transmitter. **Symptome** macht mit Ausnahme des Appendixkarzinoids, das bereits wegen seiner Lichtungsverlegung „Appendizitis"anzeichen hervorruft, erst die Metastasierung, weil hierdurch die Hormonproduktion ansteigt und sein Überschuß das spezifische Karzinoidsyndrom auslöst. **Karzinoidsyndrom** (Abb. 20.**15**). Es macht serotoninbedingte Flush-Erscheinungen wie anfallsweise Hautrötung, Asthma, Diarrhö und Schweißausbrüche. Bei mehrmonatiger Flush-Anamnese entwickeln sich Trikuspidalklappenfibrose und fibröse Pulmonalstenose. Der Grund ist der infolge der Lebermetastasen ausbleibende Abbau des Serotonins, das den Karzinoiden des Darmkanals entstammt und über die Pfortader nunmehr unverändert in den Pulmonalkreislauf gelangen kann. **Diagnostik** mit dem Serotoninnachweis im Urin, der allerdings nur positiv ist ab einer Ausscheidung von 15 mg/d; ferner mit dem Kalzium- und Epinephrin-Infusionstest. **Behandlung** mit Resektion des Primärtumors und, soweit als mög-

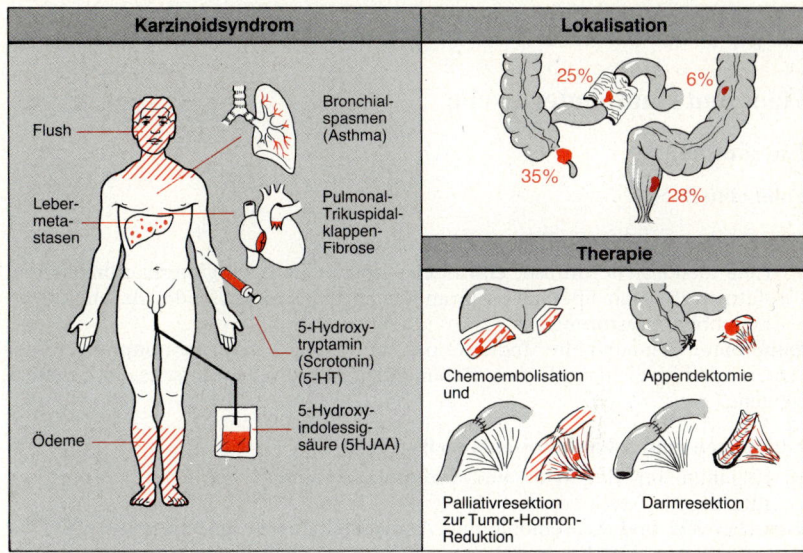

Abb. 20.15   Karzinoid. Lokalisation, Symptomatik, Nachweisverfahren, Radikal- und Palliativbehandlung.

lich, auch der Metastasen. Dadurch werden die Kranken vom Flush befreit und überleben bis zu 15 Jahre. Konservative Flush-Behandlung mit eiweißreicher Kost und mit Gaben von Nikotinamid 3×200 mg/d zum Ersatz des Tryptophans, das dem Körper für die Serotoninbildung entzogen wurde, ferner Deseril 350 mg/d, das die Serotoninsynthese aus Tryptophan hemmt, und alle 6 Std. 0,25 g α-Methyldopa, ferner 4×2 Tbl. Periactinol. Außerdem Chemoembolisierung verbliebener Metastasen mit Epirubicinhydrochlorid (Ethibloc).

21. Weichteilerkrankungen

Haut und Hautbindegewebe

Entzündungen

Follikulitis S. 56

Pannikulose und Pannikulitis

▶ Eine abakterielle diffuse, chronische Entzündung des Unterhautbinde- und -fettgewebes mit lipophagen Granulomen bei Vaskulitis oder degenerativen Durchblutungsstörungen.

Symptome: Schmerzhafte Indurationen und dellenartige Schrumpfungen der Unterhaut, bisweilen mit Fieber. **Behandlung:** Mikrowelle, Massage, evtl. Fettabsaugung.

Duftdrüsen- und Schweißdrüsenabszeß (Abb. 4.3)

▶ Kanalikulärer Staphylo- und Streptokokkeninfekt bei Hyperhidrose und Intertrigo.

Typischer *Sitz* sind Achselhöhle und Anogenitalbereich. *Dispositionen* sind Diabetes mellitus und Abwehrschwäche. **Symptome** sind intrakutane kuppenartige Schwellung, Rötung, Überwärmung und lokale Schmerzen. Ausbreitung durch lokale Überimpfung auf Nachbardrüsen.

Behandlung: Im Frühstadium Penizillin 10 Mega/d i. v. und bei Achselhöhlenbefall Ruhigstellung in Abduktion. Zur Verhütung übergreifender Infektion Abdeckung der Nachbarschaft mit Zinkpaste und Alkoholverband. Bei Fluktuation Spaltung und Ausräumung. Beim *Rezidiv:* Ausschneidung des gesamten drüsentragenden Hautbezirks und primäre Naht oder Spalthautdeckung. **DD:** Benigne oder maligne Lymphome.

Furunkel, Karbunkel, Abszeß, Phlegmone usw. S. 55f.

Gutartige Tumoren

Warze

▶ Sammelbegriff für alle gutartigen, kleinknotigen Hauterhabenheiten.

Zu unterscheiden sind in dieser Gruppe die *nichtinfektiösen* oder degenerativen Warzen einerseits und die *viralen* Warzen oder Virusakanthome durch Infekte mit dem Papillom-(DNA-)Virus andererseits. *Degenerative* Warzen sind das Fibrom, auch *Fleischwarze* genannt, das prämaligne *Hauthorn* und die *seborrhoische* Warze. Bei der *Viruswarze* zu unterscheiden sind die juvenile *Flachwarze,* die *Vulgärwarze,* die *Fußsohlenwarze* und die *Feigwarzen* oder Kondylome.

Die **Behandlung** ist bei beiden Warzenarten annähernd gleich. Bei den nichtviralen Formen genügt das *Abhobeln*, die Exzision, die Elektrokoagulation oder die Kryotherapie; bei den Viruswarzen die Koagulation mit der Nadel, darüber hinaus kommen die *Exkochleation* und das Bestreichen mit Trinitrochlorobenzol oder Podophyllin 30%ig in alkoholischer Lösung oder Interferon-Injektionen, vor allem bei Kondylomen, zur Anwendung. Bei viralen Warzen ist die Rezidivneigung erheblich.

Xanthom

▶ Warzenähnliche, lipoidspeichernde, fibromatöse Geschwulst.

Verwandt damit sind *Xanthelasmen* und *Rhinophyme,* die bei Hyperlipämie aus subkutanen Cholesterinablagerungen in den Bindegewebszellen bestehen. Vornehmlich finden sich Xanthelasmen im Augenwinkel und an den Lidern.
Behandlung: Aus kosmetischen Gründen Exzision oder an der Nase Abtragung.

Hautfibrom

▶ Das Hautfibrom, auch *Fibroma molle* oder, bei Stielung, *Fibroma pendulans* genannt, ist ein Tumor des Hautbindegewebes.

Als intrakutane Warze imponierend macht es selten Beschwerden, wenn man von den extremen Größenzunahmen absieht. **Behandlung:** Aus kosmetischen Gründen oder zur DD-Abgrenzung Exzision oder beim Fibroma pendulans nach Desinfektion des Stiels Seidenligatur der Basis, die sich nach Tagen mit dem Tumor spontan abstößt.

Histiozytom

▶ Das Histiozytom, auch *Fibroxanthom* oder *Fibroma simplex* genannt, ist eine meist gutartige, gefäßreiche Geschwulst der Kutis aus derb faszikuliertem Kollagen mit speicherfähigen Zellen.

Es kann solitär oder multipel vorkommen und imponiert wie eine Fleischwarze oder bei Pigmentierung wie ein Melanom. **Behandlung:** *Extrakapsuläre* Exzision im Gesunden und histologische Abklärung.

Kaposi-Tumor

Schmerzhafte dunkelbraun-schwarze Hautknoten oder Plaques zunächst an Händen, Füßen und Unterschenkel, später überall. Bei inguinaler Lokalisation Entstehung einer Elephantiasis der Beine. Nach 10 Jahren – bei HIV-Infektion eher – sarkomatöse Entartung. **Behandlung:** Rö-Bestrahlung.

Neurofibromatose Recklinghausen

▶ Erbliche, generalisierte, neurale Fibrombildung an Haut und inneren Organen, häufig mit anderen Neoplasien, vor allem *Meningeomen* kombiniert.

Symptome sind pigmentierte (café au lait), behaarte, weiche, warzenförmige Knoten unterschiedlicher Größe, meist in dichter Besiedlung. **Behandlung:** Bei Einzelvorkommen Ausschneidung, bei generalisiertem Befall selektive Entfernung nur der störenden und schmerzenden Knoten. **Prognose:** Heilung ist nicht möglich, die Gefahr der Entartung (3–6%) bleibt.

Pigmenttumor, Nävus

▶ Angeborene, dysontogenetische Hauteffloreszenzen *(Hamartome)* aus pigmentbildenden Spezialzellen *(Melanozyten)* oder Nävuszellen neuroektodermalen Ursprungs des Stratum basale.

Die Nävi sind flächenhafte oder gering erhabene, wenig oder stark pigmentierte

Gebilde. Als Hamartome bilden sie ein Übergangsstadium zum Blastom. Der *Nävuszellnävus,* das zellige Pigmentmal, kann über die melanotische Präblastomatose, die sich im Nävus aber auch daneben entwickelt, zum *malignen Melanom* entarten. Mit einem hohen Entartungsrisiko ist der *pilöse Nävuszellnävus* belastet. Da er mit einem harmlosen Tierfellnävus zu verwechseln ist, ist auch bei letzterem aus Gründen der histologischen Abgrenzung die Exzision unumgänglich. **Warnsymptome** der *Entartung* sind die des Melanoms (S. 285). Eine obligate *Melanomvorstufe* ist die *Lentigo maligna* (Dubreuilh). Sie ist wie das maligne Melanom zu behandeln.

Das sog. *juvenile Melanom* entartet dagegen nie. Es findet sich bei Kindern vor der Pubertät, ist wenig pigmentiert und absolut harmlos. Dennoch ist auch hier wegen späterer DD-Schwierigkeiten die Exzisionsbiopsie zu empfehlen. Weitere Nävusformen sind die *Organnävi* von Talg- und Schweißdrüsen, von Nerven, Blut- und Lymphgefäßen. Grundsätzlich ist bei allen klinisch nicht sicher von Prämelanomen und Melanomen abgrenzbaren Nävi, insbesondere beim blauen Nävus, die **No-touch-Exzisionsbiopsie** erforderlich. Die Inzisionsbiopsie gilt auch hier als Behandlungsfehler!

Glomustumor

▶ Angeborene, schmerzhafte arteriovenöse Anastomose in Hohlhand und subungualen Weichteilen.

Erbsengroße Geschwülste, die durch Haut oder Fingernägel bläulich durchschimmern. **Behandlung** mit Ausschneidung in Lokalanästhesie und Blutleere.

Keloid, Narbenkeloid

▶ Überschießende, postoperative oder posttraumatische Bindegewebsproliferation aufgrund individueller oder rassischer Disposition.

Behandlung: Im geröteten Frühstadium Versuch mit Kompressionsverband oder Spezialstrumpf. Im abgeblaßten Spätstadium wird der „Tumor" ausgeschnitten und die Wunde zur Rezidivverhütung während der gesamten Heilphase röntgenbestrahlt und mit Triamcinolon 10 mg/d unterspritzt. Druckpolsterkompression für 1 Jahr.

Leukoplakie

▶ Hyperkeratose der Epithelgrenzbereiche, meist der Lippen- und Mundschleimhaut, infolge chronischer mechanischer Irritation (Wangenkauen, Prothesen- oder Pfeifenmundstückdruck).

Unscharfe, weiße, flächenhafte, wenig erhabene, indolente Plaques (Abb. 381). **Behandlung:** Die verruköse Form (erkennbar an der bleibenden Toluidinblauanfärbung) muß ausgeschnitten werden.

Semimaligne Tumoren

Semimalignome, Präkanzerosen

Es sind im Haut-Bindegewebe-Bereich das Cornu cutaneum (S. 282), das Dermatofibrom (S. 283), die verruköse Leukoplakie (S. 284, 381), der Morbus Paget (S. 397), der Morbus Bowen (S. 622) und der Kaposi-Tumor (S. 283), ferner die aktinische Keratose und die Melanosis circumscripta (Dubreuilh) (S. 285).

Bösartige Tumoren

Carcinoma basocellulare, Basaliom

▶ Das Basaliom ist ein Tumor der Haarfollikel. Es entsteht durch die Ausdifferenzierung nur unvollkommen entwickelter embryonaler Zellen.

Obgleich es keine Metastasen setzt, wächst es wie ein echter Krebs, als *Ulcus terebrans* in die Tiefe infiltrierend und örtlich destruierend. In seiner oberflächlich wachsenden, ulzerierenden Form wird es als *Ulcus rodens* bezeichnet. Bevorzugte *Lokalisationen* sind die Nasolabial- und Retroaurikularregion. Die **Behandlung** besteht in der α_{2a}-Interferon-Injektion 1,5–6 Mega IE, in der Rö-Bestrahlung oder in der Exzision mit anschließender Spalthautdeckung.

Carcinoma spinocellulare, Spinaliom

▶ Der Stachelzell- oder Plattenepithelkrebs geht aus vom Stratum spinosum der Haut.

Man findet ihn bevorzugt auf *UV-Strahlen*-exponierter Haut, auf den Lippen von *Rauchern* (Abb. 27.**6**) in *Verbrennungsnarben* und in chronischen *Ulcera cruris*. Zu unterscheiden ist die primär *papulöse* von der primär *ulzerierenden* Form. Die **Behandlung** besteht in der Exzision mit allen Hautschichten weit im Gesunden und der Ausräumung der regionären Lymphgebiete (Neck-dissection) mit Nachbestrahlung.

Malignes Melanom

▶ Ein bösartiger Tumor, der von den epidermalen Melanozyten ausgeht, in die Tiefe vordringt und zu 85% lymphogen, zu 25% hämatogen metastasiert. 15% sind *nicht* pigmentiert.

Ätiologisch ist die UV-B-Bestrahlung des Hellhäutigen, besonders in Arktisnähe (Ozonloch), gesichert.

Lokalisation: Bevorzugt an den Extremitäten, seltener am Stamm, aber auch an den Akren, als parunguales, subunguales, plantares oder palmares Melanom. Da der Tumor pigmentarm sein kann, ist seine klinische Deutung oft schwer.

Für *Indikation, Therapie* und *Prognose* ließ sich ein *klinischer* und ein *morphologischer* Index aufstellen. In den **klinischen Index** geht neben den allgemeinen klinischen Merkmalen (Abb. 21.**1**) das Erscheinungsbild der 3 unterschiedlichen Wachstumsformen (Abb. 21.**2**) ein. Dies sind:

● *Lentigo-maligna-Melanom,* LMM (etwa 15%), das auf dem Boden einer Melanosis circumscripta praeblastomatosa Dubreuilh bevorzugt im Gesicht entsteht;

● *superfiziell spreitendes Melanom,* SSM (etwa 55–65%), bevorzugt an den Extremitäten mit der Sonderform des *akrolentiginösen* Melanoms (ALM);

● *noduläres Melanom,* NNM (etwa 20–30%), das frühzeitig endo- und exophytisch senkrecht zur Haut wächst.

Der **morphologische Malignitätsgrad** ist erst nach Durchmusterung der Exzisionsbiopsie zu beurteilen. Die bislang allein am Metastasenvorkommen orientierte Einteilung wurde inzwischen durch die Parameter der *Eindringtiefe* (Clark) und der *Tumordicke* (Breslow) ersetzt (Abb. 21.**3**).

Aus ihnen wurde dann der *Metastasenindex* (Abb. 21.**4**) aus *Tumordicke* und *Mitoserate* (max. Mitosezahl/mm^2) entwickelt: Tumordicke < 1 mm 5%, 1,1 bis 13 mm 28%, > 13 mm 80% Metastasen.

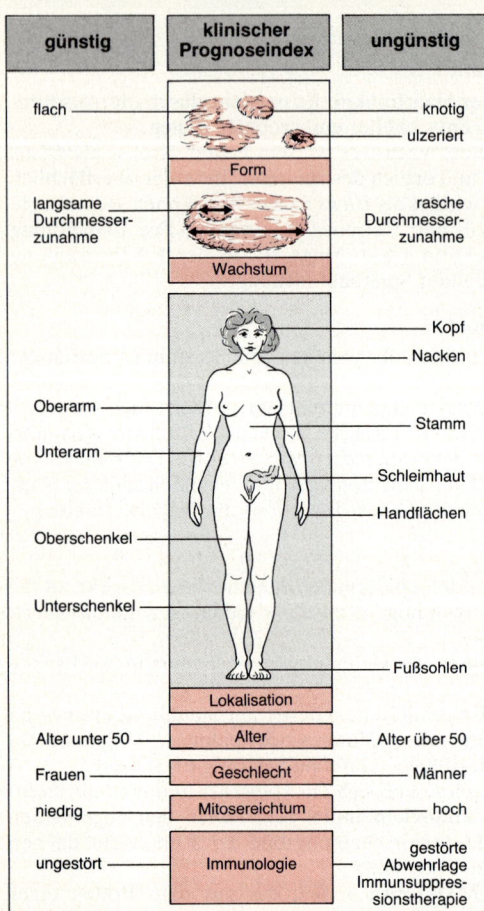

günstig	klinischer Prognoseindex	ungünstig
flach	Form	knotig / ulzeriert
langsame Durchmesserzunahme	Wachstum	rasche Durchmesserzunahme
Oberarm / Unterarm / Oberschenkel / Unterschenkel	Lokalisation (Kopf, Nacken, Stamm, Schleimhaut, Handflächen, Fußsohlen)	
Alter unter 50	Alter	Alter über 50
Frauen	Geschlecht	Männer
niedrig	Mitosereichtum	hoch
ungestört	Immunologie	gestörte Abwehrlage Immunsuppressionstherapie

Abb. 21.**1**   Malignes Melanom. Klinischer Prognoseindex. Parameter sind Form, Wachstum, Lokalisation, Alter, Geschlecht, Mitosereichtum und Immunologie.

Symptome der Malignität sind Wachstum, Pigmentzunahme, Juckreiz oder Schmerz, Entzündungszeichen, Nässen und Randrötung. Gegen den Nävus gibt uns das *Melanom-ABCD* DD-Kriterien an die Hand: A = Asymmetrie, B = Border-Unregelmäßigkeit, C = Color mit Farbschattierung, D = Durchmesser über 6 mm, rasch zunehmend. Die **Diagnostik** basiert auf der Inspektion, der Palpation und dem Scan der Lymphknoten mit ^{99m}Tc-markierten monoklonalen AK, der Tumorsonographie und der Messung der *Fluoreszenzimpulse,* die bei gesunder Haut und bei Nävi < 30/Zehntelsekunde, beim Melanom 300–400 betragen. Dann *Exzisionsbiopsie,* d. h. mit Garantiezone von 5 cm im No-touch-Verfahren (Abb. 21.**5**). *Cave Inzisionsbiopsie,* sie ist wegen der Zellverschlep-

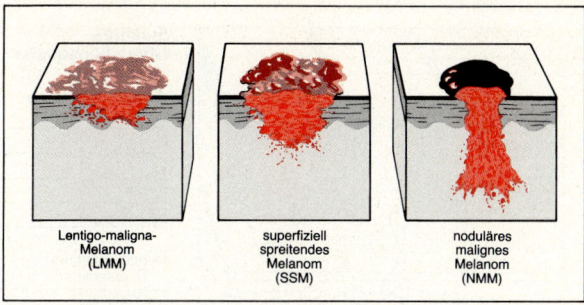

Abb. 21.**2**   Malignes Melanom. Wachstumsformen.

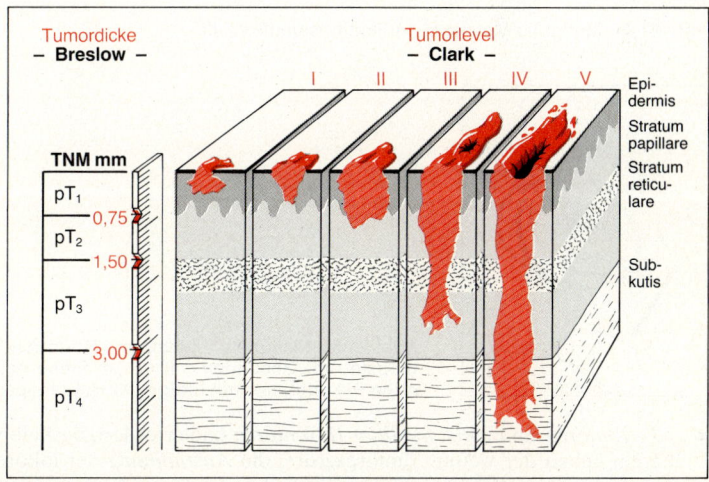

Abb. 21.**3**   Malignes Melanom. Morphologischer Prognoseindex.

pung ein Behandlungsfehler! Bei Früherfassung ist Exzision zugleich die Therapie, bei allen anderen Tumoren muß sich eine abgestufte **Behandlung** anschließen:

- *pT_1-Tumoren* mit *günstiger Tumorart* und *günstigem klinischen Index* (Abb. 21.**1**) werden nur im Gesunden ausgeschnitten, tastbare Lymphknoten biopsiert und bei Befall zur Reduktion der Tumorlast und zur besseren Ansprechbarkeit auf Chemotherapie die gesamte Lymphregion ausgeräumt, dann systemisch Dacarbazin 250–375 mg/m² KO/d über 5 Tage; alle 3 Wochen Wiederholung.
- *pT_2-Tumoren* erfordern das gleiche Vorgehen.

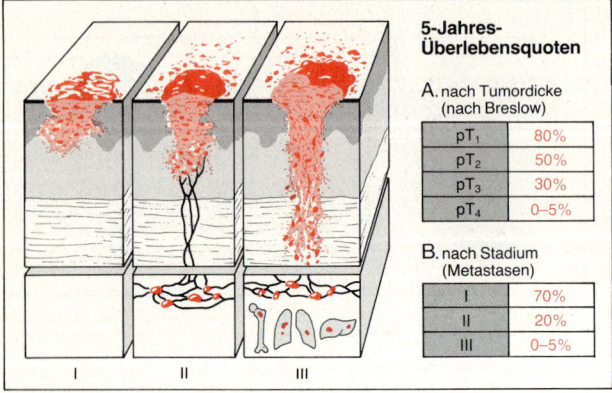

5-Jahres-Überlebensquoten	
A. nach Tumordicke (nach Breslow)	
pT$_1$	80%
pT$_2$	50%
pT$_3$	30%
pT$_4$	0–5%
B. nach Stadium (Metastasen)	
I	70%
II	20%
III	0–5%

Abb. 21.**4**   Malignes Melanom. Indikationsstadien I–III.

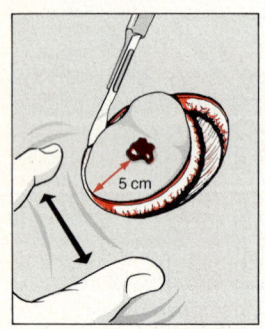

Abb. 21.**5**   Malignes Melanom. No-touch-Exzisions-biopsie im Gesunden mit 5-cm-Sicherheitsabstand ohne Pinzette, nur mit bidigitaler Hautanspannung.

- *pT$_3$-Tumoren* sind meist *Stadium-II-Tumoren* und erfordern deshalb von vornherein neben der weiten Tumorexzision die *Ausräumung* der lokoregionären *Lymphbereiche*. Dies kann entweder en bloc mit der Tumorexzision und den zur Lymphstation ziehenden Lymphbahnen erfolgen oder mit getrennter Ausschneidung; anschließend systemisch *Chemotherapie* mit Dacarbazin.
  An den *Akren* ist statt der Exzision die Zehen- oder Fingeramputation angezeigt.
- Bei *pT$_3$-Tumoren Stadium I und II* und *hohem Malignitätsgrad* empfiehlt sich bei Extremitäten- oder akrolentiginösem Melanom die regionale *hypertherme Melphalanperfusion*. Letztere sollte bei akralem Sitz der Amputation vorausgeschickt werden und kann diese u. U. überflüssig machen.

Die *präventive Ausräumung* nichtpalpabler lokoregionärer Lymphknoten ist beim Stadium I und pT$_{1-3}$ wegen der immunpathogenen Wirkung des Melanoms ebenso wie die Rö-Bestrahlung zu unterlassen. Beim Stadium III mit Leberbefall kann die hypertherme Dacarbazinperfusion die Überlebenszeit signifikant verlängern. **Prognose** Abb. 21.**4**.

Nachsorge: In den ersten 3 postoperativen Jahren 3monatliche, ab 4. und 5. Jahr 6monatliche, danach jährliche Kontrolle des Lokalbefundes, des Lymphknotenstatus (Scan) und aller suspekten Nävi (gehäufte Zweittumorbildung!); außerdem Blutbild, BSG, Melanin im Urin, SGOT, SGPT, Enzyme, CEA und halbjährlich Thoraxröntgen in 2 Ebenen sowie Lebersonogramm. Bei Metastasenverdacht CT und Skelettszintigramm.

Paget-Karzinom S. 397

Unterhaut und tiefe Weichteile

Entzündungen

Furunkel S. 55

Abszeß S. 51

Phlegmone S. 54

Bursitis purulenta (Bursaempyem)

▶ Die eitrige Schleimbeutelentzündung ist meist Folge einer fortgeleiteten Infektion eines vorbestehenden chronischen Reizzustandes.

Symptome: Es kommt zur *akuten Entzündung* mit fluktuierender Schwellung, Rötung, Überwärmung und Schmerz. Bei Nichtbehandlung droht die Perforation des Empyems mit Entstehung einer periartikulären *Phlegmone* (s. u.). Die **Behandlung** besteht in Ruhigstellung, feuchten Verbänden und 20 Mega Penicillin G i. v. in 5 ED/24 h. Nach Abklingen der akuten Entzündungszeichen erfolgt dann die *Bursektomie* (Abb. 21.**6**).

Bei bereits eingetretener subkutaner *Empyemperforation* mit periartikulärer Phlegmone ist die beiderseitige Spaltung der Phlegmone außerhalb der Bursagrenzen die Erstmaßnahme. Erst nach Abklingen der periartikulären Entzündung durch die obengenannte antiphlogistische Behandlung wird die Bursa entfernt.

Ein langwieriges *offenes Empyem* entsteht nach der traumatischen Eröffnung einer Bursa. Um dies zu verhüten, muß bei der Wundversorgung eine eröffnete Bursa immer exstirpiert werden.

Bursitis traumatica, Bursitis haemorrhagica

▶ Stumpfe Gewalteinwirkungen führen zu Einblutungen in das Bursalumen mit vermehrter seröser Sekretion.

Symptome: Der Schleimbeutel schwillt an, fluktuiert, ist schmerzhaft und überwärmt. Aufgrund ihrer exponierten Lage sind hiervon die *Bursa praepatellaris* und die *Bursa olecrani* betroffen. **Behandlung:** Um *Komplikationen* vorzubeugen, punktiert man den Erguß, legt einen Druckverband an und stellt die entsprechende Extremität auf einer Schiene ruhig. Nach Abklingen der Reizerscheinungen dann Bursektomie (Abb. 21.**6**).

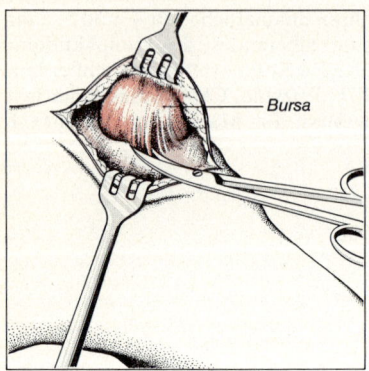

Abb. 21.**6** Präpatellare Bursa. Exstirpation.

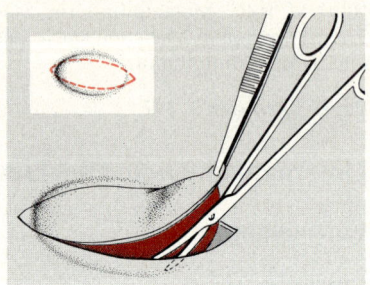

Abb. 21.**7**   Atherom. Enukleation.

Bursitis chronica, seröser Bursaerguß, Bursahygrom

▶ Die chronische Schleimbeutelentzündung kann sich aus einer traumatischen Bursitis entwickeln.

Meist stellt sie aber die Folge rezidivierender Irritationen und chronischer Mikrotraumen infolge *Berufsdisposition* (z. B. Fliesenleger) oder aufgrund von Exostosen dar. Die Ergußbildung kann häufig und akut rezidivieren. **Symptome:** Durch Fibrinausfällungen entstehen dann allmählich die tastbaren „Reiskörner" und eine Wandverdickung. Bevorzugt betroffen sind die Bursa iliopectinea, die Bursa trochanterica, die Bursa praepatellaris, die Bursa praetibialis, die Bursa subachillea und die Bursa olecrani. Die konservative **Behandlung** besteht in der Punktion und Prednisolon-Instillation (10–40 mg) mit anschließendem Kompressionsverband und Ruhigstellung. Eine sichere Heilung garantiert allein die sofortige *Bursektomie*.

Zysten

Epithelzyste

▶ Sie entsteht durch die traumatische Verschleppung von Epidermisinseln mit Keimepithel in die Subkutis, z. B. durch die Fremdkörpereinsprengung, vor allem bei Drahtspleißern und Goldschmieden.

Der schmerzhafte, zystische Knoten, die „Hornperle", findet sich meist an der Palmarseite der Finger. Er ist von harter Konsistenz, mit Protein, Cholesterin und Fett angefüllt. **Behandlung:** *Ausschälung* in Lokalanästhesie.

Atherom

▶ Als *Retentionszyste* der Haartalgdrüsen entsteht das Atherom nur dort, wo in der Haut Haarbälge angelegt sind.

Der glatt begrenzte und mit der Haut verschiebliche Knoten, der oft auf seiner Kuppe den Komedo zeigt, der die Talgdrüse verstopft hat, wird in toto entfernt

(Abb. 21.**7**). Verbleibende Kapselreste führen zum *Rezidiv*. Ein infiziertes Atherom muß mit dem Nachbargewebe exzidiert werden.

Epidermoidzyste, Dermoid

▶ Zystische, in die Tiefe verlagerte Tumoren der Epidermis und ihrer Anhangsgebilde wie Talgdrüsen und Haare.

Es sind *Doppelmißbildungen* des äußeren Keimblattes, die an embryonalen Nahtstellen wie Augen, Nase und Stirn, aber auch im Mediastinum und Abdomen vorkommen. **DD** müssen Stirn- und Schädelosteome sowie Meningeome röntgenologisch ausgeschlossen werden. Die **Behandlung** besteht in der Ausschälung.

Hämatomzyste

▶ Älteres nichtdrainiertes oder nichtpunktiertes Weichteilhämatom in Subkutis oder Muskel, das nach Verflüssigung als Zyste persistieren kann.

Mit seiner *fibrösen Wand* bildet es abgekapselte Hohlräume, die Schmerzen verursachen können. **Behandlung:** Punktions- und Verödungsversuche (Aethoxysklerol forte 1 ml) können nur bis zur 3. Entstehungswoche erfolgreich sein. Danach ist die *operative Zystektomie* unumgänglich.

Fremdkörperzyste

▶ Kleinste Fremdkörper können sich in bindegewebig abgeriegelten Zysten abkapseln.

Größere Fremdkörper können infolge heftiger Abstoßreaktionen zu dickwandigen Fremdkörperzysten führen. **Behandlung:** Bei anhaltender schmerzhafter Reaktion ist der Fremdkörper mit seiner Zyste und Zystenwand operativ zu exzidieren, evtl. unter Tetanuswiederauffrischung (S. 38).

Ganglion s. Sehnenscheidenhygrom S. 295

Parasitäre Zysten S. 63

Lymphozele S. 312

Gutartige Tumoren

Lipom

▶ Begrenzte, weiche, gutartige, die Faszie nie überschreitende Fettgeschwulst der Unterhaut mit bevorzugter Lokalisation an Ober- und Unterarm und Oberschenkel.

Eine besondere Form ist die diffuse *Lipomatosis colli*, Madelung-Fetthals genannt. Sie bevorzugt Männer in höherem Lebensalter. **Behandlung:** Enukleation *mit* der Bindegewebskapsel.

Fibrom

▶ Tumor, der von allen Bindegewebsstrukturen der Weichteile, von Sehnen, Faszien und Gelenkkapseln ausgehen kann:

Behandlung: Die Ausschneidung ist bei Druck auf benachbarte Nerven sowie aus Gründen der DD angezeigt.

Myom

▶ Harmlose Geschwülste der quergestreiften Muskulatur, *Rhabdomyom,* und der glatten Muskulatur, *Leiomyom* genannt.

Rhabdomyome und Myofibrome finden sich am Skelett, Leiomyome am Verdauungstrakt, vorwiegend in Ösophagus, Magen und Dünndarm. **Komplikationen** sind die mechanische Irritation, im Verdauungstrakt die Passageverlegung, die Blutung und selten die Entartung. Die **Behandlung** erfolgt mit der organschonenden Ausschälung. Die **Prognose** ist gut.

Hämangiom S. 316

Lymphangiom S. 311

Lymphozele S. 312

Desmoid

▶ Aus Präfibroblasten entstehende Geschwulst, die von Faszien und Muskelaponeurosen ausgeht und in den Bauchdecken junger Frauen oder allgemein in Oberarm und Rücken angesiedelt ist.

Der Tumor entsteht entweder spontan oder aus Narbenpolen, er setzt nie Metastasen, wächst aber infiltrierend und bisweilen destruierend. **Behandlung:** Wegen dieser Eigenschaften Ausschneidung weit im Gesunden und histologische Kontrolle der Randbereiche des Exzidats.

Steißbeinzyste S. 631

Weichteilsarkom

Tabelle 21.1 **WHO-Klassifikation** (nach Schwemmle)	
Malignes fibröses Histiozytom	≈ 20%
Liposarkom	≈ 20%
Fibrosarkom	≈ 15%
Rhabdomyosarkom	≈ 15%
Synovialsarkom	≈ 10%
Nichtklassifizierbares Sarkom	≈ 10%
Malignes Schwannom	≈ 5%

▶ Langsam wachsende bösartige Geschwulst der extraskelettären Gewebe der oberen und unteren Extremität, seltener der inneren Organe, die mit einer scheinbaren Kapsel vom gesunden Gewebe abgegrenzt ist und 1–3% aller Malignome ausmacht.

Skelettnahe Ausgangspunkte sind Muskeln, Faszien und Bänder sowie Fettgewebe und Knorpel. *Viszerale* Ausgangspunkte sind Fett, Bänder, Lymph- und Nervengewebe. Die Bezeichnung wird von der Matrix bestimmt: z. B. Fibro-, Lipo- und Chondrosarkom.

Die Tumoren täuschen aufgrund ihrer *Pseudokapsel* eine gute Abgrenzung vor. Ihre sich daran orientierende Ausschälung ist ein verhängnisvoller *Irrtum*. Sie beläßt die *Trabantenherde,* die vor allem beim *Liposarkom* typisch sind. Dies erklärt die hohe, von 20 bis 70 % reichende Rezidivquote. Die Mehrzahl der Tumoren hat sich bei klinischer Erfassung bereits unmerklich *longitudinal* entlang den Faszienflächen, Muskelsepten und dem epineuralen Bindegewebe nach proximal und distal infiltrierend *ausgebreitet*. Die *Fernaussaat* erfolgt primär hämatogen in die Lungen und nur in 15 % auf dem Lymphweg. Für das Rhabdomyosarkom und das Hämangioepitheliom charakteristisch ist das *multifokale* Auftreten. **Symptome:** Trotz frühzeitig auftretender Knoten und Schwellungen wird der Tumor meist erst bei Verdrängungsschmerz und Bewegungseinschränkung diagnostiziert. **Hauptlokalisationen** sind in mehr als der Hälfte die Extremitäten. *Hauptdiagnostikum* ist die Palpation. Weiterführende **Diagnoseverfahren** sind Blutbild, BSG, Weichteilröntgen in 2 Ebenen, Thoraxröntgen, SG, CT und DSA; zur Verifizierung von Fernabsiedelungen das CEA sowie auch die Lymphangiographie. *Cave* Nadelbiopsie! Diagnostik und Therapie zugleich ist die *Exstirpationsbiopsie* außerhalb der Kapsel, d. h. mit dem umgebenden Normalgewebe zur Histologie. Nur bei übergroßem Befund ist die Exzisionsbiopsie zulässig. Die **Behandlung** ist immer *multimodal*. Sie besteht in der radikalen En-bloc-Exstirpation des Kompartments mit einem Sicherheitssaum von 2 cm Breite, Mitnahme des versorgenden Neurovaskulärstrangs, Hautexzision und lokoregionärer Lymphadenektomie. Bei viszeraler Lokalisation danach Metallclipmarkierung des Tumorbettes für die *gezielte Nachbestrahlung*. Mit dieser Megavolttherapie werden neben dem Op-Feld die lokoregionären Lymphbereiche bestrahlt. Bei verbliebenen Tumorresten, bei intraoperativer Zellverschleppung oder bei technischer Inoperabilität, d. h. bei zu erwartendem Funktionsausfall einer Extremität systemisch *Zytostatika* nach dem CYDIVAC-Schema mit *hyperthermer Extremitätenperfusion*.

Nachsorge: In den ersten 2 Jahren in 3monatigen Abständen Kontrolle von klinischem Befund, Thoraxröntgen, SG, Blutbild, BSG, CEA, Ca 19–9 und bei Rezidiv- und Absiedelungsverdacht CT, DSA, Lymphographie, Skelettszintigraphie. Lokoregionäre **Rezidive** und vereinzelte Lymphknotenabsiedelungen werden ausgeräumt und adjuvant behandelt. **Prognose:** Die 5-Jahres-Überlebensquote liegt bei 35–50 %.

Degenerationen

Schulter-Arm-Syndrom

▶ Auf dem Boden von Gefügestörungen und Funktionsabweichungen der HWS entstandene Irritation der vegetativen Nerven, die zu schmerzhaften Bewegungseinschränkungen im Schulter-Arm-Bereich führt.

Arthrotische Veränderungen bewirken bei hinzutretenden Bagatelltraumen über die *Irritation spinalnervöser Elemente* trophische Reizzustände in Muskeln und Bindegewebe von Schulter, Ellenbogen und Handwurzel. Typische Erscheinungsbilder sind die Periarthrosis humeroscapularis, die Bursitis calcarea, die Brachialgia paraesthetica nocturna, die Epikondylitis, die Pannikulitis, die Styloiditis und das Sudeck-Syndrom. **Symptome** und **Befunde** sind Haltungsabweichung, Bewegungseinschränkung, Schulterknarren, WS-Klopfschmerz, Querfortsatz- und

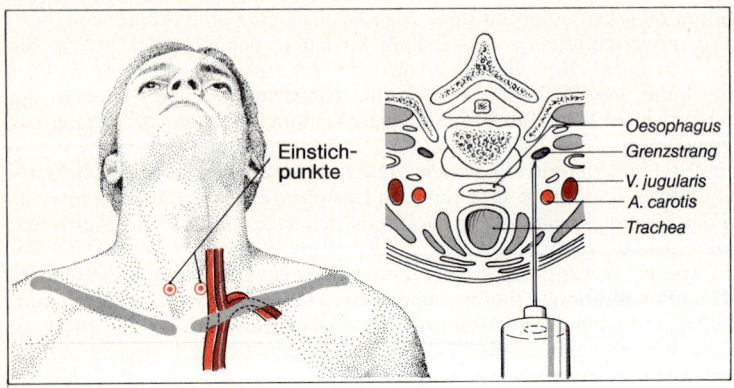

Abb. 21.**8**   Ganglion-stellatum-Blockade. Technik. Komplikationen sind Pneumothorax, Karotisläsion und Durapunktion.

Halsplexusschmerz, typische Muskelansatzdruckpunkte, Myogelosen, Kyphosierung der HWS und Parästhesien. **Behandlung** mit Stellatumblockade (Abb. 21.**8**), Antiphlogistika, 200 mg Phenylbutazon, 5 mg Dexamethason i. m.; Novocain, Neurotropan-M (5 ml) mit Kinetin (1 ml) oder Impletol-Injektionen in die Myogelosen, Wärme, Massage und Gymnastik; ferner chiropraktische Maßnahmen, Schanz-Krawatte.
DD: Tbc, Halsrippe, Skalenussyndrom, Entzündungen oder Tumoren der Rückenmarkshäute.

Myositis ossificans

▶ Meist traumatisch hervorgerufene, seltener angeborene Muskelverkalkung, häufiger im Muskelbauch als am Sehnenansatz.

Bevorzugt sind M. brachialis, M. quadriceps und die Adduktoren (Reiterknochen). **Behandlung:** Als Frühtherapie lokal Prednisolon 5 mg und Kinetin 2 ml, evtl. auch Rö-Bestrahlung. *Cave* Massage, Bewegungsübungen und Wärme! Bei *konsolidiertem Umbau* nur noch operative Ausräumung.

Kompartmentsyndrom S. 219

Muskelriß

▶ Traumatische Zerreißung von Muskelbäuchen, wobei das Zusammentreffen von schlechter Durchblutung, Kälte und plötzlicher Muskelanspannung begünstigend wirkt.

Lokalisationen sind meist der M. gastrocnemius, der M. vastus medialis des M. quadriceps, der M. biceps und der M. pectoralis major. **Symptome** sind hochgradiger Schmerz, ausgedehnter Bluterguß, Bewegungsinsuffizienz und selten die tastbare Lücke. **Behandlung** mit unmittelbarer Naht und 4 Wochen Gips in Entlastungsstellung.

Faszienriß mit Muskelhernie

▶ Durch lokale Gewalteinwirkungen können Faszienrisse mit konsekutiver Muskelhernie entstehen. Bevorzugt ist der *M. gastrocnemius*.
Befund: Lokales Hämatom und Schmerzhaftigkeit, bei Anspannung vorgewölbter Muskelbauch, bei Entspannung tastbare Faszienlücke. **Behandlung:** Der Verschluß des Defekts erfolgt durch Fasziennaht oder plastische Deckung.

Sehnen

Peritenonitis, Paratenonitis crepitans

▶ Aseptische Entzündung unterschiedlicher Genese, die von der Überlastung bis zum Rheuma reicht.

Der fälschlich als Sehnenscheidenentzündung bezeichnete Prozeß spielt sich im Gleitgewebe scheidenloser Sehnen ab. Es kommt zu Ödem und Fibrinausschwitzung mit nachfolgender Organisierung. Typische **Lokalisationen** sind die Handgelenksehnen, die Achillessehne und die Mm.-fibulares- und -tibiales-Sehnen. **Ursächlich** spielen neben konditionellen Faktoren Kontusionen, Überanstrengungen und Wurzelsyndrome eine Rolle. **Symptome:** Beim Sehnenspiel verursacht das organisierte Fibrin Schneeballknirschen, ferner Druck- und Bewegungsschmerz, Schwellung und Überwärmung. Die **Behandlung** besteht in lokaler Wärmeanwendung, Ruhigstellung und der Verabreichung von Antiphlogistika und Antirheumatika. Die lokale Kortikoidinjektion (Prednisolon 25 mg) birgt die Gefahr der Sehnennekrose mit nachfolgender Ruptur. Bei ursächlichem HWS-Syndrom Behandlung S. 293.

Tendovaginitis stenosans (de Quervain), schnellender Finger

▶ Durch vernarbende chronische Entzündung wird die Sehnenscheide meist des M. extensor pollicis brevis und des M. abductor pollicis longus durch die begleitende Hypertrophie des Retinaculum extensorum eingeengt.
Symptome: Beim Greifen, Händedruck und Abspreizen des Daumens tritt ein Schmerz auf, der häufig zum Handgelenk und Unterarm ausstrahlt. Das verdickte Retinakulum ist oberhalb des Processus styloideus radii als harter, druckempfindlicher Knoten zu tasten. Die **Behandlung** der Wahl ist die Spaltung des Retinakulums und/oder der Sehnenscheide.

Tendinitis, Tenositis, Tendosynovitis oder Tendovaginitis hyperplastica

▶ Rheumatische, fokaltoxische oder auch durch Inokulation (Tierpfleger) bedingte Entzündung der Beugesehnen von Fingern oder Daumen mit Sehnen- oder Sehnenscheidenverdickung.
Symptome: Der Bewegungsstopp des betroffenen Fingers läßt sich aktiv nur mit Mühe, meist nur passiv mit Hilfe der anderen Hand ruckartig aus einer bestimmten Stellung überwinden ("schnellender Finger"). Der erkrankte Bereich ist druckschmerzhaft und verdickt. **Behandlung:** Das Sehnenspiel wird durch Spaltung der verengten Sehnenscheide oder Ausschälung des Knotens befreit.

Sehnenscheidenhygrom

▶ Chronisch entzündliche, sackartige Erweiterung der Sehnenscheide mit serösem oder serofibrinösem Erguß, oft tuberkulöser Natur.

Bevorzugte **Lokalisation** sind die Sehnenscheiden der Mm. fibulares und der Fingerbeuger. Wegen der Einschnürung durch die Ligg. carpi wird es hier auch *zwerchsack-* oder hantelförmiges Hygrom genannt. **Symptome:** Als Reiskörner bezeichnete, tastbare Fibringranula in der länglich verdickten Sehnenscheide. **Behandlung:** Exstirpation der Sehnenscheide und bei Tbc-Verdacht antituberkulotische Allgemeinbehandlung (S. 62), Ruhigstellung im Gipsverband. **DD** ist an Speichergranulome und Tumoren (Xanthome und Riesenzelltumoren) zu denken.

Ganglion, Überbein

▶ Ganglien entstehen durch schleimige Umwandlung umschriebener Bindegewebsbezirke in Sehnenscheide oder Gelenkkapsel, meist als Folge lokaler Traumen.

Sie finden sich vorwiegend an der dorsalen oder volaren Seite der *radialen Handwurzel* (Abb. 21.**9**), in der Kniekehle und am Fußrücken, ferner am lateralen Meniskus. *Disponiert* sind bindegewebsschwache junge Menschen zwischen dem 14. und 20. Lebensjahr. Das Ganglion erscheint als glatte, derbe, zystische, auf der Unterlage kaum verschiebliche Geschwulst. **Behandlung:** Bei Druckbeschwerden auf Narben und Knochen vollständige Exstirpation. Teilentfernungen führen zum Rezidiv, ebenso die Zertrümmerungs- und Verödungsbehandlung.

Dupuytren-Kontraktur

▶ Hyperplasie und Proliferation der Palmar- und der Plantaraponeurose mit knotigen, entzündlich-narbigen, reichlich Fibroblasten enthaltenden Verhärtungen (Abb. 21.**10**).

In erster Linie handelt es sich um eine konstitutionelle Bindegewebsmetaplasie. Weitere Ursachen sind traumatische Ulnarisschäden und evtl. neurotrophe Einflüsse. Keineswegs seltene Begleitbefunde sind die Induratio penis plastica sowie der Myokard- und der Leberschaden. Die proliferierende Palmaraponeurose schickt Faserzüge in Richtung Handrücken, in Richtung Hohlhand und in Längsrichtung an die Fingergrundglieder. Dem Proliferationsstadium folgt das Schrumpfungsstadium mit knotiger Aponeurosenkontraktur. Mehr als die Hälfte der Befunde ist doppelseitig, meist ulnar beginnend.

Stadium I: morgendlicher Schmerz, Verhärtung ohne Kontraktur;
Stadium II: beginnende Kontraktur mit Streckdefizit im *Grundgelenk;*
Stadium III: Beugekontraktur im *Grund-* und *Mittelgelenk* mit erheblicher Funktionsstörung;

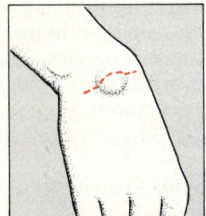
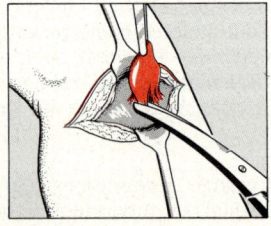

Abb. 21.**9** Handrückenganglion. Exstirpation.

Abb. 21.**10** Dupuytren-Kontraktur. Entfernung der Palmaraponeurose (Fasziektomie).

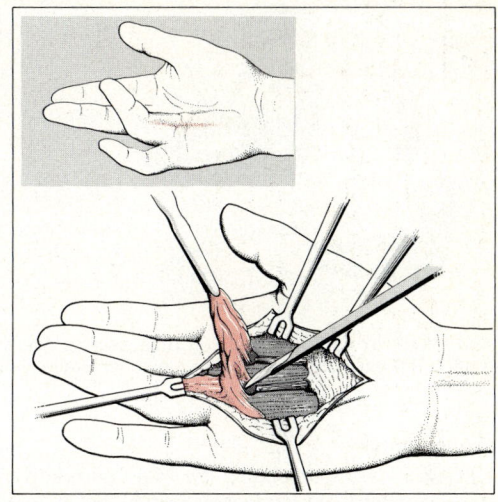

Stadium IV: „eisenharte Kontraktur". Beugekontraktur im *Grund-* und *Mittelgelenk* bei Hyperextension im *Endgelenk.*

Behandlung: Konservative Maßnahmen können den fortschreitenden Prozeß nicht aufhalten. Im Stadium I kann man als Kontrakturprophylaxe Orgotoin-Injektionen (8 mg/8 d) manuelle Dehnungen und Nachtschienen versuchen. Vitamin-E-Gaben und lokale Prednisolon-Injektionen 25 mg sind ohne Dauerwirkung. Im Stadium II und III ist die operative Totalausschneidung der Palmarfaszie (Palmarektomie) u. U. mit Hautanteilen indiziert (Abb. 21.**10**). Im Stadium IV kommt in schweren Fällen oft nur noch die Amputation in Frage. Die **Prognose** ist bei vollständiger Palmarektomie gut, bei Unvollständigkeit droht das Rezidiv. **Komplikationen:** Postoperativ kann infolge Gefäßverletzung und Schädigung sensibler Fingernerven eine *Sudeck-Dystrophie* auftreten.

Karpaltunnelsyndrom

▶ Schädigung des N. medianus im verengten Karpaltunnel infolge Verdikkung des Retinaculum flexorum (Lig. carpi transversum).

Symptome sind motorische und sensible Medianusausfälle und Nachtschmerz, Brachialgia paraesthetica nocturna, später Daumenballenatrophie mit lokalisiertem Schmerz. **Behandlung:** Durchtrennung des Retinaculum flexorum und Neurolyse (Abb. 21.**11**).

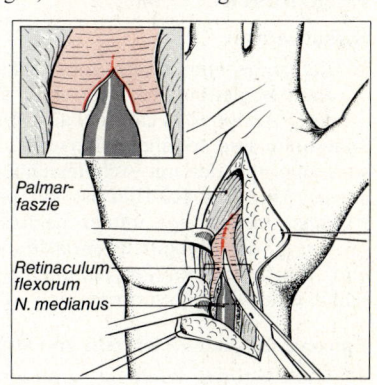

Palmar-
faszie

Retinaculum
flexorum
N. medianus

Abb. 21.**11**   Karpaltunnelsyndrom.
Spaltung des Retinaculum flexorum.

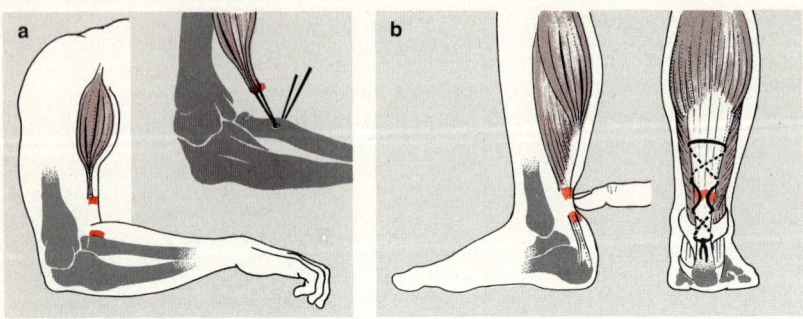

Abb. 21.**12** **a** Abriß der distalen Bizepssehne, die am Radius operativ fixiert werden muß. **b** Riß der Achillessehne an typischer Stelle. Durchflechtungsnaht.

Sehnenruptur

Ursachen sind Sportunfälle (S. 748) und relative Überbeanspruchungen *degenerierter* Sehnen. Am häufigsten zerreißt am Arm die degenerierte proximale lange *Bizepssehne* (Abb. 21.**12 a**), seltener distal die kurze Bizepssehne und am Bein sowohl degenerativ als auch traumatisch bedingt die *Achillessehne* (Abb. 21.**12 b**). Als typische **Symptome** findet man ein schmerzhaftes Hämatom, die tastbare Sehnenlücke und den Funktionsausfall der dazugehörenden Muskeln. Die **Behandlung** besteht nach operativer Anfrischung und Histologie der Exzidate in der Sehnennaht (Abb. 21.**6**) und anschließender nahtentlastender Ruhigstellung. Beim Achillessehnenriß bedeutet dies 6 Wochen Oberschenkelgips in Kniebeugestellung und Plantarflexion. Zwischenzeitlich wiederholtes Umgipsen mit stufenweiser Aufhebung der Plantarflexion und Kniebeugung.

Periostosen

Kalkaneodynie

▶ Kalkaneusschmerz, der vom Kalkaneussporn, einer Exostosis calcanei mit und ohne Begleitbursitis, von einer aseptischen Nekrose des Jugendlichen oder einer Apophysitis calcanei ausgeht.

Symptome sind spontaner Fersenschmerz, Druckempfindlichkeit, Ödem, Überwärmung und der mit Achillessehnenanspannung provozierbare Schmerz. **Diagnose:** Mit dem Rö-Bild ist die periostale Reaktion, die Nekrose oder die Exostose keineswegs immer nachzuweisen. **Behandlung:** Konservativ, Fokalsanierung, den Kalkaneus entlastendes Schuhwerk, Mikrowelle, Antiphlogistika und Antirheumatika (200 mg Phenylbutazon und 5 mg Dexamethason) und Ausschluß eines Wurzelsyndroms.

Epicondylitis humeri lateralis und Styloiditis radii et ulnae, Tennisarm

▶ Multifaktoriell bedingte trophische Periostosen, die zum *Hals(wirbelsäulen)-Schulter-Arm-Syndrom* (S. 293) gehören, aber auch durch lokale Überlastung entstehen können.

Symptome der Epikondylitis sind der Bewegungs- und Druckschmerz am Epicondylus lateralis, seltener des ulnaris, mit positivem *Tomsen-Handgriff,* d. h. Schmerzverstärkung durch aktives Anheben des Handrückens gegen Widerstand. Bei der Styloiditis entsprechender lokaler Druckschmerz. **DD:** Beim *Radialistunnelsyndrom* mit Druckschmerz über dem Radialistunnel ist die neurologische Abklärung erforderlich. **Behandlung:** Medikomechanische Therapie der Halswirbelsäule, Antirheumatika (s. o.), lokal Reparilgel, Indometacin-Spray, Antiphlogistika, ferner Infiltration kleiner Mengen Scandicain 2%ig, 1–2 ml und 5 mg Prednisolon; bei Versagen trotz 3–4maliger Wiederholung operative Einkerbung der Streckeransätze. Beim Radialistunnelbefund Dekompression des tiefen Radialisastes.

22. Plastische Chirurgie

▶ Ziel der plastischen Chirurgie ist es, traumatisch bedingte Funktionsstörungen und sichtbare Formveränderungen sowie angeborene Anomalien und Defekte ad integrum zu restituieren, d. h. wiederherzustellen. Als Träger des äußeren Erscheinungsbildes sind die Haut und die Oberflächenweichteile die zentralen Rekonstruktionselemente.

Je nach *biologischer Relation* zwischen transplantiertem Gewebe oder Material und Empfänger werden die Auto-, die Iso-, die Allo- und die Xenoplastik unterschieden.

Voraussetzung für den Erfolg plastisch-chirurgischer Eingriffe ist die *form-* und *funktionsgerechte Einheilung* der verwendeten Gewebe und Materialien.

Neben der *Haut* können andere vitale Gewebe wie *Knorpel, Knochen, Muskel-* und *Fettgewebe* sowie aus den Körperhöhlen *Netz* und *Darm* transplantiert werden. Als Fremdmaterialien werden gewebekompatible Kunststoffe eingesetzt.

Plastische Deckung von Hautdefekten

Die Deckung von Hautdefekten – auch *Empfängerbett* genannt – erfolgt mit 3 definierten Verfahrensweisen:
● der *Hauttransplantation,*
● der *Hautlappenplastik* und
● dem *freien Gewebetransfer* mit mikrochirurgischem Gefäßanschluß.

Hauttransplantation

Darunter versteht man eine *komplette Hautablösung* von der Entnahmestelle (Abb. 22.**3**) und die Einpflanzung in das Empfängerbett des Defekts. Dabei sorgt eine *neu einsprossende* Gefäßbildung für die Einheilung des transplantierten Gewebes. Daher lassen sich nur der epitheliale und der Koriumanteil der Haut frei übertragen.

Die Einheilung ist nur bei gut durchblutetem Empfängerbett möglich. Die Ernährung des Transplantates erfolgt in 2 Phasen, zuerst durch *Diffusion,* dann durch die *Gefäßneubildung* und *-einsprossung.* Hierzu muß das Transplantat *im Empfängerbett fest und stabil fixiert* sein.

In Abhängigkeit von der *Schichtdicke der Haut* unterscheidet man bei den Hauttransplantaten das *Spalthauttransplantat* und das *Vollhauttransplantat.*

Spalthauttransplantat

Es besteht aus der Epithelschicht und Teilen des Koriums, und wird in verschiedenen Koriumdicken entnommen. Danach unterscheidet man das dünne, sog. *Thiersch-Transplantat,* und die *mittleren* und *dicken Spalthauttransplantate* (Abb. 22.**1**). Nach dem Einbringen in das Empfängerbett wird das Transplantat mit dem *Überknüpfverband* (Abb. 22.**2**) angedrückt und fixiert. Dies stellt den für die Ernährung notwendigen Kontakt zwischen Empfängerbett und Transplantat her. Der Verband verbleibt 7 Tage.

Eine besondere Art der Spalthauttransplantation ist die Verwendung in Form eines *Netztransplantates* (Meshgraft). Dabei wird das entnommene Transplantat mit einem *Spezialgerät* zu einem Netz geschnitten, das sich durch Zug nahezu beliebig auf das Ausmaß des zu deckenden Defektes vergrößern läßt (Abb. 22.**3**). Die *Indikation* für diese *Meshgraft-* oder „*Mini*"transplantation sind ausgedehnte Defektareale, z. B. nach drittgradigen Verbrennungen, oder infizierte größere traumatische Defekte, bei denen der *Abfluß des Wundsekrets* durch die Netzmaschen gesichert sein muß.

Der Vorteil des *dicken Spalthauttransplantates* ist die dank des dicken Koriumanteils geringere Schrumpfungsneigung nach der Einheilung. Der *Nachteil* gegen-

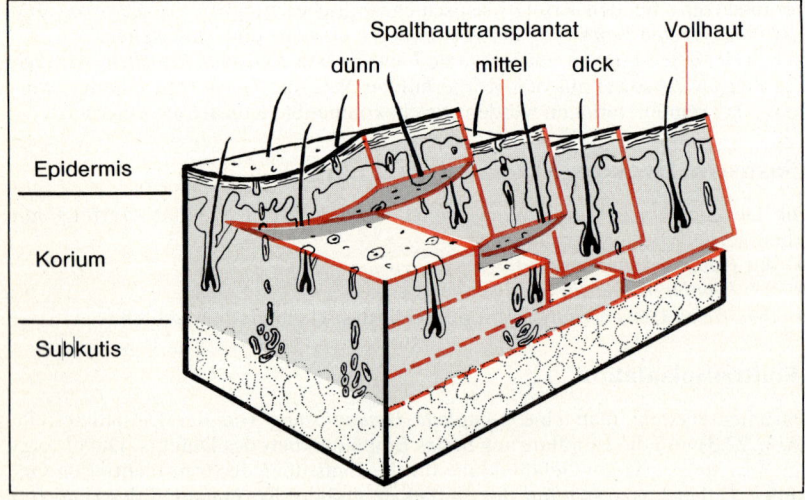

Abb. 22.**1**   Hauttransplantate, bezogen auf die Schichtdicke.

Schaumstoff
mit Fettgaze
Trans-
plantat
a
b

Abb. 22.**2** **a** Überknüpfverband. Im Empfängerbett wird das Transplantat aufgelegt und durch vorgelegte, symmetrisch angeordnete Einzelknopfnähte mit der Haut des Bettrandes vernäht. Langlassen der Fäden. **b** Auflegen von Fettgaze auf das Transplantat, darauf Schaumstoffpolster. Fixierung durch Überknüpfen der Fäden.

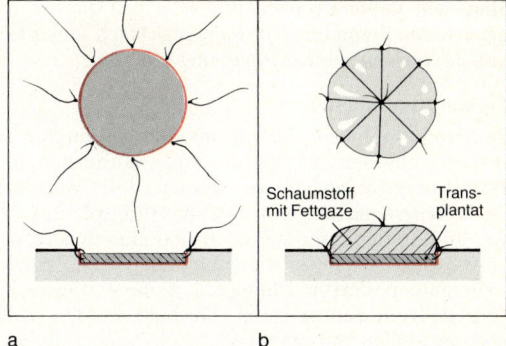

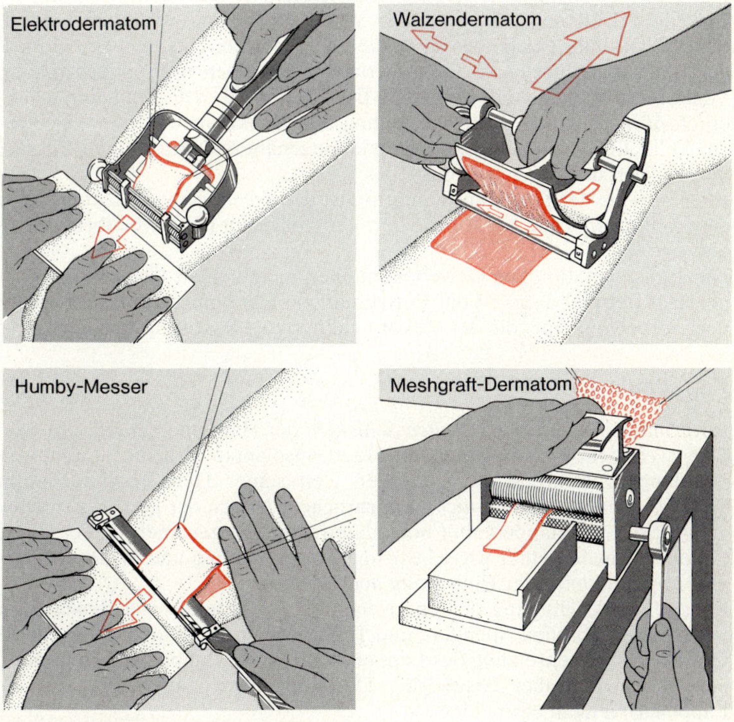

Elektrodermatom
Walzendermatom
Humby-Messer
Meshgraft-Dermatom
a
b
c
d

Abb. 22.**3** **a–c** Spalthautentnahmeverfahren. **d** Netzartige Zurichtung eines Spalthauttransplantates (Meshgraft-Transplantat).

über dem Vollhauttransplantat (s. u.) ist die geringere Widerstandsfähigkeit und die erhöhte Pigmentierungsneigung. Nach seiner Einheilung hebt es sich in Dicke und Textur von seiner Umgebung ab.

Vollhauttransplantat

Es besteht aus der *Epidermis* und der gesamten *Koriumdicke.* Um seine Vaskularisierung aus dem Defektgrund zu gewährleisten, müssen von ihm alle subkutanen *Fettgewebereste abgetragen* werden. Die Vaskularisation erfolgt wegen seiner Dicke langsamer als beim Spalthauttransplantat. Deshalb ist ein gut durchblutetes, infektfreies Empfängerbett und eine sichere Transplantatfixierung eine absolute Voraussetzung für die Einheilung. Der *Vorteil* des Vollhauttransplantates ist seine gute Widerstandsfähigkeit, seine geringere Pigmentveränderung und seine geringe Kontrakturneigung. Deshalb werden Vollhauttransplantate im *Gesicht* und an Stellen mit ständiger mechanischer Belastung, z. B. an *Gelenken,* verwendet.

Je nach Größe, Lokalisation, Behaarung, Kontur und Konsistenz des zu deckenden Defektes eignen sich als *Spenderstellen* die Retroaurikular- und die Leistenregion sowie die Innenseite von Oberschenkel und Oberarm.

Um die Größenübereinstimmung von Defekt und Vollhauttransplantat zu sichern, wird der Größe des zu deckenden Defektes entsprechend ein *Folienmodell* zurechtgeschnitten. Nach Auftragung desselben im Spenderareal wird das Vollhauttransplantat entnommen. Der *Verschluß der Entnahmestelle* erfolgt durch primäre Naht. Nach Entfernung aller subkutanen Fettgewebsanteile wird das Vollhauttransplantat in den Defekt eingenäht und durch einen *Überknüpfverband* fixiert, der 7 Tage verbleibt.

Eine *Variante* der Hauttransplantation ist das *deepithelisierte Koriumtransplantat,* das als Faszienersatz bei Rezidivhernien, vor allem bei Narbenbrüchen, verwendet wird.

Die Transplantation von Gewebekombinationen wird als *Compositegraft* bezeichnet. Ein Beispiel dafür ist die Entnahme von Haut mit darunterliegendem Knorpelgewebe vom Ohr, die der Rekonstruktion des Nasenflügels dient.

Lappenplastik (Abb. 22.4)

Ein *Hautlappen* besteht aus *allen Schichten* der Haut und dem darunterliegenden *Fettgewebe.* Im Unterschied zum Hauttransplantat wird die Durchblutung des Hautlappens während der gesamten Zeit seiner Hebung und Einpflanzung, *Transfer* genannt, einmal *nicht* unterbrochen. Neben der gesicherten Blutversorgung ist der Hautlappen aber noch dadurch gekennzeichnet, daß er alle Qualitäten der normalen Haut wie Elastizität, Pigmentierung und Widerstandsfähigkeit mitbringt und nach der Einheilung auch behält.

Unter Berücksichtigung der unterschiedlichen Kriterien wie Bewegungsmodus, Entfernung zwischen Spender- und Empfängerstelle, Durchblutungsmodus und Gewebezusammensetzung des Lappens werden die Lappenplastiken unterschiedlich definiert. Dabei lassen sich Definitionsüberschneidungen der einzelnen Lappenarten nicht vermeiden.

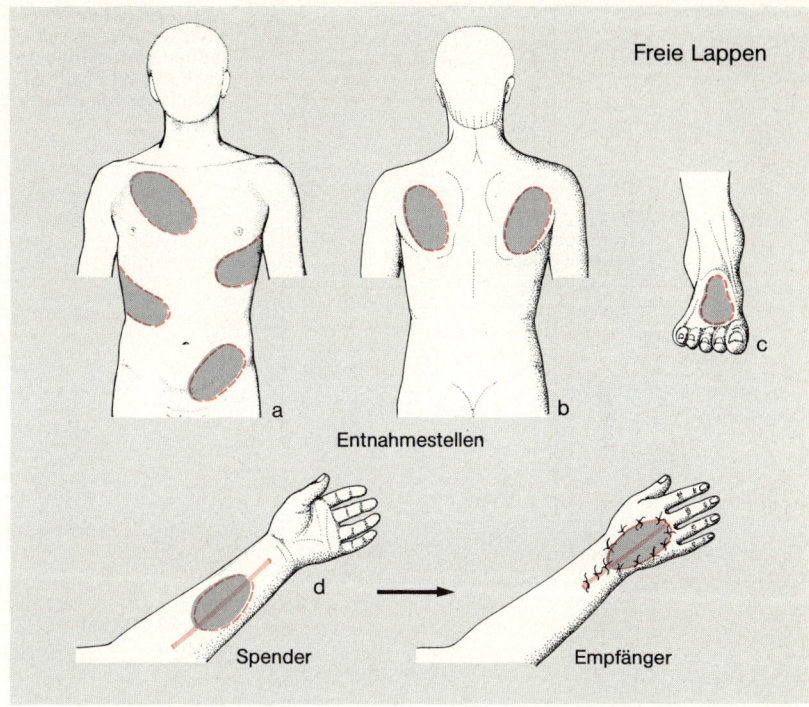

Abb. 22.**4** Freie Lappen. Entnahmestellen. **a** Von kranial nach kaudal; deltothoraka-
ler Lappen, axillärer Lappen, Interkostallappen und Leistenlappen. **b** Latissimus-
dorsi-Lappen. **c** Dorsalis-pedis-Lappen. **d** Sog. Unterarmlappen. Auch dieser A.-radia-
lis-versorgte Lappen kann mit Knochenanteil frei verpflanzt werden.

Nah- und Fernlappen

Beim **Nahlappen** wird das Gewebe *einzeitig* gehoben und in gleicher Sitzung in
den zu deckenden Defekt eingebracht. Je nach Bewegungsmodus wird bei der
Lappenverschiebung von einem *Transpositionslappen,* bei der *Drehung* von einem
Rotationslappen gesprochen (Abb. 22.**5**). Die Lappenentnahmestelle kann entweder nach Mobilisierung der Nachbarhaut primär verschlossen oder durch ein
Hauttransplantat gedeckt werden. Plani- und stereometrische Grundelemente liegen dem *Limberg-Lappen,* der *Z-Plastik* und der *V-Y-Plastik* zugrunde. Beim
Limberg-Lappen, den man durch Transposition zur Deckung kleinerer Defekte
verwendet, wird die Spenderstelle durch winkelgerechte Wundadaptation verschlossen (Abb. 22.**6**).

Die *Z-Plastik* dient mit dem bei ihr gewonnenen Lappenaustausch dem Längengewinn bei *strangförmigen Kontrakturen* (Flügelfell) über Gelenkfalten. Sie eignet sich deshalb als Kontrakturprophylaxe auch bei Längsinzisionen, die über
Gelenke geführt werden müssen. *Technik:* Die Narbe wird in Längsrichtung inzi-

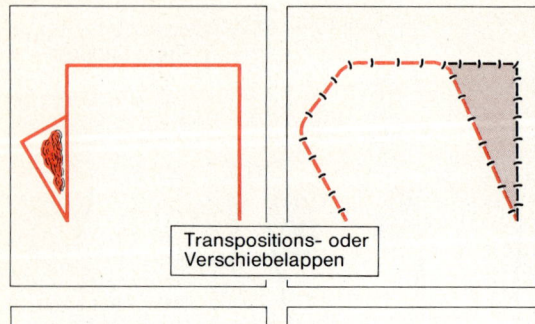

Transpositions- oder
Verschiebelappen

Abb. 22.**5** Transpositions- oder Verschiebelappen. Entnahmebettdeckung mit Spalthaut. Rotations- oder Drehlappen.

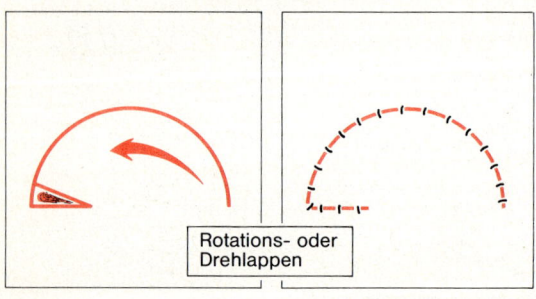

Rotations- oder
Drehlappen

Abb. 22.**6** Limberg-Lappen.

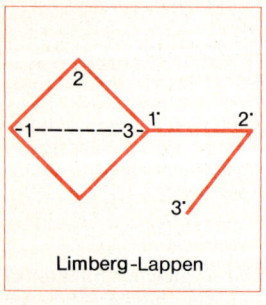

Limberg-Lappen

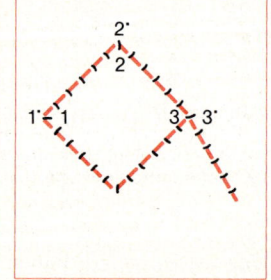

Abb. 22.**7** Z-Plastik. Längengewinn durch Lappenaustausch. ▼

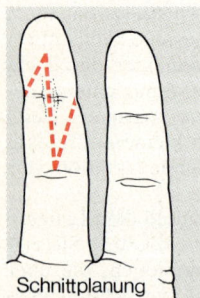

Schnittplanung

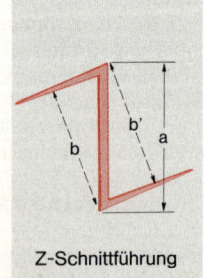

Z-Schnittführung

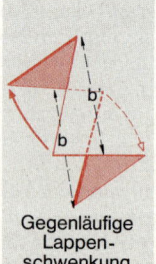

Gegenläufige
Lappen-
schwenkung

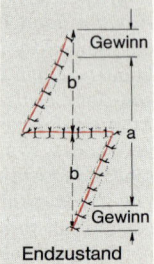

Endzustand
mit Längsgewinn

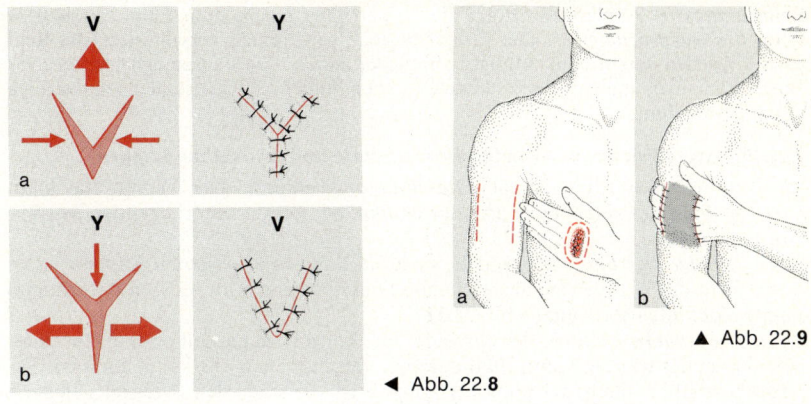

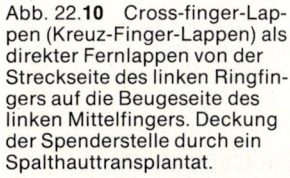

▲ Abb. 22.**9**

◄ Abb. 22.**8**

Abb. 22.**8**   V-Y-Plastik. Län-
gen- oder Breitengewinn.

Abb. 22.**9**   Colson-Lappen.
Direkter Fernlappen zur
Deckung eines Handrücken-
defekts.

Abb. 22.**10**   Cross-finger-Lappen (Kreuz-Finger-Lappen) als
direkter Fernlappen von der
Streckseite des linken Ringfin-
gers auf die Beugeseite des
linken Mittelfingers. Deckung
der Spenderstelle durch ein
Spalthauttransplantat.

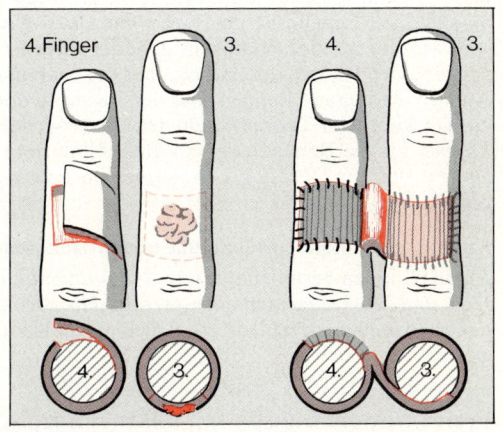

diert und durch 2 oder mehrere im 60°-Winkel gelegte Schrägschnitte verlängert.
Die dadurch entstandenen Hautlappen werden dann nach Mobilisierung von ihrer
Unterlage abgehoben, *gegeneinander ausgetauscht* und in der neuen Position mit-
einander vernäht (Abb. 22.**7**).
Die *V-Y-Plastik* dient je nach Anlage dem Längen- oder dem Breitengewinn
(Abb. 22.**8**).
Für den **Fernlappen** ist ein *mehrzeitiges*, zumindest jedoch ein zweizeitiges Vor-
gehen notwendig.
Zu den *direkten* Fernlappen gehören die *Muffplastik*, der *Colson-Lappen*
(Abb. 22.**9**), der *Cross-leg-Lappen*, der *Cross-Finger-Lappen* (Abb. 22.**10**) und
der *Leistenlappen*. Die Entnahmestelle wird entweder mit primärer Naht ver-
schlossen oder durch Hauttransplantation gedeckt.

Beim *indirekten* Fernlappen erfolgt die Gewebeübertragung zum Empfängerbett in Form des *Rundstiellappens.* Die Entnahmestelle wird primär verschlossen, der Stiel nach 3 Wochen durchtrennt. Infolge zahlreicher anderer Deckungsmöglichkeiten, vor allem durch myokutane und fasziokutane Lappen, findet der Rundstiellappen nur noch selten Anwendung.

Zufällig arterialisierte, axial-kutan arterialisierte und myokutane Lappen

Ihr Definitionskriterium ist die *Durchblutungsherkunft.* Die Versorgung kann *horizontal* aus der Nachbarschaft oder *vertikal* aus der darunterliegenden Muskulatur stammen.

Beim *zufällig arterialisierten* und beim *axial-kutan arterialisierten* Lappen ist es wesentlich, daß die für eine ausreichende Durchblutung notwendigen Arterien im Lappenstiel integriert sind (Abb. 22.**11**).

Beim *myokutanen Lappen,* der entweder im Hautniveau gestielt oder als Insellappen verwendet werden kann, muß der zum verschobenen Muskel gehörende Gefäßstiel erhalten bleiben. Beim *Insellappen* ist die über dem Muskel gelegene Haut zirkulär umschnitten (Abb. 22.**12** u. 22.**13**). Das klassische Beispiel für den myokutanen Lappen ist der *Latissimus-dorsi-Hautmuskellappen,* dessen Gefäßstiel von der A. thoracodorsalis gebildet wird. Er dient vornehmlich der Defektdeckung der Thoraxvorderwand oder der Mammarekonstruktion.

Andere myokutane Lappen sind der *Rectus-abdominis-Lappen,* der ebenfalls für die Deckung von Thoraxwanddefekten verwendet wird, der *Glutaeus-maximus-Lappen* für die Behandlung von Dekubitalulzera (Abb. 22.**13**) und der *Grazilislappen,* der zur Deckung von perinealen und inguinalen Defekten Anwendung findet.

Kutane, myokutane, osteokutane und fasziokutane Lappen

Kutane Lappen bestehen nur aus *Haut und Subkutis, myokutane* Lappen sind aus *Haut und Muskel* zusammengesetzt. In den *osteokutanen* oder *fasziokutanen* Lappen sind neben der Haut zusätzlich noch Knochen- oder Faszienanteile integriert.

Freier Gewebetransfer mit mikrochirurgischem Gefäßanschluß

Beim freien Gewebetransfer wird ein Lappen, unabhängig von seiner Zusammensetzung, an seinem *Gefäßstiel durchtrennt* und nach Inserierung im Empfängerbett durch *mikrochirurgische Gefäßanastomosen* hier an die Blutzirkulation angeschlossen. Der mikrochirurgische Gefäßanschluß – darunter wird eine Anastomosierung von Mikrogefäßen unter dem Operationsmikroskop verstanden – hat sowohl *arteriell* als auch *venös* zu erfolgen. Wird zusätzlich der zum Lappen gehörende *Nerv* im Empfängerareal angeschlossen, spricht man von einem *freien, neurovaskulären Lappen.* In Abhängigkeit von der Lappenzusammensetzung bezeichnet man den jeweiligen freien Gewebetransfer als *freien kutanen* (Leistenlappen), *freien fasziokutanen* (Unterarmlappen), *freien myokutanen* (Latissimus-dorsi-Lappen), *freien osteokutanen Lappen.*

Der freie Gewebetransfer macht es möglich, *komplexe anatomische Gebilde* zur *Funktionswiederherstellung* zu verwenden. So dient z. B. der *freie Zehentransfer* der Daumenrekonstruktion, der freie Muskeltransfer der Funktionswiederher-

Abb. 22.**11** **a** Zufällig arte-
rialisierter, **b** axial-kutan ar-
terialisierter Lappen.

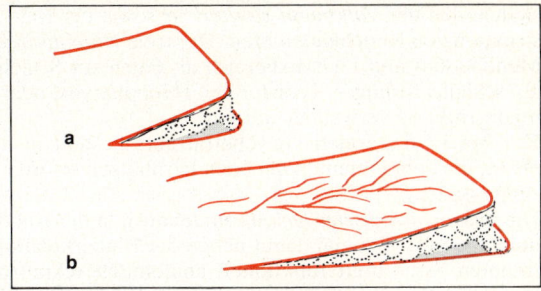

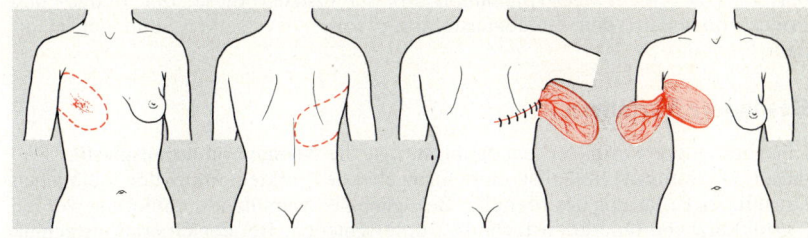

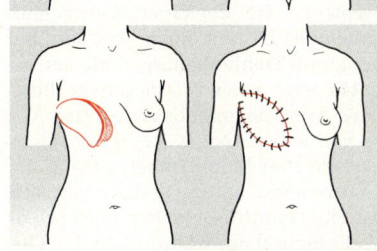

Abb. 22.**12** Bestrahlungsdefekt der Thoraxwand. Exzision und Defektdeckung mit
myokutanem Latissimus-dorsi-Lappen: Der
dorsal abgelöste Muskel mit darauf belassener Hautinsel wird, an der A. thoracodorsalis gestielt, nach ventral verschoben und in
den Defekt eingenäht.

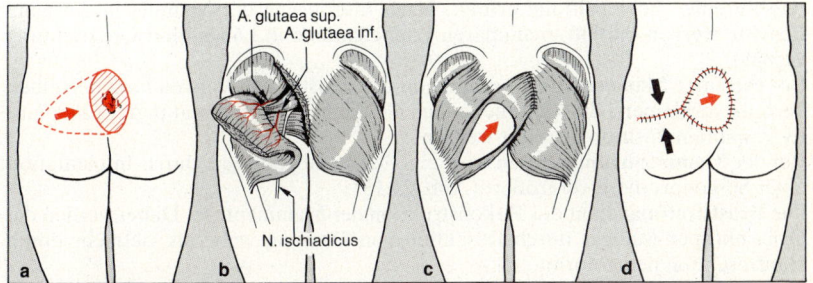

Abb. 22.**13** Kreuzbeindekubitus. Defektausschneidung und -deckung mit myokutanem Glutäuslappen. **a** Gestrichelt: Umschneidung des Hautlappens. **b** Sakrale Ablösung des M. glutaeus maximus mit der darauf befindlichen Hautinsel. Bei lateraler
Wegklappung sieht man den versorgenden Gefäßstiel. **c** Längsspaltung des Muskels
und Medialverschiebung seines kaudalen, gefäßgestielten, die Hautinsel tragenden
Anteils. **d** Abgeschlossene Defektdeckung und Deckung des Entnahmedefekts durch
bilaterale Hautverschiebung.

stellung bei der *Volkmann-Kontraktur* sowie der freie Fibulatransfer der Rekonstruktion von Knochendefekten. Der freie *Dünndarmschleimhauttransfer* kann im Mundboden- und Pharynxbereich als Patch zur Schleimhautrekonstruktion oder als schlauchförmiger Transfer im Hypopharynx oder Ösophagus zur Passagerekonstruktion verwendet werden.

Der *Vorteil* des freien Gewebetransfers besteht in der *einzeitigen Operationstaktik,* die dem Patienten die beim Fernlappen erforderliche Langzeitimmobilisierung erspart.

Die *mikrochirurgische Technik* findet auch in der Replantationschirurgie Anwendung (S. 846f.), zumal damit neben der Blutzirkulation auch alle anderen durchtrennten Strukturen funktionell anatomisch rekonstruiert werden können. So besteht z. B. eine *Fingerreplantation* aus der Osteosynthese, der Beuge- und Strecksehnennaht, den Gefäßanastomosen sowie der Nerven- und der Hautnaht.

Besondere Verfahren

Eine besondere Form der Lappenplastik ist die **Mammareduktionsplastik.** Ziel dieser Operationstechnik ist eine formgebende Verkleinerung der weiblichen Brust unter Erhaltung der Mamille. Bezüglich der Mamillendurchblutung werden 2 grundsätzliche Operationstechniken unterschieden. Bei der Operationstechnik nach Strömbeck und McKissok wird die Mamille als Drüsenanhangsgebilde, bei der älteren Technik nach Lexer und Biesenberger als Hautanhangsgebilde behandelt. Bei der Strömbeck-Technik (Abb. 22.**14**) wird nach präoperativer Festlegung der Mamillenposition das perimamilläre Areal deepithelisiert, so daß *Korium* und *Mamille auf der Drüsenunterlage* verbleiben. Nach Resektion eines Haut- und Drüsenparenchymzylinders am festgelegten Mamillenbett erfolgt die Mobilisierung und Keilexzision des unteren Drüsenabschnittes. Sodann läßt sich der mamillentragende, medial und lateral gestielte Hautdrüsenlappen nach proximal in den durch Exzision entstandenen Defekt eindrehen, während an der Unterseite eine quere Raffung erfolgt. Nach Inserierung der Mamille in die neue Position werden die inframammären Lappenanteile in Längs- und Querrichtung vernäht.

Bei extremer **Mammahypertrophie** kann die Brust unter Verwendung derselben Technik verkleinert, die Mamille jedoch als Vollhauttransplantat in der präoperativ gewählten Position inseriert werden.

Bei der **Mammaaugumentation** wird eine Mammahypoplasie durch Implantation einer Silikonprothese vergrößert (Abb. 22.**15**).

Die **Bruststraffung** dient der Rekonstruktion der Mammaptose. Dabei werden die Drüsenkörper weniger durch Resektion von Drüsengewebe als vielmehr durch Hautresektion neu geformt.

Mammaasymmetrien werden durch Angleichungsoperationen korrigiert. Dabei wird entweder die kleinere Brust vergrößert oder die größere Brust reduziert.

Die **Brustwiederherstellung** nach Mammaamputation erfolgt zweizeitig. In der ersten Operation wird eine Haut- oder Hautmuskeltasche zur Aufnahme einer Silikonprothese geschaffen und ein Silikonimplantat inseriert. Nach 3 Monaten wird die kontralaterale Brust durch Reduktion angeglichen, wobei gleichzeitig eine Rekonstruktion der Brustwarze erfolgt. Als Gewebe für die Wiederherstel-

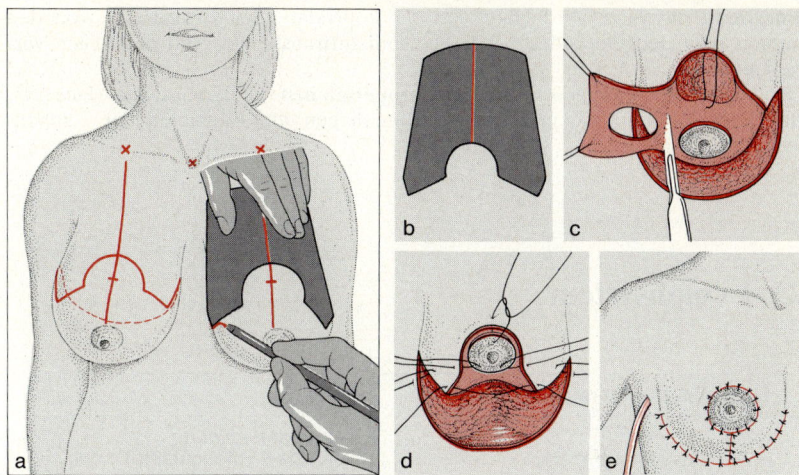

Abb. 22.**14** Mammareduktion nach Strömbeck. **a** Aufzeichnung der Schnittführung und der neuen Mamillenlokalisation mittels einer Schablone. **b** Schablone. **c** Deepithelisierung des perimamillären Anteils, Resektion eines Haut- und Drüsenparenchymanteils an der neuen Mamillenlokalisation, Keilexzision des unteren Drüsenabschnitts. **d** Eindrehen des mamillentragenden Drüsenkörpers nach proximal, Inserierung der **e** Endzustand nach Hautnaht.

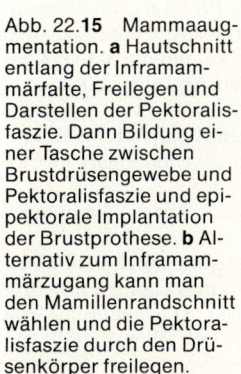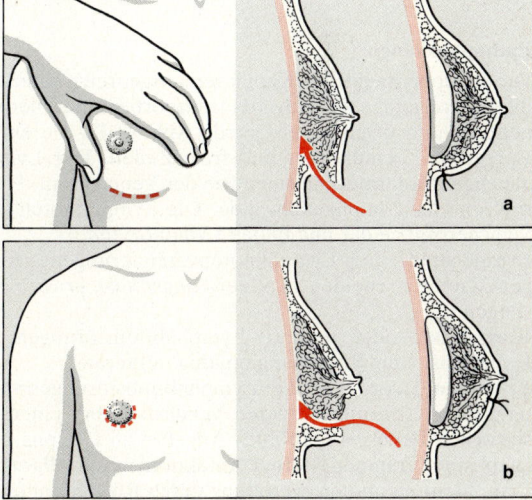

Abb. 22.**15** Mammaaugmentation. **a** Hautschnitt entlang der Inframammärfalte, Freilegen und Darstellen der Pektoralisfaszie. Dann Bildung einer Tasche zwischen Brustdrüsengewebe und Pektoralisfaszie und epipektorale Implantation der Brustprothese. **b** Alternativ zum Inframammärzugang kann man den Mamillenrandschnitt wählen und die Pektoralisfaszie durch den Drüsenkörper freilegen.

lung der Brustwarze wird Haut von der kontralateralen Brustwarze, von den Labien, von den Oberlidern oder als Vollhauttransplantat von der Leiste verwendet.

Den besonderen **kosmetischen Korrekturoperationen** wie der Gesichts- (face lift), Bauchdecken- und Oberschenkelstraffung liegen die Prinzipien der Lappentechnik zugrunde.

23. Lymphsystem

Tabelle 23.1   Untersuchungsverfahren

Klinik	Spezialuntersuchung
– Anamnese (Operationen, Trauma, Bestrahlung)	– Biopsie (Lymphgefäße, Lymphknoten)
– Inspektion (z. B. Turner-Syndrom)	– visuelle Lymphographie (Blaufärbung)
– Palpation	– intralymphatische Druckmessung (Puls und Flow)
– Hochlagerungstest	
– zentraler Venendruck (Perikarditis)	– indirekte Lymphographie
Röntgen- und Nukleardiagnostik	– Fluoreszenz-Mikrolymphographie
– Rö-Übersicht des Thorax (Perikarditis)	– Phlebographie
	– Lymphszintigraphie

Pathophysiologie

Die Lymphe ist die aus Kapillaren ausgepreßte interstitielle Flüssigkeit, die über die Lymphgefäße zentralwärts transportiert und hier wieder in großkalibrige Venengabelungen eingespeist wird (Abb. 23.1). Sie enthält Proteine, Cholesterin, Bakterien, Fremdkörper und freie Zellen. Der Lymphtransport unterliegt den gleichen Fördermechanismen wie der Venenstrom. Hinzu kommt die aktive Kontraktion der Lymphgefäßwände. Die Lymphknoten stellen Abwehr-, Filter- und Speicherorgane dar und bilden Lymphozyten.

Lymphgefäß- und Lymphknotenveränderungen bedingen Lymphabflußstörungen. Zu unterscheiden sind hier *kongenitale, erworbene* und *symptomatische* Störungen.

Kongenitale oder primäre Lymphabflußstörungen sind Aplasie, Hypoplasie, Hyperplasie und Lymphangiopathia obliterans.

Erworbene oder sekundäre Lymphabflußstörungen sind *bedingt* durch die Phlebitis und die Thrombose, deren Venenstau über einen erhöhten kapillaren hydrostatischen Druck ein erhöhtes Angebot an Lymphe bewirkt. Die weiteren Ursachen sind Traumen, ferner Infektionen und Parasiten, ein Tumorbefall von Lymphknoten und die Verödung durch Rö-Bestrahlung.

Symptomatische Lymphabflußstörungen sind *bedingt* durch Herzinsuffizienz, Leberzirrhose, chronische Pankreatitis, Nephrose, Kortikoiddauermedikation, Hypokaliämie, Paresen und Varikosis. Eine seltene Entstehung ist die Überschreitung der Transportkapazität bei intaktem Lymphsystem.

Lymphangiopathien

Lymphangiom

▶ Mißbildungsgeschwulst des Lymphsystems in Form zystischer, knotiger Angiektasien mit eigenem Muskelmantel.

Es imponiert als bläulich schimmernder, prallelastischer Knoten, der nicht ausdrückbar ist. **Lokalisation** vorwiegend an Hals, Thorax und Achsel des Neugeborenen (Lymphangioma congenitum cysticum). **Komplikationen** sind Infektion, ferner die Kompression und Verdrängung von Nerven, Gefäßen, Trachea, Kehlkopf, Pharynx und Speiseröhre und schließlich die maligne Entartung. **Behandlung**: Exstirpation ab 18. Lebensmonat.

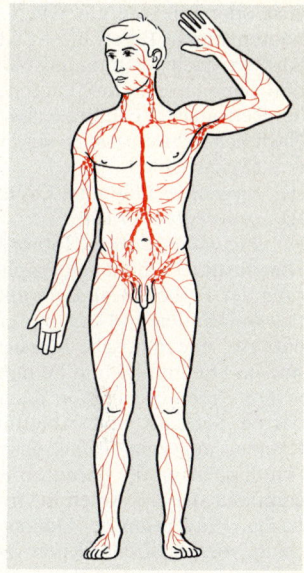

Abb. 23.**1** Lymphbahnen und Lymphknoten.

Chronische Lymphbahnerkrankungen, Lymphstauung, sklerosierendes Lymphödem, Elephantiasis

▶ Abnorme interstitielle Lymphansammlung mit erhöhtem Eiweißgehalt und Hypertrophie des subkutanen und kutanen Bindegewebes.

Die nicht abtransportierte Lymphe disponiert zur Fibroblastenproliferation und begünstigt die Entstehung des Fibroödems. In fortgeschrittenen Fällen führt dies zu Muskeldegeneration und -atrophie. **Symptome:** Anfangs ist die Schwellung weich und teigig und löst ein Spannungs- und Schweregefühl aus. Trotz Hochlagerung bleibt die Rückbildung aus. Ohne Behandlung fortschreitende Dickenzunahme und Verhärtung im Sinne der Elephantiasis, später trophische Störungen und Neigung zu Phlegmonen und Erysipel. *Pathogenetisch* sind die folgenden *Formen* zu unterscheiden:

Primäres Lymphödem meist des Unterschenkels. a) *kongenital,* oft familiär, manchmal doppelseitig, selten durch abschnürende Amnionbänder hervorgerufen; b) *nichtkongenital, idiopathisch,* vor allem beim weiblichen Geschlecht. In der Regel einseitig am ganzen Bein oder nur am Unterschenkel, selten beidseitig.

Sekundäres Lymphödem (über 50% der Fälle). *Entstehung* nach lymphangitischen Prozessen (Erysipel), sekundär infizierter Fußmykose, Fibrosklerosierung, posttraumatischen Lymphzysten, rezidivierenden Ulcera cruris; ferner nach Ma-

laria oder Infekten mit Wuchereria bancrofti, bei Befall der regionären Lymph-
knoten durch Tuberkulose, Morbus Hodgkin, Metastasen von Karzinom oder
Sarkom, nach Ausräumung (Mammakarzinom) oder nach Bestrahlung und Infek-
tion regionärer Lymphknoten; ferner bei Verlegung des Ductus thoracicus und
bei Retroperitonealfibrose (Morbus Ormond).
Nach den *Schweregraden* sind folgende *Stadien* zu unterscheiden:
I   *latentes* Ödem,
II   *reversibles* Ödem im Grenzbereich der Kompensation,
III *irreversibles* Ödem,
IV   *Elephantiasis,* eine Fibrosklerose von Subkutis, Faszie und Haut.
Diagnostik: Lymphangiographie und beim sekundären Lymphödem zur Abklärung der Pathogenese Lymphknotenbiopsie. **Behandlung:** Tragen von Kompres-
sionsverbänden und -strümpfen, Hochstellen des Bettfußendes bei Nacht, Ionto-
phorese, pneumatische Massage und Entstauungsgymnastik. Die Heilergebnisse
sind im Stadium III und IV unbefriedigend. Bei diesen indurierten Formen ist die
innere Drainageoperation nach Thompson (Abb. 23.**2**), d. h. Exzision der indurierten Subkutis und Ableitung der subkutanen Lymphe in die subfaszialen
Räume, angezeigt. Dies geschieht durch Verlagerung eines deepithelisierten
Hautlappens in die darunterliegende Muskellage. Beim Lymphödem des Armes
empfiehlt sich die Ableitung in den Bauch durch gestielte Netztransposition in die
Axilla. **Prävention** bei Ödemgefährdung (s. o.): durch Vermeidung von Überlastung, von klassischer Knetmassage, Überwärmungs- und Kälteschäden, Entzündungen, Ekzemen, strangulierender Kleidung und Übergewicht.

Lymphozele, Lymphzyste

▶ Mit Lymphgangendothel ausgekleidete, umschriebene „variköse" Lymphek-
tasie oder solitäre große, nach unversorgter Lymphgangdurchtrennung (inguinal, iliakal, Cisterna chyli, Ductus thoracicus und jugular) entstandene *Retentionszyste.*
Diagnostik: Lymphangiographie, Sonographie und sonographiegesteuerte Feinnadelpunktion. **Behandlung:** Bei Größenausdehnung mit klinischer Verdrängungs-
symptomatik Ausschälung mit Aufsuchen und Unterbinden des Zuflußstrangs.

Viszerale Lymphangiopathien

▶ Chylöse Ergüsse in Bauch, Perikard oder Pleuraraum.
Ihre **Ursache** sind Fisteln bei angeborener Lymphatresie, ferner rupturierte An-
giektasie und Zyste. Erworbene chylöse Ergüsse entstehen durch Traumen, Entzündungen und Tumoren, die die Lymphbahnen veröden oder zerstören. Weitere
Ausgangspunkte sind maligne Lymphome, die chronisch lymphatische Leukämie
und der Morbus Hodgkin. **Behandlung:** Operativer Fistelverschluß.

Lymphangitis

▶ Bakterielle Lymphbahnentzündung, die akut oder chronisch verläuft.
Ausgangspunkte sind Infekte im Quellbereich der Lymphbahnen (Abb. 23.**1**).
Erreger sind meist Staphylokokken und Streptokokken. **Symptome:** Nach dem
Primärinfekt auftretender roter Streifen (im Volksmund „Blutvergiftung") und
schmerzhafte Schwellung der regionären Lymphknoten, Fieber, Leukozytose,
Schüttelfrost. **Behandlung:** Eröffnung des Infektionsherdes, Ruhigstellung,

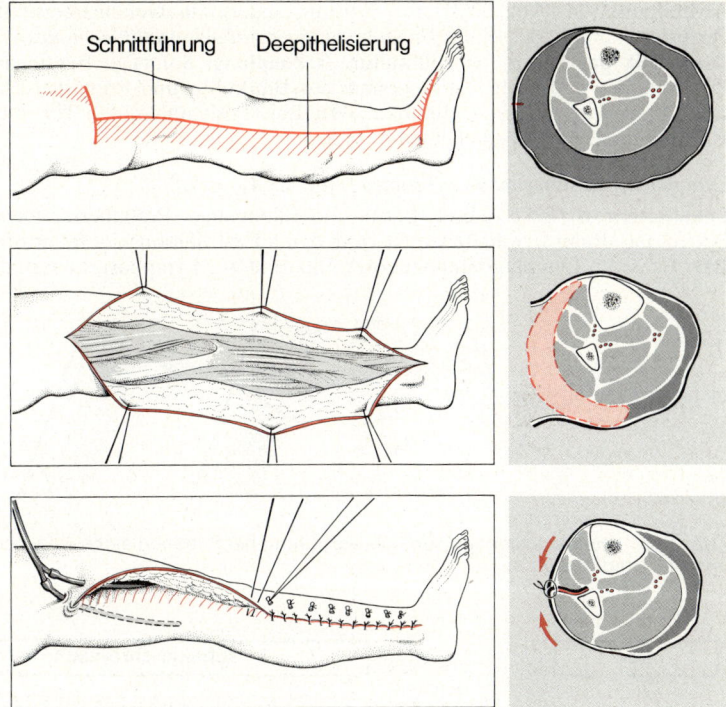

Abb. 23.**2** Elephantiasis (fibrosklerotisches Lymphödem). Ausschneidung von Subkutis und Faszie, intermuskuläres Einschlagen der überschüssigen deepithelisierten Hautlefze.

feuchte Verbände und Antibiotika nach Antibiogramm. **Komplikationen** sind akut die Sepsis und bei Nichtbehandlung die Elephantiasis.

Lymphadenopathien

Lymphadenitis acuta purulenta

▶ Staphylo- und Streptokokkeninfektionen führen über eine Lymphangitis (roter Streifen!) zur Lymphadenitis.

Lokalisation meist in Leiste und Achsel (Abb. 23.**4**). **Ausgangspunkt** s. Lymphangitis. **Symptome** sind infolge starker Schmerzen die Schonhaltung, Fieber, Schwellung, Schmerz und bei oberflächlichem Sitz auch Überwärmung und Rötung; in Spätstadien Schüttelfrost, Leukozytose und Einschmelzung. Bei *Einbruch* der Adenitis in die *obere Hohlvene Sepsis*. **Behandlung** mit Sanierung (Eröffnung) des Ausgangsherdes im Lymphquellgebiet, Antibiotika nach Antibiogramm, Ruhigstellung auf Schiene und Bettruhe. Bei *Drüseneinschmelzung*

Abszeßpunktion (Abb. 23.**3**) und -inzision, andernfalls Gefahr der subkutanen Perforation in die Achsel mit Entstehung einer *Subpektoralphlegmone*.

Diagnostik der Sepsis mit Blutkultur. **Behandlung:** Sofortige Bereinigung des Primärherdes und nach Antibiogramm aus Blutkultur und Primärherd hochdosierte Gaben getesteter Antibiotika. **DD:** Bei Halslymphknoten Tbc-Ausschluß mit Probepunktion. Technik s. Abb. 23.**3**.

Lymphadenitis subacuta sive chronica (Abb. 23.**4**)

Lokalisation in Hals, Achsel, Leiste und Ellenbeuge. Präpubertär meist ohne Bedeutung. Beim Erwachsenen Klärung durch Exstirpationsbiopsie erforderlich. **DD:** Es ist an Lymphogranulomatose, Tuberkulose, Lymphosarkom und Karzi-

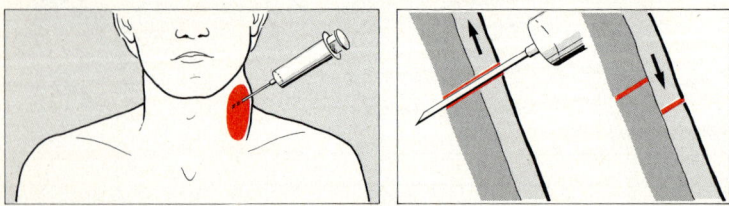

Abb. 23.**3**   Hautverschiebung zur Fistelverhütung bei Punktion eines eingeschmolzenen Halslymphknotens.

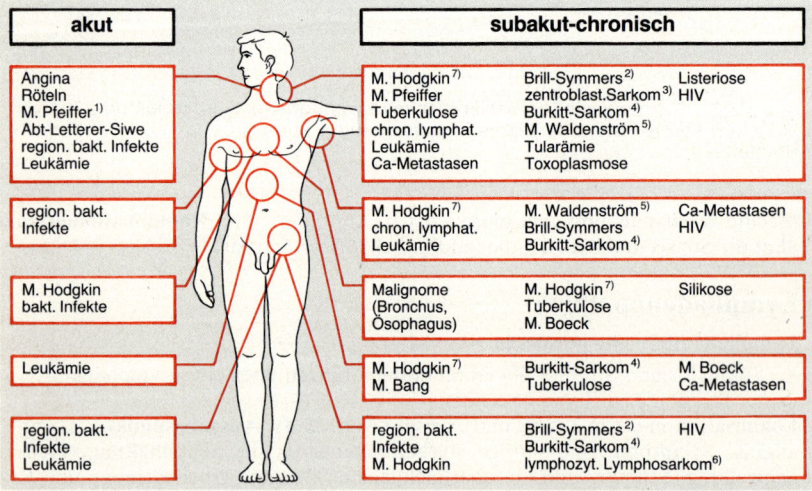

Abb. 23.**4**   Lymphknotenbefunde.
Synonyma: 1 Mononukleose, 2 großfollikuläres Lymphoblastom – malignes Lymphom, 3 Retikulosarkom, 4 lymphoblastisches Sarkom (B-Zell-Typ), 5 Immunozytom, Makroglobulinämie, 6 Zentrozytom, 7 Lymphozytom (B-Zell-Typ).

nommetastasen, Toxoplasmose, Brucellose zu denken. Die **Hauptkomplikation** ist die Elephantiasis.

Lymphadenitis catarrhalis

Als Folge einer subakuten Lymphangitis schmerzhafter Knoten ohne Rötung, meist Spätmanifestation in der Leiste, nach längerer Zeit zurückliegender Fußinfektion. **Behandlung:** Konservativ antiphlogistisch, nur bei differentialdiagnostischer Unklarheit Probeexstirpation.

Maligne Lymphome

▶ Alle Merkmale der Bösartigkeit aufweisende Tumoren der Lymphknoten, die multizentrisch auftreten können, rasch wachsen, die Organe ummauern, das Blutbild verändern und tödlich verlaufen.

Non-Hodgkin-Lymphome der B- und T-Zell-Reihe

Es sind retikuläre, germinative, follikuläre und großfollikuläre Lymphtumoren, die überall, besonders *axillar, inguinal, kollar, mediastinal* und *retroperitoneal* auftreten (Abb. 23.4). Da sie bei Generalisierung tödlich verlaufen, ist die *Enukleationsbiopsie* so früh als möglich angezeigt. Die anschließende multimodale **Behandlung** richtet sich nach der Morphologie.

Lymphogranulomatose, Morbus Hodgkin

▶ Chronisch progrediente, proliferative, sarkomatöse Erkrankung des lymphoretikulären Systems, deren Ursache ungeklärt ist. Sie kann alle Altersklassen betreffen.

Der *Häufigkeitsgipfel* liegt zwischen dem 20. und 40. Lebensjahr. *Makroskopisch* imponieren große, grauweiße Lymphknoten. *Mikroskopisch* finden sich Hodgkin- und Sternberg-Zellen sowie reaktive Elemente. Nach der **Lokalisation** unterscheidet man die zervikothorakale, die mediastinale und die abdominale Form. **Symptome** sind undulierendes Fieber, Gewichtsverlust, Leistungsknick, Juckreiz, alkoholabhängige Drüsenschmerzen, an Zahl und Größe zunehmende Lymphknotenpakete, Hepatosplenomegalie und später die obere Einflußstauung. **Diagnostik** mit BSG, Differentialblutbild, Knochenmarkpunktion und Thoraxaufnahme; ggf. Lymphographie und Mediastinoskopie; obligat Abdomen- und Thorax-CT und meist auch *Staging-Laparotomie* (s. u.). Allein die *Lymphknotenhistologie* kann die Diagnose sichern.

Stadieneinteilung:

Stadium I   Befallen sind Lymphknoten *einer* Region oder ein einziges extralymphatisches Organ (I_E).

Stadium II   Befallen sind *mehrere* Lymphknotenregionen oberhalb oder unterhalb des Zwerchfells, oder es findet sich zusätzlich eine Infiltration in einem extralymphatischen Organ in der Nachbarschaft (II_E).

Stadium III Befallen sind die Lymphknoten *beiderseits* des Zwerchfells; bei zusätzlichem Befall der Milz spricht man von einem Stadium III_S, bei zusätzlichem Befall eines extralymphatischen Organs von III_E oder III_{SE}.

Stadium IV   *Diffuse* Aussaat in Lymphknoten und extralymphatische Organe.

Fehlen Allgemeinsymptome, so wird jedes der genannten Stadien mit dem Buchstaben *A* gekennzeichnet, sind Allgemeinsymptome *vorhanden,* erhält jedes der Stadien die Kennzeichnung *B.* Die **Indikation** setzt die *Kenntnis des Stadiums* voraus. Sie gewinnt man mit peripherer Lymphknotenbiopsie, mit dem CT oder der *Staging-Laparotomie.* Dabei evtl. diagnostische Milzpunktion und Keilbiopsie der Leber sowie Entnahmen aus Lymphknoten paraaortal, iliakal, am Pankreasoberrand und Choledochus; ferner Beckenkammbiopsie. Bei gesichertem Stadium IV ist die Laparotomie überflüssig.

Die **Behandlung** richtet sich nach dem Stadium. Im Stadium I und II, aus palliativer Indikation auch im Stadium III, hochdosierte *Rö-Bestrahlung.* Bei Allgemeinsymptomen als *Vorbehandlung* und im Stadium III und IV als *Grundbehandlung Polychemotherapie.* Der therapeutische Wert der Milzexstirpation ist fraglich.

Die **Prognose** hängt neben der Ausdehnung zum Zeitpunkt der Diagnose auch vom histologischen Typ ab. Mit abnehmender Heilaussicht unterscheidet man die folgenden Typengraduierungen:

- Typ 1 mit überwiegender lymphozytärer Infiltration (Paragranulom),
- Typ 2, die noduläre Sklerose,
- Typ 3, die gemischte Zellularität, und
- Typ 4, den lymphozytenarmen (retikulären) Typ, das Hodgkin-Sarkom.

Todesursache sind die *Ummauerung* der Hohlorgane, die *Kachexie* und als Folge der durch Antikörpermangel *geschwächten Immunabwehr* und Störung der zellulären Immunreaktionen die unaufhaltbare *Infektion.* **DD:** Es müssen die Non-Hodgkin-Lymphome abgegrenzt werden.

24. Blutgefäße

Grundinstrumentarium für Gefäßeingriffe Abb. 24.**1**.

Gefäßmißbildungen

Angeborene Gefäßmißbildungen mit klinischer Bedeutung sind die *Hämangiome.* Sie treten je nach dem Gefäßtyp, der sie aufbaut, in den Erscheinungsformen des H. simplex, des H. cavernosum und des H. racemosum auf.

Das **Haemangioma simplex,** Naevus vasculosus oder Feuermal ist ein in der *Kutis* lokalisiertes, ektatisches, abnorm entwickeltes, bläulichrotes, sichtbares Netz aus Kapillaren und findet sich im *Gesicht* oder an den *Gliedmaßen,* den Dermatomen entsprechend segmental angeordnet. Beim Neugeborenen („Storchenbiß") gute Rückbildungstendenz. Die **Behandlung** besteht in der Vereisung mit Kohlensäureschnee, der Tätowierung oder der Laser-Exzision mit anschließender plastischer Defektdeckung, letzteres nur bei großer Ausdehnung.

Das **Haemangioma cavernosum,** auch Kavernom oder „Blutschwamm" genannt, besteht aus einem erhabenen *Konvolut erweiterter Venen* mit Hohlräumen und bindegewebigen Septen und findet sich in Kutis, Subkutis oder inneren Organen.

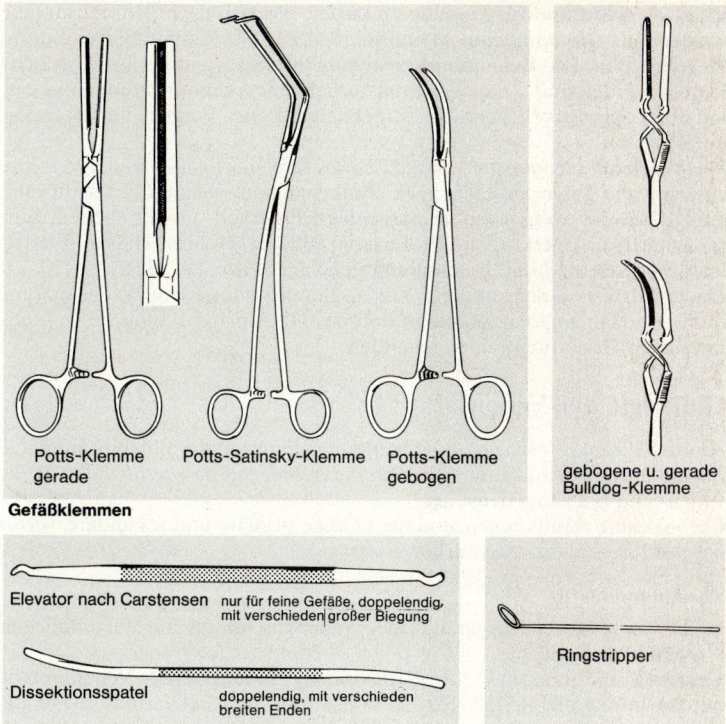

Potts-Klemme gerade   Potts-Satinsky-Klemme   Potts-Klemme gebogen   gebogene u. gerade Bulldog-Klemme

Gefäßklemmen

Elevator nach Carstensen   nur für feine Gefäße, doppelendig, mit verschieden großer Biegung

Dissektionsspatel   doppelendig, mit verschieden breiten Enden

Ringstripper

Abb. 24.**1** Grundinstrumentarium für Gefäßeingriffe.

Tabelle 24.**1** **Untersuchungsverfahren der Venen**

Vorgeschichte
- familiäre Belastung
- Geburten
- Beschwerden
- Thrombosen
- Phlebitis
- Ödeme

Klinik
- Inspektion auf Hautfarbe und Pigmentierung
- Hautulzera
- Palpation auf Temperatur, Ödeme, Varizen und Indurationen

Funktionsprüfungen
- Trendelenburg I und II
- Perthes
- Mahorner-Ochsner
- Lichtreflexionsrheographie

Röntgen- und Nukleardiagnostik
- Phlebographie
- Radiofibrinogentest

Spezielle Untersuchungen
- Doppler-Sonographie
- Plethysmographie
- Venendruckmessung
- Infrarotfotografie

Es ist als schwammiges Gebilde zu tasten, das sich nach dem Ausdrücken rasch wieder füllt. *Komplikationen* sind in 10–15% Ulzeration, Blutung und maligne Degeneration. Die **Behandlung** besteht in der Exstirpation. Da es jedoch spontan kleiner werden und sich sogar total zurückbilden kann, sollte man in der Jugend mit einer aggressiven Therapie zurückhaltend sein. Vorzuziehen ist die Verödung mit Tissucol.

Das **Angioma racemosum** wird, da es aus rankenartig ineinander verschlungenen *Arterien und Venen* besteht, auch Rankenangiom genannt. Es stellt eine besondere Form der *konnatalen arteriovenösen Fistel* mit umschriebenen, tumorösen, rankenartigen Venektasien dar. Es ist in Schädel, Gehirn, Hals und Extremitäten lokalisiert. Befund und **Behandlung** siehe a. v. Fistel (S. 332 f.).

Geschwülste sind der gutartige Karotisglomustumor (S. 387), das extrem seltene bösartige Hämangioendotheliom und das Hämangiosarkom. Sie werden bei den jeweiligen Organtumoren abgehandelt.

Chirurgie der Venen

Akute Erkrankungen sind die *Thrombophlebitis* mit der Phlebitis migrans und die *Phlebothrombose* mit ihren Varianten der *Phlegmasia coerulea dolens,* des Armvenen- und Beckenvenenstaus.

Chronische Erkrankungen sind die häufige primäre und sekundäre *Varikosis* und das *postthrombotische* Syndrom.

Thrombophlebitis

▶ Thrombotischer Verschluß eines Venenabschnittes mit entzündlichen Wandveränderungen.

Ursachen sind infektiöse Nachbarprozesse, Trauma, ferner Venenpunktion, chemische Intimareizung durch Injektionsmittel und die Varikosis. **Lokalisationen** sind die oberflächlichen Venen, meist der Extremitäten. **Symptome** sind die schmerzhafte, strangförmige Verhärtung einer subkutanen, meist ektatischen Vene, die Rötung und Erwärmung der darüberliegenden Haut (Periphlebitis) und subfebrile Temperaturen. Eine **Komplikation** ist das bei unzureichender Mobilisierung eintretende Übergreifen der Thrombose auf die tiefen Venen. **Behandlung:** Straffe Kompressionsverbände, evtl. mit Alkohol und Mobilisierung; ferner Antiphlogistika, z. B. Phenylbutazon (3 × 2 Tbl./d). Hat beim Bettlägerigen die Thrombose bereits die tiefen Venen einbezogen, so ist streng nach den Behandlungsprinzipien der Phlebothrombose vorzugehen. Bei *Entzündung* eines Varixknotens, als *Varikophlebitis* bezeichnet, Stichinzision und Thrombektomie, anschließend Kompressionsverband, Mobilisierung und Antiphlogistika.

Thrombophlebitis migrans

▶ Gleichzeitig multizentrisch auftretende oder sprunghaft wandernde und rezidivierende Thrombophlebitiden.

Ursachen sind akute und chronische Fokalinfekte an Appendix, Gallenblase, Zähnen und Nebenhöhlen, aber auch Malignome. Die **Behandlung** ist kausal, d. h. Fokussanierung, Malignomsuche und -behandlung, anderenfalls symptomatisch mit Prednisolon 20–60 mg/d, Antiphlogistika (Phenylbutazon 200 mg) und Kompressionsverband.

Phlebothrombose (S. 214)

Phlegmasia coerulea dolens

▶ Auf eine Querschnittphlebothrombose aufgepfropftes, arteriell ischämisches Syndrom mit der *Trias* Ödem, Zyanose und Schmerz.

Weitere **Symptome** sind motorische Schwäche, kalte Haut und Venenstau. **Diagnose:** Im Oszillogramm abgeflachte Pulswelle, im Vasodilatationstest Schmerzlinderung (ist jedoch keine Therapie!). In der Anamnese meist eine Thrombophlebitis oder postoperative, postpartale, posttraumatische oder postinfektiöse Thrombose. **DD:** Akute Thrombose, Holzphlegmone, arterieller Verschluß mit Ischämie. **Komplikationen** sind Volumenmangelschock, Kompartmentsyndrom, Lungenembolie, Myoglobinurie, Hyperkaliämie und Verbrauchskoagulopathie. Auch die Totalnekrose des Beines ist möglich. **Behandlung** mit Schock- und Schmerzbekämpfung, Fibrinolyse (S. 215) oder operativer Thrombektomie (S. 320). Nachbehandlung über 3–6 Monate mit Antikoagulantien.

Armvenenstau, Paget-Schroetter-Syndrom

▶ Mechanische Abflußbehinderung der Armvenen, meist durch eine akute Thrombose der V. axillaris oder der V. subclavia bedingt.

Die *primäre* Form tritt besonders bei Jugendlichen nach anstrengenden Armbewegungen, z. B. bei Arbeit, Tennisspiel oder Kegeln auf. Umstritten ist die Rolle der Ovulationshemmer. Die *sekundäre* Form entsteht infolge *Kompression* der Achselvene durch Lymphknoten, Tumoren, Narbenzüge oder Pleuraschwielen sowie den Langer-Achselbogen. Häufig ist die V.-axillaris-Thrombose als Folge eines über die V. basilica eingeführten ZVK. **Symptome** sind die Venenzeichnung über dem M. pectoralis und der Axilla, Hautmarmorierung und Armödem. **Diagnose** mit Phlebographie. Doppler-SG und Radiofibrinogentest. **Behandlung** mit Thrombektomie (s. u.) oder Fibrinolyse mit Strepto- oder Urokinase. *Initial:* 250 000 E/20 min, *Erhaltung:* 10 000 E/h, *Anschluß:* 300–1000 E/h oder APSAC (S. 215). *Nachbehandlung:* Marcumar 3 × 1 Tbl./d nach Quick. Zusätzlich feuchte Packungen und Kompressionsverband. Bei *sekundärer* Form Ausschaltung der Ursachen.

Beckenvenensperre

▶ Stauung der Beinvenen vor Beckenvenenstenose oder -verschluß.

Extravasale Ursachen sind die Kompression der V. iliaca communis oder externa durch Tumor, Promontorium oder Beckensporn, ferner die Konstriktion durch Membranen, Narben oder retroperitoneale Fibrose.

Intravasale Ursachen sind die postthrombotische Venensperre, ferner die sklerotische Venopathie und die a. v. Fistel.

Symptome sind Beinödem, verstärkte Venenzeichnung, sekundäre Varizenbildung, Hautmarmorierung und sekundäre Thrombosierung.

Diagnose mit Beckenphlebogramm. **Komplikationen** sind Varikosis, Elephantiasis, Ulcus cruris. **Behandlung** mit Thrombektomie (s. u.) und Dekortikation der eingeengten Vene durch Entfernung der Gefäßscheide, ferner mit Sympathektomie, Beseitigung von Narbenzügen oder Entfernung von Tumoren.

Thrombektomie

Die operative Thrombusentfernung (Abb. 24.**2**) ist nur bis zum 10. Tag möglich. Die Schwierigkeit des Vorgehens liegt darin, dabei keinen Thrombus abzulösen und eine Embolie in Gang zu setzen. Deshalb bei der Operation in Lokalanästhesie immer aktive Bauchpresse und bei Narkose immer Überdruckbeatmung. **Vorgehen:** Zunächst wird zum Embolieschutz ein Ballonkatheter von der kontralateralen Leiste in die V. cava geschoben, dann die thrombosierte V. femoralis freigelegt, und nach Eröffnung der Vene werden die Thromben mit einem Fogarty-Katheter unter Bauchpresse von proximal und distal herausgezogen. Der Nachteil des Verfahrens ist die irreversible Klappenzerstörung.

Varizen, Krampfadern, chronisch venöse Insuffizienz

▶ Sackartig erweiterte, klappeninsuffiziente, epifasziale Venen, vorwiegend an den unteren Extremitäten (Abb. 24.**3**).

Funktionelle Anatomie der 4 Venensysteme (Abb. 24.**4**):

Oberflächliches System. Die epifaszial gelegenen *Vv. saphena magna* et *parva* sammeln das Blut zwischen Haut und Muskelfaszie und führen es den tiefen Venen zu.

Tiefes System. Hier folgen die Venen den Stammschlagadern, sind meist paarig angelegt und sammeln 7/8 des venösen Blutes der Extremitäten.

Verbindungssystem. Die *Vv. communicantes* verbinden das oberflächliche mit dem tiefen System. Die Klappen sind so angeordnet, daß sie den Blutstrom von der Oberfläche in die Tiefe leiten (Abb. 24.**4**). Sie werden als Boyd-, Dodd- und Cockett-Venen bezeichnet. Eine eigene Funktion erfüllt das *Soleussystem*. Seine Venen des M. soleus und des M. gastrocnemius dienen als Blutspeichersystem und münden in die tiefen Unterschenkelvenen.

Für die **Entstehung von Venenthrombosen** sind die folgenden 3 *pathophysiologischen Größen* Voraussetzung:

● *Strömungsgeschwindigkeit.* Ihre Verlangsamung bildet die Basis für die intravasale Gerinnung.

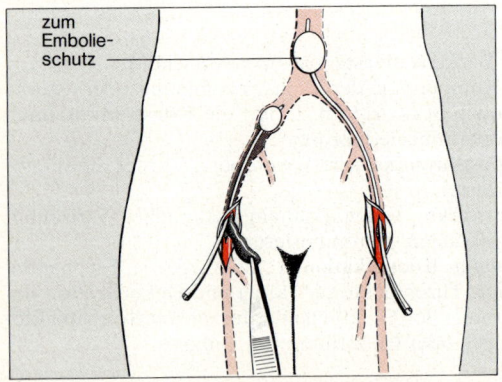

zum
Embolie-
schutz

Abb. 24.**2** Venenthrombose. Thrombektomie aus der rechten V. iliaca unter gleichzeitiger Blockade der V. cava als Embolieschutz.

- *Gefäßwandstatus.* Entzündungen, sklerotische oder hypoxische Intimaveränderungen sowie Traumen begünstigen die Thrombozytenadhäsion.
- *Blutzusammensetzung.* Die Viskositätserhöhung steigert die Gerinnung. Ursachen sind Polyzythämie, Thrombozytose sowie Bildung von Erythrozytenaggregaten, z. B. nach fettreichen Mahlzeiten.

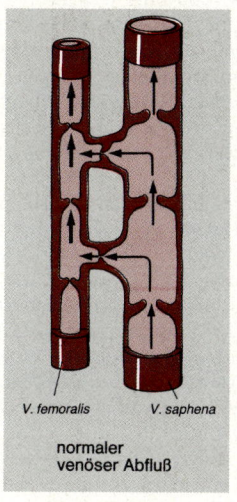

V. femoralis   V. saphena

**normaler
venöser Abfluß**

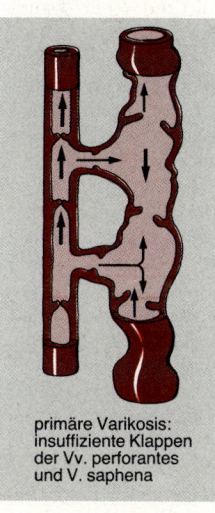

primäre Varikosis:
insuffiziente Klappen
der Vv. perforantes
und V. saphena

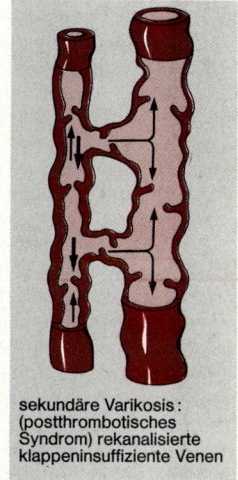

sekundäre Varikosis:
(postthrombotisches
Syndrom) rekanalisierte
klappeninsuffiziente Venen

Abb. 24.**3**   Venöser Abfluß. Normalbefund. Primäre Varikosis. Sekundäre Varikosis.

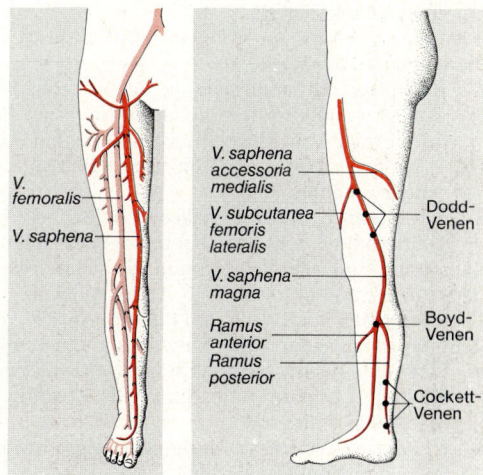

V.
femoralis

V. saphena

V. saphena
accessoria
medialis

V. subcutanea
femoris
lateralis

V. saphena
magna

Ramus
anterior
Ramus
posterior

Dodd-
Venen

Boyd-
Venen

Cockett-
Venen

Abb. 24.**4**   Oberflächliches
und tiefes Venensystem.
● = Lokalisation der Vv. communicantes oder perforantes.

Der **Motor für den Rücktransport** des venösen Blutes zum Herzen sind die Kontraktionen der Unter- und Oberschenkelmuskulatur (Muskelpumpe) und die Pulsation der anliegenden Arterien.

Ätiologie der Varikosis (Abb. 24.**3**): Nach ihrer Entstehung sind die *primären*, idiopathischen oder genuinen Varizen von den *sekundären* Varizen zu unterscheiden.

Die **primäre Varikosis** beruht auf einer Wandschwäche oder/und Klappenfunktionsstörung der epifaszialen Venen. Begünstigende Einflüsse sind Gravidität, Übergewicht, strangulierende Strumpfbänder, äußere Belastungen, dauerndes Stehen und die angeborene Bindegewebsschwäche. **Sekundäre Varizen** entwikkeln sich als Umfluß eines behinderten tiefen Venenabflusses, z. B. nach tiefer Phlebothrombose, bei chronischer Beckenvenensperre, beim Paget-Schroetter-Syndrom oder bei der a. v. Fistel durch die exzessive Druckerhöhung in den Venen.

Varizenbefunde. Nach Lokalisation und Morphologie lassen sich 5 Formen unterscheiden. Die *Besenreiservarizen* sind feinste, intradermale Venektasien, besonders häufig bei Frauen am Oberschenkel. Die *retikulären Varizen* sind netzartige Erweiterungen subkutaner Venen ohne Beteiligung der Stammvenen, vorwiegend in der Kniekehle und am Unterschenkel. Als *Seitenastvarikosis* bezeichnet man Ektasien der Saphena-magna-Kollateralen. Die häufigste, sichtbare *Stammvarikosis* ist die Folge einer Insuffizienz der Mündungsklappen der V. saphena magna oder parva und gekennzeichnet durch die tubuläre, gradlinige, strangförmige Prominenz in der Verlaufsbahn der Vv. saphena magna et parva. Die *Perforansvarikosis* ist die Folge insuffizienter Vv. communicantes oder perforantes in Höhe des Innenknöchels (Cockett-Gruppe), der Unterschenkelinnenseite oder im Bereich der hinteren Bogenvene (Boyd-Vene) sowie am distalen Oberschenkel (Dodd-Vene) (Abb. 24.**4**). Typisch hierfür sind die trophischen Hautveränderungen mit bräunlich-fleckiger Pigmentation, Parakeratose, Dermoepidermitis, „atrophie blanche", Ulcus cruris und Ödem. Meist sind mehrere Einzelbefunde miteinander kombiniert.

Als Folge des *Mündungsklappendefektes* entwickeln sich bei der Stammvarikosis die folgenden *Stadien:*

I   Klaffen der Mündungsklappe der V. saphena.

II   Mäßige Gefäßerweiterung und retrograder Blutstrom bis oberhalb des Knies mit distaler Venenklappeninsuffizienz und Aneurysmenbildung.

III Erhebliche Erweiterung bis unterhalb des Knies bei Klappeninsuffizienz mit Aneurysmenbildung.

IV   Erweiterung auf Fingerdicke, Schlängelung, Klappenverlust, retrograder Blutstrom bis zum Knöchel und Aneurysmenbildung.

Symptome sind bei allen Formen die sichtbaren Varizen, Schmerzen, meist Wadenkrämpfe und besonders am Abend Schweregefühl und Ödeme.

Die **Diagnostik** basiert auf den Funktionsprüfungen (Abb. 24.**5**–24.**7**). Sie dienen dem Ausschluß sekundärer Varizen und müssen folgende Fragen beantworten:

● Liegt eine Insuffizienz der Stammvenenklappen vor (Trendelenburg I)?

● Sind Vv. communicantes funktionsuntüchtig, und welche (Trendelenburg II, Mahorner-Ochsner)?

● Ist das tiefe Venensystem durchgängig (Perthes)?

Technik der Funktionsprüfung: *Trendelenburg I* (Abb. 24.**5**): Am liegenden

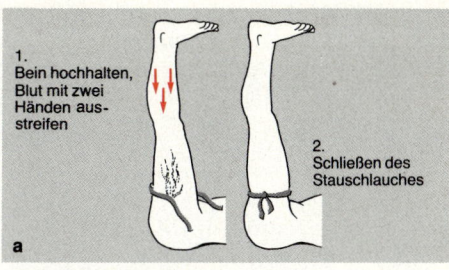

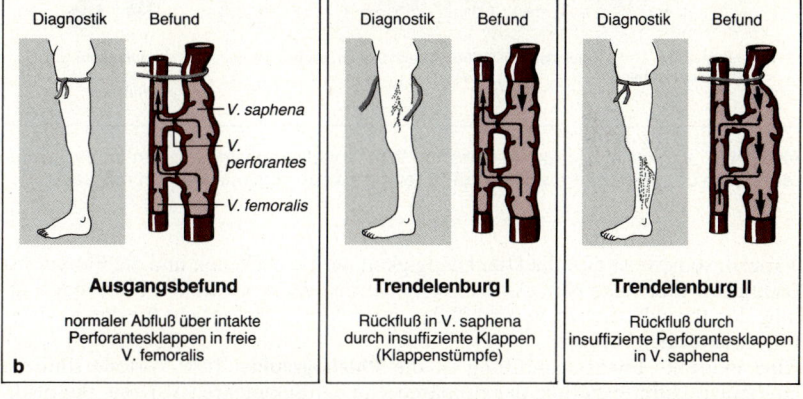

	—V. saphena
	—V. perforantes
	—V. femoralis

Ausgangsbefund

normaler Abfluß über intakte
Perforantesklappen in freie
V. femoralis

Trendelenburg I

Rückfluß in V. saphena
durch insuffiziente Klappen
(Klappenstümpfe)

Trendelenburg II

Rückfluß durch
insuffiziente Perforantesklappen
in V. saphena

Abb. 24.**5** Varikosis. Trendelenburg I: Klappeninsuffizienz der V. saphena magna. Trendelenburg II: Klappeninsuffizienz der V. saphena parva und/oder der Vv. communicantes. Absolute Indikation für das Stripping der Vv. saphenae und Unterbindung der Vv. communicantes.

Kranken werden die Krampfadern zentripetal *ausgestrichen* und die V. saphena magna an ihrer Einmündungsstelle in die V. femoralis *komprimiert.* Dann läßt man den Kranken unter angehaltener Kompression der V. saphena *aufstehen.* Füllen sich dabei die Venen erst nach dem Auflassen der Kompression, d. h. also von retrograd, spricht dies für die *Insuffizienz* der großen Stammvenenklappen. *Trendelenburg II* (Abb. 24.**5**): Gleiches Vorgehen wie Trendelenburg I. Füllt sich nach dem Aufstehen trotz gehaltener Kompression die V. saphena magna sofort auf, spricht dies für *insuffiziente* Klappen der Vv. communicantes oder der V. saphena parva. Um die Vv. communicantes mit den insuffizienten Klappen nun zu *lokalisieren,* wird der *Mahorner-Ochsner-Versuch* angeschlossen (Abb. 24.**6**). Hierzu werden beim liegenden Patienten das Bein ausgestrichen und 2 Staubinden angelegt. Dort, wo sich dann beim anschließenden Stehen und Gehen zwischen den Binden die Varizen füllen, liegen die Vv. communicantes, deren Klappen insuffizient sind. Um festzustellen, ob das *tiefe Venensystem* intakt ist, macht man den *Perthes-Versuch* (Abb. 24.**7**). Hierzu wird am stehenden Patienten ein Stauschlauch am Oberschenkel angelegt. Entleeren sich nun beim Gehen die

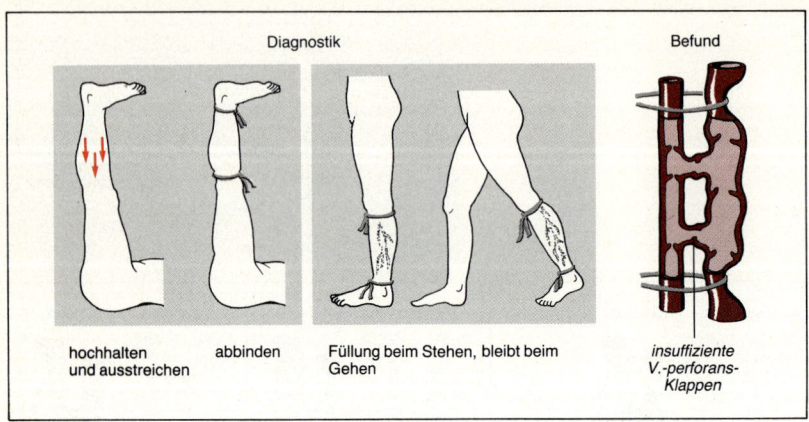

Diagnostik   Befund

hochhalten   abbinden   Füllung beim Stehen, bleibt beim   insuffiziente
und ausstreichen   Gehen   V.-perforans-
                                                                     Klappen

Abb. 24.6 Varikosis. Mahorner-Ochsner-Test. Lokalisation insuffiziernter Vv. perforantes, die operativ unterbunden und unter die Faszie versenkt werden müssen.

Varizen, so beweist dies die Durchgängigkeit der tiefen Venen und die Funktionstüchtigkeit ihrer Klappen. Andererseits beweist die beim Gehen bleibende Füllung den thrombotischen Verschluß der tiefen Venen und spricht für den Kollate-
ralcharakter der Varizen.
Eine indirekte Funktionsprüfung ist die **Phlebographie.** Ihre Vorteile sind die
eindeutige Differenzierung der primären von den sekundären Varizen, die Frühdiagnose einer tiefen Beinvenenthrombose und die topographische Information.
Nur bei einfacher Seitenzweigvarikosis kann auf sie verzichtet werden.
Die **Komplikationen** der primären Varikosis sind die oberflächliche Thrombophlebitis, die Ruptur mit Blutung und die chronisch venöse Insuffizienz mit Ulcus
cruris.
Behandlung: Je nach Befund sind bei der *primären Varikosis* 3 Behandlungsverfahren möglich: die *konservative,* die *Verödungs-* und die *operative* Behandlung.
Die Verfahrenswahl ist von den Komplikationen, dem Beschwerdebild, der Verschlußlokalisation, dem Varizenausmaß und der kosmetischen Entstellung abhängig zu machen.
Die *konservative* Behandlung hat nur palliativen Effekt und besteht in der Anlage
von Kompressionsverbänden und Gummistrümpfen.
Die *Verödungsbehandlung* oder *Sklerotherapie* ist indiziert und möglich bei Besenreiservarizen und Seitenastvarikosis mit gesichertem Kollateralabfluß über V.
saphena magna zum tiefen Venensystem. Sie ist weniger erfolgreich bei der segmentären Varikosis ohne Mündungsklappeninsuffizienz. Die Verödung hat den
Vorteil der Einfachheit und der Narbenlosigkeit, aber den *Nachteil* der schlechte-
ren Langzeitergebnisse. **Komplikationen** der Verödungsbehandlung sind die
Schädigung des tiefen Venensystems, die Allergie und bei paravasaler Injektion
die Nekrose. **Verödungstechnik:** Am stehenden Patienten Punktion der Krampf-
ader mit kurz angeschliffener Kanüle. Mit der liegenden Kanüle wird der Patient

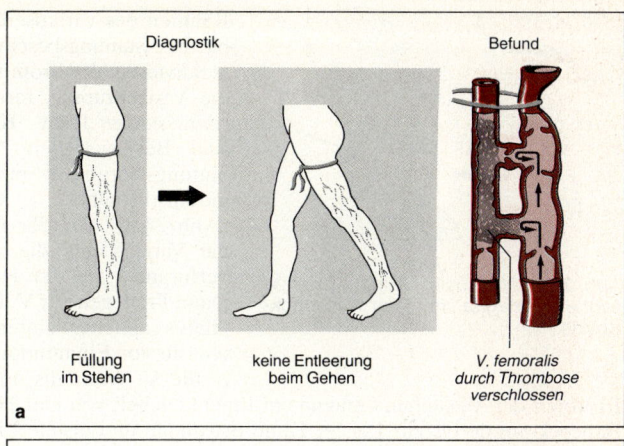

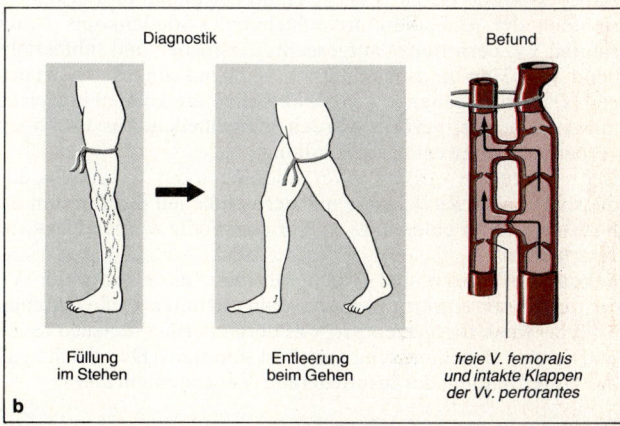

Abb. 24.**7** Varikosis. Perthes-Versuch. **a** Thrombotischer Verschluß der tiefen Beinvenen. Absolute Kontraindikation für das Stripping der V. saphena. **b** Suffiziente,
durchgängige Vv. profundae und perforantes. Bei Trendelenburg I und II ist Stripping
der V. saphena angezeigt.

auf ein Bett gelegt und nunmehr eine 5-ml-Spritze aufgesetzt, die mit 2 ml Luft
(air-block) und 1–2 ml Polydocanol 0,5–2%ig oder Na-Jodid 2–4%ig gefüllt ist.
Dann Injektion so, daß die zunächst in die Vene gelangende Luft deren Wände
von Blutresten befreit und das nachgeschickte Verödungsmittel die Intima überall
benetzen kann. Anschließend Klebekompressionsverband und Gehenlassen des
Patienten. Erforderliche weitere Sitzungen erfolgen in 1wöchigem Abstand. Die
operative Behandlung geschieht mit Entfernung, d. h. Stripping, der Stammvenen
und Unterbindung der insuffizienten Vv. communicantes. **Indikationen** sind im

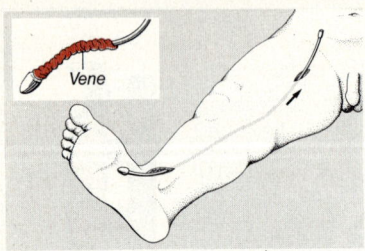

Abb. 24.**8** Varikosis. Stripping der V. saphena magna mit der Babcock-Sonde.

Rahmen des varikösen Symptomenkomplexes Stauungsbeschwerden, Ödeme, rezidivierende Thrombophlebitiden und die Varizenruptur; ferner die *Stammvarikosisstadien* II–IV. **Kontraindikationen** sind Bettlägerigkeit, arterielle Durchblutungsstörungen und die frische Femoralisthrombose. **Operationstechnik** (Abb. 24.**8**): Vor der Operation werden die Varizen und die insuffizienten Vv. perforantes auf der Haut angezeichnet. Dann Freilegen der V. saphena magna im Hiatus saphenus. Unterbindung ihrer Seitenäste vor Einmündung der V. saphena in die V. femoralis und Aufsuchen und Eröffnen der V. saphena magna am Innenknöchel; von hier Hinaufschieben der Babcock-Sonde bis zur Leiste. Dann proximale und distale Ligatur und Durchtrennung der Vene und Durchschieben des Sondenkopfs. Nun werden die insuffizienten Vv. perforantes aufgesucht, umstochen und subfaszial versenkt; anschließend wird dann die aufgefädelte V. saphena von distal nach proximal herausgezogen. Davon ausgehende Äste und Konvolute können in gleicher Sitzung operativ mit entfernt oder verödet werden. Abschließend für 4–6 Wochen Kompressionsverband und Bewegungsbehandlung.

Bei *segmentären* varikösen Veränderungen der V. saphena magna empfiehlt sich die sparsame *Teilentfernung* nur der befallenen Strecke, um die gesunden Saphenaabschnitte für einen u. U. später notwendig werdenden aortokoronaren Bypass zu erhalten.

Sekundäre Varizen sind Kollateralvenen, die einen tiefen Verschluß umgehen. Sie dürfen erst entfernt werden, wenn die funktionelle Durchgängigkeit des tiefen Systems wiederhergestellt ist, was durch Perthes-Versuch (S. 325), Phlebographie und venöse Druckmessung gesichert sein muß. Das gleiche gilt für die Indikation zur Unterbindung der insuffizienten Vv. communicantes.

Postthrombotisches Syndrom

▶ Trophische Weichteilveränderung nach Thrombose oder Thrombophlebitis mit Zerstörung der tiefen Venenklappen, fibröse Verdickung der Venenwand und partieller Lichtungseinengung oder Venektasie und konsekutiver chronisch venöser Insuffizienz.

Als Folge der Abflußbehinderung kommt es zu Unterschenkelödem, Stauungsdermatose, sekundären Kollateralvarizen und Ulcera cruris. **Behandlung** konservativ mit Kompressionsverband oder pneumatischer Manschette (z. B. Jobstoder Hyuroven-Gerät), Antiphlogistika (Phenylbutazon 200 mg/d) und Diuretika. Operativ kann eine Venentransplantation versucht werden.

Besondere Varikosen

Dies sind die Varizen bei Portalhypertonie (S. 662) und das Hämorrhoidalleiden (S. 627).

Chirurgie der Arterien

Tabelle 24.**2** Untersuchungsverfahren der Arterien	

Anamnese
– generalisierte Gefäßsklerose
– Beschwerdencharakteristik
– (schmerzfreie) Gehstrecke
 	
Klinik
– Inspektion auf Hautfarbe und
  Trophik
 	
Palpation
– Temperatur
– Arterienpulse (fehlender oder
  abgeschwächter Puls)
 	
Auskultation
 	
Funktionsprüfungen
– Ratschow-Lagerungsprobe
– Gehprobe
– Faustschlußübungen
– Adson-Test u. a.
	Röntgen- und Nuklearmedizin
	– Leeraufnahme
	  (Arterienverkalkung)
	– Kontrastdarstellung
	Aortographie
	Arteriographie
	Angio-CT
	– DSA
	– Isotopentechnik
	
	Spezielle Untersuchungsmethoden
	– Duplex-Sonographie
	– Oszillographie
	– Plethysmographie
	– Rheographie
	– Thermometrie
	– Thermographie
	– Flowmessung
	– periphere Muskelbiopsie

Arterienverletzungen und Gefäßnaht

▶ Sie sind die Folge von direkter oder indirekter Gewalteinwirkung und treten bei 0,3 % aller Traumen auf (Tab. 24.**3**). Ihre Bedrohlichkeit liegt in der akuten Lebensgefährdung, in der Gefährdung von Gliedmaßen und Organen sowie in den Spätschäden. Folgezustände insuffizient versorgter Verletzungen sind der Arterienverschluß, die traumatische a. v. Fistel und die arterielle Embolie.

Die **Diagnose** der Arterienverletzung stützt sich auf die Anamnese (Abb. 24.**9**) sowie auf allgemeine und lokale Symptome und Befunde. **Schweregrade** s. Abb. 24.**10**. *Allgemeine* **Symptome** und **Befunde** sind Blutung und Schock; *lokale* Zeichen und Befunde sind das Hämatom, das spritzende Gefäß und die Ischämie (blasse, kalte, pulslose, sensibilitätsgestörte Gliedmaße, 6 „P", S. 334). Für Indikationsstellung und Op-Planung ist die arteriographische Lokalisierung und Objektivierung der Läsion notwendig. Unter Umständen ist das Verletzungsausmaß erst durch Probefreilegung erkennbar.

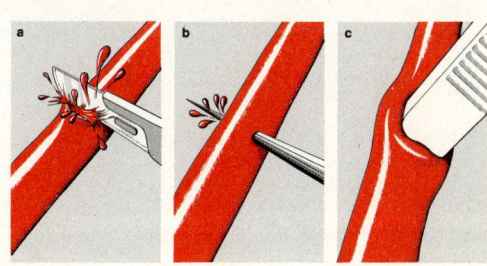

Abb. 24.**9** Arterienverletzungen. Ätiologische Einteilung:
a scharf, **b** spitz, **c** stumpf.

Tabelle 24.**3**   **Klassifikation der Arterienverletzungen** (Abb. 24.**9**)

Direkte Gewalteinwirkung (penetrierend/perforierend) (ca. 95%)	Indirekte Gewalteinwirkung
– *Scharfes* Gefäßtrauma: Schnitt-, Stich- und Schußverletzungen der Arterienwand – *Stumpfes* Gefäßtrauma: Kontusion, Kompression, Konstriktion mit Media- und Intimaläsionen	– *Nervenläsionen mit Arterienspasmus* – *Überdehnung* infolge Luxation oder dislozierter Frakturen mit Media- und Intimaläsionen – *Dezelerationstraumen mit Zerreißung* der thorakalen Aorta

Die **Grundregel** ist:
● keine Zeit versäumen,
● keine Hochlagerung der Gliedmaßen,
● keine Erhitzung oder Unterkühlung.

Die **Behandlungsprinzipien** sind:
● *Abwendung der akuten Blutungsgefahr;* dies geschieht mit provisorischer Blutstillung durch digitale Kompression oder aseptischen Druckverband. Zentral gelegte Tourniquets vermeiden die venöse Stauung und die Nervenschädigung;
● *Gefäßrekonstruktion;*
● *Gefäßunterbindung.*

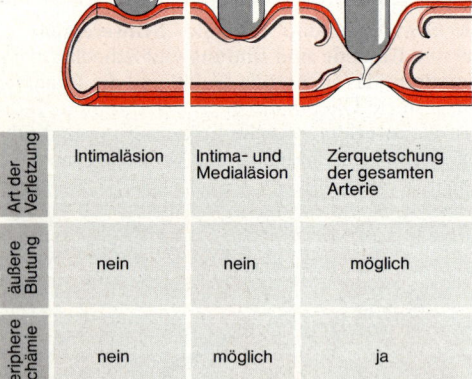

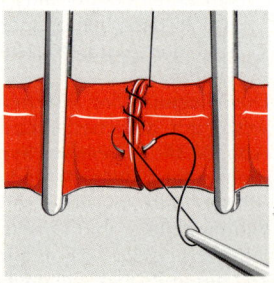

Abb. 24.**11**   Technik der Gefäßnaht. Fortlaufende, die gesamte Gefäßwand fassende Naht mit feinstem atraumatischen Nahtmaterial.

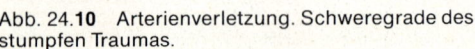

Abb. 24.**10**   Arterienverletzung. Schweregrade des stumpfen Traumas.

Das Grundelement der **Definitivversorgung** ist die Gefäßnaht. Sie erfolgt nach der Ausschneidung der Weichteilwunde und der proximalen und distalen Gefäßausklemmung.

Technik der Gefäßnaht

Ihr Prinzip ist die einreihige, fortlaufende Allschichtnaht (Abb. 24.**11**). Sie wird mit feinstem atraumatischem, reißfestem Nahtmaterial ausgeführt. Bewährt hat sich ein monofiler Faden von einer Stärke von 4 oder 5–0. Zu vermeiden ist bei der Adaptation der Gefäßwände die zur Thrombose führende Einkrempelung der Außenwände. Dieser Gefahr wird durch die Auskrempelung der Gefäßränder begegnet, die die Intima beider Gefäßenden adaptiert. Intimaablederungen müssen hierfür zuvor transmural angesteppt und ausgefranste Intimaränder geglättet werden. Bei der Naht muß der Faden unter steter Anspannung geführt werden, die Stiche dürfen nicht weiter als 1,5–2 mm auseinander liegen. Der abschließende Knoten wird 4mal gegenläufig geknüpft. Nach der Freigabe des Blutstroms auftretende Stichkanalblutungen sind die Regel. Sie sistieren nach 5minütiger Mullkompression.

Die einzelnen **Versorgungsverfahren** sind aus der Abb. 24.**12** ersichtlich. Die *seitliche Arterienwunde* erfordert nach Ausschneidung zerfaserter Wundränder die Defektdeckung mit Kunststoff- oder Venenflicken (Patch). Eine *komplette Durchtrennung* wird spannungsfrei End-zu-End genäht, bei Spannung ist ein Interponat angezeigt. Hierbei ist ein Autotransplantat einer entnommenen Vene dem Fremdtransplantat oder Kunststofftransplantat vorzuziehen, denn letztere

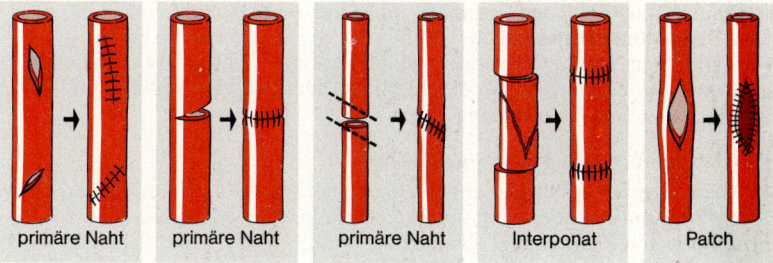

primäre Naht   primäre Naht   primäre Naht   Interponat   Patch

Abb. 24.**12**   Gefäßverletzung. Versorgungsverfahren.

sind infekt- und thrombosegefährdeter und nur für größere Lumina geeignet. Voraussetzung für die ungestörte *Nahtheilung* ist eine gute Weichteildeckung mit anschließender Ruhigstellung für 10 Tage. *Maßstab* für den *Op-Erfolg* sind der periphere Kapillar- und Arterienpuls, die Wiederkehr der Normaltemperatur und die normale Venenfüllung. Bei über 1 Stunde *ausbleibender Wiederkehr* ist die *Revision* erforderlich.

Spezielle Techniken: Bei Verletzung der thorakalen Aorta primäre Naht unter atriofemoralem Bypass mit Pumpe. Bei glattrandiger Verletzung von abdominaler Aorta, A. iliaca oder proximaler A. femoralis *direkte Primärnaht*. Bei Verletzung der distalen A. femoralis, der A. poplitea oder der A. subclavia, der A. axillaris und A. brachialis muß der Defektverschluß mit *Venenflicken* (Patch) erfolgen. Bei langstreckigen Verletzungen der A. iliaca, der A. femoralis, der A. subclavia und der A. brachialis *Interposition* einer autologen Vene.

Die *Arterienligatur* ist *nur erlaubt* in kollateral gut versorgten Bereichen. Als vorläufige Notmaßnahme ist sie ungezielt nur vertretbar bei schockierten Polytraumatisierten mit infizierten Wunden; dabei ist die *Ischämiezeit* von 4 Stunden zu beachten. Die *Nekrosewahrscheinlichkeit* beträgt nach Unterbindung der A. subclavia 29%, der A. axillaris 43%, der A. iliaca communis 56%, der A. iliaca externa 46%, der A. femoralis communis 81%, der A. femoralis superficialis 55% und der A. poplitea 72%. **Prognose** der *Arterienverletzung:* Die Amputationsrate lag im 2. Weltkrieg wegen der damals noch häufigen Unterbindungsversorgung bei 50%, sie sank dann im Koreakrieg nach Einführung der rekonstruktiven Versorgung der verletzten Arterien auf 13,9% und danach im zivilen Sektor auf 5,5%.

Aneurysma

▶ Durch Wanddefekt, Wandschwäche oder -degeneration bedingte einzeln oder multipel vorkommende umschriebene Arterienerweiterung (Abb. 24.**13**).

Ihre **Entstehung** ist konnataler, arteriosklerotischer, syphilitischer, traumatischer, mykotischer oder poststenotischer Natur. **Einteilung:** Nach der Form sind die *sackförmigen* und die *fusiformen* Aneurysmen zu unterscheiden. Nach der Wandentwicklung die *falschen* (A. spurium, fibröses Gewebe) und die *echten* (gesamte Gefäßwand) Aneurysmen und das *Aneurysma dissecans* (nur äußere Wandschicht). Das *arteriovenöse Aneurysma* schließlich entspricht dem Aneurysma spurium. **Komplikationen** sind die Ruptur und die Massenblutung.

Das **Behandlungsverfahren** der Wahl sind die tangentiale Abtragung und die Resektion mit Kunststoff- oder Veneninterponat (Abb. 24.**14**). Palliative Eingriffe wie die Ligatur mit Bypass und die Aneurysmaeinscheidung finden heute nur noch begrenzte Anwendung.

Falsches Aneurysma, Aneurysma spurium

▶ Nach Arterienverletzung entstandenes, bindegewebig abgeriegeltes, perivaskuläres, pulsierendes Hämatom, meist traumatischer Genese.

Symptome sind Schwellung, Venenkompression, Verfärbung, Schmerz und Pulsation. Bei konsekutiven, peripheren Embolien periphere Pulsschwäche oder Anoxie. **Diagnostik:** Anamnese, pulsierende Schwellung, Auskultation, Sonographie oder Angiographie. **Operationsindikation:** Bei ausreichender Kollateralver-

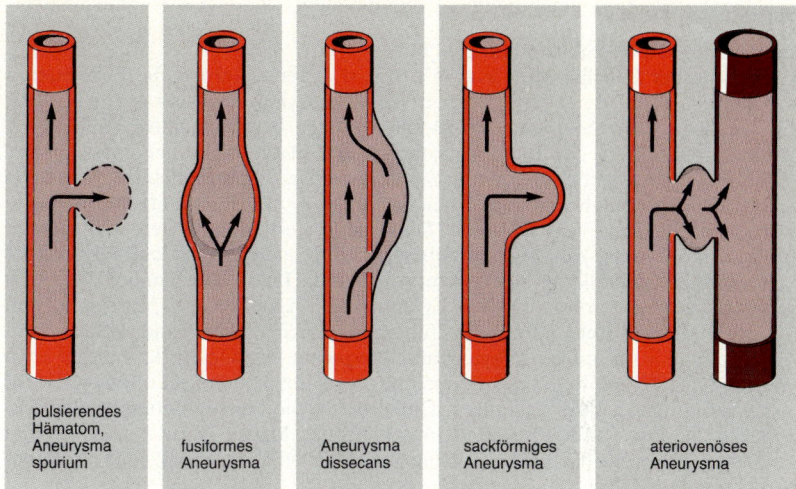

pulsierendes Hämatom, Aneurysma spurium

fusiformes Aneurysma

Aneurysma dissecans

sackförmiges Aneurysma

ateriovenöses Aneurysma

Abb. 24.**13**   Arterielles Aneurysma. Grundformen.

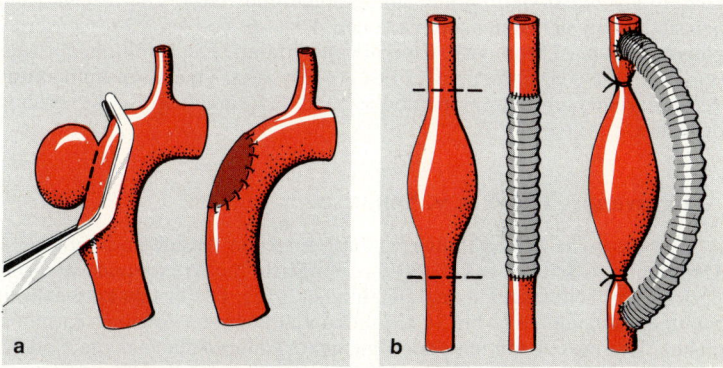

Abb. 24.**14**   Arterielles Aneurysma. Operative Behandlung. **a** Sackförmiges Aneurysma. Tangentiales Ausklemmen und Gefäßverschluß mittels Venen- oder Dacron-Patch. **b** Fusiformes Aneurysma. Resektion und alloplastische Gefäßprotheseninterposition oder als Noteingriff die Unterbindung und Gefäßprothesen-Bypass.

sorgung der Peripherie und bei aseptischer Wundheilung abwartende Haltung. Nach Wochen ermöglichen dann die konsolidierten Wundverhältnisse eine elektive chirurgische Versorgung (Abb. 24.**14**). Anders bei peripherer Ischämie, bei Rupturgefahr oder bei Ausbreitung des Hämatoms. Sie machen ebenso wie die peripheren Embolien (S. 333) die sofortige Intervention unumgänglich.

Echtes Aneurysma

Aneurysmen der thorakalen Aorta S. 465.

Aneurysma der Bauchaorta. Ursache ist meist Arteriosklerose, die **Lokalisation** mehrheitlich distal der Nierenarterien. Die **Frühsymptome** sind spärlich, 40% sind klinische oder SG- und Rö-Zufallsbefunde. Erst allmählich stellen sich schmerzhafte pulsierende Bauchsensationen ein. Dann folgen der links von der Wirbelsäule pulsierende Tumor und Stenosegeräusche und schließlich, wenn das Aneurysma die Spinalwurzeln abdrückt, anfallartige Bauchschmerzen sowie eine postzibale Claudicatio intermittens. **Diagnostik:** Testbarer pulsierender Bauchtumor. Im SG oder auf Abdomenübersicht a.-p. und seitlich die ausladende, bogenförmige Verkalkung der Aneurysmawand. **DD:** Aortennahe Weichteiltumoren des Retroperitoneums wie Lymphknoten, Lipofibrome, Neurinome und Pankreastumoren. **Behandlung:** So früh wie möglich. Vorderwandresektion und Protheseninterposition mit Inlaytechnik. **Prognose:** Das Op-Risiko beträgt etwa 5%. Bei Nichtbehandlung rupturieren 90% der klinisch manifesten Bauchaortenaneurysmen innerhalb eines Jahres. Dabei bricht die Massenblutung in den Retroperitonealraum, in die freie Bauchhöhle, in den Magen-Darm-Kanal oder die V. cava inferior ein mit einer *Letalität* von über 90%. Seltener sind periphere Thromboembolisierungen.

Peripheres Extremitätenaneurysma. Seine **Ursachen** sind Arteriosklerose, Infektion oder Trauma. **Diagnostik:** Tastbarer pulsierender Tumor mit schwirrendem Geräusch. Objektivierung mit Sonographie und Angio-CT. *Seltene Lokalisationen* sind Aneurysmen der supraaortalen Abgänge und der Viszeralarterien. **Komplikationen** sind Thrombose, Embolie und Ruptur. Die Rupturgefahr wächst proportional mit dem Durchmesser des Aneurysmas. **Operationsindikation:** Wegen der progredienten Thromboembolie- und Rupturgefahr ist die Frühoperation dringlich.

Arteriovenöse Fistel, a. v. Shunt

▶ Pathologische Kurzschlußverbindung zwischen Arterie und Vene.
Ursachen sind Schnitt, Schuß (80%) oder Stich, die Arterie und Vene gemeinsam perforieren. Selten sind konnatale Shunts (20%). Die Fisteln können solitär oder multipel vorkommen (Abb. 24.**15**). Sekundär kann ein Angioma racemosum entstehen. Die Fistel kann mit oder ohne aneurysmatischen Sack die Gefäße verbinden, und sie kann herznah oder herzfern lokalisiert sein. Die *funktionelle Rückwirkung* auf Herz und zentrale Gefäße hängt ab von Lokalisation und Flow. **Pathophysiologie:** Der durch die Fistel entstandene Kurzschlußkreislauf umgeht mit erheblich erniedrigtem Strömungswiderstand das Kapillargebiet. Das *Shuntvolumen* ist abhängig von Sitz, Größe, Durchmesser und bei mehreren Fisteln von ihrer Anzahl. Der Volumenverlust aus dem arteriellen Gefäßschenkel in das venöse Niederdrucksystem ist um so größer, je größer der Fistelquerschnitt und je zentraler der Sitz ist. Davon abhängig ist die *Rechtsherzüberlastung*. Den Volumenmangel versucht der Organismus durch Steigerung der Blutumlaufgeschwindigkeit (HZV), durch Konstriktion der Peripherie und durch Vermehrung der zirkulierenden Blutmenge zu kompensieren – „der Kranke verblutet sich in sein venöses System".

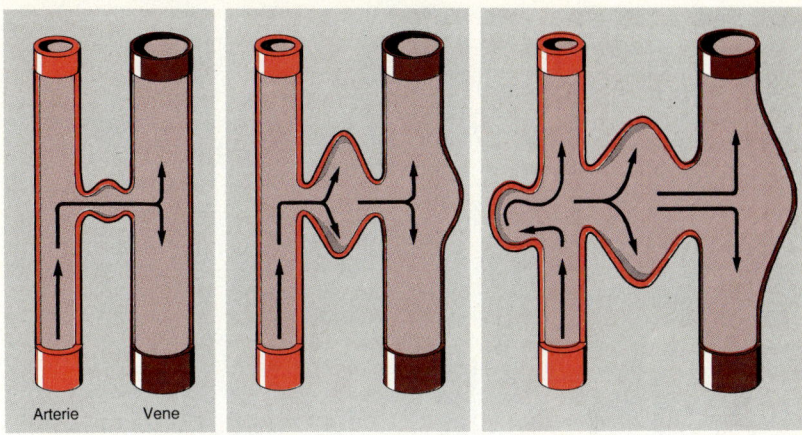

Arterie   Vene

Abb. 24.15 Arteriovenöses Aneurysma. Entwicklungsstadien.

Symptome und **Diagnostik:** Lokale und direkte Fistelzeichen sind der tastbare schwirrende Tumor, das hörbare Maschinengeräusch, die proximalen, pulsierenden Varizen, die im Angiogramm erkennbare proximale Erweiterung und Schlängelung der Arterie und die in der Peripherie deutliche Durchblutungsminderung. Der *Nikoladoni-Branham-Test* ist positiv: Bei Fistelkompression verlangsamt sich der Puls, und der Blutdruck steigt an. **Komplikationen** sind die Rechtsherz-, später auch Linksherzinsuffizienz mit Stenokardien, ferner Ulcus varicosum oder ischaemicum, Ödem und Stauungsdermatose. **Behandlungsziel** ist die Kurzschlußbeseitigung unter Erhaltung der Durchgängigkeit von Arterie und Vene. Diese *rekonstruktive Korrektur* ist bei allen a. v. Fisteln, die zentral von Ellenbeuge und Kniekehle liegen, unumgänglich. Ihr **Prinzip** ist die *Trennung* der kurzgeschlossenen Gefäße mit Verschluß ihrer seitlichen Wanddefekte (Abb. 24.**16**). Er kann sowohl direkt von außen (Separation) als auch auf transvenösem oder auf transarteriellem Wege erfolgen. Bei Lokalisation peripher von Ellenbeuge und Knie sowie beim *Angioma racemosum* werden nur die zu- und abführenden Arterien und Venen unterbunden. **Prognose:** Je früher die Korrektur erfolgt, desto größer die Rückbildungsaussichten der Myokard- und Gefäßschäden.

Arterielle Durchblutungsstörungen

Akute Arterienverschlüsse

▶ Durch Embolien aus kardialen und aus aneurysmatischen Thrombosen sowie auch aus arterieller Stammthrombose oder aus gekreuzter Embolie resultierende plötzliche Lichtungsverlegung einer Schlagader mit akutem peripheren oder zerebralen Ischämiesyndrom. An der am häufigsten betroffenen unteren Extremität beträgt die Ischämietoleranz (Reparabilität) 4−6 Stunden.

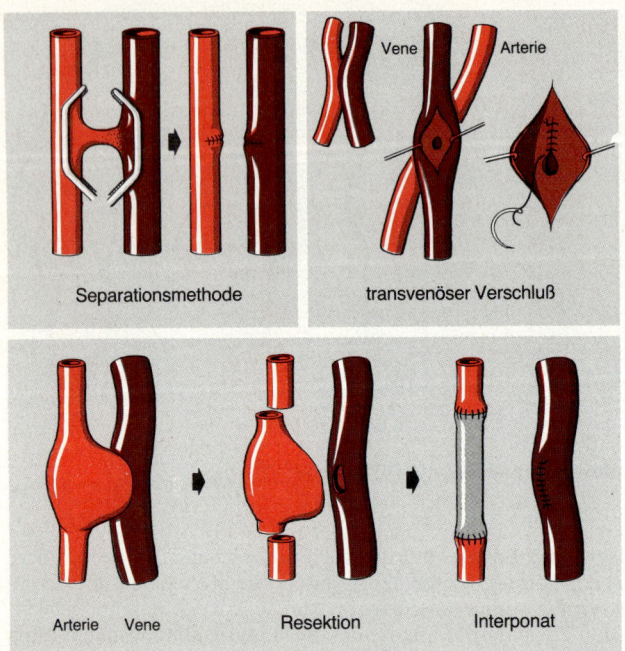

Abb. 24.**16**   Arteriovenöse Fisteln. Operationsverfahren.

Ursachen: In über 95 % der Fälle stammt der Embolus aus dem *linken* Herzen (Klappenfehler, Endokarditis, Herzinfarkt, Vorhofflimmern mit absoluter Arrhythmie), weniger häufig bei Aortenaneurysma und Aortensklerose aus der *Aorta;* seltene Ursache ist die bei offenem Foramen ovale aus dem Venensystem des großen Kreislaufs stammende *gekreuzte* oder *paradoxe Embolie* (S. 216).
Lokalisation: Zum Embolusstopp disponiert sind die physiologischen oder sekundär entstandenen Lichtungsengen, vornehmlich im Bereich größerer Gefäßgabelungen. Dies wirkt sich insofern gravierend aus, als hierdurch zwei größere Stromgebiete gleichzeitig ausfallen und damit auch deren Kollateralen blockiert sind. Häufigster Embolusstopp ist die A. femoralis in 45 %, die A. iliaca und A. poplitea in 15 %, die Aortenbifurkation in 8 %, selten die Arm-, Unterschenkel-, Gehirn- und Eingeweidearterien (Abb. 24.**17**).
Symptome des *Akutverschlusses der Extremitätenarterien* sind die 6 „P", d. h. *P*ain = Schmerz; *P*aleness = Blässe (Kälte); *P*arästhesie = Gefühlsstörung; *P*aralysis = Bewegungsverlust; *P*rostration = Schock; *P*ulslessness = *P*ulslosigkeit. **Diagnostik:** Anamnese, Herzbefund, Doppler-SG und ggf. Angiographie.
DD: Akutes Wurzelsyndrom, akute, arterielle Thrombose und Gefäßspasmus.
Operatives Vorgehen: Schockbekämpfung, Extremitätentieflagerung und -abpolsterung und zur Vermeidung einer Appositionsthrombose Heparin 5000 IE i. v., dann Thrombektomie; *Technik* wie bei der transvenösen Thrombektomie (S. 320),

nur daß hier die entsprechende Arterie eröffnet und mit dem Fogarty-Katheter ausgeräumt wird. Zur Vermeidung weiterer Embolieschübe Dauerantikoagulation mit Vitamin-K-Antagonisten, z. B. Marcumar, oder Thrombozytenaggregationshemmer, ASS (Colfarit) 300 mg/d, und kausale Herzbehandlung, d. h. Digitalisierung, Behandlung des Vorhofflimmerns und wenn erforderlich Klappenrekonstruktion und Herzohrresektion. Die **Prognose** ist abhängig vom Interventionszeitpunkt und dem Status der Gefäßwand. Bei Früherfassung und guten Gefäßwänden gelingt die Restitution in 96%. Bei Ischämie muß die Gliedmaße rechtzeitig amputiert werden, bevor es zum Nierenversagen kommt.

Die **konservative Behandlung** ist angezeigt bei kleineren peripheren Embolien und beim von allgemeiner Seite her inoperablen Patienten. *Maßnahmen* sind die Fibrinolyse und Antikoagulation (S. 215). Flankierende Maßnahmen sind die Gefäßdilatation mit Lävadosin 10 ml ad 50 ml 0,9%iges NaCl, 1–2 ml/min, ferner Kollateraltraining mit Extremitätengymnastik.

Arterielle Thrombose

▶ Thrombotischer Arterienverschluß in Gefäßabschnitten mit Wandschädigung durch Arteriitis oder Arteriosklerose.

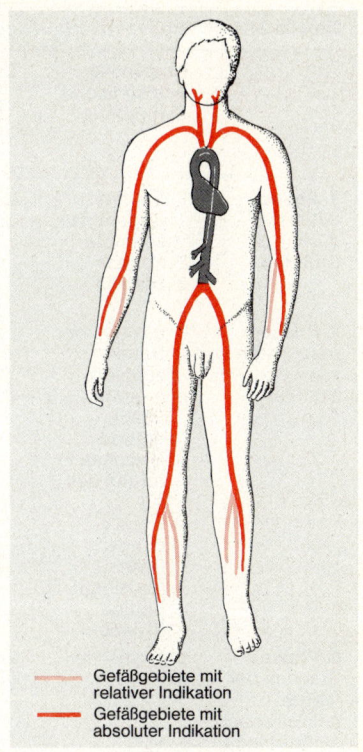

Gefäßgebiete mit relativer Indikation
Gefäßgebiete mit absoluter Indikation

Abb. 24.**17**   Akute Gefäßverschlüsse. Operationsindikation.

Lokalisation: Alle Extremitäten-, Hals- und Mesenterialarterien. Die **Symptome** sind torpider als bei der Thromboembolie, da sich infolge des sukzessiven Verschlusses die Kollateralen noch in ihrer Leistung steigern können. Für die **Diagnose** beweisend ist der fehlende Embolieherd. Die **Behandlung** richtet sich nach dem Grad der *Ischämie*. Die bei Verschluß einer lebenswichtigen Arterie eingetretene komplette Ischämie erfordert die sofortige operative Ausräumung unter Heparinisierung und Digitalisierung. Bei blanden Verschlüssen Fibrinolyse (S. 215). Die **Prognose** ist wegen des altersbedingten Gefäßschadens und Low-output-Syndroms meist schlecht.

Akuter Mesenterialgefäßverschluß, Mesenterialinfarkt, akute mesenterikovaskuläre Insuffizienz

▶ Plötzlicher embolischer oder thrombotischer Verschluß der Mesenterialgefäße, der zur akuten Darminfarzierung führt (Tab. 24.**4**).

Tabelle 24.4   Dreiphasenverlauf des embolischen Mesenterialinfarkts

	Anamnese und klinische Symptome	Labor	Rö-Übersichtsbild im Stehen oder seitlich im Liegen	Behandlung
1. Phase: Initialstadium 1–6 Stunden	Initialtrias: 1. Abdominalschmerz 2. Schock 3. Diarrhö	Leukozyten o. B.	lufthaltige Darmschlingen mit verdickter Wand (Schlingenabstand)	Revaskularisation
2. Phase: freies Intervall 7–12 Stunden	– erträglicher Dauerschmerz – geringer Lokalbefund – Verschlechterung des AZ – schwindende Darmperistaltik – blutige Klysmen	Leukozytenanstieg	wie in Phase 1	Resektion und Revaskularisation
3. Phase: Stadium der Wandnekrose nach 12 Stunden	paralytischer Ileus	Leukozytose über 20000	diffuse Darmgasspiegel	Resektion

Ursachen sind Embolie, arterielle oder venöse Thrombose, Gefäßabdrosselung, Trauma oder ein dissezierendes Bauchaortenaneurysma.
Lokalisation ist in über 90% der Stamm der *A. mesenterica sup.* und seine Aufzweigungen (Abb. 24.18). Beim *Hauptstammverschluß* entsteht eine *Nekrose* des gesamten Dünn- und von Teilen des Dickdarms bis zur linken Kolonflexur. **Diagnose:** Anamnese, Embolieherd, Schock, Darmparese, Diskrepanz zwischen der akuten Allgemeinzustandsveränderung und dem anfangs geringen Bauchbefund.
Befundnachweis durch SG, Rö-Abdomenübersicht, Angio-CT und Probelaparotomie. *Cave:* Verlaufsbeobachtung, denn Zeitverlust bedeutet akute Prognoseverschlechterung! Auf den arteriellen Verschluß *pfropft* sich rasch die *Mesenterialvenenthrombose* auf.
Die **Behandlung** kann nur *operativ* erfolgen. Anfangs ist die Revaskularisierung noch mit Thromboembolektomie oder Thrombendarteriektomie, u. U. auch mit aortomesenterialem Bypass möglich; ist der infarzierte Darm bereits gangränös geworden, kann nur noch reseziert werden. Die **Prognose** hängt so ausschließlich vom Erfassungszeitpunkt ab. Denn die Op-Behandlung kann nur in Phase I

und II erfolgreich sein. Wegen der immer noch zu spät kommenden Intervention liegt die Gesamtletalität des Krankheitsbildes bei 90 %.

Die **Mesenterialvenenthrombose** ist demgegenüber eine seltenere Gangränursache. **Ursache:** Sie entsteht auf dem Boden abdominaler Vorerkrankungen wie Portalhypertension, Entzündungen und Tumoren im Pfortaderquellgebiet oder vorausgegangener chirurgischer oder gynäkologischer Eingriffe. Eine weitere Ursache ist die kontrazeptivabedingte Hyperkoagulabilität. **Behandlung:** Konservativ mit Fibrinolyse (S. 215). **DD:** Es ist auch an eine seltenere Form der Ischämieentstehung zu denken, nämlich an die kardial durch *HZV-Abfall* bedingte Perfusionsstörung der Mesenterialgefäße.

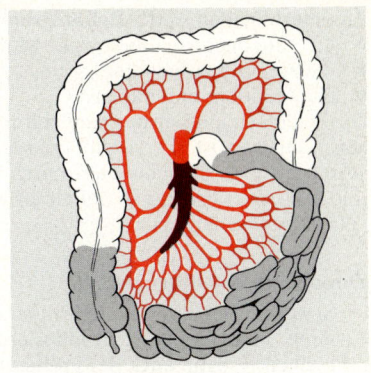

Abb. 24.**18**   Mesenterialinfarkt. Embolie der A. mesenterica superior.

Chronische arterielle Verschlußkrankheit, Arterienstenose

▶ Allmählich zunehmende kurz- und langstreckige Verschlüsse der Arterien mit Drosselung der Blutversorgung von Gliedmaßen und Organen.

Pathophysiologie: Das Hagen-Poiseuille-Strömungsgesetz hat für Arterien wegen ihrer Elastizität und Druckschwankungen nur bedingte Bedeutung. Bei konstantem Perfusionsdruck, d. h. gleichbleibendem Zustrom, fällt der Druck hinter der Stenose erst dann ab, wenn diese die Lichtung um mehr als 50 % einengt. Diese Gesetzmäßigkeit wird relativiert durch den peripheren Abflußwiderstand. Bei hohem peripheren Widerstand führt der Durchfluß einer 50%igen Stenose nicht zum Druckabfall. Bei peripherer Gefäßweitstellung mit niedrigem peripheren Widerstand kommt es dagegen zum eingeschränkten Durchfluß durch die Stenose mit Druckabfall. Bei einer Stenose ist die Organdurchblutung also abhängig:

● vom *Zustrom* zur Stenose, d. h. dem Perfusionsdruck,
● vom *Ausmaß* der Stenose, d. h. dem Prozentsatz der Lichtungseinengung,
● von der Größe des *peripheren Widerstandes,* d. h. weit- oder enggestellter Peripherie, und
● von der *Fließeigenschaft* des Blutes, d. h. der Viskosität.

Die morphologischen Konsequenzen der Stenosekräfte, d. h. der erhöhten Strömungsgeschwindigkeit und der Wirbelfelder, sind die *poststenotische Dilatation,* die Entwicklung eines *Aneurysmas,* die Entstehung von *Thromben* mit peripheren *Embolien* und schließlich die *Kollateralbildung.* Der Umgehungskreislauf ist die Folge des bei hochgradiger Stenose oder Verschluß entwickelten prä-poststenotischen Druckgradienten. Er erweitert präformierte, kleinlumige Gefäßbahnen durch echtes *anatomisches Wachstum* zu einem großlumigen, leistungsfähigen Umgehungskreislauf. Die Kollateralen kompensieren die Stenose, weshalb sie sich lange Zeit nur unter Belastung manifestiert.

Zu unterscheiden sind 3 **Befundgruppen:**
- die Angioneuropathien, z. B. Morbus Raynaud,
- die Angiolopathien und
- die Angioorganopathien.

Die beiden ersten Formen sind chirurgisch allenfalls mit Sympathektomie anzugehen. Dagegen ist die *Angioorganopathie,* die 90 % aller Verschlußkrankheiten ausmacht, eine Domäne chirurgischer Behandlung. **Ursachen** der Organopathie sind die Arteriosclerosis obliterans und seltener die Thrombangiitis obliterans (Winiwarter-Buerger).

Thrombangiitis obliterans

▶ Systemische, subintimale Proliferation der Arterien und Venen mit multilokulären segmentalen Thrombosierungsverschlüssen zuerst der mittleren und kleineren, dann auch der größeren Gefäße.

Ursachen: Die Thrombangiitis tritt fast ausschließlich bei jungen Männern auf und wird durch toxische (Nikotin), autoimmune (Rheuma) oder thermische (Kälte) Noxen hervorgerufen. **Behandlung:** Bei isoliertem Verschluß Anlage eines Bypass. Bei generalisiertem oder auch peripherem Befall verbietet sich jede Art der Gefäßrekonstruktion, deshalb hier nur Eliminierung der in Frage kommenden Noxen, d. h. Rauchverbot, Diät, Fokalsanierung, Dexamethason $3 \times 1,5$ mg/d und Sympathektomie. **Prognose:** Eine Heilung ist nicht möglich.

Arteriosclerosis obliterans

▶ Stenosierende Intimaverdickung, hervorgerufen durch herdförmige Ablagerungen von Lipiden, Kohlenhydratkomplexen, Blut und Blutprodukten und Kalzium mit mediaübergreifender Bindegewebsorganisation.

Die Arteriosklerose ist die häufigste **Ursache** aller peripheren Durchblutungsstörungen. Ihre typischen Lokalisationen sind aus Abb. 24.**19** ersichtlich. **Pathogenese:** Als Risikofaktoren für Entstehung und Progredienz gelten Diabetes mellitus, Hyperurikämie, Hyperlipidämie, Hypertonie, Übergewicht, Nikotin und höheres Lebensalter. Die degenerativen Wandveränderungen können neben den großen Gliedmaßenarterien auch alle anderen Arterien, insbesondere von Hirn, Herz und Nieren, betreffen. 70 % aller Verschlüsse finden sich an den unteren Extremitäten.

Die aus den Verschlüssen resultierenden **Grade der Durchblutungsinsuffizienz** werden nach Fontaine in 4 Schwere- oder Verschlußstadien eingeteilt:

Stadium I: Klinisch *unauffällig.* Die Arteriographie ergibt hämodynamisch nicht wirksame Einengungen oder Verschlüsse.

Stadium II: *Bewegungsabhängiger Ischämieschmerz* in Wade und Gesäß, sog. intermittierendes Hinken (Claudicatio intermittens). Arteriographisch: hämodynamisch wirksamer Verschluß oder Einengung im femoropoplitealen oder aortoiliakalen Bereich mit *ausreichender* Kollateralisierung.

Stadium III: *Ruheschmerz* in Wade oder Oberschenkel ohne Nekrose. Arteriographisch: hämodynamisch wirksamer Verschluß oder Einengung im femoropoplitealen oder aortoiliakalen Bereich mit *mäßiger* Kollateralisierung.

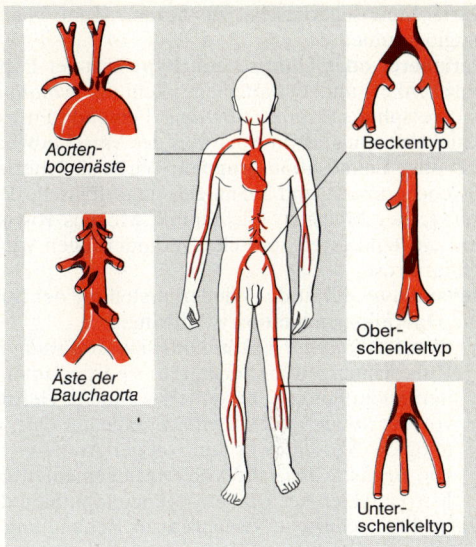

Abb. 24.**19**   Arterielle Verschlüsse. Lokalisationsgruppen, Prädilektionsstellen oder -typen.

Aortenbogenäste

Beckentyp

Äste der Bauchaorta

Oberschenkeltyp

Unterschenkeltyp

Stadium IV: *Ruheschmerz mit Gangrän* der Peripherie in Zehen und Fuß. Arteriographisch: hämodynamisch wirksamer Verschluß im femoropoplitealen oder aortoiliakalen Bereich mit *insuffizienter* Kollateralisierung.

Die **3 Hauptlokalisationsgruppen,** Prädilektionsstellen oder -typen (Abb. 24.**19**) des Verschlusses sind:

- der Becken- oder aortoiliakale Typ,
- der Femoralis- oder femoropopliteale Typ und
- der periphere oder Unterschenkeltyp.

Weitere Lokalisationen sind die *zervikothorakalen* und *abdominalen Aortenäste*.

Beckentyp. *Symptome:* Je nach Schweregrad oder Stadium treten intermittierendes Hinken mit Schmerzen in Wade und Rückseite des Oberschenkels, später Ruheschmerz und periphere Gangrän auf. *Befund:* Keine Femoralispulse, Hautatrophie mit Haar- und Nagelwachstumsstörungen und Hyperkeratosen. Die Haut ist blaß, kühl und trocken. Auf der Rö-Übersicht Verkalkungen. Zur Erkennung von Lokalisation, Verschlußausmaß und -länge Katheterangiographie.

Femoralis- oder Oberschenkeltyp. Verschluß oder Enge der A. femoralis superficialis, meist langstreckig bis zum Adduktorenkanal reichend. *Symptome:* Das Beschwerdeausmaß hängt ab von der Verschlußausdehnung, von der Entwicklungsgeschwindigkeit des Verschlußprozesses und von der Kollateralenqualität. *Befund:* Die Femoralispulse sind tastbar, dagegen fehlen die Poplitea- und Fußpulse. Bei hämodynamisch wirksamen Einengungen sind unmittelbar peripherwärts Stenosegeräusche zu hören. Zum Nachweis des Verschlußcharakters Angiographie.

Peripherer oder Unterschenkeltyp. Distaler Poplitea-, Trifurkations- sowie Unterschenkel- und Fußarterienverschluß. *Symptome:* Hochgradiger Ruheschmerz und periphere Hypoxie. *Befund:* Fehlende Fußpulse bei tastbarem Leisten- und Kniekehlenpuls. Zum Nachweis des Verschlußcharakters Angiographie.

DD aller Lokalisationsgruppen: Wirbelsäulenerkrankungen wie Nukleusprolaps, Osteochondrose und Ischialgie, neurologische Befunde wie Rückenmarkstumoren, ferner Myositis, Gichtanfall, Morbus Raynaud, diabetische Angiopathie und am häufigsten statische Veränderungen wie Senk-Spreiz-Fuß oder Kniegelenkarthrose.

Behandlungsziel ist die Wiederherstellung der Strombahn (Abb. 24.**20**).

Die **Operationsindikation** ist abhängig

- vom *Stadium der Erkrankung;* sie ist *absolut* im Stadium III und IV, d. h. bei Ruheschmerzen und Gangrän; sie ist *relativ* im Stadium II, d. h. bei intermittierendem Hinken, besonders wenn die Gehstrecke kürzer als 100 m ist;
- von der *taktischen Durchführbarkeit der Operation,* d. h. von Sitz und Ausdehnung des Verschlusses und von der Abnahmefähigkeit der Peripherie;
- von *Begleitleiden,* also von der allgemeinen *Op-Toleranz* (oft reduziert durch Koronarsklerose, Diabetes, Angiopathien der Niere usw.).

Operationstechnische Verfahren zur Behandlung der arteriellen Verschlußkrankheit sind:

- *Dilatation* oder *Angioplastie* einer kurzstreckigen Stenose mittels Ballonkatheter (Dotterdilatation), Rotationskatheter oder Neodym-YAG-Laser;
- *Ausräumung* der obturierenden Kalkplaques und des Intimaverschlußzylinders, durch Thrombendarteriektomie (Abb. 24.**21**), die offen oder halb geschlossen erfolgen kann;

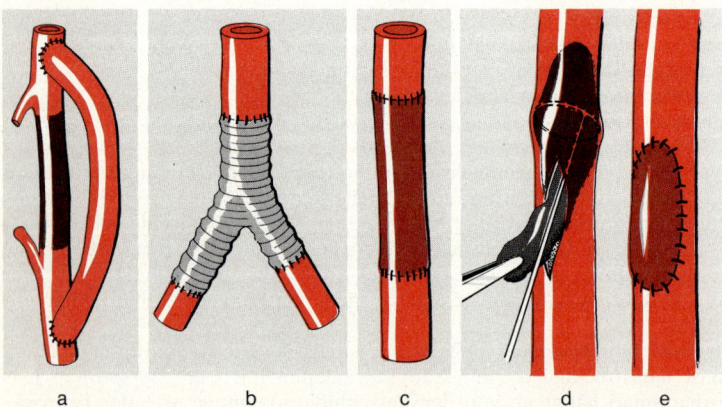

a   b   c   d   e

Abb. 24.**20**   Operationsverfahren beim Gefäßverschluß. **a** Bypass, **b** Protheseninterponat, **c** Veneninterponat, **d** Thrombenarteriektomie mit Ringstripper und **e** Erweiterungspatch.

- *Umgehung,* oberhalb der Leiste mit Kunststoff- oder unterhalb der Leiste mit Venentransplantat (Abb. 24.**20 a**); die *Resektion* und Defektüberbrückung mit autologem Venen- oder heterologem Kunststofftransplantat (Abb. 24.**20 b** u. **c**);
- *Erweiterung* mit Kunststoffflicken (Abb. 24.**20 d** u. **e**);
- *Profundaplastik* und
- lumbale *Sympathektomie* von 4 Ganglien, die nur bei generalisierter arteriosklerotischer Stenosierung angezeigt ist.

Postoperative Komplikationen sind die Blutung aus einem Anastomosenleck, ferner die Nahtinfektion und die Frühthrombosierung des rekonstruierten Gefäßes oder Transplantats; mit sorgfältiger Nahttechnik und Frühheparinisierung sind sie weitgehend zu verhindern. **Prognose:** Optimale Langzeitergebnisse sind bei Rekonstruktion kurzstreckiger Stenosen in großkalibrigen Arterien mit freier Ein- und Ausstrombahn (run in/run off) zu erzielen. Bei 5-Jahres-Kontrollen sind beim Beckentyp noch 90 %, beim Oberschenkeltyp 60 % durchgängig.

Eine **konservative Behandlungsmöglichkeit** ist die i. v. Prostaglandin-E_1-Infusion (Prostavasin) über 27 Tage mit 2×40 µg/d in 250 ml 0,9%iger NaCl-Lösung.

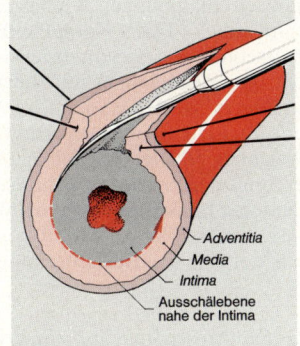
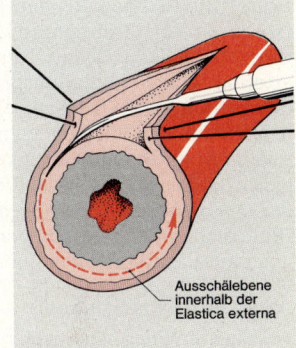
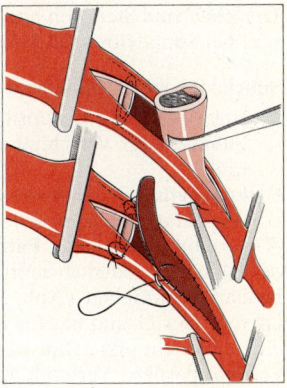

Abb. 24.**21** Endarteriektomie (Ausschälplastik) bei chronischem Gefäßverschluß. Entnahme des mit Ringstripper gelösten (Abb. 24.**20**) Obturationszylinders (Intima, Thrombus), und Verschluß durch Erweiterungspatch.

Besondere periphere Arterienverschlüsse

Verschlüsse der supraaortischen Äste (Abb. 24.19)

▶ Chronische Verschlüsse der zephalen und brachialen Aortenäste mit typischen Ausfallbildern in Gehirn und Armen.

Ätiologie: Arteriosklerose, Arteriitis, Aortenbogenaneurysma, Traumen, Kompression, konnatale Gefäßanomalien und fibromuskuläre Dysplasie. **Lokalisation** ist meist die Karotisbifurkation mit etwa 50%, seltener der Stamm der A. carotis communis, der Truncus brachiocephalicus, die A. subclavia und die A. vertebralis. Ihre Ausfallbilder werden in den nachfolgenden Syndromen besprochen.

Karotisinsuffizienz

▶ Auf Stenosen und Verschlüssen des Truncus brachiocephalicus, der A. carotis communis und der Bifurkation beruhende Minderdurchblutung im Versorgungsgebiet der A. carotis interna und der A. cerebri media.

Symptome: *Stadium I* ist zwar asymptomatisch, jedoch bei arteriographisch nachgewiesener Stenose immer thromboemboliegefährdet. *Stadium II* mit hochgradiger Enge ist Ausgangspunkt einer intermittierenden Ischämie mit synkopalen, einige Minuten anhaltenden Halbseitenlähmungen, Aphasie, Gehstörungen und Absencen, sog. Transient ischemic attack (TIA). **Komplikationen** sind der Übergang ins *Stadium III* mit Totalverschluß und Thrombosierung der kleinen Hirnarterien. Das Stadium entspricht dem *Schlaganfall* mit Bewußtseinsverlust, also dem apoplektischen Insult. *Stadium IV* ist der *Zustand nach* Verschluß mit *Defektheilung,* d. h. bleibenden neurologischen Ausfällen. Die **Operationsindikation** ist *relativ* im Stadium I, also bei über *50%iger Lichtungseinengung,* ferner bei gleichzeitiger Stenose oder Verschluß der *kontralateralen Seite* und schließlich in der *Op-Vorbereitung* anläßlich anderer Indikationen, zumal wenn eine artefizielle Blutdrucksenkung vorgesehen ist. Die Indikation ist *absolut* im Stadium II, jedoch nur in den ersten 6 Stunden, solange das Bewußtsein noch erhalten ist.

Arteria-basilaris-Syndrom

▶ Eine in Phasen auftretende Gehirnischämie im Versorgungsgebiet von A. vertebralis und A. basilaris.

Ursachen sind Stenosen und Verschlüsse der A. vertebralis, u. a. durch Kompression bei Spondylosis der HWS.

Subclavian-steal-, Subklavia-Anzapf- oder Entzugssyndrom

▶ Bei Betätigung des ipsilateralen Arms zeitweilige Hirnischämie infolge von Stenose oder Verschluß der A. subclavia proximal vom Abgang der A. vertebralis.

Pathogenetisch handelt es sich um eine *Blutumverteilung* im Sinne eines Entzugs von Hirnblut zugunsten des Arms. Sie kommt durch eine *Strömungsumkehr* in der A. vertebralis zustande. **Pathophysiologie:** Während durch die Vertebralisstenose der Blutstrom lediglich gedrosselt wird, kommt es bei Subklaviastenosen im vertebrobasilären Gebiet (Abb. 24.**22**) durch Stromumkehr zu einem massiven Blutentzug. Der Grund hierfür liegt darin, daß der Arm durch die Subklaviastenose eine eingeschränkte Blutversorgung erfährt und er sich das Blut deshalb über die vertebrobasiläre Verbindung von der gesunden Seite holen muß. Dies hat zur

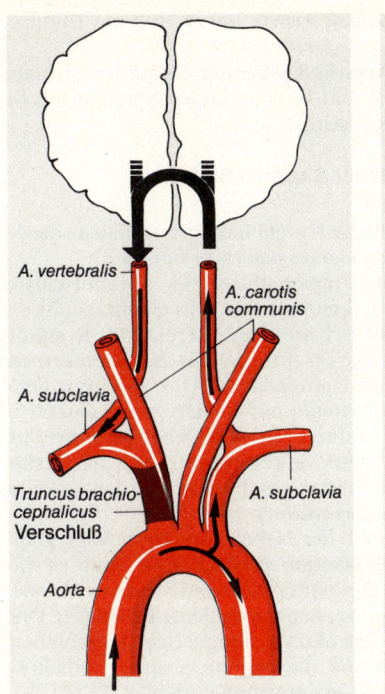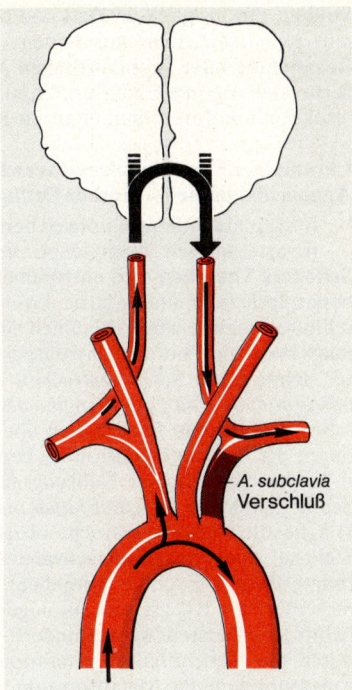

Abb. 24.**22**   Subclavian-steal-Syndrom.

Folge, daß bei jeder Armbetätigung die *vertebrobasiläre Hirnversorgung* gedrosselt wird. **Symptome** sind Benommenheit, Schwindel, Paresen, Augenmuskellähmungen, Sprach- und Schluckstörungen und rezidivierende Nackenschmerzen. **Befund** und **Diagnostik:** Die zerebrale Ausfallsymptomatik ist mit der Faustschlußprobe zu provozieren. Pulsqualität und Blutdruckwerte der Arme sind seitendifferent, und entlang der A. subclavia sind Stenosegeräusche zu hören. Stenose, Verschluß und der Steal-Effekt sind serienangiographisch nachzuweisen. Dabei ist der Entzug am retrograden Kontrastmittelfluß in der A. vertebralis der Verschlußseite erkennbar.

Takayasu-Syndrom, Pulsless disease, Aortenbogensyndrom

▶ Degenerative oder entzündliche Wanderkrankung des Aortenbogens infolge Arteriosklerose, Arteriitis oder supravalvulärer Aortenstenose mit Enge oder Obliteration der vom Aortenbogen abgehenden großen Gefäße sowie Engen der thorakalen und abdominalen Aorta.

Symptome und **Befund:** Meist intermittierende, zerebrale Ausfallsymptomatik und Claudicatio der Arme, bevorzugt bei der 25- bis 50jährigen Frau. Beim

Vollbild Pulslosigkeit an Hals und beiden Armen, meist aber nur Blutdruckdifferenz zwischen Armen und Beinen.

Behandlung aller supraaortischen Verschlußprozesse: Operative Strombahnwiederherstellung mit Endarteriektomie und Erweiterungspatch oder mit Segmentresektion und Interponat oder mit Kunststoff-Bypass.

Chronischer Mesenterialgefäßverschluß, Angina intestinalis, Angina abdominalis, Morbus Orthner

▶ Intestinale, atheromatotisch bedingte Durchblutungsinsuffizienz der Mesenterialarterien, vor allem der *A. mesenterica superior* (Tab. 24.5).

Seltenere Ursachen sind entzündliche Angiopathien, eine fibromuskuläre Wandhyperplasie oder eine externe Arterienkompression. Aus einem schubweisen Verschlußgeschehen wird schließlich eine ischämische Enterokolitis. **Symptome:** Anfangs provoziert nur die Chymuspassage postprandial die *Belastungshypoxie*. Später nehmen die Schmerzattacken an Heftigkeit zu. Das Syndrom heißt dann: *postprandiale Kolik* oder *Angina abdominalis* mit *Malabsorption* und *Gefäßgeräuschen.* Der Grund für den sich über Jahre entwickelnden *Gewichtsverlust* ist die durch die Schleimhautatrophie bedingte Malresorption sowie die Malnutrition, d. h. der Verzicht auf Nahrungsaufnahme aus Furcht vor den postprandialen Schmerzattacken, genannt *Small meal syndrome.*

Diagnostik: Stenosegeräusche oberhalb des Nabels, selektive Angiographie zum Stenose- oder Verschlußnachweis. **Indikation** zur Rekonstruktion ist das ausgeprägte Beschwerdebild. **Vorgehen:** Desobliteration und Venenpatch oder aortomesenterialer Bypass mit autologem Saphenainterponat. **Prognose:** Die Strombahnwiederherstellung verhindert den akuten kompletten Verschluß und läßt durch die Schleimhautregeneration und die erzielte Schmerzfreiheit bei Nahrungsaufnahme die Malabsorption und Malnutrition ausheilen.

Tabelle 24.5 **Chronischer Mesenterialgefäßverschluß**	
Ätiologie	Klinische Anzeichen
– Arteriosklerose – Arteriitis – Sklerodermie – Arterienkompression (Lig. arcuatum, Tumoren, Morbus Ormond) – angeborene Stenosen (Aortenisthmusstenose, fibromuskulärer Wulst) – Perfusionsischämie, Steal-Syndrom	– Angina abdominalis – Malabsorption, Maldigestion, „small meal syndrome" – Gefäßgeräusch – ischämische Kolitis – Ulcus ventriculi – Pankreatitis

Nierenarterienstenose

▶ Fibromuskuläre oder arteriosklerotische Wandverengungen der A. renalis, die zur renalen Ischämie führen.

Pathophysiologie: Die minderdurchblutete Niere setzt den Renin-Angiotensin-Aldosteron-Mechanismus in Gang. **Symptome** und **Diagnostik:** Arterieller Hochdruck, besonders der *diastolischen* Werte (Tab. 24.6). Für eine ursächliche fibromuskuläre Hyperplasie sprechen jugendliches Alter, *plötzliches Auftreten* der Hy-

Tabelle 24.6	**Arterielle Hypertonie**	
Form	Häufigkeit	Behandlung
Essentiell	70–80%	medikamentös-symptomatisch
Renal	10–20%	
Renovaskulär	3– 8%	
Hormonell	3– 5%	kausal-operativ
Kardiovaskulär	3– 5%	

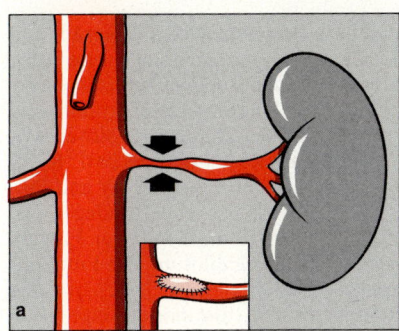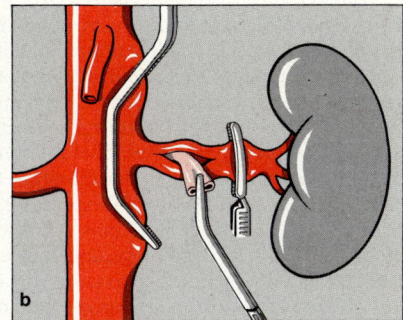

Abb. 24.**23**   Nierenarterienstenose. **a** Erweiterung einer organischen Stenose mit Patch-Plastik. **b** Thrombendarteriektomie. Eine Alternative ist bei der thrombotischen Stenose die Angioplastie mit dem Ballonkatheter.

pertonie mit vorausgehendem Flanken- und Paraumbilikalschmerz. *Allgemeine Stenosebefunde* sind die in 30–50% hörbaren Stenosegeräusche über den Nieren-arterien, im Sonogramm und Rö-Urogramm der verkleinerte Parenchymschatten und die verzögerte Kontrastmittelausscheidung; im Isotopennephrogramm die Minderdurchblutung des Parenchyms und biochemisch die in der Vene der er-krankten Niere erhöhte Plasmareninaktivität. Aortographie und selektive Nieren-angiographie orientieren über Ort, Grad und Charakter sowie Ausdehnung der Enge. **Operationsindikationen** sind der juvenile Hochdruck, die nachgewiesene Stenose und die erhöhte Plasmareninaktivität. **Behandlungsziel** ist die operative Wiederherstellung normaler Strömungsverhältnisse. **Behandlungsverfahren** (Abb. 24.**23**) sind die Katheterdilatation (Angioplastie) der A. renalis, die End-arteriektomie, die Erweiterungsplastik und die Stenoseresektion, ferner die Neu-einpflanzung der Nierenarterie in die Aorta. **Prognosemaßstab** ist die Blutdruck-normalisierung. Bei fibromuskulärer Stenose tritt sie in 80–90%, bei arterio-sklerotischer und endangiitischer Stenose in 40–50% ein. Das Op-Risiko liegt unter 5%.

Periphere diabetische Angiolo- oder Mikroangiopathie

▶ Durch subintimale Cholesterinablagerungen bedingte Arteriolenverschlüsse der Akren meist der unteren Extremität.

Symptome: Typisch für den Diabetes ist die *schmerzarme Ischämie* mit ihrer hochgradigen Infektionsgefährdung. Parallelbefunde finden sich häufig in Herz, Nieren und Retina. **Behandlung:** Stoffwechseleinstellung mit dem Ziel der Kollateraleröffnung, lumbale Sympathektomie und gymnastisches Kollateraltraining, evtl. zusätzlich Nikotinsäureinfusion 10 ml/500 ml Lösung, 40 Tr./min i. v.

Gangrän

▶ Fast ausschließlich an der unteren Extremität vorkommende ischämiebedingte, umschriebene autolytische Nekrose durch bakterielle Eiweißzersetzung.

Eine *Anaerobierinfektion* macht den Anoxiebereich zur *feuchten* Gangrän. **Behandlung:** Ziel ist die Erhaltung möglichst großer Extremitätenanteile. Die Wege sind einmal die *trockene Demarkation* der abgestorbenen Bereiche und zum anderen die *Gefäßrekonstruktion*. Maßnahmen zur Erzielung der Demarkation sind Bettruhe, gepolsterte Horizontallagerung des Beins, bei Diabetes Stoffwechseleinstellung und je nach Gefäßbefund zur Absenkung des O_2-Bedarfs evtl. Kühlbehandlung. Abtrocknung der Gangrän mit Fön, Nebacetin Puderspray und Pinseln mit 0,5%iger Methylenblaulösung. Taschen werden drainiert. Gegen die Schmerzen wiederholt Fortral 1 Amp. oder Dolantin 50 mg i. m. oder Procain 20 ml 0,5%ig i. a. Bei Progredienz enzymatische Nekroseablösung mit Fibrolan- oder Iruxolsalbe; danach sparsame Abtragung. Je nach *zentralem Gefäßbefund* ist ein *Rekonstruktionsversuch* angezeigt, damit kann u. U. die hohe Amputation vermieden werden. Bei *aufsteigender Gangrän* und septischem Bild ist allerdings die Amputation nicht zu umgehen. Die Stumpfversorgung darf nur mit aufgeschobener Naht erfolgen (s. u.).

Indikation zur Amputation ist die irreparable Anoxie. Das Ziel ist es, der Gangrän zuvorzukommen. Merkmale der Irreparabilität sind Kälte, fehlender Kapillarpuls, Muskelhärte, Anästhesie, Parese und Lividität. Die *Amputationshöhe* richtet sich nach dem zentralen Gefäßbefund und der Höhe der Ischämie. Ist eine proximale Gefäßrekonstruktion nicht möglich, wird bei Vorfußischämie der Unterschenkel, bei Fuß- und Unterschenkelischämie in Oberschenkelmitte und bei über das Knie reichender Ischämie der proximale Oberschenkel amputiert. Am Amputationsstumpf werden die bei der Operation gelegten Nähte erst nach 10 Tagen geknüpft.

Trockener Brand bedeutet *Mumifikation* einer nichtinfizierten Nekrose. *Behandlungsziel* ist die gewebesparende, spontane Abstoßung oder Demarkation. Maßnahmen, dies zu erreichen, sind die Infektionsverhütung durch Nebacetin Puderspray oder Mercuchrom-Pinselung sowie strengste Asepsis.

25. Gelenke

Tabelle 25.1 **Untersuchungsverfahren**	
Klinik – Anamnese auf familiäre Belastung, frühere Gelenkerkrankungen und Traumen, Systemkrankheiten – Inspektion auf Gliedmaßenfehlstellungen, Gelenkkonturen, Hautfarbe, Beschwielung – Palpation auf Schmerzpunkte, Temperatur, Gelenkkrepitation	*Röntgen- und Nukleardiagnostik* – Standard- und Zielaufnahmen, Vergleichsaufnahmen der Gegenseite, Schichtaufnahmen, Arthrographie, Arteriographie, Szintigraphie *Labor* – Rheumadiagnostik *Instrumentell* – Gelenkpunktion, Gelenkbiopsie (Abb. 25.1), Arthroskopie *Sonographie*

Allgemeines

Jede Gelenkerkrankung erfordert ein genaues differentialdiagnostisches Vorgehen, da sie häufig Ausdruck eines *allgemeinen Krankheitsgeschehens* ist. Begleitende Gelenkaffektionen sind z. B. die Blutergelenke oder die Kniegelenksergüsse bei Arthritis gonorrhoica. Die Konsultation anderer Fachkollegen wie Rheumatologen, Radiologen, Internisten usw. ist oftmals erforderlich.
Zu unterscheiden sind *tumoröse, degenerative* und *entzündliche* Gelenkveränderungen.

Tumoröse Gelenkerkrankungen

Chondrome

▶ Meist monoartikulär auftretende, gutartige Tumoren. Ätiologisch handelt es sich um die Umwandlung von Synovialzellen in Knorpelzellen, welche sich als freie Gelenkkörper demarkieren und Reizergüsse verursachen.

Lokalisiert sind sie im Ellenbogen-, Schulter- und Hüftgelenk des Erwachsenen. Bei der klinischen Untersuchung findet man Krepitation, Bewegungseinschränkung und Gelenkblockade. **Diagnostik:** In der Röntgenaufnahme sind traubenartige Rundschatten im Gelenk erkennbar. Oft gelingt der Nachweis nur mit Hilfe eines Tomogramms. Die **Behandlung** besteht in der Entfernung freier Gelenkkörper. Bei stärksten Beschwerden muß die Synovektomie oder Gelenkresektion mit Arthrodese erfolgen.

Prognose: Häufige Rezidive, allmähliche Gelenkdestruktion.

Synovialome

▶ Sehr bösartige Geschwulst, histologisch einem Sarkom ähnlich. Pathologisch-anatomisch handelt es sich um entartete Synovialzellen.

Die **Lokalisation** betrifft Gelenke und Sehnenscheiden ohne Bevorzugung besonderer Körperstellen. **Diagnostik:** Klinisch imponiert eine derbe, teigige An-

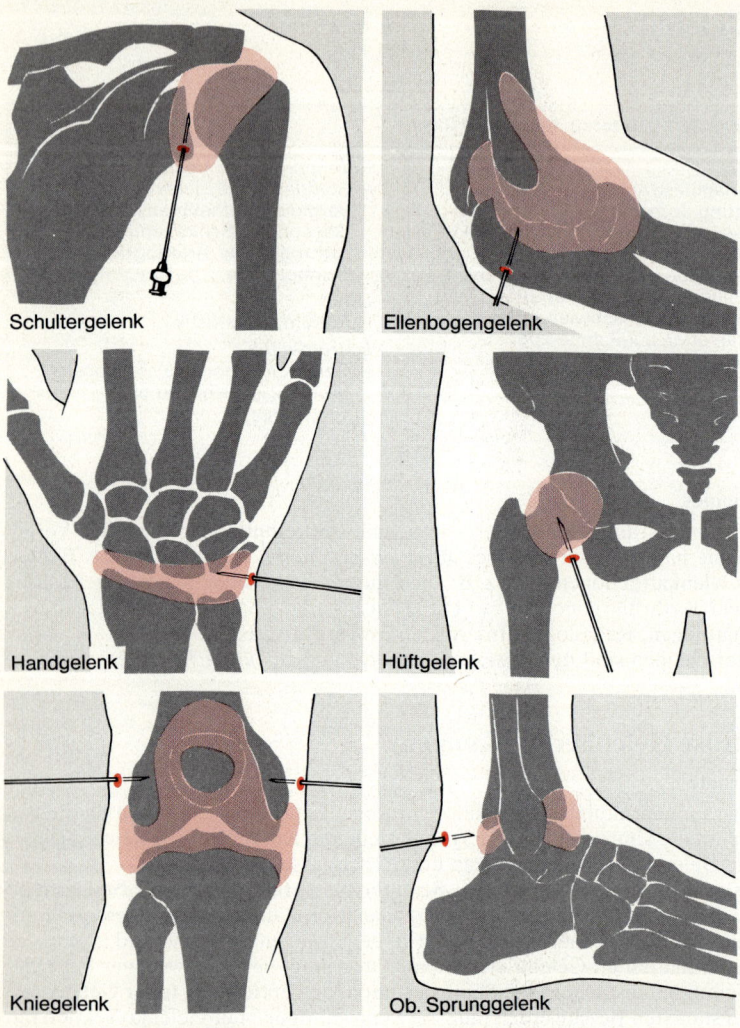

Schultergelenk

Ellenbogengelenk

Handgelenk

Hüftgelenk

Kniegelenk

Ob. Sprunggelenk

Abb. 25.**1**   Gelenkpunktionen.

schwellung meist ohne Schmerzen in Gelenknähe. Jede länger bestehende, sich nicht spontan zurückbildende Gelenk- oder Sehnenverdickung sollte operativ abgeklärt werden. Die Rö-Aufnahme ist uncharakteristisch, unscharfe Gelenkkonturen können hinweisend sein. Die **Behandlung** besteht in der radikalen Exzision im Gesunden. Gelingt dies nicht, ist eine Amputation erforderlich. Die Tumoren sind strahlenunempfindlich, eine zytostatische Zusatztherapie ist dagegen aussichtsreich. Nur bei radikalem frühzeitigem Vorgehen ist Dauerheilung möglich.

Seltene Gelenktumoren

Als sehr seltene Gelenktumoren findet man *Fibrome, Lipome, Hämangiome* und *Lymphome*. Ein seltenes Kankheitsbild ist die *Synovitis villosa pigmentosa*. Die Ausräumung erfolgt durch Synovektomie. Die Prognose ist gut.

Arthropathie

▶ Chronische Gelenkveränderung aufgrund metabolischer, endokriner, neuropathologischer und hämatologischer Grunderkrankung.

Arthritis urica (Gicht)

▶ Erbliche, *primäre* oder erworbene, *sekundäre* Störungen des Purinstoffwechsels mit Hyperurikämie, die charakteristische anfallsweise Schmerzattacken in den befallenen Gelenken verursachen. Übermäßiger Eiweißgenuß in den Wohlstandsländern ist prädisponierender Faktor.

Diagnostik: Klinisch sieht man nach mehrstündigem postprandialem Intervall eine schmerzhafte Rötung und Schwellung, meist zuerst im Großzehengrundgelenk (Podagra), Knie- oder Handgelenk. Im akuten Anfall ist eine Harnsäurespiegelerhöhung laborchemisch zu erfassen. Bei Chronizität finden sich röntgenologisch subchrondrale Gelenkzerstörungen. **Behandlung:** Im akuten Anfall Colchicin $6 \times 0,5$ mg/d. Dauertherapie mit Probenecid in einschleichender Dosierung und Allopurinol. **DD:** Arthritis anderer Genese, Osteomyelitis, Phlegmone und Gelenkempyem.

Spätfolgen sind Polyzythämie, Niereninsuffizienz und schwere Gelenkdestruktionen.

Blutergelenke S. 213.

Ochronose (Alkaptonurie)

Durch Enzymdefekt vermehrter Abbau der Aminosäuren L-Tyrosin und Phenylalanin. Das Stoffwechselprodukt Homogentisinsäure wird in den Gelenken abgelagert. Die **Behandlung** ist symptomatisch.

Degenerative Gelenkerkrankungen

Arthrosis deformans, Arthrose

▶ Aus einem Mißverhältnis zwischen Beanspruchung und Leistungsfähigkeit der einzelnen Gelenkanteile entstehende, häufig altersynchrone Degeneration des Gelenkknorpels mit sekundärer Knochenreaktion.

Ätiologisch ist zwischen *formalen* Gelenkveränderungen wie Dysplasie, posttraumatischer Inkongruenz der Gelenkflächen und Fehlbelastung sowie *qualitativen* Gelenkveränderungen wie trophischen Störungen und postklimakterischen Knochenveränderungen zu unterscheiden. **Hauptlokalisationen** sind Hüft- und Kniegelenke (Abb. 25.2); es können jedoch alle Gelenke befallen sein. Als Folge der Schädigung des Gelenkknorpels kommt es zur Ausbildung von reaktiven Knochenrandwülsten, Verschmälerung der Gelenkspalten, zunehmender Bewegungseinschränkung und Schmerzhaftigkeit. Die **Symptomatik** besteht in Bewegungsschmerz, Schmerzausstrahlung (bei Hüftarthrose häufig erster Schmerzbefall im Kniegelenk), Belastungsschmerz, Gelenkkrepitation, Reizergüssen. Ruheschmerzen und Ausbildung von oft erheblichen Fehlstellungen kennzeichnen die Spätphase. **Diagnostik:** Radiologisch sind Zystenbildung in den knöchernen Gelenkanteilen, die Ausbildung von Knochenrandwülsten und evtl. freien Gelenkkörpern sowie Verschmälerung der Gelenkspalten und die subchondrale Sklerosierung charakteristisch. Eine internistisch-rheumatologische Grunderkrankung muß ausgeschlossen werden. Röntgenbilder der Gegenseite decken den systemischen Befall auf. Die **Behandlung** besteht in physikalischen Maßnahmen (Krankengymnastik, Bädertherapie, Fangopackungen, Massagen bei sekundärer Muskelatrophie), einer medikamentösen Therapie (Lokalanästhetika, Antirheumatika) sowie operativen Maßnahmen (Abb. 25.3–25.7) wie Umstellungsosteotomie zur Behebung einer Fehlstellung, Synovektomie, Gelenkversteifung und evtl. prothetischer Gelenkersatz, um Schmerzfreiheit zu erzielen. Gelenkendoprothesen sollten erst dann implantiert werden, wenn alle anderen Möglichkeiten ausgeschlossen sind. Hüft- und Kniegelenkprothesen unterschiedlicher Bauart haben sich weitgehend durchgesetzt. Demgegenüber stellt der Ersatz anderer Gelenke die Ausnahme dar. Als **Spätkomplikation** wirft die Prothesenlockerung oft erhebliche Probleme auf.

Coxa vara epiphysaria, Epiphysiolysis capitis femoris

▶ Im Kindesalter auftretende, nichttraumatische Epiphysenlösung. Die Folge ist ein Abrutschen der Femurkopfepiphyse (meist nach hinten unten)

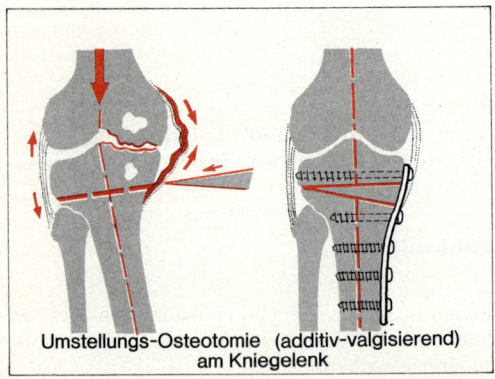

Umstellungs-Osteotomie (additiv-valgisierend)
am Kniegelenk

Abb. 25.2   Kniegelenkarthrose. Umstellungsosteotomie bei medialer Lokalisation.

Abb. 25.**3** Hüftgelenkver-
steifung mit Beckenosteo-
tomie.

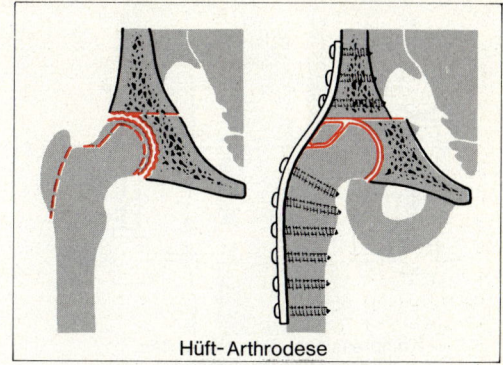

Hüft-Arthrodese

Abb. 25.**4** Koxarthrose. Um-
stellungsosteotomie (hier
Varisation). Häufig sind auch
Valgisationen, Flexions- oder
Extensions- sowie Rotations-
osteotomien erforderlich.

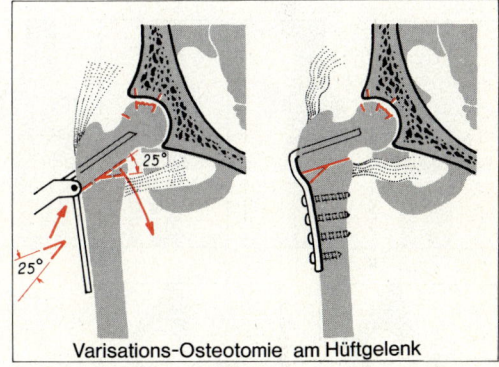

Varisations-Osteotomie am Hüftgelenk

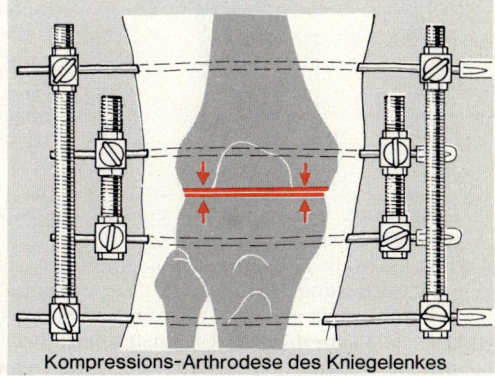

Abb. 25.**5** Kniegelenkver-
steifung mit Fixateur ex-
terne.

Kompressions-Arthrodese des Kniegelenkes

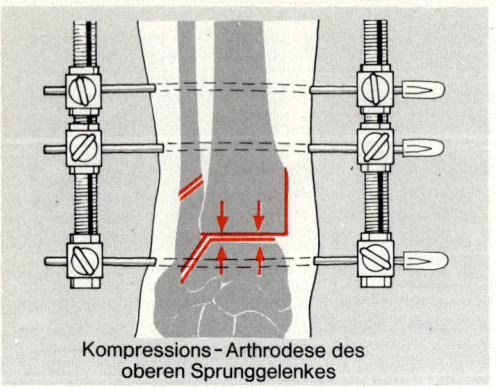

Abb. 25.**6** Sprunggelenk-
versteifung mit Fixateur externe.

Kompressions-Arthrodese des
oberen Sprunggelenkes

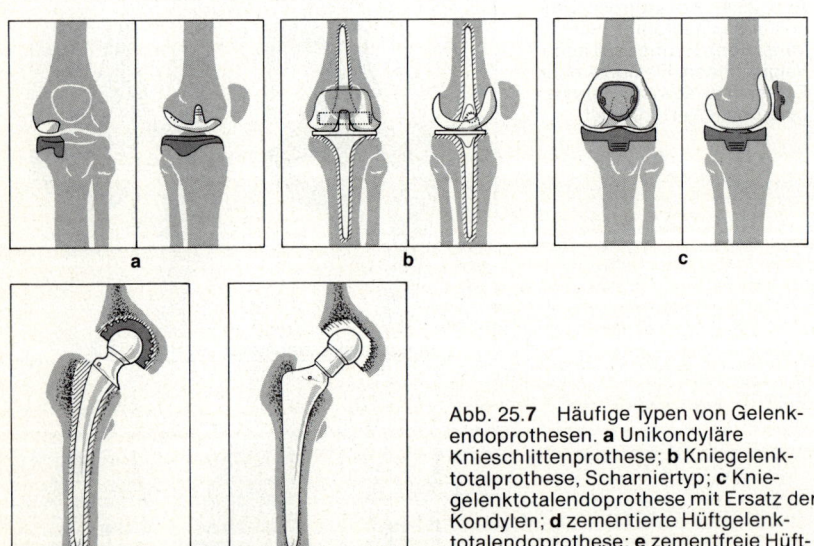

a   b   c

d   e

Abb. 25.**7**   Häufige Typen von Gelenkendoprothesen. **a** Unikondyläre
Knieschlittenprothese; **b** Kniegelenk-
totalprothese, Scharniertyp; **c** Knie-
gelenktotalendoprothese mit Ersatz der
Kondylen; **d** zementierte Hüftgelenktotalendoprothese; **e** zementfreie Hüftgelenktotalendoprothese.

(Abb. 25.**8**). Eine akute und eine allmählich zunehmende Erscheinungsform
werden beobachtet.

Ätiologisch ist die Lockerung der koxalen Epiphysenfuge hormonell bedingt. Das
Hauptmanifestationsalter liegt in der präpuberalen Wachstumsphase. Das Ge-
schlechtsverhältnis männlich zu weiblich beträgt 4 : 1. In 80 % sind beide Hüftgelenke befallen. In der Regel handelt es sich um fettsüchtige Kinder mit zurück-
bleibender geschlechtlicher Reifung. Die **Symptomatik** besteht bei akuter

Epiphysenlösung in plötzlich auftretenden Hüftschmerzen mit Bewegungsunfä-
higkeit. Beim protrahierten Verlauf Lei-
stenschmerzen, schnelle Ermüdbarkeit
und Hinken. **Diagnostik:** Das Rö-Bild
zeigt eine Verbreiterung der Epiphysenfuge mit Höhenminderung der Kopfka-
lotte, die axiale Aufnahme die typische
Dislokation. Die **Behandlung** ist operativ
mittels Schraubenfixation oder Kirsch-
ner-Draht-Spickung nach Aufrichtung.
Funktionelle Nachbehandlung ohne Belastung für mindestens 4 Monate. Die **Prognose** ist bei frühzeitiger Behandlung gut.
Bei verspätet einsetzender Behandlung
kann sich bei der akuten Form eine Kopfnekrose ausbilden, während bei der protrahierten Form die Koxarthrose die gefürchtete Spätfolge ist.

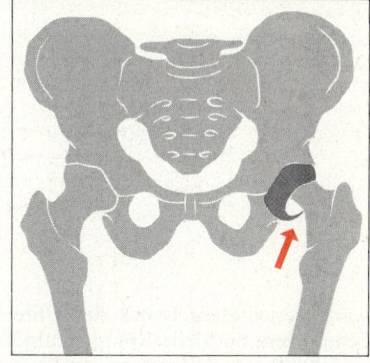

Abb. 25.8 Epiphyseolysis capitis femoris (Abrutschen der Epiphyse im
Varussinne).

Osteochondrosis dissecans

▶ Nichttraumatische, aufgrund einer lokalen Ernährungsstörung entstehende
Ablösung eines Knorpelknochenfragmentes aus einer Gelenkfläche.
Häufigkeitsgipfel im 2.–3. Dezennium. Die Ablösungen können partiell oder
total sein. Bei totaler Ablösung entsteht ein freier Gelenkkörper (Gelenkmaus),
der dazu kongruente Defekt in der Gelenkfläche heißt Mausbett. **Hauptlokalisationen** sind das Kniegelenk, das Ellenbogengelenk, das obere Sprunggelenk und
das Hüftgelenk. **Symptome** sind Schmerzen, Reizergüsse und Gelenkblockaden,
die sich spontan lösen. **Diagnostik:** Im Rö-Bild ist häufig das Mausbett, nicht
jedoch die Gelenkmaus zu sehen. Fast immer sind Schichtaufnahmen erforderlich. Bei unklarem Röntgenbefund können Szintigraphie, Arthrographie und
Arthroskopie weiterhelfen. Die **Behandlung** ist chirurgisch. Anheftung bei inkompletter Lösung mittels kleiner Schraube oder autologer Kortikalisstifte. Auch
Ankleben mit Fibringewebekleber ist möglich. Bei vollständiger Ablösung werden der freie Gelenkkörper entfernt und die Knorpelränder abgeglättet. Die
autologe oder homologe Knorpel-Knochen-Transplantation wird zunehmend angewandt. Anbohren des Knochens als Reiztherapie. Rezidive sind häufig und
führen zu späterer Ausbildung einer Arthrosis deformans.

Chondropathia patellae, Retropatellararthrose

▶ Degeneration des Knorpels der Kniescheibengelenkfläche bei Jugendlichen
und Erwachsenen. Gelegentlich posttraumatisch nach Patellafrakturen. Oft
auch bei Patelladysplasie und bei rezidivierenden Patellaluxationen
(Abb. 25.**9**). Die Häufigkeit ist ansteigend.
Anamnestisch geben die Patienten Schmerzen besonders beim Bergabgehen sowie Reizergüsse an. **Symptome** und **Diagnose:** Klinisch findet man bei gestrecktem, entspannten Bein einen Patellaschiebeschmerz und eine Krepitation. Positives Zeichen nach Zohlen: Ruckartiges Anheben des gestreckten Beines bei distal-

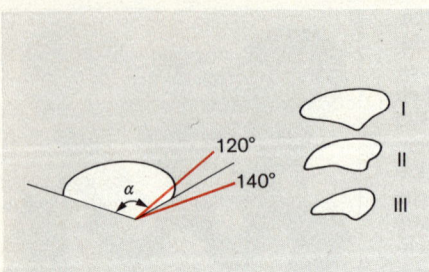

Abb. 25.**9**   Patellahypoplasie
nach Wiberg (I–III)

wärts gerichtetem Druck des Untersuchers gegen die Patella erzeugt heftigste
Schmerzen. Spezielle Röntgenaufnahmen (Patella-Defiléeaufnahme in 30°-, 60°-
und 90°-Beugestellung) zeigen Unregelmäßigkeiten der Patellahinterfläche sowie
verminderten Abstand zwischen Patella und Femurkondylen. Bei hartnäckiger
Symptomatik ist die Kniegelenkarthroskopie erforderlich, da gelegentlich gleichzeitig eine Meniskusdegeneration vorliegen kann. Die **Behandlung** ist in leichten
Fällen *konservativ:* Krankengymnastik zur Kräftigung des M. vastus medialis,
kombiniert mit physikalischer Therapie wie Eisanwendung oder Bestrahlung. In
schweren Fällen *operative* Behandlung mittels Knorpelglättung, lateraler Retinakulumspaltung oder Ventralisation der Tuberositas tibiae zur Verminderung des
Anpreßdruckes der Patella auf die Femurkondylen. Die Erkrankung ist oft langwierig, die Indikation zur Operation sollte dennoch mit Zurückhaltung gestellt
werden. Die **Prognose** ist bei jüngeren Patienten günstig, bei älteren Menschen
kann die Chondropathia patellae jedoch in eine Retropatellararthrose einmün-
den.

Entzündliche Gelenkerkrankungen

Sie sind eine Domäne der Rheumatologie, inneren Medizin und Orthopädie. Im
folgenden werden nur einige chirurgisch wichtige entzündliche Gelenkaffektionen
behandelt.

Gelenkempyem, Monarthritis purulenta, akute eitrige Synovitis

▶ Hämatogener Infekt des Gelenkes bei generalisierter Sepsis oder fokalem
Geschehen, als fortgeleitete Entzündung bei Osteomyelitis oder traumatogen
entstanden. Iatrogen durch unsterile diagnostische oder therapeutische Ge-
lenkpunktion. Alle Gelenke können befallen werden.
Diagnostik: Klinisch imponiert eine schmerzhafte, gerötete Gelenkschwellung
mit Ergußbildung, hochseptischen Fieberschüben, schwerem Krankheitsgefühl.
Erhebliche BSG-Beschleunigung und Leukozytose mit Linksverschiebung. Die
Röntgenbilder sind uncharakteristisch. Diagnostische sterile Gelenkpunktion mit
Entnahme von Material für Bakteriologie und Zytologie. Die **Behandlung** ist
lokal, radikal chirurgisch mit Eiterentfernung und ausgiebiger Gelenkdrainage
sowie Spülung. Systemisch hochdosierte Breitspektrumantibiotika, nach Austestung gezielter Antibiotikaeinsatz. Bei frühzeitigem Vorgehen ist vollständige
Ausheilung möglich.

Arthritis tuberculosa

▶ Von pulmonalem Herd hämatogen ins Gelenk streuende Tuberkulose, die bei Chronizität zur Gelenkzerstörung führt. Die Manifestation, aus welcher ein sekundärer, fortgeleiteter Synovialbefall mit irreparabler Zerstörung der Gelenkfläche resultiert, ist entweder primär synovial oder primär ossär. **Hauptlokalisationen** sind die Knie-, Schulter- und Hüftgelenke. Die **Diagnose** stützt sich auf den direkten mikroskopischen Nachweis der Erreger, auf den Erregernachweis durch den Tierversuch sowie den histologischen Nachweis von Riesenzellen in der Synovia. Im Frühstadium sind die Röntgenaufnahmen uncharakteristisch, später sieht man Knochenatrophie und Verschmälerung des Gelenkspaltes mit subchondraler Sklerosierung oder Höhlenbildung. **DD:** Krankheiten des rheumatischen Formenkreises und tumoröse Veränderungen. **Behandlung** mit systemischen Antituberkulotikagaben. Langdauernde Gelenkruhigstellung im Gips oder durch Fixateur externe. Die operative Ausräumung hat den Erhalt des Gelenkes zum Ziel; ist dies wegen weitgehender Zerstörung nicht sinnvoll, führt die frühzeitige Arthrodese am ehesten zur Ausheilung.

Arthritis gonorrhoica

▶ Hämatogen entstandenes Gonokokkenempyem.

Klinisch akute Monarthritis mit den klassischen Entzündungszeichen. Zur **Diagnose** führen ausführliche Anamnese, Genitalabstrich und Gelenkpunktion mit Erregernachweis. Die **Behandlung** besteht in der Gabe von hohen Dosen Penizillin, Gelenkdrainage mit Spülung und Ruhigstellung im Gipsverband. Vollständige Ausheilung ist die Regel.

Infektarthritis

▶ Bei Fokalinfektionen durch hämatogene Streuung von Streptokokken oder seltener Salmonellen auftretende Synovitis.

Symptome und **Diagnose:** Rezidivierender Gelenkerguß, mäßiggradige Schmerzen und BSG-Beschleunigung sind die unspezifischen Befunde. Die Rö-Aufnahmen zeigen eine mäßige Atrophie der gelenkbildenden Knochenanteile. **Diagnostisch** und **therapeutisch** sind Fokalsuche und -sanierung vorrangig (Zähne, Tonsillen, Nasennebenhöhlen, Gallenwege, Appendix, Prostata, Nieren und Adnexe). Systemisch werden nach Austestung Antibiotika verabreicht. **Lokale Behandlung** mit Ruhigstellung, bei Rezidivneigung wird eine Spüldrainage in das Gelenk eingebracht. Eventuell muß eine Synovektomie angeschlossen werden. Die **Prognose** ist bei Herdelimination gut.

26. Skelettbefunde

Tabelle 26.1	Untersuchungsverfahren
Klinik – Anamnese auf Familiendisposition, Systemerkrankungen, Gewichtsabnahme, Leistungsknick – Inspektion auf Gliedmaßenfehlstellung und -deformierung, Gelenkkonturen, Hautfarbe, Beschwielung – Palpation auf Schmerzpunkte, Temperatur, Resistenz – Funktionsprüfung mit vergleichender Umfangs- und Bewegungsmessung, Gangbild	*Sonographie* *Röntgen- und Nukleardiagnostik* – Standard- und Zielaufnahme, Vergleichsaufnahmen der Gegenseite, Tomographie, Arteriographie, Computertomographie, Szintigraphie *Labor* – Kalzium- und Phosphathaushalt, alkalische und saure Phosphatase *Instrumentell* – Knochenbiopsie

Spezielle Extremitätenbefunde

Hammerzehe

▶ Extensionskontraktur im Grundgelenk und Beugekontraktur im Mittelgelenk. **Entstehung** durch jahrelanges Tragen von schlechtem Schuhwerk, kann aber auch anlagebedingt sein. **Behandlung:** Verordnung von Einlagen. Beim Versagen der konservativen Therapie Operation nach Hohmann: Resektion des Köpfchens vom Zehengrundglied.

Hallux valgus

▶ Abduktionskontraktur der Großzehe mit Schleimbeutel- und Exostosenbildung über der Medialseite des Köpfchens des 1. Mittelfußknochens.

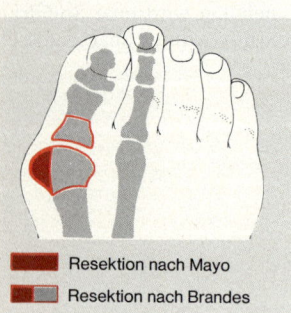

Behandlungsversuch mit Einlagen, Zehenspreizer und Nachtschienen. Bei Versagen der konservativen Therapie oft *Operation* erforderlich: Resektion der Basis des Grundgliedes und Abmeißeln der Exostose. Zahlreiche Operationsverfahren mit Umstellungsosteotomien, Teilresektionen, Transposition von Sehnenansätzen sind bekannt (Abb. 26.**1**).

■ Resektion nach Mayo
■ Resektion nach Brandes

Abb. 26.**1**   Hallux valgus. Operationsverfahren.

Generalisierte, nichttumoröse, angeborene und erworbene Knochenerkrankungen

Systemerkrankungen der Knochen lassen sich pathogenetisch nach Hellner einteilen in: *Konstitutions-* und *Erbkrankheiten,* in Retikulogranulomatosen, endokrine Wachstumsstörungen des Knochens, Störungen durch Veränderungen des Vitaminhaushaltes und Mangelernährung, in entzündliche Knochenerkrankungen und Ostitis deformans Paget. Wichtige *generalisierte Strukturveränderungen* der Knochen sind Osteoporose, Osteosklerose und Osteomalazie.

Spontane Osteonekrosen

▶ Osteonekrosen der Epiphysen (Abb. 26.**2**).

Femurkopfnekrose (Morbus Perthes). *Ätiologie* bisher nicht sicher bekannt. Möglicherweise handelt es sich um eine Obliteration der lateralen epiphysären Gefäße. Diskutiert wird eine erbbedingte Insuffizienz der Vaskularisierung, die in einer Zeit stärkeren Längenwachstums zu krisenhaften Erscheinungen führt (Idelberger). Das Geschlechterverhältnis männlich zu weiblich ist 4 : 1. Der Altersgipfel liegt bei 3–8 Jahren. Dauer der Erkrankung: mehr als 4 Jahre.

Symptome sind Hüftschmerzen, Ermüdung des betroffenen Beines und Hüftgelenkes, intermittierender Knieschmerz und Hinken. Im *Rö-Bild* werden nach Dihlmann vier Phasen unterschieden. Unter allmählichem Kleinerwerden der Femurkopfepiphyse kommt es zur Verschmelzung der Epiphysenfuge. Die *Behandlung* erfolgt durch Entlastung im Gehapparat (Thomas-Splint) und aktive Übungsbehandlung zur Muskelkräftigung. Entlastung bis zum Verschwinden der Symptome. Die Behandlung ist über Jahre notwendig.

Morbus Köhler I. Nekrose des Kahnbeins des Fußes.

Morbus Köhler II. Nekrose im Köpfchen des II. und III. Mittelfußknochens. Im 5.–10. Lebensjahr auftretende Schwellung und Schmerzhaftigkeit des Mittelfußes. *Ätiologie* unbekannt. Die *Diagnose* wird durch das Rö-Bild gestellt. Als *Behandlung* genügt in leichten Fällen die Einlagenbehandlung. Eventuell Unterschenkelgipsverband für 4–6 Wochen. Bei Versagen der konservativen Therapie ist eine Arthrodese erforderlich.

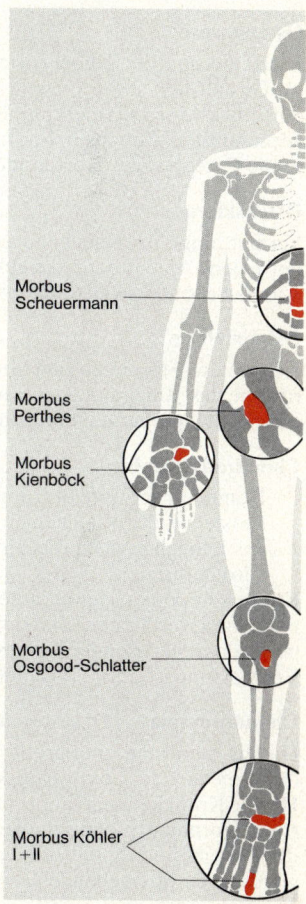

Morbus Scheuermann

Morbus Perthes

Morbus Kienböck

Morbus Osgood-Schlatter

Morbus Köhler I + II

Abb. 26.**2** Aseptische Knochennekrosen. Lokalisationen.

Nekrose des Os lunatum (Kienböck) S. 704.

Osgood-Schlatter-Nekrose. Vorzugsweise bei Knaben anzutreffende aseptische Nekrose der Tuberositas tibiae. Es handelt sich um eine Apophysennekrose. *Ätiologisch* werden posttraumatische Ossifikationsstörungen, Epiphysenlösung und erbbedingte, zeitlich begrenzte Ossifikationsstörungen diskutiert.
Klinisch findet man Schmerzen an der Tuberositas tibiae mit Verdickung. Die *Behandlung* ist symptomatisch, evtl. 4- bis 6wöchige Ruhigstellung im Gipstutor. Meist folgenlose Ausheilung. Nach Wachstumsabschluß kann bei persistierenden Beschwerden in seltenen Fällen die operative Entfernung des Apophysenkerns erforderlich werden.

Osteoporose

▶ Reduktion der Knochenstruktur und Knochenmasse bei erhaltener äußerer Gestalt.

Ausdruck eines vermehrten Knochenabbaus bei normalem Anbau oder eines verminderten Anbaus bei normalem Abbau. Beispiele: Inaktivitätsosteoporose, senile Osteoporose, Kortikoidosteoporose, Hyperparathyreoidismus.

Osteosklerose

Vermehrung von Knochenmasse und -struktur durch verminderten Abbau bei normalem Anbau oder vermehrtem Anbau bei normalem Abbau, z. B. Morbus Albers-Schönberg (Osteopetrosis).

Osteomalazie

Krankhafte Störungen der Mineralisation des Knochengewebes durch Veränderungen des Kalzium- oder Phosphatstoffwechsels, z. B. bei Vitamin-D-Mangel oder bei Hyperparathyreoidismus.

Chondrodystrophie

▶ Dominant vererbte Störung der enchondralen Verknöcherung mit vorzeitigem Entstehen der Knochenkerne und Verschluß der Epiphysenfuge. Dadurch ist das Längenwachstum beeinträchtigt. Die knorpelig vorgebildete Schädelbasis wird deformiert.

Klinisch imponiert der chrakteristische unproportionierte Zwergwuchs mit plumpen, stark verkürzten Extremitäten, großem Schädel und tiefer Sattelnase; Hyperlordose der Lendenwirbelsäule mit vorgestrecktem Abdomen. Die geistige Entwicklung ist normal. Eine kausale **Behandlung** gibt es nicht.

Chondrodysplasie, Dysostosen

Hierzu zählt man eine große Gruppe von Krankheitsbildern, denen eine chondrale meta- oder epiphysäre Wachstumsstörung gemeinsam ist (z. B. Pfaundler-Hurler-Krankheit mit unproportioniertem Zwergwuchs, Schwachsinn, Otosklerose, Hornhauttrübung und Hepatosplenomegalie). **Ursache** können Störungen des Eiweiß- und Lipoidstoffwechsels sein. Frakturen oder schwere Fehlstellungen werden operativ behandelt, eine kausale Therapie gibt es nicht.

Osteogenesis imperfecta

Kongenitaler Defekt der Osteoblasten mit gestörter endostaler und periostaler Ossifikation. Es findet sich eine abnorme Knochenbrüchigkeit, oft mit blauen Skleren kombiniert. Eine Früh- sowie eine Spätform werden unterschieden.

Osteodystrophia fibrosa deformans juvenilis

▶ Fehldifferenzierung des Knochenmarks durch fibrösen Ersatz. Dadurch Rarifizierung und Verdünnung der Kortikalis. Disseminierte Formen sind Jaffé-Lichtenstein-Uehlinger-Syndrom und Albright's disease, d. h. Pubertas praecox und Dyspigmentation.

Die Knochenstatik ist gestört, Knochenverbiegungen und Spontanfrakturen sind die Folge. Die **Allgemeinsymptome** Milztumor, Leukopenie, evtl. Pubertas praecox und Hautpigmentationsstörungen sind hinweisend. Eine kausale **Behandlung** ist nicht möglich. Bei gravierender Fehlstellung sind Umstellungsosteotomien indiziert, Frakturen werden osteosynthetisch versorgt.

Osteopoikilie

Knochenverdichtung ohne Krankheitsbedeutung, röntgenologischer Zufallsbefund mit rundlich ovalen bis streifenförmigen Spongiosaverdichtungen.

Melorheostosen

Sehr seltene, streifenförmige Perostose, die als endostale oder periostale Osteosklerose der Extremitäten auftreten kann. Das Rö-Bild erinnert an das an einer brennenden Kerze seitlich heruntergeschmolzene Wachs.

Retikuloendotheliosen (Histiozytose)

▶ Gemeinsam ist diesen Erkrankungen eine histiozytäre, granulomatös entzündliche Zellwucherung mit bisweilen begleitender eosinophiler Reaktion im Differentialblutbild. Eosinophiles Granulom, Morbus Hand-Schüller-Christian und die akute Retikuloendotheliose Morbus Abt-Letterer-Siwe werden hierunter zusammengefaßt.

Die **Ätiologie** ist unbekannt. Die beiden erstgenannten Erkrankungen weisen eine Knochenbeteiligung auf. Beim eosinophilen Granulom findet man isolierte *osteolytische Herde* vorzugsweise am Schädel, am Becken und in den langen Röhrenknochen; die **Diagnose** erfolgt durch Probeexzision. **Therapeutisch** werden chirurgische Exzision, Rö-Nachbestrahlung und allgemein roborierende Maßnahmen empfohlen. Die **Prognose** ist gut.

Der **Morbus Hand-Schüller-Christian** ist eine Lipoidgranulomatose. Die Retikulumzellen speichern Cholesterinester in Form von *multiplen Granulomen*. Der Krankheitsbeginn liegt im Kleinkind- und Vorschulalter. Im *Rö-Bild* sind multiple osteolytische Herde (Landkartenschädel) nachweisbar. *Klinisch* bestehen häufig Hepatosplenomegalie, Lymphknotenschwellung, seborrhoisches Ekzem, Diabetes insipidus und Exophthalmus. Die **Behandlung** entspricht der des eosinophilen Granuloms, die **Prognose** ist jedoch infolge Rezidivneigung wesentlich ungünstiger.

Endokrine Wachstumsstörungen des Knochens

Hypophyse

Die angeborene Hypophysenvorderlappenhypoplasie mit *Unterproduktion* des Wachstumshormons STH führt zu einem hypophysären Zwergwuchs. Erkennbar ist sie an den offenbleibenden Epiphysenfugen, am persistierenden Knochenkern und am Kleinwuchs von Händen und Füßen (Akromikrie). Im Erwachsenenalter hat eine HVL-Insuffizienz, die als Folge einer HVL-Atrophie entsteht, eine Osteoporose zur Folge. Bei rechtzeitigem Beginn der Behandlung unter exogener Zufuhr von Wachstumshormonen ist die Prognose gut.

Ein eosinophiles Adenom des HVL verursacht eine *Überproduktion* des Wachstumshormons STH. Die Reaktion des Skelettsystems darauf ist vom Wachstumsalter abhängig. *Vor* Schluß der Epiphysenfuge resultiert ein proportionierter *Riesenwuchs* durch Wachstum der Röhrenknochen. *Nach* Schluß der Epiphysenfugen sind die Akren allein betroffen, und es resultiert eine *Akromegalie.*

Symptome und **Diagnose:** Das klinische Bild zeigt eine große plumpe Zunge, wulstige Lippen, verlängerte Nase, Zunahme des Kopfumfanges und tatzenförmige Verplumpung der Hände. Begleitbefunde sind Struma, Amenorrhö, Diabetes, Gesichtsfeldeinschränkungen durch Druck auf das Chiasma opticum, Impotenz und Störungen des Haarwuchses. Auf den seitlichen Röntgenaufnahmen des Schädels sieht man eine ballonartige Deformierung des Türkensattels als Folge des Druckes durch das Hypophysenadenom auf den Knochen. Die **Behandlung** besteht in der neurochirurgischen Tumorentfernung. Die transnasale Spickung mit radioaktivem Yttrium verursacht eine Strahlenfibrose des Adenoms mit Reduktion der STH-Produktion.

Nebenschilddrüse und Schilddrüse

Demineralisation, Osteodystrophia fibrosa generalisata Recklinghausen

Symptome und **Verlauf:** Rücken- und Gliedmaßenschmerzen, Spontanfrakturen, Knochenverdickungen, allgemeine Schwäche. **Ursache:** Primärer Hyperparathyreoidismus infolge Überproduktion von Parathormon durch Nebenschilddrüsenadenom (HPT, S. 268 ff.).

Hypothyreoter Zwergwuchs

Infolge angeborener Unterfunktion oder Aplasie der Schilddrüse. Auftreten von multiplen Ossifikationskernen (S. 264).

Nebenniere

Osteoporotische Fettsucht, Cushing-Syndrom

Glukokortikoidüberproduktion der Nebennierenrinde aus verschiedensten Ursachen (S. 274) führt zu einer Osteoporose, insbesondere im Bereich der Brust- und Lendenwirbelsäule.

Testes und Ovarien

Primäre und sekundäre (hypophysäre) Hodeninsuffizienz

Osteoporose besonders der LWS mit Rückenschmerzen infolge gestörtem puberalem Wachstumsschub. Das Längenwachstum kann verstärkt oder vermindert sein. Behandlung mit Hormonsubstitution.

Postklimakterische Osteoporose, Involutionsosteoporose

Schmerzhafte Entkalkung von Wirbelsäule und peripheren Knochen der Frau ab dem 6. Dezennium. Bei vorzeitiger Ovarektomie kann diese Erkrankung erheblich früher auftreten. Frakturen nach Bagatelltraumen sind häufig, im Rö-Bild ist die Rarifizierung der Knochenstruktur deutlich.

Stoffwechselbedingte Störungen des Skelettsystems

Infantiler Skorbut

Vitamin-C-Mangel-Osteoporose, Moeller-Barlow-Erkrankung, infantile Störung mit allgemeiner Blutungsneigung und periostalen und metaphysären Hämatomen. Bei Zufuhr von Vitamin C ist die **Prognose** gut.

Rachitis

▶ Durch Vitamin-D-Mangel bedingte Störungen des Kalzium- und Phosphathaushaltes mit Ossifikationsstörungen.

Der Vitamin-D-Mangel im Kindesalter bewirkt verminderte Kalziumeinlagerung in relativ überentwickeltes Osteoid. Die Folge ist eine Knochenerweichung. **Symptome** und **Diagnose:** Klinische Zeichen sind Kraniotabes, Caput quadratum, rachitischer Rosenkranz durch kolbige Auftreibungen der Knorpel-Knochen-Grenze an den Rippen, Kyphose der unteren Brustwirbelsäule und Froschbauch bei Schlaffheit der Bauchmuskulatur. Die enchondrale Ossifikation ist gestört, der osteoporotische Knochen nicht belastungsfähig. Es resultieren Deformierungen der Wirbelsäule (Skoliose, Thoraxdeformitäten mit Kielbrust, Genu valgum und varum und ein kartenherzförmiges Becken. Die Rö-Aufnahmen zeigen einen verbreiterten, nichtverkalkten Osteoidsaum, herabgesetzte Knochenverkalkung und becherförmig verbreiterte Diaphysen. Die Ränder der verknöcherten Epiphysenkerne sind unscharf. *Laborchemisch* Hypophosphatämie bei Normokalzämie. **Behandlung** mit Vitamin D (Vigantol) unter Serumkalziumkontrolle, Klimakuren, Höhensonne und allgemein roborierenden Maßnahmen. Bei frühem Behandlungsbeginn ist die **Prognose** gut. Bei spätem Behandlungsbeginn ist mit Dauerschädigungen zu rechnen.

Von dieser Vitaminmangelrachitis müssen die Vitamin-D-resistente Rachitis mit verschiedenen Unterformen, die renale Rachitis und die idiopathische Hyperkalzurie unterschieden werden.

Osteomalazie

▶ Die Osteomalazie ist Folge eines Vitamin-D-Mangels beim Erwachsenen.

Symptome: Da das Knochenwachstum selbst abgeschlossen ist, äußert sich die Erkrankung nur noch an einer Störung des Knochenumbaus durch Umwandlung des Knochens in osteoides Gewebe. Daraus folgt eine zunehmende Erweichung und statische Insuffizienz der Knochen. Das Beschwerdebild ist uncharakteristisch. **Diagnostik:** Im Rö-Bild findet sich eine mäßiggradige Entkalkung mit knöchernen Umbauzonen und querverlaufenden Aufhellungslinien. Gelegentlich schleichende Frakturen. **DD:** Genaues Vorgehen ist erforderlich. Die **Behandlung** besteht in allgemeinen roborierenden Maßnahmen und in Vitamin-D-Zufuhr. Die **Prognose** ist ungünstig.

Entzündliche Knochenerkrankungen

Osteomyelitis, pyogene Knocheninfektion

▶ Die Osteomyelitis ist eine bakterielle, eitrige Knochenmarkentzündung. Ihrer Entstehung nach kann eine hämatogene, d. h. primäre, und eine exogene, d. h. sekundäre Form unterschieden werden. Häufig ist nicht nur das Knochenmark, sondern auch die Kortikalis betroffen. Die exogene Form nimmt ihren Ausgang von der Kortikalis, man spricht dann von Ostitis oder Panostitis.

Primäre, akute hämatogene Osteomyelitis

Septische Allgemeininfektion mit hohem Fieber und heftigen Knochenschmerzen. Rötung und Schwellung der befallenen Region (meist bei Säuglingen, Kindern, Jugendlichen, seltener bei Erwachsenen).

Eine primäre Osteomyelitis geht von einem *Fokus* aus. Furunkel, Panaritien, Phlegmonen, eitrige Tonsillen oder Pyodermien streuen septische Embolien, mit denen die Erreger, meist Staphylococcus aureus oder Streptokokken, über die Aa. nutriciae in das Knochenmark gelangen. Hier bilden sie bevorzugt metaphysär einen sekundären Streuherd mit zunächst noch umschriebener Entzündung (Abb. 26.**3**). Mit Fortschreiten der Krankheit schmilzt die Spongiosa der Markhöhle eitrig ein, es entsteht eine Markraumphlegmone. Über die Havers-Kanäle gelangt der Eiter bis zum Periost. Hier entsteht ein subperiostaler Abszeß, und die nun von innen und außen von Eiter umspülte, deperiostierte Kortikalis stirbt ab. Wenn der subperiostale Abszeß durch die Haut perforiert und eine Fistel entstanden ist, gilt die *akute Phase* der Erkrankung als beendet. Die *chronische Phase* ist durch Reparationsvorgänge gekennzeichnet. Reaktive Knochenneubildungen umschließen den abgestorbenen Knochen als Totenlade. Der tote, vom Eiter umspülte Knochen wird als Sequester bezeichnet; er liegt in der sog. Kloake. Als Folge der Knochenzerstörung können Spontanfrakturen und Epiphysenlösungen auftreten. Defektheilungen als Defektpseudarthrose oder, im Stadium der Reparation, als hypertrophe Pseudarthrose sind möglich. Als Folge der Sepsis kann es zu metastatischen Absiedlungen und zu einer Amyloidose der inneren Organe kommen. Als Folge der Ausbreitung in die benachbarten Gelenke entsteht ein Gelenkempyem.

Es gibt zwei Verlaufsformen der hämatogenen Osteomyelitis: die akute Osteomyelitis und der Brodie-Abszeß.

Akute Osteomyelitis (am häufigsten). Ihre **Symptome** sind Fieber, lokaler Schmerz, Tachykardie, gestörtes Allgemeinbefinden und septisch-toxisches Zustandsbild mit Schüttelfrost. Das *Labor* zeigt eine Leukozytose mit Linksverschiebung und maximale BSG.

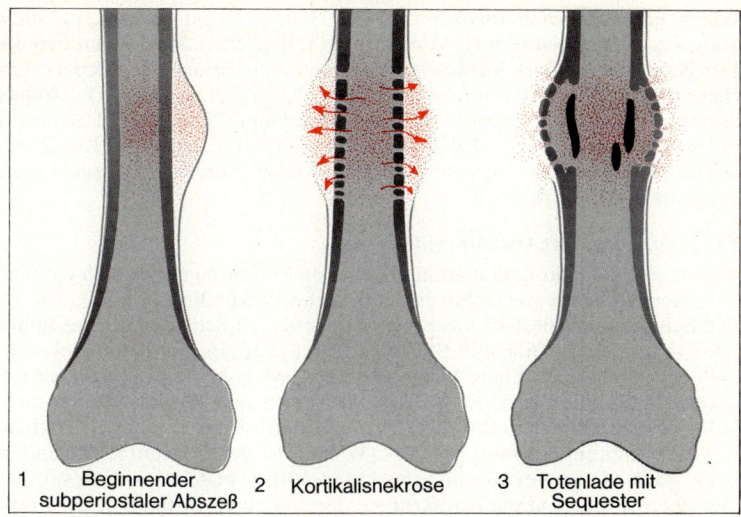

| 1 | Beginnender subperiostaler Abszeß | 2 | Kortikalisnekrose | 3 | Totenlade mit Sequester |

Abb. 26.3   Osteomyelitis. Stadien.

Diagnostik: Klinisch findet man eine lokale Schmerzhaftigkeit, derbe, teigige Weichteilverhärtung, Bewegungseinschränkung der benachbarten Gelenke und gelegentlich einen sympathischen Gelenkerguß. Später treten Fluktuation, Stauchungs- und Klopfschmerzen auf. Im akuten Stadium ist das Rö-Bild unauffällig, später erst findet sich eine unscharfe Begrenzung des Periosts als Hinweis auf eine Periostitis. Gelegentlich ist der Eiterherd im Knochen infolge der aufgehobenen Trabekelstruktur als Verschattung erkennbar.

Bei hochseptischem Krankheitsbild kann der Erregernachweis durch Entnahme einer Blutkultur gelingen. Anderenfalls müssen Erregernachweis und Austestung aus dem Eiter durch Knochenfreilegung und -anbohrung erzwungen werden.

Die **Hauptlokalisationen** sind bei Säuglingen die Epiphysen mit Einbruch in das Gelenk, bei Jugendlichen die Metaphysen, bei Erwachsenen die Diaphysen und die Gelenke. **DD:** Tuberkulose, Typhus, Meningitis mit Sepsis, Lymphangitis, Erysipel, Thrombophlebitis und Mononukleose müssen ausgeschlossen werden.

Im Frühstadium besteht die **Behandlung** in hochdosierter Antibiotikagabe, möglichst nach Austestung mittels Blutkultur. Ruhigstellung der betroffenen Extremität. Im fortgeschrittenen Stadium sind Abszeßeröffnung, Ausräumung mit Sequestrektomie und Anlegen einer Spül-Saug-Drainage vordringlich. Nach Abheilung sind häufig wiederherstellende Operationen erforderlich, um die Knochenkontinuität durch Spongiosaplastik oder Spanverpflanzung wiederherzustellen.

Der **Brodie-Abszeß** ist eine hämatogen entstandene, kugelförmige, septische Solitärmetastase, welche zentral metaphysär liegt und durch neugebildeten, vermehrt

sklerosierten Knochen abgekapselt wird. Häufige Rezidivneigung bis zur Abstoßung des letzten Sequesters. Vorwiegende Lokalisation im distalen Femurschaft.
Der Brodie-Abszeß ist Ausdruck einer guten Abwehrlage des Körpers. Ein Kno-
chensarkom muß differentialdiagnostisch abgegrenzt werden. Die **Behandlung**
besteht in radikaler chirurgischer Herdausräumung. Häufig sind Sequesterekto-
mien erforderlich, evtl. Einbringen von antibiotikahaltigem Knochenzement
(PMMA-Kugelketten). Systemische längerfristige Antibiotikatherapie nach Erregernachweis ist oft sinnvoll.

Exogene, sekundäre Osteomyelitis, Ostitis

▶ Durch Erregerkontamination bei offenen Frakturen oder durch eine infizierte
  Osteosynthese verursachte eitrige Knochenentzündung.

Die **Symptomatik** besteht aus erneut auftretenden Schmerzen trotz Immobilisation, Temperaturanstieg und BSG-Beschleunigung. Es gibt ein akutes, subakutes
und chronisches Stadium. **Diagnostik:** Radiologisch finden sich Resorptions-
säume und Sequester. Über Fistelkanäle lassen sich Teile des Markraumes und
Höhlenbildungen im Frakturbereich mit Kontrastmittel auffüllen. **Behandlung:**
Die Herdsanierung erfolgt operativ. Wichtig ist der frühzeitige Behandlungsbeginn. Nach wie vor fest verankertes Osteosynthesematerial wird in situ belassen.
Gelockertes Material muß entfernt werden, da durch Instabilität der Fraktur die
Reparationsvorgänge gestört werden. Es ist häufig notwendig, das Osteosyntheseverfahren zu ändern. Frakturfern und fern des osteomyelitischen Herdes einge-
bracht, stabilisiert der Fixateur externe am zuverlässigsten.

Spezielle Osteomyelitisformen

Osteomyelitis tuberculosa

▶ Hämatogene Streuung einer Lungen- oder Lymphknotentuberkulose in den
  Knochen.

Symptome sind schlechter Allgemeinzustand, subfebrile Temperaturen, Gelenk-
und Knochenschmerzen, lokale Infiltration ohne Rötung. **Diagnostik:** Auf den
Rö-Aufnahmen sieht man den Knochenherd mit typischer Atrophie der Nach-
barspongiosa, bisweilen Sequester. Bis zum Eintritt von Komplikationen ist der
Verlauf larviert. **Komplikationen** sind Herdperforation, Gelenkempyem und
Abszeßbildung in den Weichteilen („kalter Abszeß"). Beim Durchbruch der Wir-
belkörpertuberkulose senkt sich der kalte Abszeß entlang dem M. psoas bis in
die Leistengegend ab: Senkungsabszeß. Differentialdiagnostisch müssen andere
Osteomyelitisformen und Knochentumoren abgegrenzt werden. Die **Behandlung**
besteht in systemischen Antituberkulotikagaben nach Resistenzbestimmung und
lokal in Ausräumung des Herdes und anschließender Plombierung durch Beckenkammspan und Spongiosa.

Knochenlues

Symptome und **Diagnose:** Beim luischen Fetalinfekt manifestiert sich die Osteochondrosis syphilitica als Pseudoparalysis infantum in den Wachstumsfugen. Bei
der Periostosis syphilitica der Tibia (Tertiärstadium) zeigen die Rö-Aufnahmen
eine kortikale Ostitis, die sog. Hahnenkammkortikalis. Prädilektionsstelle ist die
Medialseite der proximalen Tibia (Wimberger-Zeichen). Häufig ist Nachtschweiß

das einzige Symptom. Beweisend ist die positive Lues-Serologie. Die **Behandlung** mit Penizillin führt zur Ausheilung. Die **Prognose** ist gut.

Ostitis deformans Paget, Osteodystrophia deformans

▶ Multiple Knochenveränderungen im Sinne eines vermehrten Anbaus mit Sklerosierung einerseits und gesteigertem Abbau andererseits.

Die **Ätiologie** ist ungeklärt: Entzündliche, hormonelle und dispositionelle Faktoren werden diskutiert. Der Häufigkeitsgipfel der Erkrankung liegt in der 2. Lebenshälfte. Nach oft langem, symptomlosem Verlauf beginnt die **Symptomatik** mit uncharakterischen rheumatischen Beschwerden. Später können Spontanfrakturen und statische Komplikationen durch Skelettdeformierungen den Verlauf komplizieren. Manifestation im Becken, am Schädel, an der Wirbelsäule und der Tibia. **Diagnose:** Bei der klinischen Untersuchung ist die Hauttemperatur über den betroffenen Knochen erhöht. Zunahme des Schädelumfangs und löwenartige Veränderung des Gesichtsschädels (Facies leontina). Ertaubung. Wenn mehr als ein Drittel des Skeletts befallen ist, steigt das HZV an. Die Folge ist eine latente oder manifeste Herzinsuffizienz. *Laborchemisch* starke Erhöhung der alkalischen Phosphatase im Serum und vermehrte Ausscheidung von Hydroxyprolin im Urin. *Radiologisch* sieht man eine unscharf begrenzte Kortikalisverdickung mit strähniger Aufhellung und unregelmäßiger Sklerosierung. Knöcherne Deformierung im Spätstadium. Ein verbindliches **Behandlungskonzept** gibt es nicht. Die Wirksamkeit von Kalzitonin, Vitamin D, Folsäure und Diphosphonat wird diskutiert. Spontanfrakturen werden nach den Grundsätzen der Knochenbruchbehandlung versorgt.

Knochentumoren

▶ Knochentumoren werden nach ihrer Dignität in benigne und maligne Geschwülste unterschieden. Nach ihrer Matrix sind hauptsächlich osteogene und chondrogene Tumoren zu differenzieren.

Es existieren jedoch auch Knochengeschwülste, die dem Bindegewebe, dem Fettgewebe, dem Knochenmark, dem gefäßbildenden Gewebe, dem Nervengewebe, dem Muskelgewebe und dem Chordagewebe entstammen (Tab. 26.**2**). Hieraus resultiert eine große histologische Vielfalt, welche die Zuordnung der einzelnen Knochentumoren mitunter außerordentlich schwierig macht. Zahlreiche Klassifikationen der Knochentumoren existieren nebeneinander. Derzeit ist eine Modifikation der WHO-Klassifikation am gebräuchlichsten. *Knochensarkome* machen etwa 0,5 % der Gesamtmalignome aus. 75 % der Knochentumoren sind an den Extremitäten, 60 % davon an den unteren Extremitäten, besonders dem Femur, lokalisiert. Eindeutige Unterschiede zwischen benignen und malignen Knochentumoren bezüglich der Lokalisation bestehen nicht. Das Umschlagen eines primär benignen Knochentumors in eine maligne Verlaufsform ist möglich (z. B. beim Morbus Paget sowie beim Osteoklastom). **Diagnostisch** stehen verschiedene Untersuchungsverfahren zur Verfügung. Standard-Rö-Aufnahmen mit Vergleichsaufnahmen der Gegenseite, spezielle Ziel- bzw. Schrägaufnahmen und Tomogramme sind häufig erforderlich. Computertomogramm und ggf. Angiogramm erlauben in vielen Fällen die Abgrenzung zu be-

Tabelle 26.2 **Klassifikation der primären Knochentumoren** (nach Adler)

Herkunfts-gewebe	Gutartige Tumoren	Bösartige Tumoren

Knorpel-gewebe	– Osteochondrom
	– Enchondrom/Chondrom
	– Chondroblastom
	
	– Chondromyxoidfibrom
		– Chondrosarkom: primär
		                 sekundär
		– entdifferenziertes Chondro-
		  sarkom
		– mesenchymales Chondro-
		  sarkom
		– hellzelliges Chondrosarkom
		– periostales Chondrosarkom
		– extraskelettales Chondro-
		  sarkom

Knochen-gewebe	– Osteom
	– Osteoidosteom
	– Osteoblastom
		– Osteosarkom: primär
		              sekundär
		
		– teleangiektatisches Osteo-
		  sarkom
		– parosteales Osteosarkom
		– Paget-Osteosarkom
		– Strahlenosteosarkom

Binde-gewebe	– nichtossifizierendes Knochen-
	  fibrom
	– Xanthofibrom
	– Fibromyxom
	– fibröser Kortikalisdefekt
	– ossifizierendes Knochenfibrom
	– osteofibröse Knochendysplasie
	– desmoplastisches Knochen-
	  fibrom
	– Kortikalisdesmoid
	– benignes fibröses Histiozytom
	– Osteoklastom (Grad I)
		– malignes fibröses Histiozytom
		– Osteoklastom (Grad III)

Fett-gewebe	– ossäres Lipom	– ossäres Liposarkom – Osteoliposarkom – medulläres Plasmozytom – Ewing-Sarkom – Retikulumzellsarkom/Kno- chenlymphom
Gefäße	– Knochenhämangiom – Hämangioperizytom – ossäres Lymphangiom	– ossäres Hämangiosarkom – Hämangioperizytom – ossäres Lymphangiosarkom – Adamantinom der langen Röhrenknochen
Nerven-gewebe	– Neurinom (Schwannom) – Neurofibrom – Ganglioneurom	
Muskel-gewebe		– Leiomyosarkom
Chordal-gewebe		– Chordom

nachbarten Gewebestrukturen. Bei Malignitätsverdacht ist die Ganzkörperszintigraphie wichtig, um eine frühzeitige Metastasierung zu erkennen. Die *histologische Sicherung* des Tumors erfolgt nach operativer Freilegung und Probeexzision. Die intraoperative Schnellschnittdiagnostik ist problematisch, da das Knochenpräparat einer aufwendigen Präparation bedarf, die auf Anhieb die eindeutige Zuordnung verbietet. **DD:** *Tumorähnliche* Erkrankungen, wie z. B. der Morbus Paget, sowie entzündliche Erkrankungen wie die Osteomyelitis müssen ausgeschlossen werden. Die *gutartigen* Knochengeschwülste sind häufiger als maligne Knochentumoren, werden wegen der häufig fehlenden klinischen Symptomatik allerdings auch seltener diagnostiziert (Abb. 26.**4** u. 26.**5**). **Behandlung:** Bei Malignitätsverdacht muß der Behandlungsplan gemeinsam von Chirurgen, Radiologen, Pathologen und Onkologen aufgestellt werden. Es existieren die verschiedensten Therapieschemata, welche häufig nur kleine Fallzahlen umfassen.

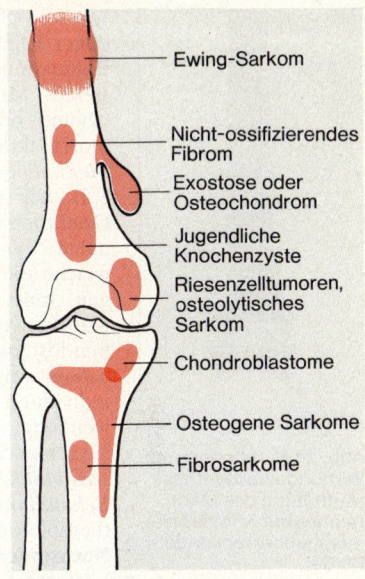

Abb. 26.**4** Knochentumoren. Typische Lokalisationen an der unteren Extremität.

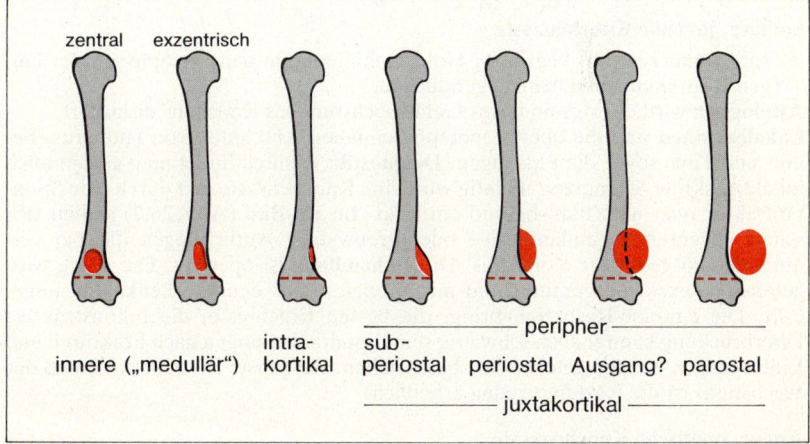

Abb. 26.**5** Lokalisatorische Beziehungen der Knochentumoren zum Skelett (nach Rettig).

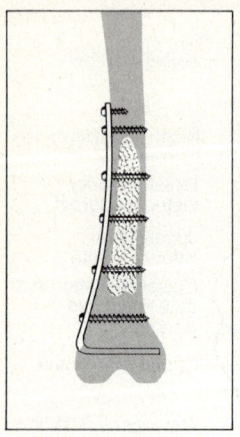

Abb. 26.**6** Sogenannte Verbundosteosynthese (Auffüllung des Markraumes mit Knochenzement, überbrückende Platte).

Um so wichtiger scheint der Zusammenschluß verschiedener Kliniken zu sog. Tumorzentren zu sein, um die Behandlungsverfahren nach Möglichkeit zu standardisieren. Mitunter, abhängig vom Tumortyp, ist eine Chemo- oder Strahlentherapie vor der endgültigen Tumorresektion sinnvoll. Die Palette der *chirurgischen Maßnahmen* reicht von einfacher Tumorentfernung, z. B. bei gutartigen Geschwülsten, bis zur radikalen Operation mit Amputation und Ausräumung der regionalen Lymphknoten. Entstandene Knochendefekte, welche die Tragfähigkeit der Gliedmaße beeinträchtigen, müssen durch entsprechende Maßnahmen, wie Knochenverpflanzungen, Osteosynthesen, ggf. Verbundosteosynthesen mit Knochenzement, wieder aufgebaut werden (Abb. 26.**6**). In seltenen Fällen kommen individuell angefertigte Spezialendoprothesen zur Anwendung.

Verschiedene Knochentumoren zeigen hohe *Strahlensensibilität*, andere sprechen gut auf eine *zytostatische Behandlung* an, gelegentlich werden alle drei Haupttherapieformen kombiniert.

Nachsorge: Die Tumorpatienten bedrüfen einer lükkenlosen Kontrollüberwachung nach einem festen Terminraster (s. u.). Dabei ist die Zusammenarbeit der verschiedenen behandelnden Kliniken mit dem Hausarzt von großer Bedeutung.

Tumorähnliche Knochenveränderungen

Solitäre, juvenile Knochenzyste

▶ Einkammrige, glatt begrenzte Hohlraumbildung in den Metaphysen der langen Röhrenknochen beim Jugendlichen.

Ätiologisch wird ein vermindertes Gefäßwachstum des Knochens diskutiert.

Lokalisationen sind die oberen metaphysennahen Abschnitte von Humerus, Femur und Tibia sowie die Phalangen. **Diagnostik:** Klinisch findet man gelegentlich lokale, diskrete Schmerzen. Häufig wird eine Knochenzyste erst durch eine Spontanfraktur oder als Zufallsbefund entdeckt. Im Rö-Bild (Abb. 26.**7**) stellen sich scharf abgegrenzte, einkammrige oder grobwabige Aufhellungen dar bei verdünnter und geblähter Kortikalis. Die **Behandlung** ist operativ. Die Zyste wird gefenstert, exakt ausgeräumt und mit Spongiosa aus dem Beckenkamm aufgefüllt. Die En-bloc-Resektion bringt die besten Ergebnisse, die rekonstruktive Überbrückung kann jedoch schwierig sein. Spontanheilungen nach Frakturen und Einblutungen werden gelegentlich beschrieben. **Prognose:** Bis zum Abschluß des Wachstums ist die Rezidivneigung erheblich.

Aneurysmatische Knochenzyste

▶ Gekammerte, mit Trabekelwerk durchzogene und epithelial ausgekleidete Knochenzyste bei Jugendlichen und jüngeren Erwachsenen.

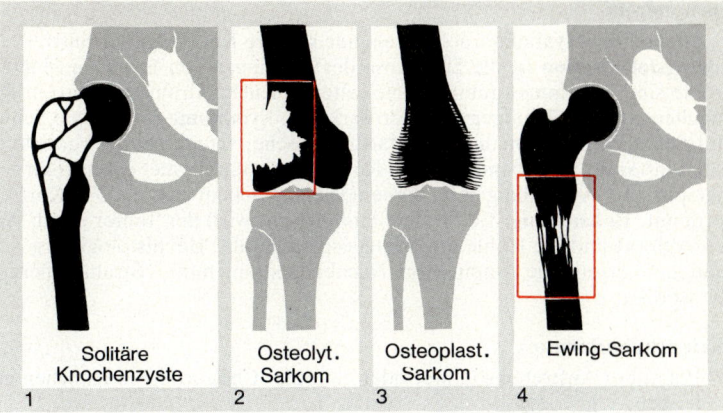

Solitäre Knochenzyste	Osteolyt. Sarkom	Osteoplast. Sarkom	Ewing-Sarkom
1	2	3	4

Abb. 26.7 Knochentumoren. Typische röntgenologische Veränderungen.

Zysteninhalt: Blut, braune Flüssigkeit. **Ätiologie** unbekannt. **Lokalisationsstellen** sind Wirbelsäule, Femur und Tibia. **Symptome:** Die Patienten klagen über lokale Schwellungen und Schmerzen. Bei Lokalisation in der Wirbelsäule kann ein Wurzelreizsyndrom auftreten. **Diagnostik:** Im Rö-Bild seifenblasenähnliche, mit Trabekeln durchzogene, zystische Geschwulst mit exzentrischem Sitz. **Behandlung:** Auskratzen der Zyste und Auffüllen mit Spongiosa. Bei frühzeitiger Operation ist die **Prognose** gut.

Gutartige Knochentumoren

Knochenfibrom

▶ Osteolytischer Defekt, mit Bindegewebe gefüllt.
Häufig Zufallsbefund bei Routine-Rö-Aufnahmen: exzentrische, traubenförmige Aufhellungen, die durch Sklerosezonen begrenzt sind. Meist symptomlos. Eine spezielle **Behandlung** ist nicht erforderlich, jedoch die Ausräumung aus diagnostischen Gründen und zur histologischen Klassifizierung gelegentlich notwendig.

Osteochondrom, kartilaginäre Exostose, Ekchondrom

Die **Ursache** ist unbekannt. Beschwerden werden durch Druck auf die umliegenden Weichteile verursacht. Man unterscheidet breitbasig aufsitzende und gestielte Osteochondrome. Die Stiele sind immer diaphysenwärts gerichtet. Bei multiplem Auftreten besteht Erblichkeit.
Die **Behandlung** besteht in der Tumorentfernung, wenn Beschwerden auftreten, oder bei breitbasigem Wachstum, da die breitbasig aufsitzenden Osteochondrome in ca. 5 % zur malignen Entartung (Chondrosarkom) neigen.

Enchondrom

▶ Aus reifem Hyalinknorpel bestehende solitäre Knorpelgeschwulst.

Vorzugslokalisation ist die Spongiosa der Phalangen von Hand und Fuß. Chondrome sind fast immer gutartig. Die seltenen Enchondrome der langen Röhrenknochen entarten häufiger (Chondrosarkom). **Symptome** sind lokale Schwellung und Schmerzen, bei maligner Entartung rasche, schmerzhafte Verdickung und Spontanfrakturen. **Diagnostik:** Das Rö-Bild zeigt eine ovale, exzentrisch gelegene metaphysäre Aufhellung mit dünnem, sklerotischem Saum. Die Kortikalis ist verdünnt. **Behandlung:** Bei Malignitätsverdacht wird der Tumor durch Auskratzen entfernt und die Höhle mit Spongiosa aufgefüllt. Bei histologisch gesicherter Malignität erfolgt die Amputation. Nachbehandlung mittels Strahlentherapie und Zytostatika.

Skelettchondromatose

▶ Polytopes Auftreten solitärer oder multipler Chondrome in Knochen und Gelenken.

Wie bei den multiplen kartilaginären Exostosen handelt es sich um eine Systemerkrankung des Knochens. Man findet polytope Chondrome und Enchondrome mit Wachstumsstörungen. Frühzeitiges Auftreten. Häufig ist die Erkrankung mit multiplen Hämangiomen der Haut vergesellschaftet (Maffucci-Syndrom). Mitunter Erkrankung nur einer Körperhälfte (Morbus Ollier). Bei Jugendlichen und Erwachsenen besteht die Gefahr der malignen Entartung zum Chondrosarkom, nicht selten an zwei verschiedenen Körperstellen.

Osteoidosteom

▶ Vorzugsweise an der Tibia auftretender, gutartiger Knochentumor, kleine osteoblastische Geschwulst.

Symptome: Die Patienten klagen über wochenlang anhaltenden, nächtlichen Schmerz. Dieser spricht gut auf Azetylsalizylsäure (Aspirin) an. **Diagnostik:** Im Rö-Bild sieht man einen zentralen Aufhellungsherd („Nidus") mit spindelförmig verdickter, stark sklerosierter Diaphyse. Die **Behandlung** besteht in der Tumorexzision mit Entfernung des Nidus.

Osteoklastom, sog. brauner Riesenzelltumor

▶ Tumor aus dem nichtknochenbildenden Stützgewebe des Knochenmarks.

Lokalisation an den Epiphysen der langen Röhrenknochen, besonders in Knienähe. Neben Spontanschmerzen und lokaler Schwellung findet man eine eingeschränkte Beweglichkeit des Nachbargelenkes. **Diagnostik:** Radiologisch exzentrische epiphysäre Aufhellung mit Verdünnung und Blähung der Kortikalis ohne periostale Reaktion. Gelegentlich Einbruch in das benachbarte Gelenk oder aber Einwachsen in die Weichteile. Es werden *3 Schweregrade* unterschieden: Grad I ist sicher benigne, Grad II zeigt bereits gewisse Malignitätszeichen, Grad III muß als maligne betrachtet werden. Daher ist die histologische Sicherung von großer Bedeutung für die Therapie. Die **Behandlung** besteht in der Tumorausräumung und Auffüllung der Höhle mit homogener oder autogener Spongiosa. Ein Drittel der Tumoren rezidiviert lokal. Werden lokale Rezidive mehrfach operiert, ist eine maligne Entartung wahrscheinlich. Bei Bösartigkeit ist das therapeutische Vorgehen radikal (En-bloc-Resektion, evtl. Amputation mit Nachbestrahlung und Zytostatikatherapie).

Chondromyxoidfibrom

▶ Mischtumor aus dem knorpelbildenden Bindegewebe des Knochens. Die Dignität ist umstritten.

Lokalisationsstellen sind die knienahen Metaphysen. Es finden sich uncharakteristische **Symptome** wie mäßige Schmerzen und Schwellung. **Diagnostik:** Die Rö-Aufnahme zeigt eine exzentrische, metaphysäre Aufhellung mit sklerotischem Saum und verdünnter Kortikalis. Nach Tumorauskratzung und Spongiosaauffüllung kommt es auch hier zu Rezidiven.

Knochenhämangiome

▶ Häufigste, in 10–15 % aller Autopsien als Nebenbefund erscheinende, gelegentlich entartende Knochengeschwulst.

Sie kommen an Wirbelsäule und Schädeldach vor. Die überwiegende Zahl der Hämangiome macht keine Beschwerden. **Erstsymptome** werden durch den Druck auf umgebende Strukturen hervorgerufen, z. B. Spinalwurzeln, intrakranielle Drucksteigerung. **Diagnose:** Im Rö-Bild verschwindet die Trabekelstruktur des Knochens. Asymptomatische Hämangiome werden nicht therapiert, aktive Hämangiome werden bestrahlt oder *operativ* ausgeräumt.

Bösartige Knochentumoren (Abb. 26.8)

Knochensarkom, osteogenes Sarkom

▶ Entwickelt sich aus primitivem Mesenchym des Knochenmarks, das auch Knorpel bilden kann. Der Tumor überspringt jedoch rasch die Knorpelstufe und wird zu Osteoid und Knochen.

Nach der Entstehung können *primäre* und *sekundäre* Knochensarkome unterschieden werden. Die **Entstehungsursache** der primären Sarkome ist nicht klar. Sekundäre Sarkome entstehen auf dem Boden der semimalignen, sehr selten auch auf der Grundlage gutartiger Tumoren. Sie können osteogen oder osteolytisch wachsen. *Osteogene Sarkome* sind das osteoblastische, das sklerosierende, das chondrodysplastische und das zentrale Fibrosarkom. *Osteolytische Sarkome* entstehen meist aus Riesenzellgeschwülsten oder sind primäre Riesenzellsarkome. **Hauptlokalisationen** sind die Metaphysen der langen Röhrenknochen, vorzugsweise in Kniegelenksnähe (bis zu 70 %). Danach sind in absteigender Häufigkeit Becken, Wirbelsäule, Kiefer und Oberarm befallen. Das Manifestationsalter liegt bei 10–25 Jahren. Das männliche Geschlecht ist bevorzugt. Die **Symptome** sind uncharakteristisch (lokaler Schmerz, Schwellung, Funktionseinbuße des Nachbargelenkes, Krankheitsgefühl). Häufig führt erst eine pathologische Fraktur zur Diagnose. **Diagnostik:** *Laborchemisch* findet man eine Erhöhung der BSG und gelegentlich auch der alkalischen Phosphatase. Die *Rö-Aufnahme* zeigt periostale Verkalkungen, kortikale Aufhellungszonen, medulläre Auftreibungen und charakteristische radiäre Spiculae mit Durchbrechung des Periosts (Abb. 26.7). Die Diagnose wird durch die Knochenbiopsie, die Szintigraphie und Arteriographie gestellt. Die **Behandlung** besteht in der Amputation weit im Gesunden, onkologischer Nachbehandlung mit Chemotherapie und evtl. Nachbestrahlung (je nach

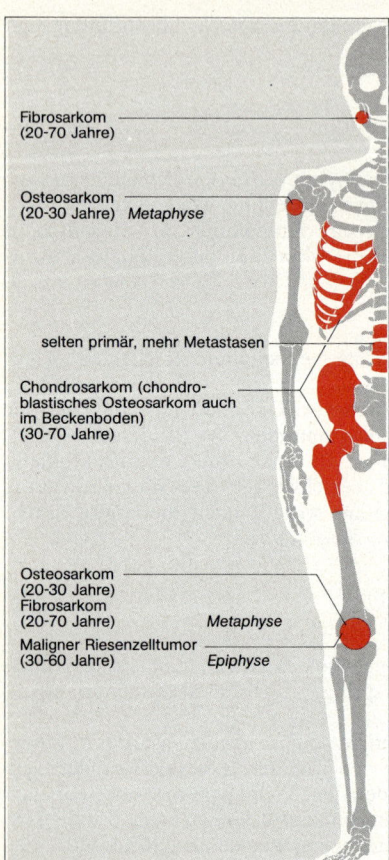

Fibrosarkom
(20-70 Jahre)

Osteosarkom
(20-30 Jahre)   *Metaphyse*

selten primär, mehr Metastasen

Chondrosarkom (chondro-
blastisches Osteosarkom auch
im Beckenboden)
(30-70 Jahre)

Osteosarkom
(20-30 Jahre)
Fibrosarkom
(20-70 Jahre)   *Metaphyse*
Maligner Riesenzelltumor
(30-60 Jahre)   *Epiphyse*

Abb. 26.8 Lokalisation der bösartigen Knochentumoren (nach Adler). Schädel 12,5%, Wirbelsäule 17,2%, Schultergürtel 12,5%, Becken, Hüftgelenk 20,9%, Knie 25,5%.

histologischer Differenzierung). Bei multipler Metastasierung ist nur eine symptomatische Therapie möglich. Solitäre Metastasen, beispielsweise der Lunge, sollten entfernt werden. Die **Prognose** ist sehr schlecht, die 5-Jahres-Überlebenszeit liegt bei 10–15%. In der neueren amerikanischen Literatur werden unter aggressiver Chemotherapie erheblich bessere Überlebenszeiten angegeben.

Chondrosarkom

Entstehung aus reifem Knorpel: *primäre* Chondrosarkome. *Sekundäre* Chondrosarkome entwickeln sich aus Osteochondromen. **Vorkommen** in den Epiphysen der langen Röhrenknochen, in Becken und Rippen. Histologisch ist die Diagnose oft schwierig zu stellen, da nur sehr wenig Mitosen auftreten. Da die sekundären Tumorformen weitaus häufiger sind, liegt der Erkrankungsgipfel zwischen 30 und 60 Jahren. **Diagnostik:** Die Anamnese ist länger als beim Osteosarkom. Oft besteht eine Größenzunahme bereits bekannter Exostosen. Radiologisch zeigen sich unregelmäßige Aufhellungen ohne scharfe Begrenzung, Durchbruch durch die Kortikalis und Weichteilinfiltrationen, zentrale Verkalkungen und Verknöcherungen bei sekundären Chondrosarkomen. **Behandlung:** Resektion weit im Gesunden oder Amputation. Chondrosarkome sind weitgehend strahlenunempfindlich. Chemotherapeutische Erfolge sind seit neuester Zeit beschrieben. **Prognose:** Schlecht, jedoch besser als beim Osteosarkom.

Fibrosarkom

▶ Fibroblastische Geschwulst, die weder Osteoid noch Knochen bildet.
Ätiologisch zentrale Entwicklung im Knochenmark oder periostales Wachstum von außen nach innen. *Zentrale* Fibrosarkome sind vornehmlich am unteren Femurende lokalisiert, *periostale* Fibrosarkome in den platten Knochen und kurzen Röhrenknochen. **Diagnostik:** In der Rö-Aufnahme sieht man mottenfraßähnliche

Zerstörungsherde im Knochen. Die **Behandlung** besteht in der En-bloc-Resektion, evtl. auch Amputation und Nachbestrahlung.

Ewing-Sarkom

▶ Bösartigste primäre Knochenmarksgeschwulst mit frühzeitiger Metastasierung. Multizentrische Entstehung aus dem Knochenmarkbindegewebe.

Das männliche Geschlecht ist bevorzugt. Der Altersgipfel liegt zwischen 10 und 25 Jahren. Die Tumorzellen durchwandern die Havers-Kanäle aus dem Schaftende der Röhrenknochen nach außen. Hauptvorkommen an Humerus, Femur und Tibia. **Symptome** sind Knochenschmerzen, lokale Überwärmung, Schwellung und Leukozytose. **Diagnostik:** Die Anamnese geht bis zu 1 Jahr. Nach Rindendurchbruch zeigt das Rö-Bild (Abb. 26.7) häufig starke Periostreaktion mit zwiebelschalenartigen Knochenneubildungen („Blätterteig"). **Behandlung:** Bei multiplem Befall kommt nur die Strahlentherapie in Betracht. Bei isolierten Herden erfolgt die Radikaloperation (Amputation, Exartikulation). Die Tumoren sind strahlenempfindlich. In der letzten Zeit wurden auch Therapieerfolge bei aggressivem Zytostatikaeinsatz beschrieben. Die **Prognose** ist immer schlecht. 5-Jahres-Überlebensrate zwischen 5 und 10%.

Malignes Knochenlymphom (Retikulumzellsarkom)

▶ Meist solitäre, bösartige Geschwulst, gekennzeichnet durch Wucherung der Retikulumzellen des Knochenmarks. Kinder und Jugendliche sind bevorzugt.

Lokalisiert an Diaphyse und Metaphyse der langen Röhrenknochen. An **Symptomen** findet man Schmerzen und pathologische Frakturen. **Diagnostik:** Unscharfe Knochenzerstörung in der Rö-Aufnahme mit Erweiterung des Markraumes und Kortikalisdestruktionen ohne wesentliche Periostreaktion. Ganzkörper-Rö-Untersuchung und Ganzkörperszintigramm wegen multifokalen Befalls sind erforderlich. Die **Behandlung** besteht in der Amputation und Nachbestrahlung sowie Chemotherapie. Die 5-Jahres-Überlebenszeit liegt bei 60–75%.

Plasmozytom, Myelom, Morbus Kahler

▶ Polytoper, von retikulären Plasmazellen ausgehender, bösartiger Tumor des Knochenmarks.

Vorkommen an Wirbelsäule, Schädel, Becken, Rippen, langen Röhrenknochen. Männer sind bevorzugt. Der Altersgipfel liegt bei 40–60 Jahren. An **Symptomen** sind Knochenschmerzen, gelegentlich Spontanfrakturen, Anämie und therapieresistente Rückenschmerzen hinweisend. **Diagnostik:** Laborchemisch pathologische Immunelektrophorese; in 50% Nachweis der Bence-Jones-Proteine im Urin, starke BSG-Erhöhung und Anämie. Radiologisch sind ausgestanzte Lochdefekte in reaktionsloser Kortikalis charakteristisch. **Behandlung** mit Chemotherapie und Herdbestrahlung. Wegen multizentrischen Auftretens und ungünstiger Lokalisation ist die Operation häufig unmöglich. Die **Prognose** ist infaust, der Krankheitsverlauf jedoch langwierig sich über Jahre erstreckend.

Sekundäre Knochengeschwülste, Knochenmetastasen

▶ Hämatogene Fernmetastasen eines Primärtumors. Tumoren mit bevorzugtem metastatischen Befall der Knochen sind Prostatakarzinom, Mammakarzinom, Schilddrüsenkarzinom, Bronchialkarzinom und Nierenmalignome. **Lokalisationen** in Wirbelsäule, Becken, Rippen, Schädelkalotte, Schultergürtel, proximalem Femur und Humerus. *Osteoblastische* Metastasen meist beim Prostatakarzinom und beim hormonbehandelten Mammakarzinom sowie beim Blasenkarzinom. Die **Symptome** sind uncharakteristisch und durch allgemeines Krankheitsgefühl sowie Schwäche larviert und durch die Symptomatik des Primärtumors überlagert. Häufig wird die **Diagnose** durch Spontanfrakturen gestellt. Im Rö-Bild multiple Knochendestruktionen mit Verdünnung der Knochenstruktur. Die **Behandlung** kann nur symptomatisch sein. Bei pathologischen Frakturen überbrückende Osteosynthesen, evtl. zusammen mit Knochenzement als Verbundosteosynthese. Knochendefekte überbrückende Spezialendoprothesen gibt es für Femur und Humerus. Die **Prognose** ist von der des Primärtumors abhängig. Bei einer solitären Fernmetastase und gleichzeitiger radikaler Entfernung des Primärtumors ist die Prognose günstig. Die onkologische Nachbehandlung kann den Therapieerfolg verbessern.

Nachsorge bei bösartigen Knochengeschwülsten

Die Heilungschancen beim Vorliegen bösartiger Knochentumoren haben sich in den letzten Jahren wesentlich verbessert. Schlüssel zum Erfolg ist eine straff geführte Nachsorge durch den Hausarzt in enger Zusammenarbeit mit den beteiligten Kliniken. Nur ein *interdisziplinäres Vorgehen* kann die Heilungschancen verbessern. Die Behandlung in Zentren mit relativ großen Fallzahlen und damit auch größerer Erfahrung hat sich bei Tumorerkrankungen des Knochens bewährt.

Die Kontrolluntersuchungen im ersten Jahr nach dem Eingriff sollten zweckmäßigerweise in der Klinik in 3monatigen Abständen durchgeführt werden (spezielle Laboruntersuchungen, Röntgen, ggf. Zusatzuntersuchungen wie CT, Szintigraphie, Kernspintomographie). Die hausärztliche Überwachung im ersten Jahr sollte in 6wöchigen Intervallen die klinische Untersuchung (Gewichtskontrolle, Routinelabor, insbesondere BSG und Differentialblutbild) sowie die Rezeptierung der notwendigen Medikamente beinhalten. Soweit nicht schon in der Klinik geschehen, sollten die Angehörigen des Patienten mit in das Gesamtkonzept der Behandlung eingebunden werden. Wichtig erscheint ein enger Kontakt zwischen Klinikärzten und Hausarzt (Information von *beiden* Seiten!).

Nach einem Jahr können die Untersuchungen in der Klinik alle 6 Monate, beim Hausarzt alle 3 Monate, bis zum Ablauf der 5-Jahres-Frist vorgenommen werden. Ein auf den Einzelfall abgestimmtes Behandlungs- und Nachsorgekonzept ist im Rahmen dieser Hinweise stets anzustreben.

27. Kopf

Mißbildungen

Spalten

▶ Mit einer Frequenz von 1:700 Geburten sind die Spalten die häufigsten Gesichtsmißbildungen. **Ursachen** sind Gen-, Anoxie- und Infektschäden, die zu Entwicklungs- und Verschmelzungsstörungen von medialen und lateralen Nasen-, Ober- und Unterkieferwülsten sowie Gaumenfortsätzen führen.

Man unterscheidet die *Oberlippenspalte,* die *Kieferspalte* und die *Gaumenspalte,* die jeweils ein- oder beidseitig oder miteinander auftreten können (Abb. 27.**1**). Seltenere Fehlbildungen sind die *quere Wangenspalte,* die vom Mundwinkel zum Ohr zieht, und die *schräge Gesichtsspalte,* die durch die laterale Ober- und Unterlippe zieht. **Behandlung:** Ihr Ziel ist es, eine regelrechte Sprache, ein normales Aussehen und ein gutes Kauvermögen herzustellen. Dies wird nur durch Zusammenarbeit von Chirurgen, Kieferorthopäden, Psychologen und Logopäden erreicht. Bei *Lippenspalten* besteht die Behandlung in der trigonometrischen Rekonstruktion von Lippenweiß und Muskulatur und erfolgt im 6. Lebensmonat. Bei *Gaumenspalten* wird der harte und weiche Gaumen aus Schleimhaut-Periost-Lappen des Kiefers plastisch gebildet. Voraussetzung für eine gute Sprachfunktion ist das mit der Rachenhinterwand schließende Gaumensegel. Der Eingriff erfolgt im 3. Lebensjahr, spätere Korrekturen zur entsprechenden orthopädischen Kieferformung können notwendig sein.

Weitere Deformierungen

Am **Unterkiefer** kommen die *Makro-* oder *Progenie,* das vorstehende Kinn, ferner die *Mikrogenie,* auch Vogelkinn genannt, vor. Ihre Korrektur erfolgt durch Osteoplastik des Unterkiefers zur Erzielung eines regelrechten Zahnschlusses. Selten ist die kaum korrgierbare Wachstums- und Entwicklungshemmung einer Gesichtshälfte, die **Hemiatrophia faciei** (DD: Sturge-Weber-Syndrom, Gesichtshälftenhypertrophie). Am **Ohr** müssen Verkrüppelungen mit Gehörgangsaplasie und das *Hasenohr* durch Kunststoff- oder Knorpel-Haut-Verpflanzung kosmetisch korrigiert und angeborene *Aurikularanhänge* abgetragen werden. An der **Zunge** sind die *Makro-,* die *Mikroglossie* sowie die *Spaltzunge* seltene Befunde.

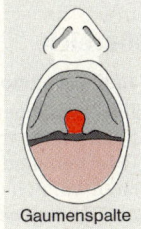 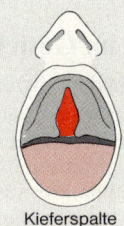 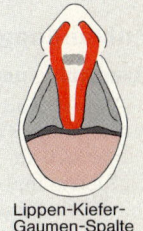

Gaumenspalte   Kieferspalte   Lippen-Kiefer-Gaumen-Spalte

Abb. 27.**1**   Oberkieferspalten.

Häufiger ist die Zungenfixation durch das Zungenbändchen, das *Ankyloglosson.*
Zur Verhütung von Sprachfehlern ist seine frühzeitige operative Durchtrennung
erforderlich.

Gesichtsverletzungen

▶ Komplexe Traumatisierung der verschiedenartigen Gesichtsstrukturen, die
die Kooperation des Chirurgen, HNO-, Augen-, Kiefer- und Neurochirurgen
erforderlich macht. Schädel-Hirn-Traumen S. 739 f.

Weichteilverletzungen: Wegen der Gefahr der Blutaspiration immer Frühintuba-
tion. Schwere Traumen der Kopf-Hals-Region verursachen häufig einen kombinierten hämorrhagisch-neurogenen Schock. Da jeder Millimeter der Gesichtshaut
kosmetisch kostbar ist, beschränkt sich die Wundversorgung hier auf Wundreinigung oder die sparsame Wundausschneidung. Die Naht wird nach exakter anatomischer, evtl. mehrschichtiger Adaption mit atraumatischem Material gelegt und
bereits nach 4–6 Tagen wieder entfernt. Bei Hautdefekten mit unsicherer
Prognose, z. B. bei virulenter Kontamination oder Nekrosegefährdung nur
Situationsnähte und erst nach 6 Monaten dann plastische Korrektur. **Nasen-** und
Ohrabrisse können mit gutem Erfolg replantiert werden, das *Hämatom der Ohr-
muschel* (Othämatom) wird punktiert oder mit Hirudoid-Salbenverbänden, Peni-
zillin 3 × 4 Mega/d i. m. und Bettruhe behandelt. **Bißverletzungen,** meist von
Nase und Lippen, werden sparsamst exzidiert und nur locker adaptiert (TAT).
Zungenbisse werden nach Säuberung ohne Wundausschneidung je nach Ausdeh-
nung mit resorbierbarem Nahtmaterial durchgreifend oder mehrschichtig genäht.
Schmutztätowierungen, d. h. intrakutane Einsprengungen in oberflächliche
Schürfungen, müssen unmittelbar mit Skalpell oder Bürste unter Lupenkontrolle
ausgekratzt werden, da die spätere Entfernung nur noch mit Exzision möglich ist.
Die **Skalpierung** ist ein Décollement der Kopfschwarte und erfordert wegen des
erheblichen Blutverlusts zunächst die Schockbekämpfung. Ein noch gestielter
Lappen wird gereinigt und wieder angenäht. Völlig abgetrennte Vollhautlappen
erfordern die Replantation mit mikrochirurgischer Gefäßanastomose. Eine Not-
lösung ist die Thiersch-Plastik (S. 300). **Durchtrennungen des N. facialis** erfordern
wenn möglich die sofortige mikrochirurgische Nervennaht, Nervenstrangdefekte
werden mit Zwischenschaltung des autotransplantierten N. suralis überbrückt,
der Transplantationszeitpunkt wird vom Lokalbefund bestimmt. **Speichelgangs-
verletzungen** erfordern die Gangnaht über einem Polyäthylenschlauch. Nur wenn
dies technisch nicht möglich ist, wird das drüsenseitige Gangende zur Fistelver-
meidung in die Mundhöhle eingepflanzt.

Entzündungen im Gesichtsbereich

Mandibular- und Maxillarabszesse und -phlegmonen

▶ Vorwiegend dentogene, bisweilen tonsillogene und lymphogene, von Furunkeln oder Osteomyelitis ausgehende traumatisch bedingte Infektionen,
die sich in den präformierten Muskel- und Faszienlogen des Gesichts, des
Kiefers und des Pharynx ausbreiten können (Abb. 27.**2**).

Der Erstbefund ist bei der häufigsten *dentogenen* Form der von einer Wurzelka-
ries ausgehende Zahnfleischabszeß, die *Parulis.* Je nach Lokalisation (Abb. 27.**3**)

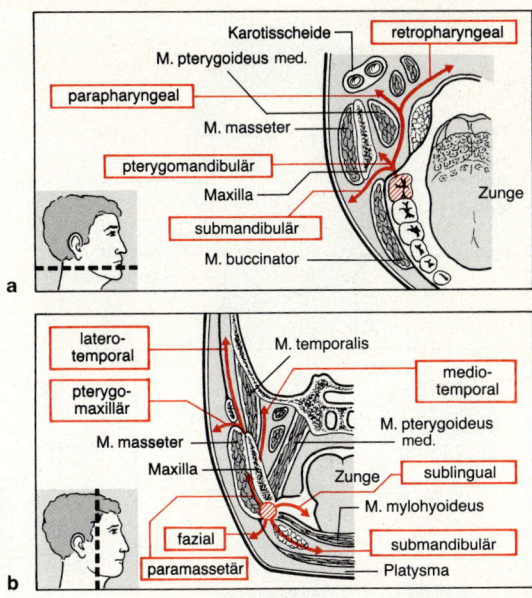

Abb. 27.2 Die typischen mandibulären und maxillären Infektionsstraßen, **a** in kraniokaudaler, **b** in dorsoventraler Sicht.

bezeichnet man sie auch als *Mandibular-, Kaninus-, Bukkinal-* oder *Mentalabszeß.* Bei nicht spontanem Durchbruch oder bei unterlassener chirurgischer Spaltung und Zahnextraktion breitet sich der Abszeß unter Druck zentralwärts in die benachbarten Logen oder peripher unter die Gesichtshaut aus. Dies geschieht von den Vorderzähnen *sublingual,* dann auch *submandibular* oder *submental;* letztere Lokalisation wird als Submentalabszeß oder -phlegmone, auch *Mundbodenphlegmone* oder Angina Ludovici bezeichnet.

Nach außen kann sich der Infekt unter die Gesichtshaut als *Fazialisabszeß* und von den Molaren ausgehend entlang dem Kaumuskel als *Masseterabszeß* ausbreiten. Weitere komplikationsreiche Ausbreitungswege verlaufen in kranialer und dorsaler Richtung: Hier gibt es den kranialwärts aufsteigenden und dann nach außen durchbrechenden *Pterygomaxillarabszeß* oder die laterale und mediale *Temporalphlegmone.* Dorsalwärts kann ein tiefer *Pterygomandibularabszeß* entstehen; gefährlicher noch ist der *Parapharyngealabszeß,* der auf den *Halsgefäßstrang* übergreifen kann, ebenso der *Retropharyngealabszeß* (Abb. 27.**3**). **Komplikationen** aller genannten Infektionsstraßen sind die Sepsis, die Schädelosteomyelitis und die septische Sinusthrombose, ferner in Kaudalrichtung das Larynxödem und die eitrige Mediastinitis. Die **Symptomatik** der Abszesse und Phlegmonen wird *allgemein* vom septischen Bild und *lokal* von den Entzündungszeichen Überwärmung, Schmerz und Schwellung beherrscht. Die **Lokalisationsdiagnostik** kann sich darauf stützen. Der Lokalisation des Ausgangsherdes dient außerdem der klinische und röntgenologische Zahnstatus. Die **Behandlung** besteht in der Spaltung von Abszeß oder Phlegmone (Abb. 27.**3b**) unter Cephalosporin 4×8 g/d

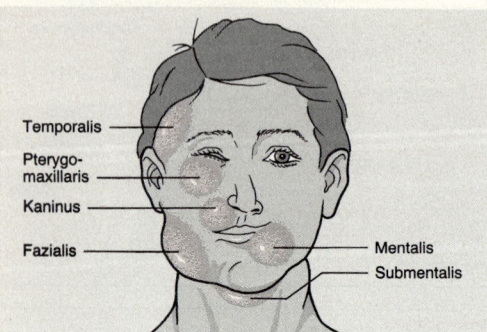

Abb. 27.**3** Gesichts- und Kopfinfektionen (Phlegmonen und Abszesse). **a** Klinische Erscheinungsbilder. **b** Behandlung: links perkutane Inzisionen, rechts orale Inzisionen.

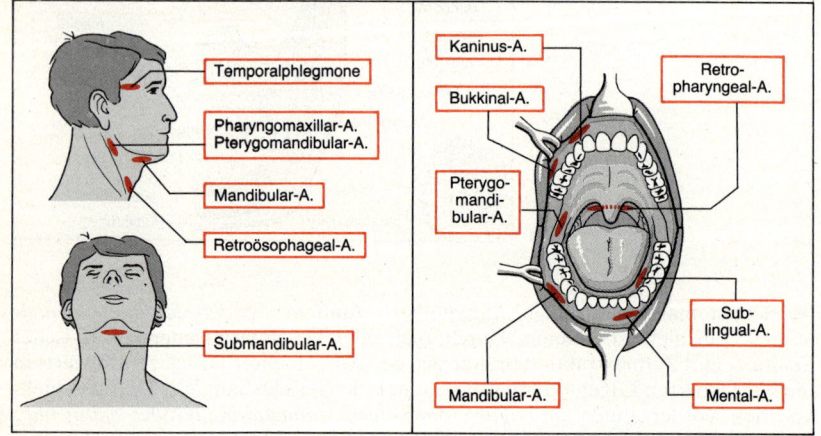

und Breitspektrum-Penizillin 4 × 6 g/d i. v. und in der Zahnextraktion oder der Tonsillektomie.

Sonderformen

Kopfschwartenphlegmone. Zwischen Galea aponeurotica und Periost fortschreitende Eiterung, die unter der Behaarung oft erst spät erkannt wird. *Ausgangspunkte* sind Furunkel, Osteomyelitis, Trauma und Erysipel. *Symptome* sind septisches Fieber, Kopfschmerz und Gesichtsödem. **Merke:** Zu einer Fluktuation kommt es nie! Immer Diabetes mellitus ausschließen. **Behandlung:** Unter Antibiotikaschutz (s. o.) breite Spaltung des gesamten Entzündungsbereiches mit Gegen- oder Kreuzinzision, Prüfung des Knochens auf Periostnekrose; Bettruhe. *Komplikationen* sind Sepsis und Schädeldachosteomyelitis.

Schädeldachosteomyelitis. Dank der allgemein geübten Wundversorgung ist sie selten geworden. Die Mehrzahl entsteht fortgeleitet (s. o.). Mit sparsamer Sequesterentfernung und Penizillin 5 × 20 Mega/d i. v. heilt der Prozeß folgenlos aus.

Kieferosteomyelitis. *Ursache:* Beim Erwachsenen meist rhinogen, traumatisch oder dentogen, beim Kind meist hämatogen bedingt. **Behandlung:** Bei akuten, vorwiegend dentogenen Formen unter Antibiotikaschutz (s. o.) Punktion und Drainage, ggf. Zahnextraktion; chronische Formen erfordern häufig die breite Inzision und Sequesterentfernung.
Kiefergelenkempyem. Eitriger Kiefergelenksinfekt, ausgehend von Entzündungen der Nachbarschaft, d. h. von Zahnherden, Furunkeln und Osteomyelitis. Seltenere Ausgangspunkte sind hämatogen streuende Fernherde. Nur die frühzeitige antibiotische Behandlung (s. o.) verhütet die Ankylose.

Gesichtserysipel S. 56, **Actinomycesphlegmone** S. 57.

Schleimhautentzündungen, Stomatitis

Hierzu sind die *Gingivitis* (Zahnfleisch), die *Glossitis* (Zunge) und die *Cheilitis,* d. h. infizierte Mundwinkelrhagaden, zu zählen. Sie entstehen meist bei Kachexie oder Systemerkrankungen wie Leukämie, Diabetes, Urämie, AIDS und bei Avitaminosen, nicht selten auch als postoperative Komplikation. Oft Beginn als ulzerative Veränderungen. **Behandlung:** Lokal Pinselungen, ggf. mit Eliminierung der Grundkrankheit. Eine chirurgische Intervention ist nur selten erforderlich. Bei positivem *Hefepilznachweis* Pinselung mit 1%iger Gentianaviolettlösung und Candio-Hermal-Suspension, bei Bedarf auch systemische Behandlung mit Amphotericin B 1 mg/kg/d kombiniert mit 5-Fluorcytosin 150 mg/kg/d i. v.
Merke: Einzelulzera erfordern grundsätzlich den Ausschluß eines Malignoms und von Systemerkrankungen wie Leukämie, Agranulozytose und spezifischen Infekten wie AIDS, Tuberkulose und Lues. Das Ulkus kann aber auch nur ein Dekubitalgeschwür durch scharfkantige kariöse Zähne sein.

Spezifische Entzündungen
AIDS. Leukoplakieähnliche Beläge des Zungenrandes mit kurzer Anamnese und Halslymphomen. **Lues** (Abb. 27.**4b**). Meist an der Zungenspitze lokalisiertes, indolentes, hartes Geschwür mit bräunlichem Grund; die Serologie ist positiv. **Behandlung** mit Penizillin (z. B. Benzathin-Pen.) 1 × 2 Mega/d i. m.
Tuberkulose. Schmerzhafte, unterminierte Geschwüre mit torpiden Entzündungserscheinungen und livider Farbe der Geschwürsränder und kleinen Knötchen im Geschwürsgrund. *Lokalisation:* Sowohl an der Zungenspitze als auch am -rand. **Behandlung** mit Antituberkulotika (S. 62).

Zysten

Zahnwurzelzysten (Abb. 27.5)
Radikuläre Kieferzyste. Chronischer, periapikaler Entzündungsherd mit Epithelauskleidung. Die Folgen sind allgemeine Herdsymptome wie Rheuma, BSG-Beschleunigung und Fieber. **Behandlung:** Operative Ausschälung oder Zahnextraktion.
Follikelzyste. Zystische Degeneration retinierter Zahnanlagen, besonders der Weisheitszähne. *Symptome* sind die schmerzlose Auftreibung des Kiefers beim Jugendlichen bis zum 3. Dezennium, allmähliche Größenzunahme mit Knochenerosion und dünne, imprimierbare Zystenwand. **Behandlung** mit Zystenausschälung.

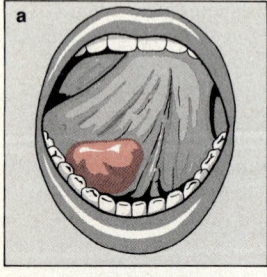

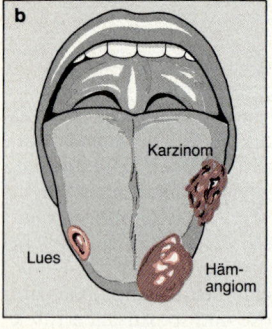

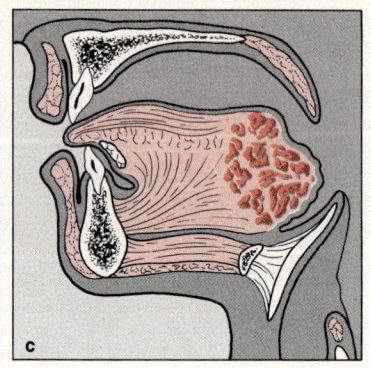

Abb. 27.4   Tumoren, Zysten und Entzündungen der Zunge. **a** Ranula. Neben Frenulum bläulich schimmernde zystische Geschwulst. **b** Zungentumoren: Lues. Indolentes, hartes Geschwür an der vorderen Zunge mit schinkenfarbigem Grund: Hämangiom. Bläuliche, schwammige, ausdrückbare Geschwulst: Karzinom. Zungenrandgeschwulst mit Zentralnekrose, harte Konsistenz. **c** Zungenstruma. Multizentrischer submuköser Tumor am Zungengrund von mittelweicher Konsistenz und dunkler Farbe.

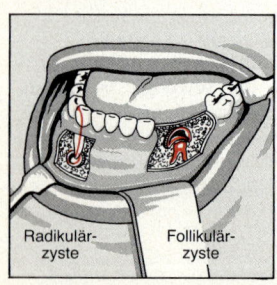

Abb. 27.5   Kieferzysten: Radikulärzyste. Zahnwurzelnahe zystische Geschwulst des Unterkiefers an der Umschlagfalte: Follikulärzyste. Vorgetriebene glattrandige Geschwulst im Peridontium.

Orale und Gesichtszysten

Ranula (Abb. 27.**4**). Angeborene, neben dem Zungenbändchen gelegene, bläulich durchschimmernde Zyste. **Unterlippen-, Gaumen-** und **Wangenzysten** sind meist Mukozelen und entstehen auf dem Boden kleiner Schleimdrüsen. **Atherome** sind Retentionszysten der Talgdrüsen (S. 290).
Die **Behandlung** der Zysten erfolgt mit der In-toto-Exstirpation.

Abb. 27.**6**   Lippentumoren: Leukoplakie. Weiße,
derbe Platten, lange Anamnese: Zyste. Glatte, kugelige Geschwulst, indolent: Karzinom. Geschwür mit
speckigen Nekrosen im Grund und wallartigen
Rändern.

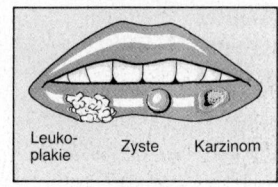

Leuko-
plakie   Zyste   Karzinom

Tumoren und Dystopien

Von den in dieser Region sehr unterschiedlich differenzierten Geweben können
zahlreiche Tumorarten ausgehen. Nachfolgend werden nur die klinisch wichtigen
aufgeführt.

Gutartige Tumoren

Warzen (S. 282), Fibrome (S. 283, 291), Pigmenttumoren (S. 283, 285), Lipome
(S. 291), Xanthome und Rhinophyme (S. 283). Papillome finden sich meist multipel in der Mundschleimhaut und werden exzidiert.

Hyperkeratosen, Leukoplakien S. 284

Sie entsprechen einer Hyperplasie des Stratum corneum. **Lokalisation** wie das
Karzinom an Unterlippe und Zunge (Abb. 27.6). **Disponierend** sind chronische
Sonneneinstrahlung sowie anhaltende Druckeinwirkung, z. B. beim Pfeifenraucher. Prämaligne ist die verruköse Form. **DD:** Es ist an HIV zu denken. **Behandlung:** Exzision.

Mißbildungsgeschwülste

Dazu gehören die *Dermoidzysten* des Mundbodens. Sie werden enukleiert. Auch
Lymphangiome und *Hämangiome* (Abb. 27.**4b**) von Zunge, Lippe und Wangen-
schleimhaut sind operativ leicht zu entfernen. Das häufige *Kavernom* in Lippen,
Mundschleimhaut und Zunge wird mit Tissucol verödet. Die dystope Ansiedelung
der Struma im Zungengrund, die *Zungenstruma* (Abb. 27.**4**) täuscht einen Tumor
vor. Allein der szintigraphische Nachweis, daß an normaler Stelle Schilddrüsengewebe angelegt ist, kann bei Exzision vor der Athyreose schützen.

Knochen- und knochennahe Geschwülste

Epulis ist eine chronisch entzündliche *Riesenzellgeschwulst* des Zahnfleischs, die
vom Peridontium und vom Periost des Alveolarfortsatzes ausgeht. Die **Behandlung** erfolgt mit Exzision.

Odontom

Gutartige Hamartiegeschwulst der Zahnkeimanlage, die meist im 6. Dezennium
als solider, schmerzloser Tumor auftritt (Abb. 27.**7**). Im Rö-Bild sind im Tumor
Zähne zu sehen. **Behandlung** mit Enukleation.

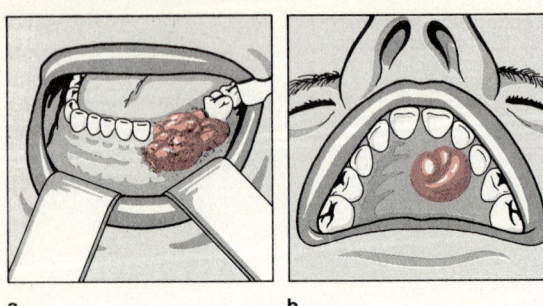

a   b

Abb. 27.**7** Kiefer- und Gaumentumoren. **a** Ameloblastom. Multinodöser, harter subgingivaler Tumor der molaren Zahnleiste. **b** Odontom. Kreisrunde, glatte solide Geschwulst des knöchernen Gaumens.

Ameloblastom, Adamantinom (Abb. 27.**7**)

Gutartiger, schmerzloser, ektodermaler Tumor der Schmelzleiste mit Sitz am Unterkieferwinkel. **Befund:** Beim 20- bis 40jährigen Patienten polyzystischer, dünnwandiger und eindrückbarer Tumor, der zur Infektion neigt. **Behandlung** mit Ausräumung und Hohlraumauffüllung mit Knochenchips.

Schädeltumoren

Dies sind Chondrome, Osteochondrome, Osteome und Riesenzellgeschwülste. Eine geschwulstähnliche Knochenproliferation ist der *Morbus Paget* (S. 365).

Maligne Tumoren

Sarkom der Kieferknochen S. 371

Melanom der Gesichtshaut S. 285

Karzinom

Carcinoma basocellulare und *Carcinoma spinocellulare* (S. 285) finden sich häufig im Gesichtsbereich und sind die Folge von Umwelteinfüssen, z. B. UV-Strahlung.

Schleimhautkarzinome

Plattenepithelkarzinom der Zunge (Abb. 27.**4**). Es beginnt entweder mit Knotenbildung und zerfällt erst später, oder es tritt bereits primär als Geschwür auf. **Befund:** Erhabener, derber Rand. In der Vorgeschichte Leukoplakie mit allmählichem Geschwüraufbruch oder Tbc und Lues. **Histologie:** Plattenepithel- oder Stachelzellkrebs mit Neigung zu früher Ausbreitung. Sie erfolgt entweder direkt in die Nachbarschaft oder indirekt über die zahlreichen Lymphbahnen in die iso- und kontralateralen Kiefer- und Halsdrüsen (Abb. 28.**2**). An der Zunge kann der Krebs zwar alle Abschnitte befallen, bevorzugt aber Spitze und Rand (58%), seltener den Grund (21%) und noch seltener die Unterseite und den zentralen

Zungenkörper (6%). **Symptome** sind Knoten, Ulkus und Schmerz, ferner harte Infiltration im überhängenden Randbereich und bisweilen schon indolent vergrößerte Halslymphknoten. **Diagnose** mit Biopsie. **Behandlung** mit partieller Zungenresektion. Beim Sitz am Zungenkörper radikale Exstirpation mit Resektion von Mundboden und Neck-dissection (pull through). Anschließend Nachbestrahlung. Zusätzlich Zytostatikaperfusion. Die **Prognose** ist abhängig von Tumordurchmesser, Infiltrationstiefe und Lymphknotenbefall. Beim lymphknotenfreien Befund des vorderen Zungendrittels liegt die Überlebensquote bei 70%, bei Drüsenbefall und Sitz am Zungengrund ist die Prognose infaust.

Plattenepithelkarzinom des Gaumens. Malignes Ulkus mit Durchbruch in den Nasen-Rachen-Raum und spontaner Mund-Nasen-Fistel. **Diagnose** mit Biopsie. **Behandlung:** Bei kleinem Tumor Exzision im Gesunden, bei großem Tumor Laserkoagulation und Rö-Bestrahlung, bei tastbarem Halslymphknoten kombiniert mit Neck-dissection und Nachbestrahlung der Ausbreitungsgebiete.

Plattenepithelkarzinom der Wange. Durch geschwürigen Zerfall, harten Rand und Schmerzhaftigkeit gekennzeichneter Krebs. **Diagnose** mit Biopsie. **Behandlung** mit Exzision, Neck-dissection und Nachbestrahlung.

Plattenepithelkarzinom der Lippe (Abb. 27.6). Meist auf dem Boden von Leukoplakien entstehendes Karzinom. An der Unterlippe häufiger als an der Oberlippe. Vorwiegend bei Männern. Disponiert sind sonnenverbrannte Landwirte und Seeleute sowie chronische Pfeifenraucher. **Symptome:** Leicht blutender, harter, mit Borken belegter und nicht ausheilender Defekt. Anfangs ist der Rand nur wenig induriert und aufgewulstet. Erst später derbe Infiltration mit Befall der regionären Lymphknoten am Unterkiefer und Hals. *Cave* Probeexzision! **Behandlung:** Schon bei Verdacht weite Exstirpation des Infiltrates mit Garantiezone von 2 cm in allen Schichten und Nachbestrahlung. Bei fortgeschrittenen Fällen und tastbaren Lymphknoten En-bloc-Resektion mit Neck-dissection. **Prognose:** Das Karzinom der Unterlippe ist weniger aggressiv. Die vom Tumordurchmesser abhängende Überlebensquote reicht von 90% (< 2 cm) bis 40% (> 3 cm).

Erkrankungen der Speicheldrüse

Entzündungen

Sialoadenitis acuta purulenta, marantische Parotitis

▶ Kanalikulär aszendierende, meist durch Staphylokokken hervorgerufene bakterielle Infektion der Ohrspeicheldrüsen.

Dispositionen sind Speichelsteine, Kachexie, operierte Patienten mit trockenem Mund und Kranke mit Dauersondenbehandlung. Die hämatogene oder regionär lymphogene Keimverschleppung ist die Ausnahme. **Symptome** sind Schwellung, abgehobenes Ohrläppchen (Abb. 27.**8**), die äußerst schmerzhafte, vergrößerte Drüse und infolge der Masseteranspannung derbe Konsistenz der Wange und Kieferklemme. **DD:** Parotitis epidemica (Mumps und Tumor). **Behandlung:** Zunächst konservativ mit Hyperämisierung durch Mikrowellen oder Leitungsanästhesie durch Umspritzung mit 1%iger Novocain- oder Scandicainlösung und feuchte Verbände, ferner Penizillin 4 × 10 Mega/d i. v. oder oral Clindamycin 3 × 300 mg/d i. m. Wenn sich danach der Prozeß nicht in 24 Stunden zurückbildet,

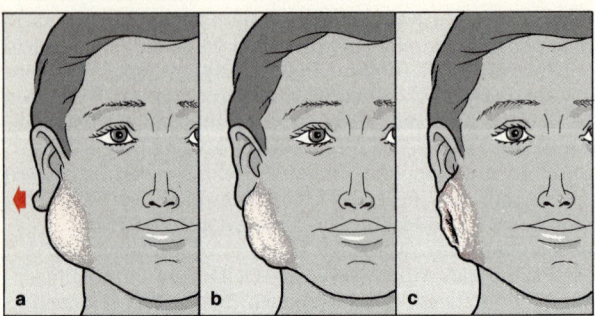

Abb. 27.8   Schwellung der Ohrspeicheldrüse. **a** Parotitis. Akut, schmerzhaft, Kiefer-klemme, Ohrläppchenabhebung. **b** Mischtumor. Torpide, indolent, hart, multinodös. **c** Karzinom. Torpide, indolent, derb, Hauteinziehung.

wird trotz des hart scheinenden Lokalbefundes punktiert und bei Eitergewinnung parallel zu den Aufzweigungen des N. facialis, also radiär, inzidiert und ausgiebig drainiert. Operative Hauptkomplikation ist die Fazialisverletzung mit Parese. **Komplikationen** der konservativen Behandlung sind Perforation, Weichteil-phlegmone und Speichelfistel.

Sialolithiasis

▶ Gangverschluß durch Speichelstein oder Fremdkörper mit nachfolgender Stauungsinfektion.

Lokalisation meist in der Glandula submandibularis. **Symptome:** Bei gesteigertem Sekretionsreiz, z. B. beim Essen saurer Speisen, typischer Retentionsschmerz und rasche Größenzunahme der Drüse, die dann als schmerzhafte Resistenz tastbar wird. Im *Rö-Bild* ist der Steinnachweis keineswegs einfach. Auch die Sialogra-phie, d. h. die Kontrastdarstellung des Gangsystems, ist nicht verläßlich. Eher ist der Stein im Gang tastbar. **Behandlung:** Versuch der Steinextraktion, bei Miß-lingen in gleicher Sitzung Exstirpation der Drüse.

Tumoren, Sialome

Mischtumor

▶ Adenom mit knorpeliger Stromaumwandlung, das 65 % aller Speicheldrüsen-tumoren ausmacht und zu 85 % in der Parotis und zu 15 % in den übrigen Drüsen (Sublingualis und Submandibularis) angesiedelt ist.

Die abgekapselte Geschwulst hat sowohl epitheliale als auch fibröse Anteile und durchdringt mit ihren Fortsätzen fingerartig die Drüsenlappen. **Symptome:** Derbe, oft schmerzhafte Knotenbildungen von mehreren Zentimetern Durchmes-ser (Abb. 27.**8**) mit allmählicher Größenzunahme. **Lokalisation:** In der Parotis im unteren Drüsenpol, selten an der Drüseninnenseite; in der Submaxillaris im ge-samten Drüsenkörper. **Behandlung:** Totalexstirpation des Tumors weit im Gesun-den mit dem umgebenden Gewebe ist Diagnose und Therapie zugleich. In der

Parotis erfordert dies die vorherige *Freilegung* des Fazialisstammes. Bei tiefem Sitz und ausgedehntem Befund Totalexstirpation der Drüse, ebenso bei Tumoren der Sublingualis oder Submandibularis. **Komplikation** ist in 15% die Entartung. Bei Tumorrezidiven auf 25–50% erhöhte Entartungswahrscheinlichkeit, deshalb bereits beim 1. Rezidiv totale Parotidektomie mit präventiver Neck-dissection.

Adenolymphom, Warthin-Tumor

Gutartiger, von Kiemengangsresten ausgehender Tumor aus lymphozytärem Gewebe mit azidophilem Epithelsaum beim älteren Menschen. **Symptome** sind die schmerzlose Schwellung des unteren Parotispols und der zystische Tastbefund. **Behandlung** mit In-toto-Exstirpation.

Speicheldrüsenkarzinom

Histologisch Plattenepithel-, Adeno- und Mukodermoidkarzinom. Das Plattenepithelkarzinom ist wegen der frühzeitigen Aussaat besonders maligne. Adenokarzinome streuen erst relativ spät. Die selteneren Mukodermoidkarzinome der Gänge verhalten sich meist blande. Die **Symptome** sind anfangs wie bei Mischtumoren die harte Schwellung oder Knotenbildung, später die Hauteinziehung und Ulzeration und infolge der Fazialisinfiltration auch die Parese. **Behandlung:** Exstirpation der gesamten Drüse mit Nachbestrahlung und bei Lymphknotenbefall Neck-dissection. Bei nicht radikal ausrottbarem Karzinom arterielle Zytostatikaperfusion.

28. Hals

Mißbildungen

Mediane und laterale Halszysten und -fisteln

▶ Als zystischer Tumor imponierender persistierender Ductus thyreoglossus, Ductus thymopharyngeus oder zystischer Kiemengang, die bei Infektion perforieren und fisteln können (Abb. 28. **1**).

Die *mediane Fistel* des Ductus thyreoglossus mündet unterhalb des Zungenbeins nach außen und scheidet hautmazerierendes Sekret aus. Die innere Öffnung ist das Foramen caecum. Manifestation meist nicht vor dem 5. Lebensjahr. Die *laterale Zyste* oder auch die *Fistel* des Ductus thymopharyngeus und die Zyste oder auch Fistel des persistierenden Kiemenganges ziehen durch die Karotisgabel und haben bisweilen innere und äußere Öffnungen.

Die *äußeren* Mündungen liegen gewöhnlich vor dem M. sternocleidomastoideus und sind bereits bei der Geburt sichtbar, die *inneren* Öffnungen an der Tonsille sind nur mit Blauinjektion zu lokalisieren. **Symptome:** Die Zysten sind als glatte Tumoren von prallelastischer Konsistenz zu tasten und machen nur selten Druckerscheinungen. Fisteln imponieren als kleine sezernierende Hautpori. **Diagnostik:** Punktion und Röntgen-Kontrastdarstellung ergeben den typischen Verlauf, mit dem Sonogramm sind Zysten von soliden Tumoren zu unterscheiden.

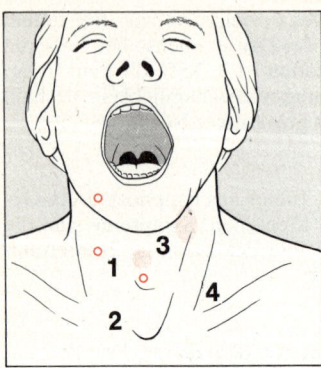
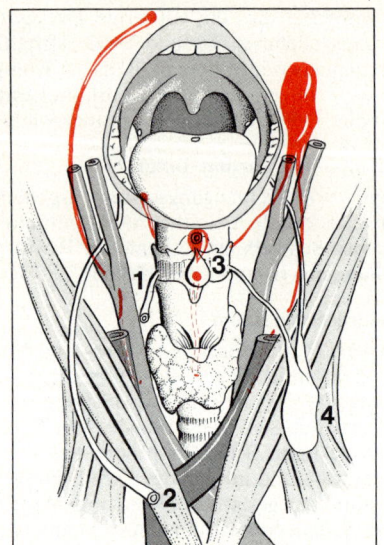

1 + 2 Kiemengangsfisteln
   3 Thyreoglossuszyste
       und -fistel
   4 Kiemengangszyste

Abb. 28.1 Halsfisteln und -zysten.

DD: Lymphangiome und Lymphknoten. **Behandlung:** Nach Markierung mit Methylenblauinstillation Zungenbeinspaltung und präparatorische Exstirpation von Fistel und Zyste. Laterale Befunde erfordern die Unter-Sicht-Abschälung von der Karotisgabel. Zurückgelassene *Gangreste* führen zum *Rezidiv*.

Schiefhals

▶ Angeborene, einseitige Kontraktur des M. sternocleidomastoideus unbekannter Genese.

Symptom ist die Kopfschiefhaltung mit Drehung zur gesunden und Neigung zur kranken Seite. Der Kopfnicker erscheint sichtbar kontrahiert. **Komplikationen** bei Nichtbehandlung sind die irreparable Gesichtsasymmetrie und die HWS-Deformierung, *Gesichts-* und *HWS-Skoliose* genannt. **DD:** Rheumatischer, neurologischer, okulärer, ossärer, narbiger oder hysterischer Schiefhals. **Behandlung:** Auf der Neigungsseite müssen so früh wie möglich der sternale und der klavikulare Kopfnickeransatz offen durchtrennt werden.

Halsrippe

▶ Doppelseitige rudimentäre Rippenstümpfe des 7. Halswirbelsegments mit anomalem Ansatz des M. scalenus, die eine Gefäß-Nerven-Symptomatik hervorrufen können.

Häufiger bei Frauen anzutreffen. **Symptome** treten nur bei 20 % der Halsrippenträger auf. **Manifestation** meist im 5. Dezennium, häufig infolge traumatischer

Irritation des Gefäß-Nerven-Strangs von A. subclavia und Armplexus mit Kältegefühl, seitendifferenter Pulsfüllung, Ödem und Atrophie. **Diagnostik:** Tastbare überzählige Rippe und Beschwerdezunahme beim *Tragetest.* Der *Adson*-Test, die Kopfdrehung nach der kranken Seite und die tiefe Inspiration, verschlechtert die Armdurchblutung, erkennbar am Schwinden des Radialispulses. Mit Angiographie ist die Arteria-subclavia-Kompression nachweisbar. **Behandlung:** Primär konservativ, d. h. medikomechanisch mit Mikrowellen. **Operation:** Bei Atrophie, Durchblutungsinsuffizienz und objektivierbaren Ödemen: periostale Rippenresektion. **DD:** Skalenussyndrom bei insertionsbedingter Tonussteigerung des anterioren Muskelanteils, Hochstand der ersten Rippe mit Plexusanspannung und Osteochondrose der Halswirbelsäule mit akutem Blockadesyndrom, das ebenfalls konservativ zu behandeln ist.

Lymphadenitis S. 313 f.

Gutartige Tumoren

Sie gehen aus von Haut- und Unterhautgewebe (S. 282, 291) sowie den Lymphknoten. Der *Fetthals (Madelung)* ist eine kragenförmige Lipomatosis colli. **DD:** Eine Struma oder ein Lymphknotenpaket ist anhand der Lokalisation, fehlender Schluckverschieblichkeit und weicher Konsistenz leicht auszuschließen. **Behandlung** durch *extrakapsuläre* Exstirpation.

Karotisglomustumor oder Paragangliom

▶ Ein Tumor des Karotissinus, auch als Ganglion intercaroticum bezeichnet, mit sowohl alveolär-großzelliger als auch kleinzelliger Variante und extrem langsamem Wachstum. Charakteristisch sind seine Gefäß- und seine Nervendichte.
Bis Pflaumengröße ist der anfangs erbs- bis bohnengroße Tumor klinisch meist stumm. In 15–20 % ist eine Entartung zu erwarten. **Symptome** des gewachsenen Tumors sind die tast- und sichtbare Geschwulst über der Karotisgabel. Meist ist ein Vaskularisierungsrauschen zu hören. Die *Knotenpalpation* löst durch Auspressen einer *vasodepressorischen Substanz* und über die nervale Leitung einen Pressorezeptorenreflex mit Ohnmacht und Herzstillstand, das sog. *Karotissinusreflexsyndrom,* aus. **Behandlung:** Wegen Reflex- und Entartungsgefahr immer Exstirpation.

Bösartige Tumoren

Karzinommetastasen

Häufig finden sich am Hals Lymphknotenmetastasen. Ausgangskarzinome sind Rachen-, Hals-, Trachea-, Kehlkopf-, Bronchus-, Ösophagus-, Magen-Darm-Kanal-, Mamma- und Schilddrüsentumoren. **Symptome:** Indolente, palpatorisch isolierbare, harte und höckrig vergrößerte Knoten. **Diagnostik:** Exstirpationsbiopsie (Abb. 28.**3**). **Behandlung:** Nur bei solitärer Metastase und sicher entfernbarem Primärtumor (Abb. 28.**2**–28.**4**) ist die Ausräumung gerechtfertigt.

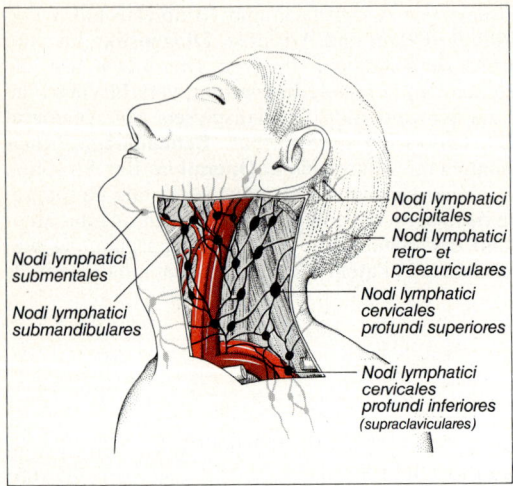

Abb. 28.**2**   Anatomie der Halslymphknoten (M. sterno-cleidomastoideus abgetragen).

Nodi lymphatici
occipitales

Nodi lymphatici
retro- et
praeauriculares

Nodi lymphatici
cervicales
profundi superiores

Nodi lymphatici
submentales

Nodi lymphatici
submandibulares

Nodi lymphatici
cervicales
profundi inferiores
(supraclaviculares)

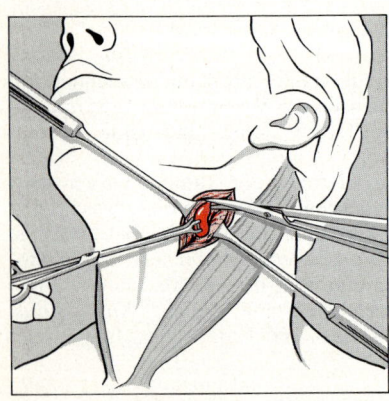

Abb. 28.**3**   Kollare Lymphknoten-biopsie.

Maligne Lymphome

Man unterscheidet Hodgkin- und Non-Hodgkin-Lymphome mit häufiger klinischer Erstmanifestation an den Halslymphknoten (Abb. 28.**2**). Weiteres S. 314 f.

Lymphknotenausräumung, Neck-dissection. Abb. 28.**4**

Verletzungen

Im Hals verlaufen auf engstem Raum die Wirbelsäule mit dem Rückenmark, die Karotiden und Halsvenen, die Stränge von Vagus und Sympathikus sowie Pharynx, Trachea und Ösophagus.

Halswirbelsäulenverletzungen S. 766 ff.

Verletzung der A. carotis communis und des Truncus brachiocephalicus

▶ Die *totale* Zerreißung oder Durchschneidung, meist infolge Suizids, hat die tödliche Massenblutung zur Folge.

Die *partielle* Wandverletzung kann zum Hämatom führen, das als pulsierende, schwirrende Schwellung zu tasten ist und bei Größenzunahme auf Trachea und Ösophagus drückt; nach Wochen entsteht ein falsches Aneurysma, A. spurium (S. 330) genannt. **Komplikationen** sind primär Trachealverdrängung und Kom-

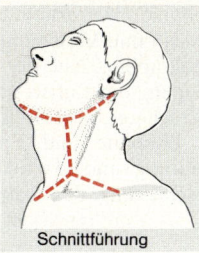
Schnittführung

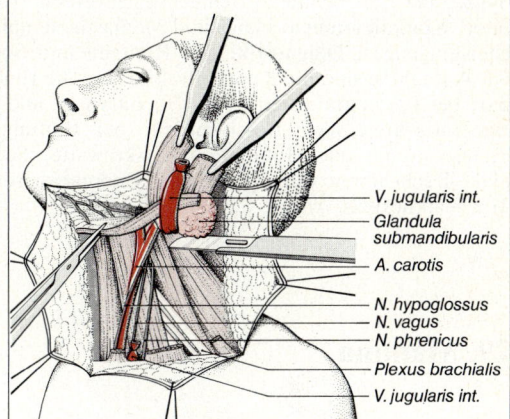

V. jugularis int.
Glandula submandibularis
A. carotis
N. hypoglossus
N. vagus
N. phrenicus
Plexus brachialis
V. jugularis int.

Abb. 28.4 Technik der Neck-dissection. Reseziert werden en bloc der M. sternochleidomastoideus, die V. jugularis interna und das gesamte Fett- und Lymphgewebe bis zum Vorderrand des M. trapezius.

pressionsdyspnoe, später Sekundärinfektion des Hämatoms mit Phlegmone und Mediastinitis. **Behandlung:** Bei infiziertem oder bedrohlich wachsendem Hämatom breite kollare Spaltung und proximale und distale Freilegung des Karotisstamms. Unter *partieller,* proximaler und distaler Drosselung der Karotis oder präliminarer Kompression der Öffnung Orientierung über Größe und Beschaffenheit der Verletzung und Ausräumen der Koagula, dann Gefäßnaht. *Cave:* komplette Karotisabklemmung oder gar Unterbindung, da es in 50% hierdurch zu sofortigem Exitus oder irreversiblen Hirnschäden kommt. Deshalb ist die Naht über dem intraluminalen Shunt zur Methode der Wahl geworden.

Venenverletzung
▶ Durch die Läsion einer großen Vene wird unter schlürfendem Geräusch *Luft angesogen,* die oft zur tödlichen Luftembolie führt.
Die **Symptome** der Luftansaugung sind Dyspnoe, Zyanose, Bewußtlosigkeit, Krämpfe und schließlich Asystolie.
Soforttherapie:
● Kompression der Venenöffnung,
● Überdruckbeatmung und
● Luft absaugen aus dem rechten Herzen durch direkte Punktion oder durch transjugularen Herzkatheter.

Nervenverletzung
▶ Selten ist der Vagusabriß mit reflektorischem Atem- und Herzstillstand, häufiger der Abriß des Halsnervengeflechtes.
Behandlung mit primärer Nervennaht (S. 699ff.).

Kehlkopf- und Trachealverletzung
▶ Meist Knorpelläsion von Kehlkopf und Trachealeingang.

Symptome sind Schmerz, Schluckbeschwerden, Aphonie, Heiserkeit und Dyspnoe. **Komplikationen:** Haut- und Mediastinalemphysem und Verlegung des Trachealeinganges. **Diagnostik:** Mit Röntgen und Sonographie. Auf der weichen Rö-Aufnahme sind die Knorpelfraktur und die Einengung der Luftwege erkennbar; bei Larynxfrakturen evtl. CT, Laryngo- und Tracheoskopie. **Behandlung:** Bei fortschreitenden Beschwerden, bei Blutung, Dyspnoe und Emphysem Tracheostomie oder Intubation, Eiskrawatte, Sedierung und Atemkontrolle, evtl. Trachealnaht oder temporäre Endoprothesenschienung des frakturierten Trachealknorpels.

29. Mamma

Tabelle 29.1 **Untersuchungsverfahren** (Übersicht)	
Vorgeschichte	Computertomographie
Inspektion	Sonographie
Palpation	Thermographie
Labor	Probepunktion
Hormonstatus	Exstirpationsbiopsie
Mammographie	

Angeborene und erworbene Deformationen

Mißbildungen

Aplasie: nur Warze ohne Drüsenkörper. **Hypoplasie:** Warze mit rudimentärem Drüsenkörper, bei beiden Formen *Behandlung* mit subkutaner Einpflanzung einer Silikonprothese. **Agenesie:** Fehlen der gesamten Anlage, also von Warze und Drüse; *Behandlung* mit Aufbauplastik (S. 308). **Mamma aberrans:** überzählige Mamma, meistens in Axilla, erhöhte Karzinomgefahr! Deshalb Exstirpation.

Makromastie, Mammahypertrophie und -hyperplasie

▶ Bilaterale, oft durch hormonaktive Tumoren der Ovarien, Nebennieren oder Hypophyse bewirkte hochgradige Brustdrüsenvergrößerung mit sekundären Veränderungen der HWS und der BWS.

In Pubertät und Gravidität kann die Vergrößerung ein passagerer physiologischer Befund sein. *Krankheitswert* bekommt sie, abgesehen von ursächlichen Tumoren, durch die gewichtsbedingte Wirbelsäulenveränderung. **Behandlung:** Mammareduktionsplastik (Abb. 22.**14**).

Gynäkomastie

▶ Abnorme Größenzunahme der männlichen Brust durch Hypertrophie von Drüse und Fettgewebe.

Ursachen sind *Endokrinopathien* wie Klinefelter-Syndrom, testikuläre Feminisierung, Reifenstein-Syndrom, Kastration und Hypothyreose; ferner *Hodenatrophie* und *-blastome* wie Leydig-Zell-Tumoren und Chorionkarzinome, ferner *Hypophysen-* und *Nebennierenrindentumoren.* Als *Paraneoplasie* kommt sie z. B. beim Bronchuskarzinom vor. Weitere Ursachen sind Leberzirrhose, Hungerdystrophie und Lepra. *Medikamentöse* Ursachen sind die Langzeiteinnahme von Spironolacton, Digitalis, α-Methyldopa, Reserpin, Meprobamat, Marihuana, Phenothiazin und schließlich die *Hormontherapie* bei Prostatakarzinom mit Östrogenen, Testosteron oder HCG. **Diagnostik:** Medikamentenanamnese, Palpation von Mamma und Testes. Röntgen von Sella und Thorax, Kerngeschlechtsbestimmung, Hormonanalyse, vor allem von HCG im Urin (Schwangerschaftstest), evtl. auch von Östrogenen, Testosteron und Prolaktin. Leberfunktionsproben. **DD:** Immer Mammabiopsie zum Ausschluß eines Karzinoms. **Behandlung:** Drüsenkörperexstirpation durch Mamillenrandschnitt (Abb. 29.**3**).

Die **Gynäkomastie des Neugeborenen** und des **Pubertierenden** ist eine physiologische passagere Schwellung des angelegten Drüsenkörpers mit z. T. adenomatösen Verhärtungen. **Behandlung:** Keine. **DD:** Retroglanduläre (mammäre) Angiome, Fibrome und Lipome.

Entzündungen

Akute Mastitis

▶ Meist beim Stillen (Mastitis puerperalis) kanalikulär aufsteigende Staphylokokkeninfektion, selten außerhalb der Stillzeit auftretende Milchgangsentzündung.

Symptome sind Schwellung, Schmerz, Überwärmung und Rötung. **Abnorme Lokalisationen** außerhalb des Drüsenkörpers sind die paramammären, epifaszialen und retromammären Befunde (Abb. 29.**1**).

Behandlung im Frühstadium: Abstillen, Brusthochbinden, Alkoholverbände; Penizillin (Dicloxacillin) 4 × 4 g/d, Cephalosporin 4–8 g/d, Tetrazyklin 4 × 2 g/d und Prolaktinhemmer Bromocryptin über 3 Tage 3 × 2,5 mg/d oder 11 Tage 1 × 2,5 mg/d. Verschleppungsbedingte **Komplikationen** sind hochschmerzhafte Entzündungsausbreitung und Anzeichen der Sepsis. **Diagnostik:** Palpation und Sonographie, Blutkultur und Antibiogramm vom Punktat.

Behandlung im komplizierten Spätstadium: Bei Fluktuation Punktionsentleerung und Instillation von Antibiotika. Bei ausgedehntem Befund unter Antibiotikaabschirmung (s. u.) Inzision und Gegeninzision oder Drüsenkörperaufklappung mit dem Bardenheuer-Bogenschnitt in der submammären Falte. Systemisch und Penizillin 4 × 10 Mega/d i. v. Die *Antibiotikainstillation* ist

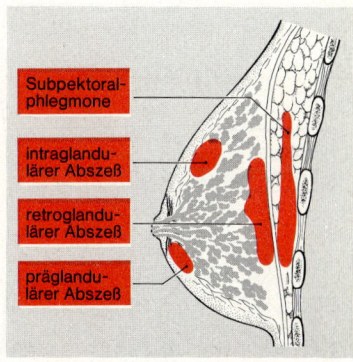

Abb. 29.**1** Mastitis. Typische Abszeßlokalisationen.

Subpektoral-phlegmone

intraglandu-lärer Abszeß

retroglandu-lärer Abszeß

präglandu-lärer Abszeß

nur bei begrenzten Abszessen, die sich mit Punktion entleeren lassen, angezeigt.
DD: Nonpuerperale Mastitis, Plasmazell- und Tbc-Mastitis.

Tuberkulöse Mastitis

▶ Schleichend verlaufender, tuberkulöser Infekt der Brustdrüse mit torpiden
Fistelaufbrüchen und livide unterminierten Rändern.

Ursachen sind hämatogene Streuung einer Miliartuberkulose oder Fortleitung
einer Rippenkaries. **Behandlung:** Allgemein und lokal Antituberkulotika (S. 62)
und Fistelspülung mit Penizillin (1 Mega IE) und Streptomycin (8 bis 250 mg)
sowie Isoniazid (25 mg). Bei umschriebenen Infiltraten Keilexzision. **DD:** Aktinomykose, Tumor.

Fettgewebegranulom, Ölzyste

Posttraumatisch entstandene, abgrenzbare Knotenbildung mit Haut- oder Warzeneinziehung. Bei Einschmelzung Ausbildung einer „Ölzyste". Histologisch anfangs kleinste Sugillationen. **Diagnostik** und **Behandlung** zugleich ist die Exstirpationsbiopsie.

Präkanzerosen (Abb. 29.2)

Mastopathia fibrosa cystica Schimmelbusch

▶ Östrogenbedingte, im 3.–6. Dezennium häufige Verschmelzungszysten der
Azini. Bei Gangokklusion dann Ausbildung großer Retentionszysten.

Symptome sind die bei jüngeren Frauen großen, bei älteren Frauen kleinen harten Knoten, als „Schrotkornbrust" bezeichnet. Immer Schweregefühl und meist
menstruationssynchrone Schmerzen. Vielfach Zufallsentdeckung bei Routine-
oder Vorsorgeuntersuchung. Die **Diagnostik** erfordert zur Karzinomabgrenzung
und zur Schweregradbeurteilung der Kernatypien und der Anzahl der Epithel-
schichten immer die *Exstirpationsbiopsie*. Röntgen und Sonographie sind nicht
beweisend. Allein große Zysten lassen sich nach Punktionsentleerung und Luftfüllung röntgenologisch abklären. **Behandlung:** Bei fehlenden oder nur leichten

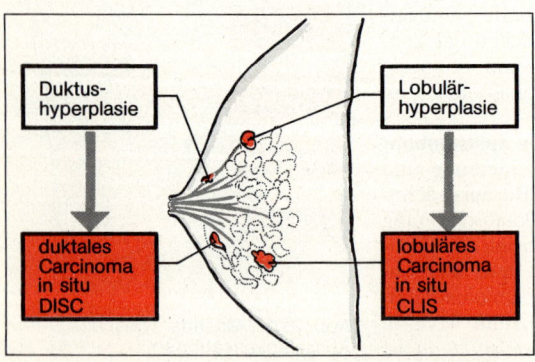

Abb. 29.**2** Präkanzerosen der Brustdrüse.

Kernatypien und fehlender Gangepithelproliferation prämenstruell Gestagene, Mastodynon 3×20 Tr./d oder die Prolaktinantagonisten Bromocryptin 3×5 mg/d oder Danazol 3×2 Kps./d; ferner lokal Progesteron-Gel, fester Brusthalter, Mikrowelle und zur reflektorischen Durchblutungssteigerung HWS- und BWS-Massage. In 12monatigen Abständen klinische, mammographische und sonographische Kontrollen, denn in der generalisierten Brustdrüsenveränderung ist die klinische Früherkennung einer Krebsbildung erschwert, zumal jede Probeexstirpationsnarbe die Krebszeichen verwischt. Deshalb ist bei häufigen Knotenrezidiven, bei Therapieresistenz und bei generalisiertem Befall die subkutane Ausschneidung des Drüsenkörpers, die Mastektomie (Abb. 29.**5a**), anzuraten. Der Hohlraum wird mit einer Silikonprothese aufgefüllt. Unumgänglich ist die Mastektomie bei Gangproliferationen und Kernatypien, deren Entartungsrisiko das etwa 30fache der Norm beträgt.

Milchgangspapillom, jugendliche Papillomatose

Blutender, zur Zeit der Menopause im Duktus oder in Zysten anzutreffender Tumor. Bei multiplem intraduktalen Vorkommen höhere Entartungsneigung. **Diagnose** und **Therapie** s. blutende Mamma.

Fibroadenom

▶ Das Fibroadenom der Mamma ist eine parakanalikuläre oder intrakanalikuläre, gutartige Mischgeschwulst in der Mamma der jugendlichen Frau (20.–30. Lebensjahr), reine Fibrome oder Adenome sind die Ausnahme (1–3 %).

Symptom ist der harte, isolierte Knoten, der von der Umgebung deutlich abgrenzbar und gegen die Drüse verschieblich ist. Der Tumor kann solitär oder in 10–15 % doppelseitig vorkommen und hat gewöhnlich einen Durchmesser von 1–5 cm. Entartungen sind selten. **Behandlung** mit Exstirpation.

Blutende oder sezernierende Mamma

Die blutende oder sezernierende Mamma ist ein *Symptom* vieler Erkrankungen. Wenn spontan oder bei Druck aus der Mamille seröses oder blutiges Sekret abgesondert wird, kann dies mehrere Ursachen haben: In 20 % ein Karzinom, ferner ein Milchgangspapillom, eine Mastopathia cystica oder eine aberrierende Gangbildung. Immer ist die Abklärung des Ausgangspunktes erforderlich. Dies geschieht mit Sekretzytologie, Galaktographie und CT. Der Lokalisation der Blutungsquelle dient die Sekretprovokation durch Druck und Palpation der Resistenzen in den einzelnen Segmenten. Jeder Knoten muß entfernt und biopsiert werden. Ist kein Tumor lokalisierbar, wird die Mamma fortlaufend kontrolliert. Jede anhaltende Sekretion verlangt die breite, explorative Freilegung mit evtl. Teil- oder Totalresektion des Drüsenkörpers.

Mammakarzinom

▶ Vom Drüsen- oder Gangepithel ausgehendes, bösartiges, früh metastasierendes Epitheliom, an dem etwa jede 12.–13. Frau erkrankt, nur 2 % betreffen Männer.

Das **Haupterkrankungsalter** liegt zwischen 4. und 6. Dezennium. Die **Ätiologie** ist unklar, geographisch sind Frequenzunterschiede deutlich. *Zu achten ist* auf

Adenome, Mastopathie, erbliche Dispositionen und Hormondysregulationen.
Potentielle *Krebsvorstufen* und *Risikofaktoren* s. Tab. 29.2.

Krebsvorsorge

Ab 30. Lebensjahr 6monatliche *klinische* Kontrolle. Als Basisuntersuchung einmalige *Mammographie,* die nur bei Verdachtsbefund und Risikogruppen bereits nach 6 Monaten und ab 50. Lebensjahr jährlich wiederholt wird. Sonst Wiederholung im 2-Jahres-Intervall. Weitere Diagnostik s. u.

Symptome

Einziges mammographisches *Frühsymptom* ist der kleine Knoten mit Mikrokalk und „Krebsfüßchen". Einziges klinisches Frühzeichen der kleine, tastbare, noch frei bewegliche Knoten. Alle anderen „typischen" Zeichen wie Warzenveränderung, Warzeneinziehung, Warzennässen, Brustkörpervergrößerung und lokale Verhärtung sind *Spätzeichen.* **Symptome der Inkurabilität** sind das Ödem, die Peau d'orange, die Infiltration des Koriums (cancer en cuirasse) und beim inflammatorischen Karzinom die Rötung; dann die Schrumpfung, die Achseldrüsenpakete, die Ulzeration, der Hautdurchbruch, die Fixation von Tumor und Drüsenkörper auf der Brustwand und schließlich die Fernmetastasen, oft nur erkennbar an der Störung des Allgemeinbefindens. **DD:** Beim *Frühbefund* Mastopathie, Adenom, Fibrom, Papillom und Fettnekrose.

Diagnostik

Diagnostische Kriterien sind in der **Vorgeschichte** familiäre Brustkrebsbelastung oder eigene Krebserkrankungen, ferner Mastitis, Östrogen-(Kontrazeptiva-)Therapie. Zeichen einer Ovarialinsuffizienz wie späte Menarche, unregelmäßiger Zyklus, frühe Menopause, unterbundene Laktation und späte Schwangerschaft (Tab. 29.2). Bei der *Schmerzanamnese* sind wichtig: Zyklusabhängigkeit, Lokalisation und Charakter; bei *Sekretion,* ob ein- oder beidseitig, Sekretfarbe und

---

Tabelle 29.2   Risikofaktoren

Faktoren	Multiplikator
– Mastopathie mit Gangepithelproliferation und schwerer Dyskariose	30
– Früheres Karzinom in anderer Brust	10
– Familiäres Mammakarzinom	10
– Früherer Krebs in anderen Organen	3
– Mastopathie mit Gangepithelproliferation und leichter Dyskariose	3
– Familiäres Karzinom in anderen Organen	2
– Östrogenbehandlung	2
– Nullipara und Multipara	1–2
– Spätpara	2
– Kurze Stillzeiten	1–2
– Makromastie	1–2
– Mastitis	1–2

-konsistenz sowie Laktationsbeziehung. **Inspektion:** Bei den *Hautveränderungen* sind zu differenzieren: Rötung, Blauverfärbung, Orangenhaut, Hauteinziehung oder -erhabenheit und das Plateauphänomen. Die Mamille ist zu untersuchen auf Ulzeration, Ekzem, Entzündung, Verkrustung und Einziehung. Bei der *Brustform* ist zu achten auf Vergrößerung, Verkleinerung, Schrumpfung und Deformierung. **Palpatorisch** sind Knotenform und -konsistenz zu definieren. Kriterien sind: derb, weich, zystisch, höckrig, glattrandig, in der Nachbarschaft fixiert oder frei beweglich oder gut abgrenzbar, ferner die Verschieblichkeit gegen Haut und Unterlage und die Schmerzempfindlichkeit. *Auszutasten* sind die Subpektorallloge, die Axilla bei adduziertem Arm, die Supraklavikulargruben und die Interkostalräume; exprimierbares Mamillensekret wird zytologisch untersucht. Im **Labor** werden Blutbild, BSG, Serumkalzium, alkalische Phosphatase (Knochen- und Lebermetastasen), Östrogen- oder Progesteronstatus, die Tumormarker CEA, CA 15-3 und TPA untersucht. **Röntgen:** Thorax, Mammographie, evtl. Galakto- oder Duktographie, Skelettaufnahmen, bei zystischem Befund Punktion und Pneumozystographie. Die **Mammographie** hat keinen eigenständigen Aussagewert. Ihr Ergebnis ist nur im Rahmen des klinischen Gesamtbefundes von Bedeutung. Sie ist angezeigt

● bei der *Krebsvorsorge*untersuchung,
● als *Routineverlaufskontrolle* bei Karzinomdisposition oder in der postoperativen Überwachung der gesunden Seite, ferner
● bei *verdächtigem Tastbefund,*
● bei *Warzeneinziehung* ohne tastbaren Tumor,
● bei unerklärlichem *Brustschmerz,*
● bei *Achseldrüsenbefunden* ohne tastbaren Tumor im Brustdrüsenkörper,
● bei rezidivierender *Mastopathie,* die bereits histologisch gesichert ist,
● bei *sezernierender* Mamma.

Weitere Untersuchungen sind die Sonographie, die Thermographie und die Diaphanoskopie. **Morphologie:** Die einzig *sichere* Diagnostik ist die *histologische* und die histochemische Untersuchung des palpierten oder bildgebend nachgewiesenen exstirpierten Knotens (S. 399). Unsicher sind Nadelbiopsie und Mamillenabstrich. Optimal ist es, bereits die **Exstirpationsbiopsie** in *Op-Bereitschaft* vorzunehmen, um im Falle des Krebsnachweises den Eingriff unmittelbar als Radikaloperation fortzuführen (Abb. 29.**3**).

Lokalisation und Disposition

Hauptlokalisation ist mit 45 % der obere äußere Quadrant, etwa 15 % wachsen im oberen inneren Quadranten, 10 % im unteren äußeren und 5 % im unteren inneren Quadranten; 25 % finden sich zentral in der Mamma. Die Disposition zum Brustkrebs ist durch die bekannten **Risikofaktoren** definiert. Ihre unterschiedliche Bedeutung wird durch die Multiplikatoren von 1–30 ausgedrückt (Tab. 29.**2**).

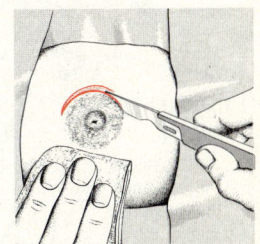

Abb. 29.**3** Perialveolärer oder Warzenhofrandschnitt zur Probeexzision oder -exstirpation.

Morphologie und Wachstumseigenschaften

Die Wachstumsgeschwindigkeit verläuft exponentiell, ist jedoch von Tumor zu Tumor sehr unterschiedlich. Nach 40 *Verdopplungszeiteinheiten* erfolgt der Exitus. Bei 20 Einheiten beträgt der Tumordurchmesser 5 mm. 40% der Mammakrebse wachsen langsam, ihre Verdopplungseinheit beträgt etwa 300 Tage. Dies gilt insbesondere für *hormonrezeptor(R-)positive* Tumoren, deren Wachstum langsamer ist als das der R-negativen Tumoren. Bei einem Durchmesser von 2 cm sind simultan isolateral 10% infiltrierende und 20% nichtinfiltrierende weitere Karzinome nachzuweisen.

Prognostisch relevant ist neben der Tumorgröße und dem Rezeptorstatus das Gewebsbild. Es ist abhängig vom jeweiligen der 3 Ausgangsbereiche der Drüse (Tab. 29.**3**). In den großen Milchgängen wächst das *intraduktale* Komedokarzinom, in den kleinen terminalen Gängen das aggressive, entdifferenzierte *duktale* oder *terminale* Karzinom und in den Drüsenläppchen das differenzierte *lobuläre* Karzinom. So geht die Histogenese weitgehend mit den *Differenzierungsgraden* G_1 bis G_3 parallel. Ein weiteres Merkmal ist die Chromosomenvervielfachung.

Aussaat

Das **Malignitätsmerkmal** des Mammakarzinoms ist die frühe Metastasierung (Abb. 29.**4**). Der raschen Lymphaussaat folgt sehr bald die hämatogene Streuung.

Zum Zeitpunkt der Operation haben bereits 50–60% der Krebse lymphogen in die Achsel *gestreut*. Bei *lateralem* und oberem *Tumorsitz* erfolgt die Aussaat zunächst in die Achsel und von hier in die untere Pektoralisloge, bei *zentralem* und *medialem* Tumorsitz in die medialen Knoten. *Erste Absiedelungsstation* sind immer die Lymphknoten der Gruppe I, dann die interpektorale Gruppe II und die

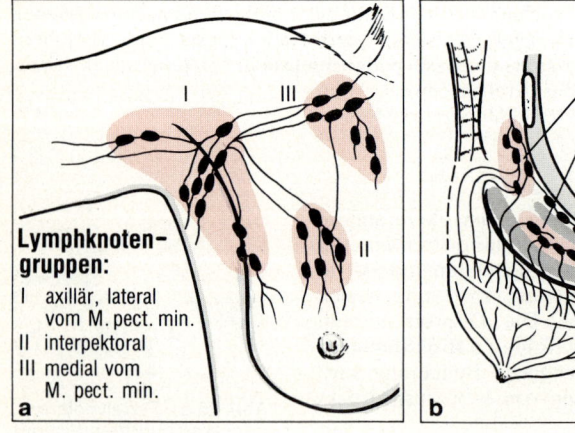
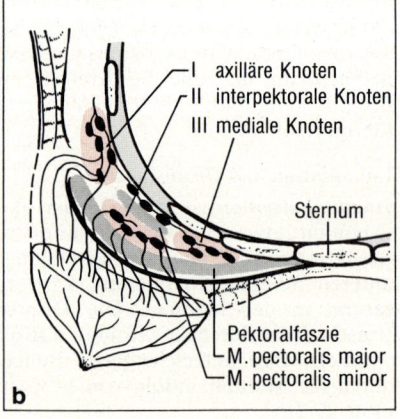

Abb. 29.**4** Mammakarzinom. Regionäre Lymphknotengruppen der Mamma. **a** A.-p. Sicht, **b** kraniokaudale Sicht.

Tabelle 29.3	Morphologische und Morbiditätsmerkmale der Mammakarzinome, geordnet nach Malignitätsgrad			
Ausgangsbereich	Bezeichnung	Histologische Merkmale	Klinische Merkmale	Frequenz
Lobulär (Drüsenläppchen)	– Sonderform CLIS (Carcinoma lobulare in situ)	– erhaltene Basalmembran	– keine Metastasen	5%
	– invasives Karzinom	– vergrößerte Azini, 15% multiple Herde, davon 23–30% bilateral	– seltene Metastasierung	10%
Duktal (mit vorwiegend intraduktalem Wachstum)	– Sonderform DISC (ductales In-situ-Carcinoma)	– erhaltene Basalmembran	– keine Metastasen	7%
	– Adenokarzinom	– Drüsenschläuche mit fehlender Basalmembran	– späte Metastasierung und Infiltration, relativ gutartig	5%
	– Comedocarcinoma cribrosum	– auf Schnittfläche Nekrosepfröpfe	– Spätmetastasen abgegrenzter Tumor	2%
	– Milchgangs- oder Mamillar-Plattenepithelkarzinom (Paget)	– Plattenepithelkarzinom der Mamille, das in die Tiefe und auf die Brustdrüsenhaut übergreift	– flächenhaftes ekzemähnliches oder geschwüriges perimammilläres Wachstum, relativ späte Metastasierung (blutende Mamma)	1%
	– Gallertkarzinom	– ausdifferenzierte Drüsen bilden noch Schleim	– relativ späte Metastasierung (Ausnahme Siegelringform)	2%
Duktal	– Carcinoma solidum medullare	– Markschwamm, mehr als 6 Zellreihen	– große Knoten, vergrößerter Drüsenkörper, später Ulzeration	40%
	– Carcinoma solidum simplex (Szirrhus)	– 1–6 Zellreihen, lokale Infiltration (häufigstes Karzinom)	– narbige Einziehung, bindegewebige Schrumpfung des Drüsenkörpers; kleiner Tumor; später „cancer en cuirasse"	30%
	– Carcinoma diffusum	– entdifferenziert, extreme Zellatypien und Polymorphien, diffus infiltrierend	– „Mastitis carcinomatosa", „entzündliches Karzinom", diffuse Hautknoten und -rötung, rasches Wachstum; extrem bösartig	2%

mediale Gruppe III. So sind die medialen Knoten bei lateralem Tumorsitz nur in etwa 20%, bei zentralem Tumorsitz bereits in 48% und bei medialem Tumorsitz in 50% befallen. Die Beziehungen zwischen *Tumorgröße* und *Lymphknotenbefall* sind regelhaft. Während Tumoren von 1 cm Durchmesser in 17% in die Achsel streuen, steigt dieser Befall bei 2 cm großen Tumoren auf 33, bei 4 cm auf 41% und ab 4 cm auf 65%.

Ob jedoch aus der Anzahl der befallenen Lymphknoten die Prognose ablesbar ist, bedarf noch der endgültigen Klärung. Als „magische" Grenze gelten derzeit 3 oder 4 befallene Achsellymphknoten.

Hämatogene Metastasen finden sich in Rippen, Becken, Wirbelsäule, Femur und Humerus mit Spontanfrakturen sowie in Lunge, Gehirn und Leber.

TNM- und Stadieneinteilung

Das Mammakarzinom wird je nach Tumorgröße, Lymphknotenbefall und Fernabsiedlung mit dem TNM-Schema (Tab. 29.**4**) klassifiziert. Daraus wiederum hat sich für die *Wahl des Behandlungsverfahrens* die klinische Stadieneinteilung I–IV ergeben (Tab. 29.**5**). Die pTNM-Klassifizierung dient der Abstufung der Kontrollmaßnahmen in der Nachsorge.

Tabelle 29.4	**TNM-Einteilung**
T_0	Tumor ist nicht tastbar, nur mammographisch erfaßt
T_1	Tumor bis 2 cm $\oslash$
T_2	Tumor mehr als 2 cm, aber < 5 cm $\oslash$
T_3	Tumor über 5 cm in seinem größten $\oslash$
T_4	Tumor jeder Größe, mit Infiltration der Brustwand oder Haut einschließlich Peau d'orange
N_0	Keine Lymphknoten palpabel
N_1	Palpable, verschiebliche Lymphknoten
N_2	Palpaple, axilläre, fixierte Lymphknoten
N_3	Infra- oder supraklavikuläre Lymphknoten mit Wachstum oder Lymphödem des Arms
M_0	Keine Fernmetastasen
M_1	Fernmetastasen nachweisbar oder Hautbefall außerhalb der Mamma

Tabelle 29.5	**Stadieneinteilung**	
Stadium	Tastbefund	TNM
I	T< 2 cm; tastbare Lymphknoten ohne Karzinom; keine Fernabsiedelung	$T_1 N_0 M_0$
II	T< 5 cm; tastbare bewegliche Lymphknoten mit oder ohne Karzinom; keine Fernabsiedelung	$T_2 N_{0-1} M_0$
III	T> 5 cm; adhärente Knoten in Axilla und supraklavikulär; keine Fernabsiedelung	$T_3 N_{1-2} M_0$
IV	wie Stadium III, aber Fernabsiedelung	$T_x N_x M_1$

Behandlung

Erstrangiges Therapieziel ist die Krebsheilung. Kosmetische Gesichtspunkte sind zweitrangig. Das Heilverfahrensprinzip des Mammakrebses ist die Radikaloperation. Sie ist angezeigt bei allen Befunden eines begrenzten Tumors. Welcher Weg der Radikaloperation gewählt wird, hängt vom Zeitpunkt der Erfassung, dem Hormonstatus, der Größe des Tumors und seinem Differenzierungsgrad und vor allem vom prä- und intraoperativ festgestellten Lymphknotenbefall ab. So kann z. B. beim intraduktalen, nicht infiltrierend wachsenden Frühkarzinom (TIS) die Keilexzision oder die subkutane Mastektomie ebenso ein Radikaleingriff sein wie beim Stadium II die Mastektomie mit Pektoralisfaszie und Achseldrüsen.

Exstirpationsbiopsie (Abb. 29.**3** u. 29.**5b**)

Der verdächtige Knoten wird mammographisch oder sonographisch mit Nadeln oder mit Farbinjektion lokalisiert und markiert und mit einem Randsaum von 1 cm ausgeschnitten. Die anschließende *Kontrollmammographie* des Op-Feldes sowie des ausgeschnittenen Knotens verifiziert die Zielgenauigkeit des Eingriffs. Der Knoten wird dann *unfixiert* in Eis, zum Histopathologen transportiert, der ihn innerhalb von 15–20 Minuten aufgearbeitet haben muß. Dies geschieht mit Größenbestimmung, quantitativer, bei kleinen Knoten nur qualitativer *Östrogen-Progesteron-Rezeptor-Bestimmung*, und im Schnell- oder Paraffinschnitt mit der histologischen Graduierung, d. h. der Differenzierung in G_1–G_4(–x).

Die **Radikaloperation** in der *klassischen* Form nach Rotter (Abb. 29.**5h**) besteht in der Entfernung des Drüsenkörpers *en bloc* mit den Mm. pectorales major et minor sowie mit den axillären und pektoralen Lymphknoten. *Modifikationen* sind die Belassung der Mm. pectorales, die Fasziektomie des M. pectoralis major (Abb. 29.**5g**) sowie die verschiedenen Formen der organerhaltenden *Segmentausschneidungen* mit separater axillärer Lymphknotenentfernung in Form der Ausräumung oder auch nur der *Enukleationsbiopsie* einzelner verdächtiger Knoten (Abb. 29.**5b–g**). Die *subkutane Mastektomie* ist nur für die generalisierte Mastopathie mit DISC- und CLIS-Befunden angezeigt.

Gegen eine grundsätzliche Beschränkung auf *sparsame Tumorresektionen* (Tylektomie und Lumpektomie) beim manifesten Karzinom der Stadien I–II sprechen

- der hohe Grad des Achsellymphknotenbefalls auch bei kleinen Tumoren;
- die Tatsache, daß Achsellymphknoten der Betastung entgehen, was nach Rosen (1975) bei Tumoren unter 2 cm Durchmesser in 48% und bei Tumoren über 2 cm in 31% der Fall ist;
- daß die Achselknoten ohne operative Freilegung und histologische Untersuchung nicht zu verifizieren sind;
- daß auch nach Exzision kleiner Tumoren in über 40% (nach Shah 1973 in 128 von 170 Fällen) im Restdrüsengewebe noch Karzinomnester nachzuweisen sind und
- daß ab einer Zahl von 2 Millionen Zellen im Tumor die Wahrscheinlichkeit der Lymphausbreitung eine exponentielle Steigerung erfährt.

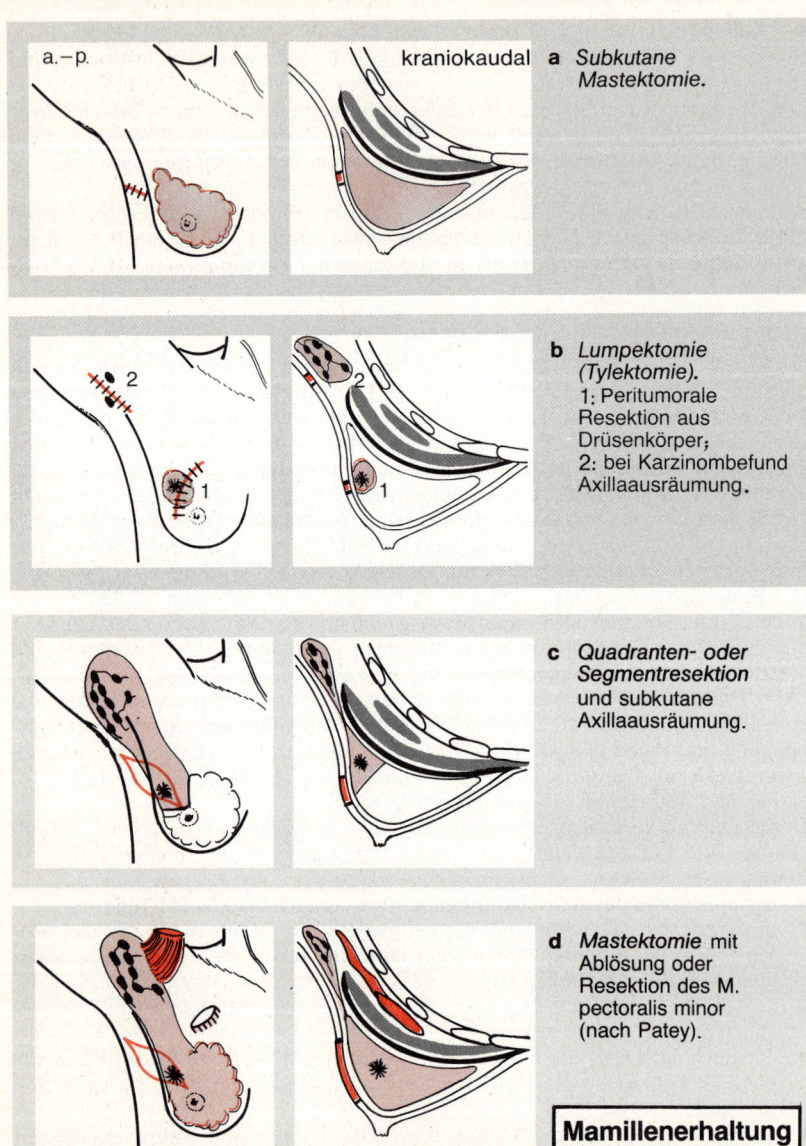

a.–p.   kraniokaudal

a *Subkutane Mastektomie.*

b *Lumpektomie (Tylektomie).*
1: Peritumorale Resektion aus Drüsenkörper;
2: bei Karzinombefund Axillaausräumung.

c *Quadranten- oder Segmentresektion* und subkutane Axillaausräumung.

d *Mastektomie* mit Ablösung oder Resektion des M. pectoralis minor (nach Patey).

Mamillenerhaltung

Abb. 29.**5**   Mammakarzinom, Operationsverfahren. **a–d** Eingriffe mit Mamillenerhaltung. **e–h** Eingriffe mit Mamillenverlust (Transfer und Rekonstruktion S. 306 ff.).

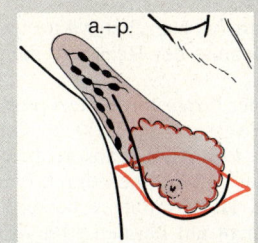
a.–p.

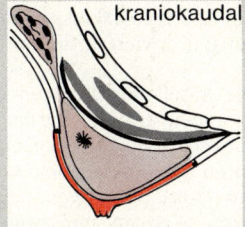
kraniokaudal

e *Mastektomie* en bloc mit Haut (Mamille) und subkutaner Axillaausräumung.

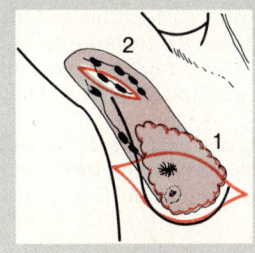
2

1

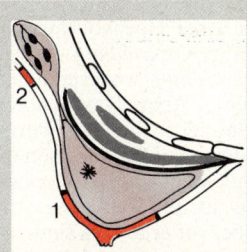
2

1

f 1: *Mastektomie* en bloc mit Haut (Mamille), 2: Axillaausräumung *von 2. Inzision.*

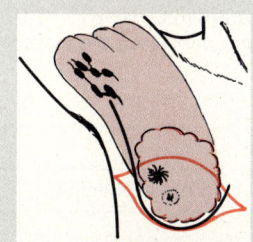

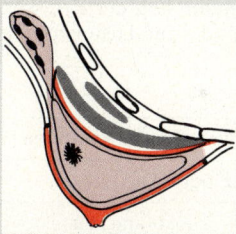

g *Mastektomie* en bloc mit Haut (Mamille) und *Pektoralisfaszie* und mit Axillaausräumung.

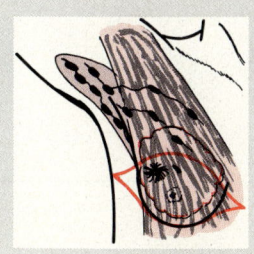

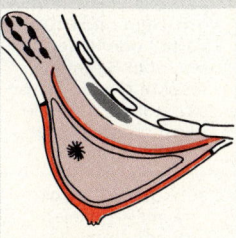

h *Radikale Mastektomie* (nach Rotter-Halsted). En-bloc-Resektion von Haut (Mamille), Drüsenkörper, M. pectoralis major und Axillarlymphgebiet.

Mamillenverlust

Adjuvante Therapie

Hormon-, Röntgen- und Chemotherapie haben sich heute bei begrenzter Anzeige als wirksame Zusatzbehandlungen erwiesen, die die Spanne der Rezidivfreiheit verlängern können.

Hormonbehandlung: Der hohe Anteil von Östrogen- oder Progesteron-Rezeptor-positiven (R+) Mammakarzinomen erklärt, warum insgesamt etwa 30% aller Tumoren günstig auf die *Blockade von Östrogen und Progesteron* ansprechen. Man kann also bei R+-Tumoren der postmenopausalen Patientinnen durch den *Hormonantagonisten* Tamoxifen das operativ erzielte Heilresultat verbessern. Tamoxifen ist auch beim *Rezidiv* wirksam, und zwar nicht nur bei den 50% der R+-Tumoren, sondern auch bisweilen bei dem 10%-Anteil der R−-Rezidive. Prämenopausal *immer* Ovarektomie.

Röntgenbestrahlung: In Form einer Hochvolttherapie wird nach partieller Drüsenkörperresektion eine *Homogenbestrahlung* des *restlichen Drüsenkörpers* und stadienabhängig eine *Axillabestrahlung* vorgenommen. Bei medialem Tumorsitz und bei mehr als vier befallenen Achsellymphknoten schlägt sich dies in einer erhöhten 10- und 15-Jahres-Überlebensquote nieder.

Chemotherapie: Bei *prämenopausalen* Patientinnen wird postoperativ in 6 Zyklen über 4–6 Monate eine *Kombination* von Cyclophosphamid, Methotrexat und 5-Fluorouracil (CMF) verabreicht. Ihr Wert ist umstritten, zumal ihr Effekt unsicher, ihre Nebenwirkungen aber oft erheblich sind.

Stadiengerechte Behandlungsverfahren (Abb. 29.**5**, Tab. 29.**6** u. 29.**7**)

Postoperative Prognoseparameter sind der Erfassungszeitpunkt, der pTNM-Befund, der Differenzierungsgrad (die Histogenese) und der Hormonrezeptorstatus.

Tabelle 29.**6**   **Vorgehen bei Tumor-in-situ-Vorstufen (TIS)** (s. Tab. 29.3)

Befunde	Eingriffe	Adjuvante Therapie
Lobulär rezidivierende Mastopathie mit Gangepithelproliferation und schwerer Dysplasie im Drüsenepithel (CLIS)	− subkutane Mastektomie mit Prothesenimplantation oder − partielle Mastektomie, d. h. Haut und Drüsenkörper oder Quadranten- oder Segmentresektion oder Tumorexzision, d. h. lokale Ausschneidung der tastbaren Knoten	−
Duktal juvenile Papillomatose (multiples Papillom) hochgradige Proliferation und Atypien im duktalen Epithel (DISC)	− subkutane Mastektomie mit Prothesenimplantation	−

Tabelle 29.7 **Vorgehen bei etablierten Karzinomen**

Befunde	Eingriffe	Adjuvante Therapie
Stadium I ($T_1 N_0 M_0$)	Tylektomie Lumpektomie oder Segmentresektion + Achselknotenbiopsie, evtl. Achselausräumung in gleicher oder zweiter Sitzung	postmenopausal bei R+: evtl. Tamoxifen
Stadium II ($T_{1-2} N_{0-1} M_0$)	Mastektomie (mit Hautsegment) mit Pektoralisfaszie und Achselausräumung	Nachbestrahlung und wenn postmenopausal R+ Hormontherapie prämenopausal evtl. CMF (S. 402)
Stadium III ($T_{2-3} N_{1-2} M_0$)	Tumorreduktion: Mastektomie oder erweiterte radikale Rotter-Resektion	Nachbestrahlung
Stadium IV ($T_x N_x M_1$)	Tumorreduktion: Mastektomie	intra- und postoperative Chemotherapie Hormontherapie
Entzündliches Karzinom	keine Operation	Strahlen- und Chemotherapie
Lokoregionäres Rezidiv	lokale Ausschneidung	Strahlen- und Chemotherapie, wenn R+: Hormontherapie
Osteolytische Skelettmetastasen	bei drohender oder manifester Fraktur Osteosynthese	Bestrahlung, bei Schmerz Androgentherapie

Der *günstigste* Befund mit früher Erfassung, $pT_1N_0M_0$, G_1, und einem Progesteron-Rezeptor-Status größer als 10 fmol/mg Zytosol-Protein hat eine 5-Jahres-Überlebensquote von über 90 %.

Tumornachsorge

Sie beginnt bereits mit der unmittelbaren postoperativen *Aufklärung* des Patienten über die Notwendigkeit der Kontrollen und der Einleitung einer *psychischen Betreuung* in Selbsthilfegruppen. 75 % der lokoregionären Rezidive treten innerhalb der ersten 2 Jahre auf. Die Nachuntersuchung erfordert deshalb in den ersten 2 Jahren in 3monatigen Abständen, in den folgenden 3 Jahren in 6monatigen Abständen und danach in 1-Jahres-Abständen die *folgenden Erhebungen*:

● Zwischenanamnese;
● körperliche Untersuchung;
● Inspektion und Palpation von Op-Feld, kontralateraler Mamma mit Drüsenregionen und der Leber, ferner Messung der Armumfänge;

- Mammographie;
- Sonographie und Röntgen von Thorax, Becken und WS;
- Blutbild, BSG, Gesamteiweiß, Leukozyten, Leberenzyme und Bilirubin;
- Oberbauchsonographie;
- bei Risikogruppen oder bei klinischem Verdacht Knochenmetastasensuche mit Skelettszintigramm und Hydroxyprolin-Essigsäure im 24-Stunden-Harn, ferner im Serum alkalische Phosphatase und Kalzium;
- Suche nach Zweitkarzinomen anderer Provenienz. Sie sind beim Mammakarzinom keine Seltenheit. Deshalb auch immer Haemoccult-Test und CEA.

Behandlung des inkurablen Primärkrebses und des wegen Fernmetastasierung inkurablen Rezidivs

Nicht mehr radikal operabel ist der Brustkrebs bei allen Spätsymptomen und Spätbefunden. Es sind dies Armödem, Supraklavikulärknoten, positive Lymphknoten an der A. thoracica (mammaria) interna im 2. und 3. ICR, Fernmetastasen (Metastasenleber, Osteolysen usw.) und der Pleuraerguß bei Pleuritis carcinomatosa.

Bei Inkurabilität ist zur *Tumorreduktion* und zur Verhütung einer *Exulzeration* nur noch die *palliative* Absetzung des Drüsenkörpers unter Belassung aller Mus-

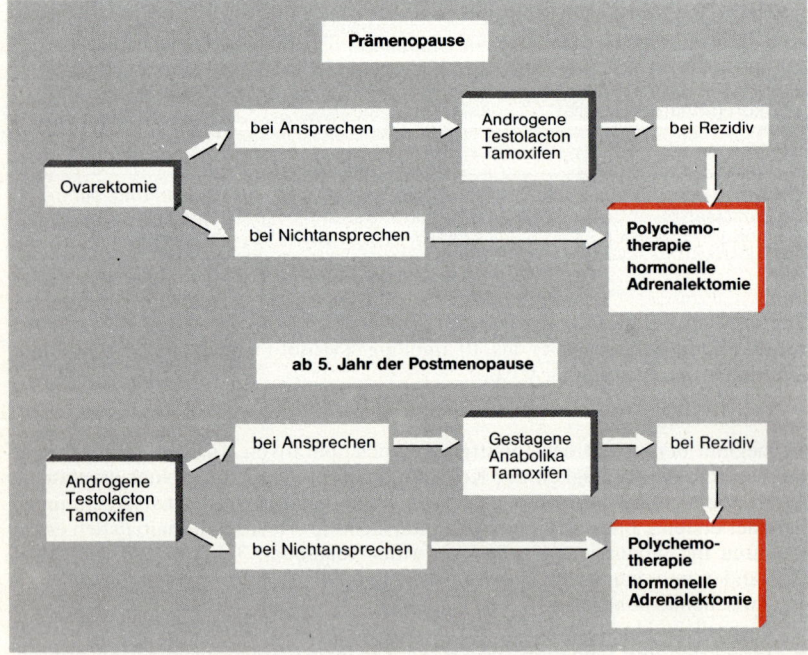

Abb. 29.**6**   Therapieschema für das metastasierende Mammakarzinom.

keln angezeigt. Anschließend Polychemotherapie und Bestrahlung. Die symptomatische Hormon- und Chemotherapie kann Remissionen bewirken, zumindest aber die Beschwerden lindern (Abb. 29.**6**). Sie erfolgt nach klinischer Selektion anhand der Rezeptorbefunde. *Lokoregionäre Rezidive* werden ausgeschnitten und multimodal nachbehandelt. *Knochenschmerzen* von Metastasen lassen sich mit Androgenen oder Kalzitonin lindern.

Mammasarkome

Es sind dies *Spindel-* und *Rundzellsarkome,* die nur 3% der Mammamalignome ausmachen. Sie durchsetzen bei jungen Frauen rasch die gesamte Brust, nehmen erhebliche Ausmaße an und *streuen* unmittelbar *hämatogen.* Lymphknotenvergrößerungen fehlen. Das sich extrem selten aus einem Fibroadenom entwickelnde *Cystosarcoma phylloides* ist relativ benigne. Die **Behandlung** des Sarkoms erfolgt mit der *Radikaloperation* nach Rotter-Halsted (Abb. 29.**5h**).

30. Thoraxwand und Pleura

Tabelle 30.**1** **Untersuchungsverfahren**	
Klinik – Anamnese (Schmerz) – Inspektion (Thoraxstarre) – Palpation (Stimmfremitus, Überwärmung) – Perkussion – Auskultation *Röntgen- und Nukleardiagnostik* – Thoraxübersicht in 2 Ebenen (evtl. Zielaufnahme, tangentiale Aufnahme, sternovertebraler Abstand) – Tomographie – Zwerchfellbeweglichkeit – Computertomographie – Kymographie – Kavogramm	*Endoskopie* – Thorakoskopie und PE – Bronchoskopie – Mediastinoskopie *Spezialuntersuchungen* – Sonographie – diagnostischer Pneumothorax – Probepunktion – Druckmessung – transbronchiale Lymphknotenpunktion

Thoraxwand

Rippentrauma S. 418

Sternum- und Rippenosteomyelitis

▶ **Entstehung** durch übergreifenden Infekt aus der Nachbarschaft wie Pleuraempyem, nichtaseptische Sternumpunktion, offene kontaminierte Rippenfraktur oder infizierte Sternotomiecerclage.

Metastatische Ursachen sind Tbc, Typhus oder Aktinomykose. **Symptome** sind
schmerzhafte Schwellung, Überwärmung, Rötung, Fieber und Atembehinderung. Auf dem Rö-Bild Periostreaktion oder Markraumaufhellung. Die **Behandlung** hängt ab vom Erregertyp und Ausgangsherd. Außer bei Tbc und Aktinomykose ist die Rippenresektion oder die Sternumtrepanation angezeigt. Zu den
Thoraxwandinfektionen gehören auch *Pektoralphlegmone* und -abszeß. Wenn
nicht traumatisch entstanden, gehen sie aus von einer *Rippenosteomyelitis* oder
einer *axillären Lymphadenitis* und müssen vom lateralen Pektoralisrand aus gespalten und drainiert werden.

Tietze-Syndrom

▶ An der Knorpel-Knochen-Grenze schmerzhafte Auftreibung der 1. und
2. Rippe (Abb. 30.**1**).

Dieser trophische, aseptische *Reizzustand* ist Ausdruck einer anhaltenden
Muskelanspannung bei *BWS-Blockade* und Fehlhaltung. Die *Folge* ist die lokale
Knorpel-Knochen-Hyperplasie. **Behandlung:** BWS-Massage, Phenylbutazon
200 mg/d oral und Decortin 25 mg/d oral und lokal an die Auftreibung und die
entsprechende Interkostalnervenwurzel wiederholt 5 ml Impletoldepot.

Lungenhernie, Pneumozele

▶ Seltener posttraumatischer oder postoperativer Befund. Durch eine Lücke in
der Interkostalmuskulatur oder des mediastinalen Bindegewebes prolabieren
Lungenanteile, was röntgenologisch leicht nachweisbar ist.

Die **Behandlung** ist nur bei Beeinträchtigung der Lungenfunktion angezeigt und
erfolgt mit plastischer Defektdeckung.

Tumoren der Rippen und Zwischenrippenräume

▶ Je nach Matrix reicht die Morphologie von Zysten über Fibrome, Lymphangiome, Hämangiome, Chondrome, Chondrosarkome, Ewing-Sarkome,
Osteosarkome bis zu den Myelomen.

Auch finden sich in den Rippen häufig *Malignommetastasen*. **DD:** Es muß an den
Callus luxurians gedacht werden.

Tumorsymptom ist die schmerzhafte Rippen- und Thoraxwandauftreibung. **Diagnostik:** Rö-Schichtaufnahme. **Behandlung:** Je nach Histologie und Ausdehnung
Rippen- oder Brustwandresektion. Die **Prognose** ist bei radikalem Vorgehen günstig.

Thoraxdeformität, Trichter- und Hühnerbrust

▶ Am häufigsten ist die sternal *eingesunkene* Trichterbrust (Abb. 30.**2**), weniger
häufig die sternal *vorgetriebene* Hühnerbrust; beides ist Folge einer Rachitis.

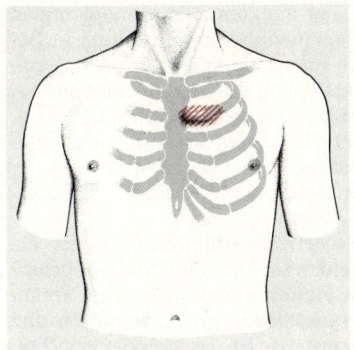
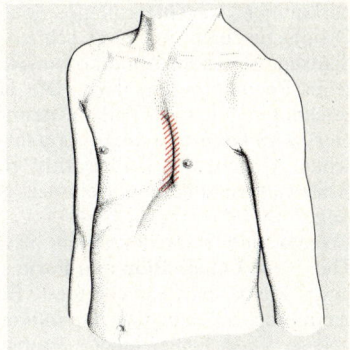

Abb. 30.**1** Tietze-Syndrom.   Abb. 30.**2** Trichterbrust.

Behandlung: Bei der Hühnerbrust ist die *Op-Indikation* rein kosmetisch. Bei der Trichterbrust kann eine Operation wegen beeinträchtigter kardiopulmonaler Leistung erforderlich sein. Parameter hierfür sind die Minderung der Vital- und Totalkapazität sowie erhöhter Rechtsventrikeldruck. Das *Op-Vorgehen* besteht in der Keilexzision der festen Rippen und des Sternums zur Bildung eines Giebels. Der Eingriff kann erst nach Abschluß des Knochenwachstums erfolgen. Die *kosmetisch* angezeigte Korrektur besteht in der subkutanen Auspolsterung der Sternumrinne mit Silikon.

Pleura

Pleuraerguß

▶ Als zellfreies Transsudat oder zellarmes Exsudat ist der Pleuraerguß ein initiales Leitsymptom für Pleurainfektionen oder Tumoren.

Oder er ist **Symptom** eines subphrenischen Abszesses, einer Pankreatitis, ferner von Lungen- und Bronchialtumoren, von Kollagenosen und einer Polyarthritis rheumatica. Seltener ist er Ausdruck eines Ovarialfibroms (Meigs-Syndrom). Die **Diagnostik** richtet sich zunächst auf den *Lokalbefund.* Perkussion, Auskultation und thorakoskopische Biopsie und Bakteriologie können *örtliche* Ursachen ausschließen. Die *Klärung der Fernursachen* erfordert insbesondere bei Blutbeimengung die allgemeine *Tumorsuche* und den Nachweis von Entzündungsherden. Die **Behandlung** richtet sich nach der Ergußursache.

Pleuraempyem

▶ Infektiöse, eitrige Rippenfellentzündung mit früher Verschwielung beider Pleurablätter und sekundärer Lungenkompression, „gefesselte Lunge" genannt, bei Nichtbehandlung mit den Spätfolgen der Thoraxhälftenschrumpfung, der Skoliose und des isolateralen Zwerchfellhochstands.

Pathogenese: Die Infektion erfolgt auf 2 Wegen. Einmal über den *direkten Perforations*- oder *Penetrationsweg,* ausgehend von einer Pneumonie, aber auch von einer Tbc, von Bronchiektasen, einer Gangrän oder einem Abszeß oder von einer perkutanen, transpleuralen Verletzung sowie vom direkten mediastinopleuralen Ösophagusdurchbruch und, schließlich, von einem peripheren Lungentumor. Bedeutsam ist das Postthorakotomieempyem nach Pneumektomie oder nichtaseptischer Pneumothoraxanlage. Die häufigste Entstehung aus der Pneumonie bezeichnet man je nach Zeitversetzung als *para-* oder *metapneumonisches* Empyem. Der *indirekte Entstehungsweg* geht über größere Distanzen wie vom subphrenischen Abszeß, der Pankreatitis, der Mediastinitis, dem Leberabszeß oder der Brustwandentzündung. Seltener ist der hämatogen-metastatische Infektionsweg. **Erreger** sind Staphylokokken, Klebsiellen, Escherichia coli sowie seltener die Tbc. Nach **Lokalisation** und **Form** zu unterscheiden sind das ein- oder doppelseitige sowie das partielle und totale Empyem. Die Hauptform ist die basale Eiteransammlung, seltener das *interlobäre,* das abgesackte oder das im mittleren und oberen Thorax „hängende" Empyem. Punktionsfolge ist das *gekammerte Empyem.*

Akutkomplikationen sind die *Sepsis* sowie die *bronchopleurale Fistel* und die interkostale *Penetration* nach außen, das „Empyema necessitatis". **Symptome** sind Fieber (bei Tbc subfebril), Thorax- und Schulterschmerz, Abgeschlagenheit und Inappetenz bis hin zu septischen Anzeichen. Bei *Thoraxwandpenetration* (Empyema necessitatis) lokale Vorwölbung, Rötung und Überwärmung. **Diagnose:** Perkutorischer Dämpfungsnachweis, aufgehobene Atemgeräusche, auf Rö-Bild und Sonogramm massive Verschattung oder nach postpunktionellem Lufteintritt, bei Fistel oder bei gasbildenden Erregern Kammerung mit multiplen Spiegeln. Immer Leukozytose und BSG-Erhöhung. Der Diagnosesicherung dient der Eiternachweis im Pleuraraum. Dies geschieht mit der *Probepunktion* mit dem geschlossenen Dreiwegesystem (Abb. 16.**20** u. 31.**2**). Sie erfolgt unter sonographischer oder Durchleuchtungskontrolle und muß die Zwerchfellgrenzen beachten. Aus dem gewonnenen Eiter wird zur systemischen Abdeckung ein Antibiogramm angefertigt.

Behandlung: Ziel ist die Empyemausheilung durch die Verklebung der fibrinbelegten Pleurablätter, um damit die Hohlraumsekretion zu stoppen. Dies kann mit Dauersaugdrainage nur so lange gelingen, als die Pleurablätter nicht verschwielt und starr geworden sind, wir also früh genug kommen. Der Dauersog mit dem System Bülau-Perthes (Abb. 31.**8**) arbeitet mit Unterdruck von 15–20 cmH$_2$O. Dazu Instillation getesteter Antibiotika und als enzymatisches Débridement zur Fibrinauflösung Streptokinase mit Streptodornase (Varidase in 0,9%iger NaCl-Lösung). Nach *Sekretversiegen* und Rö-Nachweis der Hohlraumverödung wird der Sog von der Drainage abgehangen und der Drain der Spontanabstoßung überlassen. Das *gekammerte Empyem* macht die Einführung mehrerer Thoraxdrains oder die operative Ausräumung der Fibrin- und Eitermassen notwendig. Die *bronchopleurale Fistel* erfordert den Nahtverschluß oder bei größerer Öffnung die Parenchymresektion. **Komplikationen** sind bei *Langzeitbestehen* die Lungenfesselung und -kompression durch die Pleuraschwarten, die Mediastinalverziehung, die Schrumpfung der Thoraxhälfte, die Skoliose, das Cor pulmonale und die Amyloidose. *Behandlung:* Beim älteren, verschwarteten Empyem, *Empyemresthöhle* genannt, ist die Ausheilung allein operativ auf dem Wege der transpleuralen *Dekortikation* zu erreichen. Dabei werden die Schwielen von beiden Pleurablättern abgeschält (Abb. 30.**3**), wonach sich die befreite Lunge wieder

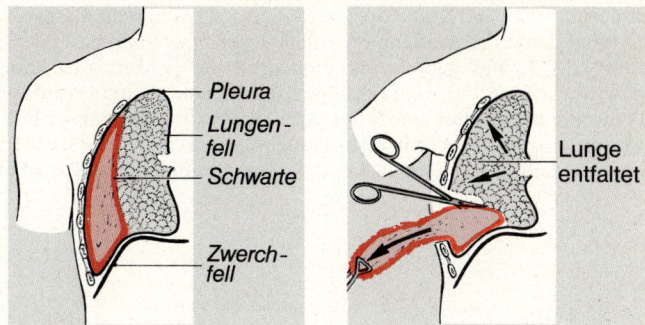

Abb. 30.3 Empyemresthöhle. Dekortikation: Ausschälung der Pleuraschwiele zur Beseitigung der Höhle und Entfaltung der Lunge.

entfalten, der Thoraxwand anlegen und so den Hohlraum ausfüllen kann. Nur bei bereits voroperierten Lungen, bei kavernöser Tbc und fibröser Parenchymdegeneration (angiographisch Gefäßrarefizierung) muß statt der Dekortikation die *Thorakoplastik* vorgenommen werden. Hierbei wird die Thoraxwand mit Rippenresektion so entstabilisiert, daß sie sich mit Muskelmantel und Periostschläuchen der belassenen viszeralen Schwiele anlegt und damit den Hohlraum zum Verschwinden bringt. Die Nachteile des Verfahrens sind die Thoraxdeformierung und -starre, die Mediastinalverschiebung, die Ventilationseinbuße, das Cor pulmonale und die Skoliose. Die Op-Letalität der Dekortikation liegt bei 3–5%, die der Thorakoplastik bei 7–10%.

Das **Tbc**- oder **mischinfizierte Pleuraempyem** ist meist Folge einer *Kavernenruptur* oder des Einbruchs einer unspezifischen Pleuritis in ein Tbc-Bronchialsystem mit Entstehung einer bronchopleuralen Fistel. In der punktierten Mischflora ist der Tbc-Erreger-Nachweis nur kulturell möglich. **Symptomtypisch** ist das trotz subfebriler Temperaturen allgemeine *septische Bild*. Die **Behandlung** erfolgt in 2 Abschnitten. Als erstes Antituberkulotika sowohl systemisch als auch mit Spülung der Empyemhöhle mit Streptomycin 1,5–2 g/d, Isonidazol 2,5 g/d und Ethambutol 25 mg/kg/d. Dann nach Erholung, spätestens nach 2–3 Monaten, *Dekortikation* und zur Fistelbeseitigung *Parenchymsanierung* mit Resektion.

Pleuratumoren

▶ *Gutartige* Geschwülste des subpleuralen Bindegewebes sind das symptomarme *Pleurafibrom* und das *Lipom*. Sie müssen sowohl aus DD-Gründen als auch wegen der *Entartungsgefahr* entfernt werden. Der *bösartige* Tumor der Pleura ist das vornehmlich bei Asbestexposition entstehende *Mesotheliom*.

Symptome: Die gutartigen Tumoren sind asymptomatisch und werden als Zufallsbefunde entdeckt. Das Mesotheliom wächst rasch invasiv und ist so bei den ersten klinischen *Anzeichen* bereits inkurabel. Solche Zeichen sind der Pleura- und neuralgiforme Interkostalschmerz sowie der hämorrhagische, rasch nachlaufende Pleuraerguß. Nicht immer sind in ihm Tumorzellen nachweisbar. Die **Diagnose-**

sicherung erfordert deshalb immer die thorakoskopische Biopsie. **DD:** Abzugrenzen sind damit die häufigen *Pleurametastasen* des Mamma- und Ovarialkarzinoms sowie die Lymphangiosis carcinomatosa der Viszeralkarzinome. **Behandlung:** Operabel ist nur das solitärknotige Mesotheliom. Seine Entfernung geschieht mit Pleuropneumektomie und Thoraxwandresektion. **Prognose:** Die damit erzielten *Überlebenszeiten* überschreiten jedoch die 1,5–2-Jahres-Grenze nicht. Auch mit multimodaler Behandlung ist eine Lebensverlängerung nicht zu erreichen.

31. Thoraxnotfall, akuter Thorax

Tabelle 31.1 **Untersuchungsverfahren**	

Klinik
 – Anamnese
 – Inspektion auf Zyanose, Einfluß-
  stauung, seitendifferente Atmung
 – Palpation
 – Perkussion: Emphysem
 – Auskultation: Pneumothorax
 – Puls, Blutdruck
 – Blutgase
	Instrumentell
	 – Probepunktion (evtl. Bülau-Drai-
	  nage)
	 – Fiberbronchoskopie
	 – EKG, UKG, SG
	 Röntgen
	 – Thorax a.-p. und seitlich, Thorax-
	  skelettaufnahme
	 – Thorax-CT
	 – Ösophaguskontrastdarstellung
	 – Aortographie

▶ Thoraxnotfall bedeutet *pulmokardiale Akutstörung,* die spontan oder traumatisch entsteht und Thoraxwand, Tracheobronchialsystem, Lunge, Herz, große Gefäße und Speiseröhre betrifft. Merkmal ist die unmittelbare *Vitalgefährdung* von *Atmung* und *Kreislauf.*

Pathophysiologisch bedeutet der Thoraxnotfall (Abb. 31.**1**) immer:

● *Ateminsuffizienz* durch verminderte *Ventilation* infolge Schmerz, instabiler Thoraxwand, Zwerchfellruptur, mechanischer Atemwegsverlegung, Pneumothorax, Mediastinalflattern und -ödem sowie Pendelluft;

● verminderte *Perfusion* und *Diffusion* infolge Lungenkontusion und Kontusionspneumonie, Pneumothorax und Spannungspneumothorax;

● *Volumenmangel* infolge Hämorrhagie oder Volumensequestration durch traumatischen oder vaskulären Myokardschaden oder Hämatothorax bei Thorax- und Lungengefäßverletzungen.

Der akute Thorax hat im Rahmen aller Notfälle den *höchsten Dringlichkeitsgrad. Rasche Ursachenerkennung* und gezielte *Erstversorgung* erfolgen nach der in der *Notfallcheckliste* (S. 89ff.) und dem in Tab. 31.**2** *standardisierten* Maßnahmenschema.

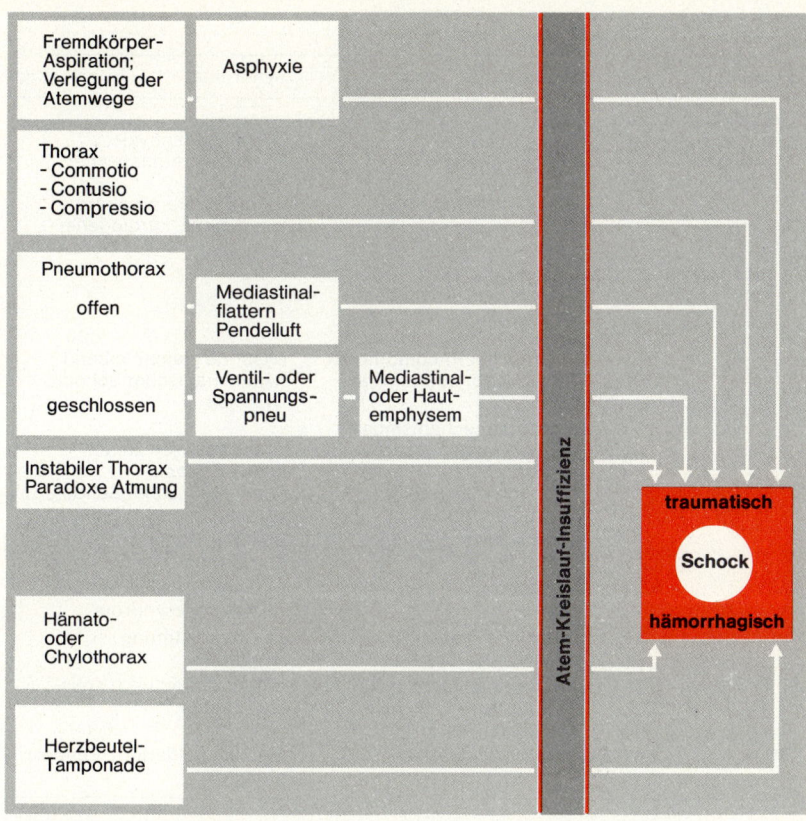

Abb. 31.**1**   Thoraxverletzung. Pathophysiologie.

Tabelle 31.**2**   **Erstmaßnahmen beim Thoraxnotfall**

Allgemein
Atemwege frei machen.
O_2-Beatmung, Blutersatz, Digitalisierung, Schmerzbekämpfung

Lokal
Bei *offenem Pneumothorax und Mediastinalflattern:* Druckverband

Bei *Ventilpneumothorax:* Punktion (Kanüle oder Drainageset). Cave: Intubation!

Beim *Hämatothorax* (Mediastinalverschiebung): Punktion, evtl. Bülau-Drainage

Beim *instabilen Thorax* (wenn Pneumothorax ausgeschlossen): Intubationsstabilisierung, Rippenstabilisierung, immer Bülau-Drainage

Bei *Mediastinalemphysem:* Mediastinotomie. Cave: Alkaloide! Suche nach Bronchusruptur

Tabelle 31.3 **Thoraxnotfall.** Übersicht

Einteilung	Befund	Syndrome
Geschlossen		
– *ohne* primär sichtbaren Viszeralbefund	Aspiration Lungenkontusion Herzkontusion	Dyspnoe, Asphyxie, Dyspnoe, traumatischer Schock Extrasystolie, Myokardinsuffizienz, kardiogener Schock
– *mit* Viszeralbefund	Pneumothorax (Parenchym- oder Bronchuseinriß) *ohne* Ventilmechanismus – einfacher Pneumothorax – Hämatopneumothorax	Dyspnoe gleichbleibend hämorrhagischer Schock, Dyspnoe
	mit Ventilmechanismus – Spannungspneumothorax – Spannungshämato-Pneumothorax	Dyspnoe rasch zunehmend, Schock hämorrhagischer Schock, Dyspnoe
	Hämatothorax (Gefäßruptur)	Dyspnoe, Anämie, hämorrhagischer Schock
	Perikardtamponade (Herzruptur)	hämorrhagischer Schock, Konvergenzsyndrom
	instabiler Thorax (Rippen-Sternum-Bruch)	paradoxe Atmung, Dyspnoe
	Mediastinalemphysem (Parenchym-Bronchus-Ösophagusruptur)	Luftkissenbildung, Kreislaufreaktion
Offen	Thoraxwanddefekt	Mediastinalflattern, Pendelatmung

Die **spezielle Erstdiagnostik** umfaßt:
- Objektivierung der Bewußtseinslage durch Ansprechen;
- Inspektion auf Dyspnoe, Zyanose, Hautemphysem, obere Einflußstauung, Hautsugillationen, aspirierte Fremdkörper;
- Vorgeschichte, soweit möglich: Lungenkrankheiten oder Unfallhergang;
- Palpation, Perkussion und Auskultation;
- Kreislaufparameter: Puls, RR, EKG, ZVD, UZV;
- Thoraxröntgen, SG (evtl. CT und Angio-CT);
- Bronchoskopie, Absaugung von Sekreten und Fremdkörpern;
- Probepunktion der Pleura, u. U. mit Druckmessung;
- Blutbild zur Beurteilung der hämatologischen Ausgangslage;
- Kontrastdarstellung des Ösophagus bei Rupturverdacht.

Die erhobenen Befunde bestimmen die Wahl der *weiterführenden Untersuchungen* und der *speziellen Behandlungsmaßnahmen*.

Der Thoraxnotfall ist die Folge einer *stumpfen* oder einer *perforierenden* Einwirkung oder Verletzung. Aus den stumpfen Einwirkungen resultiert der *geschlossene* Notfall und aus den perforierenden der *offene* Notfall (Tab. 31.**3**).

Geschlossener Thoraxnotfall

▶ Er entsteht u. a. durch Aspiration, durch stumpfes Thoraxtrauma oder auch durch eine beim Hustenstoß geplatzte Emphysemblase.

Aspiration

Flüssigkeitsaspiration S. 203

Fremdkörperaspiration

▶ Der bei Einatmung angesaugte Fremdkörper bleibt an der *Stimmritze* oder in der *Trachea* hängen. Mehrheitlich ist dies bei Kindern der Fall.
Symptome: Weil das Corpus alienum meist beim Einatmen in die Trachea gelangt, ist die Atmung anfangs noch frei. Erst der forcierte Reizhusten schleudert den Gegenstand an und in die Stimmritze, wodurch diese dann verlegt wird und die Erstickungsanfälle einsetzen. Schrittmacher ist das zunehmende *Glottisödem.* Anfangszeichen ist der *inspiratorische Stridor,* Endzeichen sind *Anoxie* und *Asystolie.* Anders ist der Verlauf, wenn der Fremdkörper in die Haupt-, Lappen- und Segmentbronchien herunterwandert; dies bannt zwar die akute Gefahr, läßt aber bald Atelektase, Lobärpneumonie, Abszeß oder Bronchuswanddekubitus mit Perforation entstehen. **Erste Hilfe** beim Kleinkind ist der Versuch mit „Auf-den-Kopf-Stellen" und Hustenprovokation durch Beklopfen des Rückens den Fremdkörper herauszubringen; sonst sind wie beim Erwachsenen der Heimlich-Handgriff (Abb. 90), die Trachealpunktion, die Intubation oder die Tracheostomie angezeigt. Sicher ist allein die *endoskopische Extraktion* (S. 14) und bei Sitz in der Peripherie die transpleurale *Bronchotomie.*

Geschlossene Notfälle ohne primär faßbaren Viszeralbefund

Ursachen sind, wenn man von den Lungen- und Pleurakrankheiten absieht, nur die *stumpfen Thoraxprellungen und -quetschungen.* Ihre Fehldeutung ist häufig. Die **Symptome** dieser *Commotio* und *Contusio* von Thoraxwand, Lunge und Herz sind Thoraxschmerz, Schock, Dyspnoe, Zyanose und ventrikuläre Extrasystolie mit HZV-Abfall. **Diagnose:** Bei *Contusio cordis* schließen EKG und Phonokardiogramm sowie der Verlauf von CK und CK-MB einen traumatischen Myokard- und Klappenschaden aus. Als Hauptkomplikationen gefürchtet sind die an der zunehmenden Herzinsuffizienz erkennbaren *Herzwandblutungen* und *Herzwandrupturen* sowie bei der Lungenkontusion die *Pneumonie.* Die **Behandlung** der Herzkontusion richtet sich nach der Symptomatik und dem EKG- und UKG-Befund. Die beste Prophylaxe der Kontusionspneumonie ist die ausreichende Ventilation. Nach Rippen- und Sternumfrakturen wird sie mit Schmerzausschaltung durch Interkostalblockaden (je 2 ml 0,5%iges Scandicain) erreicht, bis dann PEEP-Beatmung, Bülau-Drainage (Abb. 16.**19**) und Thoraxwandstabilisierung vorgenommen werden können.

Geschlossene Thoraxnotfälle mit unmittelbar faßbaren Viszeralbefunden

Häufigste traumatische **Ursache** ist die *Thoraxkontusion.* Ihre Viszeralfolgen können schwer sein, dies insbesondere beim Kind mit seiner erhöhten Thoraxelastizität. Haupt- und häufigste Folge ist der *Pneumothorax* (s. u.). Aber auch Rißverletzungen des Lungenparenchyms und des Tracheobronchialbaums sowie Zerreißungen der V. cava, der V. brachiocephalica und der Aorta sind keine Seltenheit. **Symptome** sind der rasch bedrohliche Schock und die Dyspnoe. **Diagnose:** Mit dem Thoraxröntgen und dem physikalischen Befund sind Spannungspneumothorax, Mediastinalverdrängung, Mediastinalflattern, Hämatothorax und an der oberen Mediastinalverbreiterung, dem „Schornsteinphänomen", ist die Aortenruptur zu erkennen. Im folgenden werden die Viszeralbefunde, ihre *Erkennung* und *Behandlung* einzeln erörtert.

Pneumothorax und Spannungspneumothorax (Abb. 31.2)

▶ Bei geschlossener Thoraxwand kommt es durch ein Alveolen-Bronchiolen- und Pleuraleck zum Druckausgleich zwischen Pleuraspalt und der im Bronchialsystem befindlichen Außenluft.

Der resultierende *Lungenkollaps* schränkt die Gesamtatemfläche um die Hälfte ein. Hierdurch und durch die aus dem Kollaps entstehende *Mediastinalverziehung* erhöhen sich das Residualvolumen, der pulmonale Gefäßwiderstand und der Strömungswiderstand. Das HZV kann vermindert sein.

Die häufigste **Leckursache** ist eine geplatzte apikale *Emphysemblase,* selten ein durchgebrochenes Karzinom oder eine rupturierte Tbc-Kaverne. **Symptome** und **Diagnose:** Heftige Bruststiche, Dyspnoe und Tachykardie. Bei Mitverletzung der parietalen Pleura kommt es zum Mediastinal- oder Hautemphysem (S. 416). **Kardinalbefunde** des Pneumothorax sind der hypersonore Klopfschall und das aufgehobene Atemgeräusch. Im Rö-Bild beweist die fehlende Lungenzeichnung den „leeren Thorax". **Behandlung:** Zur raschen Wiederentfaltung der Lunge *Luft-*

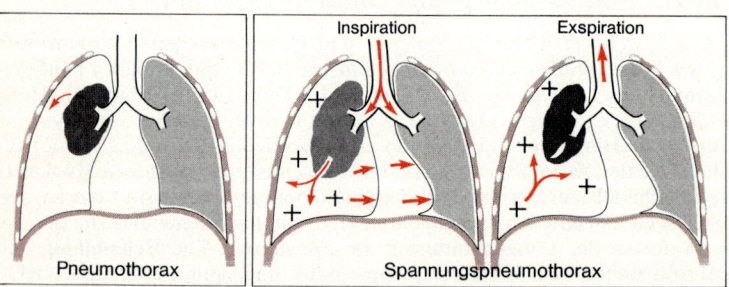

Abb. 31.**2**   Pneumothorax. Links: einfacher, geschlossener Pneumothorax, Lungenkollaps. Rechts: Spannungspneumothorax durch Ventilmechanismus. Bei Inspiration gelangt durch das Pleuraleck Luft in den unter subatmosphärischen Druck stehenden Pleuraraum, bei Exspiration drückt die Luft das Loch zu und es entsteht ein bei jedem Atemzug zunehmender Überdruck mit Mediastinalverdrängung.

absaugung aus dem *Pleuraraum* mit dem Pneuapparat oder mit der Bülau-Drainage bei gleichzeitigem *Blasenlassen* des Kranken gegen Widerstand mit Giebel-Rohr oder Ballon. Nach wenigen Tagen kann der Pleuraspalt verkleben und so das Leck verschließen. Dann kann der Sog aufgelassen werden. Wenn aber trotz Dauersog weiterhin kontinuierlich Luft in den Pleuraraum und die Flasche sprudelt oder wenn die Lunge sich nicht völlig entfaltet (Mantelpneumothorax) und die Sputummenge gleichbleibt, liegt eine *bronchopleurale* oder *innere Fistel* vor. Bei größerer Fistel dann sofort *operativer* transpleuraler *Verschluß* mit Übernähung oder *Segmentresektion*. Bei persistierendem kleinen Leck ist die *thorakoskopische Verklebung* (Pleurodese) mit Fibrin- oder Histoakrylkleber angezeigt, bei Versagen *transpleurale Leckübernähung* oder Segmentresektion.

Die **Ursachen** des **traumatischen Pneumothorax** sind Pleuraverletzungen durch eingespießte *Rippenbruchstücke, Ab-* und *Einrisse* der *Bronchien* und ihrer Äste. Hierbei oft Ventilmechanismus (s. u.). Die **Diagnose** ergibt sich beim traumatischen Pneumothorax aus der Vorgeschichte, dem klinischen Befund und dem Rö-Bild. Nahezu immer wird aus dem traumatischen ein *Spannungspneumothorax*.

Spannungs- oder Ventilpneumothorax

▶ Durch einen Ventilmechanismus an der Leckstelle pumpt der Kranke beim Einatmen den Pleuraraum der verletzten Thoraxhälfte auf, ohne daraus die Luft wieder abatmen zu können.

Hierdurch entsteht im *Pleuraraum* ein *Überdruck* mit Lungenkollaps und -kompression, Globalinsuffizienz und Mediastinalverdrängung (Abb. 31.**2**) zur gesunden Seite mit Abklemmung der großen Herzgefäße und Venenstau. **Symptome** und **Diagnostik:** Schocksyndrom mit Dyspnoe, Zyanose und oberer Einflußstauung. Als typisch gilt die *Konvergenztrias:* RR mit systolischem Abfall und diastolisch gleichbleibend sowie ZVD-Anstieg. Übrige Pneumothoraxzeichen s. o. **Behandlung:** *Merke:* akute Lebensgefahr, Handeln vor Röntgen! D. h. *Entlastungspunktion* im 2. oder 3. ICR in der Medioklavikularlinie mit dicker Kanüle oder Pleurapunktionsset. Danach schlagartige Besserung. Als endgültige Versorgung entweder Dauersog mit Bülau-Drainage oder nach Abklärung und Fistellokalisation transpleuraler Verschluß.

Offener Thoraxnotfall

Offener Pneumothorax

▶ Durch Schnitt, Stich, Schuß oder Riß in Trachea, Bronchus, Lunge oder Thoraxwand *Unterdruckverlust* im Pleuraspalt.

Je nach Öffnungsgröße werden die Komplikationen rasch bedrohlich. **Pathophysiologie:** Funktionelle Totraumvergrößerung, Globalinsuffizienz mit sekundärer Diffusionsstörung infolge des ineffektiven bilateralen Luftaustauschs, *Pendelatmung* genannt (Abb. 31.**3**). Mit dem Hin- und Herwandern des Mediastinums, als *Mediastinalflattern* bezeichnet, ist dies die ernsteste Komplikation des offenen Pneumothorax. **Behandlung:** Als *Erstversorgung* wird der Thoraxwanddefekt mit einem *Druckverband* abgedichtet; im Op-Saal dann operativer Verschluß. Bei Verdacht auf Viszeralläsion vorausgehende Wunderweiterung und intrathorakale Revision.

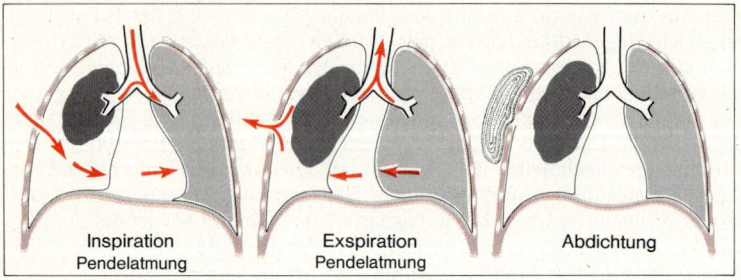

Abb. 31.**3** Offene Thoraxverletzung. Pendelatmung. Mediastinalflattern. Notfallab-
dichtung durch Druckverband.

Verletzungen bei geschlossenem oder offenem Thorax

Mediastinal- und Hautemphysem

▶ Infolge einer Leckverbindung von Trachea und Bronchien zum Mittelfellraum
tritt Atemluft in das Mediastinum und die Unterhaut aus, wodurch sich in
beiden Gewebebereichen Luftkissen bilden.

Pathophysiologie und **Komplikationen:** Durch das unter Druck stehende Luftpol-
ster entstehen Einflußstauung, herabgesetztes HZV, Lungenkompression mit erhöhtem Strömungswiderstand und Globalinsuffizienz. **Ursachen:** Perforierendes
Trauma, Einspießen einer frakturierten Rippe in die Pleura visceralis und Pleura
mediastinalis, Schuß- und Stichverletzungen. *Perforieren* können Ösophagus, me-
diastinalwärtige Emphysemblasen und Lungenkavernen. *Ein- und abreißen* können Trachea und Bronchus. Die *Verbindung zur Außenluft* kann also bestehen

● über das *Bronchialsystem* (Lunge oder Trachea),
● über die *Speiseröhre*,
● über eine *Thoraxwandverletzung* (Rippenhals- oder -paravertebralfraktur)
  und
● über eine *Zwerchfellverletzung* durch die Verbindung mit einem Bauchhohl-
  organ.

Symptome und **Diagnostik:** Knisterndes Hautemphysem im lockeren Subkutan-
gewebe von Hals und Kopf mit Augenlidauftreibung und absteigender Luftkissen-
bildung, die bis zum Skrotum reichen kann. Zur *Lecksuche:* Thoraxröntgen, ggf.
Kontrastdarstellung des Ösophagus, ferner Endoskopie von Ösophagus, Trachea
und Bronchialsystem. **Komplikationen** sind infolge der mediastinalen Druckerhöhung die Einflußstauung der Halsvenen, die Reflexerhöhung des Grenz-
strangs, Dyspnoe und Hypoxie und infolge „extraperikardialer" Herztamponade
die Tachykardie und der Blutdruckabfall. **Behandlung:** Bei minimalem Befund
Spontanheilung. Bei anhaltendem oder zunehmendem Polster Pleurapunktion
oder -drainage und kollare Mediastinotomie (Abb. 16.**18**). Bei Ösophagus-,
Bronchus- und Trachealeinrissen operative Nahtversorgung.

Bronchialfistel

▶ Konsolidierter, zum Pleuraraum hin offener Bronchusdefekt, meist traumatischer, seltener tumoröser oder entzündlicher Genese.

Symptome und **Diagnose:** Pneumothorax, Husten und Atemnot. Der Fistelnachweis geschieht mit der intrapleuralen Äther- oder Blauinjektion. Bei Verbindung ergibt dies Äthergeschmack im Mund oder Blaufärbung des Sputums. **Behandlung:** Bülau-Saugdrainage. Führt auch die maximale Steigerung des Sogs nicht zum Anlegen der Lunge und Verschluß der Fistel, muß ein größerer Defekt angenommen werden. Er erfordert die Thorakotomie mit Fistelübernähung oder Segmentresektion oder bei Schwartenpneumothorax die gleichzeitige Dekortikation. *Bronchusrupturen* oder -abrisse müssen sofort genäht werden.

Instabiler Thorax, paradoxe Atmung

▶ Thoraxinstabilität infolge von Rippenserien- und Sternumfrakturen. Bei der einseitigen Rippenfraktur ist die paradoxe Atmung nur auf die verletzte Seite beschränkt, bei beidseitigen Frakturen wird der gesamte Thorax paradox beatmet.

Symptome: Bei Inspiration entsteht infolge des Zwerchfellsogs eine Einziehung der instabilen Thoraxwand, bei Exspiration ihre Vortreibung (Abb. 31.**4**). Die Folgen sind ein extrem erhöhtes Residualvolumen, ein erhöhter Atemwegswiderstand, eine Totraumatmung, funktionell also eine Globalinsuffizienz. **Erste Hilfe:** Manuelle oder Pflasterverbandfixierung der Thoraxwand und pneumatische „innere Schienung" mit Intubation und Beatmung. **Definitiv** dann osteosynthetische Rippenstabilisierung oder Sternumaufhängung (Abb. 31.**5** u. 31.**6**).

Hämatothorax

▶ „Verblutung" in den Pleuraraum mit Lungenkompression und Mediastinalverdrängung (Abb. 31.**7**).

Pathophysiologie und **Komplikationen:** Rascher Übergang von Partial- in Globalinsuffizienz und hämorrhagischer Schock. **Ursache** ist die Zerreißung von Interkostalarterien, der A. thoracica oder der Aorta durch Rippenfrakturen und Thoraxkompressionstraumen. **Symptome** und **Befunde:** Hämorrhagisches Schocksyndrom, Dyspnoe, Hämoptoe und Mediastinalverdrängung. Die Ausblutung wird

Abb. 31.**4**   Instabiler Thorax. Paradoxe Exkursionen bei In- und Exspiration. Bei Inspiration wird die instabile Thoraxhälfte angesaugt und ihre CO_2-Luft in die gesunde Hälfte inspiriert. Bei Exspiration geschieht das gleiche in Gegenrichtung. Fazit: Der Patient inspiriert de facto immer weniger O_2.

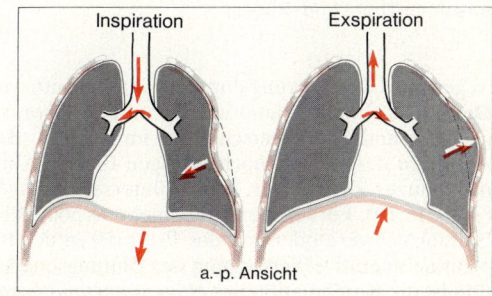

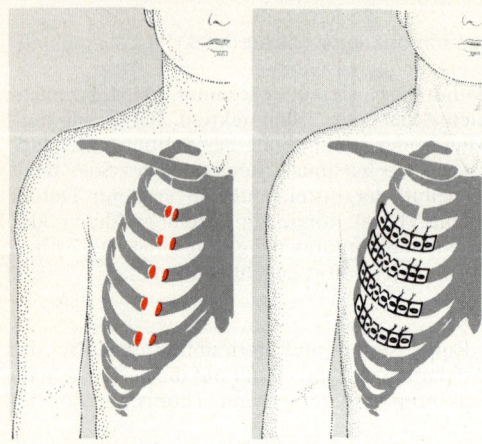

Abb. 31.**5**   Instabiler Thorax
durch Rippenserienfraktur.
Rippenstabilisierung.

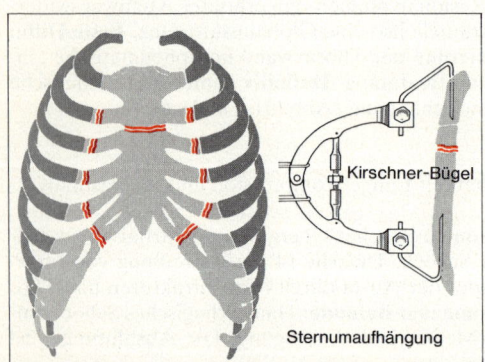

Kirschner-Bügel

Sternumaufhängung

Abb. 31.**6**   Instabiler Thorax durch doppelseitigen
Sternumausbruch. Sternumextension durch
Kirschner-Draht und -Bügel.

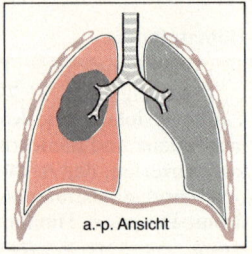

a.-p. Ansicht

Abb. 31.**7**   Hämatothorax rechts, Mediastinal-
verdrängung nach links.

wegen der Überlagerung durch die Ateminsuffizienz oft nicht früh genug erkannt.
Diagnostik: Immer Dämpfung der unteren Thoraxpartien, abgeschwächtes Atemgeräusch und Thoraxverschattung im Rö-Bild. **Behandlung:** *Pleurapunktion* und
Absaugen des anfangs noch flüssigen Blutes (Abb. 31.**8**). Kehren die Symptome
nach kurzer Zeit wieder, unter Blutersatz Anlage einer Bülau-Perthes-Drainage
(Abb. 16.**19**). Fördert der Drain mehr als 500 ml/h oder 800 ml/d, beweist dies die
Blutungsschwere oder/und das Persistieren der Blutung. In beiden Fällen transpleurale operative Versorgung der Blutungsquelle. Eine ernste **Begleitkomplika-
tion** ist die Kombination des *Hämatopneumothorax*.

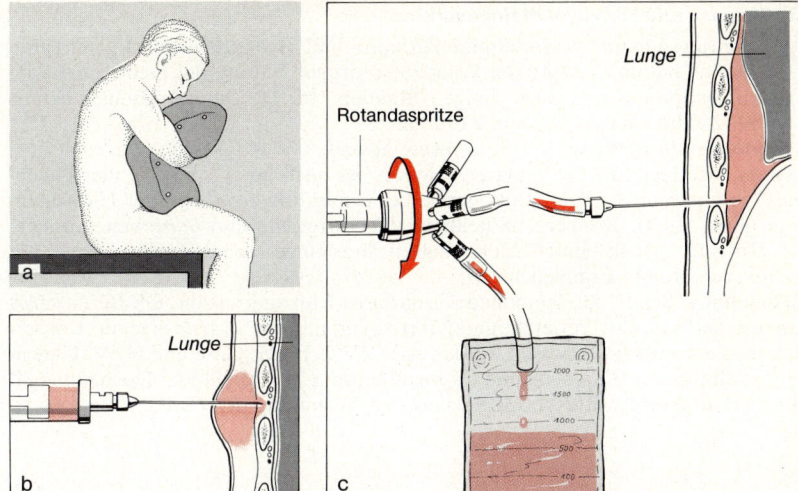

Abb. 31.**8**   Pleurapunktion. **a** Position, **b** Interkostalanästhesie am Rippenunterrand, **c** Punktion auf gleichem Wege am Oberrand der nächstunteren Rippe.

Aortenruptur

▶ Als Folge von Dezelerationstraumen reißt die Aorta unterhalb des Subklaviaabganges ein.

Symptome sind Schocksyndrom und Anämie und systolisch bis 50 mmHg höhere Blutdruckwerte in den oberen Extremitäten; außerdem fehlende Femoralispulse, systolisches Geräusch zwischen den Schulterblättern, ZVD-Anstieg und flüchtige neurologische Ausfälle der unteren Körperhälfte. **Diagnostik:** Auf dem Thorax-Rö-Bild obere Mediastinalverbreiterung („Schornstein-Phänomen"), in Durchleuchtung mit Pulsation. Bei Pleurapunktion Blutaspiration oder Massivblutung. Auf dem in Op-Bereitschaft angefertigten Angio-CT stellt sich das Leck dar. *Cave* Seitenlagerung! **Behandlung:** Naht oder Protheseninterposition unter Perfusionserhaltung der Peripherie mit partiellem atriofemoralen Maschinen-Bypass.

Chylothorax

▶ Chylusansammlung im Pleuraraum als Folge einer meist traumatischen, seltener einer tumorösen Fistel des Ductus thoracicus.

Verletzungsmechanismen sind Schuß und Stich, aber auch Operationsläsionen im oberen, hinteren Mediastinum. Ein längeres Zeitintervall zwischen Verletzung und Chylusergußbildung ist möglich. **Symptome:** Pleuraerguß, dessen Punktion eine milchige, leicht gelierende Flüssigkeit fördert. **Behandlung:** Bülau-Drainage und parenteral fettfreie und glukosearme Ernährung und bei Anhalten auf transthorakalem oder subdiaphragmalem Wege operative Duktusunterbindung.

Herztrauma und Herzbeuteltamponade

▶ Penetrierende und perforierende Perikard- und Myokardverletzung mit Herz-
beutelhämatom. Bei großen Wunden sofortiger Exitus, bei kleineren Läsionen Symptome erst nach einigen Stunden. Im Herzbeutel können bereits
150–250 ml Blut zur Asystolie führen.

Symptome und **Befunde** sind das schwere *Schock-* und *Konvergenzsyndrom,* d. h.
extrem leise Herztöne, irregulärer, dünner, bei Inspiration schwindender Faden-
puls (sog. paradoxer Puls) und oberer, bei Inspiration zunehmender Halsvenenstau (Abb. 31.**9**). Konvergenz heißt *niedrige* arterielle und *hohe* Venendrucke.
Im Rö-Bild „Bocksbeutel"-Herzschatten mit eingeschränkter Pulsation. Mit
Echokardiogramm Ergußnachweis.

Behandlung: Schon bei Tamponadeverdacht ist Blut zu kreuzen, Op-Bereitschaft
herzustellen und der Verletzte unter Intensivmonitoring in halbsitzende Körperhaltung zu bringen. Gemessen werden RR, ZVD, EKG, Gase und UZV. Gleichzeitig behutsamer Blutersatz und O_2-Insufflation. *Cave* Alkaloide! Die baldmögliche *Perikardpunktion* (Abb. 31.**9**) dient der Verhütung der *Perikardtamponade.*

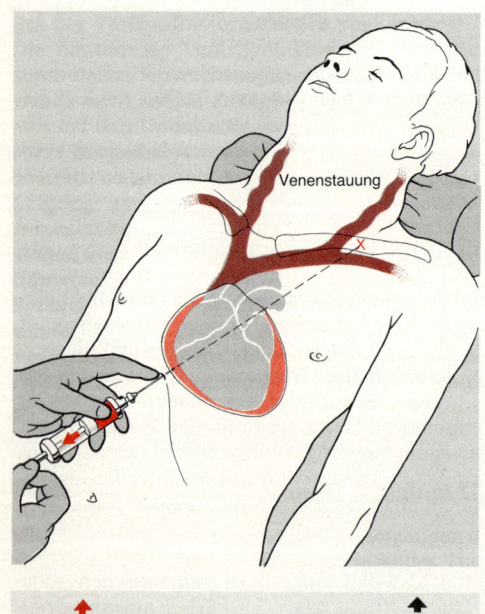

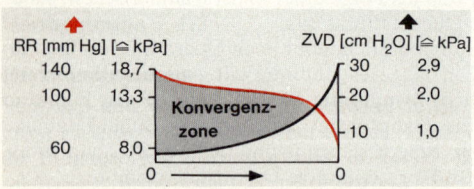

Abb. 31.**9**   Herztamponade
(Hämoperikard), Konvergenzsyndrom von Puls und Blutdruck sowie Venenstauung.
Notfallpunktion (s. Text).

Sie erfolgt sonographisch gesteuert mit kurz angeschliffener 6–8 cm langer Kanüle im geschlossenen Dreiwegehahnsystem. *Zugänge* sind von vorn der linke 4. oder 5. ICR 2 cm innerhalb der sonographischen Herzgrenze oder das Epigastrium zwischen Xiphoid und linkem Rippenbogen mit einem rechtsseitigen Einstichwinkel von 45°, also in medioklavikulärer Linksrichtung (Abb. 31.**9**). Die Nadel wird unter ständiger Aspiration langsam 3–4 cm in kranialer Richtung vorgeschoben. Die *Op-Indikation* ist gegeben bei rasch nachlaufendem Erguß, bei Verdacht auf Penetration, bei unbeherrschbarem kardiogenem Schock und bei Asystolie. *Zugang:* Thorakotomie oder Sternotomie. Das weitere Vorgehen richtet sich nach dem angetroffenen Befund (S. 468).

32. Thoraxeingriff

Voraussetzung zur *Thorakotomie* und *Lungenresektion* ist, neben den allgemeinen Operabilitätskriterien, die ausreichende *kardiorespiratorische Funktion* (S. 123 ff., 422).

Spezielle Diagnostik (Tab. 32.**1**)

Bronchoskopie: Die Spiegelung des Bronchialbaums ist mit der *Gewebeentnahme* die ergiebigste diagnostische Maßnahme (Abb. 32.**2**, 32.**3**). Sie kann in Schleimhaut- oder in Allgemeinanästhesie erfolgen (S. 15). Ein *Hilfsmittel* zur Lokalisation der Biopsie und zur Früherfassung kann die *Fluoreszenzbronchoskopie* mit dem Krypton-Laser-Bronchoskop nach i. v. Injektion von Hämatoporphyrin sein.

Die **Mediastinoskopie** ist ein operativ-endoskopischer Eingriff und muß in Intubationsnarkose (ITN) durchgeführt werden (S. 16).

Die **Thorakoskopie,** die in ITN oder unter Sedierung in Lokalanästhesie vorgenommen wird, dient der endothorakalen Inspektion und gezielten Nadelbiopsie *peripherer Lungen-* und *Pleurabefunde.*

Die **transthorakale Feinnadelbiopsie** wird unter CT-Kontrolle oder SG-Steuerung zum Zwecke der Gewebegewinnung vorgenommen. *Indikationen* sind verdächtige Herde, die endoskopisch nicht zu biopsieren, andererseits wegen allgemeiner Kontraindikationen und schlechter Lungenfunktion durch Probethorakotomie

Tabelle 32.**1**   **Aussagewert diagnostischer Maßnahmen zur Gewinnung von Histologie und Zytologie**

	Tumorsitz zentral	Tumorsitz peripher
Sputumzytologie 1mal	50%	42%
mehrmals	90%	60%
Bronchoskopie + PE	76%	–
Mediastinoskopie	41%	19%
Kathetersaugbiopsie	90%	85%

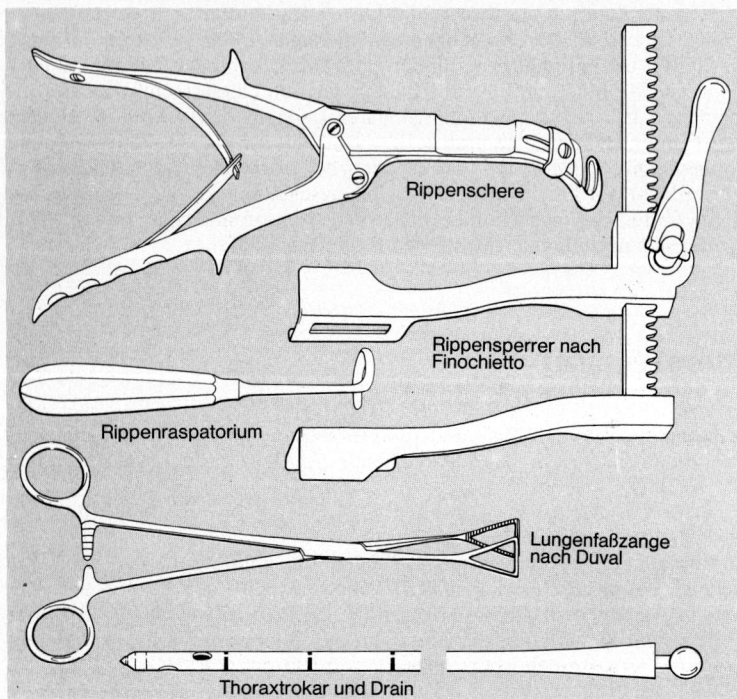

Rippenschere

Rippensperrer nach Finochietto

Rippenraspatorium

Lungenfaßzange nach Duval

Thoraxtrokar und Drain

Abb. 32.1   Grundinstrumentarium für Thoraxeingriffe.

nicht zu klären sind. *Punktionsgefahren* (4–18%) sind der Pneumothorax, die Blutung, die Infektion und die Verschleppung von Krebszellen mit der Kanüle. Die *Aussagefähigkeit* beträgt 95%. Der Vorteil ist die geringe Belastung für den Kranken.

Eine *Modifikation* ist die Feinnadelbiopsie mit sparsamer *Thoraxeröffnung* durch einen Interkostalraum, mit der der Herd unter Sicht punktiert werden kann. Dieses sichere Gewebegewinnungsverfahren vermeidet die Komplikationen der Blindpunktion und sollte ihr deshalb vorgezogen werden, zumal es bei positiver Schnelldiagnose unmittelbar zur Lungenresektion erweitert werden kann.

Indikation von seiten der Lungenfunktion

Für die Op-Entscheidung ist der *Atemstoßwert* essentiell, mit ihm läßt sich die *postoperativ* zu erwartende *Lungenfunktion* berechnen. Sie resultiert aus:
- dem präoperativen Atemstoßwert (FEV_1 prä) und dem für die postoperative Phase errechneten Atemstoßwert (FEV_1 post),

Abb. 32.**2** Bronchoskopie.
Typische Tumorbefunde:
1 zentrales Adenom, mit pro-
grader Optik erfaßt; 2 zentrales
Karzinom, mit 90°C-Optik erfaßt.

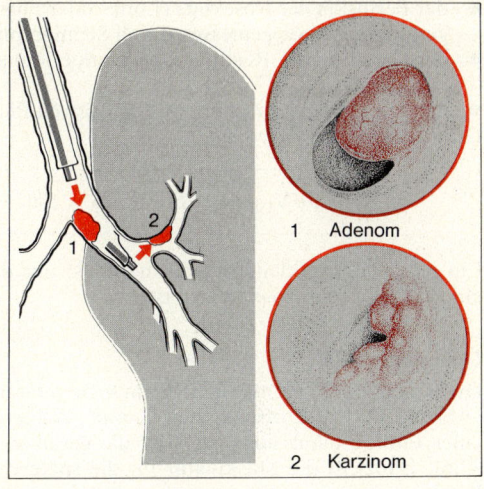

1 Adenom

2 Karzinom

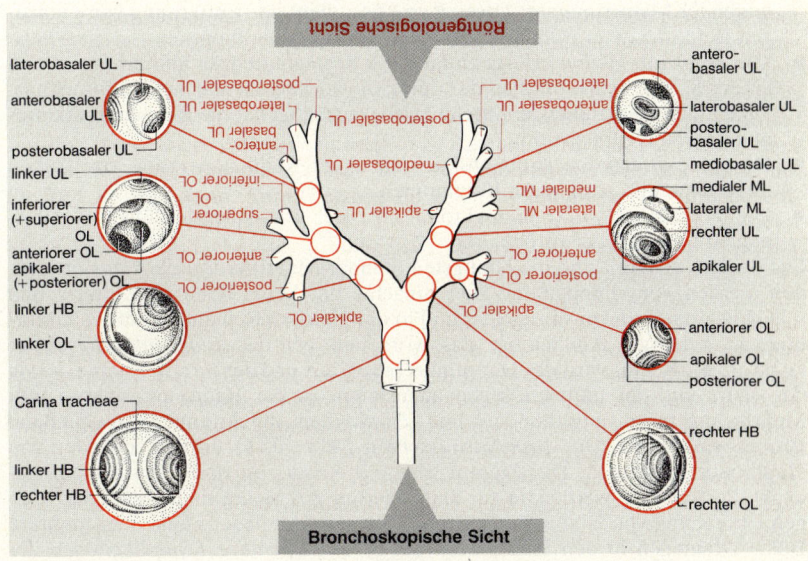

Abb. 32.**3** Bronchialbaum. Endoskopische (schwarz) und röntgenologische (rot)
Sicht.

- der Perfusion des Resektats (Lobus oder Flügel) in % vom Perfusionswert der gesamten Lunge, gemessen durch Szintigraphie (A),
- der Perfusion der Restlunge der zu operierenden Seite in % vom Gesamtwert der Lunge (B),
- der Konstante der frühen, postoperativen Phase (k) = 0,37.

Die *Berechnungsformel* lautet:

$$FEV_1 \text{ post} = FEV_1 \text{ prä} \times 100 - A\,\frac{(k \times B)}{100}\ (l/s)$$

Ein parenchymverkleinernder Eingriff ist nur durchführbar, wenn postoperativ ein FEV_1 von >1 l zu erwarten ist.

Operationstaktik

Die Resektionen orientieren sich am segmentären und lobären Aufbau der Lunge (Abb. 32.**4**). Die Eröffnung des Thorax geschieht in Seitenlage des Patienten mit einer Interkostalinzision, die über die gesamte Thoraxhemisphäre reicht (Abb. 32.**6**). Dabei ist die Muskulatur für die spätere luftdichte Deckung zu schonen. Die Exploration des Pleuraraums orientiert über abnorme Befunde. An Verkleinerungen des Lungenparenchyms (Abb. 32.**5**) sind möglich:

- Die *atypische Keilresektion* nach Absteppung der Resektionsgrenzen mit fortlaufender Matratzennaht. Diese Resektion dient der Entfernung von gutartigen Befunden, von frühen Karzinomen und Exzisionsbiopsien.
- Die *Segmentresektion* erfolgt entlang der Segmentgrenzen und orientiert sich an der Segmentvene oder an der durch die vorhergehende Segmentbronchusabklemmung entstehenden Atelektasengrenze. Sie hat die gleichen Indikationen wie die Keilresektion.
- Die *Lappenresektion* (Lobektomie) dient der Radikaloperation von frühen hilusnahen und peripheren Karzinomen.
- Die *Flügelresektion* (Pneumektomie) ist der Radikalentfernung bei hilusnahem Lymphbefall vorbehalten.

Die beiden letzteren sind die häufigsten Standardeingriffe. Bei der *Lappenresektion* werden vom Lappenhilus aus zunächst die Vene, dann die Arterie und schließlich der Bronchus freigelegt und in der gleichen Reihenfolge durch Unterbindung versorgt. Ähnlich ist das Vorgehen bei der *Lungenflügelresektion* (Abb. 32.**6**). Bei ihr wird der Haupthilus präpariert und der Arterienstamm sowie der obere und der untere Lungenvenenstamm an der Radix unterfahren, mit Mehrfachligaturen unterbunden und dazwischen durchtrennt. Anschließend Bronchusresektion. Der *Bronchusverschluß* (Abb. 32.**6**) erfolgt entweder von Hand oder maschinell. Der Stumpf wird mit einem gestielten Pleuralappen gedeckt. Postoperativ werden bis zur Stabilisierung des Mediastinums zur rechtzeitigen Erkennung von Blutung und Bronchialstumpfinsuffizienz eine oder mehrere Bülau-Drainagen in den Pleuraraum gelegt. *Postoperative Komplikationen* der Lungenresektion sind von lokaler Seite die Nachblutung, das Bronchialstumpfleck und von allgemeiner Seite die kardiorespiratorische Insuffizienz. Sowohl Nachblutung als auch Bronchialstumpfleck erfordern die sofortige Rethorakotomie.

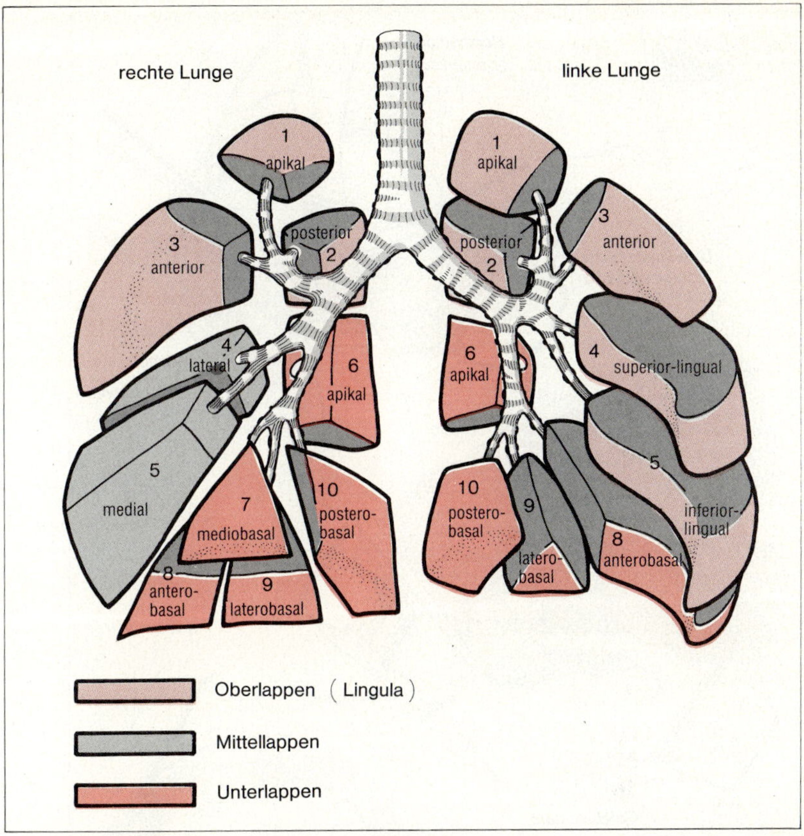

rechte Lunge   linke Lunge

1
apikal

1
apikal

posterior
2

posterior
2

3
anterior

3
anterior

4
lateral

6
apikal

6
apikal

4
superior-lingual

5
medial

7
mediobasal

10
postero-
basal

10
postero-
basal

9

5
inferior-
lingual

8
antero-
basal

9
laterobasal

latero-
basal

8
anterobasal

Oberlappen (Lingula)

Mittellappen

Unterlappen

Abb. 32.**4** Lappen- und Segmenteinteilung der Lunge. Mediastinale Ansicht bei dorsalwärtiger Aufklappung des Bronchialbaums.

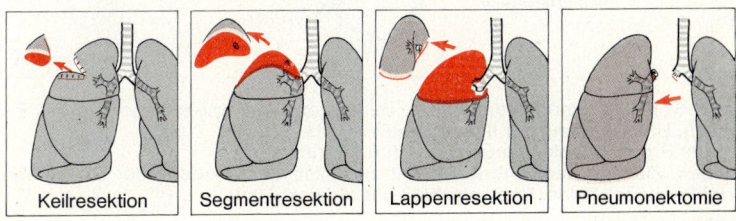

Keilresektion   Segmentresektion   Lappenresektion   Pneumonektomie

Abb. 32.**5** Lungenresektion. Grundformen.

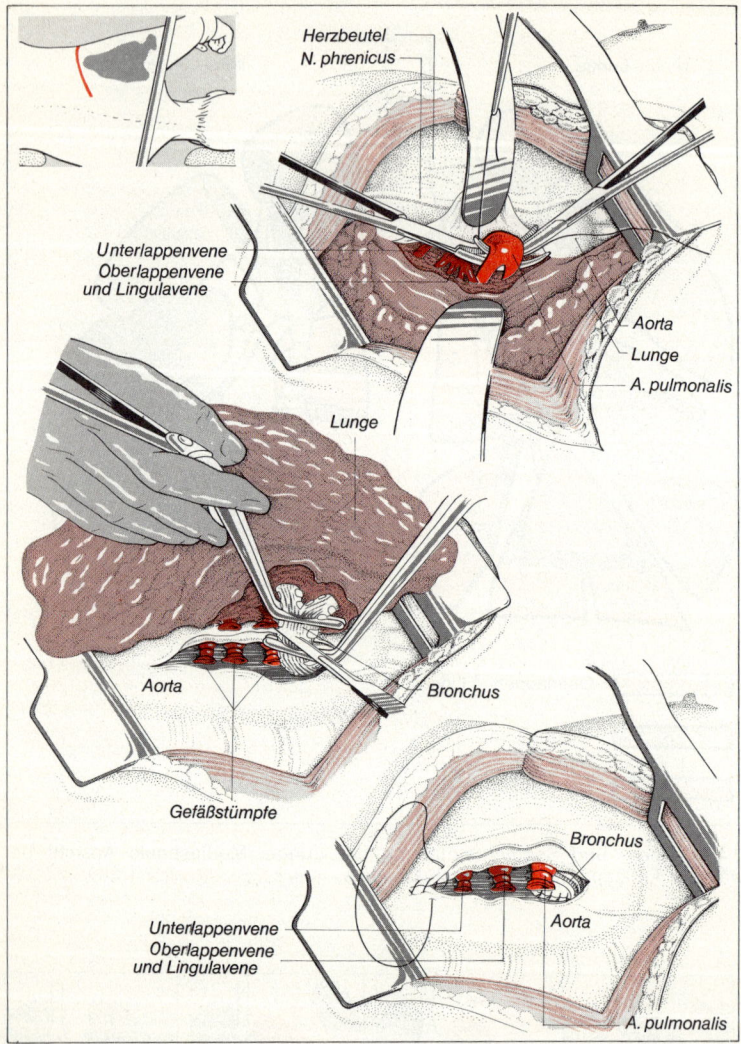

Abb. 32.**6**   Pneumonektomie links. Bildkasten: Rechtsseitenlagerung des Patienten.
Oben: Unterbindung der linken A. pulmonalis.
Mitte: Bronchusabklemmung und -durchtrennung.
Unten: Zustand nach Bronchusnaht und nach Unterbindung der beiden Venen und
der Pulmonalarterie. Nahtverschluß des Mediastinums.

Die **postoperative Lungenfunktion des Thoraxoperierten** ist abhängig von der *präoperativen* Lungenfunktion und dem Ausmaß des Parenchymverlustes. Die *Thorakotomie* schränkt die Ventilation in den ersten 24 Stunden bis um etwa 25 % ein, die *Lobektomie* um 30 % und die *Pneumektomie* um 50 %. Die Diffusionskapazität sinkt um 60 %. Hinzu kommen Atelektasen, Ergüsse und Mediastinalverdrängungen. Sie können die genannten Leistungsstörungen bis zur Ateminsuffizienz verstärken (S. 199).

Deshalb sollte neben der berechneten postoperativen Lungenfunktion (S. 422) die Resektionsindikation berücksichtigen, daß der Patient ausreichende Ventilationswerte hat. Mindestvoraussetzung sind 70 % der Norm, das entspricht zügigem Treppensteigen über 2 Etagen.

33. Bronchus- und Parenchymbefunde

Tabelle 33.1   Untersuchungsverfahren

Klinik	*Endoskopie*
– Anamnese (Rauchen, Bronchitis) – Inspektion (Asymmetrie der Thoraxbewegungen) – Palpation der Thoraxwand – Perkussion – Auskultation	– Bronchoskopie (mit verschiedenen Histologiegewinnungsverfahren) – Mediastinoskopie und Biopsie – Thorakoskopie
Labor – BSG, Blutbild, γ-GT, Kreatinin – Serumeiweiß – Gerinnung	*Spezielle Untersuchungsverfahren* – Zyto-, Bakterien- und Pilzdiagnostik im Sputum oder im bronchoskopisch aspirierten Sekret – transthorakale Feinnadelbiopsie – offene Feinnadelbiopsie mittels kleiner Thorakotomie – diagnostischer Pneumothorax – Lungenfunktionsdiagnostik
Röntgen- und Nukleardiagnostik – Rö-Übersicht in 2 Ebenen – Durchleuchtung – Computertomographie – Bronchographie – Angiographie (A. pulmonalis) – Perfusionsszintigraphie	– Belastungs-EKG (evtl. Herzkatheteruntersuchung) – Echinokokkentest – HNO-Untersuchung – neurologische Untersuchung bei Pancoast-Tumor

Angeborene und erworbene Erkrankungen

Wabenlunge

▶ Erworbene Form einer Zystenlunge mit diffuser Hohlraumentstehung, wahrscheinlich infolge interstitieller Lungenfibrose und -schrumpfung.

Erst nach Infektion rezidivierende Fieberschübe. **Behandlung:** Nach bronchographischer Sicherstellung des unilateralen Befalls Lappen- oder Flügelresektion.

Lungensequestration

▶ Zystisch degeneriertes Parenchym mit rudimentärem Bronchusanschluß und atypischer arterieller Versorgung aus der thorakalen Aorta.

Im Rö-Bild wie segmentäre Zystenlunge oder Tumorverschattung. **Diagnose:** Abklärung mit Angiographie und Bronchographie. **Behandlung:** Wegen differentialdiagnostischer Schwierigkeit und Gefahr chronischer Entzündung immer Resektion.

Lungenechinokokkus

▶ Neben der Leber ist die Lunge die zweithäufigste Lokalisation des Hundebandwurms, erst danach folgen Gehirn und Knochen. Die Absiedlung geschieht auf dem Lymphweg über den Ductus thoracicus.

Symptome und **Befunde** sind lokale Pneumonie mit trockenem Husten und Pleurastechen. Im Rö-Bild scharfe, kreisrunde Begrenzung und Kalkschalenbildung. Im Serum positive Echinokokkusbefunde (S. 63). **DD:** Es sind Metastasen, Bronchialkarzinom und der Tbc-Rundherd abzugrenzen. **Komplikationen** sind der Einbruch in die Pleura mit eitriger *Rippenfellentzündung* oder ins Bronchialsystem mit neuer *metastatischer* Absiedlung. Katastrophal ist die *Perforation* in die Gefäße mit hämatogener Aussaat. **Behandlung:** Injektion von 20%iger NaCl-Lösung zur Abtötung der Keime. Zystenenukleation oder Resektion des zystentragenden Lappens oder Segmentes und Chemotherapie mit Mebendazol (Vermox; S. 63).

Bronchiektasen

▶ Zylindrische oder sackförmige Erweiterung von Segment- und Subsegmentbronchien mit chronischer Entzündung der Bronchuswand, meist in den Unterlappen, rechts häufiger als links (Abb. 33.**1**).

Ätiologie: Unterschieden werden die angeborenen, als *primär erworben* bezeichneten, und die im Laufe des Lebens entstandenen oder *sekundär erworbenen* Ektasien. **Ursache** bei *primär erworbenen* Bronchiektasen ist die kongenitale Wandschwäche der Bronchien mit Hypertrophie der Bronchialschleimhaut. Pathogenetisch *übergeordnet* ist die *Mukoviszidose,* gepaart mit Begleitmißbildungen in Harnwegen, Herz und Pankreas, häufig auch Aplasie der Nebenhöhlen und Situs inversus. Die Schleimhauthypertrophie des Bronchus wird später durch chronische Infekte begünstigt. Die behinderte Verflüssigung führt zur Rentention der Bronchialsekrete und verschlimmert damit die Ektasie. Ursachen der *sekundär erworbenen* Bronchiektasen sind die chronisch obstruktive Bronchitis, die postinfektiöse (Tbc) Bronchusstarre und die Fremdkörperaspiration. Infektiöse *Gerüstzerstörung* und *Sekretstau* sind die Wegbereiter der Ektasie. Folgen sind Peribronchitis, Parenchymschwiele und Parenchymschrumpfung und die rezidivierende Pneumonie. **Symptome** und **Befunde:** Chronischer Husten und „maulvoller" Auswurf von *Dreischichtensputum,* als Folgen der Hypoxie Wachstumsbehinderung und Trommelschlegelfinger. Nachzuweisen sind: auskultatorisch grobblasige Rasselgeräusche; im Rö-Bild streifige Unterlappenverschattung, bronchographisch sackförmige oder zylindrische Erweiterung der Unter-

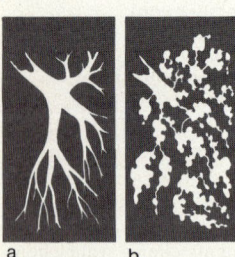

a   b

Abb. 33.1 Bronchographie. **a** Normal, **b** Bronchiektasen.

lappenbronchien; im *Blutbild* Linksverschiebung, Anämie und im Serum Eiweißmangel. Die Bronchoskopie dient der Erkennung der Bronchusstenosen, der Erweiterungen und der Sekretlokalisationen. **Komplikationen** sind abszendierende Pneumonien und Amyloidose. **Behandlung:** *Op-Vorbereitung* mit Herdsanierung von
Nebenhöhlen und Zähnen, Inhalation und Mukolytika (Fluimucil 3 × 200 mg/d). Bei
putridem Auswurf gezielte lokale und parenterale Antibiotikagabe. Lagerungsdrainage und Ausklopfen und Blut-, Eiweiß- und Vitaminersatz. Dann *Resektion*
des befallenen *Lappens* oder bei beidseitigem Befall *Segmentresektionen*. **Prognose:** Mit einem Rezidiv in der Restlunge ist immer zu rechnen.

Lungenabszeß

▶ Durch bakterielle Entzündung mit Spannungsödem und Thrombosierung der
ernährenden Gefäße entstandene Parenchymeinschmelzung.

Ursachen: *Direkte Ausgangspunkte* sind die primäre Pneumonie, der infizierte
Infarkt, Traumen, fortgeleitete Infektionen, Fremdkörper und die purulente
Aspiration aus Nebenhöhlen und Tonsillen. *Indirekte* metastatische *Entstehungsursachen* sind *hämatogen* der septische Embolus aus Osteomyelitis, einer Gelenk-
entzündung oder einer Prostatitis, ferner die *lymphogene* Streuung von Oberlippenfurunkel oder Mundbodenphlegmone. *Erreger:* Staphylokokken, Pneumokokken und putride Bakterien. Disponiert sind kachektische Patienten, Kranke
mit Aspirationspneumonie oder Bronchiektasen. **Verlaufsmöglichkeiten:** Übergang in ein chronisches Stadium mit Kapselbildung, meist aber die innere Perforation in das Bronchialsystem. Diese Spontandrainage ist zu erkennen am plötzlich
eitrig werdenden Sputum, am Foetor ex ore sowie radiologisch an den Luftspie-
geln in der Abszeßhöhle. Ernste **Komplikationen** sind der Durchbruch in den
Pleuraraum und die Empyementstehung. **Symptome** und **Befunde** sind das septisch-toxische Bild mit Dyspnoe, lokalisiertem Atemschmerz, Hustenanfällen mit
maulvollem Sputum, das sich bei Lagewechsel vermehrt, und das schwere Krankheitsgefühl mit Inappetenz. Physikalisch sind Bronchialatmen, Rasselgeräusche
und umschriebene Dämpfung nachzuweisen. Das Dreischichtsputum zeigt gelben
Schaum, wäßrige Mittelschicht und eitrigen Bodensatz. *Labor:* Anämie, hohe
Leukozytose, extreme BSG-Erhöhung und Eiweißmangel. Im Rö-Bild zirkuläre
Verschattung, anfangs unscharf, später deutlich begrenzt mit transparentem
Kern. Spiegel s. o. **Behandlung:** Nach Erschöpfung aller konservativen Maßnahmen (s. o.), Tbc-Ausschluß und wiederholter bronchoskopischer Absaugung
spätestens nach 4–6 Wochen *Resektion* (Lobektomie).

Lungengangrän

▶ Progredienter Fäulniszerfall des Parenchyms durch Anaerobierinfekt. Ausgangspunkt sind zerfallende Karzinome und verjauchte Herde im Mund- und
Rachenbereich.

Dispositionen sind Diabetes, Arteriosklerose und generalisierte Angitiden. Zu
unterscheiden ist die *akute* Gangrän und die auch als *putrider Abszeß* bezeichnete
abszedierende Gangrän. **Symptome** und **Befunde** sind beim akuten Verlauf mit
generalisiertem Parenchymbefall das septische Bild mit fötidem, blutigem Auswurf, in dem elastische Fasern und Fettsäure-, Leuzin- und Tyrosinkristalle nachweisbar sind. Der Körperverfall ist augenfällig. Physikalisch sind Dämpfung und
Rasselgeräusche zu hören, im Rö-Bild diffuse fleckförmige Verschattungen oder

Spiegelbildungen zu sehen. Bei Verlaufskontrolle rasche Ausdehnung und Schattenverdichtung. **Behandlung:** Nach intensiver Vorbehandlung mit getesteten Antibiotika und Blutersatz ist bei begrenztem Befund die Segment- oder Lappenresektion angezeigt. Die **Prognose** ist immer ernst.

Tuberkulose

▶ Chirurgisch zu behandeln sind nur begrenzte, herdförmige Befunde wie Kavernen, Tuberkulome oder Tbc-Bronchusstenosen.

Symptome: Anfangs stumm, dann subfebrile Temperaturen, exsudative Pleuritis, Nachtschweiß und Leistungsknick.

Behandlung: Voraussetzungen für die Resektion sind der *entzündungsfreie Bronchus* und die Abschirmung gegen eine Streuung mit Antituberkulotika (S. 62). Eine postoperative lokale **Komplikation** ist die *Bronchialfistel*, die mit sofortiger Rethorakotomie wieder verschlossen werden muß. Bei der nach Bisegment- oder Lappenresektion nicht mehr ausdehnungsfähigen Lunge ist die Thorakoplastik (S. 409) angezeigt.

Merke: 60 % der Rundherde sind keine Tbc, sondern periphere Karzinome!

Morbus Boeck, Sarkoidose, Miliarlupoid

▶ In Form von tuberkuloiden Knoten in Lunge, Milz, Augen, Knochen, Parotis, Tonsillen und Hirn angesiedelte *Granulomatose*. 3 Stadien: I Hilusknoten, II Lungenpräfibrose, III Lungenfibrose.

Chirurgisch ist die Sarkoidose nur von differentialdiagnostischer Bedeutung. **Symptome** und **Befunde** sind Leistungsminderung, Gewichtsabnahme und beidseitige Hilusverdichtung, ferner Eosinophilie und positive Antikörperreaktion (Kveim-Test). Die Objektivierung erfolgt mit Mediastinoskopie und Lymphknotenbiopsie. **Behandlung:** Stadium II und III mit Prednison, 40–100 mg/d in fallender Dosierung.

Pilz- und pilzähnliche Erkrankungen

Pilzerkrankungen gewinnen mit zunehmender Antibiotikatherapie an Bedeutung, in der Lunge vornehmlich die Candidamykose, die Aspergillose und die Kryptokokkose. Der **Candida-albicans-Befall** ist eine Folgeerscheinung des Rachensoors bei Dauersonden, bei Kachexie und bei Kortison-Aerosol-Inhalation. Mykotische *Granulome* erscheinen im Rö-Bild als miliare Rundherde. **Behandlung:** Systemisch mit Amphotericin B, 1 mg/kg/d. Das **Aspergillom** imponiert im Rö-Bild als großer, begrenzter Rundherd mit Randspalt. Disponiert sind Vogelzüchter, Geflügelbauern und Perückenmacher. Das Aspergillom wird unter mykostatischem Schutz (s. o.) reseziert. **Bakterielle Aktinomykose** und **Nokardiose** verlaufen in ähnlicher Weise, weshalb sie auch im Thorax klinisch zu den Mykosen gezählt werden. *Actinomyces israeli* siedelt sich, ausgehend von einer zervikofaszialen Erkrankung, in beiden *Lungenunterlappen* an. Der Nachweis erfolgt im Sputum. *Nocardia (asteroides)* macht wie die Aktinomykose multiple eitrig einschmelzende Granulome, die in das Bronchial-, aber auch in das Gefäßsystem *einbrechen*, was zur bedrohlichen *hämatogenen Aussaat* führt. **Behandlung:** Eine Ausheilung sichern allein Früherkennung und Einleitungsbehandlung mit Tetrazyklin 2 g/d und Dauerbehandlung mit Sulfadiazin 6 g/d.

Lungenfibrose

▶ Herdförmige oder generalisierte progressive Bindegewebsproliferation mit Lungenrestriktion.

Weitere **Ausgangsbefunde** sind chronische Entzündung, Tbc, Morbus Boeck oder Kollagenose, alveoläre Pneumonie, Lues, Pneumokoniose und der Zustand nach Radiotherapie. **DD:** Bronchialkarzinom und Lymphangitis carcinomatosa. **Behandlung:** Eine Kausaltherapie gibt es außer der Lungentransplantation nicht.

Chronische Pneumonie oder Pneumonitis

▶ Eine nicht mit Lysis ausheilende, leukozytäre Pneumonie mit Bindegewebsregeneration und fibrotischer Induration, die oft schwer von der Tumorpneumonitis zu unterscheiden ist.

Neben der genuinen Pneumonie kann sie auch von einer Minderbelüftung bei Bronchusstenose ausgehen. Eine *Sonderform* ist die frühkindliche Pneumonie bei Mukoviszidose. **Symptome** und **Befunde** sind das Ausbleiben der nach einer Pneumonie normalerweise eintretenden Erholung und das chronische „Grippegefühl". **DD:** Pneumocystis-carinii- (HIV), Legionellen- und Pilzinfektionen. **Diagnostisch** sicher ist allein die Parenchymbiopsie. **Behandlung:** Hyperämisierung mit Mikrowellen und hochdosiert gezielte Antibiotikagaben (S. 206). Bei Versagen Lobektomie oder Pneumonektomie.

Pneumokoniose, Silikose, Staublunge

▶ Quarzstaubablagerungen mit einer Partikelgröße < 7 mm in Bronchien, Lymphknoten und Parenchym mit progredienter Lungenfunktionseinschränkung.

Berufserkrankung der Steinbruch- und Bergarbeiter. **Symptome:** Graues Sputum, Dyspnoe. **Komplikationen** sind Tbc und Pneumonie. Zur **Prophylaxe** wird im Betrieb das Tragen von Masken gefordert. Die Silikose ist keine Präneoplasie.

Lungen- und Bronchialtumoren

Sie gehen aus vom Alveolarepithel sowie vom Bronchialepithel und vom Bronchialdrüsenepithel und können gut- oder bösartig sein.

Bronchusadenom, -karzinoid, -zylindrom

▶ Adenom ist ein *Sammelbegriff* für die primär gutartigen, polypösen Drüsenepitheltumoren der großen Bronchien und steht für das hormonaktive Bronchial*karzinoid* ebenso wie für das seltenere bifurkationsnahe *Zylindrom*. Beide Tumoren wachsen in endoluminaler, intramuraler und transbronchialer Richtung.

Typisch sind jugendliches Alter, langsames Wachstum, späte klinische Manifestation, späte Infiltration und die beim Karzinoid bereits in 15 % und beim Zylindrom in 40 % anzutreffende Metastasierung. Frauen sind häufiger betroffen. **Symptome** und **Befunde:** Trockener Husten, unilaterales Keuchen, Giemen und Hämoptyse. Erst nach mehrjähriger Symptomatik kommt es zum Bronchusverschluß. Dann ergibt das Rö-Bild die Lappen- oder Totalatelektase. Bronchoskopisch erscheint das Adenom als rosaroter, himbeerartiger, endobronchialer Tumor. *Cave:* Schon die einfache *Biopsie* kann zur *Massenblutung* führen. Deshalb jede Manipulation nur in Op-Bereitschaft! **DD:** Auszuschließen ist immer das Karzinom! **Behandlung:** Die *Lokalabtragung* ist aus 3 Gründen **problematisch:** Einmal wegen der vorher nicht sicheren Karzinomabgrenzung, dann wegen der oft nicht beherrschbaren Blutung und letztlich wegen der höheren Rezidivgefahr. Beim „eisbergartigen" Wachstum ist *Radikalität* nur mit der *Bronchusteilresektion* zu erreichen. **Prognose:** 80 % der Operierten überleben die 5-Jahres-Grenze.

Hamartome und Chondrome

▶ Begrenzte, gutartige Mesenchymfehlbildungen, die in 8–10 % als solitäre, kleine Rundherde erscheinen.

Männer sind 4mal häufiger betroffen als Frauen. Histologisch sind es knorpel-, epithel-, fett- und muskelhaltige Mißbildungen; Verkalkungen sind möglich. **Typisches Symptom** ist der röntgenologisch scharf begrenzte, dichte, meist kleine Rundschatten von gleichbleibender Größe. **DD:** Der karzinomatöse Rundherd und das Tuberkulom sind mit der Rö-Schichtaufnahme, der Lungenpunktion oder der Probethorakotomie abzugrenzen. **Behandlung:** Die Entfernung erfolgt mit Ausschälung oder atypischer Parenchym-Keilresektion.

Bronchial- oder Lungenkarzinom

▶ 98 % aller primären Thoraxblastome sind Lungenkarzinome. Männer erkranken 8- bis 10mal häufiger als Frauen, mit einer Frequenzspitze zwischen 50. und 70. Lebensjahr, wobei der Anteil der Frauen in Zunahme begriffen ist. Die diagnostische Latenz beträgt 6–8 Monate.

Morphologie

Histologisch stehen die **Plattenepithel-** und die **kleinzelligen anaplastischen** Tumoren (Tab. 33.2) an erster Stelle. Frühmetastasierend sind letztere besonders maligne und häufig von neuroendokrinen Aktivitäten begleitet. *Ausgangsmatrix* der Lungen- und Bronchuskarzinome sind die Epithelien von Bronchusdrüsen und -schleimhaut sowie das Alveolarepithel.

Als **ätiologische** Faktoren werden u. a. diskutiert die chronische Raucherbronchitis und die Bronchitis des Teerarbeiters; ferner Umwelteinflüsse, so beim Schneeberger Radiumkrebs, beim Krebs der Chromarbeiter und beim Asbestkrebs. Weitere Noxen sind Benzpyren, Isopropylol, Lost und Mineralöle. 10 % der peripheren Krebse sind *Narbenkrebse* und gehen von Tbc-, Infarkt- oder traumatischen Narben aus. Die *Expositionszeit* bis zur Krebsmanifestation beträgt 15–25 Jahre.

Tabelle 33.2 Klassifikation und relative Häufigkeit der Lungenkarzinome	
Plattenepithelkarzinom	40 %
Kleinzelliges, anaplastisches Karzinom	40 %
Undifferenziertes, polymorphzelliges Karzinom	12 %
Adenokarzinom	6 %
Großzelliges Karzinom	2 %
Alveolarzellkarzinom, Lungenadenomatose	0,5 %

Kein Zusammenhang besteht zwischen Silikose und Krebs. Der Bronchialkrebs *metastasiert lymphogen* in die Knoten des Hilus, der Trachea, des Mediastinums (Karina) (Abb. 33.2) und in die Pleura. *Hämatogen* metastasiert vor allem das undifferenzierte Karzinom in Knochen, Leber und Gehirn. Je nach Tumorsitz unterscheiden wir die *periphere* oder Mantellokalisation und die *zentrale* oder Lappen- und Segmentaufteilungslokalisation (Abb. 33.3).

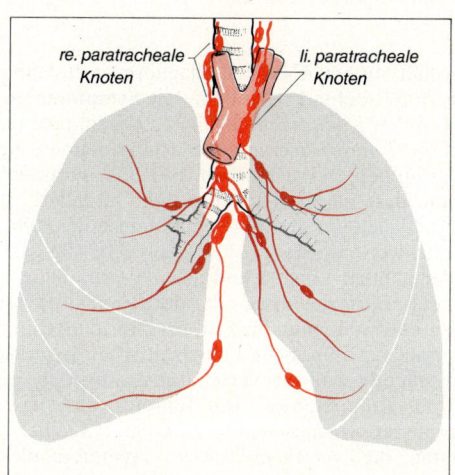

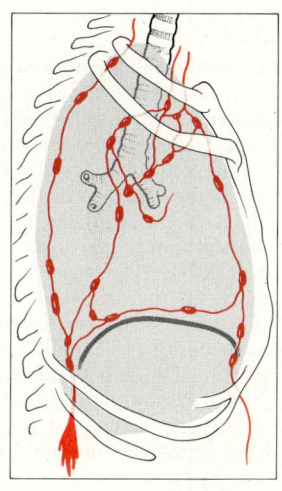

Abb. 33.**2** Lymphbahnen und -knoten von Lunge und Thoraxwand.

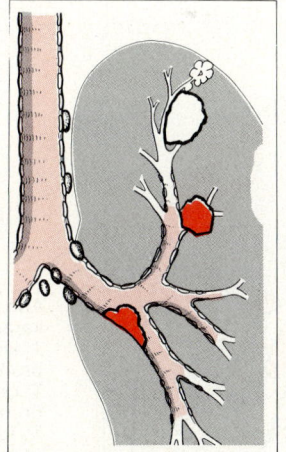

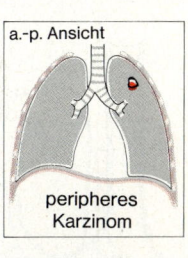

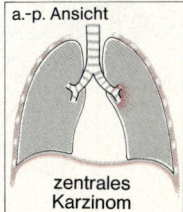

Abb. 33.**3** Tumorlokalisation. Der bronchoskopisch einsehbare zentrale und der bronchoskopisch nicht einsehbare periphere Bronchialbereich, daneben die entsprechenden Röntgenbefunde.

▢ bronchoskopisch einsehbar
▢ bronchoskopisch nicht einsehbar

Die *unmittelbare* **Tumorausbreitung** erfolgt zentralwärts entlang der *Gefäße* zum Herzbeutel mit Übergreifen auf den linken Vorhof, ferner mit Ummauerung der *Nn. phrenici* und *recurrentes,* mit Einbrüchen in das *Mediastinum,* Umwachsen der *V. cava superior* und Ummauerung und Einbruch in den *Ösophagus.* Für das apikale, periphere Karzinom, den sog. *Pancoast-Tumor,* ist der Einbruch in die Thoraxkuppel und den Plexus cervicalis typisch. Therapie und Prognose orientieren sich heute an der TNM-Einteilung (Abb. 33.**4**).

Klinik

Das Bronchialkarzinom ist primär stumm. Eine Frühdiagnose ist deshalb nur mit Rö-Routinekontrolle oder als Zufallsbefund zu stellen. Alle **Symptome** sind **Spätzeichen,** denn sie gehen erst von den *Komplikationen* aus. Dies sind die rezidivierende *Stenosepneumonie* und die *Tumorbronchitis,* die sich an dem aus heiterem Himmel entstehenden Reizhusten bemerkbar machen. Bei einer vorbestehenden chronischen Bronchitis fällt auf, daß sich die Hustenqualität verändert, das Sputum Blutbeimengungen zeigt und sich ein „Grippegefühl" einstellt. *Befunde* wie *Thoraxschmerz,* im Rö-Bild nachweisbare *Atelektasen* (Abb. 33.**5**–33.**7**) oder das obstruktive *Emphysem* mit der „hellen Lunge" und das *abgeschwächte Atemgeräusch* sind bereits Ausdruck der *Hilusbeteiligung* oder der *Bronchusstenose.* Der im Rö-Bild sichtbare *Schatten* entspricht nur im Frühstadium dem Tumorkern; später besteht er am Hilus bereits aus Tumor- und metastatischen Lymphknotenpaketen. Die sich später einstellende wolkige Verschattung entspricht der peripheren *Pneumonitis* jenseits der Tumorstenose. Bei Tumorerweichung entsteht schließlich die einen Lungenabszeß vortäuschende *Karzinomkaverne.* Weitere diagnostische Hinweise kann die *paraneoplastische* Symptomatik geben (S. 238).

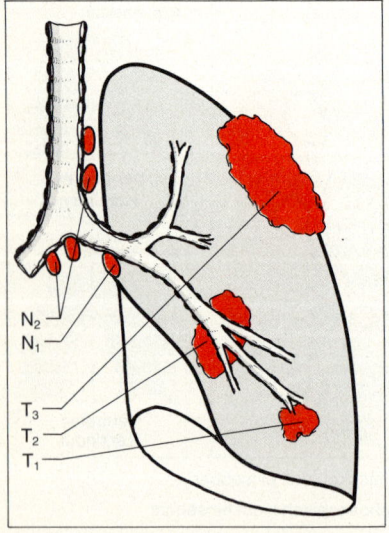

Abb. 33.**4**   Stadien des Bronchialkarzinoms.
T_1 kleiner (<3 cm) Tumor im Segmentbronchus oder peripher,
T_2 größerer (>3 cm) Tumor im Lappenbronchus oder zentral,
T_3 Tumor, der auf Nachbarstrukturen übergegriffen hat,
N_1 hilusnaher Lymphknotenbefall,
N_2 hilusferner (Karina, Trachea, kontralateral) Lymphknotenbefall.

Befunde und Symptome des peripheren Karzinoms oder karzinomatösen Rundherds: In der Peripherie siedelt sich das Karzinom in den *Segment-* und *Subsegmentbronchien* an, und zwar vorwiegend in beiden *Oberlappen* oder im *apikalen Unterlappensegment* rechts. Bei gutem Allgemeinzustand bleibt es lange stumm und ist endoskopisch nicht erreichbar. Erst beim Vordringen auf die Pleura und bei Pleuraaussaat kommt es durch die *Pleuritis carcinomatosa* zum Brustwandschmerz, der nach der Ergußbildung spontan wieder verschwindet. Im operablen, stummen Stadium ist der periphere Tumor also nur mit der Rö-Vorsorgeuntersuchung zu erfassen. – Eine besondere Form des peripheren Karzinoms ist der apikale Oberlappentumor, der in den Plexus cervicalis einbricht (Abb. 33.**5**) und hochgradige Schulter-Arm-Schmerzen macht. Er wird als **Pancoast-Tumor** bezeichnet. Bei Ganglion-stellatum-Ummauerung entsteht ein *Horner-Syndrom*.
DD sind beim peripheren Rundherd: Lobärpneumonie, chronisch rezidivierende Pneumonie und Metastasen von Nieren-, Prostata- und Schilddrüsen- sowie Hoden- und Mammakarzinom; ferner Tuberkulose, Pilzinfekte, vor allem das Aspergillom, Lungenabszeß, Echinokokkuszyste, Hamartom, Chondrom und Adenom.
Befunde und Symptome des zentralen oder hilusnahen Karzinoms: Da es seinen Sitz in den *großen Bronchien* und den einsehbaren Segmentabgängen hat, ist es auch als *endoskopisch erreichbarer* Tumor zu definieren. Bemerkbar macht es sich zunächst als „fieberhafter grippaler Infekt" mit Reizhusten, thorakalem Druckgefühl und temporärer Abgeschlagenheit. In seiner unspezifischen Charakteristik täuscht es Emphysem, Bronchitis, Asthma, Bronchopneumonie oder eine chronische Pneumonie vor. Hinter der Bronchusstenose entstehen *Retentionspneumonitis* und *Atelektase,* die schon das fortgeschrittene Stadium anzeigen.

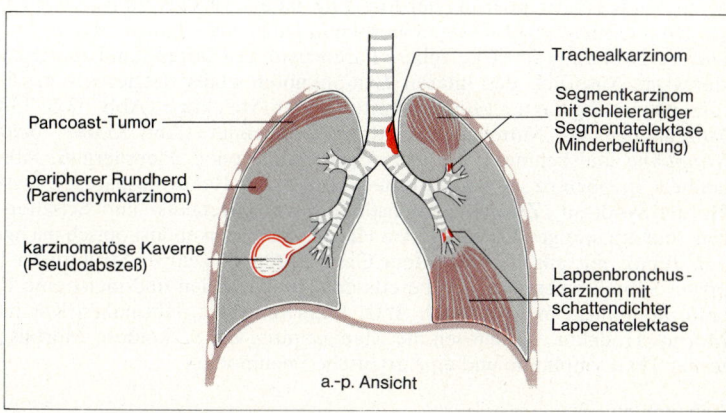

Trachealkarzinom

Segmentkarzinom
mit schleierartiger
Segmentatelektase
(Minderbelüftung)

Pancoast-Tumor

peripherer Rundherd
(Parenchymkarzinom)

karzinomatöse Kaverne
(Pseudoabszeß)

Lappenbronchus -
Karzinom mit
schattendichter
Lappenatelektase

a.-p. Ansicht

Abb. 33.**5** Bronchialkarzinom. Lokalisation, obstruktionsbedingte Atelektasen und Pseudoabszeß.

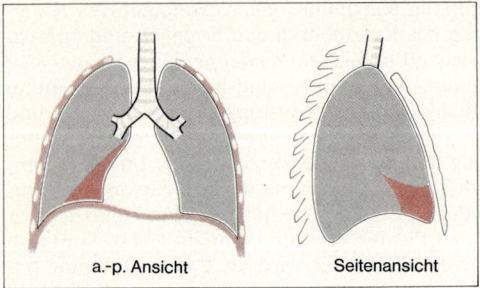

Abb. 33.**6** Bronchusstenosen. **a** Mittellappensyndrom
(Atelektase). **b** Unterlappen-
atelektase.

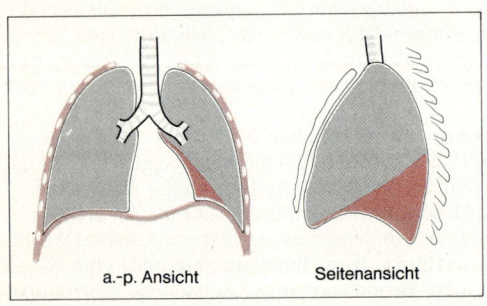

Deshalb ist bereits bei *Erstsymptomen* die endoskopische Biopsie notwendig. Als erste Symptome gelten die folgenden Rö-Zeichen: Als Ausdruck der tumorbedingten Kaliberminderung der Lungengefäße die *Hilusverkleinerung* („paradoxes Hiluszeichen") und infolge Überblähung die *„helle Lunge"*. Hilusverdichtung und -vergrößerung sowie periphere Parenchymverschattung sind *Spätzeichen*. Ersteres ist Ausdruck des hilären Lymphknotenbefalls, letzteres entspricht der tumorstenosebedingten Minderbelüftung oder Atelektase (Abb. 33.**5**, 33.**6a**), im Mittellappen als Mittellappensyndrom bezeichnet (Abb. 33.**6b**). *Sehr späte Symptome* sind Schmerz, blutiger Auswurf, Dyspnoe, Pleuraerguß, Abgeschlagenheit, Inappetenz, Gewichtsverlust, Heiserkeit (Rekurrensparese), Dysphagie, Horner-Syndrom, Zwerchfellhochstand sowie Phrenikus- und Schulterschmerzen, letztere infolge Drucks auf den Halsplexus. Beim endoskopisch nachgewiesenen Tumor mit entdifferenziertem Grad oder kleinzelliger Struktur ist bei den ersten Subjektivbeschwerden bereits der Hilus befallen und meist eine Radikalentfernung nicht mehr möglich. **DD:** Beim zentralen, hilusnahen Karzinom der Morbus Hodgkin, die chronische Mediastinitis, die Sarkoidose Morbus Boeck, ferner Tbc-Lymphome und eine atypische Pneumonie.

Behandlung

Behandlungsziel ist die kurative, radikale Tumorentfernung mittels Lobektomie oder Pneumonektomie. Sie ist aber nur bei einem Drittel der Kranken möglich.

Operationsindikation: Beim begrenzten *peripheren* Rundherd ohne Pleurabeteiligung wird immer thorakotomiert. Nur bei eingeschränkter Op-Toleranz muß eine bioptische Klärung des Befundes mit der gezielten *Feinnadelpunktion* auf transpleuralem oder transbronchialem Wege vorausgeschickt werden. Beim *zentralen* Tumor immer vorausgehende Histologieabklärung durch bronchoskopische Biopsie mit Zange, Bürste oder Absaugung. Ebenso Biopsie der mediastinalen Lymphknoten mit *transbronchialer Punktion*. Bei ungünstiger Tumordignität ist die Resektion nur dann angezeigt, wenn die Lymphknoten frei und weder Phrenikus- und Rekurrensparese noch ein Pleuraerguß nachweisbar sind. Weitere Klärungshilfen sind das CT und das NMR.

Operationstaktik der Radikaloperation: *En-bloc-Resektion* des tumortragenden Bronchial- und Parenchymabschnitts (Abb. 32.**6**) mit Ausräumung der regionären Lymphknoten (Abb. 33.**2**). Bei Pleuraverklebung *extrapleurale Abschälung* von der Thoraxwand. Bei freiem Hilus, also peripherem Tumorsitz, *Lappenresektion* (Lobektomie). Wenn mit der Lobektomie eine ausreichende Radikalität nicht zu erreichen ist, vornehmlich wenn die Haupthiluslymphknoten befallen sind oder der Tumor in den Hauptbronchus eingebrochen ist – *Lungenflügelresektion* (Pneumonektomie). Eine *erweiterte En-bloc-Resektion* ist gerechtfertigt bei Tumoren mit günstiger Dignität, auch wenn sie in die Nachbarschaft eingebrochen sind. Die Taktik besteht dann je nach Befall in der Pleuropneumonektomie, der Herzbeutel- oder der Vorhofresektion oder der Thorax- und Ösophaguswandresektion.

Ergebnisse: Von den Resezierten *überleben* global 30 % die 5-Jahres-Grenze. Bei früherfaßten Zufallsbefunden und differenziertem Karzinom erreichen etwa 40 % der Operierten die 5-Jahres-Grenze. Die *Letalität* der Lobektomie liegt bei 2–5 %, die der Pneumonektomie bei 10 %, die der erweiterten Pneumonektomie bei 15 %.

Palliativmaßnahmen sind Strahlen- und Polychemotherapie. Ein zukunftsträchtiges Verfahren ist die Isotopenlobektomie mit gezielter i. a. Injektion von ^{32}P-Mikrokugeln in die Pulmonalarterie. Eine *Palliativresektion* wird als *atypische Keilresektion* oder *Segmentresektion* vorgenommen, wenn der Tumor begrenzt ist ($T_{1-2}N_xM_x$), wenn eine Abszedierung droht, wenn er blutet oder Stenosekomplikationen macht; ferner zur *Tumorreduktion* beim chemo- oder strahlensensiblen kleinzelligen Karzinom $T_3N_1M_0$. Anschließend Präventionsbestrahlung, auch des Neurokraniums. Eine *poststenotische Atelektase* eines Lappens oder Flügels kann mit *Laserkoagulation* der Tumorstenose wieder zur Belüftung gebracht werden.

Kontraindikationen: Von *lokaler Seite* ist die Resektion nicht mehr angezeigt beim *peripheren* Karzinom mit Pleuritis carcinomatosa und bei Lähmung des N. recurrens, beim *zentralen* Karzinom mit Trachea- und Bifurkationseinbruch, mit befallenen Skalenusdrüsen, mit Einbruch in den Ösophagus, ferner mit Stenosierung der A. pulmonalis, kontralateralem Befall der paratrachealen Lymphknoten, aerogener Metastasierung (Alveolenkarzinom), Übergreifen auf den linken Vorhof (Extrasystolie) und Kompression der V. Cava superior. Kontraindikation von *allgemeiner Seite* sind die schlechte Lungenfunktion, z. B. ein Atemstoßwert unter 1,0 l (S. 422ff.), die Rechtsherzinsuffizienz, ferner die Fernmetastasierung und ein Alter über 80 Jahre.

Postoperative Komplikationen nach der Lungenresektion sind akute und chronische *Anpassungsbehinderungen* der kardiopulmonalen Funktionen. Akut können

Atelektase, Sero-, Hämato- und Pneumothorax, Empyem, die Herzluxation und das Leck am genähten Bronchialstumpf auftreten. *Chronische Störungen* sind die Thoraxdeformierung, die Interkostalneuralgie, das Cor pulmonale, die Lungenfibrose, das Spätempyem, die chronisch seröse oder fibröse Perikarditis und die Kardiomyopathie.
Tumornachsorge: Die erste Nachuntersuchung erfolgt 6 Wochen nach der Entlassung, dann über 3 Jahre in 3monatigen und vom 3.–5. Jahr in 6monatigen Abständen. Basisuntersuchungen sind die körperliche Untersuchung mit Palpation der extrathorakalen Drüsen und der Leber, ferner Sputumzytologie, Blutbild (Thrombozyten), BSG, LDH, alkalische Phosphatase und γ-GT, CEA, Rö-Thorax, im 6-Monats-Intervall Bronchoskopie mit Zytologie und evtl. Biopsie sowie Oberbauchsonographie, im 1-Jahres-Intervall CT und bei Rezidivverdacht Ganzkörperszintigraphie.

Lungensarkom

Der *Ausgangspunkt* dieses seltenen Tumors ist das endobronchiale Fibrom. Es *metastasiert hämatogen* in die kontralaterale Lunge, in Leber, Milz und Gehirn. **Symptome** sind uncharakteristischer Husten, blutiges Sputum und als Folge der Bronchusverlegung im Rö-Bild die Verschattung. Die Bronchoskopie ist ohne Aussage. **Behandlung:** Pneumonektomie, nur Lymphosarkome sind chemo- und strahlensensibel.

Metastasen

Sie sind die in der Lunge am *häufigsten* anzutreffenden Malignome, entstehen hämatogen und gehen vom Hypernephrom, vom Hoden-, Mamma-, Struma-, Prostata- und Magen-Darm-Trakt-Karzinom aus. **Behandlung:** Chirurgisch von Bedeutung ist nur ihr iso- oder metachrones *Einzelvorkommen* bei langsam gewachsenen Primärtumoren. **Prognose:** Die mit der Lobektomie einer metachronen Metastase erreichte kumulative 3-Jahres-Überlebensquote liegt bei 33 %.

34. Mediastinum

Tabelle 34.1   Untersuchungsverfahren

Klinik
– Funktionsbefunde von Hals-
  venen, Trachea, Rekurrens,
  Sympathikus (Horner), Herz
  (Lage, Rhythmus)
– RR, Karotispuls (Seitenvergleich)

Röntgen- und Nukleardiagnostik
– Thoraxübersicht a.-p. und rechts
  und links anliegend
– Zwerchfellbeweglichkeit (Durch-
  leuchtung)
– knöcherner Thorax (Usuren)
– Computertomographie
– Tracheazielaufnahme
– Ösophagusbreischluck
– Kavographie
– Aortographie
– Ösophaguskymographie
– Schilddrüsenszintigramm
– Sonogramm

Endoskopie
– Mediastinoskopie (cave An-
  eurysma)
– Tracheobronchoskopie
– Ösophagoskopie
– Thorakoskopie

Sonographie (UKG)

Spezielle Untersuchungen
– Bakteriologie und Endoskopie
  mit Biopsie
– Neurologie- und HNO-Unter-
  suchung
– parasternale Nadelbiopsie
– Pleurapunktion
– Halslymphknotenbiopsie

Labor
– α-Fetoprotein, CEA
– Differentialblutbild

▶ Im Mediastinum (Abb. 34.**1**) werden entzündliche und blastomatöse Tumoren, die chronische Mediastinitis und die Mediastinalhernie elektiv operiert.
Akute Befunde wie die eitrige Mediastinitis, die Mediastinalverdrängung, die
akute Einflußstauung, die Luftröhrenverengung und das Mediastinalemphysem (S. 416ff.) erfordern die Notfallintervention.

Tumoren und Zysten

40–45% der Mediastinaltumoren, zu denen man im klinischen Sprachgebrauch
auch die Zysten zählt, sind klinisch stumm und werden beim Röntgen als Zufallsbefunde entdeckt. 50% aller *symptomatischen* Mediastinaltumoren sind *bösartig,*
während die *asymptomatischen* in 90% der Fälle *gutartig* sind.
Größe, Lage (Abb. 34.**2**) und morphologische Tumorcharakteristik bestimmen
die klinische Manifestation. **Symptome** gehen aus von den Tumorfolgeerschei-
nungen, also von Verdrängung und Kompression benachbarter Organe, d. h. von
Atemwegen, Herz und Gefäßen, von Nervenbahnen und Ösophagus; es sind dies
Reizhusten, Dyspnoe, Stridor, Atelektasen, Pneumonien, ferner Arrhythmien,
Puls- und Blutdruckdifferenz sowie die obere Einflußstauung. Seltener, und Aus-
druck malignen Wachstums, sind Zwerchfellähmung, Horner-Symptomenkom-
plex, Heiserkeit sowie Dysphagie und Erbrechen.
Diagnostik: Mit der einfachen 2-Ebenen-Rö-Aufnahme und dem CT sind alle
Mediastinaltumoren zu erkennen (Abb. 34.**3**) und mit der Durchleuchtung auch

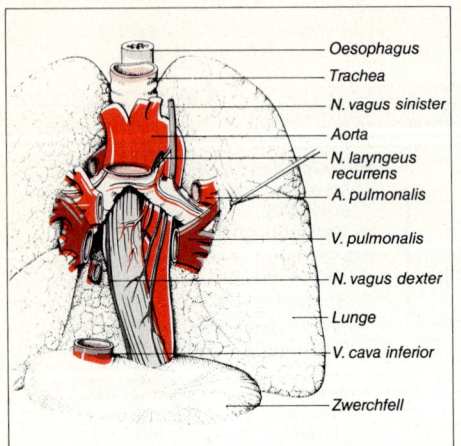

Oesophagus

Trachea

N. vagus sinister

Aorta

N. laryngeus
recurrens

A. pulmonalis

V. pulmonalis

N. vagus dexter

Lunge

V. cava inferior

Zwerchfell

Abb. 34.**1**   Topographie des Mediastinums.

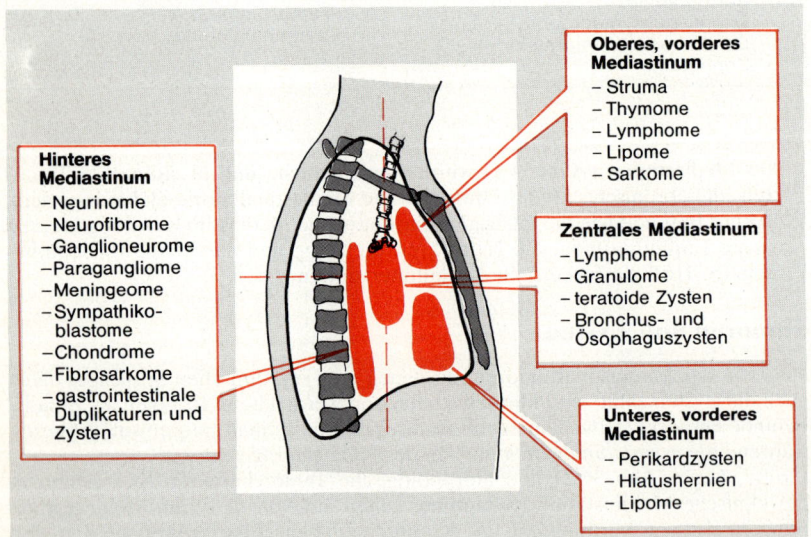

**Oberes, vorderes
Mediastinum**

– Struma
– Thymome
– Lymphome
– Lipome
– Sarkome

**Hinteres
Mediastinum**

–Neurinome
–Neurofibrome
–Ganglioneurome
–Paragangliome
–Meningeome
–Sympathiko-
 blastome
–Chondrome
–Fibrosarkome
–gastrointestinale
 Duplikaturen und
 Zysten

Zentrales Mediastinum

– Lymphome
– Granulome
– teratoide Zysten
– Bronchus- und
  Ösophaguszysten

**Unteres, vorderes
Mediastinum**

– Perikardzysten
– Hiatushernien
– Lipome

Abb. 34.**2**   Mediastinalbefunde. Lokalisatorische Zuordnung.

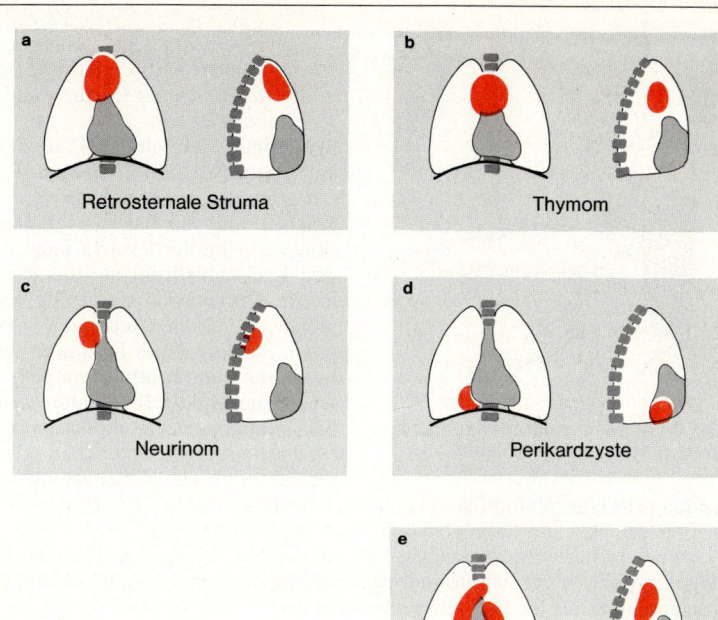

Abb. 34.**3** Mediastinaltumoren.
Röntgenbilder häufiger Befunde.

deren Pulsationen (DD: Aneurysma). Das SG (UKG) unterscheidet zwischen solider und zystischer Beschaffenheit. Der weiteren Differenzierung dienen die Endoskopie, bei Dysphagie die Ösophagusbreipassage und bei lateralen Befunden die Thorakoskopie. Bei Verdacht auf intrathorakale Struma ist die Szintigraphie und bei oberer Einflußstauung die Kavographie angezeigt. Bei Abgrenzungsbedarf gegen systemische Lympherkrankungen: Mediastinoskopie, Skalenusbiopsie, transkutane Feinnadelpunktion, CT sowie Knochenmarkbiopsie, ferner Sputumzytologie und -bakteriologie. **Behandlung:** Da auch primär gutartige Tumoren zur Entartung neigen, ist bei ihnen ebenso wie bei bösartigen Geschwülsten die transpleurale oder transsternale (Sternotomie) *Radikalentfernung* die Methode der Wahl. Bei inkurablen Tumoren bessert eine *palliative Tumorreduktion* die Beschwerden und erreicht durch effizientere Strahlen- und Chemotherapie eine Lebensverlängerung.

Struma

▶ Der häufigste Befund des oberen Mediastinums ist die *retrosternale* Struma. Meist besteht sie aus dem herabreichenden Lappen der Halsstruma (Struma

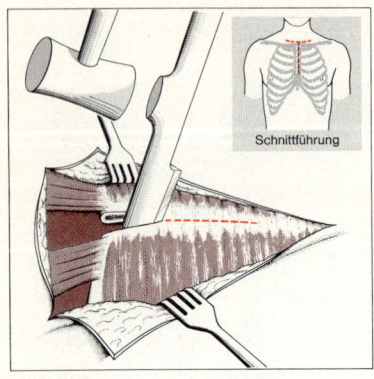

Schnittführung

Abb. 34.4   Mediastinotomie. Mediane obere Sternotomie mit Meißel.

endothoracica falsa), seltener aus einer von der Halsschilddrüse isolierten dystopen Struma (Struma endothoracica vera).

Symptome: Mehr als die Hälfte der thorakalen Strumen sind *klinisch stumm.* Nur *große* Knoten machen *Verdrängungen* von Trachea und Ösophagus, Gefäßkompressionen und infolgedessen Atem-, Schluck- und Kreislaufstörungen. Bei *Einblutung* in die Drüse oder Entartung kann die plötzliche Größenzunahme inspiratorischen Stridor, akute Dyspnoe, unstillbaren Husten und Einflußstauung hervorrufen. **Diagnostik:** Die Rö-Durchleuchtung und -Aufnahme zeigt im vorderen oberen Mediastinum eine schluckbewegliche, abgrenzbare runde Verschattung mit Verbindung zur Halsschilddrüse. Die Tracheazielaufnahme in 2 Ebenen, der Ösophagusbreischluck, die Laryngoskopie und die Szintigraphie sind unverzichtbar. *Cave:* Die isolierte intrathorakale Struma speichert häufig kein Jod! Die **Behandlung** der Wahl ist bei symptomatischer Struma die *Lappenresektion* vom Kocher-Kragenschnitt aus (S. 145), ausgenommen die medikamentös zugängliche Struma lymphomatosa (S. 265). Nur selten erfordert die Resektion der retrosternalen Struma die obere Sternotomie (Abb. 34.4).

Weitere endokrine Tumoren

Es sind im vorderen Mediastinum die *Seminome,* die nach transpleuraler Radiotherapie 5-Jahres-Überlebensquoten von 75 % haben; ferner die *Chorionkarzinome* und die extrem malignen *embryonalen Karzinome.* **Befunde:** Letztere können eine Gynäkomastie verursachen und sind am erhöhten α-Fetoprotein und CEA, die Chorionkarzinome am erhöhten HCG zu erkennen. **Behandlung:** Exstirpation.

Ösophagogastrointestinale und bronchogene Zysten

▶ Embryonale, schlauchförmige oder zystische Doppelbildungen, die ihrem Ursprung entsprechend entweder mit ösophagogastrointestinalem oder bronchialem Epithel ausgekleidet sind.

Die typische **Lokalisation** der *Ösophagus-* und *Gastrointestinalzysten* ist das hintere Mediastinum in Nähe und meist im Zusammenhang mit der Speiseröhre. Ihre *Komplikationen* sind bei HCl-Produktion Erosionen und Ulzera mit Blutungen und Perforationen. *Bronchogene* Doppelbildungen finden sich im zentralen Mediastinum und sind mit Flimmerepithel, Wandmuskulatur und Knorpel ausgekleidet. Im Rö-Bild erscheinen sie als hilusnaher, ovalärer Schatten, rechts häufiger als links. Sie sind zwar atemverschieblich, blähen sich aber nur selten atemsynchron auf. **Symptome** machen sie erst bei Größenzunahme und Infektion mit Verdrängungs- und Entzündungszeichen. Abszedierung und Empyem sind möglich. **Befund:** Im Rö-Bild wird der anfangs begrenzte Schatten unscharf. Bekommt die Zyste Anschluß an den Bronchus, erscheint in ihr ein Flüssigkeitsspiegel. **Behandlung:** Um den Komplikationen, insbesondere der Entartung, zuvorzu-kommen, wird die bronchogene ebenso wie die ösophagogastrointestinale Zyste transpleural entfernt. Die **Prognose** ist gut.

Thymome

▶ Gut- und bösartige, aus lymphozytären und epithelialen Zellanteilen aufge-baute Thymusgeschwulst.

Das **Manifestationsalter** liegt bei 45 Jahren. Eine Geschlechtsbevorzugung gibt es nicht. Die frühkindliche Thymusvergrößerung ist physiologisch und weder eine Op- noch eine Bestrahlungsindikation, zumal letztere zur späteren Entartung von Thymus und Schilddrüse disponiert. **Lokalisation** des Tumors ist das vordere obere Mediastinum, eine Späterscheinung die dorsale Ausbreitung.

Symptome: Das gutartige Thymom ist symptomlos. Erst bei *maligner* Pleurainva-sion und Übergreifen auf die Nachbarstrukturen treten Schmerz, Dyspnoe und Gewichtsabnahme auf. Bei *Einblutung* wird der Tumor schlagartig größer und macht akute Verdrängungssymptome. Im Rö-Bild erscheint der Tumor ovalär, bei Gutartigkeit mit scharfer Begrenzung und homogener Dichte, bei Entartung mit verwaschener Begrenzung und fingerartigen, radiären Fortsätzen. In einem Viertel der Fälle sind Verkalkungen nachzuweisen. Die **Komplikationen** des gut-artigen Thymoms sind die Entartung, dann aber auch die zentrale Nekrose und Erweichung. Die Unterscheidung, ob gut- oder bösartig, kann selbst histologisch schwer sein. Eindeutige Malignitätszeichen sind röntgenologisch und intraopera-tiv allein der Kapselein- und -durchbruch. **Behandlung:** Bei jedem angetroffenen Thymom ist die Thorako- oder Sternotomie (Abb. 34.**4**) angezeigt. Dabei werden alle erreichbaren Organteile entfernt, bei malignem Befund danach *Radio-* und *Chemotherapie*. Eine besondere Op-Anzeige ist die *Myastenia gravis*, bei der die Thymektomie in 15% der Fälle, besonders ab dem 4. Dezennium, zur Heilung führen und im Op-Präparat ein verstecktes Thymom ergeben kann.

Seltenere mesenchymale Tumoren

Das sind *eingekapselte Lipome* des vorderen Mediastinums, die zu *Liposarkomen* entarten und deshalb bei Erfassung entfernt werden müssen. Ebenfalls selten sind Hämangiome, Lymphangiome, Fibrome, Myxome, Leiomyome und Xantho-granulome. Auch hier immer *extrakapsuläre Entfernung!*

Teratome

▶ Doppel- oder Zwillingsmißbildungen aus Gewebeanteilen der 3 Keimblätter mit Haaren, Epithelzysten und Knorpelgewebe.

Sie finden sich im Mediastinum meist *zentral,* seltener prä- oder retrokardial. **Symptome:** Werden sie nicht schon früher als Zufallsbefund entdeckt, machen sie sich erst im 3.–5. Dezennium durch *Verdrängungszeichen* bemerkbar. Im Rö-Bild erscheinen sie als homogener Tumor von dichter Konsistenz und runder Form, im Randbereich mit sekundärem Atelektasesaum. Zähne und Knochen sind röntge-nologisch nur selten zu sehen. Im Serum ist das α-Fetoprotein erhöht. Die **Haupt-komplikation** ist die in 10% der Fälle nachzuweisende *Entartung,* die ungeachtet des Stagings zur Entfernung jedes Teratoms zwingt, zumal die Degeneration latent beginnt und erst die spätere Größenzunahme Speise- und Luftröhre ver-drängt.

Merke: Teratome mit Verdrängungsbeschwerden sind zu einem Drittel bösartig. *Inkurabilitätszeichen* sind Kavaobstruktion, Pleuraaussaat und Fernmetastasen.

Lymphome, mediastinale Lymphknotenpakete

▶ Verdickte Lymphknotengruppen und -konglomerate sind der Hauptrepräsentant der zentralen, meist bilateralen perihilären Mediastinaltumoren.

Symptome und **Befunde** sind neben denen des systemischen Grundleidens Husten, Heiserkeit, Fieber und tastbare Hals-, Achsel- und Leistenlymphknoten sowie oft die Milzvergrößerung. **Komplikationen** sind der Bronchuseinbruch, der zur Aspiration führt, ferner die plötzliche Mediastinalverdrängung und die oft akute Einflußstauung. **Diagnose:** Im 2-Ebenen-Rö-Bild erscheinen die Knotenpakete als polyzyklische Tumoren. Die Diagnose wird mit der *mediastinoskopischen Biopsie* und ihrer morphologischen und bakteriologischen Untersuchung gestellt. Erkrankungen, die sich mit mediastinalen Lymphknoten manifestieren, sind die Tuberkulose, der Morbus Hodgkin, das Retikulosarkom, der Morbus Boeck, die Leukämie, die Mononukleose und, als häufigster Mediastinalbefund, die Metastasen eines Bronchialkarzinoms. Die **Behandlung** hängt ab vom bioptischen Befund. Bei *Erstickungsanfällen* kann die bronchotracheale Kompression durch die Abschwellung der Drüsenpakete mit Rö-Bestrahlung aufgehoben werden. Anderenfalls muß der mediastinale Druck mit Sternumspaltung oder -spreizung sowie durch Tumorreduktion in Form partieller Resektion vermindert werden.

Neurogene Tumoren

▶ Die von den Interkostalnerven oder vom Grenzstrang stammenden Nervengeschwülste sind ausschließlich im hinteren Mediastinum angesiedelt.

Von Spinalnerven gehen die gutartigen, *gekapselten Neurinome* oder *Schwannome* aus. Wenn sie durch die Foramina intervertebralia vorwachsen, usurieren sie die Rippen und bekommen durch die Enge der Foramina die „Sanduhrform". Die im Rahmen der Neurofibromatose vorkommenden mediastinalen *Neurofibrome* dagegen sind nur wenig eingekapselt. Neurinome und Neurofibrome können zu *Neurosarkomen entarten*, wobei letztere mit einer Hypoglykämie einhergehen können. Die von den *Sympathikusganglien* oder vom *Grenzstrang* ausgehenden Tumoren können sowohl gutartig als auch ex ovo bösartig sein. Letztere, die *Sympathikoblastome,* sind häufiger. **Symptome:** Während die gutartigen Tumoren, von den Sanduhrneurinomen abgesehen, nur wenig Beschwerden machen, stehen bei den *bösartigen* Tumoren die *Verdrängungs-* und *Ausstrahlungsschmerzen* in Hals, Thorax und Arme im Vordergrund, bei Kindern außerdem Fieber, Husten, Anorexie und Diarrhö. Bei Erfassung sind meist in Knochen, Gehirn, Leber und in den lokoregionären Lymphknoten schon *Metastasen* nachzuweisen. **Diagnose:** Im Rö-Bild sind die neurogenen Tumoren durch ihre konstante paravertebrale Lage, ihre Schattendichte und ihre fehlende dorsale Abgrenzbarkeit charakterisiert. Bisweilen sind an den Rippen Druckusuren und im Tumor Kalkeinlagerungen zu sehen.

Die **Behandlung** erfolgt mit transpleuraler Entfernung; beim metastasenfreien, kindlichen Neuroblastom mit *Nachbehandlung* mit hohen Dosen Vitamin B (Betabion) 2×300 mg/d. Bei metastasiertem Befund operative Tumorreduktion und Radio- und Chemotherapie.

Perikardzysten

▶ Infolge ausgebliebener Verklebung der embryonalen Lakunen persistierende Hohlräume, die klare Flüssigkeit enthalten.
Diagnose: Da die Zysten klinisch stumm sind, werden sie meist nur als *Zufallsbefund* entdeckt. Im Rö-Bild imponieren sie als runde, homogene, scharf begrenzte, vor dem Herzbeutel liegende Schatten. Ihre Herzbeutelzugehörigkeit und Konsistenz sind mit Kymogramm und Ultraschallkardiogramm nachzuweisen. **DD:** Es ist an eine Echinokokkuszyste zu denken, ferner an mediastinale Doppelbildungen und Teratome sowie an Zwerchfellhernien. **Behandlung:** Aus diagnostischen Gründen *transpleurale Entfernung*.

Tumornachsorge

Benigne Tumoren werden über 3 Jahre kontrolliert. Entfernte Malignome erfordern in den ersten 3 Jahren in 3monatigen Abständen, danach in 12monatigen Intervallen die Kontrolle von Anamnese, klinischem Befund, Laborwerten, von Blutbild, BSG, Enzymen, CEA; Oberbauchsonogramm, Thoraxröntgen in 2 Ebenen; bei Rezidivverdacht Thorax- und Oberbauch-CT sowie Broncho- und Ösophagoskopie.

Infektionen

Granulome

▶ Infektionsbedingte, sich tumorähnlich verhaltende chronische Gewebereaktionen mit sekundären Gefäßproliferationen.
Ursachen sind Histoplasmose, Tbc, Sarkoidose Boeck, AIDS und Kokzidiomykose. Typisch ist ihre zentrale, hilusnahe und paratracheale Ansiedlung. Im einzelnen wird ihre **Symptomatik** vom Grundleiden bestimmt. **Diagnose:** Im Rö-Bild erscheinen sie als unscharf begrenzte, multizyklische Verschattungen. Verkalkungen sind möglich. Die Abklärung erfolgt mit *Mediastinoskopie* und *Feinnadelbiopsie,* CT oder Thorakotomie. Die **Behandlung** richtet sich auf das diagnostisch gesicherte Grundleiden.

Mediastinitis

▶ Seröse oder eitrige Entzündung, meist des gesamten Mediastinums, mit septischem Schock.
Ursachen: Die Entzündung entsteht *direkt* durch *Perforation* eines Lymphknotens, eines Pleuraempyems, eines Lungenabszesses oder eines intramediastinalen Hohlorgans wie Bronchus oder Ösophagus. Am häufigsten ist die *iatrogene Entstehung* durch *instrumentelle Perforation* bei Bronchoskopie oder Ösophagoskopie oder infolge Keimverschleppung bei der Mediastino- oder Thorakoskopie. Die *indirekte* Infektion entsteht *metastatisch* auf hämatogenem oder lymphogenem Wege und geht aus von eitrigen Herden der Rippen- und Halsregion. Die häufigste **Lokalisation** der Entzündung ist das obere Mediastinum. Die Ausbreitung in die anderen Bereiche erfolgt rasch. **Komplikationen** sind *lokal* die Pleuritis, die Kavathrombose und die Perikarditis; *allgemein* die Sepsis mit metastatischen Abszessen in Knochen, Leber und Gehirn. Die **Symptome** sind heftig. Im Vordergrund steht die *Sepsis* mit nachweisbarer Bakteriämie, dann Einfluß-

stauung und Schmerzen zwischen den Schulterblättern, im Retrosternum und im Hals. Im Rö-Bild ist das Mediastinum im Sinne des „Schornsteinphänomens" mit unscharfer Begrenzung und Infiltrationen der benachbarten Lungenanteile verbreitert. Erstes **Behandlungsziel** ist die Ursacheneliminierung. Das setzt die Erkennung und Lokalisation von Ausgangsbefund und Eintrittspforte z. B. einer Perforationsstelle im Bronchus oder Ösophagus voraus. Die **Behandlung** der *direkt* entstandenen Mediastinitis erfordert die Entscheidung, ob operativer *Verschluß der Perforationsstelle* oder nur *Drainagebehandlung*. Bei der kapillären Perforation von Ösophagus oder Bronchus mit verzögertem Verlauf der mediastinalen Infektion genügt die kollare (Abb. 16.**18**) oder dorsale *Mediastinotomie* mit der Einlage von Sumpfdrains. Bei früh erfaßter, großkalibriger Perforationsöffnung wird die Öffnung operativ verschlossen und mit Nachbargewebe plastisch gedeckt und Mediastinum und Pleuraraum drainiert. Bei *fortgeleiteten* Infekten ist nur die Mediastinotomie mit lokaler Spüldrainage und gezielter systemischer Antibiotikaabdeckung (bis zum Antibiogramm Cephalosporin [Moxalactam] 2 g/d i. v., Metronidazol 3 × 500 mg/d i. v.) angezeigt. Die **Prognose** der Mediastinitis hängt ab von Erfassungs- und Behandlungszeitpunkt, ferner vom Ausgangspunkt der Keimverschleppung, dem Erregerspektrum und dessen Resistenz sowie etwaigen Grund- und Begleitleiden. Die Letalität beträgt 10–15%.

35. Herz und herznahe Gefäße

Aufgabe der Herzchirurgie ist die operative Behandlung angeborener und erworbener Erkrankungen des Herzens und der herznahen Gefäße. Die *Op-Indikation* ist dann zu stellen, wenn durch den chirurgischen Eingriff mit einer Verbesserung der Krankheitsprognose hinsichtlich Letalitäts- und Morbiditätserwartung gerechnet werden kann.

Operationstechnische Voraussetzungen

Zugang: Die Perikardiotomie erfolgt auf dem Wege der longitudinalen medianen Sternotomie, der antero- und posterolateralen Thorakotomie rechts oder links sowie der bilateralen Thorakotomie mit Querdurchtrennung des Sternums.
Operationstaktik: Man unterscheidet *„geschlossene"* Eingriffe ohne Kreislaufunterbrechung und *„offene"* Operationen mit Hilfe der extrakorporalen Zirkulation. Bei offenen Eingriffen handelt es sich entweder um intrakardiale Operationen oder um Manipulationen am geschlossenen Herzen (z. B. aortokoronare Bypass-Operation), zu deren sorgfältiger Ausführung das Herz stillgelegt werden muß. Prinzip der *extrakorporalen Zirkulation* ist der zeitweilige Ersatz des Herzens durch eine Pumpe und der zeitweilige Ersatz der Lunge durch einen Oxygenator (Abb. 35.**1**). Dabei wird das venöse Blut des Körpers über ein Schlauchsystem dem Oxygenator zugeleitet, wo der Gasaustausch stattfindet; das arterialisierte Blut wird mittels einer Rollerpumpe über die Aorta thoracica ascendens oder eine

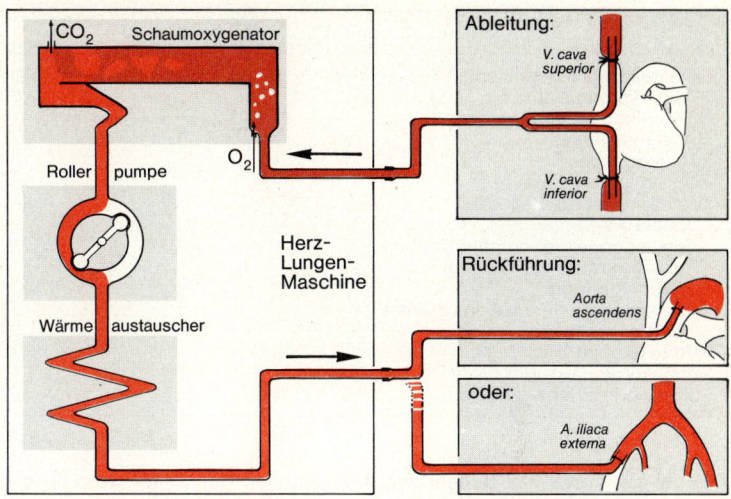

Abb. 35.**1** Extrakorporale Zirkulation (EKZ). Schematische Darstellung der Herz-Lungen-Maschine und „Patientenkanülierung".

A. iliaca externa in den Patientenkreislauf zurückgepumpt. Über einen Wärmeaustauscher kann durch Abkühlung des Blutes eine Perfusionshypothermie erreicht werden.

Bei einem Großteil von herzchirurgischen Eingriffen wird die Koronarzirkulation durch Aortenquerabklemmung für unterschiedlich lange Zeiträume (bis zu 3 Stunden) unterbrochen. Hierdurch wird das Myokard einer Ischämiebelastung ausgesetzt. Um ischämiebedingte Schäden in Grenzen zu halten, sind *myokardprotektive Maßnahmen* erforderlich. Dabei kommen *3 Prinzipien* zur klinischen Anwendung: 1. die intermittierende Koronarperfusion mit hypothermem Blut (Kälteschutz); 2. der kaliuminduzierte Herzstillstand; 3. der kombinierte Natrium- und Kalziumentzugsherzstillstand. Bei den unter 2 und 3 genannten Methoden wird die Stillegung des Herzens über eine *Koronarperfusion* mit entsprechend zusammengesetzten Lösungen pharmakologisch eingeleitet; gleichzeitig die Herzmuskulatur durch die niedrige Temperatur dieser Lösungen (4–6 °C) abgekühlt.

Herzchirurgie im Säuglings- und Kindesalter

Die operativen Herzerkrankungen im Säuglings- und Kindesalter bestehen zu etwa 92% aus angeborenen Fehlbildungen; bei etwa 8% handelt es sich um erworbene Krankheitsbilder. Die *Gesamthäufigkeit angeborener Herzfehler* liegt bei 0,5–0,8% (Tab. 35.**1**). Man unterteilt die angeborenen Herzfehler in *azyanotische* und *zyanotische* Anomalien; darüber hinaus ist zwischen Fehlern mit normaler, verminderter und vermehrter *Lungendurchblutung* zu unterscheiden.

Tabelle 35.1 Häufigkeit angeborener Herzfehlbildungen	
Ductus Botalli persistens	10%
Aortenisthmusstenose	5%
Thorakale Gefäßanomalien	1%
Aortenstenosen	7%
Pulmonalstenosen	10%
Vorhofseptumdefekte	10%
Ventrikelseptumdefekte	28%
Totaler AV-Kanal	2%
Totale Lungenvenenfehlmündung	1,5%
Truncus arteriosus communis	1,5%
Fallot-Tetralogie	10%
Transposition der großen Arterien	5%
Ebstein-Anomalie	0,3%
Trikuspidalatresie	1,2%
Univentrikuläres Herz	1,5%
Koronararterienanomalien	0,3%

Die Op-Verfahren zur Behandlung kongenitaler Herzfehler werden in *korrigie-rende* und *palliative* Eingriffe unterteilt. Im Gegensatz zur Korrektur wird bei Palliativmaßnahmen die dem Herzfehler zugrundeliegende Anatomie belassen und nur eine Verbesserung der Symptomatik angestrebt. **Palliativoperationen** sind das Anlegen eines aortopulmonalarteriellen Shunts zur Verbesserung der Lungendurchblutung bei Anomalien mit pulmonaler Unterperfusion (z. B. Bla-lock-Taussig-Operation und/oder die Waterston-Anastomose; Abb. 35.2) und die Schaffung einer künstlichen Pulmonalstenose („Banding" des Pulmonalarterien-stammes) bei Anomalien mit vermehrter pulmonaler Fluß- und Druckbela-stung.

Azyanotische Fehlbildungen, Korrektur ohne EKZ

Persistierender Ductus arteriosus Botalli (PDA)

▶ Ausbleibende Spontanobliteration der embryonal physiologischen Gefäßver-bindung zwischen Pulmonalarterie (Bifurkationsbereich) und thorakaler Aorta (Isthmusbereich) (Abb. 35.3a).

Ein verspäteter Spontanverschluß des PDA ist möglich, jedoch jenseits des 2. Lebensjahres unwahrscheinlich.

Pathophysiologie: Systolisch-diastolischer *Links-rechts-Shunt* zwischen Aorta und Pulmonalarterie über den PDA. Dieses zusätzlich vom linken Ventrikel zu bewäl-tigende Shuntvolumen kann im Säuglingsalter zur Linksdekompensation führen; eine weitere Komplikationsmöglichkeit ist die Entwicklung einer *Eisenmenger-Reaktion* (S. 453) durch hohe Druck- und Flußbelastung des Lungenkreislaufs. Typischer Auskultationsbefund: systolisch-diastolisches „Maschinengeräusch".

DD: Aortopulmonales Fenster. **Operationsindikation** im Säuglingsalter: Atem-notsyndrom bei unreifen Frühgeborenen, bei denen der aortopulmonale Shunt als nicht tolerable Zusatzbelastung für die pulmonale Situation anzusehen ist; Links-herzdekompensation. Mit Ausnahme dieser dringlichen Indikationen sollte ein Ductus arteriosus jenseits des 1. Lebensjahres verschlossen werden.

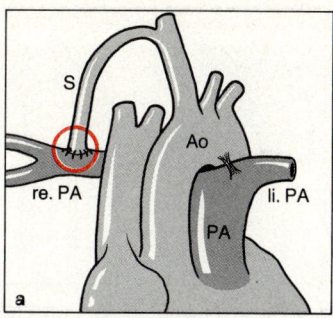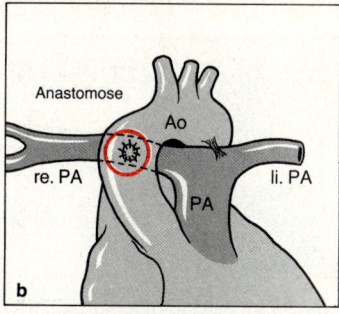

Abb. 35.**2** Palliative Shuntoperation, **a** nach Blalock-Taussig (Anastomose zwischen rechter A. subclavia und rechter Pulmonalarterie) und **b** nach Waterston (Seit-zu-Seit-Anastomosierung zwischen rechter PA und aszendierender Aorta).

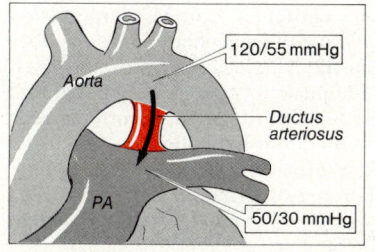

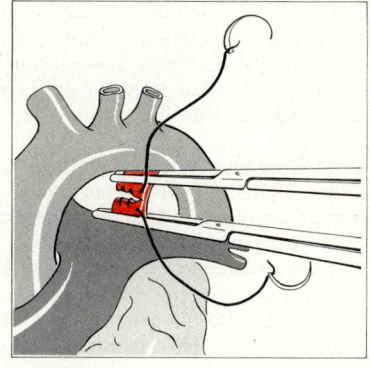

Abb. 35.**3** Persistierender Ductus arteriosus Botalli. **a** Morphologie und Hämodynamik. **b** Operative Durchtrennung und Übernähung der Duktusstümpfe.

Operationstechnik: Posterolaterale Thorakotomie links; Durchtrennung des Duktus zwischen 2 Klemmen und Übernähung der Duktusstümpfe (Abb. 35.**3b**).

Operationssterblichkeit bei Elektiveingriffen unter 0,5 %. Eine Op-typische Komplikationsmöglichkeit ist die Rekurrensparese. Nach sicherem Duktusverschluß können die Patienten als herzgesund gelten.

Aortenisthmusstenose

▶ Kurzstreckige „Sanduhr"einengung der thorakalen Aorta jenseits des Abganges der linken A. subclavia; je nach Lage der Stenosierung zum Lig. Botalli unterscheidet man eine präduktale (infantile) und eine postduktale (Erwachsenentyp) Form (Abb. 35.**4**).

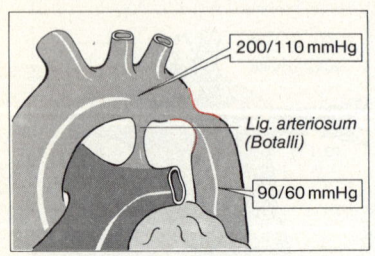
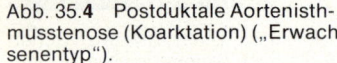
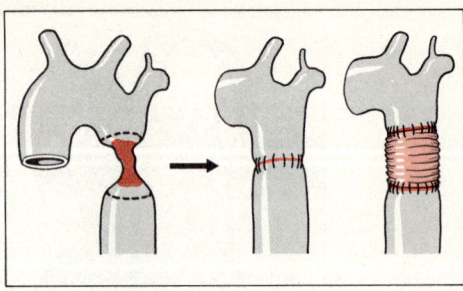

Abb. 35.**4**   Postduktale Aortenisthmusstenose (Koarktation) („Erwachsenentyp").

Abb. 35.**5**   Operationsverfahren bei Aortenisthmusstenose. Resektion der Stenose und direkte
Naht des Defekts oder Interponat.

Pathophysiologie: Arterielle Hypertonie proximal der Einengung; längerfristig
können sich typische *Hochdruckkomplikationen* einstellen. Eine Minderperfusion
der distalen Körperpartien wird durch Ausbildung eines Kollateralsystems über
die Interkostalarterien ausgeglichen. **Diagnostik:** *Blutdruckdifferenz* zwischen
Armen und Beinen, teilweise mit Fehlen der Fußpulse; systolisches Geräusch, das
am besten am Rücken zu hören ist. **DD:** Alle Stenosierungen des Aortenbogens
und der deszendierenden thorakalen Aorta. **Operationsindikation** im Säuglingsalter: Konservativ nicht beherrschbare Linksinsuffizienz. Mit dieser Ausnahme
sollten Patienten mit Hypertonie in der oberen Körperhälfte und einem Mit-
teldruckgradienten über der Stenose von mehr als 15 mmHg elektiv vor dem
10. Lebensjahr operiert werden.
Operationstechnik: Posterolaterale Thorakotomie links. Resektion des stenosierten Aortenanteils und End-zu-End-Anastomosierung des durchtrennten Gefäßes
(Abb. 35.**5**). Bei längerstreckigen Stenosen ist eine Protheseninterposition notwendig. Seltene Op-Techniken sind das Anlegen eines „Prothesen-Bypass" oder
die Patch-Erweiterung des stenosierten Areals nach Vossschulte. Die **Operationssterblichkeit** liegt bei Elektiveingriffen jenseits des 1. Lebensjahres um 1–1,5 %
und reicht bei notfallmäßigen Eingriffen im Säuglingsalter bis zu 25 %. Nach
Eingriffen im Säuglingsalter können bis zu 25 % Rezidivstenosen auftreten. Eine
Op-typische **Frühkomplikation** ist die Rekurrensparese; seltene **Spätkomplikationen** sind die Aneurysmen der Anastomose.

Gefäßanomalien des Aortenbogens

▶ Ring- und Schlingenbildungen der thorakalen großen Arterien komprimieren
  Ösophagus und/oder Trachea mit den klinischen Zeichen von Dysphagie, Stri-
  dor, Dyspnoe und Tracheomalazie.
Die häufigsten *Formen* sind 1. der doppelte Aortenbogen mit Kompression von
Ösophagus und Trachea; 2. der rechte Aortenbogen mit links verlaufendem Lig.
Botalli; 3. die aberrierende A. subclavia dextra (A. lusoria) mit Ursprung der
rechten A. subclavia aus der deszendierenden Aorta und retroösophagealem Ver-
lauf zum rechten Arm mit *Kompressionserscheinungen* des Ösophagus (S. 478).

Operationsindikation ist das Auftreten von Kompressionserscheinungen von Ösophagus und/oder Trachea. **Operationstechnik:** Eröffnung des Gefäßringes an umschriebener Stelle und Beseitigung der Kompression von Trachea/Ösophagus (häufigster Zugang: posterolaterale Thorakotomie links).

Azyanotische Fehlbildungen, Korrektur zumeist mit EKZ

Stenosierungen des linksventrikulären Ausstromtraktes („Aortenstenosen")

▶ Man unterscheidet subvalvuläre („fibromuskuläre Membran"; 15%), valvuläre (bikuspidale Klappe oder trikuspidale Klappe mit Kommissurenverklebungen; 80%) und supravalvuläre Einengungen.

Pathophysiologie: Erhöhte *Druckbelastung* des linken Ventrikels zur Überwindung des stenosebedingten Widerstandes. Folgen sind die systolische Druckdifferenz zwischen linkem Ventrikel und aszendierender Aorta und die progrediente *Linkshypertrophie* mit späterer Linksinsuffizienz. **Operationsindikation** im *Säuglingsalter:* Therapieresistentes progredientes Linksherzversagen; Op-Indikation im *fortgeschrittenen Kindesalter:* systolische Druckgradienten zwischen linkem Ventrikel und Aorta von mehr als 60–70 mmHg, progrediente Linkshypertrophie und „Linksschädigungszeichen" im EKG. **Operationstechnik:** Zugang mit medianer Sternotomie und Perikardiotomie. Unter EKZ Kommissurotomie der miteinander verklebten aortalen Semilunarklappen, Patch-Erweiterung von supravalvulären Stenosen oder Resektion von subvalvulären fibromuskulären Ringleistenstenosen. **Operationssterblichkeit** bei Notfalleingriffen im Säuglingsalter 20–70%, bei Elektiveingriffen im Kindesalter unter 5%. **Prognose:** Die Überlebensrate aller operierten Patienten mit angeborener valvulärer Aortenstenose liegt 10 Jahre nach dem Eingriff bei 90%. Bei Zweiteingriffen wegen Restenosierung erfolgt zumeist ein prothetischer Klappenersatz.

Pulmonalstenose

▶ Valvuläre Enge, häufig mit poststenotischer Dilatation des Pulmonalarterienstammes, seltener mit reaktiver muskulärer Infundibulumstenose des rechten Ventrikels.

Folgen sind die *Drucküberlastung* des rechten Ventrikels mit *Rechtshypertrophie* und evtl. späteres Rechtsherzversagen. **Operationsindikation** im Säuglingsalter ist die therapieresistente Rechtsherzdekompensation. Der Eingriff wird elektiv im Vorschulalter durchgeführt, wenn der systolische Druckgradient über der Pulmonalklappe 60–70 mmHg übersteigt. **Operationstechnik:** Mediane Sternotomie und Perikardiotomie, Kommissurotomie der miteinander verklebten Semilunarklappen; zusätzlich können die Semilunarklappen leicht von ihrem Anulusansatz abgelöst werden (Valvulotomie). Die **Operationssterblichkeit** für den Notfalleingriff liegt im Säuglingsalter bei 20%, für den Elektiveingriff im Vorschulalter bei 1–3%.

Vorhofseptumdefekte (ASD) (Abb. 35.6)

▶ Man unterscheidet Sekundumdefekte (ASD II; Häufigkeit 85–90%; Fossaovalis-Bereich), Primumdefekte (ASD I; Häufigkeit 5%; in unmittelbarer AV-Klappen-Nähe gelegen) und Sinus-venosus-Defekte (Häufigkeit 5–10%; Lage im Einmündungsbereich der oberen Hohlvene). Sinus-venosus-Defekte

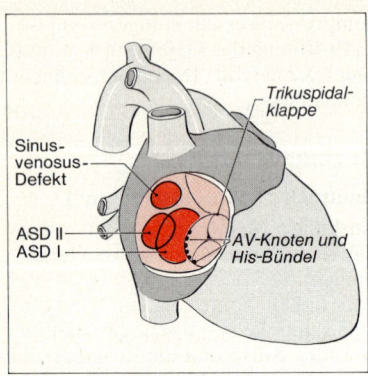

Abb. 35.**6**   Vorhofseptumdefekt. Formen und Topographie mit Darstellung von AV-Knoten und His-Bündel.

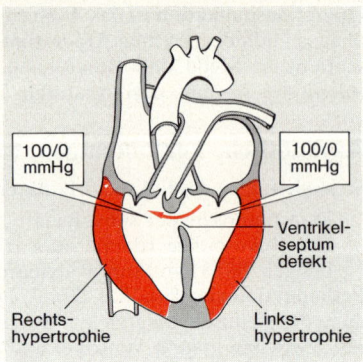

Abb. 35.**7**   Ventrikelseptumdefekt (VSD) mit primärem Links-rechts-Shunt.

sind selten mit einer partiellen Lungenvenenfehlmündung in die obere Hohlvene kombiniert.

Pathophysiologie: *Links-rechts-Kurzschluß* auf Vorhofebene mit vermehrter Volumenbelastung des rechten Ventrikels und Lungenüberflutung. Folgen im Langzeitverlauf sind die zunehmenden rechtsventrikulären Funktionsstörungen. Wegen der meist fehlenden Druckbelastung des Lungenkreislaufes ist die Entwicklung einer Eisenmenger-Reaktion (S. 453) extrem selten. **Diagnostik:** Nachweis eines systolischen Geräusches über der Pulmonalklappe („relative Pulmonalstenose"), EKG-Veränderungen, „Sauerstoffsprung" im rechten Vorhof). **Operationsindikation:** Links-rechts-Shunt von mehr als 50 % des Großkreislauf-Minutenvolumens. Der Eingriff sollte im frühen Kindesalter, in jedem Fall jedoch im Vorschulalter erfolgen. **Operationstechnik:** Mediane Sternotomie und Perikardiotomie; seltener anterolaterale Thorakotomie rechts. Defektverschluß durch einen Flicken oder direkte Naht. **Operationssterblichkeit** unter 1 %. Rezidivdefekte durch Nahtausriß sind selten. **Kontraindikationen** für einen ASD-Verschluß sind Herzfehler, bei denen eine Blutdurchmischung auf Vorhofebene lebensnotwendig ist, wie Transposition der großen Arterien, Trikuspidalatresie und Mitralatresie.

Ventrikelseptumdefekte (VSD)

▶ Defekt der Kammerscheidewand, zumeist im Bereich des membranösen Septums gelegen; seltenere Lokalisationen: Einstrombereich der Ventrikel, Ausstrombereich der Ventrikel, muskulärer Anteil des interventrikulären Septums („Morbus Roger").

Pathophysiologie: Wegen des niedrigen Widerstands im Pulmonalkreislauf kommt es in Abhängigkeit von der Defektgröße zu einem *Links-rechts-Shunt* auf Ventrikelebene, möglicherweise mit Druckanhebung im rechten Ventrikel und im

Abb. 35.**8** Eisenmenger-Reaktion als Spätstadium bei großem druckangleichenden VSD. Die hohe Fluß- und Druckbelastung des pulmonalen Gefäßbettes hat zu schweren obstruktiven Veränderungen mit peripherer Widerstandserhöhung geführt. Als Folge kommt es zum sekundären Rechts-links-Shunt auf Ventrikelebene mit zentraler Zyanose.

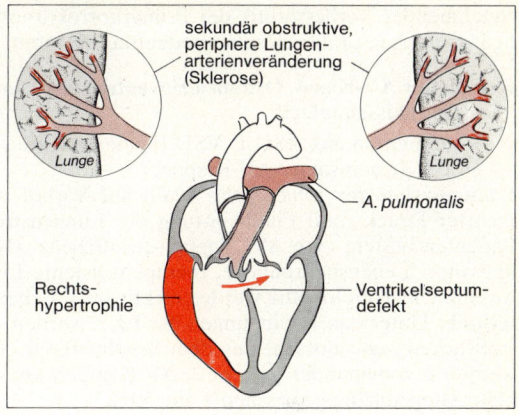

Pulmonalkreislauf (Abb. 35.7). *Eisenmenger-Reaktion (ER):* Bei großen, druckangleichenden Defekten steht die Lungenstrombahn unter hoher Druck- und hoher Flußbelastung. Die Folgen sind Gefäßveränderungen in der pulmonalarteriellen Peripherie mit progredienter Widerstandserhöhung im *Lungenkreislauf* (Abb. 35.**8**). Übersteigt der *Widerstand* im Lungenkreislauf den des systemischen Kreislaufs, so kommt es im Bereich des VSD zu einer *Shuntumkehr* (s. „sekundärer Rechts-links-Shunt") mit zentraler Zyanose. Bei großen VSD Eintritt der Eisenmenger-Reaktion zwischen 2. und 30. Lebensjahr (mittleres Alter 14 Jahre). Mit Eintritt der ER darf der VSD nicht mehr verschlossen werden, da es sonst zu einer akuten Rechtsdekompensation kommen würde. Klinik und Hämodynamik sind stark von der Größe des VSD abhängig. Außer den längerfristigen Komplikationsmöglichkeiten im Pulmonalkreislauf (ER) kann es bei großen Defekten bereits im Säuglingsalter zu Zeichen einer progredienten Linksinsuffizienz kommen. Ein Spontanverschluß des VSD ist möglich, jedoch jenseits des 1. Lebensjahres unwahrscheinlich. **Operationsindikation** im Säuglingsalter ist die hochgradige, therapieresistente Linksinsuffizienz; Kinder mit Gedeihstörungen und steigendem Pulmonaliswiderstand sollten während der ersten 6 Lebensmonate operiert werden; Kinder mit großem VSD und nur geringer klinischer Symptomatik können elektiv jenseits des 1. Lebensjahres operiert werden; Patienten mit mittelgroßen Defekten und nur leicht angehobenem Pulmonalisdruck werden bei Ausbleiben eines Spontanverschlusses im Vorschulalter operiert. **Operationstechnik:** Mediane Sternotomie und Perikardiotomie. Defektverschluß durch direkte Naht oder Einnähen eines Kunststoffflickens unter den Bedingungen der EKZ. **Operationssterblichkeit** 1–4%. Als **Palliativmaßnahme** kommt bei großen Defekten zum Schutz der Lungenstrombahn eine *Bändelung* des Pulmonalarterienstammes in Frage (Schaffung einer künstlichen Pulmonalstenose); nach dieser „Voroperation" kann der Korrektureingriff auf ein späteres Alter verschoben werden. Mit zunehmender Verbesserung der Primärkorrekturergebnisse hat dieses „zweizeitige" Vorgehen praktisch seine Bedeutung verloren.

Kompletter AV-Kanal, Ostium atrioventriculare communis, „Endokardkissendefekt"

▶ Kombination aus ASD I, VSD (beide Defekte konfluieren miteinander) und großer gemeinsamer AV-Klappe.

Pathophysiologie: *Links-rechts-Shunt* auf Vorhof- *und* Kammerebene mit vermehrter Druck- und Flußbelastung der Lungenstrombahn; bei der Hälfte der Patienten besteht eine AV-Klappen-Insuffizienz. **Operationsindikation** im Säuglingsalter: Lebensbedrohliche, therapieresistente Linksinsuffizienz; Kinder ohne wesentliche Symptomatik werden elektiv im 3. Lebensjahr korrigiert. **Operationstechnik:** Unter den Bedingungen der EKZ werden ASD und VSD durch Kunststoffflicken verschlossen; aus dem Segelmaterial der gemeinsamen AV-Klappe werden 2 voneinander getrennte AV-Klappen konstruiert. **Operationssterblichkeit:** Altersabhängig zwischen 5 und 50%.

Bei Patienten mit „ungünstiger Korrekturanatomie" kann auch palliativ die Pulmonalarterie gebändelt werden, um die Entwicklung einer Eisenmenger-Reaktion zu vermeiden.

Totale Lungenvenenfehlmündung

▶ Fehlmündung der Lungenvenen über einen gemeinsamen Venenstamm in das Hohlvenensystem oder den rechten Vorhof.

Durch einen ASD erhält der systemische Kreislauf arteriovenöses Mischblut. Anatomische Typen sind der *suprakardiale* Typ (Mündung des Lungenvenenstammes in die rechte V. cava bzw. eine linkspersistierende V. cava; 50%); der *kardiale* Typ (Mündung des Lungenvenenstammes in den Sinus coronarius bzw. direkt in den rechten Vorhof; 25%); der *infrakardiale* Typ (Mündung des Lungenvenenstammes in das Pfortadersystem; 25%) und die *Kombinationstypen* (5%). Häufig besteht zusätzlich eine Stenosierung der atypischen Konnektionsstelle zwischen Lungenvenenstamm und systemisch venösem System.

Indikation und **Operationstechnik:** Patienten mit Obstruktion des pulmonalvenösen Abflusses müssen in der Regel notfallmäßig bis dringlich innerhalb des 1. Lebensjahres operiert werden; bei Kindern ohne pulmonalvenöse Abflußbehinderung kann der Eingriff auf das Vorschulalter verschoben werden. Unter den Bedingungen der EKZ wird der atypisch mündende Lungenvenenstamm durch Direktanastomose oder durch intraatriale Blutumleitung mit dem linken Vorhof verbunden. Die **Operationssterblichkeit** liegt bei Notfalleingriffen im Säuglingsalter bei 30–50%, bei Elektiveingriffen im Vorschulalter bei 2–5%.

Bei Patienten mit sehr kleinem ASD, der einen Übertritt von arteriovenösem Mischblut in den linken Vorhof behindert, kann als *Palliativmaßnahme* eine Ballon-Atrioseptostomie nach Raskind durchgeführt werden.

Truncus arteriosus communis (TAC)

▶ Ursprung nur eines großen arteriellen Gefäßes aus dem Herzen (TAC); zusätzlich findet sich immer ein großer VSD, über den beide Ventrikel Anschluß an den Trunkus haben. Aus dem Trunkus entspringen Koronararterien, Lungenarterien und Aortenbogen (Abb. 35.**9**); rechte und linke Pulmonalar-

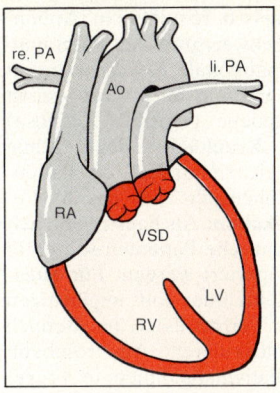
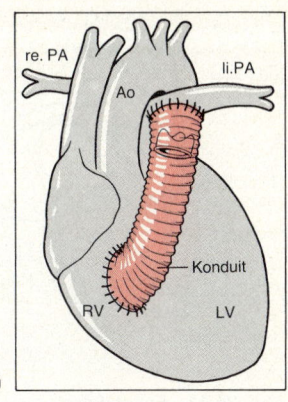

Abb. 35.**9**   Abb. 35.**10**

Abb. 35.**9**   Truncus arteriosus communis. Aus dem Herzen entspringt nur ein arterielles Gefäß, über einem VSD reitend, das Koronararterien, Pulmonalarterien und Aorta ascendens abgibt.

Abb. 35.**10**   Operative Korrektur des Truncus arteriosus communis. Der VSD ist verschlossen; die Pulmonalarterie ist vom Trunkus abgelöst und über eine klappentragende Gefäßprothese (Konduit) mit dem rechten Ventrikel verbunden.

terie können aus dem Trunkus über einen gemeinsamen Stamm (73 %) oder getrennt (27 %) abgehen.

Pathophysiologie: Die Lungenstrombahn steht unter systemischem Druck, und es liegt eine *Überperfusion* beider Lungen (Links-rechts-Shunt) vor. Diese Hämodynamik bedingt das Risiko einer *Linksherzüberlastung* im Säuglingsalter, später die Gefahr der Entwicklung einer *Eisenmenger*-Reaktion. Die Dringlichkeit der operativen Indikation erhellen die Daten des natürlichen Krankheitsverlaufs. Danach versterben 40 % der Kinder bereits bis zum 2. Lebensmonat und 85 % von ihnen bis zum 4. Monat. Danach allerdings flacht sich die Kurve der Überlebensquoten auf etwa einen Wert von etwa 10 % ab.

Indikation und **Operationstechnik:** Etwa 80 % aller Patienten müssen innerhalb des 1. Lebensjahres operiert werden. Zum einen kann als *Palliativmaßnahme* ein Banding der Pulmonalarterie durchgeführt werden. Bei der *Korrektur* wird die Pulmonalarterie vom Trunkus abgelöst und über eine klappentragende Gefäßprothese mit dem rechten Ventrikel verbunden (Abb. 35.**10**); der VSD wird mittels Patch verschlossen. Die **Operationssterblichkeit** beträgt 10–20 %. Die 5-Jahres-Überlebensquoten nach überstandenem Korrektureingriff liegen bei 85 %.

Zyanotische Herzfehler

Fallot-Tetralogie

▶ Kombinationsanomalie aus 1. Pulmonalstenose (infundibulär, valvulär und/oder supravalvulär), 2. perimembranösem VSD, 3. Dextroposition („Überreiten") des Aortenostiums, 4. rechtsventrikuläre Hypertrophie.

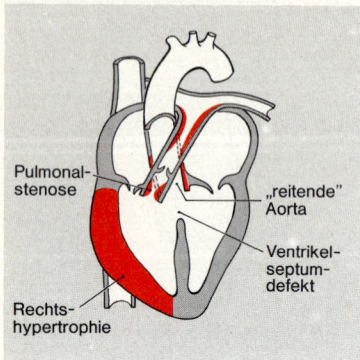

Pulmonal-
stenose

„reitende"
Aorta

Ventrikel-
septum-
defekt

Rechts-
hypertrophie

Abb. 35.11   Fallot-Tetralogie.

Pathophysiologisch bestehen in Abhängigkeit vom Schweregrad der Pulmonalstenose eine pulmonale *Minderperfusion* (Hypoxämie) und ein *Rechts-links-Shunt* auf Ventrikelebene (zentrale Zyanose) (Abb. 35.**11**). **Krankheitsverlauf:** Ohne Operation erreichen nur 25 % der Patienten das 10. Lebensjahr, 5 % das 30. Lebensjahr. **Indikation:** Als Faustregeln gelten: Symptomatische Patienten sollten in jedem Alter operiert werden. Für Säuglinge und Kleinkinder mit ungünstigen anatomischen Verhältnissen im Bereich der rechtsventrikulären Ausstrombahn kommen Palliativmaßnahmen in Frage; 2–3 Jahre später folgt die Korrektur. Säuglinge mit günstiger Anatomie des rechtsventrikulären Ausstroms können primär korrigiert werden. Patienten ohne oder mit nur wenig Symptomen werden elektiv im Vorschulalter primär korrigiert.

Operationstechnik: *Palliativ* kann die pulmonale Minderperfusion nach dem „Ductus-Botalli-Prinzip" durch Anlegen eines aortopulmonalen Shunts verbessert werden (Operation nach Blalock-Taussig und Waterston; Abb. 35.**2**). Bei der *Korrektur* werden der VSD mittels Kunststoffflicken verschlossen und die rechtsventrikuläre Ausstrombehinderung (Pulmonalstenose) beseitigt. Die **Operationsletalität** für Palliativeingriffe beträgt 2–6 %, für Korrektureingriffe 2–15 %.

Transposition der großen Arterien (TGA)

▶ Die Aorta entspringt aus dem rechten, die Pulmonalarterie aus dem linken Ventrikel („ventrikuloarterielle Diskordanz"). Diese Parallelschaltung von Körper- und Lungenkreislauf ist nur mit dem Leben zu vereinbaren, wenn durch einen zusätzlichen Defekt (z. B. ASD) eine Kommunikation zwischen beiden Kreisläufen gewährleistet ist.

Indikation und **Operationstechnik:** Ohne operative Maßnahmen versterben 40–60 % der Patienten innerhalb des 1. Lebensmonats, 90 % innerhalb des 1. Lebensjahres. Bei Patienten ohne ausreichende Kommunikation zwischen Lungen- und Körperkreislauf wird während der 1. Herzkatheteruntersuchung im Neugeborenenalter als *Palliativmaßnahme* eine Ballon-Atrioseptostomie (Schaffung eines großen artefiziellen ASD) vorgenommen. Ziel korrigierender Maßnahmen ist es, das venöse Blut dem Lungenkreislauf, das arterialisierte Blut dem Körperkreislauf zuzuleiten. Dies wird zumeist durch sog. *Vorhof-Umkehr-Operationen* erreicht, d. h., die venösen bzw. pulmonalvenösen Blutströme werden auf Vorhofebene nach Exzision des Vorhofseptums durch Einnähen eines Flickens den entsprechenden Kreisläufen zugeleitet; nach dem Eingriff fließt das Hohlvenenblut durch die Mitralklappe in den linken Ventrikel und die transponierte Pulmonalarterie, das Lungenvenenblut durch die Trikuspidalklappe und den rechten Ventrikel in die transponierte Aorta (Operationen nach Senning bzw. Mustard).

In jüngerer Zeit kommen zunehmend „anatomische Korrekturverfahren" zur Anwendung (Abtrennung von Aorta und Pulmonalarterie oberhalb der Semilunarklappen von ihren verkehrten Ursprüngen und Anastomosierung mit den ihnen
zugehörigen Ventrikeln, wobei die Koronararterien mittransplantiert werden
müssen).

Ebstein-Anomalie

▶ Posteriores und septales Trikuspidalklappensegel sind spiralförmig ventrikel-
  wärts versetzt („Atrialisierung" des proximalen Anteils des rechten Ventrikels); bei der Mehrzahl der Patienten besteht zusätzlich ein ASD II. Die
  Anomalie gewinnt hämodynamische Bedeutung, wenn die Pumpeffizienz des
  rechten Ventrikels durch Teilatrialisierung der Kammer und Trikuspidalinsuffizienz gestört ist; durch Druckanstieg im rechten Vorhof entsteht ein
  Rechts-links-Shunt auf Vorhofebene (zentrale Zyanose).

Operationsindikation ist die konservativ nicht zu beherrschende *Rechtsinsuffizienz*. Die Korrektur umfaßt den Verschluß des ASD, die Exklusion (Plikation)
des ineffektiv pumpenden atrialisierten Anteils des rechten Ventrikels und die
Rekonstruktion der Trikuspidalklappe bzw. den prothetischen Klappenersatz.
Die **Operationssterblichkeit** beträgt 10–30%.

Trikuspidalatresie

▶ Fehlende Verbindung zwischen rechtem Vorhof und rechtem Ventrikel; Hy-
  poplasie des rechten Ventrikels mit Fehlen des gesamten Einstromtraktes.
  Zusätzliche Anomalien: großer ASD, großer VSD, Transposition der großen
  Arterien (30%). Bei einem Großteil der Patienten findet sich zusätzlich eine
  Pulmonalstenose bzw. eine Hypoplasie des Pulmonalarterienstammes.

Natürlicher Krankheitsverlauf: 50%ige Letalität innerhalb der ersten sechs Lebensmonate, nur ⅓ der Patienten überleben 1 Jahr.

Indikation und **Operationstechnik:** Bei zu kleinem ASD wird während der
1. Herzkatheteruntersuchung eine Ballon-Atrioseptostomie nach Raskind vorgenommen. Als weitere Palliativmaßnahmen können bei pulmonaler Unterperfusion ein aortopulmonaler Shunt, bei pulmonaler Überperfusion und progredien-
tem Linksherzversagen ein Banding der Pulmonalarterie angelegt werden. Die
Operationssterblichkeit beträgt etwa 30%.

Als korrekturähnlicher Eingriff kann die *Fontan-Operation* bezeichnet werden:
Nach ASD-Verschluß wird das venöse Blut aus dem rechten Vorhof über eine
klappentragende Gefäßprothese direkt dem Pulmonalarterienstamm zugeleitet.
Die Op-Sterblichkeit liegt bei 5–10%; die 10-Jahres-Überlebensquoten bei etwa
80%.

Univentrikuläres Herz („single ventricle")

▶ Beide AV-Klappen öffnen sich in eine große ventrikuläre Kammer, aus der
  Aorta und Pulmonalarterie entspringen. Nach der Trabekelstruktur dieser
  Hauptkammer unterscheidet man univentrikuläre Herzen vom linksventri-
  kulären Typ (ca. 70%) und vom rechtsventrikulären Typ (ca. 5%). Meist
  (60–70%) besteht durch eine zusätzliche Pulmonalstenose eine verminderte
  Lungendurchblutung.

Das **klinische Bild** wird von der Hämodynamik der *Lungendurchblutung* bestimmt. Kinder mit leichter Pulmonalstenose können klinisch fast unauffällig sein; Patienten ohne Pulmonalstenose unterliegen einer pulmonalen Überperfusion, was akut zur therapieresistenten Herzinsuffizienz, chronisch zur Eisenmenger-Reaktion führen kann. Patienten mit hochgradiger Pulmonalstenose bieten die Zeichen von Hypoxie und Zyanose. 1-Jahres-Letalität des Gesamtkollektivs ohne Operation 70–80%. **Indikation** und **Operationstechnik:** Patienten ohne Pulmonalstenose und Zeichen progredienter Herzinsuffizienz werden im Säuglingsalter mit einem Banding der Pulmonalarterie versorgt; bei Kindern mit hochgradiger Pulmonalstenose kann ein palliativer Shunt nach Blalock-Taussig oder Waterston angelegt werden. Korrekturmaßnahmen sind die Septationsoperation (Implantation eines prothetischen Ventrikelseptums) oder die modifizierte Fontan-Operation. **Operationsletalität** 25–50%.

Koronararterienanomalien

▶ Fistelbildungen (z. B. rechte Koronararterie – rechter Vorhof; linke Koronararterie – rechter Ventrikel) und Ursprungsanomalien der Herzkranzarterien aus der Pulmonalarterie.

Die häufigste dieser Anomalien (52%) ist das Bland-White-Garland-Syndrom (Ursprung der linken Koronararterie aus dem Pulmonalarterienstamm). Über Kollateralen entsteht ein Blutfluß aus der rechten Herzkranzarterie in die linke Herzkranzarterie und Pulmonalarterie, was mit einem *Links-rechts-Shunt* gleichbedeutend ist. Zusätzlich können sich Zeichen der Ischämie des linksventrikulären Myokards auf der Basis einer schlechten Kollateralisation oder eines „Steal-Phänomens" entwickeln.

Bei den genannten Symptomen wird die linke Herzkranzarterie in ihrem Ursprungsbereich aus der Pulmonalarterie ligiert (Beseitigung des Steal-Phänomens). Zusätzlich kann im Bereich der linken Koronararterie eine Revaskularisation durchgeführt werden (Venen-Bypass, Implantation der linken A. mammaria interna).

Herzchirurgie im Erwachsenenalter

Bei der Herzchirurgie im Erwachsenenalter handelt es sich ganz überwiegend um die Behandlung *erworbener* Erkrankungen; nur in Ausnahmefällen kommen Patienten mit angeborenen Herzfehlern erst im Erwachsenenalter zur Operation.

Herzklappenerkrankungen

Die **Gesamthäufigkeit** erworbener Klappenfehler beträgt in Mitteleuropa 0,1–0,3%; davon Mitralklappenfehler in 45–60%, Doppelklappen-(Mitral/Aorten-)Fehler in 25–40%, isolierte Aortenvitien in 10–15%. Erworbene Trikuspidal- und Pulmonalklappenfehler sind selten.
Ätiologisch stehen akut oder chronisch entzündliche Erkrankungen im Vordergrund, in 90% die „rheumatische Endokarditis"; in knapp 10% bakterielle Endokarditiden; etwa 30% sind luetischer, arteriosklerotischer oder traumatischer Ätiologie.

Pathologie und **Pathophysiologie:** *Mitralstenose.* Durch Schrumpfungen oder Verklebungen der Segel sowie Verkalkungen ist die diastolisch wirksame Klappenöffnungsfläche um mindestens 50 % verkleinert. Folgen sind die Erschwerung des diastolischen Bluteinstroms in den linken Ventrikel, der Druckanstieg im linken Vorhof, später auch im Pulmonalkreislauf sowie im rechten Ventrikel, ferner chronische Veränderungen im Lungenstrombett mit Widerstandserhöhung und Gasaustauschstörungen. Bei sekundärer Rechtshypertrophie, Rechtsinsuffizienz und Rechtsdilatation kann eine relative, dilatative Trikuspidalinsuffizienz entstehen.

Mitralinsuffizienz. Ungenügender systolischer Klappenschluß durch Ringdilatation, Segelschrumpfung, Papillarmuskeldysfunktion oder Abrisse im Bereich des Tensorapparates. Folgen sind die systolische Regurgitation von Blut in den linken Vorhof; die Volumenmehrbelastung von linkem Vorhof und linkem Ventrikel und nach Eintritt einer myokardialen Linksinsuffizienz die Druckerhöhung im Pulmonalkreislauf und im rechten Ventrikel.

Aortenstenose. Einengung der systolisch wirksamen Klappenöffnungsfläche durch Kommissurenverwachsungen und Verkalkungen mit zum Teil völliger Unbeweglichkeit der Semilunarklappen. Folgen sind die systolische Druckerhöhung im linken Ventrikel mit erheblichem Druckgradienten zwischen Ventrikel und Aorta, die konzentrische linksventrikuläre Hypertrophie, die zunehmende Linksinsuffizienz mit Abnahme des Schlagvolumens und die relative Koronarinsuffizienz.

Aorteninsuffizienz. Diastolische Klappenschlußunfähigkeit durch Ringdilatation oder Schrumpfung der Semilunarklappen bzw. bakterielle endokarditische Perforationen. Folgen sind die diastolische Blutregurgitation aus der Aorta in den linken Ventrikel (Vergrößerung der Blutdruckamplitude) und die Volumenüberlastung des linken Ventrikels mit Hypertrophie und Dilatation. Bei akuter Aortenklappeninsuffizienz (bakterielle Endokarditis) kann es bei fehlender Adaptation des linken Ventrikels an die Mehrbelastung zu einer akuten Linksdekompensation kommen.

Der **Krankheitsverlauf** der Klappenvitien ist durch **klinische Zeichen** der Linksinsuffizienz, der Lungenstauung und/oder der Rechtsherzinsuffizienz mit Lebervergrößerung und peripheren Ödemen gekennzeichnet. Das Ausmaß der Linksinsuffizienz wird nach den klinischen Kriterien der New York Heart Association (NYHA) definiert. Einer besonderen Gefährdung unterliegen Patienten in den klinischen Schweregraden III und IV.

Indikation und **Operationstechnik:** Die Indikation zum Elektiveingriff stellt sich bei chronischen Klappenvitien mit Erreichen des klinischen Schweregrades II bis III (NYHA), d. h. Dyspnoe bei starker (II) und leichter körperlicher Belastung (III). Dringliche bis notfallmäßige Indikation sind dekompensierte Aortenvitien. Patienten mit Mitralvitien des klinischen Schweregrades IV (Ruhedyspnoe) sollten präoperativ konservativ rekompensiert werden. Bei der Operation wird prinzipiell ein klappenerhaltender Eingriff („offene" oder „geschlossene" Kommissurotomie der Mitralklappe, Rekonstruktion der Mitralklappe bei Klappeninsuffizienz, Anuloplastik der Trikuspidalklappe) angestrebt. Bei der Mehrzahl der Patienten mit chronischen Vitien ist jedoch wegen erheblicher morphologischer Veränderungen (z. B. Verkalkungen) der prothetische Klappenersatz angezeigt (Abb. 35.**12**). Die **Operationsletalität** bei Klappenersatzeingriffen liegt in Abhän-

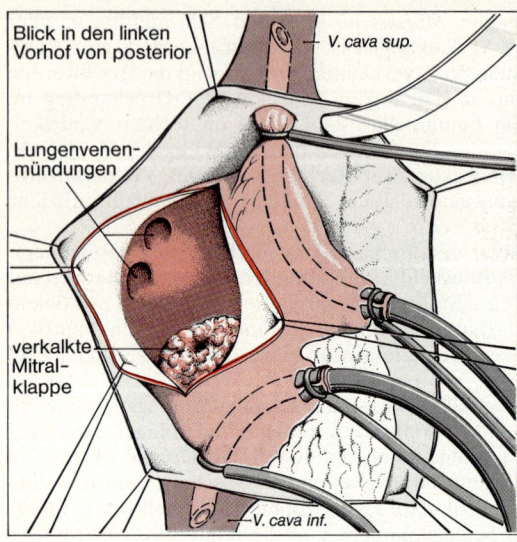

Blick in den linken Vorhof von posterior

V. cava sup.

Lungenvenen-mündungen

verkalkte Mitral-klappe

V. cava inf.

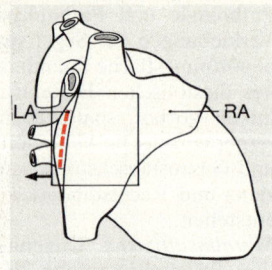

Schnittführung

Abb. 35.**12**   Eingriffe an der Mitralklappe. Operationssitus. Longitudinale Eröffnung des linken Vorhofs links des Sulcus interatrialis posterior. Die beiden „venösen" HLM-Katheter sind über den rechten Vorhof in die Hohlvenen vorgeschoben.

gigkeit von der Ausgangssituation zwischen 1 und 8 %. Durch die genannten chirurgischen Maßnahmen wie Klappenrekonstruktion oder Klappenersatz kann die **Prognose** des Patienten hinsichtlich Letalität und Morbidität signifikant verbessert werden. Die 5-Jahres-Überlebensquoten nach Aorten- oder nach Mitralklappenersatz liegen zwischen 75 und 85 %.

Klappenprothesen: Man unterscheidet *Alloprothesen* und *Bioprothesen;* Alloprothesen bestehen aus Kunststoff und Metall; es sind dies meist „Kippscheibenprothesen" (Abb. 35.**13** u. 35.**14**). Bei Bioprothesen handelt es sich um menschliche Leichen-Aortenklappen, um Schweine-Aortenklappen oder um aus Rinderperikard konstruierte Prothesen (Abb. 35.**15**). Alloprothesen haben eine sehr lange Haltbarkeit (20–30 Jahre); die Patienten müssen allerdings dauernd antikoaguliert werden mit einem Quick-Wert zwischen 15 und 25 %. Bei Patienten mit Bioprothesen kann auf eine Langzeit-Antikoagulation verzichtet werden; diese Prothesen neigen im Blutstrom zum Verschleiß und haben deshalb eine begrenzte Haltbarkeit (10–15 Jahre).

Hypertrophisch obstruktive Kardiomyopathie (HOCM)

▶ Obstruktion (Stenosierung) des linksventrikulären Ausstromtraktes durch subvalvuläre, überwiegend septale muskuläre Hypertrophie.

Mit Überschreiten der linksventrikulären Reserven kommt es zu Zeichen der *Linksinsuffizienz,* häufig kombiniert mit schweren ventrikulären *Arrhythmien.* **Indikation** und **Operationstechnik:** Die Operation ist angezeigt bei Überschreiten des klinischen Schweregrades II (NYHA), wenn zusätzliche konservative Be-

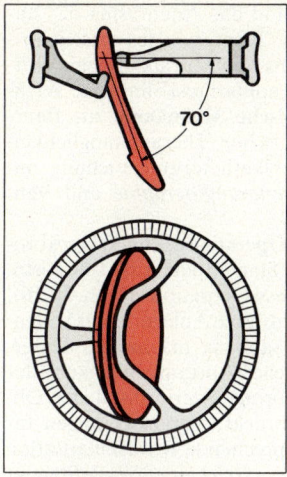

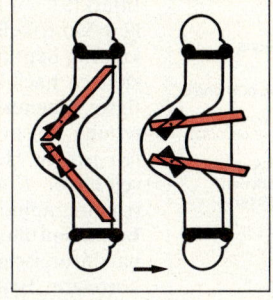

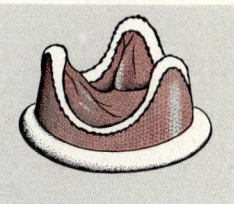

Abb. 35.**14**   Abb. 35.**15**

Abb. 35.**14** Künstliche Herzklappe. Doppelkipp-
scheibenprothese. Die zwei Extremphasen.

Abb. 35.**15** Künstliche Herzklappe. Biologische
Klappenprothese (durch Glutaraldehyd präservierte
Schweine-Aortenklappe).

Abb. 35.**13** Künstliche Herzklappe. Björk-Shiley-Kipp-
scheibenprothese.

handlungsmaßnahmen (Betablocker, Verapamil) keine Besserung erwarten lassen. Unter den Bedingungen der EKZ wird der stenosierende Muskelwulst im
Ausstromtrakt des linken Ventrikels transaortal reseziert. Die **Operationsletalität**
beträgt etwa 2%. Op-typische **Komplikationen** sind der iatrogene AV-Block, der
iatrogene VSD; die Häufigkeit dieser Komplikationen liegt unter 5%.

Koronare Herzerkrankung (KHK)

▶ Eine spezielle Form der Arteriosklerose mit schwerpunktmäßiger Lokalisa-
    tion im Bereich der Herzkranzarterien. Krankheitssymptome (Angina pecto-
    ris) entstehen, wenn durch stenosierende sklerotische Läsionen die Myokard-
    durchblutung beeinträchtigt wird.

Entsprechend der Aufteilung des Koronararteriensystems in 3 Versorgungsberei-
che (rechte Koronararterie, R. interventricularis anterior der linken Herzkranzarterie, R. circumflexus der linken Herzkranzarterie) unterscheidet man nach Lokalisation der Stenosen *Eingefäß-, Zweigefäß-* und *Dreigefäßerkrankungen;* eine
besondere Rolle spielt die Stenosierung des Stammes der *linken* Herzkranzarterie.

Die Folge einer höhergradigen Koronararterienstenose ist die reversible oder
irreversible (Infarkt) *Myokardischämie.* Wichtigstes klinisches **Symptom** ist die
Angina pectoris. Besondere Beachtung verdient die sog. instabile Angina („Prä-
infarkt-Angina"). Die heftige Angina pectoris kann durch konservativ-antiangi-
nöse Therapie nicht beeinflußt werden. Der **Krankheitsverlauf** ist vom Ausmaß
der KHK und vom Funktionszustand des linken Ventrikels abhängig. Schwerwie-
gendste **Komplikation** der KHK ist der *Herzinfarkt.* Chirurgisch behandelbare

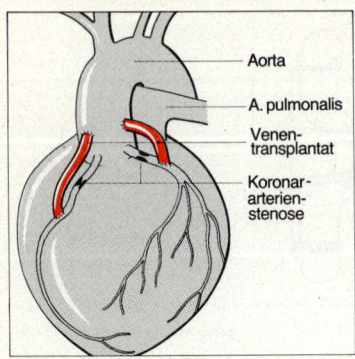

Abb. 35.**16** Aortokoronarer Venen-
bypass zur Überbrückung von Stenosen des R. interventricularis anterior (RIVA) der linken Koronararterie
und der rechten Koronararterie.

Infarktfolgen sind das Aneurysma des linken Ventrikels, Rupturen des interventrikulären Septums und Mitralklappeninsuffi-
zienzen nach Papillarmuskelinfarkt. Wichtigste **diagnostische Maßnahme** zur Beurteilung chirurgischer Therapiemöglichkeiten ist die Herzkatheteruntersuchung mit
selektiver *Koronarangiographie* und Ven-
trikulographie.
Indikation und **Operationstechnik:** Der koro-
narchirurgische Standardeingriff ist die aortokoronare Bypass-Operation (Abb. 35.**16**).
Die Stenose wird durch Anlegen einer Venen-
umgehung (V. saphena magna des Unterschenkels) zwischen Aorta ascendens und der
stenosierten Koronararterie distal der Obstruktion überbrückt. Voraussetzungen für
eine erfolgversprechende Revaskularisation
sind 1. mindestens 50 %ige proximale Stenose
einer Koronararterie mit gut erhaltener Peri-
pherie, 2. ausreichender Durchmesser (mindestens 1 mm) des zu revaskularisierenden
Gefäßanteils und 3. erhaltenes Myokard jenseits der Stenose.
Dringliche Op-Indikation ist die instabile Angina pectoris; weitere absolute Op-
Indikationen sind die hochgradige Stammstenose der linken Koronararterie, die
hochgradige Stenose des proximalen R. interventricularis anterior der linken
Herzkranzarterie und die Dreigefäß-KHK mit gut erhaltener Peripherie. Die übrigen Patienten mit Ein- oder Zweigefäß-KHK und stabiler Angina pectoris können elektiv revaskularisiert werden. Bei sehr kurzstreckigen proximalen Koronar-
arterienstenosierungen sollte immer eine in Operationsbereitschaft durchzuführende *Katheterdilatation* der Stenose (PTCA, Angioplastie) in Betracht gezogen
werden.
Die **Operationssterblichkeit** der aortokoronaren Bypass-Operation liegt bei
1–3 %; Patienten mit deutlich verminderter linksventrikulärer Funktion und höherem Lebensalter (über 70 Jahre) haben ein signifikant höheres Op-Sterblich-
keitsrisiko. Von den angelegten Venenbrücken sind nach 12 Monaten 80–90 %
offen und funktionsfähig; in der Folgezeit muß mit einer jährlichen Bypass-Ver-
schlußrate von 2–3 % gerechnet werden. Bei 90–95 % der Patienten kann eine
deutliche Minderung oder eine Beseitigung der pektanginösen Beschwerden erreicht werden. Die Beschwerdefreiheit beträgt nach 3 Jahren etwa 65–70 %, nach
10 Jahren etwa 35 %. Die mittlere 5-Jahres-Überlebensrate nach koronarer Re-
vaskularisationsoperation liegt bei etwa 90 %.

Postinfarzielles Ventrikelaneurysma

▶ Die Häufigkeit dieser Infarktfolge beträgt 10–15 %. Der linke Ventrikel ist
funktionell in ein kontraktiles und ein aneurysmatisches Segment aufgeteilt.
Zwischen beiden Segmenten befindet sich die Aneurysmapforte. Die Mehrzahl von Ventrikelaneurysmen findet sich im Vorderwandspitzenbereich des
linken Ventrikels.

Indikationen zur Aneurysmaresektion sind Rupturgefahr, gedeckte Perforation, zunehmende Linksinsuffizienz, Embolisierung von Thrombenmaterial aus dem Aneurysma und rezidivierende ventrikuläre Tachykardien.
Die **Operationssterblichkeit** liegt bei 5–15 %. Das **Behandlungsresultat** ist die Verbesserung der linksventrikulären Funktion.

Bradykarde und tachykarde Rhythmusstörungen

▶ Eine Bradykardie wird zunächst durch Vergrößerung des Schlagvolumens kompensiert; bei Frequenzen von unter 40/min kommt es durch Absinken des HZV zur zerebralen Ischämie mit Synkope und Bewußtlosigkeit.
Bei tachykarden Arrhythmien wird mit zunehmender Verkürzung der Diastolendauer und verminderter diastolischer Ventrikelführung das Schlagvolumen kleiner. Folgen: Verminderung des HZV mit Symptomen der zerebralen Mangeldurchblutung.

Schrittmachersysteme

Generell werden *Bedarfs-(Demand-)Schrittmacher* verwandt, die nur in Aktion treten, wenn die Eigenfrequenz einen vorgegebenen Wert unterschreitet; das Herz wird über eine transvenös-rechtsventrikulär plazierte unipolare Elektrode stimuliert („VVI-Schrittmacher"). Weitere Schrittmachersysteme sind *programmierbare VVI-Schrittmacher:* Ein oder mehrere Stimulationsparameter wie Frequenz, Impulsamplitude, Impulsbreite können nach Implantation perkutan über einen Magneten variiert werden. Bei den *„physiologischen Schrittmachersystemen"* wie vorhofgesteuerten Ventrikel-Schrittmachern, vorhof- und ventrikelsynchronisierten AV-sequentiellen und bifokalen Schrittmachern werden transvenös 2 Elektroden im Herzen, sowohl im rechten Vorhof als auch im rechten Ventrikel plaziert. Durch diese Stimulation kommt es wie am normalen Herzen zu einer aufeinander abgestimmten Vorhof- und Kammeraktion, was das HZV um 20–50 % steigern kann. Voraussetzung für eine physiologische Schrittmacherstimulation sind stimulierbare Vorhöfe. Bei Vorhofflimmern ist z. B. eine physiologische Stimulation nicht möglich. **Energiequellen** für die meisten Schrittmacher sind Lithiumbatterien; die Laufzeit beträgt 5–10 Jahre. **Operationstechnik:** Über eine in Lokalanästhesie freigelegte V. cephalica wird unter Röntgenkontrolle die Elektrodenplazierung im Herzen vorgenommen (Abb. 35.**17**) und das Schrittmacheraggregat in der Regel in einer subfaszialen Tasche in der Regio pectoralis untergebracht. Bei Patienten, bei denen eine transvenöse Elektrodenplazierung nicht in Betracht kommt, werden in Allgemeinnarkose über eine anterolaterale Thorakotomie links nach Eröffnung des Herzbeutels epimyokardiale Einschraubelektroden im linken Ventrikel verankert. Schrittmachertypische **Komplikationen** sind mit einer Häufigkeit unter 5 % die Elektrodendislokation, die Infektion, Elektrodenbrüche, Reizschwellenerhöhungen und schrittmacherbedingte Arrhythmien.

Bradykarde Rhythmusstörungen

Ursachen sind degenerative, entzündliche, ischämiebedingte Veränderungen im Reizbildungs- und im Erregungsleitungssystem. Absolute **Indikationen** für die Implantation eines Herzschrittmachersystems sind Bradykardien bei Sinuskno-

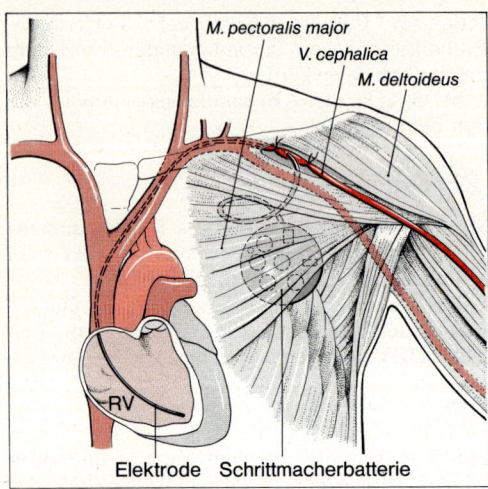

M. pectoralis major
V. cephalica
M. deltoideus

RV

Elektrode   Schrittmacherbatterie

Abb. 35.**17**   Herzschrittma-
chertherapie mit transvenöser,
endokardialer Elektrostimula-
tion durch ein VVI-System.

tensyndrom, Karotissinussyndrom, Bradyarrhythmia absoluta, AV-Block II.
Grades (Typ Mobitz) und der AV-Block III. Grades. Relative Indikationen sind
die Wenckebach-Periodik und bifaszikuläre Blockierungen.

Tachykarde Rhythmusstörungen

Ventrikuläre Tachykardien (VT). Eine VT *entsteht* zumeist auf der Grundlage
einer KHK im chronischen *Postinfarktstadium,* zumeist bei Patienten mit einem
linksventrikulären Aneurysma. Im Grenzbereich zwischen Infarktzone und erhaltener Muskulatur kommt es durch lokale Erregungsleitungsstörungen zu
„Reentry-Mechanismen", welche als pathophysiologische Grundlage dieser ventrikulären Tachykardien anzusehen sind.
20–40% der Tachykardien erweisen sich als medikamentös therapieresistent.
Hier stellt sich die **Indikation** zum operativen Vorgehen. Zur Lokalisation des
Ursprungsortes der VT, d. h. des arrhythmogenen Gewebes, wird intraoperativ
eine elektrophysiologische Mapping-Untersuchung durchgeführt. Nach dieser Lokalisationsdiagnostik wird der arrhythmogene Herd aus dem Herzen eliminiert;
die gängigen **Operationsverfahren** sind die Endomyokardresektion und die zirkuläre endomyokardiale Inzision mit einer **Operationssterblichkeit** von 5–10%; bei
70–75% der operierten Patienten ist damit die VT definitiv beseitigt.
Wolff-Parkinson-White-Syndrom (WPW-Syndrom). Zusätzlich zum AV-Knoten-
His-Weg als normalerweise einziger atrioventrikulärer Überleitungsbrücke liegt
ein akzessorisches Überleitungsbündel vor; akzessorische Überleitungsbündel
können auch multipel auftreten.
Bei Vorhandensein dieser akzessorischen Bündel können *zwei Tachykardiefor-
men* auftreten: 1. die 1:1-Überleitung hochfrequenter Vorhofaktionen zu den
Kammern und 2. die „kreisende Erregung", wobei die elektrische Erregung das
His-Bündel zumeist antegrad, das akzessorische Überleitungsbündel retrograd

durchläuft. **Indikation** und **Operationstechnik:** Das akzessorische Überleitungsbündel sollte chirurgisch durchtrennt werden, wenn die auftretenden Tachykardien medikamentös therapieresistent sind oder wenn eine möglicherweise lebenslang durchzuführende antiarrhythmische Chemotherapie zu erheblichen Nebenwirkungen führt. Am freigelegten Herzen wird durch eine intraoperative elektrophysiologische *Mapping-Untersuchung* das akzessorische Überleitungsbündel
lokalisiert, das links lateral, rechts lateral oder septal liegen kann. Unter den
Bedingungen der EKZ wird das Bündel transatrial durchtrennt mit einer **Operationssterblichkeit** von unter 1%. In etwa 90% der Fälle wird damit eine dauerhafte Beseitigung des WPW-Syndroms erreicht.

Intraoperatives elektrophysiologisches Mapping: Bei dieser intraoperativen Untersuchung werden je nach Fragestellung die epikardiale oder endokardiale Herzoberfläche
mittels einer Elektrode abgetastet und die lokalen Aktivierungszeiten gemessen. Das
WPW-Syndrom ist in der Regel wegen einer relativ hohen Leitungsgeschwindigkeit im
akzessorischen Bündel durch eine ventrikuläre „Präexzitation" im Bereich der ventrikulären Insertionsstelle der Muskelbrücke gekennzeichnet. Durch Messung der lokalen Aktivierungszeiten kann dieses Präexzitationsareal identifiziert werden, woraus
sich Hinweise auf die Lokalisation des Bündels ergeben. Bei Patienten mit ischämiebe-
dingten VT in der Spätphase nach Myokardinfarkt wird die Mapping-Untersuchung
überwiegend linksventrikulär endokardial durchgeführt. Bei Sinusrhythmus ist das
arrhythmogene Gewebe durch eine sehr späte Aktivierung gekennzeichnet; während
der Tachykardie finden sich am Ursprungsort der Arrhythmie die frühesten Aktivie-
rungen.

Thorakale Aortenaneurysmen

Die am häufigsten chirurgisch zu behandelnden thorakalen Aortenaneurysmen
sind die „anuloaortale Ektasie" und die Aortendissektion.

Anuloaortale Ektasie

▶ Sie ist eine zwiebelförmige Aufweitung der aszendierenden Aorta auf das 2-
  bis 5fache und Verjüngung des Gefäßes auf annähernd normale Dimension
  vor Abgang des Truncus brachiocephalicus (Abb. 35.**18**). Zusätzlich besteht
  zumeist infolge der Anulusdilatation eine Aortenklappeninsuffizienz.
Die Erkrankung wird schwerpunktmäßig im 4.–6. Lebensjahrzehnt beobachtet.
Ätiologisch handelt es sich um zystische Mediaerkrankungen der Aortenwand.
Das **klinische Bild** ist zumeist durch die hochgradige Aortenklappeninsuffizienz
gekennzeichnet. **Komplikationen** sind die Linksherzdekompensation, die Aortendissektion und die Ruptur. **Indikation** und **Operationstechnik:** Bei zunehmender
hämodynamischer Belastung durch die Aortenklappeninsuffizienz und/oder progredienter Dilatation der aszendierenden Aorta wird mit Hilfe der EKZ die Aor-
tenklappe durch eine Prothese und die Aorta ascendens durch eine Gefäßprothese ersetzt; in der Regel werden die Koronararterien in die Gefäßprothese
implantiert. Die **Operationssterblichkeit** liegt bei 5–10%.

Aortendissektion

▶ Die Aortendissektion entsteht durch einen Intimaeinriß, der zumeist in der
  aszendierenden Aorta oberhalb der Klappenebene gelegen ist. Durch diese

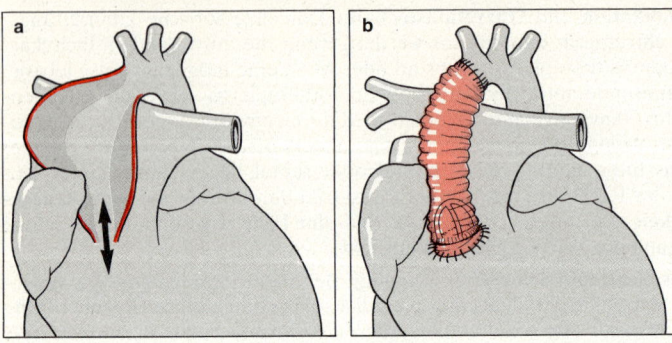

Abb. 35.**18** Anuloaortale Ektasie bei Mediaerkrankung der Aortenwand mit zwiebel-förmiger aneurysmatischer Dilatation der Aorta ascendens.

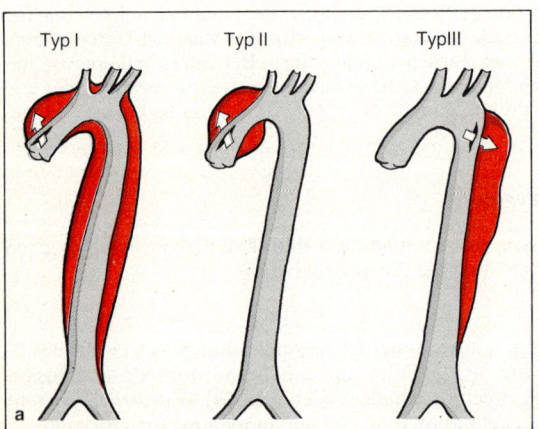

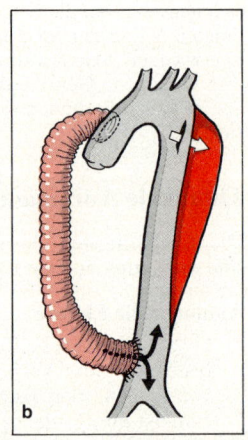

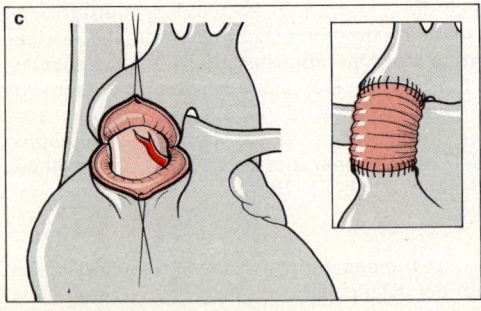

Abb. 35.**19** Aortendissektion.
a Klassifikationsschema nach DeBakey. Die Typen II und III sind auf die aszendierende bzw. deszendierende Aorta beschränkt, wobei Typ-III-Dissektionen auch thorakoabdominal lokalisiert sein können; der Typ I umfaßt neben Aorta ascendens und descendens auch den Aortenbogen. **b** Evtl. Bypass zur retrograden Kanalisierung. **c** Freilegen der Ruptur und (Kasten) Übernähung oder Implantat.

Pforte dringt die Blutsäule in die Aortenwand ein, zerstört die Media und separiert die Adventitia von der Intima.
Nach Ursprung und Ausbreitung des dissezierenden Hämatoms unterscheidet man *3 Typen* von Aortendissektion (Abb. 35.**19**). **Komplikationen** sind die Einengung der aus der Aorta entspringenden Arterien und die Wandruptur. **Kardinalsymptom** ist der hochgradige zunehmende Thoraxschmerz. Bei der Hälfte der Patienten mit den Dissektionstypen I und II besteht gleichzeitig eine *Aortenklappeninsuffizienz*. Die **Diagnostik** besteht in der Thoraxübersichtsaufnahme, dem thorakalen CT und der aortalen Angiographie. Der **natürliche Krankheitsverlauf** nach akuter Dissektion ist durch eine 24-Stunden-Letalität von etwa 25% gekennzeichnet; die **Sterbequoten** liegen innerhalb einer Woche bei 50%, innerhalb eines Monats bei 75%, innerhalb eines Jahres über 90%. Todesursache ist zumeist die Ruptur. **Behandlung:** *Akutmaßnahmen* sind die Absenkung des arteriellen Druckes auf systolische Werte zwischen 100 und 120 mmHg, evtl. die Verminderung der ventrikulären Ejektionsgeschwindigkeit durch Betablocker. Dadurch soll eine Ausweitung der Dissektion vermieden werden. Nach Stabilisierung sollte möglichst bald die definitive Diagnose durch Katheteruntersuchung gesichert werden. *Chirurgische Indikationen* sind die deutlich dissektionsbedingte Aortenklappeninsuffizienz, die Vergrößerung des dissezierenden Hämatoms oder drohende Ruptur, der Verschluß des Ursprungs größerer Aortenäste, der nachgewiesene Blutaustritt in den Herzbeutel oder die linke Pleurahöhle, ferner konservativ therapieresistente Beschwerden und die unbeeinflußbare arterielle Hypertonie. Bei Fehlen dieser Akutindikationen ist es vorzuziehen, den Patienten unter Anwendung konservativer Maßnahmen in ein „chronisches Stadium" zu überführen. Bei den Dissektionstypen I und II wird das dissezierte Aortensegment zwischen Aortenwurzel und Truncus brachiocephalicus durch eine Gefäßprothese ersetzt. An der distalen Anastomose wird der Dissektionskanal zwischen Prothese und Aorta durch Nahterfassung von Intima und Adventitia obliteriert. Bei gleichzeitigem Vorliegen einer Op-würdigen Aortenklappeninsuffizienz wird simultan die Klappe ersetzt. Die **Letalität** des Kombinationseingriffes, also Aortenklappenersatz und Ersatz der Aorta ascendens, liegt bei 10–20%; die postoperativen 5-Jahres-Überlebensraten liegen bei 50%. Vergleicht man diese Resultate mit dem Verlaufsrisiko ohne chirurgische Behandlung, so wird die Überlegenheit der befundabhängigen operativen Indikation besonders bei der Aszendensdissektion deutlich. Denn hierbei beträgt die Sterbequote innerhalb des ersten Monats bereits 90%. Anders bei der isolierten Deszendensdissektion, wo nach 12 Monaten 65% der Patienten überleben.

Herztumoren

▶ Man unterscheidet Perikardtumoren, intramurale Tumoren und intrakavitäre Tumoren; sie können primärer oder metastasierender Natur sein. Perikard- bzw. Herzmetastasen werden insbesondere bei Bronchialkarzinom, Mammakarzinom, Leukämien und malignen Melanomen beobachtet.
Morphologie: Primäre Herztumoren sind histologisch zumeist gutartig, können jedoch durch massives Wachstum eine klinische Symptomatik verursachen; die Hälfte der primären Herztumoren sind sog. Myxome, Neoplasien, die von primitiven Endothelialzellen der Fossa ovalis ausgehen. Weitere primäre Herztumo-

ren sind Lipome, Angiome, Fibrome, Hamartome und Teratome. Die klinische **Symptomatik** ist von Lokalisation und Größe der Tumoren abhängig. Teile von zerreißlichen Vorhofmyxomen können embolisieren; ferner können sie das Spiel der AV-Klappen stören und eine Stenose simulieren. Bei ventrikulären Herztumoren stehen häufig Rhythmusstörungen im Vordergrund. Die **Therapie** der Wahl ist die Tumorresektion mit oder ohne Zuhilfenahme der EKZ. Gutartige Tumoren, insbesondere Vorhofmyxome, lassen sich zumeist mit niedrigem Risiko vollständig resezieren; **Ergebnisse** und postoperative **Prognose** sind gut.

Perikarderkrankungen

▶ Perikarderkrankungen können durch Ergußbildung oder Konstriktion infolge narbiger Schrumpfungen die Hämodynamik beeinträchtigen.

Man unterscheidet die *akute Perikarditis* viraler, bakterieller, tuberkulöser, rheumatischer, hämorrhagischer und urämischer Genese; ferner das *Hämoperikard* mit Tamponadezeichen, meist traumatischer Genese und als postentzündliche Spätreaktion die chronische, *konstriktive Perikarditis* mit oder ohne Verkalkungen.

Bei der **Pericarditis constrictiva** sind zumeist Ventrikel und Vorhöfe betroffen. Die diastolische Ventrikelfüllung ist beeinträchtigt; im Spätstadium kommt es durch derbe Verwachsungen zwischen Perikard und Myokard und durch zunehmende myokardiale Atrophie auch zu Kontraktionsbeeinträchtigungen. Als Hinweis auf den Dehnbarkeitsverlust der Ventrikel findet sich in der Ventrikeldruckkurve das pathognomonische „Dip-Plateau-Phänomen". **Behandlung:** Bei der Pericarditis constrictiva wird das Herz durch eine anterolaterale Thorakotomie links freigelegt und im Bereich der Ventrikel eine Dekortikation mit Perikardresektion durchgeführt. Die **Operationsletalität** liegt unter 5%; bei der Mehrzahl der Patienten können damit befriedigende **Ergebnisse** erreicht werden.

Hämoperikard, Herzbeuteltamponade s. S. 420.

Bei **rezidivierender symptomatischer Herzbeuteltamponade** durch purulente oder hämorrhagische Ergüsse sollte der Herzbeutel über eine inferiore Perikardiotomie drainiert werden. Bei chronisch rezidivierenden Ergüssen kann alternativ eine Herzbeutelfensterung zur linken Pleurahöhle vorgenommen werden.

Lungenarterienembolie (S. 215)

Verletzungen von Herz und herznahen Gefäßen

Man unterscheidet geschlossene Verletzungen durch stumpfes Thoraxtrauma von offenen Verletzungen durch penetrierendes Thoraxtrauma.

Herzkontusion S. 413

Herzwandrupturen

Ventrikel und Vorhöfe sind zu gleichen Teilen betroffen. Größere Ventrikelrupturen verlaufen praktisch immer tödlich (Herzbeuteltamponade und Verblutung); die Prognose von Vorhofrupturen ist besser. Bei primär gedeckter Ruptur oder sekundärer Ruptur nach Herzkontusion kann das akute Rupturereignis erst Tage bis Wochen nach dem Trauma auftreten. **Operationsindikation:** Bei jedem Rupturverdacht ist die dringliche Freilegung des Herzens angezeigt; die Versorgungsmaßnahmen sind von Rupturlokalisation und -umfang abhängig.

Septumdefekte

Bei den traumatischen Septumdefekten haben nur Rupturen des Ventrikelseptums mit größerem Links-rechts-Shunt Krankheitswert. Ihr Auftreten kann primär oder sekundär sein. Eine dringliche **Operationsindikation** mit Verschluß des Defektes besteht bei schwerer therapieresistenter Linksinsuffizienz; bei Fehlen dieser Notsituation sollte der Eingriff elektiv 2–3 Monate nach dem Unfall erfolgen. Spontanverschlüsse kleinerer traumatischer Defekte sind möglich.

Herzklappen- und Aortenverletzungen

Betroffen sind in der Regel die Aorten-, Mitral- und/oder Trikuspidalklappe, praktisch nie die Pulmonalklappe. Bei der traumatisch bedingten Klappeninsuffizienz ist die Klappenrekonstruktion oder der Klappenersatz nur nach vorheriger invasiver Diagnostik angezeigt.

Die **Aortenruptur** ist in etwa 90% im Aortenisthmusbereich, in 5% intraperikardial im Bereich der Aorta ascendens oberhalb der Klappenebene lokalisiert. 80–90% der Patienten versterben bereits unmittelbar am Unfallort oder auf dem Transport. Nur 10–20% erreichen die klinische Behandlung. Dies sind zumeist nur die partiellen oder gedeckten Rupturen, bei denen die erhaltene Adventitia oder die mediastinale Pleura den Blutaustritt verhindert.

Herztransplantation

Indikation ist das Terminalstadium einer Herzerkrankung mit schwerster linksventrikulärer Insuffizienz, die durch andere Maßnahmen nicht behandelbar ist. Bei der Mehrzahl der betroffenen Patienten liegt als Grunderkrankung eine KHK oder eine kongestive Kardiomyopathie vor. Der potentielle Transplantationspatient sollte frei von Komorbidität sein. Potentielle Herzspender sollten nach Möglichkeit nicht über 35 Jahre alte Herzgesunde sein, bei denen ein Hirntod, meist infolge von stumpfem Schädel-Hirn-Trauma, gesichert ist. Zwischen Spender und Empfänger muß Blutgruppenkompatibilität bestehen. Präformierte Antikörper gegen Spenderlymphozyten im Empfängerserum müssen ausgeschlossen werden (S. 247). **Operationstechnik:** Nach Eröffnung des Thorax durch mediane Sternotomie wird unter den Bedingungen der EKZ das erkrankte Herz des Empfängers entfernt; Vorhöfe, Aorta und Pulmonalarterienstamm werden belassen (Abb. 35.**20**) und in diesen Situs das Spenderherz implantiert. Zum gegenwärtigen Zeitpunkt werden Herztransplantationspatienten postoperativ immunsuppressiv mit Cyclosporin A und Steroiden behandelt. Zur Analyse der immunologischen Situation des transplantierten Herzens und zur frühzeitigen Erkennung von Abstoßungsreaktionen werden in regelmäßigen Abständen transvenös *Endomyokardbiopsien* entnommen und histologisch untersucht; des weiteren kann das „immunologische Monitoring" durch lichtmikroskopische Untersuchung peripherer Leukozytensubpopulationen und die Überwachung der Neopterin-Urinausscheidung durchgeführt werden. Die **Operationsletalität** liegt bei 5–10%, die 1-Jahres-Überlebensquoten bei etwa 80% (Abb. 35.**21**), die 5-Jahres-Überlebensquoten bei etwa 50%. Bei einem Vergleich natürlicher Krankheitsverlaufskurven mit den postoperativen Überlebensquoten nach Transplantation wird der klinische Wert der Herztransplantation deutlich.

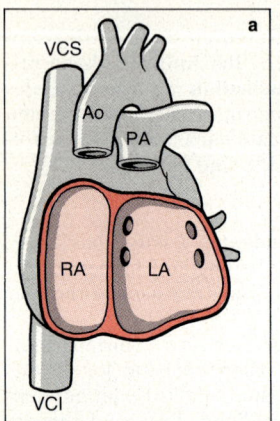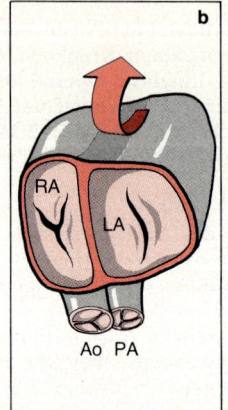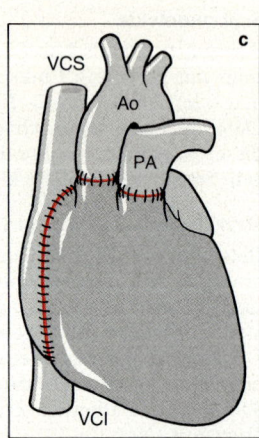

Abb. 35.**20**   Herztransplantation. Operationssitus, **a** nach Entfernung der erkrankten Kammern, **b** Spenderherz, **c** Situs nach Implantation. VCS V. cava superior. VCI V. cava inferior, RA rechter Vorhof, LA linker Vorhof, Ao Aorta, PA Pulmonalarterienstamm.

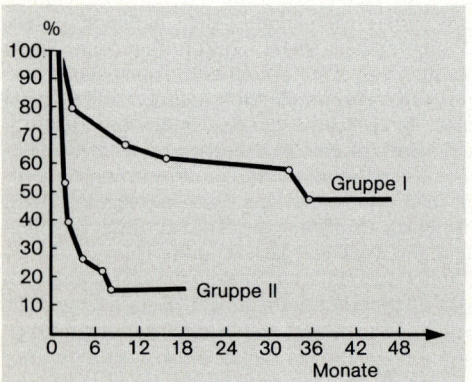

Abb. 35.**21**   Kumulative Überlebenskurven von Patienten nach Herztransplantation (Gruppe I, n = 79) und von Patienten mit Indikation zur Herztransplantation, die jedoch nicht rechtzeitig operiert werden konnten (z. B. mangels passenden Spenders; Gruppe II, n = 60) (Daten: Papworth Hospital, Cambridge/Engl.).

36. Zwerchfell

Tabelle 36.1	Untersuchungsverfahren	
Röntgen	*EKG*
– Thorax- und Abdomenübersicht	*Lungenfunktion*
– Zwerchfellbeweglichkeit (Waagebalken)	*Endoskopie*
– Ösophagus-Magen-Breischluck (Kopftieflage)	– Ösophagoskopie (bei Hernie cave Laparoskopie: Inkarzerationsgefahr!)
– Kolonkontrasteinlauf	– Gastroskopie mit Inversion
– Angiographie (Aortozöliakographie)	*Sonographie*
– Angio-CT	
– DSA	
– Kymographie	

Hernien

▶ Vorfall von Baucheingeweiden durch präformierte oder erworbene Defekte im Zwerchfell (Abb. 36.**1**) mit Vordringen in Mediastinum oder Pleuraraum. Der Vorfall kann mit oder ohne Peritonealüberzug, d. h. mit oder ohne Bruchsack erfolgen.

Die extremste *angeborene Form*, die totale Aplasie einer Zwerchfellhälfte ist selten. Häufiger sind die begrenzten Defekte des Hiatus, die Hiatushernien. Wegen der Einklemmungsgefahr von Magen und Kolon ist ihr plastischer Verschluß bereits postnatal erforderlich. Eine *kombinierte Mißbildung* ist der „short esophagus", d. h. eine Pseudohernie bei zu kurz angelegter Speiseröhre. *Erworbene Hernien* beruhen auf Erweiterungen von präformierten Lücken und strukturellen Schwachstellen. Die häufigste *Hiatushernie* entwickelt sich durch einen erweiterten Hiatus oesophageus (Abb. 36.**2**). Ihre Hauptformen sind die bewegliche *axiale*

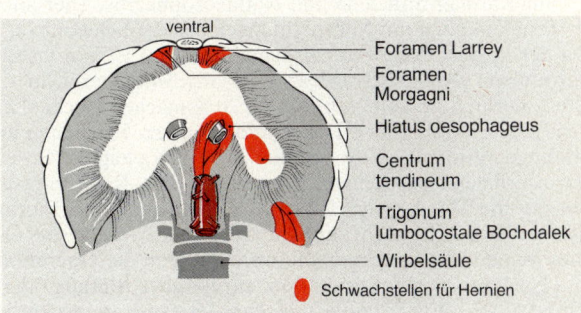

Abb. 36.**1**
Zwerchfellhernien. Prädilektionsstellen.

ventral — Foramen Larrey — Foramen Morgagni — Hiatus oesophageus — Centrum tendineum — Trigonum lumbocostale Bochdalek — Wirbelsäule — Schwachstellen für Hernien

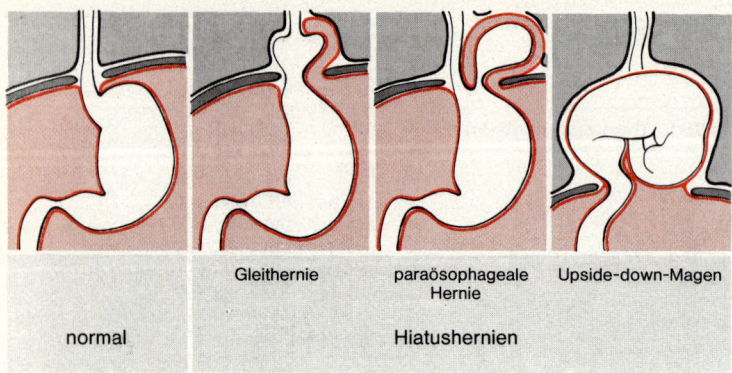

Gleithernie   paraösophageale   Upside-down-Magen
                Hernie

normal   Hiatushernien

Abb. 36.**2**   Hiatushernien. Grundformen. Rote Linie: Peritoneum.

Tabelle 36.**2** **Komplikationen bei Zwerchfellhernien**	
– Inkarzeration	– Refluxösophagitis
– Ulkus (Ösophagus und Duodenum)	– Ösophagusperforation
– Hämatemesis	– Ösophagusstriktur
– Meläna	– Mediastinalverdrängung

ösophagogastrische *Gleithernie* einerseits und die fixierte *paraösophageale Hernie* andererseits. Laterale Hernien bilden sich an den typischen Schwachstellen der Zwerchfellansätze (Abb. 36.**1**). *Traumatische Hernien* können an allen Stellen des Zwerchfells entstehen. *Komplikationen* s. Tab. 36.**2**.

Axiale Hiatushernie, ösophagogastrische Gleithernie

▶ Hochwandern des Kardioösophagus durch das Zwerchfell, häufig verbunden mit Kardiainsuffizienz und Refluxösophagitis, aber auch infolge chronischer Einklemmung mit Mikroblutungen aus der Schleimhaut.

Da der dorsale Anteil des Bruchinhaltes frei ist von viszeralem und parietalem Peritoneum (Abb. 36.**3**), wird sie als *Gleithernie* bezeichnet. **Symptome:** 50 % der Hiatushernien sind klinisch stumm; 20 % machen mechanisch bedingte Beschwerden, d. h. retrosternalen Druck und Schmerz, Erbrechen und infolge der Mikroblutungen Anämie, 30 % machen Refluxösophagitis (S. 481) mit dem typischen retrosternalen Sodbrennen. **Diagnostik:** Die Rö-Kontrastdarstellung von Ösophagus und Magen zeigt den bei Kopftieflage in den Thorax hochtretenden Fundus- und Kardiabereich; zur Symptomobjektivierung sind Ösophagogastroskopie, Biopsie und Druckmessung notwendig, denn die **Operationsindikation** erfordert den Nachweis von Inkarzeration, chronischer Blutung oder Kardiainsuffizienz mit Refluxösophagitis. *Stumme,* als *Zufallsbefunde* entdeckte Hernien bedürfen *kei-*

Abb. 36.**3**   Gleithernie, Topographie in Seitenansicht.
Dorsal wird die Bruchsack-
wand vom Magen gebildet
(s. auch Abb. 36.**2**).

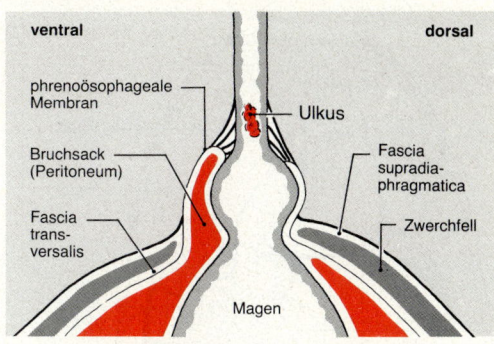

ner *Behandlung*. Die **Operationstaktiken** sind wahlweise die abdominale Hiatuseinengung (Plastik) mit Ösophagusfixation und Rekonstruktion des His-Winkels
durch Semifundoplikation (Abb. 37.**7** u. 37.**8**), die Gastropexie (Abb. 37.**9**), die
thorakale Hiatuseinengung und die Fundoplikation, d. h. Nahtvereinigung der
dorsal und ventral von der Speiseröhre herumgeholten Fundusfalten an der kleinen Kurvatur (Abb. 37.**10**). **Prognose:** Rezidive können in 5–15 % auftreten.

Paraösophageale Hiatushernie (Abb. 36.**2**)

▶ Neben dem an normaler Stelle wandständig fixierten Kardioösophagus steigt
   durch einen Hiatusdefekt der Magenfundus bisweilen mit Milz, Netz oder
   Kolon in das Mediastinum herauf.
Seine **Symptome** sind die der axialen Gleithernie, aber mit Retrosternaldruck und
Herzsensationen sowie Magen- und Oberbauchschmerz. Im *Spätstadium* entwickelt sich bei Erweiterung der Bruchpforte ein Upside-down-Magen. **Behandlung:** Wegen der Komplikationsgefahr eines Magenvolvulus und der Mediastinalverdrängung ist die **Operationsanzeige** absolut. *Vorgehen:* Bruchsackabtragung,
Bruchpfortenverschluß und Gastropexie, d. h. Anheftung der Magenvorderwand
an das vordere Bauchwandperitoneum und die hintere Rektusscheide oder Semifundoplikation mit Hiatoplastik und Fundopexie (Abb. 37.**8**). **Prognose:** Wegen
begrenzter Rezidivgefahr günstig.

Bochdalek-Hernie

Seltene Hernie im *Trigonum lumbocostale;* rechts mit Leberkuppen-, links mit
Kolon-, Milz- und Magenvorfall.

Traumatische Hernie

▶ Durch abdominothorakales Kompressions- und Perforationstrauma hervorge-
   rufene, in 95 % linksseitige Zwerchfellruptur und Peritonealzerreißung mit
   Vorfall der Bauchorgane in den Brustraum.
Hauptzerreißungsstelle ist der linke Randbereich des *Centrum tendineum*
(Abb. 36.**4**). Zutreffender wäre die Bezeichnung „traumatischer Prolaps", da das

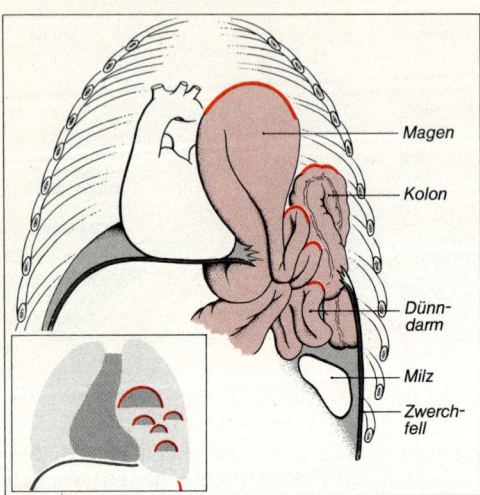

Abb. 36.**4**   Traumatische Zwerchfellhernie links. Prolaps von Kolon und Magen in den Pleuraraum. Bildkasten: Spiegelbildungen im Röntgenbild.

Magen

Kolon

Dünn-
darm

Milz

Zwerch-
fell

parietale Peritoneum mit zerreißt und deshalb *kein Bruchsack* ensteht. *Unfall-mechanismen* sind direkte Gewalteinwirkungen wie Schuß und Stich oder indirekte Druckeinwirkungen bei Thorax- oder Bauchkompression, vornehmlich beim linken Flankentrauma mit Rippenserienfraktur. **Symptome** sind die thorakale Raumverdrängung, Dyspnoe und abdominaler Inkarzerationsschmerz mit sofort nach dem Unfall auftretender Darmparese. Thoraxperkussion und -auskultation ergeben eine massive Dämpfung und laut hörbare Darmgeräusche. **DD:** Relaxatio diaphragmae. **Diagnostik:** Bei frischem Trauma im Rö-Übersichtsbild diffuse abdomino-thorakale Verschattung links, die nach oben hin abnimmt. Kein Ergußspiegel. Im Rö-Kontrast thorakale Verlagerung der Bauchorgane. Im Sonogramm unterbrochene Zwerchfellinie mit eventuellem Nachweis flüssigkeitsgefüllter Darmschlingen. *Cave* Punktion! **Behandlung:** Auf transabdominalem oder auf transpleuralem Wege Rückverlagerung der Bauchorgane und *Zwerchfellnaht,* u. U. mit Aufsteppen eines *Kunststoffnetzes.*

Pseudohernie, Relaxatio diaphragmae

▶ Durch Phrenikusparese oder kongenitale Muskelschwäche bedingter, einseitiger, bis in Thoraxmitte hinaufreichender Zwerchfellhochstand.

Symptome sind Dyspnoe und kardiale Beschwerden. **Behandlung:** Von abdominal her *Raffung* und *Doppelung* des Zwerchfells.

37. Speiseröhre

Tabelle 37.1 **Untersuchungsverfahren**

Verfahren	Aussagewert für	
	Reflux-krankheit	Tumor
Schluckenlassen von flüssigen und festen Speisen	–	–
Endosonographie (ESG)	–	+
Ösophagoskopie mit Biopsie (cave bei Divertikeln und Varizen!)	62%	96%
Röntgenkontrast (Abb. 37.1) Kymogramm	58%	91%
pH-Metrie	55%	
Szintimetrie mit Druckmessung	79%–90%	
Manometrie – Dreipunkt (Abb. 37.6) – Durchzug – Pharmakomanometrie	65%–78%	DD: Chalasie. Achalasie, spastischer Ösophagus
Mediastinoskopie Azygographie Computertomographie		Abgrenzung der Operabilität

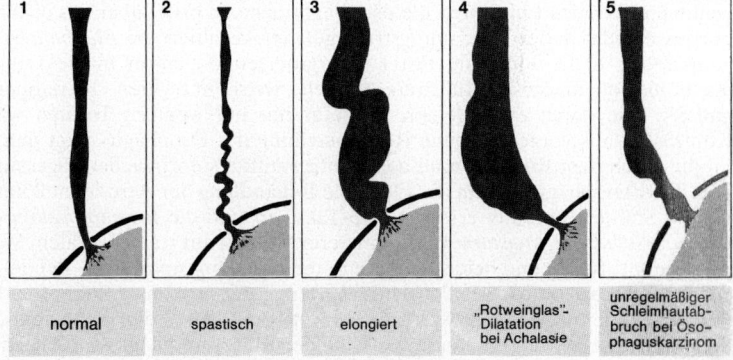

1	2	3	4	5
normal	spastisch	elongiert	„Rotweinglas"-Dilatation bei Achalasie	unregelmäßiger Schleimhautabbruch bei Ösophaguskarzinom

Abb. 37.**1**   Ösophagusbefunde. Typische Röntgenbilder.

Symptomatik der Speiseröhrenerkrankungen

Leitsymptom der Ösophaguskrankheiten ist die Schluckstörung oder *Dysphagie,* je nach Ursache mit Schmerz und Sodbrennen, Schluckunfähigkeit und Regurgitieren oder Überlauf (Abb. 37.**2**). *Schmerz* wird verursacht durch die spastische Lichtungsverlegung der Kardia, den sog. Kardiospasmus, den man zutreffender als Achalasie bezeichnet, außerdem durch die Refluxösophagitis bei Kardiainsuffizienz. *Schluckbehinderung* entsteht durch die Verlegung der Speiseröhre durch Tumoren wie Karzinome und Leiomyome, ferner durch Fremdkörper, Verätzungsnarben und Atresien; außerdem durch Kompression von außen bei Mediastinaltumoren, bei doppeltem Aortenbogen, bei Aortenaneurysma, bei Schilddrüsenvergrößerung, bei einem ventilartig gefüllten Divertikel und bei der Hiatushernie. *Regurgitieren,* d. h. Überlauf und Erbrechen mit Husten, ist typisch für Divertikel sowie für Stenose und Achalasie mit proximaler oder oraler Dilatation. **DD:** Zu denken ist an Bulbärparalyse und die bei Lyssa auftretende Hydrophobie.

Mißbildungen

Ösophagusatresie

▶ Bei 1 auf 2000 Geburten vorkommender kongenitaler, in 30 % mit weiteren Mißbildungen kombinierter Obliterationsdefekt der Speiseröhre (Abb. 37.**3**).

Lokalisation im oberen Ösophagus, hier trennt der atretische Abschnitt den Ösophagus in 2 Segmente. Das proximale bildet einen Blindsack, das distale ist durch eine (ösophagotracheale) Fistel mit der Luftröhre verbunden. **Symptome:** Sofort nach der Geburt Regurgitieren von Milch und Speichel. Da beim Trinken die Nahrung in die Trachea überläuft, kommt es zu *Hustenanfällen* und Zyanose, und weil die inspirierte Luft durch die ösophagotracheale Fistel über das distale Ösophagussegment in den Verdauungstrakt gelangt, resultiert ein *Blähbauch.* In Gegenrichtung fließt durch die Fistel regurgitierter Magensaft in die Lunge und macht hier pneumonische Infiltrate, typischerweise im rechten Oberlappen. **Diagnostik:** Die durch einen feinen Katheter mit nur wenigen Tropfen wäßrigen Kontrastmittels vorgenommene Rö-Darstellung des Ösophagus zeigt den hohen Stopp. Nach dem Röntgen muß das Kontrastmittel sofort wieder abgesaugt werden. **DD:** Dysphagia lusoria (S. 478). Die **Behandlung** der Atresie muß innerhalb von 48 Stunden operativ erfolgen. Op-Taktiken sind die *Primäranastomose* und die *aufgeschobene Anastomose.* Bei ersterer werden auf transpleuralem Wege die Fistel unterbunden und beide Stümpfe miteinander anastomosiert. Bei der aufgeschobenen Anastomose wird durch Bougierung der proximale Stumpf verlängert und damit dem distalen soweit angenähert, daß später die Anastomose ohne Spannung genäht werden kann. Die Wahl des Eingriffes hängt vom Allgemeinzustand und vom primären Abstand der Stumpfenden ab. Eine mit der Rekonstruktion gleichzeitig angelegte Magenfistel dient der Nahtsicherung. **Prognose:** Das Op-Risiko beträgt etwa 15 %. Postoperative **Komplikation** ist die Nahtinsuffizienz mit oft tödlicher Pleuritis, Mediastinitis und Pneumonie.

Abb. 37.**2** Dysphagie.
Ursachen.

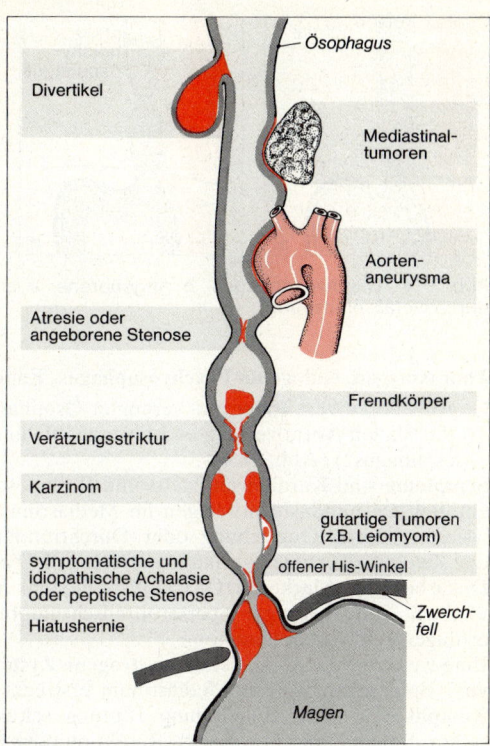

Ösophagus

Divertikel

Mediastinal-
tumoren

Aorten-
aneurysma

Atresie oder
angeborene Stenose

Fremdkörper

Verätzungsstriktur

Karzinom

gutartige Tumoren
(z.B. Leiomyom)

symptomatische und
idiopathische Achalasie
oder peptische Stenose

offener His-Winkel

Hiatushernie

Zwerch-
fell

Magen

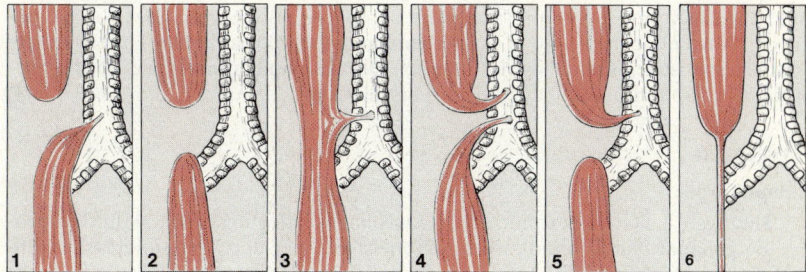

Abb. 37.**3** Ösophagusatresie. Hauptsächliche Varianten in der Reihenfolge ihrer
Häufigkeit.

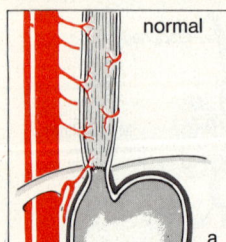 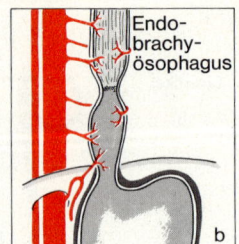 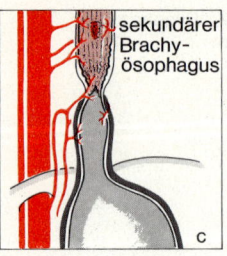

Abb. 37.**4** Brachyösophagus. **b** Angeborene, **c** erworbene Form. Unterscheidung durch Gefäßversorgung!

Thoraxmagen, endogener Brachyösophagus, Endobrachyösophagus

▶ Angeboren verkürzter und verengter Ösophagus mit Verlagerung der von der thorakalen Aorta versorgten Magenanteile in das untere Mediastinum („short esophagus") (Abb. 37.**4**).

Symptome sind Kardiainsuffizienz und Refluxösophagitis. **Röntgen:** Kardia und ein Teil des Fundusfornix liegen im Mediastinum. **Behandlung:** Phrenikusparalysierung durch Quetschung oder Durchtrennung oder alternativ Hochnähen der Zwerchfellzwinge. Verlaufskontrolle auf Dysplasieentstehung mit Ornithin-Dekarboxylase-Marker. **DD:** CLLE (*c*olumnar *l*ined *l*ower *e*sophagus), eine erworbene refluxbedingte Speiseröhrenschrumpfung. **Komplikation:** 16% Entartungen zum Adenokarzinom.

Eine weitere Mißbildung ist die **gastrogene Zyste,** die sich als Doppelmißbildung vom Epigastrium bis ins Mediastinum erstreckt. **Symptome** macht sie erst bei **Komplikationen** wie Entzündung, Blutung, sekundärer Ulkusbildung und Perforation. **Behandlung:** Frühzeitige Resektion oder Fensterung zur Magenlichtung.

Dysphagia lusoria

▶ Kompression des oberen Speiseröhrendrittels durch abnormen Arterienverlauf wie doppelten Aortenbogen oder atypischen Abgang der A. subclavia dextra.

Symptome: Schon im Frühkindesalter Atem- und Schluckbehinderung. **Diagnostik:** Im Rö-Kontrast Kompressionsenge im oberen Ösophagusdrittel (s. Anomalie des Aortenbogens S. 450, 478). **Behandlung:** Gefäßplastik oder Unterbindung des akzessorischen Gefäßbogens verhüten **Druckkomplikationen** wie Tracheomalazie und Aspiration infolge häufigen Verschluckens.

Traumen

Fremdkörper

▶ Häufigste Ursache der plötzlichen Ösophagusverlegung, auch akute Dysphagie genannt, sind Fremdkörper, die meist in einer der 3 physiologischen Engen, vornehmlich (75%) in Höhe des 6. Halswirbels steckenbleiben.

Diagnostik: Anamnese, Endoskopie und Röntgen. **Leitsymptom** ist die spastische Dysphagie. Andererseits können Fremdkörper, besonders wenn sie stumpf und modellierbar sind, wie z. B. Fleischbrocken, lange Zeit symptomarm bleiben. Bei harter Konsistenz können sie auch Dekubitus und Perforation bewirken. Spitze Fremdkörper können direkt durchspießen. **Behandlung:** Versuch, den Fremdkörper durch Brechreizerzeugung regurgitieren zu lassen. Erfolgreicher ist die endoskopische Extraktion (S. 14) oder das Weiterstoßen in den Magen. *Cave* Perforation! Große, scharfkantige und schneidende Fremdkörper werden unmittelbar transpleural durch Ösophagotomie entfernt.

Verätzung

▶ Schleimhaut- oder Wandverbrennung durch Trinken von Laugen oder Säuren. Wenn die Kranken in ärztliche Behandlung kommen, ist eine Neutralisation meist aussichtslos.

Symptome: Die *Laugenverätzung* macht tiefgreifende, transmurale *Kolliquationsnekrosen,* die *Säureverätzung* auf das Epithel begrenzte *Koagulationsnekrosen.* Bevorzugte **Lokalisationen** sind die 3 physiologischen Engen. Die **Diagnostik** stützt sich auf die Anamnese und den Nachweis der Ätzflecken im Mund- und Rachenraum, auf das Schockausmaß, auf die Rö-Thoraxübersicht und evtl. auf die Frühendoskopie.

Erstbehandlung: Spülung mit großen Mengen Wasser, Absaugen aus Rachen, Speiseröhre und Magen. Prednison 500 mg/d i. v., Penizillin 5 × 20 Mega/d, Postaggressionsinfusion (S. 162), Schmerzbekämpfung mit z. B. Dolantin 50 mg oder Fortral 1 Amp. i. v. Später dünnlumige, weiche, nasogastrale Plastiksonde zur Ernährung; Tavegil 5 ml i. v. zum Abschwellen und ab dem 2. Tag Steroidreduktion auf Prednison 5 mg/d über 10–20 Tage. Sobald Epithelisierung erkennbar behutsame Bougierung mit weicher Sonde über 6 Wochen. *Cave* Blindbougierung! Bei schweren Verätzungen immer sofort Anlage einer Magenfistel. Die gefürchtete **Frühkomplikation** ist die *Perforation der Speiseröhre.* **Operation:** Zunächst Versuch, den Perforationsdefekt zu übernähen, Mediastinum und Pleura zu drainieren und den Magen zu fisteln. Ist wegen ausgedehnter Wandschädigung die Übernähung aussichtslos, muß der Ösophagus entfernt und später durch Interponat ersetzt werden.

Die **Spätkomplikation** der konservativ behandelten Verätzung ist die *Verätzungsstriktur.* Diese ringförmige oder langstreckige Enge ist meist die Folge der Laugenverätzung. **Merke:** Jede Verätzungsstriktur ist eine Präneoplasie mit Latenz von 15 Jahren und Frequenz von 20 %. **Striktursymptom** ist die chronische Schluckbehinderung. Das Strikturausmaß ist mit Rö-Kontrast und Endoskopie zu verifizieren. **Behandlung:** Kontinuierliche orale Bougierung oder nach Anlage einer Magenfistel *retrograd* mit endlosem konischem Bougie, das an einer verschluckten Schnur durch die Fistel heraufgezogen wird. *Cave* Perforation! **Operation:** Bei *kurzstreckiger* Striktur sind die transthorakale Erweiterungsplastik, die Exzision oder Längsspaltung und Quervernähung möglich. Bei *langstreckiger* Enge ist als Karzinomprophylaxe die Ösophagektomie mit Defektüberbrückung durch den hochgezogenen Magen (Abb. 37.**15**) notwendig.

Eine besondere Verätzungsursache ist die **peptische Autodigestion** durch Magensaft- und Gallereflux. Die *Folgen* sind Ulzera und Strikturen im unteren Ösophagusdrittel. **Behandlung:** Nach Refluxbeseitigung (S. 483) heilen Entzündung und Ulzera aus. Die Striktur läßt sich dann erfolgreich dehnen.

Ösophagusperforation oder -ruptur

▶ Wanddurchbruch infolge punktueller Gewalteinwirkung durch Bougie und Endoskop, ferner infolge von Nekrosen bei Ösophagitis, Dekubitalulkus, Säure- oder Laugenverätzung sowie eines Karzinoms. Zur Spontanperforation prädestinieren außerdem Fremdkörper, Darmsonden oder dislozierte Thoraxdrainagen.

Die **Spontanruptur,** auch *Boerhaave-Syndrom* genannt, tritt in 85 % bei Männern auf und entsteht durch raschen Druckanstieg bei Erbrechen, Preßwehen oder Epilepsieanfällen, zumal bei vorgeschädigtem Ösophagus, meist einer Alkoholösophagitis. Bevorzugte **Lokalisation** ist das untere Ösophagusdrittel, links dorsolateral. Die typische **Symptomkonstellation** ist plötzlicher Oberbauchschmerz und Hautemphysem am Hals bei fehlendem Trauma. Die **iatrogene Ruptur** oder *endoskopisch-instrumentelle* Perforation spielt sich vornehmlich an prominenten spondylotischen Halswirbelkörpern ab, die *Bougierungsverletzung* meist oberhalb oder innerhalb von Strikturen. **Perforationssymptome** sind der mediastinale Pleuraschock mit heftigem retrosternalem Sofortschmerz in Höhe der Läsion und das nach wenigen Stunden erscheinende *Mediastinalemphysem.* Die Symptomintensität ist abhängig von der *Perforationsgröße.* Nach scheinbarem Erholungsintervall von 12–20 Stunden manifestiert sich die Mediastinitis (S. 445). **Diagnose:** Im Rö-Bild Luftansammlung im Mediastinum und Austritt des wäßrigen Kontrastmittels an der Verletzungsstelle. Am besten ist die Schleimhautläsion mit dem Endoskop zu lokalisieren. **DD:** Bei nicht bekannter Vorgeschichte ist an akute Pankreatitis, Ulkusperforation, Mesenterialgefäßverschluß, Herzinfarkt, Lungenembolie und einen Spontanpneumothorax zu denken. **Behandlung:** Bei Früherfassung Defektübernähung und -deckung mit Pleuralappen, später nur Mediastinal- und Pleuradrainage.

Penetrationen sind selten, verlaufen protrahiert und führen zu Mediastinalabszeß und Pleuraempyem. Sie erfordern die Anlage einer Magenfistel sowie die Mediastinal- und Pleuradrainage.

Kardia, unterer Ösophagussphinkter (UOS)

Pathophysiologie

Die Kardia ist ein Muskelsegment im ösophagogastrischen Übergang. Es unterscheidet sich von den Nachbarsegmenten nicht nur durch seine Muskelanordnung, sondern durch seine *Schließfunktion* und seine besondere Ansprechbarkeit auf vegetative und hormonelle Reize. Im Ruhezustand schließt dieses als *Hochdruckzone* bezeichnete Segment die Ösophaguslichtung gegen den Magen ab. Störungen des Schließmechanismus sind häufig mit einer axialen Hiatushernie kombiniert. Die normalen *Druckwerte* sind ca. 18–24 mmHg. Während der physiologische Hormonspiegel keinen Einfluß auf den Ruhedruck hat, bewirken Hormongaben Druckveränderungen. So erhöht z. B. Cholezystokinin bei geringer Dosierung den Tonus. Anticholinergika, Adrenergika, Nitroverbindungen, Östrogene, Fett und Glukose dagegen senken den Tonus. **Komplikationen** der Insuffizienz sind Reflux und Ösophagitis (s. u.).

Kardiainsuffizienz, Kardiaklaffen, Chalasie, UOS-Störung

▶ Funktionell oder anatomisch bedingte Störung des gastroösophagealen Verschlußmechanismus, d. h. des UOS, die zum Reflux von Mageninhalt in den Ösophagus führt.

Als **Ursachen** werden diskutiert: *Anatomische* Varianten wie Abflachung des His-Winkels (Abb. 37.**2**), angeborene oder postoperative Lockerung der rechten Zwerchfellzwinge, ein Schwund des retrokardialen Fettkörpers und eine angiomuskuläre Wandstörung des Ösophagus. Als weitere Ursachen werden *hormonelle* Dysregulationen (s. o.) und sphinkterlähmende Substanzen wie Beta-adrenergika, Alphablocker, Prostaglandin, Glukagon, Pankreozymin und Sekretin angenommen. Auch *Nahrungs-* und Genußmittel wie Fettsäuren und Triglyzeride sowie Alkohol und Nikotin werden angeschuldigt. **Diagnostik** mit Druckmessung (Abb. 37.**6**) und Szintimetrie. Die mangelnde Schließfähigkeit ist die Ursache für die *Refluxkrankheit* der Speiseröhre. **Symptome** und **Behandlung** S. 482.

Ösophagitis, Refluxkrankheit

▶ Infolge einer Insuffizienz des gastroösophagealen Schließmechanismus durch Rückfluß von peptischem Magensaft oder Galle entstandene, tiefgreifende Entzündung der Mukosa und Tunica propria mit Erosionen und Geschwüren im unteren Ösophagus. Bei Chronizität Verkrebsung.

Unterschieden werden die *Schweregrade* I–IV (Abb. 37.**5**). **Komplikationen** des Refluxes sind das peptische Barrett-Ulkus und die krebsige Entartung, ferner Perforation, Blutung, Narbenstriktur und Shrinking esophagus, d. h. die Längsschrumpfung, auch Barrett-Syndrom genannt. **Symptome** sind Sodbrennen, das sich in Rückenlage verstärkt, und bei sekundärer, narbiger Enge Dysphagie, Schmerzen hinter dem Brustbein und Blutung. **Diagnostik:** *Druckmessung* zum Nachweis von Kardiainsuffizienz und Ösophagusdysfunktion (Abb. 37.**6**). Die

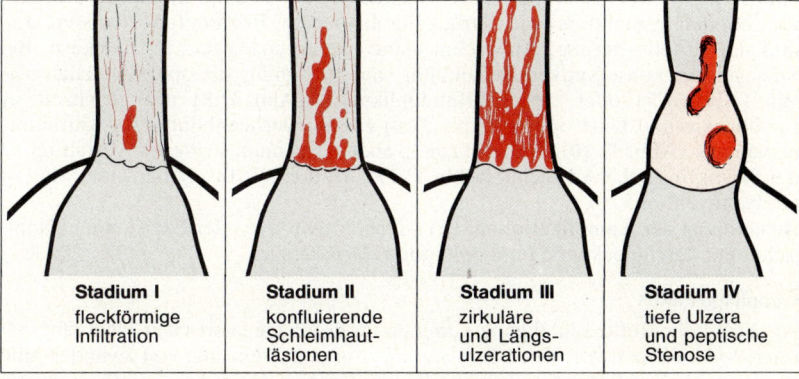

Stadium I	Stadium II	Stadium III	Stadium IV
fleckförmige Infiltration	konfluierende Schleimhaut-läsionen	zirkuläre und Längs-ulzerationen	tiefe Ulzera und peptische Stenose

Abb. 37.**5**   Stadieneinteilung der Refluxösophagitis nach Schweregraden.

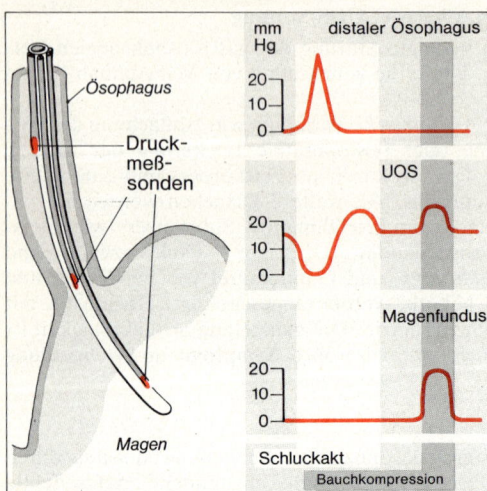

Abb. 37.**6**   Funktionsprüfung des UOS. Druckmessung mit der 3-Punkt-Sonde.

Ösophagoskopie zeigt stadienabhängig eine rote Schleimhaut, Blutungsbereitschaft, Ödem, bisweilen eine Stenose und reihenförmig angeordnete Erosionen und Ulzera (Abb. 37.**5**). Biopsie an 3 Stellen. Das **Behandlungsprinzip** ist die Clearing-Verbesserung durch die Druckerhöhung des UOS und die Motilitätssteigerung von Ösophagus und Magen. Hierfür empfohlene Prokinetika sind Cisapril und Dopaminantagonisten, z. B. Motilium 3 × 1 ml/d. Unterstützende Maßnahmen sind Nahrungsaufnahme in sitzender Körperhaltung, nächtliches Hochstellen des Bettkopfendes, eiweißreiche, fettarme Speisen, Gewichtsreduktion; ferner häufige kleine Mahlzeiten, Gewürz-, Kaffee-, Nikotin- und Alkoholverzicht, sowie, um den intraabdominalen Druck herabzusetzen, Bekämpfung des Meteorismus und Stuhlförderung. Außerdem Gabe von Antazida und H_2-Blockern. Bei Versagen der konservativen Behandlung sind notwendig: die operative Hiatoplastik (Abb. 37.**7**) oder die Semifundoplikation (Abb. 37.**8**) mit gleichzeitiger Fundopexie und Gastropexie (Abb. 37.**9**) zur Wiederherstellung des Kardiafornixwinkels (Abb. 37.**10**). Ein einfaches, aber nicht unumstrittenes Verfahren ist der Plastikring nach Angelchik (Abb. 37.**11**). **Merke:** Die Insuffizienzoperation ist Krebsprävention.

Behandlung der Komplikationen: Bei *Ulkus,* Vagotomie oder Exzision und Nahtsicherung durch deckende Fundoplikation. *Striktur* s. u.

Ösophagusulkus

Als Folge der Refluxschädigung kommen im ösophagogastrischen Übergangsbereich 2 Ulkustypen vor: das *Übergangsulkus* in der Grenzlinie von Zylinder- und Plattenepithel und das sog. *Barrett-Ulkus* im Bereich des Zylinderepithels, das zu Blutung und Durchwanderung neigt. **Behandlung** s. Refluxkrankheit.

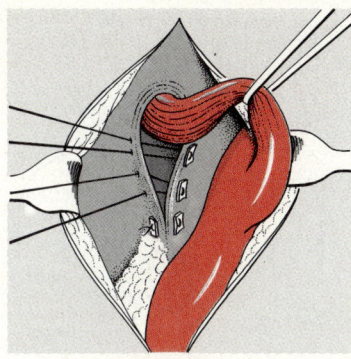

Abb. 37.**7**   Refluxösophagitis, Hiatushernie. Hiatoplastik.

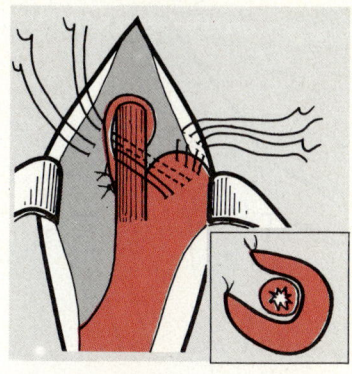

Abb. 37.**8**   Refluxösophagitis, Hiatushernie. Hiatoplastik und Semifundoplikation. Anheften des
Fundus an rechten Zwerchfellschen-
kel und linke Zwerchfellkuppel.

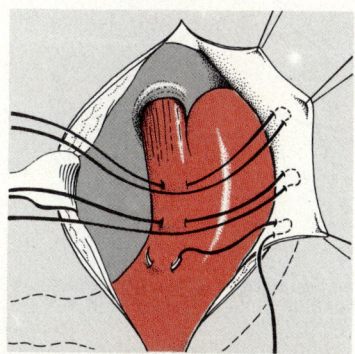

Abb. 37.**9**   Refluxösophagitis, Hiatushernie. Gastropexie: Naht der
Magenvorderwand an die Bauchdecke.

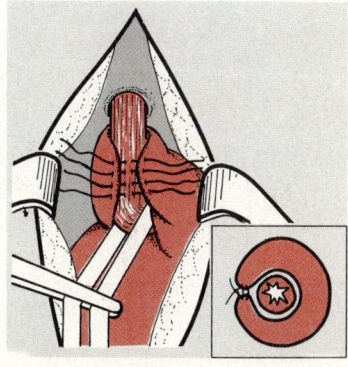

Abb. 37.**10**   Refluxösophagitis, Hiatushernie. Fundoplikation. Der Fundus wird um den Ösophagus genäht.

Peptische Stenose

▶ Durch vernarbende Refluxösophagitis, vor allem bei Endobrachyösophagus
oder Zollinger-Ellison-Syndrom entstandene Enge im unteren Ösophagusdrittel.

Chronische Erosions- und Ulzerationsprozesse machen mehr oder weniger langstreckige stenosierende Narbenbezirke. Das **Stenosesymptom** ist die schmerz-

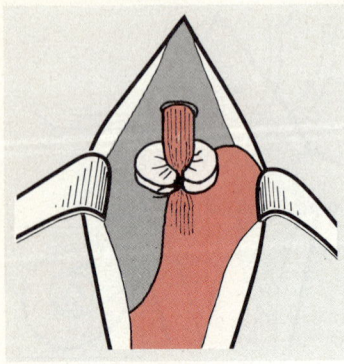

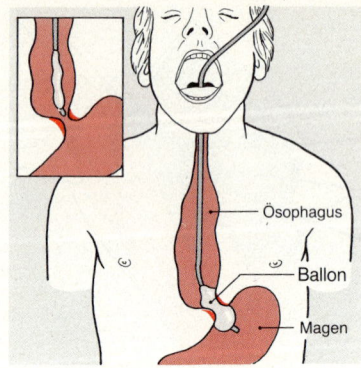

Abb. 37.**11**   Refluxösophagitis, Kardiainsuffizienz. Angelchik-Prothese in situ.

Abb. 37.**12**   Kardiaachalasie. Pneumatische Dilatation.

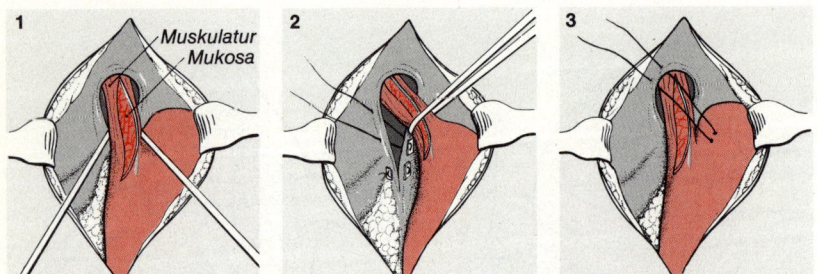

Abb. 37.**13**   Kardiaachalasie. (1) Heller-Myotomie. Spaltung der Ösophagusmuskulatur bis auf die Schleimhaut, danach (2) Hiatoplastik und (3) Semifundoplikation.

hafte Dysphagie. **DD:** Ein Karzinom ist nur mit *wiederholten* endoskopischen Biopsien auszuschließen. **Behandlung:** Wiederholte Bougierung, plastische Erweiterung oder Resektion. Voraussetzung ist die Refluxbeseitigung (s. Ösophagitis).

Kardiospasmus, Achalasie

▶ Hormonelle, psycho- oder neurogene Öffnungslähmung der Kardia mit hochgradiger Dysphagie sowie verminderter propulsiver Peristaltik (amotiler Schluß).

Diese dynamische Störung des Ösophagus im ösophagogastrischen Übergang *behindert die Entspannung* der Hochdruckzone. **Ätiologie:** *Nerval* durch Degeneration des Auerbach-Plexus und des N. vagus, in Südamerika infolge der Chagas-Krankheit; ferner *neurohormonell* durch muskuläre Regulationsstörungen durch

Gastrin und Glukagon und *psychogen* durch Aufregung, Schreck und Streß, meist bei Frauen im 2.–4. Dezennium. **Symptome** sind Schluckstörung und Speiseretention mit Regurgitieren und nächtlichem Überlauf, erkennbar an Flecken auf dem Kopfkissen und Druckgefühl hinter dem Brustbein, ferner am Bedürfnis, nach jedem Bissen Wasser nachzutrinken und der Erleichterung durch nichtsaures Erbrechen. Typisch sind die *lange Anamnese* und die über einen langen Zeitraum gehende Gewichtsabnahme ohne Leistungsknick. **Diagnostik:** Im Rö-Bild endet die Ösophagusdilatation im kurzen „Rotweinglas"-Trichter (Abb. 37.**1**), die Endoskopie verifiziert die Enge mit der proximalen Ösophagitis. Beweisend ist die Druckmessung, die einen hohen Druckgradienten (Abb. 37.**6**) und eine scharf abgrenzbare Hochdruckzone objektiviert. Im tubulären Ösophagus ist eine unkoordinierte Erschlaffung zu messen. Ihre Folge ist die Störung der Schluckperistaltik, die sich mit 3 µg/kg Pentagastrin simulieren läßt. Der UOS ist mit 0,4 mg Glukagon i. v. zu öffnen. **DD:** Der hypermotile Schluß, auch spastischer Ösophagus genannt. **Komplikationen** sind die Verlängerung des thorakalen Ösophagus mit epiphrenaler Kaskadenbildung, der Megaösophagus und die Wandsklerose, die Aspirationspneumonie und der Lungenabszeß. **Behandlung:** Psychotherapie, Nitropflaster mit 5–10-mg-Abgabe/d und Nifedipin 3 × 5 mg/d oral. Bei Versagen Dilatation der gelähmten Kardia mit der Quecksilbersonde oder *pneumatische* Dilatation mit Ballonsonde (Abb. 37.**12**). Eine Alternative ist die Aufsprengung in Lokalanästhesie mit dem Stark-Dilatator (Erlebniseffekt). *Operation:* Laparotomie und ausgedehnte vordere und hintere Längsspaltung oder Streifenausschneidung aus der Ösophagusmuskulatur bis zur Magenkurvatur (Abb. 37.**13**), anschließend Semifundoplikation zur Refluxverhütung.

Megaösophagus

▶ Maximale Erweiterung und hochgradige Verlängerung der Speiseröhre. Häufig Sekundärbefund bei Achalasie, seltener *kongenitale* Mißbildung bei normal funktionierender Kardia (Abb. 37.**1**).

Diagnostik: Im Röntgen „Rotweinglaskontur", zum Karzinomausschluß Endoskopie und Biopsie. **Behandlung:** Ist mit der operativen Öffnung der Kardia keine normale Ösophaguspassage zu erzielen, wird die maximal erweiterte und verlängerte Speiseröhre thorakal gerafft oder quer reseziert und reanastomosiert.

Divertikel

▶ Umschriebene Mukosa- und Submukosaaussackung der Ösophaguswand mit spärlichem oder fehlendem Muskelmantel (Abb. 37.**14**).

Zu unterscheiden sind Pulsions- und Traktionsdivertikel. **Pulsionsdivertikel** beruhen auf Muskelwiderständen und angeborener Muskelschwäche oder -lücke, durch die die Schleimhaut unter Mitnahme einzelner Muskelfasern prolabiert. Pulsionsdivertikel finden sich an den 3 physiologischen Engen (Abb. 37.**14**), häufig am Hals als sog. Zenker-Divertikel, selten an der Trachealbifurkation und relativ häufig epiphrenal. Das **Traktionsdivertikel** ist eine spitze Ausziehung aller Wandschichten durch schrumpfende Nachbarprozesse wie Lymphknoten oder Granulome. Sie finden sich fast ausschließlich im Bifurkationsbereich. **Diagnose:** Rö-Kontrast. Bei Endoskopie cave Perforation!

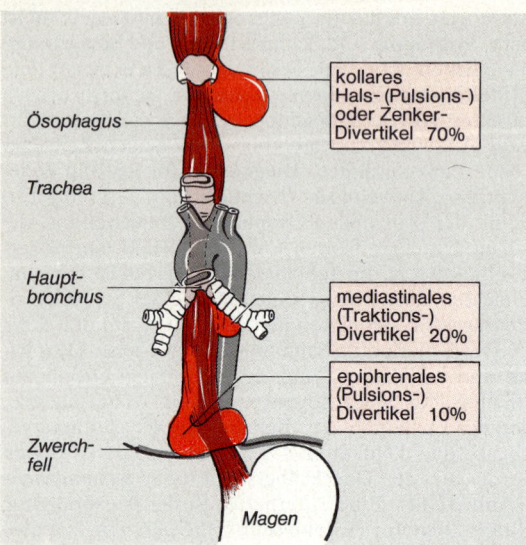

Abb. 37.**14** Ösophagus-
divertikel. Standardloka-
lisationen an den drei
physiologischen Engen.

Labels in figure:
Ösophagus

kollares
Hals- (Pulsions-)
oder Zenker-
Divertikel 70%

Trachea

Haupt-
bronchus

mediastinales
(Traktions-)
Divertikel 20%

epiphrenales
(Pulsions-)
Divertikel 10%

Zwerch-
fell

Magen

Pulsionsdivertikel

Das **Halsdivertikel** entsteht durch eine dorsale Muskelschwäche im pharyngoöso-
phagealen Übergang bei einer dyskinetisch enggestellten Pars cricopharyngea.
Mögliche **Ursache** ist die Inkoordination der Pharynxkontraktion und der als
Ösophagussphinkter wirksamen Pars cricopharyngea. Diese verschließt sich, bevor der Pharynx seine Kontraktion abgeschlossen hat. Der Überdruck treibt dann
die Schleimhaut in das Killian-Dreieck vor. **Symptome:** Kleine Divertikel provozieren eine spastische Dysphagie, große komprimieren im Füllungszustand die
Speiseröhre von außen. Immer entsteht ein kollares Druckgefühl und beim
Schlucken ein gurgelndes Geräusch. Beim Auspressen werden unverdaute,
nichtsaure Nahrungsreste regurgitiert. Durch nächtlichen Reflux wird das Kopfkissen beschmutzt; typisch sind ferner Foetor ex ore, glucksende Sprache, Ra-
chenverschleimung und Hustenreiz. **Behandlung:** Kollare Freilegung und Abtragung von links mit primärer Naht des Ösophagus und Einkerbung der Pars cricopharyngea.

Das **epiphrenale Pulsionsdivertikel** des unteren Speiseröhrendrittels liegt meist
unmittelbar oberhalb des Hiatus oesophageus und entwickelt sich nach links,
obgleich es meist von der rechten Speiseröhrenwand ausgeht. **Symptome:** Sein
Schmerz ist vom Inspirationsdruck abhängig und achalasieähnlich. **Komplikationen:** Seltene Begleit- und Folgekomplikationen sind die Ösophagitis und die Perforation. **DD:** Abzugrenzen sind Achalasie, Paraösophagealhernie und Karzinom. Die **Behandlung** ist bei großen und zu Komplikationen neigenden Divertikeln notwendig und besteht in der transpleuralen Abtragung. Das Risiko liegt
unter 3 %.

Traktionsdivertikel

Sie haben eine unregelmäßige Begrenzung und verursachen einen Mediastinal-schmerz. *Entstehung* s. o. **Komplikationen** sind Speiseretention und Entzündung, die zum Divertikeldurchbruch in die Trachea führen können. **Symptome** sind dann der plötzliche, unstillbare Hustenanfall mit den Folgen der Aspiration: Bronchopneumonie und Lungenabszeß. **Behandlung:** Zur Komplikationspräven-tion ist das Traktionsdivertikel, das Beschwerden macht und an Größe zunimmt, transpleural abzutragen.

Tumoren

Gutartige Tumoren

Sie machen nur 3 % aller Speiseröhrengeschwülste aus. Es sind dies Leiomyome, enterogene Zysten, polypöse Adenome, Fibrome und Lipome. Die Tumoren sind vorwiegend in den beiden unteren Ösophagusdritteln lokalisiert. Ihr Charakteri-stikum ist die Schluckirritation ohne Leistungsknick. Vom Karzinom sind sie klinisch, röntgenologisch, selbst endoskopisch und bioptisch schwer abzugrenzen. Deshalb ist immer, auch beim beschwerdefreien Zufallsbefund, die transpleurale Entfernung angezeigt. Meist sind sie ohne Schleimhauteröffnung auszuschälen. Kleine und gestielte Schleimhauttumoren können endoskopisch abgetragen werden.

Karzinom

▶ Häufigster Ösophagustumor, bei Männern häufiger als bei Frauen, mit Mani-festation um das 50. Lebensjahr. Meist Plattenepithel-, seltener Adenokarzi-nom mit 2 prognostisch unterschiedlichen Formen, dem *mukösen* und dem *submukösen* Tumor. Leitsymptom ist die kurzfristig zunehmende Dysphagie mit Leistungsknick. Typisch sind der frühe Lymphknotenbefall und der Ein-bruch in Nachbarorgane.

Ätiologie: Als Vorstufen kennen wir dystope Magenschleimhautinseln, Adenome und Papillome, ferner chronische Entzündungen in Verätzungsstrikturen und Di-vertikeln; außerdem den Brachyösophagus und die Refluxösophagitis bei Achalasie und die sideropenische Dysphagie (Plummer-Vinson). Die zum Krebs disponierende Ösophagitis entsteht durch *chemische* Noxen wie Alkohol, Tabak, kanzerogene Beimengungen in Speisen und Getränken, ferner Arsen und Man-gelernährung (Fe, Vitamin A und B). *Physikalische* Noxen sind heiße Speisen und chronische Mikrotraumen.

Morphologie, Klinik, Operationsverfahren

Typische Wachstumsformen sind die *Zirkulär-* und die *Längsausbreitung*. 2 Ab-flußnetze drainieren intramural die Lymphe: das submuköse in longitudinaler und das der Tunica adventitia in transmuraler Richtung. Beim Tumorsitz in der obe-ren Hälfte erfolgt die *Lymphaussaat* in zervikaler Richtung, beim Sitz im mittle-ren Abschnitt in mediastinaler, zervikaler und retrogastrischer Richtung, beim Sitz in der unteren Hälfte sehr bald in die retrogastrischen und mediastinalen Lymphknoten. Auch die hämatogene Metastasierung in Leber, Skelett und Lunge erfolgt früh. Frühe Metastasierung und frühes Einbrechen in Trachea, linken Hauptbronchus, N. recurrens, Pleura und Aorta bestimmen bald die

Symptomatik: Das Tumorwachstum eilt den subjektiven Beschwerden voraus. Allein bei der Beachtung der ohne Prodromi einsetzenden und rasch zunehmenden Dysphagie, des Foetor ex ore, des Sodbrennens und der Gewichtsabnahme führt die insistierende Diagnostik zur früheren *Erkennung*. Bei zirkulärem mukösem Wachstum kommt es eher zur Dysphagie als beim submukösen Längswachstum. Einbruch in Trachea und linken Hauptbronchus sind durch hochgradige Dyspnoe und schluckabhängige Hustenanfälle charakterisiert und kündigen Fieber und Aspirationspneumonie an. Entscheidend für die Heilung ist also die **Frühdiagnose.** Treffsicherer als das Röntgen sind im Frühstadium Endoskopie, Biopsie und Endosonographie. Bei submukösem Wachstum kann die Probeentnahme im Stich lassen und bei der ersten Exzision nur eine Metaplasie ergeben. Deshalb immer Wiederholung! Bronchus- und Mediastinalbeteiligung sind durch CT, Bronchoskopie und Mediastinoskopie zu erkennen. Knochenschmerzen müssen zur Skelettmetastasensuche mit Knochenszintigramm und Phosphatasebestimmung veranlassen. Bei Lebervergrößerung Oberbauch-CT. **DD:** Leiomyom, sklerosierende Ösophagitis, Narbenstenose, Sklerodermie und Morbus Hodgkin. **Behandlung:** Operabel ist nur ein Drittel der Karzinome. Op-taktisches Ziel ist die *radikale Ösophagusentfernung* en bloc mit den regionären Lymphknoten. **Technik:** *Einzeitiges Vorgehen:* einmal der abdominotransdiaphragmale thorakale *Zweihöhleneingriff* mit Ösophagektomie und Ersatz durch den hochgezogenen Magen (Magentransposition); zum anderen der *Einhöhleneingriff* vom Abdomen aus; abdominale Magenskelettierung und -mobilisierung, dann durch den Hiatus oesophagei *transmediastinale Aushülsung* und Entfernung des Ösophagus, auf dem gleichen Weg Magenhochzug und Anastomosieren mit dem kollaren Ösophagusstumpf (Abb. 37.**15**). *Mehrzeitiges Vorgehen* bedeutet Ösophagusresektion und nach etwa 4 Wochen dann in 2. Sitzung Mageninter- oder -transposition. Zur Überbrückung kann auch Dünn- oder Dickdarm verwandt werden. Das **Operationsrisiko** der Ösophagusresektion liegt bei etwa 10%. Bei Plattenepitheltumoren immer Vorbehandlung mit der Strahlen-Cisplatin-Kombination (*cave* ARDS). **Prognose** der kurativen Resektion: Tumoren pT_{0-1} vom Mukosatyp und mit Oberflächensitz haben mit 50% 5-Jahres-Überlebenszeit eine günstige Prognose. Ungünstige Kriterien sind der Submukosatyp und der abdominale Lymphknotenbefall. Global beträgt die 5-Jahres-Überlebensquote bei Tumorsitz im unteren Drittel etwa 15%, im mittleren Drittel etwa 10%. **Nachsorge:** In den ersten beiden Jahren 3monatliche, im 2. und 3. Jahr halbjährliche Kontrolle mit Anamnese, körperlicher Untersuchung, Blutbild, BSG, Leberenzymen, CEA und CA 19–9, Oberbauchsonographie, MDP, Thoraxröntgen, Endoskopie und Biopsie der Anastomosen. Bei Rezidiverwartung Thoraxröntgen und Oberbauchsonographie in halbjährlichem Abstand.

Palliativmaßnahmen (Abb. 38.**20**)

Der nicht kurativ entfernbare Tumor wird zur Aufrechterhaltung der Nahrungsaufnahme mit einer Dünndarmschlinge umgangen (Abb. 38.**20**) oder seine Lichtung mit einem eingelegten Tubus (Abb. 1.**6**) offengehalten. Als Alternative kann endoskopisch-perkutan (Abb. 1.**9**) oder chirurgisch (Abb. 38.**21**) eine Magenfistel angelegt werden. Ein weiteres Verfahren ist die endoskopische Fotolaserkoagulation des Tumors.

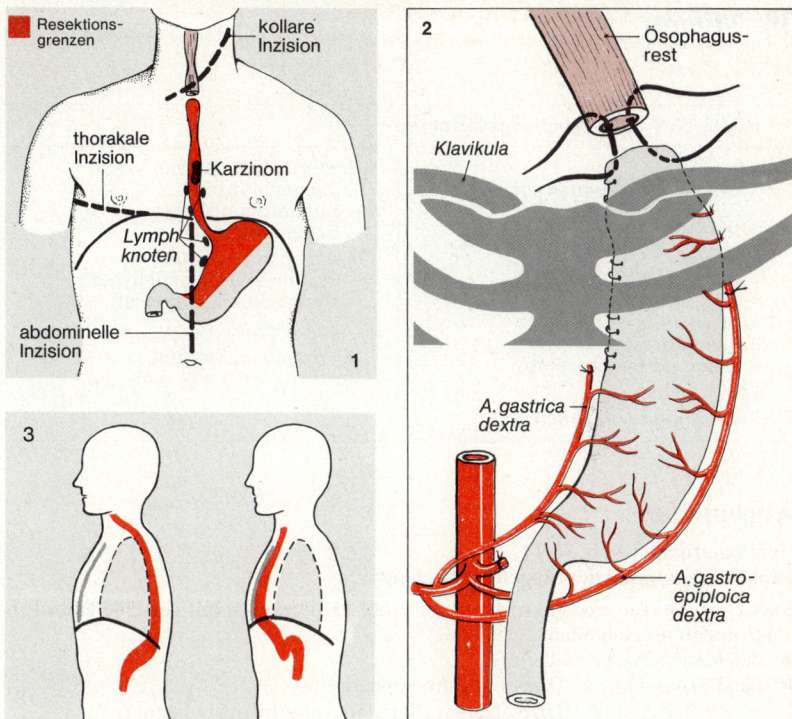

Abb. 37.**15** Ösophaguskarzinom. Totale Ösophagusexstirpation. 1 Situs und Zugangsschnitte, 2 Magentransposition und kollare Anastomose, 3 Transpositionswege im Endzustand, Seitenansicht.

38. Magen

Tabelle 38.1 Untersuchungsverfahren	

Klinik
– Oberbauchpalpation auf
  Schmerz und Resistenz
– Palpation der Virchow-Drüse
Röntgen
– MDP
– digitale Subtraktionsangiogra-
  phie (DSA)
– Kavographie
– Computertomographie
Sonographie
Endosonographie (ESG)
	Gastroduodenoskopie
	– Zangenbiopsie
	– Bürstensaugbiopsie
	– Bakteriologie
	Funktionsdiagnostik
	– Magensaftbestimmung auf
	  Menge und Säuregehalt
	Laparoskopie
	Stuhl auf okkultes Blut

Allgemeines

Gefäßanatomie (Abb. 38.1)

Funktionsanatomie der Magenschleimhaut

Nach ihrer Sekret- und Inkretfunktion sind 3 Drüsenarten mit verschiedener Produktion zu unterscheiden:

● die *Kardiadrüsen* (Schleim);
● die *Korpus-Fundus-Drüsen*. In ihnen wiederum
   – die Beleg- oder Parietalzellen (Salzsäure und Intrinsic factor),
   – die Hauptzellen (Pepsinogen),
   – die Nebenzellen (Schleim);
● die *Antrum*drüsen (Sekretion von Schleim und Inkretion von Gastrin).

Magensekretion (Abb. 38.2, Tab. 38.2)

Sie unterliegt verschiedenen, von unterschiedlichen Quellen ausgehenden Impulsen, die an verschiedenen Zielgebieten und -funktionen angreifen. Je nach Art und Lokalisation sind *Fern*impulse und *Lokal*impulse zu unterscheiden.

Lokalimpulse gehen aus von der Nahrungsart, Magenfüllungsgrad und Wanddehnung sowie vom pH des Duodenalrefluxes und des Antrums. Sie wirken unmittelbar auf das Antrum, beeinflussen hier die Gastrininkretion und steuern hierüber die Belegzell-(HCl-)Sekretion.

Fernimpulse gehen aus von ZNS, Zwischenhirn, Vegetativum und vom Endokrinium. Sie wirken auf nervalem und hormonellem Wege *direkt* auf die Belegzell-(HCl-)Sekretion, aber auch auf das Antrumgastrin und damit von hier aus wiederum *indirekt* auf die Belegzellen.

Chirurgische Anatomie des N. vagus

Die Kenntnis des thorakalen, abdominalen und gastralen Vagusverlaufs ist Voraussetzung für die Ausführung der verschiedenen Vagotomieverfahren

Abb. 38.**1** Magen. Anatomie der arteriellen Gefäßversorgung mit den korrespondierenden Lymphabstrombahnen.
1 A. gastrica sinistra, 2 A. gastroepiploica dextra, 3 A. gastroepiploica sinistra, 4 A. gastrica dextra, 5 Lig. hepatoduodenale, 6 Truncus coeliacus, 7 Kardia.

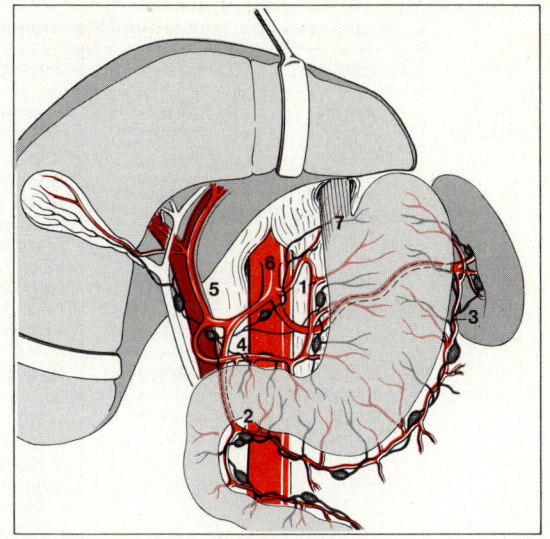

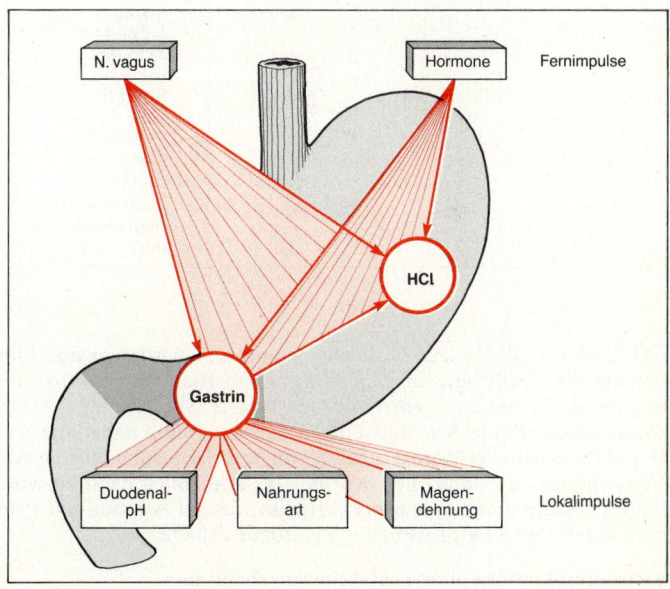

Abb. 38.**2** HCl-Sekretionsstimulation. Nah- und Fernimpulsquellen und ihre Leitungswege zur Belegzelle im Fundus.

Tabelle 38.2   Magensekretion: Impulse und Steuerungsmechanismen

	Impulse	Zielgebiete	Stimulation	Hemmung
Lokal-impulse	– Magen-füllung – Magen-überdeh-nung – Magenstase – Nahrungs-art – pH-Duode-nalreflux	– Antrum-schleim-haut (Antrum-gastrin)	Staseüber-dehnung Alkalischer Duodenal-reflux Koffein Alkohol Gewürze Röststoffe Peptide Proteine	Antrum-ansäuerung Duodenum-ansäuerung
Fern-impulse	– ZNS (Zwi-schenhirn, Vege-tativum) – Endokri-nium	– Belegzellen – Antrum-schleim-haut (Antrum-gastrin)	N. vagus und Hormone – ACTH – Kortikoide – Corpus-luteum-Hormon – Parathor-mon – Androgene – Insulin – δ-Zell-Hor-mon des Pankreas – Sekretin, GIP, VIP – Prosta-zyklin Histamin – Mastzellen-degranula-tion	N. sympathicus – Pankreo-zymin – Glukagon – Entero-gastron – Bulbo-gastron – Prosta-glandin

(Abb. 38.4 u. 38.5). Der N. vagus gelangt mit vorderem und hinterem Stamm entlang des Ösophagus an den Magen. Oberhalb der Kardia gibt der vordere Stamm einen Ast zur *Leber* und der hintere Stamm einen Ast zum *Ganglion coeliacum* ab. Beide Äste müssen bei Vaguseingriffen unbedingt erhalten bleiben. Bereits oberhalb der Kardia beginnt von den Hauptstämmen die Abzweigung von Magenfasern an *Fundus* und *Korpus*, bis schließlich dann ein vorderer und ein hinterer Vagusstrang (Latarjet) verbleibt, der zu Antrum und Pylorus führt. Er muß bei der selektiv-proximalen Vagotomie erhalten werden.

Salzsäuresekretions- und -protektionsmechanismen

Das HCl-Molekül ist während der Sekretion lipidumkleidet. Die *H^+-Ionen-Rück-diffusion* erfolgt in den Belegzellen im Austausch gegen Na^+-Ionen. **Barrieren,** die die Magenwand gegen die *HCl-Autodigestion* schützen, sind die *Mukosazellen,* ihre normale Regenerationsrate und Durchblutung vorausgesetzt, sowie die *Schleimmenge* und -zusammensetzung, insbesondere ihr Gehalt an *Prostaglandin A* und *E.* Bei Ulkus und Erosion sind diese Schutzbarrieren minderwertig oder zerstört und die H^+-Ionen-Rückdiffusion erhöht. Die Proteinstruktur des Schleims wird zerstört durch **Barrierebrecher** wie durch die Muzinase der *Campylobacter pylori* und durch entzündungshemmende *Medikamente* wie ASS, Phenylbutazon, Indometacin und Glukokortikoide. In gleicher Weise wirken Alkohol und Nikotin.

Weitere Magensekrete

sind die Protease *Pepsin* und der für die Komplexbindung von Vitamin B_{12} notwendige, bei Schleimhautatrophie fehlende *Intrinsic factor.*

Antruminkret Gastrin

ist das Bindeglied zwischen den hormonalen oder nervalen Fernimpulsen und den Lokalimpulsen zu den Belegzellen.

Magensaftanalyse

Sie dient der **DD** von Ulkus, Gastrose, Atrophie und Karzinom, ferner dem Ausschluß von extragastralen Gastrinproduzenten wie dem Gastrinom beim Zollinger-Ellison-Syndrom. Die Sekretionsanalyse soll ferner beantworten, welcher der *beiden* Sekretionsmechanismen, der des *Vagus* oder der des *Gastrins* für die Entstehung des angetroffenen Magen- oder Duodenalbefunds verantwortlich ist. Als Ausgangswert dient die sowohl vagal als auch gastrinbedingte *Basal-* oder *Nüchternsekretion* (BS). Die *Digestiv-* oder *Maximalsekretion* (MS) wird einmal durch Stimulation des Vagus provoziert, zum anderen durch synthetisches Gastrin. Die Stimulation der vagalen MS geschieht durch Erzeugung einer Hypoglykämie mit Altinsulin, 0,2 IE/kg, die Stimulation der Gastrin-MS mit synthetischem Gastrin, Pentagastrin, 6 µg/kg, oder mit Betazol, 2 mg/kg. Die Applikation geschieht subkutan oder als Dauerinfusion. Normalbefunde s. Tab. 38.**3.**
Erfaßt werden mit der Analyse:
● die Wasserstoffionenkonzentration (pH),
● das Magensaftvolumen (ml),
● die Säurekonzentration (mmol/l) und
● die Säuremenge (mmol), die sich aus dem Produkt von Volumen und Konzentration errechnet.

Tabelle 38.**3**   **Normale Sekretbefunde**

	Säuremenge	Saftvolumen
Basalsekretion (BS) (nüchtern oder interdigestiv)	5 mmol/h	60 ml/h
Maximalsekretion (MS) (stimuliert oder digestiv)	25 mmol/h	100 ml/h

Für die Praxis wird die Säure (Faktor X) als Quotient aus MS und BS definiert und in % ausgedrückt (Tab. 38.4). Die %-Errechnung erfolgt somit nach der Formel:

$$\text{Säure (X) in \%} = \frac{\text{BS} \cdot 100}{\text{MS}}$$

Tabelle 38.4   Quotienten der Säuresekretion in %

Normal	20
Magenulkus	20
Karzinom	<20
Duodenalulkus	20–40
Zollinger-Ellison-Syndrom	60

Der **Aussagewert der Magensaftanalyse** ist begrenzt und seine physiologische Schwankungsbreite erheblich. Frauen sezernieren weniger, und mit dem Alter nimmt die Sekretion ab. Generell sollte die Untersuchung nicht überbewertet werden. BS-Werte von >15 ml/h erfordern zum *Gastrinomausschluß* die wiederholte Gastrinbestimmung. In der Diagnostik eines *Magenulkus* ist die Sekretanalyse nur insofern bedeutsam, als bei Achlorhydrie ein röntgenologisch nachgewiesenes Ulcus ventriculi meist kein benignes Ulkus, sondern ein *Karzinom* ist. Andererseits kann nachgewiesene Säure ein Karzinom nicht ausschließen. Bedeutung hat die Sekretionsanalyse für die Entscheidung, ob es sich beim *präpylorischen Magenulkus* um ein Geschwür vom Ulcus-duodeni-Typ handelt. Schließlich dient die Analyse in der Spätkontrolle der Erfolgsbeurteilung der Ulkusbehandlung.

Leitsymptome von Ulkus und Karzinom

Leitsymptom des *Ulkus* ist der Schmerz. Er tritt sowohl als Früh- oder Spätschmerz nach Nahrungsaufnahme als auch als Nüchternschmerz auf. Typisch sind ferner Völlegefühl, Druck und Speisenunverträglichkeit. Leitsymptom des *Krebses* ist allein das „unbestimmte Oberbauchdruckgefühl". Nachlassender Appetit und Leistungsknick sind bereits Spätsymptome.

Geschwürskrankheit, gastroduodenales Ulkus

▶ Akute, umschriebene Schleimhautdefekte im Magen und oberen Duodenum, die die Muscularis mucosae durchdringen.

Männer sind viermal häufiger Ulkusträger, und *Duodenal*geschwüre sind viermal häufiger als *Magen*geschwüre. Zu unterscheiden sind das *akute* und das *chronische* Ulkus.

Pathogenetische Grundregel: Ohne *Säure* kein Duodenalulkus, ohne *Stase* kein Magenulkus. Der Gallereflux hat im Zusammenhang mit der Stase pathogenetische Bedeutung für das Magenulkus. Ulzerative Veränderungen begegnen uns mit unterschiedlicher *Wanddurchdringung*. Bei der Ulzeration der Mukosa spricht man von einer *Erosion,* bei der Ulzeration von Mukosa und Submukosa

Tabelle 38.5 **Ulzerogene Faktoren**	

Konstitution (hereditär)
– Blutgruppe 0 (Ulcus duodeni)
– HLA-Antigen B5
– erhöhtes Serumpepsinogen
Medikamente (Beispiele)
– Glukokortikoide
– Azetylsalizylsäure
– Indometacin
Streßhypergastrose
– psychische Belastung
– Hypertonie
– Operation, Trauma
– Verbrennung
– Sepsis
Endokrine Einflüsse
– Pankreasadenome (Zollinger-
   Ellison)
– Hypoglykämie
– Pankreatitis
– Hypophysenadenom
– Nebenschilddrüsenadenom
– Nebennierenrindenadenom
	Gestörter Histaminabbau
	– Leberzirrhose
	Chronischer Hunger
	– falscher Ernährungsrhythmus
	Chronische Lungenerkrankungen
	– Tuberkulose
	– Emphysembronchitis
	– Fibrose
	Umbaugastrose
	(intestinale Metaplasie)
	– gesteigerte peptische Sekretion
	– Entleerungsverzögerung
	– Gallenreflux
	Durchblutungsstörung
	– Arteriosklerose
	– Embolien
	*Gestörte Schleimzusammen-
	   setzung*
	– Lebererkrankungen
	– Medikamente

von einem *Ulkus*. Eine Durchdringung sämtlicher Wandschichten nennt man *chronisch kallöses Ulkus*. Die *Magenulzera* teilt Johnson nach dem Einfluß von Stase, Gallereflux und HCl sowie ihrem Sitz im Magen ein. I: hochsitzendes Magenulkus, II: kombiniertes Ulkus und III: präpylorisches Ulkus.

Nach *HCl-Produktion, Beschwerden* und *Rezidivneigung* hat sich in der Praxis eine andere **Einteilung** eingebürgert: Die oberhalb des Angulus angesiedelten Geschwüre rechnet man zu den Magenulzera und die hyperaziden prä- und parapylorischen sowie die Bulbusulzera zu den Duodenalulzera. Für die **Terminologie** ist also weniger die pylorusbezogene Topographie als vielmehr die sekretionsbezogene *Therapieerfordernis* maßgeblich. In 10–12 % findet sich im Magen parapylorisch im Bulbus ein Doppel-, Zweifach- oder *„kissing"-Ulkus*. Die ulzerogenen **Dispositionen** und Einflüsse gehen aus der Tab. 38.5 hervor. Ihr übergeordnetes Wirkprinzip ist die Störung sowohl der *Sekretproduktion* als auch der *Schleimhautprotektion*.

Allgemeine Geschwürsmerkmale

Die Unterscheidung des *Magen- vom Duodenalulkus* basiert also weniger auf ihrer Lokalisation als vielmehr auf ihren pathogenetischen Charakteristika.

Typische *Merkmale des Magenulkus* sind: niedrige oder normale Säuresekretion, Stasegastritis, Erosionen und Gallereflux; ferner die chronische Bronchitis, Gefäßprozesse und die Entartungsneigung.

Typische *Merkmale des Duodenalulkus* sind: Blutgruppe 0, HLA-B5 hohe Säuresekretion, Berufsstreß, Heimweh (Gastarbeiter), endokrine Störungen sowie typische Persönlichkeitsmerkmale, insbesondere Versorgungsbedürftige, die ihre „oralen" Wünsche in Form von Reaktionsbildungen abwehren. Die Psychotherapie kann jedoch allenfalls nach der erfolgreichen medikamentösen, diätetischen und chirurgischen Behandlung vor Rückfällen schützen.

Duodenalgeschwür, Ulcus duodeni

▶ Prä-, para- und postpylorisch (Bulbus), bisweilen auch suprapapillär lokalisiertes Geschwür mit den typischen einheitlich pathogenetischen Merkmalen (s. o.).

Symptome sind Unbehagen, Druck- und Völlegefühl im Oberbauch, Aufstoßen, Erbrechen, Gewichtsabnahme, Stuhlunregelmäßigkeit (Diarrhö oder Obstipation) und vor allem der brennende und stechende, 1½ Stunden nach der Mahlzeit einsetzende Schmerz, auch als *Nüchtern-* oder *Nachtschmerz* bezeichnet. Verschlimmert wird er durch Streßbelastung oder Fettzufuhr. Typisch ist seine epigastrische und paraumbilikale Lokalisation bei Druckpalpation. Charakteristisch ist die Schmerzabnahme unmittelbar nach der Mahlzeit, aber auch nach Erbrechen und Testeinnahme von Antazida und H_2-Blockern. Wegen seiner aber oft uncharakteristischen, mit anderen Zustandsbildern ähnlichen Symptomatik spricht man auch vom „Blähungs"-, vom „Appendizitis"-, vom „Gallenstein"-, vom „Pankreatitis"- und vom „Lumbago"-Ulkus. Nicht selten ist das Ulkus aber auch völlig stumm; so besonders auch unter H_2-Blocker-Therapie, die deshalb die *„aus heiterem Himmel"-Komplikationen* wie Perforation und Blutung hervorrufen kann. **Diagnose:** Typische Befunde sind neben dem lokalisierbaren paraumbilikalen Druckschmerz die belegte Zunge und bisweilen okkultes Blut im Stuhl. Der Nachweis erfolgt mit *Endoskopie und Rö-MDP* (Abb. 38.**3**). Fast immer ist damit die Ulkusnische nachweisbar. Beim Röntgen nicht auffindbaren Geschwür dienen die indirekten Ulkuszeichen als Hinweis. Dies sind Magengröße, Magengestalt und der Bewegungsablauf, wie z. B. der Abbruch der Peristaltikwelle oder der Dauerspasmus in Korpus und Antrum sowie die Bulbusdeformierung. Eine weitere indirekte diagnostische Maßnahme ist die Schleimuntersuchung in Kultur und Urease auf *Campylobacter pylori*.

Behandlung: Das frische, unkomplizierte Geschwür wird *konservativ* mit Diät, H_2-Blockern, Benzimidazol (Omeprazol), bei Campylobacter mit Wismutsubnitrat und Gyrasehemmern (z. B. Tarivid 2 × 200 mg/d) behandelt. Da die damit erreichte Beschwerdefreiheit eine Abheilung nur vortäuschen kann, muß der Befund endoskopisch und röntgenologisch verifiziert werden. Die konservative Behandlung ist **kontraindiziert** beim 2. *Rezidiv*, bei anhaltend *hohen Säurewerten,* bei *Pylorusstenose* und allen anderen *Lokalkomplikationen* (S. 501 f.) sowie beim *Gastrinom* (Zollinger-Ellison, S. 277).

Operationsindikation: Voraussetzung für den chirurgischen Heilerfolg ist die Erschöpfung aller konservativen Behandlungsmöglichkeiten. Anzeigen zur Operation sind die *krankheitsbedingte soziale Situation,* z. B. dauernde *Arbeitsunfähigkeit,* chronisch *kallöse* und *rezidivierende* Geschwüre, Kranke mit mehreren, *frustranen Medikationsserien* und Kranke mit einem hyperaziden Ulkus; ferner Verdacht auf *Gastrinom* und natürlich alle *Geschwürskomplikationen* wie Stenose, Blutung, Penetration und Perforation und vor allem schließlich ein nicht auszuschließender *Krebsverdacht.*

Das **operative Behandlungsprinzip** ist *kausalpathogenetisch* auf Säure- und Pepsindepression gerichtet. Hierfür stehen uns heute *2 Op-taktische* Vorgehensweisen (Abb. 38.**4**, Tab. 38.**6**) zur Verfügung:

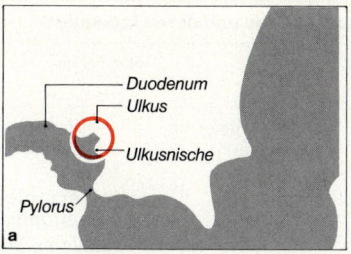
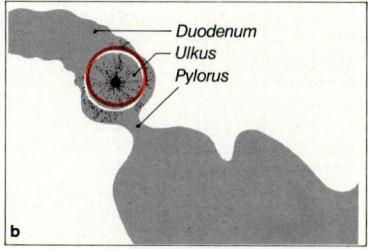

Abb. 38.**3** Duodenalulkus. Typische Röntgenbilder. **a** Bulbusnische im Profil, **b** Bulbusnische in Aufsicht mit typischer radiärer Fältelung.

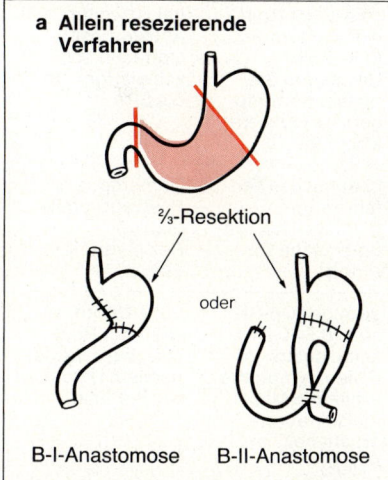

a Allein resezierende Verfahren

²⁄₃-Resektion

oder

B-I-Anastomose   B-II-Anastomose

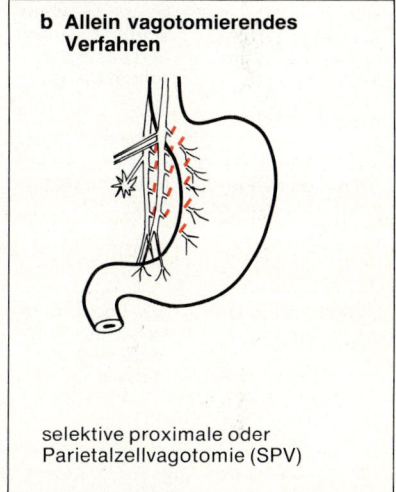

b Allein vagotomierendes Verfahren

selektive proximale oder Parietalzellvagotomie (SPV)

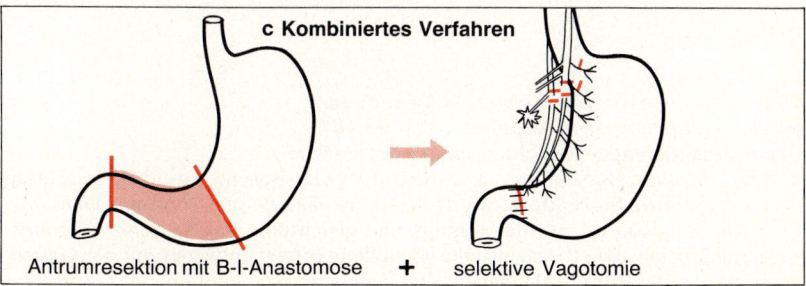

c Kombiniertes Verfahren

Antrumresektion mit B-I-Anastomose   **+**   selektive Vagotomie

Abb. 38.**4** Duodenalulkus. Grundprinzipien der operationstaktischen Vorgehensweisen.

Tabelle 38.6 **Duodenalulkus. Operationsverfahren und deren Indikation**

Operations-verfahren	Indikation	Vorteile	Nachteile
⅔-Resektion und Gastroduodenostomie (B I)	– Rezidivulkus – Zollinger-Ellison-Ulkus – Erosionsblutung	– standardisiertes Verfahren – Langzeiterfahrung – geringe Rezidivquote (bis 2%)	– 10% Dumping – 6% Malassimilation – Magenschleimhautatrophie – Karzinom im Restmagen – Op-Risiko bis 5%
Combined operation d. h. selektive Vagotomie, Antrumresektion und Gastroduodenostomie (B I)	– absolut bei präpylorischem, Wahleingriff bei intra- und postpylorischem Ulkus	– geringes Op-Risiko (2,8%) und wenig Rezidive (0,5–1,5%) – Ulkus- und Stenoseentfernung, geringe Nukosaatrophie	– Duodenalreflux bei zu weiter Anastomose – Op-technisch schwieriger als die SPV
Trunkuläre Vagotomie und Pyloroplastik	– Notfallindikationen	– historisches Verfahren – technisch leichte und rasche Operation	– Dumping – Postvagotomiediarrhö – Rezidivquote über 20%
Selektiv proximale Vagotomie (SPV)	– prä- und intrapylorisches Ulkus ohne Pylorusstenose	– geringes Op-Risiko (0,5–0,8%) – keine postprandialen Symptome – erhaltene Minimalsekretion – erhaltener Pylorus – keine Mukosaatrophie	– hohe Quote stummer Rezidive, bei präpylorischem Ulkussitz bis 40%

● die *Resektionsverfahren* (Abb. 38.**4a** u. **c**) und
● die *organerhaltenden* Verfahren (Abb. 38.**4b**).
Bei den **resezierenden** Verfahren unterscheiden wir:
● Die *alleinige* Resektion in Form der klassischen Zweidrittelresektion (Abb. 38.**4a**). Sie entfernt weitgehend die Säure- und Pepsin*produktions*areale des Korpus und des Fundus und gleichzeitig das Säure*provokations*areal Antrum. Die Passagewiederherstellung erfolgt entweder mit der *Gastrojejunostomie* (Billroth II), die das *Duodenum umgeht,* oder mit der *Gastroduodenostomie* (Billroth I), die die *physiologische Nahrungspassage* zwischen Magenrest, Duodenum und Dünndarm wiederherstellt.

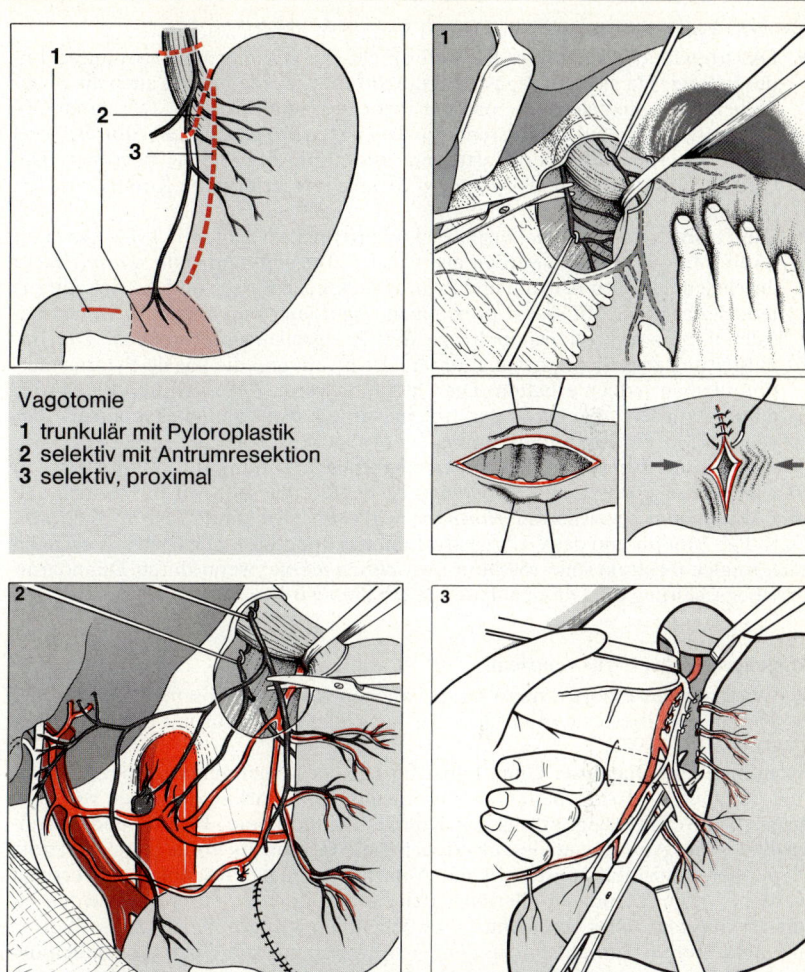

Vagotomie

1 trunkulär mit Pyloroplastik
2 selektiv mit Antrumresektion
3 selektiv, proximal

Abb. 38.**5**   Duodenalulkus. Die typischen Vagotomieverfahren.

- Die *Kombination von Resektion und Vagotomie* wird auch „combined opera-tion" genannt (Abb. 38.**4c** u. 38.**5**–2). Mit der selektiven Vagotomie werden die neurohumoralen *Sekretionsimpulse* zu den *Belegzellen unterbrochen,* die hepatischen und zöliakalen Vagusäste aber erhalten. Mit der Resektion wird das Säureprovokationsareal *Antrum eliminiert*. Die Nahrungspassage wird mit der Gastroduodenostomie (Billroth I) wiederhergestellt.

Bei den **organerhaltenden** (Abb. 38.**4b**) Verfahren unterscheiden wir:

● Die *trunkuläre Vagotomie*. Sie unterbricht die gesamte neurohumorale Impulsleitung. Da sie den Vagus total durchtrennt, werden damit auch die hepatischen und zöliakalen Äste und der Pylorusast unterbrochen. Der durch Opferung der vagalen Pylorusfunktion bewirkten *Magenausgangsstörung* wird durch *Pyloroplastik* oder Gastroenterostomie (Abb. 38.**5**–1) begegnet. Die Operation ist nur noch als *Noteingriff* bei nicht resezierbaren Komplikationen berechtigt.

● Die *Parietalzellvagotomie*, auch selektiv proximale Vagotomie (SPV) genannt (Abb. 38.**5**–3). Bei ihr werden alle vagalen *Magenfundus- und -korpusfasern* durchtrennt, die zu Antrum und Pylorus ziehenden Fasern und Äste (Latarjet) jedoch erhalten. Mit dieser proximalen Vagotomie werden alle *direkten* neurohumoralen Sekretionsimpulse zu den Belegzellen unterbrochen. Die Impulsleitung zum Säureprovokationsareal Antrum und die vagale Pylorusfunktion bleiben jedoch erhalten. Die Operation vermeidet zwar die Organeröffnung, erfordert aber intraoperativ eine subtile Vollständigkeitskontrolle der vagalen Magenfaserdurchtrennung.

Die *Stoffwechselbedeutung* der immer möglichen Erhaltung der physiologischen Nahrungspassage durch das *Duodenum* ist heute erwiesen. Mit ihr bleiben alle vom Duodenum sezernierten *Hormone* wirksam. Dies sind Gastrin, Sekretin, CCK–PZ, Motilin und das GIP (gastric inhibitory peptide). Dies beweist auch die nach totaler Gastrektomie raschere *Gewichtszunahme*, wenn durch Dünndarmzwischenschaltung die Duodenalpassage erhalten wird.

Magengeschwür, Ulcus ventriculi

▶ Oberhalb des Pylorus, meist an der kleinen Kurvatur zwischen Angulus und Kardia lokalisiertes normazides oder hypazides Geschwür mit eigener Pathogenese (S. 495 ff.).

Symptome und **Diagnose:** Unmittelbar postzibaler Magenschmerz oder Völlegefühl, Inappetenz, Erbrechen, Gewichtsabnahme und Wirkungslosigkeit von Antazida. Die Verifizierung erfolgt mit Röntgen, Endoskopie, Biopsie und Sekretanalyse. Die Ausheilung des unverdächtigen Geschwürs sollte zunächst trotz Hyp- oder Anazidität *konservativ* mit Antazida zur Gallesäurenbindung versucht werden. Voraussetzung ist allerdings der endoskopisch-bioptische *Ausschluß* einer *Verkrebsung*. Dies geschieht mit 6wöchentlich wiederholter Exzisionsbiopsie mit mindestens 6 Entnahmen aus dem Geschwürsrand. Die **Operationsindikation** ist abhängig vom Gefährdungsgrad, d. h. der Entartungsgefahr einerseits und der Gefahr **lokaler Komplikationen** (S. 501 f.) wie Blutung, Perforation und Stenose andererseits.

Merke: Eine konservativ erzielte Geschwürs„ausheilung" schließt ein Karzinom nicht aus! Deshalb sind auch trotz Befundrückgangs oder -verschwindens die endoskopische und Rö-Überwachungen fortzuführen. Auf der anderen Seite sind das Nichtausheilen oder der Zweifelsbefund selbst bei negativer Krebshistologie eine *absolute Resektionsindikation*.

Operationstaktik: Bei Geschwürssitz in Angulusnähe *untere Magenteilresektion* und Billroth-I-Anastomose; wenn der Magen *hyperazid* ist, dazu selektive *Vagotomie,* also „combined operation". Bei Geschwürssitz im proximalen Magen ober-

Abb. 38.**6** Magen-
ulkus. Schlauch-
förmige Resektion
mit B-I-Anastomose.

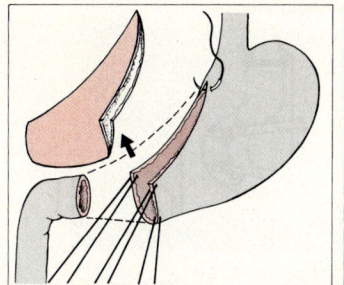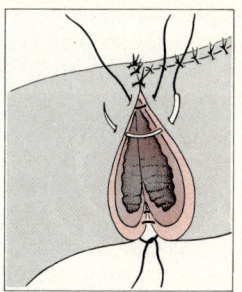

halb des Angulus ist die schlauch- oder treppenförmige Magenresektion, ebenfalls
mit *B-I-Anastomose,* angezeigt (Abb. 38.**6**).

Akutes oder Streßulkus

▶ Nach Operation oder Infektion, nach Ateminsuffizienz, Nierenversagen, Verbrennung oder Trauma, d. h. also nach Schock und Aggression auftretende
Magenblutungen oder Perforationen beweisen als Ursache akute Erosionen
und Streßulkus.

Pathogenetisch wird eine neural, hormonell oder gallerefluxbedingte Durchblutungsstörung mit Ischämie der Magenschleimhaut angenommen. Sie führt zur
Zerstörung der protektiven Schleimschicht und der Oberflächendrüsen. Disponiert sind Kranke mit Ulkusanamnese und Urämie sowie mit Prostaglandinhem-
mern (Analgetika/Antirheumatika) vorbehandelte Patienten und letztlich Alkoholiker. **Diagnose:** Ulkusnachweis und -lokalisation sind endoskopisch zu sichern.
Behandlung der Blutung: *Konservativer* Versuch mit Eiswasserspülung, Ranitidin
(6 Amp./d Infus.), Sekretin (0,25 E/kg/h Infus.) und Somatostatin (Bolus von
250 µg i. v., dann 250 µg/h i. v. über 48–120 h). Bei *Versagen Laparotomie,*
Gastrotomie, Ulkusumstechung und selektive oder trunkuläre Vagotomie mit
Pyloroplastik. Bei diffusen erosiven Blutungsquellen hohe Resektion. Als **Vorbeugungsmaßnahmen** gegen das postoperative Streßulkus sind Schockbekämpfung, Oxygenierung, Antazida stündlich Al-Hydroxid 15 ml, H_2-Blocker (Ranitidin) 6 Amp./d Infus. und Pirenzipin 2×50 mg/d zu geben. Durch die liegende
Magensonde stündlich pH-Monitoring, Ziel-pH ist >4. *Cave:* Pneumonieentste-
hung infolge der anazidbedingten Keimfehlbesiedelung und ihrer unmerklichen
Mikroaspiration entlang der Sonde! **Prognose:** Das postoperative, blutende
Streßulkus hat eine Letalität von 60 %.

Ulkuskomplikationen

Ulkuskomplikationen sind die freie und gedeckte Perforation, die Penetration,
die Blutung, die Pylorusstenose und beim Magenulkus die karzinomatöse Entartung (Abb. 38.**7**).

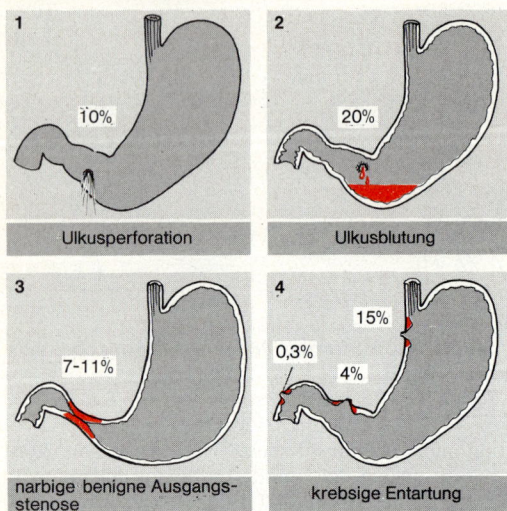

Abb. 38.**7** Die typischen Ulkuskomplikationen und ihre Frequenz.

1 10% Ulkusperforation

2 20% Ulkusblutung

3 7–11% narbige benigne Ausgangs-stenose

4 15% 0,3% 4% krebsige Entartung

Freie Perforation

▶ Bei 10% aller Ulkuskranken vorkommender Durchbruch des Geschwürsgrundes mit Austritt des Mageninhalts in die Bauchhöhle und Entstehung einer enzymatischen Peritonitis.

Diagnostik: Ulkusanamnese, Schmerzanfall nach Bauchpresse, insbesondere beim Stuhlgang; abdominaler Schock, Tachykardie bei normalen Temperaturen; Leukozytose und brettharte Bauchdecken. Auf der Rö-Übersicht *meist* freie Luft unter dem Zwerchfell, *immer* Exsudatverschattung im Mittel- und rechten Unterbauch. **DD:** Wegen des zum rechten Unterbauch herunterziehenden Schmerzes ist an Appendizitis und Pankreatitis zu denken. **Behandlung:** Unter Schockbekämpfung mit Infusion von Macrodex, Blut, Antibiotika und evtl. Schnelldigitalisierung sofortige Laparotomie. Der *Peritonitisgrad* entspricht dem seit der Perforation *verstrichenen Zeitraum.* Er entscheidet, ob bei Spätererfassung Beschränkung auf *Notoperation,* d. h. Exzision des Ulkuskraters zur Histologieabklärung (Abb. 38.**8**) und nur Defektübernähung, oder ob bei Früherfassung eine *kausale Ulkusoperation* (Abb. 38.**5**) möglich ist. Bei Perforation eines *kardianahen* Geschwürs nur Ausschneidung und einreihige Naht, die mit Fundoplikation (Abb. 37.**10**) gedeckt wird. Bei *allgemeiner Inoperabilität* ist allein die *Dauerabsaugung* durch die Magenverweilsonde eine Ausweglösung.

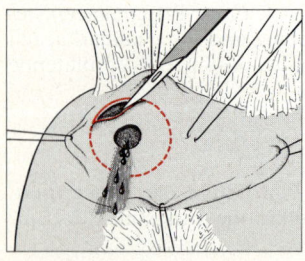

Abb. 38.**8** Perforiertes Ulkus an der Vorderwand. Ausschneidung und Übernähung.

Nach jedem nichtkausalen *Noteingriff* wird spätestens nach 12 Wochen die *Definitivoperation nachgeholt.* Deshalb ist bei allen früh erfaßten Perforationen direkt der Kausaleingriff anzustreben: Je nach Ulkusart und -sitz heißt dies Parietalzellvagotomie, kombinierte Operation oder Resektion.

Gedeckte Perforation

▶ Miniaturperforation mit spontaner Abdeckung durch Nachbarorgane, vor allem durch Netz.

Ihre **Symptome** entsprechen der Perforation, jedoch *ohne Peritonealschock.* Der Schmerz ist auf den Oberbauch beschränkt. **Komplikationen** sind der subphrenische, der subhepatische oder der Bursa-omentalis-Abszeß. **DD:** Herzinfarkt. **Behandlung** s. Penetration.

Penetration

▶ Sukzessive Geschwürsdurchdringung der Magenwand mit abgrenzender Peritonitis.

Die **Symptome** sind larviert und protrahiert. Der Prozeß wird entweder durch das Pankreas, erkennbar an der „Diastaseunruhe", das Lig. hepatoduodenale, erkennbar am Ikterus, oder die Bauchdecke abgeriegelt. Selten macht die Penetration Zeichen eines akuten Durchbruchs. Akutschmerz und Leukozytose fehlen. **Diagnose:** Der Nachweis ist nur mit Röntgen oder Sonographie zu erbringen. Die **Behandlung** ist konservativ mit Magenverweilsonde, Absaugung, Nahrungskarenz, Antazida, H_2-Blocker und Clindamycin 4×600 mg/d i. v. und Breitspektrum-Penizillin $4 \times 3{-}5$ g/d i. v. **Prognose:** Stationäres Monitoring von Leukozyten, Puls und Temperatur. Außerdem palpatorische und SG-Kontrolle des Bauchbefundes. Bei Befundverschlechterung muß der Patient unverzüglich laparotomiert werden.

Blutung

▶ *Blutungsquelle* ist meist die arrodierte A. gastroduodenalis oder pancreaticoduodenalis in einem duodenalen Hinterwandulkus. Aus dem großkalibrigen Gefäß kann es heftig bluten. Hiervon sind etwa 20% der Ulkuskranken, selbst der beschwerdefreien, betroffen.

Symptome sind beim Magenulkus das *Bluterbrechen,* beim intra- oder postpylorischen Sitz der *Teerstuhl* oder Meläna mit dem bei der Magensondierung *„trockenen Magen".* **Diagnostik** und **DD** S. 656 ff.

Merke: Bei 5% aller Leberzirrhosen blutet es nicht aus Varizen, sondern aus einem zirrhosebedingten Geschwür!

Behandlung (Abb. 38.**9**): Das blutende Ulkus erfordert, wenn es in 24 Stunden 4 Konserven benötigt und wenn die Blutung trotz Sekretin-, Somatostatin- und H_2-Blocker-Gaben (S. 501), Eiswasserspülung und Gerinnungssubstitution nicht steht, grundsätzlich die

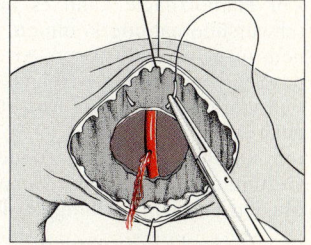

Abb. 38.**9** Blutendes Hinterwandulkus. Beidseitige Umstechung der arrodierten A. gastroduodenalis.

operative Revision. Ob man sich dabei auf die Notoperation der *Ulkusumstechung* beschränkt, also die Blutungsquelle nur lokal versorgt, oder eine *kausale Ulkus-operation* vornimmt, hängt vom Allgemeinzustand ab. Die kausale Operation ist möglich, wenn es zunächst auf konservativem Wege mit endoskopischer *Laser-koagulation* (S. 8) gelungen ist, die Blutung zu stillen und den Kreislauf aufzufüllen, so daß man elektiv operieren kann. Eine *besondere Form* des blutenden Ulkus ist das kleine *Dieulafoy-Geschwür* an der Fundushinterwand, das endoskopisch leicht zu erkennen und zu koagulieren ist.

Pylorusstenose

▶ Rückfallgeschwüre führen aufgrund ihrer narbigen Abheilung bei 7–11% aller Ulkusträger zur fibrotischen Enge des Magenausgangs.

Symptome und **Befunde** sind das Regurgitieren und Überlauferbrechen älterer Speisen sowie Völlegefühl, Inappetenz und Schmerzen. Bei chronischem Verlauf entsteht eine Auszehrung. Röntgenologisch sind Widerstands-(Hyper-)Peristaltik mit tiefer Anguluseinschnürung und Stopp im Canalis pyloricus sichtbar. Zum Karzinomausschluß Gastroskopie und Biopsie. **Behandlung:** *Vorbereitung* mit Elektrolyt- und Alkaloseausgleich, dann Combined resection oder Parietalzellvagotomie mit Pyloroplastik. Eine *besondere Stenoseform* ist die von einem rezidivierenden Korpusulkus ausgehende *Sanduhrenge* des Magens.

Entartung

Krebsig entartet ein *Magen*geschwür bei distalem Sitz in 1%, bei subkardialem Sitz in 5%. Risikofaktoren sind der alkalische Duodenalreflux und die chronisch atrophische Begleitgastritis. Beim *Duodenal*geschwür ist die Verkrebsung mit 0,3% extrem selten.

Postoperative Frühstörungen

▶ Dies sind Blutungen und Nahtinsuffizienz, letztere erkennbar an der über den 2. Tag anhaltenden Oberbauchatonie (S. 226).

Postoperative Magenblutung

Zur Hämorrhagie kann es nach der Magenresektion, seltener nach der Geschwürsübernähung kommen. Gewöhnlich ist sie eine Nahtrandblutung aus einem nicht verschlossenen Arterienast oder die Folge eines durch Demarkation des Schleimhautrandes freigelegten Gefäßstumpfs. Während die *Nahtrandblutung* sich von der Operation fortsetzt, tritt die *Demarkationsblutung* gewöhnlich erst nach freiem Intervall am 4.–6. Tag auf. **Behandlung:** Zum Ausschluß einer primären Gerinnungsstörung zunächst Faktorenanalyse. Bei trotz Frischblut- und Gerinnungsfaktorengabe anhaltender Blutung Relaparotomie, Eröffnung des Magens und Umstechung der Blutungsquelle.

Postoperative Magen-Darm-Atonie und -Parese

Sie sind Folge einer durch Nahtbruch entstandenen, beginnenden *Oberbauchperitonitis* und verlangen je nach Leckgröße eine differenzierte **Behandlung:** Entweder nasogastrale *Dauerabsaugung* mit gleichzeitiger perkutan gelegter abdomi-

naler *Zieldrainage* oder direkte operative *Revision* des Op-Gebiets und Übernähung.

Postoperative Spätstörungen

▶ Spätstörungen resultieren aus der durch die *Resektion* und die B-II-Anastomose veränderten Morphologie und Funktion. Die pathophysiologischen Zusammenhänge gehen aus Abb. 38.**10** hervor. Die klinischen Bilder sind das
Syndrom der zuführenden Schlinge (Abb. 38.**11**); ferner auch im Vagotomie-
magen postprandiale Allgemeinbeschwerden (Abb. 38.**10** u. Tab. 38.**7**), Assi-
milationsstörungen mit metabolischen Ausfällen (S. 508), das Rezidivulkus
und das Karzinom (s. u.).

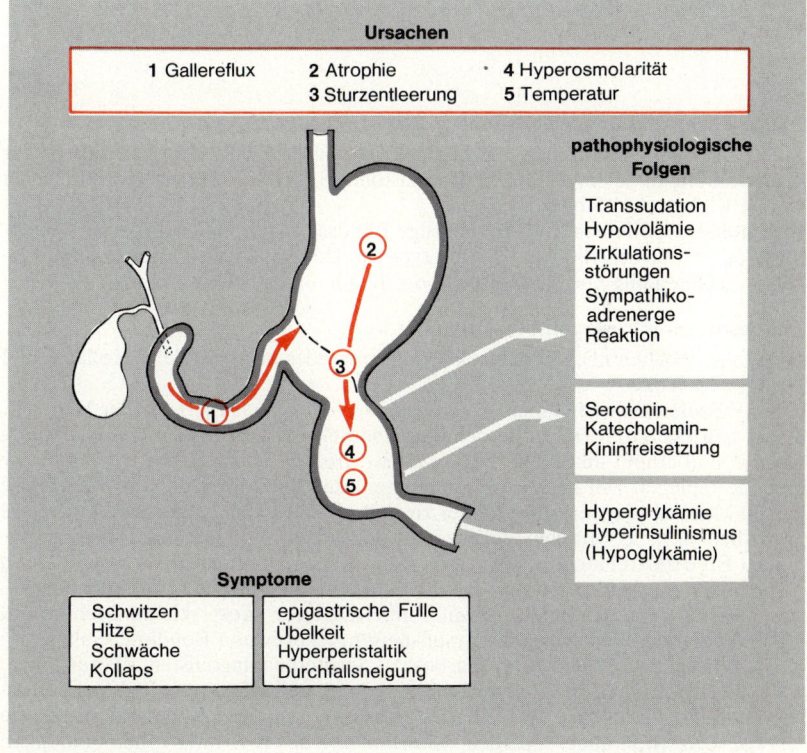

Abb. 38.**10**   Störungen nach Magenresektion. Pathophysiologie und Klinik.

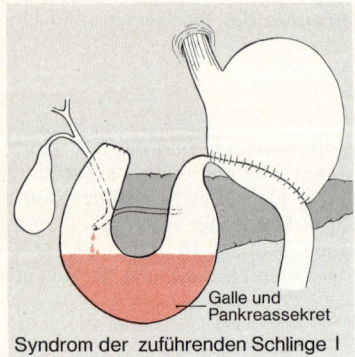

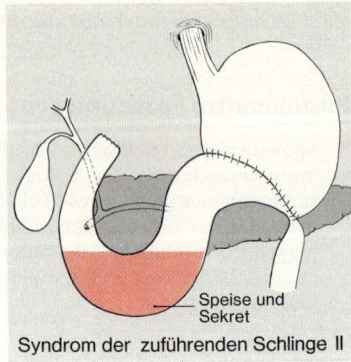

a — Galle und Pankreassekret — Syndrom der zuführenden Schlinge I

b — Speise und Sekret — Syndrom der zuführenden Schlinge II

Abb. 38.**11** Störungen nach B-II-Magenresektion. Syndrom der zuführenden Schlinge. **a** Proximale Stenose mit reinem Galleerbrechen, **b** distale Stenose mit Speisen- und Galleerbrechen.

Syndrom der zuführenden Schlinge

▶ Zur Dilatation führende Anstauung von Nahrung und Duodenalsaft in der zuführenden Schlinge einer B-II-Anastomose (Abb. 38.**11**) infolge von Engen am Klein- oder Großkurvaturpol.

Symptome: Oberbauchdruck und infolge Blindsacksyndrom (Abb. 43.**10**) Malabsorption und Steatorrhö. Im Rö-Bild typische Duodenal- oder Magenstumpfdilatation. **Behandlung** mit Umwandlung des B II in einen B I.

Postalimentäres Frühsyndrom, Dumping

▶ Einige Wochen nach der Resektion auftretendes postprandiales Kollaps- und Dyspepsiebild.

Das **Syndrom** entspricht einem *Volumenmangelschock* nach KH-reicher Mahlzeit. Diese bewirkt durch Darmüberdehnung und Sekreteinstrom eine *Volumensequestration* und erhöht im Serum die *Serotonin-, Insulin-* und *GIP-*(**g**astric **i**nhibitory **p**eptide-)Spiegel. Ein *anatomisch* bedingter Kausalfaktor ist die *Sturzentleerung* bei zu kleinem Magenrest und einer zu weiten Anastomose. **Symptome** sind das postzibal nach 20 Minuten einsetzende Schwitzen, Völlegefühl, Bauchauftreibung, Brechreiz, Herzklopfen, Schwäche, Blässe, Ohnmacht, Schwindel und Diarrhö. **Diagnose:** Symptomprovokation mit oraler Glukose- (75 g) oder Saccharosebelastung. **Behandlung:** Eiweiß- und fettreiche Kost, kleine Mahlzeiten, dabei Vermeiden von Getränken, Süßspeisen, Zucker und Bouillon. Gaben von Guar (Glucotard 3 Btl./d, Acarbose), Serotoninantagonisten (Periactinol), 3 × 4 mg Tbl./d sowie Kalziumkarbonat 3 × 3 g/d; außerdem postzibal Horizontallage und feste Leibbinde. Bei **Therapieversagen** ist je nach Ausgangsbefund die *operative Revision* angezeigt, d. h. *Umwandlung* des B II in B I, bei zu kleinem Magenrest auch die *Dünndarmzwischenschaltung* (Abb. 38.**12**).

Tabelle 38.7	Postprandiale Störungen			
Bezeich-nung	Auftreten nach Operation	Auftreten nach Mahlzeit	Symptome	Befund	Behandlung
Postali-mentäres Früh-syndrom (Dumping)	3–4 Wochen	10–30 Min.	– Bauchauftreibung und Schmerz – Tachykardie – Schweißausbruch – Schwindel – Diarrhö – Gewichtsabnahme	– Rö.: zu kleiner Magen, weite Anastomose (Kinine, Serotonin, Histamin?), rasche Darmüberdehnung, H_2O-Entzug aus Jejunumwand mit hämodynamischer Regulationsstörung	– Eiweiß- und fettreiche Diät *Cave*: Süßspeisen! – Spasmolytika – Sedativa – Antihistaminika – Umwandlung B II in B I mit Interposition von Dünndarm
Postali-mentäres Spät-syndrom	6 Monate	2–3 Std.	– Tachykardie – Schweißausbruch ■ Bewußtlosigkeit durch Kollaps oder Hypoglykämie	– postalimentärer RR-Abfall – initiale Hyperglykämie mit reaktivem Hyperinsulinismus, Hypokaliämie, besonders nach körperlicher Belastung	– KH-arme Diät, präzibal Glucotard; im Anfall: 1 Stück Zucker (operative Revision s. o.)
Agastrische Dystrophie	2–3 Jahre		– Malassimilation, Gewichtsabnahme, Steatorrhö, Vitamindefizit (Folsäure, B_{12}, A, E, K) megaloblastische und hypochrome Anämie Osteoporose (Kalzium- und Vitamin-D-Mangel)	– Symptomobjektivierung	– Substitution von Vitaminen, Kalzium, Eisen, Enzymen – postprandiale Bettruhe – Spasmolytika – Anabolika

Postalimentäres Spätsyndrom

▶ Beim Resezierten digestionsabhängig auftretende Kollapserscheinungen mit Schweißausbruch. Sie beruhen auf Glykämieschwankungen, die wahrscheinlich durch zu rasche KH-Resorption und daraufhin übersteigerte Insulininkretion zu erklären sind, als *alimentär angeregter Hyperinsulinismus* bezeichnet.

Als **Ursachen** werden fehlerhafte Eßgewohnheiten, fehlindizierte Primäroperationen und Sturzentleerung bei zu kleinem Magenrest und bei zu weiter oder zu steiler B-II-Anastomose angeschuldigt. **Diagnostik** mit Nachweis des zibalen und postzibalen Blutdruckabfalls, der Hyper- und Hypoglykämie, der Hypokaliämie und der gestörten Anastomosenfunktion. **DD:** Laktasemangelsyndrom. **Behandlung:** Präzibale Gabe von Tolbutamid 0,5 g und Glucotard 3 × 1 Btl. sowie Diät (s. o.) und, wenn nach einem Jahr keine Besserung, Umwandlung des B II in B I mit Dünndarmzwischenschaltung (Abb. 38.**12**).

Postvagotomiesyndrom

▶ Nach der Vagotomie ein halbes Jahr anhaltende morgendliche Diarrhö.

Meist nach trunkulärer Vagotomie oder nach selektiver Vagotomie, bei der irrtümlich der R. coeliacus durchtrennt wurde. **Behandlung** mit Imodium, 2 × 2 mg Kps. oder Inversion eines unteren Ileumsegmentes.

Agastrische Dystrophie, Postresektionsmalabsorption

▶ Durch resektionsbedingten Verlust von Magenenzymen und reaktiver Schädigung von Pankreas, Leber und Dünndarm, insbesondere nach der Duodenalausschaltung beim B II, sowie durch Bakterienfehlbesiedelung des Dünndarms hervorgerufenes Maldigestions- und Malabsorptionssyndrom (Abb. 43.**5**).

Auftreten frühestens im 3. postoperativen Jahr. Die **Symptome** sind Gewichtsabnahme, Anorexie und infolge der Steatorrhö und Malabsorption die *Avitaminosen* A, B_{12}, D und E sowie eine *Hypokalzämie* mit Osteoporose; außerdem infolge des B_{12}-Defizits eine megaloblastäre hypochrome Anämie. Die **Behandlung** besteht in der gezielten Substitution. Zu *verhüten* sind die Ausfallfolgen durch eine unmittelbar postoperativ eingeleitete *präventive* Substitution. *Verschlimmert* werden die Ausfallserscheinungen durch Gallereflux und Anastomosenengen.

Rezidivulkus, Anastomosenulkus, Ulcus pepticum jejuni

▶ ½ bis 2 Jahre nach der Resektion an der Anastomose oder in Anastomosennähe auftretendes Rückfallgeschwür.

Ursache (Abb. 38.**13**) ist eine ungenügende Säureausschaltung bei der Erstoperation, z. B. nach einer Gastroenterostomie ohne Resektion oder ohne Vagotomie, meist aber bei zu sparsamer Resektion und unterlassener Vagotomie oder bei unvollständiger Parietalzellvagotomie. Häufige Ursache (beim B II) ist ein am Duodenalstumpf verbliebener Antrumrest, der, weil er andauernd dem alkalischen Duodenalsaft ausgesetzt ist, durch diesen zur *ständigen Gastrininkretion* angeregt wird. Äußerst selten kommt als Ursache für ein Rückfallgeschwür ein bei der Erstoperation nicht erkanntes gastrinproduzierendes δ-Zell-Adenom des Pankreas, das *Gastrinom (Zollinger-Ellison)* (S. 277) in Frage. **Symptome** sind die

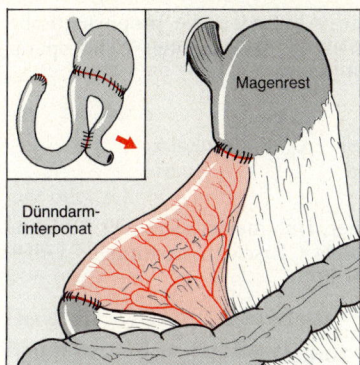

Abb. 38.**12** Störungen nach Magenresektion. Zu kleiner Magenrest: Magenvergrößerung mit Dünndarminterposition.

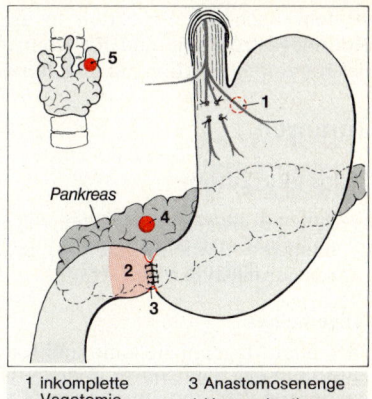

1 inkomplette Vagotomie	3 Anastomosenenge
2 Antrumrest am Duodenum	4 Hypersekretionssyndrom
	5 primärer Hyperparathyreoidismus

Abb. 38.**13** Duodenalulkus. Rezidivursachen nach Resektion und Vagotomie.

des Primärulkus, dazu meist rezidivierende Teerstühle, Erbrechen und Gewichtsabnahme. **Komplikationen** sind die *Perforation* in die freie Bauchhöhle oder in das Kolon mit Entwicklung einer *gastrojejunokolischen* Fistel. Sie ist erkennbar am penetranten, fauligen Foetor ex ore und heftigen Diarrhöen mit akuter Anorexie. Durchbruchsbedingt ist auch die *Massenblutung* infolge Arrosion der A. colica media. **Diagnostik** mit der Rö-MDP und Endoskopie, ihr negatives Ergebnis schließt das Ulkus nicht aus. Sicherer ist der Blutnachweis im Stuhl. Gastrinomabklärung S. 277. **Behandlung:** Relaparotomie; ein verbliebener *Antrumrest* wird nachreseziert, dazu selektive Vagotomie und B-I-Anastomose. Vorgehen beim *Gastrinom* S. 278. Bei der *gastrojejunokolischen Fistel* muß neben der Magennachresektion Vagotomie und Umwandlung (Abb. 38.**12**) auch das Kolonsegment reseziert werden.

Karzinom im resezierten Magen, „Stumpfkarzinom"

▶ Nach einer Ulkusresektion am Restmagen auftretender Krebs mit umstrittenem Kausalzusammenhang.

Vorkommen bei 6% der wegen Magen- und Duodenalgeschwür resezierten oder auch vagotomierten Patienten. **Dispositionen** zur Krebsentstehung sind die im Restmagen entstehende chronisch atrophische Gastritis und evtl. der von der Op-Technik abhängige Gallereflux. Die Latenz zwischen Resektion und Krebsentstehung liegt bei etwa 15 Jahren. **Diagnose:** Die Erkennung wird durch das in den Anzeichen oft dominierende Postgastrektomiesyndrom erschwert. Deshalb ist ab

10. Jahr nach der Resektion in einjährlichen Abständen die prophylaktische Routinegastroskopie und Rö-Kontrolle erforderlich. **Behandlung:** Wenn operabel Karzinomresektion mit erweiterter Gastrektomie.

Tumoren

Magenkarzinom

▶ Sehr bösartiger, klinisch lange Zeit stummer, früh metastasierender Schleimhautkrebs (Adenokarzinom) unterschiedlicher Erscheinungsformen, Differenzierungstypen und -grade.

Allgemeines

98 % aller Magenmalignome sind Karzinome. **Vorkommen:** Altersgipfel bei Männern in der 6., bei Frauen in der 5. Dekade. Trotz statistisch signifikanten Rückgangs sterben noch immer ⅓ aller Karzinomkranken am Magenkrebs. **Ursache** der *langen diagnostischen Latenz* ist die lokalisationsbedingte Uncharakteristik der Beschwerden. Denn schon Inappetenz, Widerwillen gegen Fleisch und Leistungsknick sind **Spätsymptome.** Pathogenetische **Risikodispositionen** und -erkrankungen sind die chronisch anazide Gastritis, die intestinale Metaplasie mit perniziöser Anämie, in 3,5 % das Magenulkus, ferner die polypösen Adenome und die familiäre Krebsdisposition. **Hauptlokalisationen** des Magenkrebses sind kleine Kurvatur, Antrum und Fundus.

Morphologie

Nach dem grobanatomischen Erscheinungsbild unterscheidet man einmal das auf die Mukosa beschränkte Oberflächen- oder Frühkarzinom. Es kann vorgewölbt, eben oder eingesenkt geformt sein (Abb. 38.**14**). Es wird auch als **Mikrokarzinom**

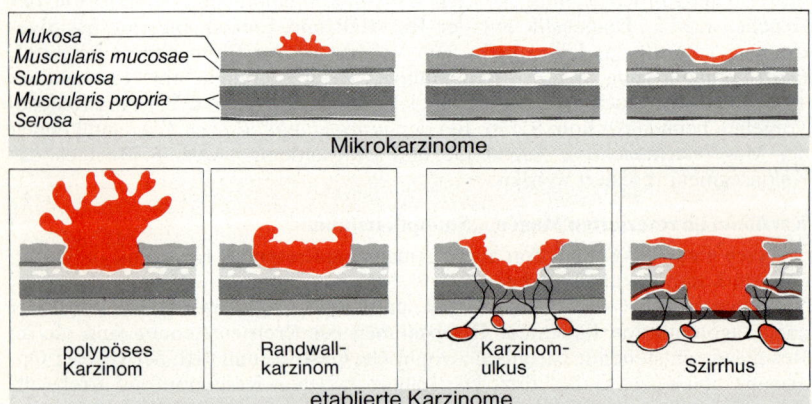

Abb. 38.**14**   Magenkarzinom. Grobmorphologische Typeneinteilung.

bezeichnet. Ihm stehen die **Makrokarzinome** gegenüber. Sie unterscheidet man nach Wachstum, Zellstruktur und Schleimbildung. Für die *Prognose* differenziert man das exophytisch wachsende, polypöse Karzinom und den schüsselförmigen, ulzerierenden, großen Tumor mit Randwall und scharfer Begrenzung. Beide werden als sog. **intestinale** Karzinome bezeichnet und haben eine relativ günstige Heilaussicht. Ihnen gegenüber stehen die ungünstigen anaplastischen Tumorformen vom **diffusen** Typ. Dies sind der infiltrierende, ulzerierende Tumor und das ausgedehnte, die gesamte Magenwand infiltrierende szirrhöse Karzinom, der sog. Feldflaschenmagen.

Die **Ausbreitung** des Magenkarzinoms erfolgt auf 5 Wegen:

- per continuitatem *intramural,* und zwar 4–10 cm in proximaler und 3 cm in distaler Richtung. Bei etwa jedem 10. Kranken beginnt der Krebs multizentrisch;
- *infiltrierend* über die Serosa in Pankreas und Leber einwachsend.
- nach Wanddurchbruch *intrakavitär,* d. h. intraperitoneale Ausbreitung;
- *lymphogen* metastasierend in die regionären und ferneren Lymphabstromgebiete (Abb. 38.1);
- *hämatogen* metastasierend in Leber und Lunge.

Infiltration: Das Makrokarzinom hat bei jedem 2. Patienten bereits die *Muscularis propria* infiltriert und die *Serosa* erreicht. Die Infiltration bis zur Submukosa wird als T_1, die bis zur Subserosa als T_2 und die bis zur Serosa als T_3 klassifiziert. Die Einbeziehung von Nachbarstrukturen definiert man als T_4. Mit dem Durchbruch der Mukosa beginnt die **Lymphaussaat** (Abb. 38.1). Die Lymphstationen der *1. Etappe* sind die Knotengruppen der A. gastrica sinistra, der A. hepatica und der A. lienalis. Die Lymphknotengruppen der *2. Etappe* liegen im Lig. gastrocolicum und Lig. gastrolienale sowie im kleinen und großen Netz. Die Lymphausbreitung der *3. Etappe* erfolgt entlang dem Truncus coeliacus über den Ductus thoracicus in die supraklavikulären Lymphknoten links, die sog. Virchow-Drüse. N_1 bedeutet Lymphknotenbefall bis 3 cm Abstand vom Tumor, N_2 über 3 cm und N_3 heißt Befall von paraaortalen, paraduodenalen und noch ferneren Lymphknoten. Die intrakavitäre Peritonealaussaat kann sowohl lymphogen als auch durch *Direktimplantation,* Abklatschmetastasierung genannt, erfolgen. Eine weitere intrakavitäre Ausbreitungsform ist das *Abtropfen* von Krebszellen, das nach Implantation oder Innidation zur Metastasierung in den Ovarien, dem sog. *Krukenberg-Tumor,* oder bei Ansiedlung im Douglas zu den rektal tastbaren Douglas-Metastasen führt.

Symptome

Frühkarzinome sind stumm. Aber auch die Symptome der *etablierten Karzinome* sind uncharakteristisch und spät. Die Anamnese ist kurz. Als *Frühanzeichen* kennen wir infolge Hypochlorhydrie und Pepsinmangel den diffusen Oberbauchdruck, undefinierbare Mißempfindungen, Dyspepsie, Indigestion und Stuhlunregelmäßigkeit. Erst später bei kompletter Achlorhydrie Steigerung zu Inappetenz, Völlegefühl, Aufstoßen, Widerwillen gegen Fleisch, Maldigestion, Hautblässe und Gewichtsabnahme; postzibales Erbrechen, Anämie und Tumorintoxikation bedingen leichte Ermüdbarkeit und Verlust des Konzentrationsvermögens. Extreme Spätsymptome sind Stenosezeichen, rezidivierende Blutungen mit hochgradiger Anämie und tastbarer Tumor. Symptome von seiten der *Metastasen* sind

Lebervergrößerung, tastbare Virchow-Drüse, Douglas-Infiltration, tastbare Netz-tumorwalze sowie Husten, Dyspnoe, neurologische Auffälligkeiten infolge von Lungen- und Hirnabsiedlungen.

Diagnostik

Sie erfolgt mit Okkultbluttest, Endoskopie, Endosonographie und Biopsie. *Endoskopische Frühbefunde* sind die flache Ulzeration und Farbveränderung; später die Proliferation von Fremdgewebe. Biopsie immer an mehreren Stellen des Tumorrandes. Rö-MDP-Frühbefunde (Abb. 38.**15**) sind Plateaubildung und Wandstarre, später Krater- und Füllungsdefekt. Weitere diagnostische Hinweise sind verminderte Sekretmenge, reduzierter Säuregehalt und später die Anämie. **DD** sind benignes Ulkus, atrophische Gastritis und gutartige Tumoren abzugrenzen. Bei diagnostischem Zweifel immer Probelaparotomie, Gastrotomie und Exzisionsbiopsie.

Behandlung

Sie folgt den Regeln der *Radikalität,* d. h. Entfernung des Primärtumors mit einer *Garantiezone* von mindestens 6 cm oral und 3 cm aboral und en-bloc-Lymphaden-ektomie der Stationen oder Kompartimente I und II (S. 511) mit den korrespondierenden Gefäßbereichen (Abb. 38.**16**). *Cave* Ulkusresektionstechnik! Beim begrenzten Antrumkarzinom bedeutet dies erweiterte untere *Magenteilresektion* mit großem und kleinem Netz und Unterbindung der A. gastrica dextra an ihrem Ursprung, der A. gastroepiploica dextra an ihrem Abgang von der A. gastroduodenalis und der A. gastrica sinistra am Abgang vom Truncus coeliacus. Alle höherreichenden Tumoren erfordern die *Gastrektomie* mit unterem Ösophagus (Abb. 38.**17** u. 38.**18**). Nach allen Resektionen ist aus physiologischen Gründen die *Wiederherstellung der Duodenalpassage* anzustreben. Nach der unteren **Magenteilresektion** erfolgt dies mit der Gastroduodenostomie nach Billroth I. Nach der (totalen) Gastrektomie (Abb. 38.**17**) wird die Passage vom Ösophagus zum Duodenum durch Interposition einer ausgeschalteten langen Dünndarm-schlinge wiederhergestellt. Nur 48% aller diagnostizierten Magenkrebse sind resezierbar (Resektionsquote). **Prognose:** Das Op-Risiko liegt bei 3–10%, die 5-Jahres-Überlebensquote der Resezierten beträgt 32%. Sie hängt ab vom Zeit-punkt der Erfassung, die die Art und Ausbreitung, die Tiefeninfiltration und die

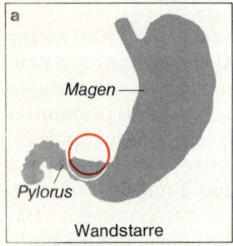
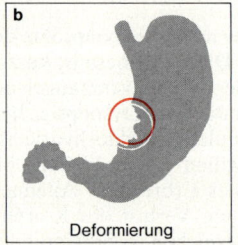
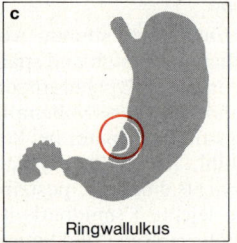

Abb. 38.**15**   Magenkarzinom. Typische Röntgenbefunde.

Metastasierung impliziert. Beim Frühkrebs liegt die 5-Jahres-Überlebensquote bei 90%. Die **Palliativresektion** (Abb. 18.**8**) ist angezeigt bei Inkurabilität, aber technischer Operabilität. Sie dient der Passagewiederherstellung ebenso wie der Verhütung von Tumorverjauchung, -durchbruch und -gefäßarrosion. Das Prinzip ist die sparsame Entfernung des tumortragenden Magensegments.

Tumornachsorge: In den ersten beiden Jahren 3monatliche, im 3. und 4. Jahr halbjährliche, danach jährliche Kontrolle mit Anamnese, klinischer Untersu-

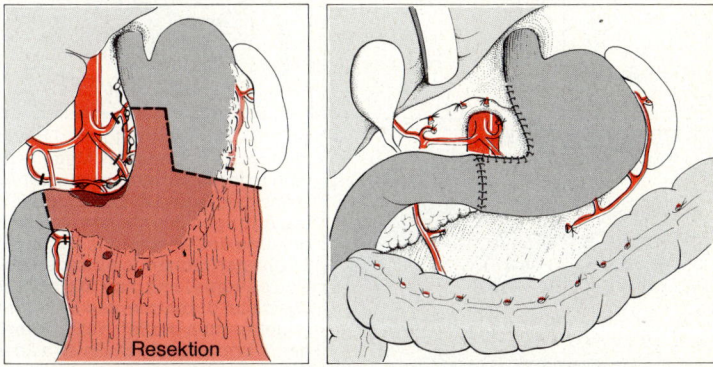

Abb. 38.**16**   Magenkarzinom. Magenteilresektion beim Antrumkarzinom, B-I-Anastomose.

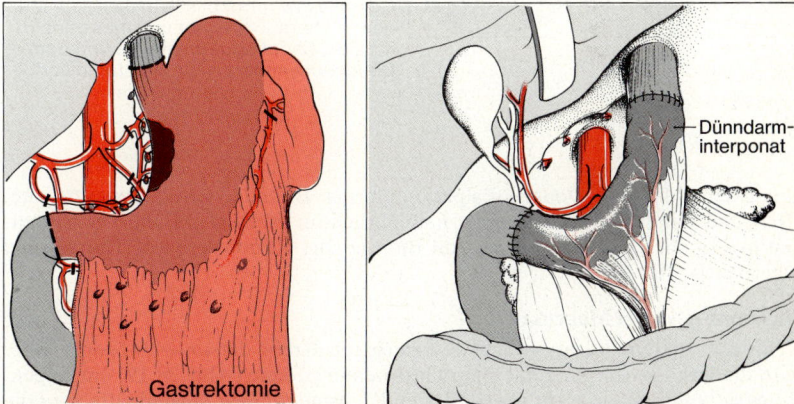

Abb. 38.**17**   Magenkarzinom. Operationstaktik und -strategie. Gastrektomie bei Anguluskarzinom en bloc mit radikulärer Gefäßunterbindung. Dünndarminterposition zur Erhaltung der orthograden Duodenalpassage.

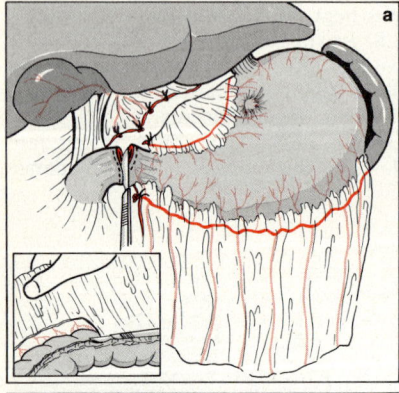
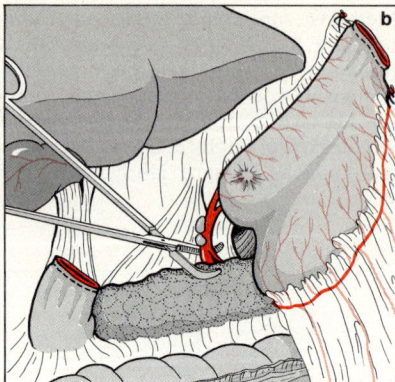
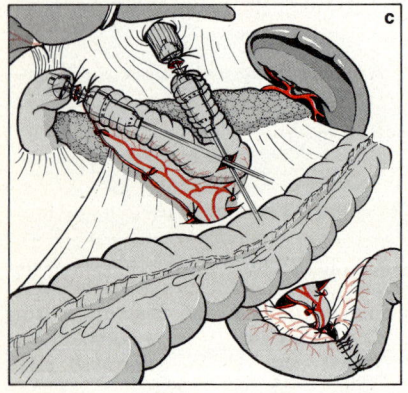

Abb. 38.**18**   Gastrektomie. Operationstechnik **a** Absetzen des Magens distal vom Pylorus. Unterbindung der A. gastrica dextra und A. gastroepiploica dextra. Abtragen des kleinen Netzes und Aushülsung des Ösophagus aus dem Hiatus. Bildkasten: scharfes Abtragen des großen Netzes vom Querkolon. **b** Hochschlagen des distal durchtrennten Magens mit dem abgetrennten großen Netz. Unterfahren der A. und V. gastrica sinistra an ihrer Wurzel zur Mitnahme der hier befindlichen Lymphknoten. **c** Nach Durchtrennung des ösophagogastralen Übergangs ist der Magen entfernt. Eine ausgeschaltete Dünndarmschlinge wird mit ihrem Gekrösestiel retrokolisch in das leere Magenbett heraufverlagert und maschinell mit dem Ösophagus einerseits und dem Duodenum andererseits anastomosiert.

chung einschließlich Douglas-Palpation, ferner Blutbild, BSG, Leberenzyme, CEA und Oberbauchsonographie; halbjährlich im Wechsel: MDP, Thoraxröntgen in 2 Ebenen und Endoskopie mit Biopsie. Bei Rezidivverdacht Thorax- und Oberbauch-CT.

Nicht resezierbarer Magenkrebs

Beim stenosierenden, aber nicht resezierbaren Krebs der *unteren* Magenhälfte wird die Passageverlegung mit einer Gastroenterostomie (Abb. 38.**19**) umgangen. Beim stenosierenden, nicht resezierbaren Krebs der *oberen* Magenhälfte wird die Passage entweder mit einer Ösophagojejunostomie (Abb. 38.**20**) überbrückt oder am Magen eine *Ernährungsfistel* (Abb. 38.**21a**) angelegt. Ein weiterer gebräuchlicher Weg ist die Schienung der Tumorenge mit einem *Tubus* (Abb. 38.**21b**).

Abb. 38.**19** Nichtresezierbare karzinomatöse Magenausgangsstenose durch An-
trumkrebs. Umgehung mit Gastroenterostomie.

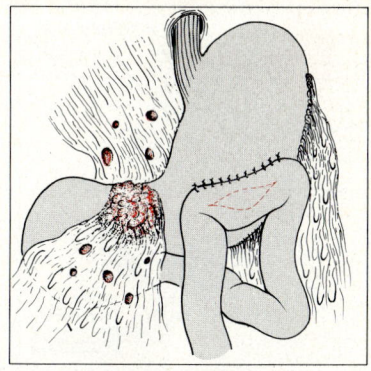

Abb. 38.**20** Nichtresezierbare
karzinomatöse Magenein-
gangsstenose durch Fundus-
Kardia-Karzinom. Umgehung
mit Ösophagojejunostomie
(Roux-Schlinge).

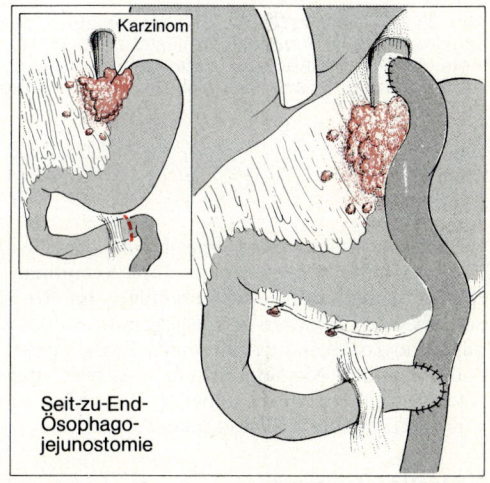

Karzinom

Seit-zu-End-
Ösophago-
jejunostomie

Zweizeitiges, Second-look-Vorgehen

Hat die Laparotomie einen nichtstenosierenden und nichtkurablen Krebs ergeben, so wird zur *Tumorreduktion* über einen Zeitraum von 6 Monaten eine **Chemotherapie**kombination von Etoposid, Adriamycin und Cisplatin gegeben. Da
dies Operabilität oder sogar Kurabilität bewirken kann, wird der Patient nach
6 Monaten *second-look*-relaparotomiert und je nach Befund palliativ oder radikal
reseziert.

Magenkrebsvorsorge

Nur mit der engmaschigen Endoskopie-, Biopsie- und Rö-Kontrolle der bekannten Risikogruppen (S. 510) gelingt es, Magenfrühkrebse zu erfassen und zu behandeln.

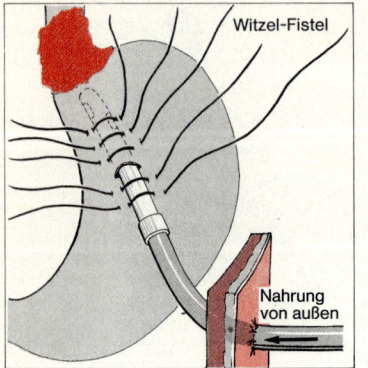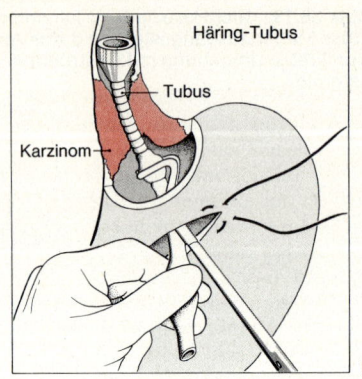

Abb. 38.21 Nichtresezierbare, karzinomatöse Mageneingangsstenose. **a** Operativ angelegte Ernährungs-(Magen-)Fistel nach Witzel. Alternative: endoskopisch angelegte Magenfistel (Abb. 1.**9**). **b** Passageerhaltung durch operativ eingeführten Häring-Tubus. Alternative: endoskopische Tubuseinführung (Abb. 1.**6b**).

Sarkome

Nur 2 % der Magenmalignome sind *maligne Lymphome* vom Retikulumtyp sowie *Leiomyo-* und *Fibrosarkome*. Ihre **Symptome** sind Schmerz, Fieber, rasches Wachstum und frühe Massenblutung. Im Rö-Bild imponieren diese submukös entstehenden Tumoren als ausgedehnte, vielknotige Gebilde. Die **Diagnose** wird mit Endoskopie und tiefgreifender Exzisionsbiopsie oder direkt mit der Probelaparotomie und Mageneröffnung gesichert. **Behandlung:** Palliativresektion und Nachbestrahlung beim Lymphom. Beim Myo- und Fibrosarkom ausgedehnte Magenresektion oder Gastrektomie.

Gutartige Tumoren

Gutartige Magentumoren sind *Lymphome, Neurinome* und *Leiomyome*. Letztere neigen zur zentralen Exulzeration und Gefäßarrosion. Ihr erstes **Symptom** ist deshalb die Massenblutung. Die häufigen polypösen *Adenome,* auch Polypen genannt, bluten weniger heftig, entarten häufiger und früher. Selten sind *Hämangiome* und *Lipome*. **Behandlung** mit Wandresektion, nur bei kleinen und gestielten Adenomen ist die endoskopische Abtragung möglich.

Sonstige Magenbefunde

Dies sind der seltene transpylorische *Magenschleimhautprolaps* und die *Fundusdivertikel;* ferner die angeborenen *Doppelmißbildungen* sowie die Lockerung der Magenaufhängung, die über die *Kaskade* zum *Volvulus* (s. u.) führen kann. Häufig sind der frühkindliche *Pylorospasmus* (S. 517) und die thorakale Kardiaverlagerung, die Hiatushernie (S. 472f.) sowie der *Upside-down-Magen* bei Relaxatio diaphragmae (S. 474) oder paraösophagealer Hernie (S. 473).

Divertikel

▶ Alle Wandschichten betreffende, umschriebene taschenförmige Aussackung der Fundushinterwand.

Die **Symptome** sind die gleichen wie bei Ulkus oder akuter Gastritis. Die **Behandlung** besteht in Abtragung und Naht des Wanddefektes.

Volvulus

▶ 180°- bis 240°-Drehung des Magens um seine Längs- oder Querachse (Abb. 38.**22**).

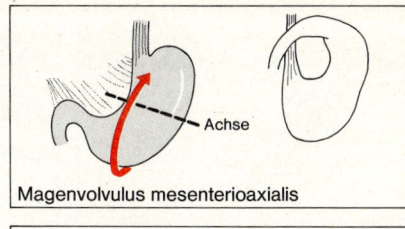

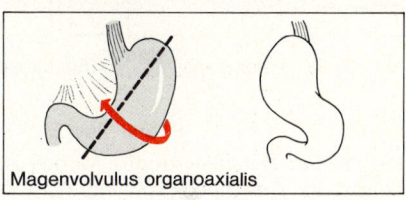

Abb. 38.**22**   Magenvolvulus. Die zwei typischen Formen.

Erfolgt die Drehung um die Magenlängsachse, spricht man vom *organoaxialen* Volvulus, bei Drehung um die Magenquerachse vom *mesenterioaxialen* Volvulus. Der Drehung geht fast immer die Kaskadenbildung voraus, die einem ventralen Überhang von Fundus und oberem Korpus entspricht. Die **Entstehungsursachen** von Kaskade und Volvulus sind angeborene Aufhängungs- und Fixationsanomalien, Bindegewebs- und Bänderschwäche, Magenhochdrängung durch übermäßig geblähtes Kolon oder große Milztumoren, ferner die Magenüberblähung infolge Pylorusenge oder stenosierenden Blastomen, dann angeborene Zwerchfellbefunde wie die Relaxatio oder Defekte wie die paraösophageale Zwerchfellücke (S. 472). Die **Symptome** sind abhängig vom Drehungsausmaß. Meist stehen Völlegefühl, Oberbauchdruckschmerz und Erbrechen im Vordergrund. Das Rö-Kontrastbild ergibt die Fehllage und -form des Magens. Besonders *dramatisch* sind die Symptome bei der 360°-Drehung. Es sind dies der Oberbauchschock mit Leukozytose und Tachykardie. Ein Magenschlauch führt zur Entleerung des unter Druck stehenden Mageninhaltes und damit schlagartig zu Beschwerdefreiheit. **Kausalbehandlung:** bei alleiniger Magenverlagerung Gastropexie, bei ursächlichem Ulkus oder Blastom Vagotomie oder Resektion, bei Zwerchfelldefekt dessen Verschluß.

Pylorospasmus; infantile, hypertrophe Pylorusstenose

▶ Hochgradige Hypertrophie der Magenausgangsmuskulatur und begleitende Mukosaschwellung, die zur Antrum-Pyloruskanal-Stenose führen.

Manifestation fast ausschließlich im 1. Trimenon, vornehmlich in der 4.–7. Lebenswoche, bei Knaben häufiger als bei Mädchen. **Symptome** sind das bei gutem Appetit rezidivierende Erbrechen sauren Mageninhalts „im Schuß", rasche Abmagerung und Austrocknung; ferner Alkalose und hypochlorämische Azotämie.

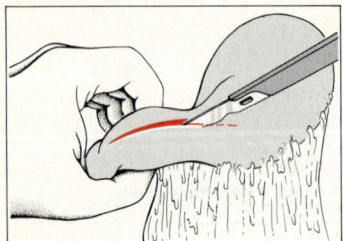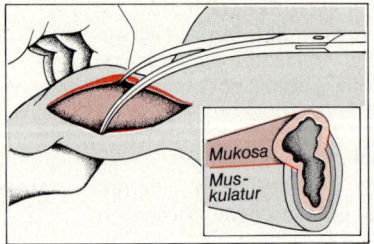

Abb. 38.**23**   Pylorusspasmus. Extramuköse Pyloromyotomie nach Weber-Ramstedt.

Diagnostik: Der hypertrophe Muskel ist als Wulst zu tasten und der ektatische Magen als Vorwölbung, oft mit Widerstandsperistaltik zu sehen. Nachweis der Stenose im Sonogramm. **Behandlung:** Längsspaltung des Antrum-Pylorus-Muskels bis auf die Schleimhaut, als Weber-Ramstedt-Operation bezeichnet (Abb. 38.**23**). **Prognose:** Gut, da kein Op-Risiko und immer Dauerheilung.

Magenverätzung

Pathogenese (S. 115): Immer betroffen sind Antrum und Pylorus. **Diagnostik:** Behutsame Magenentleerung und Spülung durch Magenschlauch, dann Endoskopie. **Behandlung:** Frühe Kortikoid- und Antibiotikamedikation (S. 116). Bei Peritonitiszeichen sind Wandnekrose und -perforation anzunehmen und der Magen unverzüglich zu resezieren. **Spätfolgen** der Verätzung sind Narbenstriktur und Ausgangsstenose. Sie ist auch im Magen eine *Krebsvorstufe.* **Behandlung:** Distale Magenresektion.

Magenruptur

Ursachen sind stumpfe oder perforierende Bauchtraumen, meist in Verbindung mit Leber- und Darmverletzungen. **Symptome** und **Diagnostik:** Akutes Abdomen, Bauchschock; durch den Magenschlauch ist Blut zu aspirieren, und im Sonogramm sind Peritonealexsudat und freie Luft zu sehen. Die Peritoneallavage fördert sauren, blutigen Mageninhalt. Auf der Rö-Übersicht im Stehen sieht man Luftsicheln unter den Zwerchfellkuppen. **Behandlung:** Laparotomie, Magenübernähung oder -resektion und Bauchdrainage.

Mallory-Weiss-Syndrom

▶ Durch Erbrechen hervorgerufene blutende Längseinrisse der Mukosa im ösophagogastrischen Übergang, vornehmlich bei der Alkoholösophagitis.
Diagnose: Alkoholanamnese und Zeitzusammenhang mit Erbrechen; Endoskopie. **Behandlung:** Die endoskopisch gut einsehbaren Längsrisse werden koaguliert (Abb. 1.**3**) oder nach Laparotomie durch Gastrotomie eingestellt und von innen fortlaufend übernäht.

Gastrose- oder Ménétrier-Syndrom, Riesenfaltengastropathie

▶ Anazide, hochgradige foveoläre Hyperplasie der Magenschleimhaut unklarer Genese, mit Mukosa- und Muskularisverdickung, die häufig zu ödembildenden Eiweiß-, vornehmlich Albuminverlusten führt.

Symptome: Die Achlorhydrie verursacht Inappetenz, Brechreiz, Völlegefühl, Maldigestion und Gewichtsabnahme. Die als *exsudative Gastropathie* bezeichnete immense *Schleimsekretion* verursacht Diarrhö, Eiweißverlust, Anämie und Kachexie. **Diagnostik:** Pathologischer Schilling-Test; die endoskopische Biopsie weist die *foveoläre Hyperplasie* mit Infiltration polymorphkerniger Leukozyten, Lymphozyten und Eosinophilen nach. Im Rö-Bild ist die Hyperplasie an der Faltenwulstung zu erkennen. Campylobacter-Urease-Test. **DD:** Bioptisch sind ein Karzinom und eine glanduläre Hyperplasie (Zollinger-Ellison-Gastrinom) auszuschließen. **Komplikationen** sind die Kachexie, seltener die maligne Degeneration. **Behandlung** mit subtotaler Resektion.

Phlegmonöse Gastritis, Magenphlegmone

▶ Sehr seltene, eitrige Entzündung aller Magenwandschichten, bedingt durch anaerobe und aerobe Submukosainfektion.

Usache ist das Eindringen von Anaerobiern, Streptokokken, Pneumokokken und Staphylokokken in die Submukosa. **Symptome:** *Septischer Bauchschock,* Erbrechen, brettharter Oberbauch, hochgradig schmerzhaftes Epigastrium. **Diagnose:** Klinischer Befund, Endoskopie mit Bakteriologie sowie Rö-Kontrast. **DD:** Akute Pankreatitis, akute Galle oder perforiertes Ulkus. **Behandlung:** Magenschlauch, Cephalosporin (z. B. Gramaxin) 2 g/d i. v., dazu Metronidazol $3 \times 0,5$ g/d i. v. Evtl. Bauchdrainage und parenterale Ernährung. **Prognose:** Bei rechtzeitiger Erfassung vor septischem Schock gut.

Morbus Crohn

In Magen und Duodenum ein seltener Befund. **Symptome** sind Schmerzen, die wie beim Ulkus nach Antazida verschwinden, ferner Blutungen und Stenosezeichen. **Diagnose:** Endoskopisch und radiologisch typische Schleimhautvergröberung mit Aufbrüchen, Lichtungseinengung und Wandstarre. Beweisend ist die Histologie. **Behandlung:** Nur bei Stenose Anlage einer Umgehungsanastomose: Gastroenterostomie mit Vagotomie.

Chronisch atrophische „Gastritis", Schleimhautatrophie

▶ Chronische Entzündung unbekannter Genese, charakterisiert durch fortschreitende Schleimhautatrophie mit Hypo- und Achlorhydrie. Pathogenetisch werden Autoimmunvorgänge diskutiert.

Sekundäres Vorkommen nach B-II-Resektion, in Begleitung von Magenulzera und im Senium. **Symptome:** Anfangs stummer Zufallsbefund bei Endoskopie, Biopsie und Röntgen. Bei fortgeschrittenem Befund weisen nur Inappetenz, Maldigestion und Gewichtsverlust auf die Atrophie hin. **Diagnose** mit Biopsie und Ureasereaktion. **Behandlung:** Substitution der Malnutrition und Maldigestion mit oraler Magenenzymzufuhr, bei Anämie Vitamin-B_{12}-Gaben. Die gefürchtete **Komplikation** ist die Verkrebsung. Deshalb fortlaufende endoskopisch-bioptische Überwachung in 6monatigem Abstand. Bei nachgewiesenen *Zellatypien* muß der Magen reseziert oder total entfernt werden.

Erosive „Gastritis"

► Im Korpus/Antrum lokalisierte, ätiologisch ungeklärte multiple Erosionen, die sich erst durch die Komplikation der *Massenblutung* bemerkbar machen.

Behandlung: Nach Versagen konservativer Blutstillungsmaßnahmen (S. 503) ist die subtotale Resektion angezeigt oder alternativ die Unterbindung der 3 Hauptarterien des Magens. Combined resection oder Parietalzellvagotomie sind hierbei Palliativverfahren.

39. Leber

Tabelle 39.1 **Untersuchungsverfahren**	
Klinik – Palpation und Perkussion (Lebergröße, -rand, -knoten, Schmerzhaftigkeit, Konsistenz)	*Sonographie,* evtl. mit Feinnadelbiopsie *Röntgen- und Nukleardiagnostik* – Röntgenübersicht – Röntgenkontrastdarstellung der Gallenwege (orale oder i. v. Gabe des Kontrastmittels)
Instrumentell – Leberblindpunktion – Laparoskopie mit gezielter Biopsie *Labor* – Gerinnungsstatus (Parenchymschäden!) – Gallenfarbstoffe – Leberenzyme (alkalische Phosphatase, Cholinesterase GOT, γ-GT, GPT, LAP) – Kupfer- und Eisenspiegel – α-Fetoprotein, CEA, Ca 19-9 – Echinokokkentest – Farbstoffpassage (Bromthaleintest)	– digitale Subtraktionsangiographie (DSA) (Lebertumoren) – Splenoportographie – perkutane, transhepatische oder transjugulare Cholangiographie (bei negativem oralem oder i. v. Cholangiogramm) – Leberszintigramm – Choleszintigraphie – Radioaktivitätsaufnahme (Blutpool-Subtraktionsszintigraphie) – Computertomogramm mit Bolus *ERCP* (*E*ndoskopische *r*etrograde *C*holangio- und *P*ankreatikographie)

Allgemeines

Chirurgisch anzugehende Erkrankungen sind in der Leber: Abszesse, Verletzungen, parasitäre und nichtparasitäre Zysten, gutartige Tumoren, primäre und sekundäre Karzinome und Sarkome (Abb. 39.**1**). Ihre Entfernung erfordert die Kenntnis der Leberlappen- und -segmenttopographie (Abb. 39.**2**).

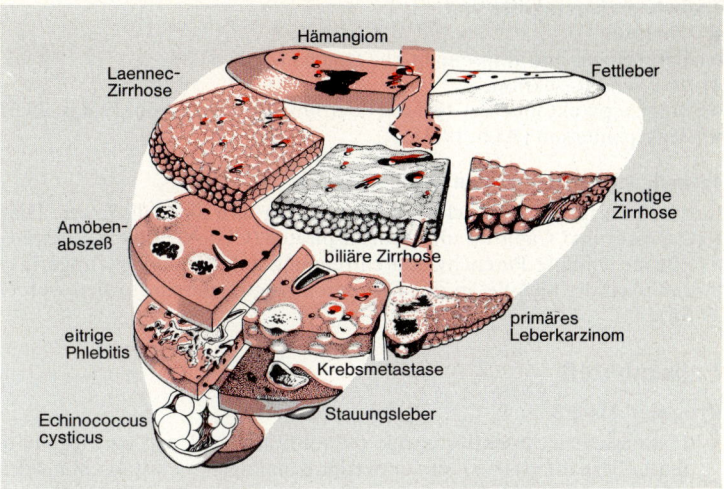

Abb. 39.**1**   Leberbefunde. Morphologische Bilder.

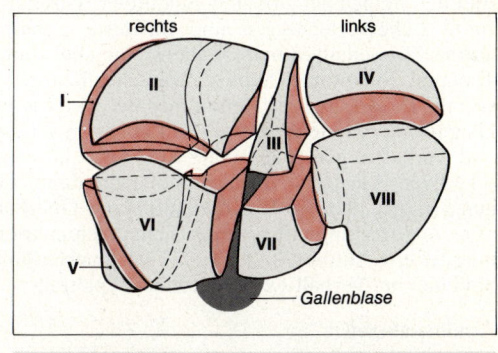

I laterokranial re	V laterokaudal re
II paramediokranial re	VI paramediokaudal re
III paramediokranial li	VII paramediokaudal li
IV laterokranial li	VIII laterokaudal li

Abb. 39.**2**   Leberoperation. Topographie der Lappen und Segmente.

Typische Lebereingriffe sind:
- Punktion,
- Parenchym- und Kapselnaht bei Trauma (Abb. 39.**3**),
- atypische Resektion,
- Hemihepatektomie der rechten oder linken Hälfte (Abb. 39.**4** u. 39.**5**),
- Transplantation (Abb. 19.**3**).

Technik der Leberresektion (Abb. 39.**5**)

Instrumente für die Parenchymdurchtrennung sind Skalpell, Laser, Diathermie, Kryomesser und Capitron ultrasonic aspirator (CUSA). Eine Verfahrensalternative ist die stumpfe Parenchymdurchtrennung mit dem Finger (fingerbreak). Immer müssen die Gefäße an der Durchtrennungsfläche umstochen werden (Abb. 39.**5d**).

Leberabszeß

Pyogener Abszeß

▶ Umschriebene, infektiös eitrige Gewebeeinschmelzung vorwiegend der rechten Leberhälfte (80%), die entweder hämatogen metastatisch aus dem Pfortaderquellgebiet oder aszendierend aus einer eitrigen Cholangitis oder posttraumatisch entsteht.

Hämatogene Ursachen sind Tonsillitis, Osteomyelitis, Furunkulose, Perityphlitis, Darmulzera, Tbc, Typhus, zerfallende Kolonkrebse, die Nabelvenensepsis des Neugeborenen, die Amöbiasis (s. u.) und die Aktinomykose. **Aszensionsursachen** sind die Steincholangitis und Askariden. **Direkte Entstehungsursachen** sind infizierte Leberverletzungen und infizierte Echinokokkuszysten, **Typische Anamnese:** Tropenaufenthalt, Gallensteine, bekannte Infekte im Portalgebiet und Traumen. **Symptome:** Septisch-toxisches Krankheitsbild mit raschem Allgemeinverfall, Leberschmerz, Hepatomegalie, Ikterus und Anämie (Perlmuttskleren). **Diagnostik:** Schmerzhafte große Leber, im CT Gasblasen, Dichtenunterschiede und Verkalkungen, ebenso im SG. Im Szintigramm Anreicherungsdefekte. Im selektiven Angiogramm und Cholangiogramm Strukturabbrüche und Verdrängungen. Auf der Rö-Weichteilaufnahme Oberflächenbuckelung. Erregergewinnung und -testung mit gezielter Feinnadelpunktion und Antibiogramm. **Behandlung:** Unter Antibiotika (s. u.) CT-gesteuerte Punktionsdrainage, evtl. zusätzlich Spülung; bei Verhalt extraperitoneale Spaltung.

Amöbenabszeß

Leberabszeß, der durch die tropische *Entamoeba histolytica* hervorgerufen wird und einzeln oder multipel vorkommt. Meist Folge einer akuten oder rezidivierenden intestinalen Amöbiasis. Die **Symptome** sind torpider als beim septischen Abszeß; der Ikterus kann fehlen. **Diagnose:** Darmerregernachweis und Immunfluoreszenztest. **Komplikationen:** Abszeßperforation in Subphrenium und Lunge und hämatogene Aussaat. **Behandlung** mit Metronidazol (Flagyl, Clont) 30 mg/kg KG, d. h. 3 × 800 mg/d über 10 Tage, dann 10 Tage halbierte Dosis. Medikation in Kombination mit Kontaktamöbiziden, z. B. Resochin 2 Tage 2–3 g/d, dann über 3 Wochen 1 × 0,5 g/d, ferner Jodochloroxychinolin und Tetrazykline; bei Einschmelzung Drainage. **Prognose:** Letalität von 6–17%.

Leberverletzung

▶ Parenchymprellung, -zerreißung oder -quetschung mit Übertritt von Blut und
Galle ins Abdomen oder organzentrale Zerstörungshohlräume mit Spätsymptomatik.

Entstehung durch stumpfes oder perforierendes Oberbauch- und unteres Brustkorbtrauma, häufig in Kombination mit Rippenverletzungen. Meist Einriß von
Leberrand und Leberkonvexität oder Abriß der Bänderansätze. **Symptome** und
Befunde sind äußere Prellmarken, abdominale Blutung (S. 656, 666), hämorrhagischer Schock, Douglas-Vorwölbung und Zunahme des Bauchumfanges, ferner
Phrenikus-Schulter-Schmerz und Zwerchfellhochstand rechts. **Diagnostik:** SG-
und Rö-Verschattung des rechten oberen Bauchquadranten, positive Peritoneallavage, Defekte in SG und Angio-CT, Dämpfung und Resistenz. **Behandlung:**
Schon bei Rupturverdacht und hämorrhagischem Schock unter laufender Bluttransfusion Laparotomie. Bei heftiger, sichtversperrender Parenchymblutung
werden A. hepatica und V. portae im Lig. hepatoduodenale zur Blutleereerzeugung abgeklemmt. Die normotherme *Ischämietoleranz* der Leber liegt bei
1 Stunde. Währenddessen erfolgt die Wundversorgung mit gezielter Blutstillung
durch Gefäßumstechungen im Wundgrund und die Drainage der Trümmerhöhlen. Erst danach dürfen die Wunden darüber locker genäht werden (Abb. 39.**3**).
Nicht versorgbare Trümmerbezirke werden reseziert. Sorgfalt erfordert die Versorgung einer eingerissenen großen Lebervene am Leberoberrand. Versagt die
Tamponadeblutstillung, muß die verletzte Vene gezielt genäht oder unterbunden
und ihr Parenchymanteil reseziert werden. Hierzu wird die V. cava entweder
ober- oder unterhalb der Leber abgeklemmt, besser noch auf einem von infrarenal in die V. cava eingeführten Shuntrohr oberhalb und unterhalb der Leber
ligiert. **Prognose:** Die Letalität reicht je nach Verletzungsausmaß und -schwere
bis zu 40%. **Postoperative Frühkomplikationen** sind Blutung und gallige Peritonitis und die Leberzellembolie. **Spätkomplikationen** sind bei Hämatominfektion, der Abszeß
sowie eine nicht erkannte oder nur oberflächlich
versorgte zentrale Verletzung, die zur intrahepatischen Massenblutung in die Gallengänge, der
Hämobilie, führt. Auf gleiche Weise, aber in
umgekehrter Richtung, erfolgt der Galleeintritt
in das venöse System. Der Fistelnachweis erfolgt
mit ERCP.

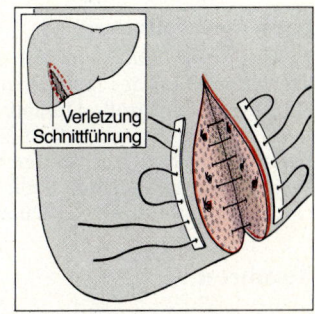

Verletzung
Schnittführung

Abb. 39.**3** Leberruptur. Parenchym- und Kapselnaht. Unterfütterung mit Duraläppchen zur
Verhütung des Fadendurchschneidens.

Zysten

▶ Zu unterscheiden sind die primär angeborenen *echten* Zysten, die mit Epithel ausgekleidete Parenchymhohlräume darstellen, und die erworbenen, meist parasitären *Pseudozysten.*

Echte Zysten

Die angeborene, primäre oder echte Leberzyste kommt in der Leber selten unilokulär, meist disseminiert oder multilokulär in beiden Leberlappen vor und wird als *Zystenleber* bezeichnet. Die Zysten entstehen aus fehlentwickelten intrahepatischen Gallengängen; für die Chirurgie haben sie nur differentialdiagnostische Bedeutung. Parallelbefunde finden sich in Pankreas, Lunge und Niere.

Pseudozysten

Echinococcus cysticus

Echinococcus-cysticus-Pseudozysten sind *parasitären* Ursprungs, entstehen durch Infektion mit dem Hundebandwurm (Echinokokkus, S. 63) und kommen uni- oder multilokulär vor. Verschluckte Eier werden als Larven aus dem Darm über die Pfortader in die Leber eingeschwemmt und bilden hier mit großen Blasen den *zystischen Echinokokkus.* Die Zysten machen sich erst bei Größenzunahme durch Verdrängungserscheinungen oder bei hilusnahem Sitz durch Verschlußikterus bemerkbar. Eine Spontanheilung durch Mischinfektion und Verkalkung ist selten. **Diagnostik:** Echinokokkentests (S. 63), SG und CT, Szintigraphie und Splenoportographie. *Cave* Punktion! **Komplikationen** sind die Perforation in die freie Bauchhöhle mit Aussaat, die eitrige Infektion, der anaphylaktische Schock und die Abszeßbildung. **Behandlung:** Nach Abtöten des Parasiten mit 20%iger NaCl-Lösung Enukleation der Parasitenblase aus der Wirtskapsel, der „parasitären Kaverne". Die Nachbehandlung erfolgt mit Mebendazol (Vermox) (S. 63). Die **Prognose** ist günstig, ein Rezidiv jedoch möglich.

Echinococcus alveolaris

Er *wächst infiltrativ* und läßt die große Blasenbildung vermissen. **Behandlung:** Trotz Resektion des befallenen Leberlappens ist die **Prognose** unsicher und die Rezidivneigung groß. Deshalb immer Nachbehandlung mit Mebendazol (Vermox). Hilusinfiltration, Gefäß- und Gallengangverschluß zwingen zum Resektionsverzicht und Ausweichen auf die alleinige Vermoxbehandlung. Den *Gallestau* kann eine hepatobiliodigestive Umgehungsanastomose drainieren. Nicht resezierbare Infiltrate werden zusätzlich kryotherapeutisch zerstört.

Tumoren

Gutartige Tumoren

Es sind dies *Hämangiome, Lymphangiome* und *Adenome.* **Hämangiome** wachsen, rupturieren und bluten in die freie Bauchhöhle. Bei Größenzunahme über 5 cm ist ihre Entfernung erforderlich. Ihr Nachweis erfolgt bei sonographischem Verdacht

mit der Blutpoolszintigraphie mit ^{90}Tc-markierten Erythrozyten. Kleine Angiome lassen sich enukleieren, größere werden lobektomiert. Im Frühkindesalter genügt die Arterienligatur.
Adenome und ihre potentielle Vorstufe, die *fokalnoduläre Hyperplasie* (FNH), betreffen häufiger Frauen mit Kontrazeptivaeinnahme. Der Nachweis erfolgt mit der Sonographie und der hepatobiliären Sequenzszintigraphie. Weil eine Entartung zum hepatozellulären Karzinom klinisch unbemerkt vor sich gehen kann, sollte die erkannte FNH reseziert werden.

Bösartige Tumoren

In der Leber sind primäre maligne Geschwülste viel seltener als sekundäre oder metastatische. *Merkmale* sind Hepatomegalie, Druckgefühl und später Kapselschmerz, Ikterus und Aszites. In über 70% sind alkalische Phosphatase und α-Fetoprotein erhöht, bei Kolonkarzinom-Metastasen auch das CEA. Die **Diagnostik** besteht in selektiver Zöliako- oder Hepatographie, SG und CT sowie Galliumszintigraphie und Radioimmun-CEA-Szintigraphie. Über die Operabilität entscheidet der Laparotomiebefund.

Primäres Leberkarzinom

Zu unterscheiden sind die *hepato*zellulären und die *cholangio*zellulären Tumoren. Ihre klinische Symptomarmut und ihr aggressives Wachstum mindern ihre Heilchancen. **Behandlung:** Einer Radikaloperation mit *Hemihepatektomie* (Abb. 39.4 u. 39.5) sind nur die szintigraphisch abgrenzbaren *hepatozellulären* Frühkarzinome zugänglich. **Prognose:** Die 5-Jahres-Überlebensquote liegt bei 15–20%. Eine Alternative zur Resektionsbehandlung ist die Lebertransplantation (S. 252).
Tumornachsorge: In den ersten 2 postoperativen Jahren 3monatliche, im 3. und 4. Jahr halbjährliche und danach jährliche Kontrolle von Anamnese, Klinik, Labor (Blutbild, BSG, Enzyme, α-Fetoglobulin, CEA), Lebersonographie und Thoraxröntgen in 2 Ebenen. Fakultativ sind vor allem bei Rezidivverdacht Szintigraphie, Abdomen-CT, MDP und Laparoskopie angezeigt.

Metastasen

Die metastatischen, sekundären Lebermalignome entstammen meist Primärtumoren aus dem Pfortadergebiet. Ihre **Symptome** sind Leistungsknick, großhökkerige Leber und der einen akuten Oberbauch vortäuschende *Kapselschmerz ohne Leukozytose*. Bis zur 90%igen Leberzerstörung bleiben die Funktionsproben ohne Befund. Frühabweichungen zeigt allein die alkalische Phosphatase. Die **Diagnostik** basiert auf SG und CT, ferner der Chole-, Blutpool- und Radioimmunszintigraphie mit ihrem Speicherdefektnachweis einerseits und der In-vivo-Bindung ihrer CEA-Antikörper in der Metastase andererseits. **Behandlung:** Die Resektion der Metastasen ist angezeigt bei Solitärbefund, bei der Leber als erster hämatogener Aussaatstation, bei metachronem Auftreten und bei begrenztem Befund. Bei allen übrigen Befunden regionale Zytostatikaperfusion über Porta-Cath mit 5-FU und MMC sowie Betatronbestrahlung. **Prognose:** Die resektionsbezogene 5-Jahres-Überlebensquote liegt bei 10–40%, die mittlere Überlebenszeit bei alleiniger Chemotherapie beträgt 18 Monate.

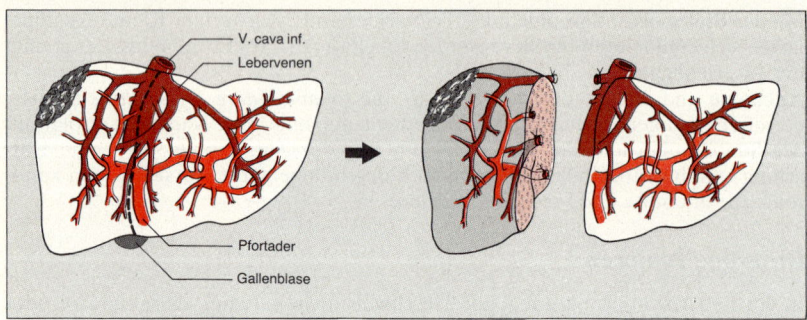

Abb. 39.**4**   Leberoperation Op-Taktik und -Strategie. Beispiel: rechtsseitiger Leber-
kuppentumor. Resektion der rechten Leberhälfte in der Kava-Gallenblasen-Linie:
Hemihepatektomie.

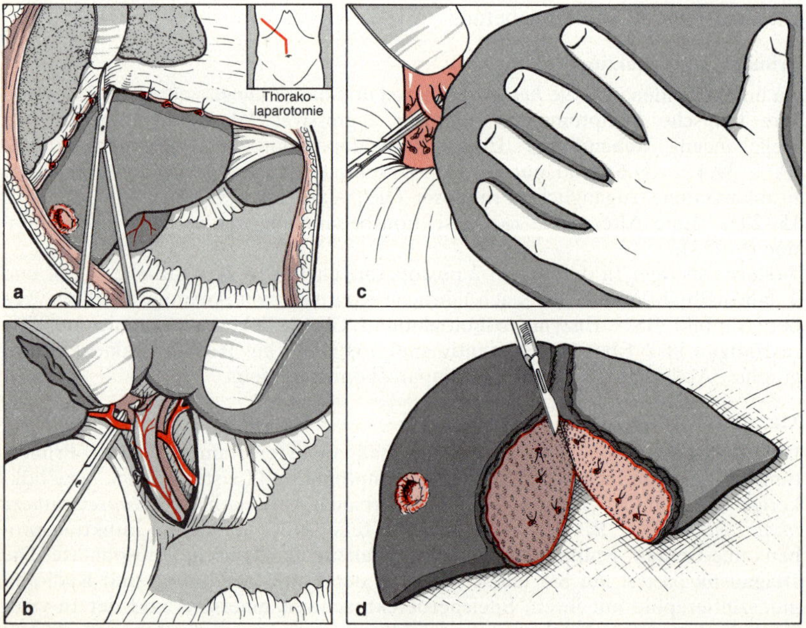

Abb. 39.**5**   Leberresektion rechts. Op-Technik. **a** Thorakolaparotomie und Zwerchfell-
spaltung unter Beiseitehalten der Lunge. **b** Infolge der Hochklappung der Leber in den
Thorax sind die Hilusstrukturen gut zu präparieren. Als erstes wird die rechte
A. hepatica unterfahren, ligiert und durchtrennt. **c** An der Oberkante der herunterge-
haltenen Leber wird die rechte Lebervene unterfahren, ligiert und unterbunden. **d** In
der sichtbaren Durchblutungsgrenze wird eine doppelreihige Durchsteppnaht gelegt
und dazwischen das Parenchym scharf durchtrennt.

40. Galle

Tabelle 40.1	**Untersuchungsverfahren**
Klinik – Inspektion (Ikterus, Lebersternchen, Palmarerythem) – Palpation (Murphy-Druckpunkt) – Courvoisier-Zeichen *Labor* – Leberfunktionsanalysen (Gallenfarbstoffe, Enzyme)	*Röntgen- und Nukleardiagnostik* – Röntgenleeraufnahme der Gallenblasenregion – Kontrastdarstellung der Gallenblase und der Gallenwege oral oder i. v. mit und ohne Kontraktionsprüfung der Gallenblase (Eigelb, Cholezystokinin) – hepatobiliäre Sequenz- oder Choleszintigraphie – Infusionskontrastdarstellung mit Schichtaufnahme und pharmakodynamischer Sphincter-Oddi-Funktionsprüfung mit Amylnitrit oder Morphium (bei Dyskinesie)
Sonographie	– MDP – endoskopische retrograde Papillotomie (ERP) – perkutane transhepatische Cholangiographie (PTC) – Computertomogramm

Mißbildungen

Mißbildungen der Gallenwege sind die totale oder partielle Lichtungsverlegung, die Aplasie oder die *Atresie* (Abb. 40.1), die maximale Erweiterung oder *Choledochuszyste,* ferner die *Verdoppelung* der Gallenblase durch Gallenblasensepten und die *Sanduhrgallenblase.* **Lokalisationen** der *Atresie* sind die intra- und extrahepatischen Gallengänge und die Gallenblase. **Symptome** sind Ikterus, acholischer Stuhl, tastbarer Tumor im rechten Oberbauch, später auch Hepatomegalie. **Behandlung:** Erfolgreich anzugehen sind bei den Atresien nur die extrahepatischen Formen, ferner bei den übrigen Mißbildungen die Gallenblasenanomalien und die Choledochuszysten. Bei der Atresie der extrahepatischen Gallenwege wird eine Umgehungsanastomose in Form einer biliodigestiven Verbindung angelegt. Die Choledochuszyste wird abgetragen, die Doppel- und Sanduhrgallenblase wird cholezystektomiert. Die to-

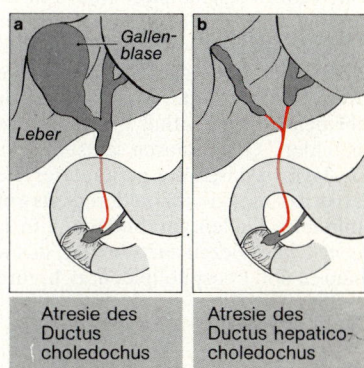

Abb. 40.1 Gallenwegsmißbildung. Atresie der intra- und extrahepatischen Gallengänge.

tale Aplasie rechtfertigt den *Lebertransplantationsversuch*. **Prognose:** Eine Heilung ist nur bei den distalen, extrahepatischen Atresien möglich.

Gallenstein

Ausgangspunkt nahezu aller Gallenleiden ist der *Gallenblasenstein* (Abb. 40.**7**). Seine *Wanderung* ins Gangsystem bestimmt die *progrediente* Leidensentwicklung. Sie verläuft *altersparallel*, beschleunigt sich mit der *Krankheitsdauer* und korreliert mit der *Komorbidität*. Schrittmacher der Krankheitsschwere sind die vom gewanderten Stein verursachten *Komplikationen*. Da also der Steinträger und -kranke mit dem Alter immer kränker wird, bietet ihm die *Frühcholezystektomie* die Chance, von seinem Leiden rasch, gefahrlos und *definitiv*, also auch kostengünstig, geheilt zu werden.

Gallensteinbildung

▶ Der Stein entsteht durch *Störung des Lösungsgleichgewichts* der Lebergalle sowie durch *Entzündungen* und *Motilitätsstörungen* der Gallenwege.

Die Störung des Lösungsgleichgewichts wird *begünstigt* durch Gravidität, Diarrhöen (z. B. Morbus Crohn), durch Fettsucht, Dünndarm-Shuntoperationen, Kurzdarmsyndrome, Ileostomien, Diabetes mellitus und den hämolytischen Ikterus. Sich gegenseitig verschlimmernde Entzündungen und Motilitätsstörungen der Gallengänge verändern die Konzentration der Gallebestandteile ebenso wie die Entzündungssekrete und -zellen und ihre Ausfällung zur Gallenkristallisation beitragen.

Lösungsgleichgewicht

Lösungsgleichgewicht oder *Metastabilität* bedeutet Ausgewogenheit zwischen den Stabilisatoren *Gallensäure* und *Lezithin* (Mizellen) einerseits und den gelösten Substanzen *Kalziumkarbonat, Bilirubin* und *Cholesterin* andererseits (Abb. 40.**2**). *Entstehungsursache* der *Bilirubin-* und *Kalzium*ausfällungen oder -steine ist das Überangebot dieser Substanzen. *Entstehungsursache* der *Cholesterinsteine* ist der vermehrte Cholesteringehalt bei vermindertem Gallensäuregehalt. Normalerweise sind Cholesterin und Gallensäuren im Gleichgewicht. Cholesterin wird unter dem Enzymeinfluß von Hydroxymethyl-Glutaryl-CoA-Reduktase aus Azetat gebildet. Gallensäuren entstehen auf der anderen Seite durch Einfluß der 7α-Hydroxylase. Bei gesteigerter Reduktaseaktivität einerseits und geminderter Hydroxylaseaktivität andererseits entstehen die erhöhte Cholesterin- und die verminderte Gallensäurebildung. Ein Lösungsungleichgewicht, das man als *„lithogene Galle"* bezeichnet, besagt: das wasserlösliche Cholesterin ist von den Gallensäuren und Phospholipiden, d. h. ihren Mizellen, nur in geringer Menge lösbar.

Vorkommen

Jenseits des 40. Lebensjahres finden sich Gallensteine bei *Frauen* in 32 % und bei *Männern* in 16 %. *Steintypen* sind der große *Cholesterinstein*, der kleine *Bilirubin-Karbonat-Stein* und der *Cholesterin-Pigment-Kalkstein* jeder Größe. Die **Familiendisposition** ist diagnostisch hilfreich. Sind Konkremente vorhanden, so ist die

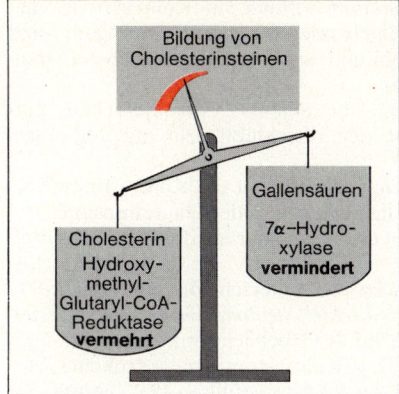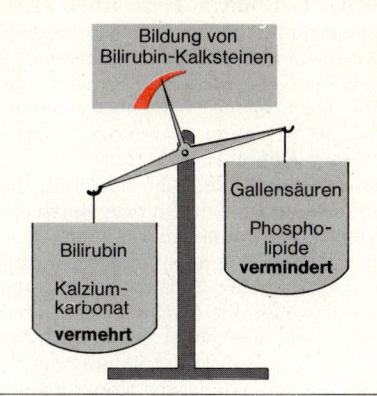

Abb. 40.**2**   Gallenstein. Pathophysiologie der Steinentstehung.

Galle bei 30% der Kranken *bakteriell infiziert*. **Entstehungsort** der Steine ist die Gallenblase (Abb. 40.**3**).

Diagnostik

Die wichtigsten diagnostischen Maßnahmen sind neben der klinischen Untersuchung das bildgebende Untersuchungsverfahren der Gallenblase und -gänge die Sonographie, und die *Kontrast-* sowie die *Nukleardarstellung* des Gallensystems, die *Cholegraphie*. Untersuchungsziel ist die Klärung der Gangstrukturen und der Nachweis von Steinen. Das Darstellungsspektrum reicht von der Übersichts- oder Leeraufnahme bis zu den verschiedenen Anreicherungsverfahren von *Kontrastmittel, Radiopharmaka* und *Isotopen* (Abb. 40.**4**). Voraussetzung für die Anreicherungsmethodik ist bei i. v. oder oraler Verabreichung der Kontrastmedien die freie Gallenpassage, d. h.; der Serumbilirubinspiegel darf 43 μmol/l nicht über-

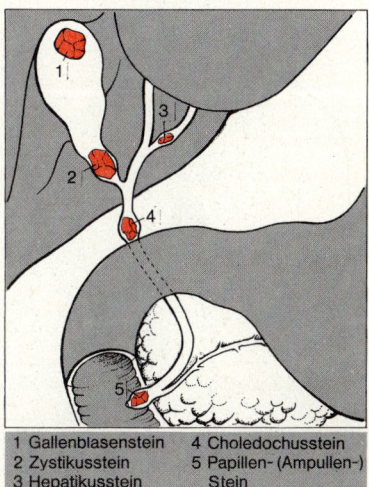

1 Gallenblasenstein	4 Choledochusstein
2 Zystikusstein	5 Papillen- (Ampullen-)
3 Hepatikusstein	Stein

Abb. 40.**3**   Gallenstein. Typische Lokalisationen.

schreiten. Hier müssen dann *instrumentelle Darstellungsverfahren* eingesetzt werden (s. u.).

Orale Galle. Am Untersuchungsvorabend werden dem Patienten 6 Kapseln Biloptin oral verabreicht. Ihr Kontrastmittel wird über die Leber ausgeschieden und in der Gallenblase konzentriert. Als *Funktionsprüfung* auf Kontraktions- und Entleerungsfähigkeit gibt man zusätzlich Eigelb oder Cholezystokinin. Damit sind Aussagen über Steinbeschaffenheit, -anzahl und -sitz sowie die Wandbeschaffenheit von Gallenblase und -gängen möglich.

Die *ausbleibende* Gallenblasendarstellung, die einem Zystikusverschluß entspricht, ist, wenn notwendig, ebenso wie der Verschlußikterus mit der *oralen Choleszintigraphie* zu klären.

Intravenöse Galle, auch Infusionsgalle genannt, bedeutet die Kontrastmittelverabreichung auf dem Blutweg durch einmalige Injektion oder Dauerinfusion.

Kombinierte orale und i. v. Galle. Sie dient der Intensivierung der Kontrastmittelanreicherung vor allem in den Gängen.

Röntgenbefunde. Je nach Art des Steinnachweises unterscheidet man das direkte und das indirekte Nachweisverfahren. Ein *direkter Steinnachweis* ist die Darstellung schattengebender kalkhaltiger Steine auf der Übersichtsaufnahme. Ein *indirekter Steinnachweis* ist die mit oraler oder i. v. Kontrastmittelgabe erreichte Aussparungsdarstellung der Konkremente in der kontrastgefüllten Gallenblase. Sie wird als *positives Cholezystogramm* bezeichnet.

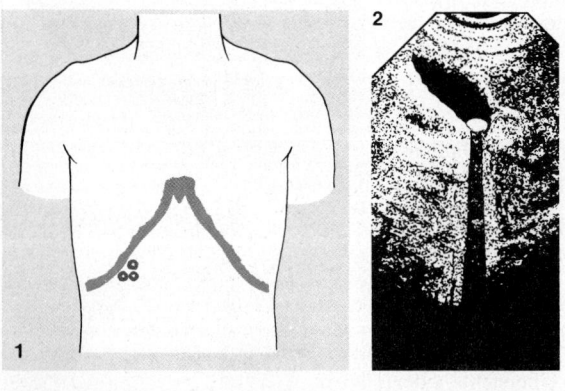
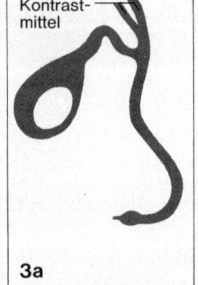
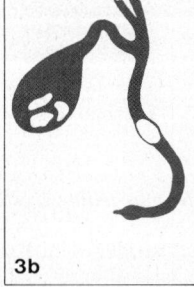
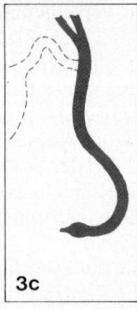

Abb. 40.4   Gallenstein. Die gebräuchlichen Nachweismethoden. **1** Direkter Steinnachweis mit Rö-Abdomenübersicht, **2** Sonographie; **3** indirekter Rö-Steinnachweis durch Kontrastmittelaussparung. **3a** in Gallenblase, **3b** in Blase und Gang, **3c** in Gallenblase bei Zystikusstein.

Das *negative Cholezystogramm* beweist mit der nicht dargestellten Gallenblase bei kontrastgefüllten Gängen den *Zystikusverschluß*. Selten ist der *direkte* Steinnachweis, den man als *positives Cholezysto-* und *Cholangiogramm* bezeichnet, in Gallenblase *und* -gängen zugleich anzutreffen. Stark *erweiterte Gänge* weisen auf ein tiefes Abflußhindernis, z. B. einen prä- oder intrapapillären Stein oder eine Papillenstenose (s. u.), hin.

Ein besonderes *instrumentelles Darstellungsverfahren* ist die *direkte Kontrastmittelinjektion* in die Gänge. Sie ist angezeigt bei unklarem Ergebnis einer i. v. oder oralen Galle, vor allem beim Bilirubin über 43 µmol/l. Die *Vorgehensweisen* sind die retrograde, transpapilläre Füllung oder die endoskopisch retrograde Cholegraphie (ERC; Abb. 40.**5**) und schließlich die perkutane Punktion der Lebergallengänge oder *p*erkutane *t*ranshepatische Cholangiographie (PTC; Abb. 40.**6**).

Klinik der Gallensteinkrankheiten

Im klinischen Sprachgebrauch teilen wir die Gallensteinkrankheit der Dringlichkeit ihrer Krankheitserscheinungen und der sich daraus ergebenden Behandlungsindikation entsprechend ein in die *Kategorien* stumm, blande, subakut, akut, septisch (Tab. 40.**2**, Abb. 40.**7**).

Stummer Stein

▶ Stumm ist der Stein, der weder viszeral noch somatisch Beschwerden macht und deshalb nur zufällig entdeckt wird.

Der zufällig angetroffene stumme Stein stellt nur bei *Wanderneigung* und *Dekubitusbildung* eine präventive Op-Indikation dar. Hierzu neigen die *senf- bis hirsekorngroßen* Konkremente, die *scharfkantigen* Kalksteine und der große *Ausguß-*

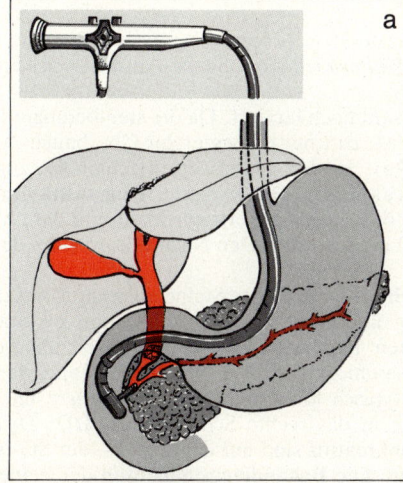
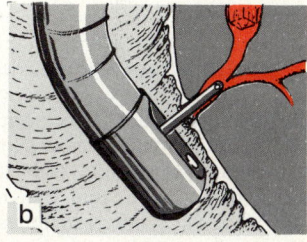

Abb. 40.**5**   Gallenstein und Gallengangverschluß. **a** Endoskopische, retrograde Cholegraphie (ERC). **b** Sondierung des Ductus Wirsungianus bei Gangstein.

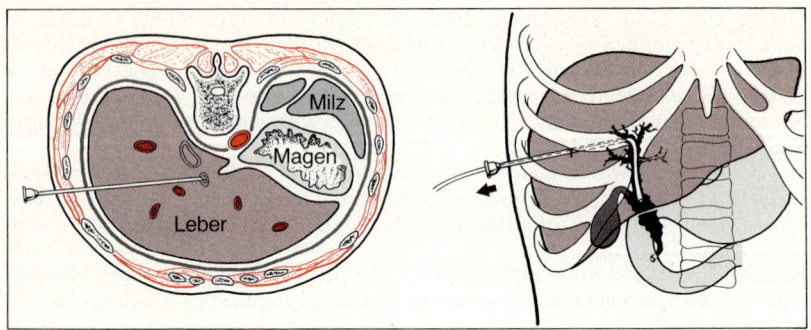

Abb. 40.**6**   Gallenstein und Gallengangstenose. Perkutane, transhepatische Cholangiographie (PTC).

stein. Kleine Steine wandern in die Gänge und machen hier die für den *Gangstein* typischen *Komplikationen* (Abb. 40.**8 b**). Der große *Ausgußstein* führt infolge seiner Dekubitalwirkung zur *Schrumpfgallenblase* und zum als *Mirizzi-Syndrom* bezeichneten Durchbruch in die großen Gänge (Abb. 40.**8 a**). Kalksteine disponieren infolge ihres chronischen Entzündungsreizes in 4% zum *Karzinom* (Abb. 40.**8 c**).

Bei Op-Ablehnern ist die fortlaufende *Überwachung* der Leber-Gallen-Funktion nur eine bedingte Vorbeugung. Bei Kalkfreiheit der Steine kann der Steinträger dem Versuch der medikamentösen Lyse mit Cheno- und Ursodesoxycholsäure unterzogen werden. Bei den geringsten Beschwerden, die auf *Steinwanderung* deuten, ist jedoch zu *operieren.*

Blande Galle

▶   Sie wird durch die unkomplizierte Steincholezystitis repräsentiert und beginnt mit dem **Schweregrad I,** der *Mukosairritation.* Sie ist Ausdruck des anhaltenden mechanischen Steinreizes.

Die **Symptome** der Cholezystitis sind noch larviert. Da die steinbedingte Entzündung auf die Mukosa beschränkt ist, tritt nur ein viszeraler Oberbauch-, der sog. Gastritisschmerz, auf (Abb. 40.**9 a**). In den Laborwerten fehlen Entzündungszeichen, Bilirubin- und Enzymreaktionen. Die klinische **Diagnostik** stützt sich allein auf die Schmerzanamnese, die Speisenunverträglichkeit und das „Murphy-Zeichen", den schmerzhaften Leberunterrand. Den Nachweis erbringt der Sonographiebefund.

Beim allmählich beginnenden **Schweregrad II** der Steincholezystitis hat die Entzündung infolge Nichterkennung und nicht erfolgter Operation im Stadium I die Mukosabarriere durchbrochen und auf *alle Wandschichten* übergegriffen (Abb. 40.**9 b**). Muskel- und Serosaschicht mit ihrer somatischen Innervierung lösen nunmehr den somatischen, typisch lokalisierten *Gallenschmerz* im rechten Oberbauch aus mit *Ausstrahlung* in das rechte Schulterblatt. **DD:** Dyspepsie, Duodenalulkus, Gastritis und Pankreatitis sind mit der Serum-, der SG- und der Rö-MDP-Diagnostik abzugrenzen. Die **Behandlungsindikation** der beiden blan-

Tabelle 40.2 **Schweregrade der Steinkrankheit** (Abb. 40.7)

	Stein-befund	Morphologie	Klinische Diagnose	Schmerz-symptomatik
Unkom-plizierte Galle	Gallenbla-senstein	ohne Befund	stummer Stein	keine
		Mukosairritation Cholezystitis Grad I	blande Galle	viszeraler Mittelbauch-schmerz
		Mukosadurchbruch Cholezystitis Grad II		somatischer Gallen-schmerz
Kompli-zierte Galle	Steinwan-derung in:	Ductus cysticus Ductus choledochus und Papille	subakute Galle	Koliken
	Steinein-klem-mung in:	Ductus cysticus – Hydrops – Empyem Ductus choledochus – Cholangitis und Papille (Papillitis) – Gallenstau	akute Galle	speisenab-hängiger Gal-lenschmerz
	Septische Steinkom-plikatio-nen	Gallenblase – Gangrän – Durchwanderung – Perforation – Peritonitis Gallengänge – Gallenstau – Cholangitis – Pankreasnekrose – Leberabszedierung	septische Galle	Dauerschmerz „akutes Abdomen"

den Grade I und II ist eine absolute zur Cholezystektomie. Denn wie katamnesti-sche Untersuchungen ergeben haben, ist mit konservativen Mitteln, auch mit der Steinauflösung, die morphologische Wandveränderung der Gallenblase nicht auf-zuhalten. **Prognose:** Das Op-Risiko der Cholezystektomie liegt bei den Graden I und II unter 0,5%. Op-Taktik und -Technik S. 543.

Subakute Galle

▶ *Steinwanderung* in den Ductus cysticus und den Ductus choledochus.
Sie tritt sich bei einem Viertel aller Steinkranken und -träger ein, nimmt mit dem Patientenalter *exponentiell zu* und ist eine typische *Folgekomplikation* der Chole-zystisgrade I und II. Die Steinwanderung aus der entzündlich veränderten Gallen-blase beginnt mit der *Austreibungsphase* (Abb. 40.7). Mit ihr bekommt der Pa-tient seine erste *Kolik.* Erste Kolik und Beginn der Steinwanderung sind quasi

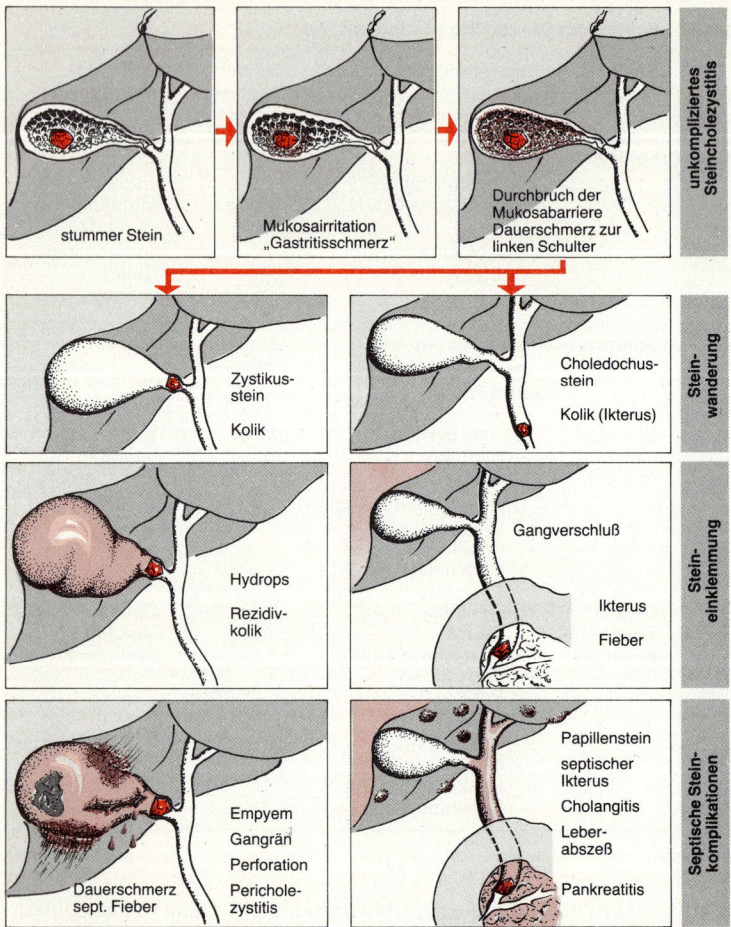

Abb. 40.**7**   Gallenstein. Entstehungsverlauf der Komplikationen.

Synonyma. Zunächst bleibt der Stein im Gallenblasenhals oder Zystikus stecken, und die Koliken klingen ab (Pseudoheilungsphase!). Im Gegensatz zum Sonogramm ist die Gallenblase im Rö-Kontrast nicht darstellbar: sie ist „ausgeschlossen" (Abb. 40.**4**–3c). Dann aber beginnt die Gallenblase auf den Verschluß mit einer vermehrten Schleimsekretion zu reagieren. Der entstehende Überdruck setzt erneut *Austreibungsversuche* in Gang, wodurch der Stein schließlich in die großen Gänge gelangt (s. u.).

Abb. 40.**8**   Gallenstein, Gefährdung durch stumme Steine. **a** Großer Solitärstein mit Dekubitus, Schrumpfung und Durchwanderung, Mirizzi-Syndrom. **b** Wanderung multipler kleiner Steine in die Gänge. **c** Karzinomentstehung auf dem Boden des chronischen Reizes durch scharfkantige Kalksteine.

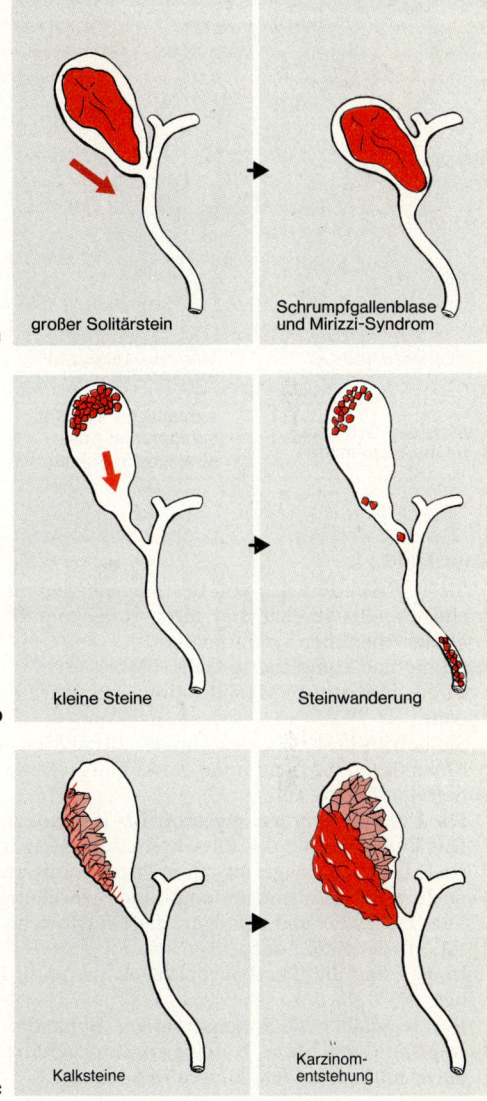

großer Solitärstein

Schrumpfgallenblase und Mirizzi-Syndrom

a

kleine Steine

Steinwanderung

b

Kalksteine

Karzinomentstehung

c

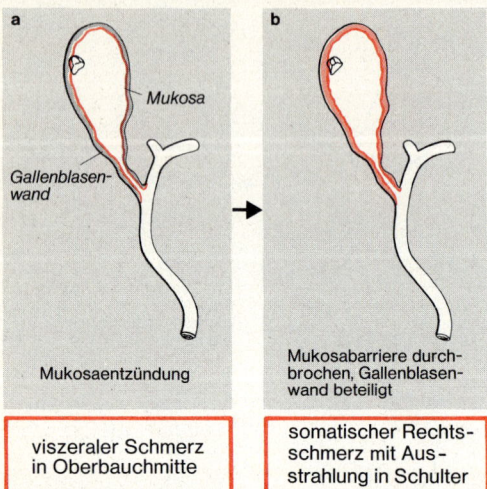

Abb. 40.9 Gallenstein. **a** Mukosaentzündung mit visceralem „Magenschmerz". **b** Entzündung der gesamten Wand, somatischer Gallenschmerz loco typico.

a

Mukosa

Gallenblasen-wand

Mukosaentzündung

viszeraler Schmerz
in Oberbauchmitte

b

Mukosabarriere durch-
brochen, Gallenblasen-
wand beteiligt

somatischer Rechts-
schmerz mit Aus-
strahlung in Schulter

Akute Galle

▶ Sie repräsentiert das von der *Steineinklemmung* im Zystikus oder Choledochus-Papillenbereich und ihren Folgekomplikationen ausgehende Bild mit akuter klinischer Symptomatik.

Die akute und komplizierte Galle

● ist die dramatische Manifestation eines lange Zeit schwelenden Gallensteinleidens.

● Sie betrifft deshalb nahezu immer ältere Menschen.

● Meist treten die Symptome der komplizierten Galle erst nach einer beschwerdefreien Latenz auf.

● Die Erstbeschwerden liegen oft 10–15 Jahre zurück.

● Das klinische Bild der fortschreitenden Entzündung wird vom Alter larviert, weil die Gallenwege im Alter ihren Tonus verlieren und weder zu Koliken noch zu heftigen Entzündungs- und Schwellungsreaktionen fähig sind.

● Dies erschwert und verzögert die Diagnose bis zur dramatischen Dekompensation aller Funktionen.

● Immer sind die Oberbauchparenchyme, d. h. Leber und Pankreas, mitbeteiligt.

● Bei verschleppender konservativer Behandlung muß die operative Gallenwegssanierung oft als Noteingriff durchgeführt werden, und dies beim gefährdeten multimorbiden, älteren Menschen.

Zystikusstein

Die in der verschlossenen Gallenblase (Abb. 40.**10a**) gestaute Galle gerät infolge Schleimsekretion aus der Wand unter Druck: es entsteht der *Hydrops*. Er kann lange so bestehen. Häufig allerdings ist seine Infektion durch aszendierende Er-

Abb. 40.**10**   Subakute und
akute Galle. Steinwanderung
und Einklemmung. **a** Zystikuseinklemmung mit typischer
Gallenkolik. **b** Choledochus-
einklemmung mit fieberhafter
Cholangitis und Kolik. Septische Galle.

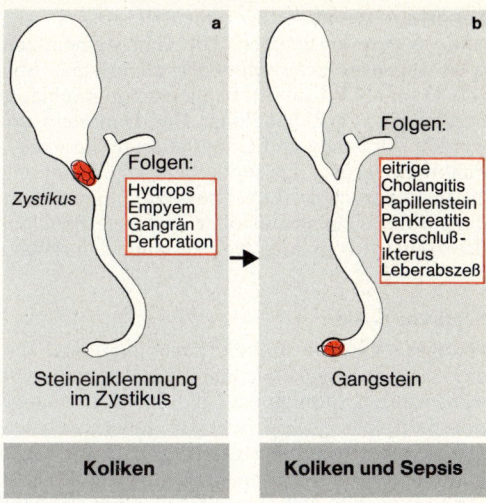

reger oder durch hämatogene Erregermetastasierung zum *Empyem*. Begünstigt
wird die Infektion durch virulente Fokalinfekte, durch alters- oder komorbiditäts-
bedingte Resistenzminderung oder durch instrumentelle endoskopische Interven-
tionen an der Papille. So beendet zwar die Zystikuseinklemmung die Serie der
Koliken, signalisiert aber mit dem nachfolgenden *nahrungsabhängigen Dauerschmerz,* daß eine der beiden Verschlußkomplikationen, ein Hydrops oder ein
Empyem, entstanden ist. **Symptome:** Der *Hydrops* imponiert als relativ indolenter birnenförmiger Tumor am Leberunterrand, das *Empyem* als schmerzhafte,
ähnlich geformte Resistenz mit Leukozytose und Fieber über 38 °C. Die **Diagnostik** stützt sich auf die weiteren Laborwerte. Das Sonogramm ergibt den Stein in
der gestauten Gallenblase. Im Rö-Kontrastbild füllt sich die Gallenblase nicht
(negatives Cholezystogramm, Abb. 40.**4**–3c). Die Leberenzyme und das Bilirubin sind nur wenig erhöht. **Behandlung:** Um weiteren aus der verschlossenen
Gallenblase entstehenden Komplikationen zuvorzukommen, muß die Gallenblase unter Antibiotikaschutz (Breitspektrum-Penizilline 4 × 2 g/d i. v. und
Metronidazol 3 × 0,75 g/d i. v.) unverzüglich entfernt werden. **Prognose:** Das
Op-Risiko liegt um 0,7–2 %.

Gangstein

Ein Stein in großen Gängen bedeutet Verlegung des Galleflusses und Gallerück-
stau (Abb. 40.**10b**). *Austreibungskoliken* und *Gangentzündung* beherrschen das
akute klinische Bild. Der durch den Zystikus gewanderte Stein macht in den
großen Gängen die folgenden **Komplikationen:** eitrige *Cholangitis* und *Hepato-
cholangitis* und/oder *Papilleneinklemmung* mit Ikterus und Pankreatitis. Die **Diagnose** ergibt sich aus der Vorgeschichte, dem Beschwerdebild, den entzündlichen

Laborwerten und den Enzymentgleisungen. Als Vorboten der drohenden Sepsis sind sie ernst zu nehmen. Die Gangsteineinklemmung erfordert die rasche und breit angelegte *interventionelle Diagnostik:* Sonogramm, Infusionscholangramm (bis 43 µmol/l Bilirubin), Sequenzszintigraphie, falls technisch nicht möglich ERC und/oder PTC. **Behandlung:** Der Gangstein muß so früh wie möglich entfernt werden. Drainage und Gangsanierung besitzen, um der Leberabszedierung, der Pankreasnekrose, den septischen Allgemeinkomplikationen und dem Funktions-zusammenbruch der Leber zuvorzukommen, *höchste Dringlichkeit.* Die Entscheidung ob ERC einerseits oder operative Papillenspaltung mit Steinextraktion andererseits ist vom Allgemeinzustand, d. h. High risk oder Op-Intoleranz, abhängig zu machen.

Septische Galle

Häufigste **Ursache** sind die Komplikationen des **Gallenblasenempyems.** Einmal die von ihm ausgehende hämatogene Erregerstreuung, zum anderen die Durch-wanderungsperitonitis oder die durch die Gangrän entstehende diffuse Perfora-tionsperitonitis. Alle Ereignisse äußern sich letztlich in Sepsis und Endotoxin-schock. Die **Symptome** sind Fieberschübe, Schüttelfrost, Ikterus, Kreislaufver-fall, Leukozytose, Enzymentgleisung und Magen-Darm-Lähmung. Die Blutkultu-ren sind positiv. Mit dem ANV beginnt das MOV. **Behandlung:** Bis 80 Stunden nach Symptombeginn wird unter Antibiotikaabschirmung (S. 537) cholezystekto-miert. Von diesem Zeitpunkt ab muß man sich darauf beschränken, den Prozeß antiphlogistisch und antibiotisch zu begrenzen. Denn die inzwischen eingetrete-nen lokalentzündlichen Veränderungen auch der Nachbarschaft machen die Ope-ration technisch komplizierter und letalitätsgefährdeter. Voraussetzung für den Erfolg der konservativen Antiphlogistik ist die stationäre Beobachtung unter eng-maschiger Kontrolle der Bauch-, Kreislauf-, Entzündungs- und Leberfunktions-parameter. *Cave:* Opiatgaben, die den Sphincter Oddi verkrampfen! Grundele-ment der Therapie ist neben der Spasmolyse die Nahrungskarenz. Kommt das septische Bild unter dieser Behandlung zur Ruhe, wird die Cholezystektomie frühestens nach 6, spätestens nach 10 Wochen nachgeholt. **Prognose:** Die Opera-tionsletalität überschreitet den Wert von 1–1,5 % nicht.

Andererseits können die trotz konservativer Intensivbehandlung plötzlich eintre-tenden Verschlechterungen oder Sepsisrezidive die Notfallintervention erzwin-gen, die sich beim meist vorgeschädigten älteren Kranken auf das Notwendigste, die Sepsiseliminierung durch Cholezystektomie, beschränken muß.

Als Ursache der akuten Galle rangiert *an zweiter Stelle* die septische **Stauungs-cholangitis** beim eingeklemmten Choledochus- oder Papillenstein. **Behandlung:** Hat der eingeklemmte Gangstein zur eitrigen Cholangitis mit Verschlußikterus geführt, so ist jeder Versuch der *konservativen Behandlung,* und sei sie auch nur zur Vorbereitung gedacht, absolut *kontraindiziert.* Vielmehr muß hier nach kurz-zeitiger hochdosierter Antibiotikaabschirmung (S. 537), Schnelldigitalisierung und metabolischer Äquilibrierung der Gangstein entfernt, der Gallengang drai-niert und ohne Druck gespült werden. Welchen Weg man für die Entfernung des Steins wählt, hängt vom Allgemeinzustand ab. Beim High-risk-Patienten, vor allem bei hochgradigem Ikterus, wird die Papille auf endoskopischem Wege vom Duodenum aus transpapillär, also unter Verzicht auf Laparotomie, gespalten. Dabei wird mit der mit dem Endoskop in die Papille vorgebrachten Hochfrequenz-Diathermieschlinge das Papillendach so weit geschlitzt (Abb. 1.**7 a**), daß der Stein spontan abgehen oder mit Schlinge oder Dormiakörbchen leicht herausgezogen werden kann (Abb. 1.**7 b**). Die Papillenspaltung und Steinentfernung kann auch auf dem Laparotomiewege erfolgen. Ihr Risiko liegt, weil sie automatisch mit der Cholezystektomie und Gangsanierung kombiniert wird, 1 % über dem der endoskopischen Steinentfernung. Rechnet man aber das bei der ERC noch durch die später nachzuholende Cholezystektomie und Gangrevision bedingte Risiko hinzu, so hebt dies den scheinbaren Risikovorteil der ERC wieder auf.

Akute Galle ohne Stein

Eine besondere Form der akuten Galle ist die sog. akute *Cholecystitis sine concremento.* Ihr liegt ein Typhus oder eine Lamblia-intestinalis-Infektion zugrunde. **Diagnose:** Der Erregernachweis wird im Duodenalsaft oder im Stuhl, die serologische Typhusdiagnostik mit dem Gruber-Widal-Test geführt. **Behandlung:** Unter antibiotischer Abschirmung: Cholezystektomie; bei Typhus erst nach Vorbehandlung mit Sulfamethazol 400 mg + Trimethoprim 80 mg (Eusaprim forte) 2 × 1 Tbl./d (Tbl.) oral, bei Lamblien Metronidazol 3 × 0,75 g/d i. v.

Verschlußikterus (Abb. 40.**11**)

Tabelle 40.**3** **Untersuchungsverfahren**	
Anamnese Koliken, Schüttelfrost, Steinanamnese, Juckreiz, evtl. allgemeine Karzinomzeichen *Befund* normale Leber, vergrößerte Gallenblase, gelbgrüner Ikterus *Labor* erhöhte alkalische Phosphatase, LAP und γ-GT, pathologische Gerinnungsparameter, erniedrigte Cholinesterase, erhöhtes direktes und indirektes Bilirubin	*Sonogramm* Steinreflex mit Schallschatten *Röntgen- und Nukleardiagnostik* CT, ERCP, perkutane transhepatische Cholangiographie mit Steinbefund oder Abflußbehinderung, hepatobiliäre Sequenzszintigraphie *Laparoskopie* grüne Leberoberfläche, Zeichen der Cholestase

Allgemeines

▶ Die neben der Sepsis gefährlichste Komplikation von Gallenstein, Mißbildung, Entzündung, Narbe und Tumor ist der Verschlußikterus. Infolge der Abflußbehinderung in den extrahepatischen Gallenwegen stauen sich die Gallenfarbstoffe in Serum, Sekrete und alle Körpergewebe zurück.

Ursachen (Tab. 40.**4**): Der Rückstau in die Gallenkapillaren der Leber stört den Gallenstoffwechsel und löst Juckreiz aus. Weitere Stoffwechselfolgen sind die Hypercholesterinämie und die Mangelresorption der fettlöslichen Vitamine, bisweilen auch die Hypoproteinämie. In Verbindung mit der eitrigen Cholangitis zerstört der Gallestau das Leberparenchym, so daß es zum akuten Leberversagen kommt. Die Gelbsucht wird bereits ab einem Serumbilirubin von 26 μmol/l er-

Tabelle 40.4 Ursachen des Verschlußikterus	

Mißbildungen
– Atresie
– Choledochuszyste
– Duodenaldivertikel (papillennah)
  Hypoplasie der Gallengänge
 	
Steine
– in Hepatikus, Choledochus oder
  Papille
 	
Narbenstriktur und Stenose
– Gangstriktur
– Papillenstenose (entzündlich
  oder narbig)
	Entzündungen
	– akute Cholezystitis
	– Pericholezystitis
	– Gallenblasenperforation
	– Cholangitis
	– Pankreatitis
	– Echinococcus alveolaris im
	  Leberhilus
	
	Tumoren
	– Gallengangspapillomatose
	– Hepatikus-, Choledochus-, Papil-
	  len- und Pankreaskopfkarzinom
	– Metastasen und Lymphome im
	  Leberhilus

kennbar. **Diagnostisch** gilt es, den Ikterus zunächst als chirurgisch angehbaren posthepatischen, also mechanischen Verschluß zu objektivieren, in zweiter Linie dann den *Hindernischarakter* einzugrenzen (Tab. 40.**3**, 40.**4**).

Gangsteine

Gallensteine sind die häufigste Ursache des Verschlußikterus. Symptomatik S. 537. Vom Steinsitz hängt Ausmaß und Verlauf der Galleretention ab (Abb. 40.**11**).

Papillenstenose

▶ Die nicht tumorbedingte, oft im Verlauf des Steinleidens auftretende Papillenstenose kann durch eine Papillenhyperplasie, eine Steindekubitusnarbe oder eine temporäre Verschwellung bedingt sein (Abb. 40.**12**).

Der **Nachweis,** welche *Stenoseform* vorliegt, ist auch während der Gallensteinoperation oft schwer. **Behandlung:** Ergibt die *Funktionsmanometrie* (Abb. 40.**16**), d. h. die Druck- und Flowmessung unter Amylnitritgabe, eine Öffnungsfähigkeit, so handelt es sich um einen temporären *Verschwellungszustand,* der nicht gespalten werden muß, weil er sich nach Sanierung der Gallenwege und T-Drainage (Abb. 40.**17**) von selbst *zurückbildet.* Ergibt die Prüfung *keine Öffnungsfähigkeit,* muß die Papille *gespalten* werden. Insgesamt ist dies bei 7–10% aller Gallenwegsoperationen notwendig. Die Spaltung erfolgt nach der Cholezystektomie auf transduodenalem Wege, d. h., das Duodenum wird an seiner Vorderwand gegenüber der Papille eröffnet, und nachdem die Papille durch den Choledochus von proximal sondiert ist, wird ihr vorderes Dach über der liegenden Sonde auf 2 cm Länge eingekerbt

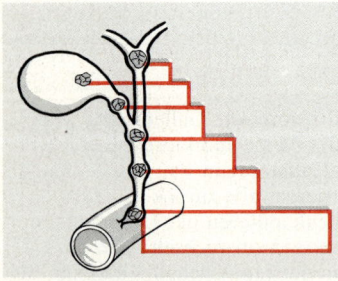

Abb. 40.**11**   Verschlußikterus. Gallengangverschluß. Galleretention in Abhängigkeit vom Steinsitz.

(Abb. 40.**13a**). Dann wird das Duodenum wieder zweireihig verschlossen und der Gang zur Nahtentlastung für 8 Tage mit einem T-Drain geschient. Ohne Laparotomie läßt sich die Papille auf transduodenalem Wege endoskopisch spalten (Abb. 40.**13b**).

Gallengangstriktur

▶ Durch operative Gallengangverletzung, seltener durch Steindekubitus entstandene narbige Verengung der Ganglichtung.

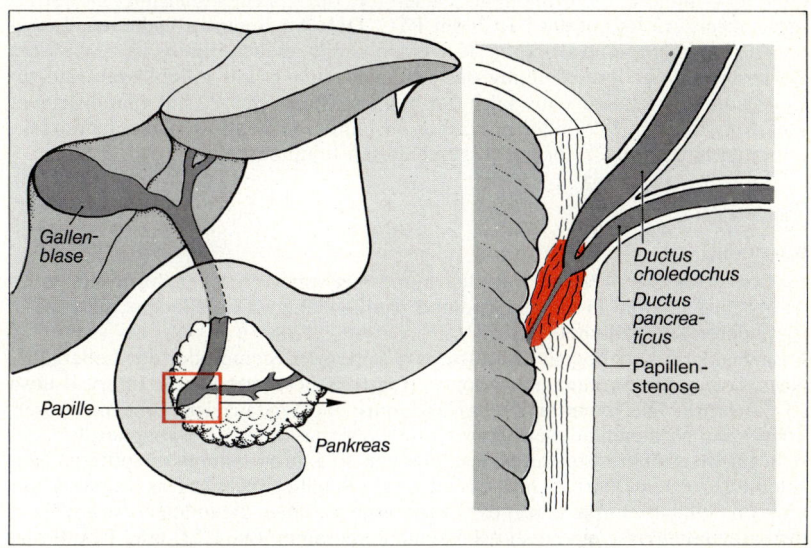

Abb. 40.**12**   Papillenstenose, -hyperplasie, -hypertrophie, -adenom, -verschwellung und -narbe.

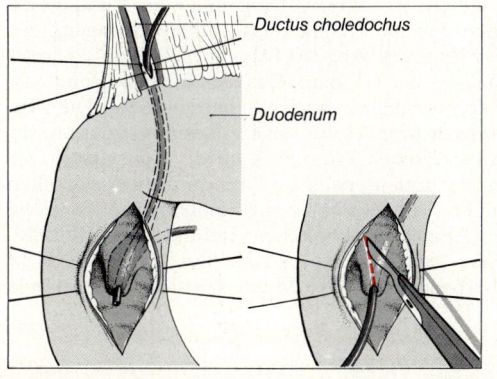

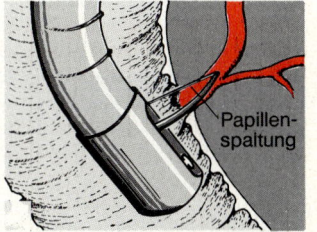

Abb. 40.**13**   **a** Transduodenale Papillenspaltung bei narbiger Stenose oder eingeklemmtem Stein. **b** Alternative: endoskopische Spaltung des Papillendachs.

Zur *primären Unterbindung* oder zur Gallengang*verletzung* mit nachfolgender Narbenenge kommt es bei etwa jeder 300. bis 500. Gallenoperation und bei jeder 100. tiefen Ulkusresektion. Die **Symptome** der Enge sind die postoperativ oder erst später auftretende *Gelbsucht* sowie die postoperativ persistierende *Gallenfistel*. Häufig sind auch die nach freiem Intervall erscheinenden septischen Anzeichen der *Cholangitis* mit der Trias Schüttelfrost, Gelbsucht und Gewichtsabnahme. Intraoperativ werden nur 5% der Gangverletzungen erkannt, die Mehrzahl erst 2 Monate bis 1 Jahr postoperativ und später. Die **Diagnose** stützt sich auf die Op-Anamnese, die Cholangitiszeichen und die Enzymentgleisung. Der Strikturnachweis erfolgt mit der ERC oder PTC. **DD:** An einen verbliebenen übersehenen Gangstein, eine Papillitis oder einen papillennahen Tumor ist zu denken. **Behandlung:** Wiederherstellung der Gallenpassage 1. mit biliobiliärer End-zu-End-Naht des Choledochus nach Strikturresektion oder 2. mit biliodigestiver Anastomose, d. h. Verbindung zwischen gestautem Gallengang und Jejunum mittels einer nach Roux Y-förmig ausgeschalteten Jejunumschlinge.

Tumoren

Karzinom

▶ Bei etwa 3,8–4% aller Gallensteinträger und -kranken vorkommendes Adenokarzinom in Gallenblase und papillennahem Choledochus, seltener in anderen Gangabschnitten.

Ursachen sind karzinogene Einflüsse von seiten der Steine oder der Lebergalle. Nach der ersten Steinmanifestation beträgt das beschwerdefreie Intervall etwa 15–20 Jahre. Die **Symptome** des Karzinoms sind Spätzeichen: schmerzloser, kontinuierlich zunehmender Ikterus und Leistungsknick. Die **Diagnostik** stützt sich auf die frühere Steinanamnese des vor 20 Jahren einmal verspürten, nahrungsabhängigen Oberbauchdrucks oder der einmaligen Kolik. Das Karzinom der unteren Gangabschnitte macht das *Courvoisier-Zeichen*, die indolent vergrößerte, tastbare Gallenblase mit entsprechendem Sonogramm. Die ERC oder PTC bringt den Tumorabbruch zur Darstellung. **Behandlung:** Wegen der Frühaussaat in Leber und Nachbarschaft ist die *Radikaloperation* nur *selten* möglich; deshalb Beschränkung auf die palliative Entfernung der verkrebsten Gallenblase und/oder Resektion des tumortragenden Gangs. Bei Ikterus Umgehungsanastomose zwischen gestauter Gallenblase oder Gallengang mit dem Jejunum (Abb. 40.**14**) oder zwischen Lebergallengang oder Jejunum. Das Gallenwegskarzinom ist weder strahlen- noch chemosensibel. Die **Tumornachsorge** ist nur angezeigt bei resezierten Mikrokarzinomen, die zufällig angetroffen wurden. Sie besteht in den ersten 2 Jahren in der 3monatlichen und im 3. und 4. Jahr in der 6monatlichen Kontrolle von Anamnese, klinischem Befund sowie Blutbild, BSG, Enzymen und CEA. Bei Rezidivverdacht Oberbauch-SG, CT, MDP, Gastroduodenoskopie und ERC.

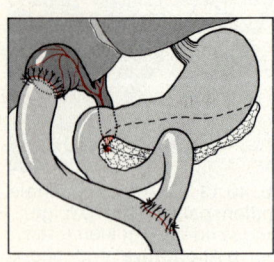

Abb. 40.**14** Cholezysto-jejunostomie.

Gutartige Veränderungen

sind **Papillome, Adenome** und **Divertikel.** Erstere befinden sich in der Gallenblase solitär und als *Papillomatose* im gesamten Gangsystem. Sie machen Ikterus, Koliken oder Blutungen und erfordern die operative Entfernung mittels Cholezystektomie und/oder Gangresektion mit Tumornachsorge, da Entartungsrezidive möglich sind. Das gleiche gilt für *Einzeladenome,* die sich in der Gallenblase mit Koliken bemerkbar machen. *Divertikel* rufen ebenfalls Motilitätsstörungen hervor und bedürfen deshalb der Entfernung mit der Gallenblase.

Gallenoperation

▶ Voraussetzung für die Definitivheilung des Gallenleidens ist die Eliminierung der *Steinmatrix Gallenblase* mit Cholezystektomie.

Die Gallenblasenentfernung (Abb. 40.**15**) erfolgt mit Oberbauchschnitt und Freilegung des Gallenblasenhilus, Abbindung der A. cystica und präliminarer *Unterbindung des Ductus cysticus.* Durch ihn zunächst *Radiomanometrie* (Abb. 40.**16**) der Gänge und der Papille, d. h. Kontrastdarstellung mit Flow- und Druckmessung. Bei Sicherstellung freier Abflußverhältnisse in das Duodenum wird der Ductus cysticus durchtrennt und die Gallenblase subserös aus ihrem Leberbett *geschält.* Dann wird der Ductus cysticus so kurz wie möglich mit resorbierbarem Faden unterbunden. Bei der Operation *Entnahme von Ganggalle* für Mikrobiologie und *Lithogenitätsuntersuchung.* Die *Feinnadelbiopsie* der *Leber* dient der gezielten Nachbehandlung im Falle eines morphologisch nachgewiesenen Leberschadens. Pankreas und Magen werden auf morphologische Veränderungen abgetastet. Hat die Radiomanometrie einen *Gangstein* ergeben oder war er bereits vorher bekannt, erfordert dies die supraduodenale *Choledochuseröffnung.* Von hier aus beginnt dann die operative Steinsuche und -entfernung mit Sonde, Endoskop, Löffel und Fogarty-Katheter. Trotz der intraoperativen Radiomanometrie, der Austastung, der instrumentellen *Steinsuche* und der Spiegelung können kleine *Konkremente übersehen* werden. Ob man die für die Steinsuche angelegte *Choledochusöffnung* wieder *primär vernäht* oder mit einem *T-Drain* vorübergehend *schient* (Abb. 40.**17**), hängt von Entzündungsgrad und Wandbeschaffenheit des Ganges ab. Bei postoperativ *anhaltender Cholorrhö* aus dem T-Drain muß diese täglich gemessen und mit Infusion substituiert werden. Normal ist die anfängliche Tagesmenge von 1000 ml und der Rückgang auf die Hälfte bis zum 7.

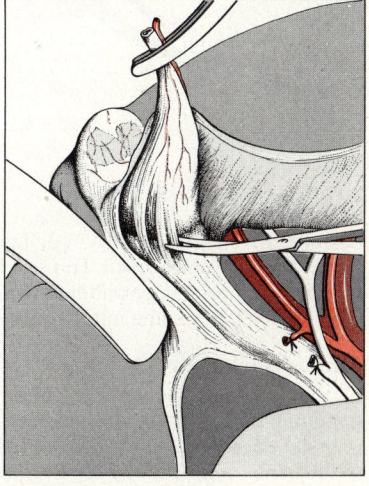

Abb. 40.**15**   Cholezystektomie. Operationstaktik. Subseröse Ausschälung der Gallenblase aus dem Leberbett.

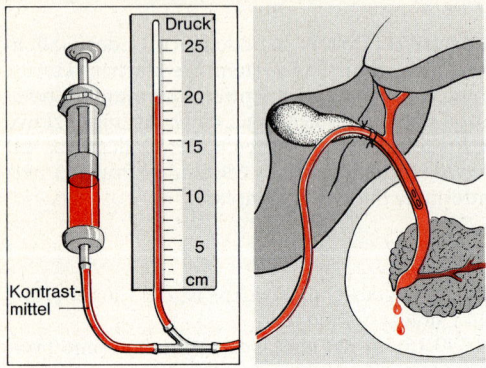

Abb. 40.**16**   Cholezystektomie. Intraoperative Funktionsdiagnostik der Papille mit Radiomanometrie. Normaldruck ~ 18 cm H_2O.

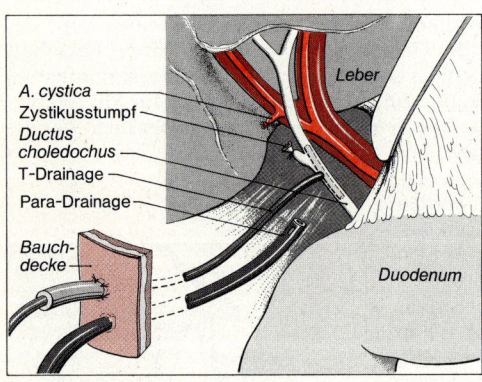

Abb. 40.**17**   Cholezystektomie. Nach Gallengangeröffnung und -revision Einlegen eines T-Drains sowie eines Bauchdrains.

postoperativen Tag. Am 10.–12. Tag wird dann nach radiomanometrischer Kontrolle der T-Drain gezogen. Hat sich bei der Operation eine *Papillenenge* ergeben, so wird diese primär gespalten (Abb. 40.**13**). Ein angetroffenes *Papillenkarzinom* muß in gleicher Sitzung mit dem Pankreaskopf (Abb. 42.**4**) reseziert werden.

Nachbehandlung des Operierten

Nach der Gangsteinentfernung ist zur Ausheilung der *Cholangitis* die Langzeitbehandlung mit getesteten *Antibiotika* anzuschließen. Bei nachgewiesener *Lithogenität* der entnommenen Lebergalle ist zur Absenkung eines Cholesterinüberhangs mit Cheno- und Ursodesoxycholsäure nachzubehandeln, mit einer Dosis von 15 mg/kg KG auf zwei Einzelgaben verteilt über insgesamt 3–6 Monate. Ob über diätetische Maßnahmen hinaus eine medikamentöse Leberschutztherapie von Wert ist, muß bezweifelt werden.

Postoperative Frühstörungen

▶ Zu Frühstörungen kommt es bei etwa 8 % der wegen komplizierter und akuter Galle Operierten. Meist sind dies allgemeinchirurgische Störungen (S. 197 ff.), seltener gallenspezifische Komplikationen wie gallige Peritonitis, Gallefistel, Ikterus oder Leberversagen.

Die *gallige Peritonitis* ist die Folge einer bakteriellen Infektion eines postoperativen *Cholaskos,* der durch eine unbemerkte Gallengangverletzung entsteht oder auf der Lösung der Zystikusunterbindung oder der Gallesekretion aus dem Lebergallenblasenbett beruht. Ein Cholaskos kann sich nur entwickeln, wenn das Op-Feld nicht drainiert wurde. Normalerweise versiegt die *Gallesekretion* aus dem Drain nach wenigen Tagen. *Persistiert* sie über den 8. Tag hinaus, liegt eine *Abflußbehinderung* im Gallengang oder an der Papille vor. Häufigste **Ursache** ist der *verbliebene (Rest-)Stein,* dann eine nicht erkannte *Papillenstenose* und schließlich eine operativ gesetzte *Gallengangsenge.* Hierbei ist ebenso wie bei dem über den 5. Tag anhaltenden Ikterus unverzüglich zu revidieren. Der *Rezidiv-,* sprich *Reststein* ist zu entfernen, die narbige *Papillenstenose* zu spalten (Abb. 40.**13**) und die Bauchhöhle ausgiebig zu drainieren. Ein erwiesener *Papillenspasmus* erfordert den Lösungsversuch mit Amylnitrit (Nitrolingual grün 3 × 1 Kps./d), bei Versagen, d. h. gleichbleibender Sekretion, Ursachenabklärung mit Funktionsradiomanometrie durch den T-Drain. *Cave:* Luftinjektion, die Stein vortäuschen kann! Bei erwiesener Stein- und Stenosefreiheit wird der T-Drain für 24 Stunden hochgehängt oder abgeklemmt. Bleiben danach Gelbsucht und Leberschmerz aus und die Urin- und Serumwerte normal, wird das Rohr gezogen. Ergibt das Cholangiogramm jedoch als Sekretionsursache einen *Reststein,* so sind *Auflösungs-* und *Abtreibungsversuche* durch den T-Rohr-Kanal berechtigt. Hierzu bougiert man den Kanal auf und zieht durch ihn mit einem flexiblen Endoskop oder einem Dormiakörbchen den Stein heraus. Sicherer ist die retrograde *endoskopische Extraktion* durch die gespaltene Papille (Abb. 1.**7**) oder die von vornherein auf alle indirekten Entfernungsversuche verzichtende Relaparotomie, die sich entlang dem T-Drain orientiert.

Postoperative Spätstörungen, Postcholezystektomiesyndrom (PCHES)

▶ Nach der Operation anhaltende und fortbestehende oder wiederauftretende Beschwerden, die dem ursprünglichen „Gallenbild", das zur Operation geführt hat, entsprechen.

Hier unterscheidet man
● die Gruppe der mit der Operation *zusammenhängenden* Beschwerdeursachen (Abb. 40.**18**) und
● die von der Operation *unabhängigen* Ursachen (Abb. 40.**19**).

Je nach Heftigkeit der Beschwerden ist nach eingehender Diagnostik bei gesicherten galleabhängigen Beschwerden eine Reoperation angezeigt.

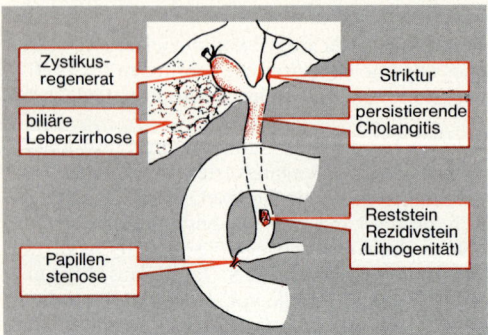

Abb. 40.**18**   Postcholezystektomiesyndrom. Gallenabhän-
gige Befunde.

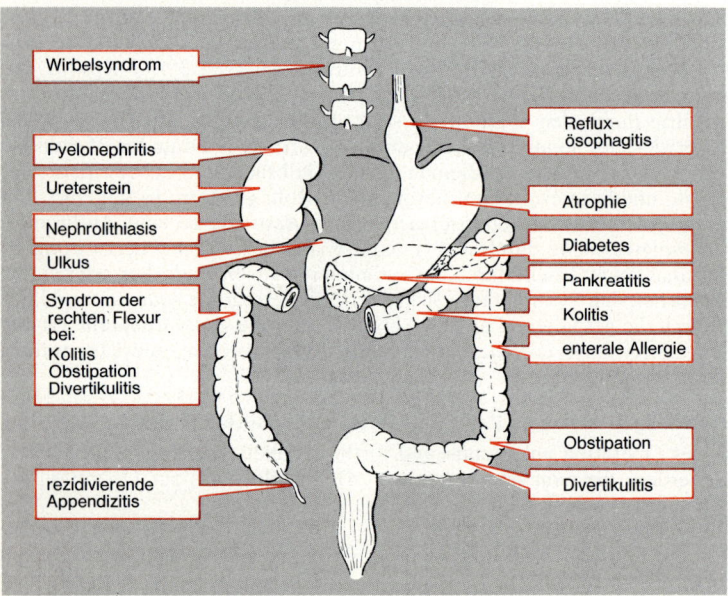

Abb. 40.**19**   Postcholezystektomiesyndrom. Gallenunabhängige Befunde.

41. Pankreas

Tabelle 41.1 **Untersuchungsverfahren**	
Klinik – Palpation (Epigastrium und linkes Subphrenium, dorsal paravertebral links Th 9–12) *Labor* – Elastase, Amylase, Lipase und Trypsin in Serum und Harn – Sekretin-, Takus-, Pankreozymin-Provokationstest der Pankreassekretion – Trypsin, Chymotrypsin im Stuhl – Neutralfett, unverdautes Fleisch und Stärke im Stuhl (nach Schmidt-Kost) – Fettmenge im Stuhl – Glukosebelastung – D-Xylose-Absorptionstest	*Sonographie* – Funktions-SG (Sekretin) – SG-gesteuerte Feinnadelpunktion *Röntgen- und Nukleardiagnostik* – Endoskopische retrograde Pankreatikographie (ERP) – Rö-Kontrastdarstellung des Duodenums, hypotone Duodenographie (großes C, Duodenalimpression, Bulbusdeformierung, Gießkannenphänomen) – digitale Subtraktionsangiographie (DSA) – Splenoportographie – Computertomographie – Szintigraphie *Probelaparotomie*

Pankreasfunktion

Tabelle 41.2 **Funktionen des Pankreas**	
Exkretorisch – eiweißspaltend	Trypsin, Chymotrypsin, Karbopeptidase A und B und Elastase
– KH-spaltend	α-Amylase
– fettspaltend	Lipase, Phospholipase A, Carboxylesterhydrolase
– nukleolytisch	Ribo- und Desoxyribonuklease
– puffernd und Enzym transportierend	Bikarbonat Elektrolyte, H_2O
Inkretorisch – glukoseregulierend	Insulin der β-Zellen und sein Antagonist Glukagon der α-Zellen Somatostatin der δ-Zellen und pankreatisches Polypeptid der pp-Zellen
– Sekretionsmechanismus	Sekretin → Bikarbonat, Elektrolyte, H_2O Pankreozymin → Enzyme

Pathophysiologie

Die *Funktionscharakteristik* der Pankreaserkrankungen ist gekennzeichnet durch die

● *Störung der Exkretorik:* bei chronischer Entzündung und Pankreopathie;
● *Störung der Inkretorik:* bei Inselzelltumoren;

- *Ausschüttung von Kininogenasen* (Kallikrein und Trypsin), ferner von Plasma-präkallikrein aktivierenden Enzymen in die Blutbahn mit Schockfolge: bei akuter Entzündung und Nekrose;
- *mechanische Beeinträchtigung* der Nachbarorgane: bei Mißbildung und Tumor.

Diagnostik

Ihre drei Säulen sind die *klinische*, die *morphologische* und die *funktionsanalytische* Untersuchung. Die **klinische Untersuchung** stützt sich auf die Anamnese des nahrungsabhängigen Oberbauchschmerzes mit der typischen Ausstrahlung zwischen die Schulterblätter sowie den Palpationsschmerz, der in Seitenlage heftiger geklagt wird als in Rückenlage. Die Laboruntersuchung beschränkt sich auf die typischen Entzündungsbefunde in Blut und Serum, wozu auch Methämoglobin, Thrombozyten und Gerinnung gehören. Die **morphologische Untersuchung** liegt schwerpunktmäßig in der Grobstrukturanalyse des Organs mit *bildgebenden Untersuchungsverfahren*. Die Sonographie orientiert sich an den Oberbauchgefäßstrukturen, an der Organkontur, der Densität, dem Reflexmuster, der Gangbeschaffenheit und an der Gangelastizität unter Sekretineinwirkung. Die Rö-Zielaufnahme in drei Projektionsrichtungen dient dem Verkalkungsnachweis im Kopf. Das kontrastverstärkte Angio-CT gibt die unregelmäßigen Konturen und die Obliteration der peripankreatischen Fettschicht zu erkennen, ferner Pseudozysten und Gangerweiterungen; letztere sind deutlicher, aber nicht gefahrlos mit der ERCP zu objektivieren. Für die Beurteilung der Stenosen in den peripankreatischen Hohlstrukturen ist die ERCP jedoch auch in der Op-Planung unverzichtbar. Die dritte Säule ist die **Funktionsanalyse**. Sie stützt sich auf direkte und indirekte Sekretuntersuchungen. *Direkt* werden das Bikarbonat und der Enzymausstoß mit der Duodenalsonde unter Sekretin- oder Pankreozymin- oder Testmahlzeitreiz bestimmt. Für den Untersuchten weniger beschwerlich ist der *indirekte* Funktionstest mit Fett- und Chymotrypsinnachweis im Stuhl, besser noch der Pankreolauryl-(Lipaseaktivität) und der PFT-(Chymotrypsinaktivität)Test. Der Inselzellfunktionsanalyse dient die Glukosebelastung.

Kongenitale Veränderungen

▶ An kongenitalen Veränderungen kommen vor: das Pancreas aberrans, das Pancreas anulare und die zystische Pankreasfibrose (Mukoviszidose).

Pancreas aberrans. *Ektopisches Pankreasgewebe* in Magen und Duodenum, in Meckel-Divertikel und Dünndarm. **Symptome:** Mechanischer Okklusionsileus infolge des meist tumorähnlichen Befundes oder akute oder subakute Meckel-Divertikulitis mit unklaren Oberbauchschmerzen. Erkennung mit Röntgen, Endoskopie und Biopsie. **Behandlung** mit Resektion.

Pancreas anulare s. Duodenum, S. 579.

Zystische Pankreasfibrose. Sie stellt nur *eine der Organmanifestationen* der systemischen zystischen Fibrose oder Mukoviszidose dar. Weitere Manifestationen dieser autosomal rezessiv erblichen Dysplasie betreffen das Bronchial- und Schweißdrüsensystem.

Im Pankreas ist die Mukoviszidose charakterisiert durch den Verschluß der Pankreasgänge, die Pankreasdegeneration und die Pankreasfibrose. Im Magen-Darm-Trakt führt sie infolge abnormer Sekretviskosität zum Mekoniumileus

(S. 581) sowie zu allgemeinen Verdauungsstörungen und einem Analprolaps. In den Bronchien bewirkt der Sekretstau die Bronchiektasenentwicklung (S. 428). Die **Diagnostik** der Pankreasfibrose erfolgt mit dem Nachweis der *Sekundärfolgen* in *Bronchien, Darm* (Mekoniumileus und Rektumprolaps) usw. sowie mit dem Nachweis des erhöhten NaCl-Gehalts (> 70 mmol/l) im *Schweiß*. **Behandlung:** Pankreasenzymsubstitution (z. B. Kreon 3×2 Kps.) und Mukolytika (z. B. Fluimucil 3×200 mg).

Entzündung

Akute Pankreatitis

▶ Heftige umschriebene oder diffuse Organentzündung mit 2 unterschiedlichen Verlaufs- und Schweregraden. Einmal in Form der *rezidivierenden, reversiblen ödematösen* Pankreatitis und zum anderen in Form der *hämorrhagisch-nekrotisierenden* Organzerstörung.
Ätiologisch gesichert sind das Gallensteinleiden in etwa 60% und der Alkoholismus in 40% (nach dem 45. Lebensjahr in umgekehrtem Verhältnis). Weitere Ursachen sind übermäßige Fettzufuhr, Endokrinopathien, Gefäßdegenerationen usw. (Abb. 41.1). Der **Pathogeneseablauf** ist aus Abb. 41.2 ersichtlich. **Verlaufsformen** sind das *Ödem* (Stadium I), das meist reversibel ist, sowie die schubweise oder kontinuierlich *nekrotisierende* Organzerstörung (Stadium II). Das Ödemstadium ist keineswegs die obligate Vorstufe des Nekrosestadiums.
Der **klinische Verlauf** wird von Ausmaß und Tempo der Nekroseentstehung bestimmt. So können die **Symptome** vom isolierten lokalen Beschwerdebild bis zum Endotoxinschock reichen. Generell gültig ist das *Syndrom des akuten Bauchschocks* mit epigastrischem Vernichtungsschmerz, der zwischen die Schulterblätter ausstrahlt und mit akuter Magen-Darm-Paralyse einhergeht. Bei nachgewiesener Oberbauchabwehrspannung, Pseudoflush und Druckpunkt im linken Kostovertebralwinkel Th 12 (Boas-Punkt) und anamnestischem Gallenstein oder Alkoholismus ist an der Diagnose kein Zweifel mehr. Als **DD** sind Herzinfarkt, Magenperforation und Pneumonie mit der einfachen *Labordiagnostik* leicht auszuschließen. Leukozytose und Thrombozytensturz sowie Gerinnungsstörungen sind spezifisch, ebenso in der wiederholten Untersuchung von Serum und Urin die Enzymentgleisung von Elastase, Amylase, Lipase und Trypsin. Der **Schwerebeurteilung** dienen neben den Nekrosemarkern CRP, LDH, α_1-Makroglobulin und α_1-Antitrypsin die *bildgebenden* Untersuchungen. Das *Sonogramm* zeigt die diffuse Drüsenvergrößerung mit Unschärfe der Grenzen, einer geringen Reflexbelegung und nekrosebedingten homogenen Arealen sowie einer Exsudatausbreitung außerhalb des Parenchyms. Das Angio-CT bestätigt diese Befunde, kann aber daneben noch schattengebende Gallensteine nachweisen. Beim akuten Rezidiv gibt die Aufnahmetechnik in 3 Projektionen Auskunft über eventuelle Kopfverkalkungen. Die ERCP ist nur in Verbindung mit der Papillenspaltung gerechtfertigt.
Behandlung: Bei Papillenverlegung durch Stenose, Verschwellung oder Stein ist die ERP angezeigt. Bei fehlendem Papillenbefund hängt das Vorgehen vom Schweregrad der Drüsenveränderungen ab. *Konservative* Intensiv- und Verlaufsbeobachtung ist angezeigt bei Ansprechen auf Drüsenruhigstellung mit Nahrungskarenz, Schmerz- und Reflexlinderung mit Hydergin-Panthesin 200 mg in 1000 ml

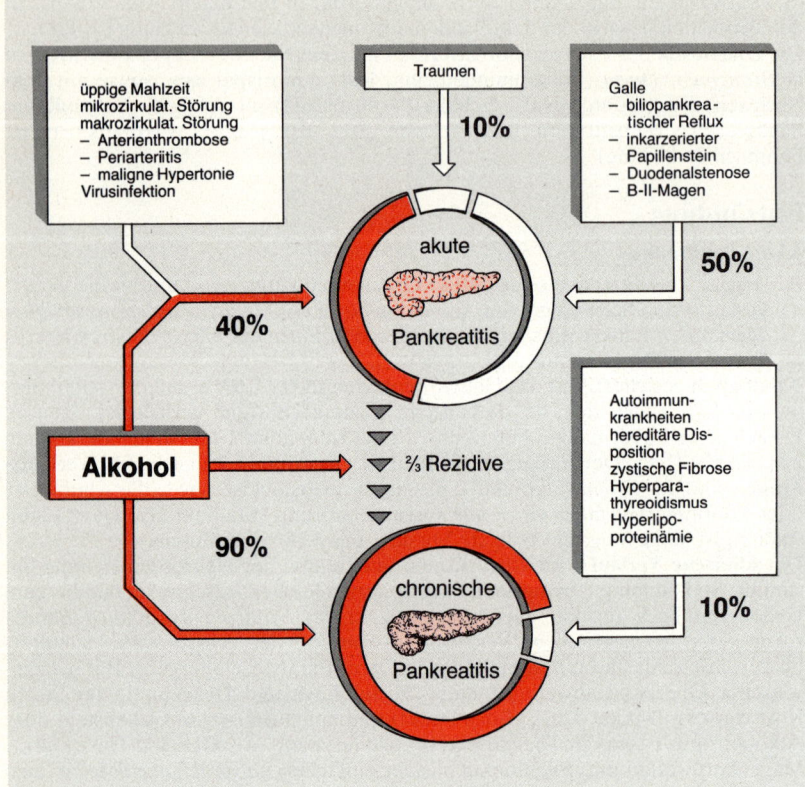

Abb. 41.1   Akute und chronische Pankreatitis. Auslösende Faktoren.

5%iger Glukoselösung und Proteinaseinhibition mit 500000 KIE initial sowie 4stündlich je 200000 KIE Trasylol, H$_2$-Blockern (Ranitidin), Magenabsaugung, Kalziumgaben und Dolantin 50 mg/3 h i.v. (*cave* Alkaloide wegen Papillenverkrampfung!). Voraussetzung ist die mehrfache tägliche Wiederholung der Sonographie. Ergibt sie eine *Nekroseausdehnung*, muß diese sofort mit *Laparotomie* ausgeräumt werden; u. U. erfordert dies beim Totalsequester die subtotale Linksresektion. **Komplikationen** (Abb. 41.**3**): Sowohl nach konservativer Behandlung als auch nach Nekrosektomie auftretende *Frühkomplikationen* sind die Demarkationsblutung, die diffuse Peritonitis, pleuropulmonale Reaktionen, Leberversagen, ANV und MOV, ferner die akute Myokardreaktion infolge des MDF. *Intermediäre Komplikationen* sind sekundäre Nekrose, Abszeß und Zyste, ferner die Narbenstenosen von Choledochus, Duodenum, Pankreasgang, Papille und Kolon

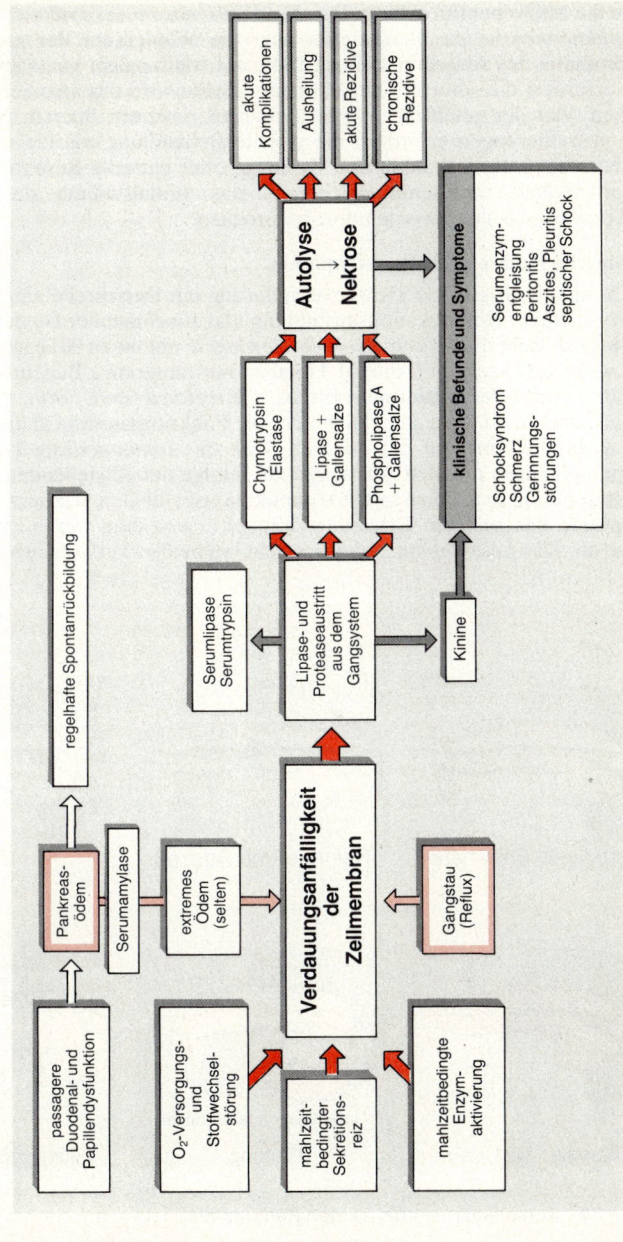

Abb. 41.2 Pathogenesemechanismus der akuten Pankreatitis.

sowie die Milzvenenthrombose. Das *Kardinalsyndrom* der *Früh-* und *Intermediär-komplikationen* ist das Persistieren oder die Wiederkehr der primären Akut-symptomatik des Abdominalschocks. Die auf transanalem Wege abgehende *Blutung* erfordert die sofortige Laparotomie. Dabei wird das arrodierte Gefäß um-stochen oder der gefäßtragende Drüsenanteil reseziert. Spätere *Nekroseschübe* und -abszedierungen erfordern die gleiche Behandlung wie die massiven Erst-schübe, d. h. Nekrosektomie und Drainage oder partielle Resektion. Alle *Spät-komplikationen* repräsentieren bereits das Initialstadium der *chronischen Pankreatitis* (s. u.) und werden dort besprochen.

Chronische Pankreatitis, Pankreopathie

▶ Chronisch progressive Drüsenveränderung mit fortschreitender Fibrosierung, Verkalkung, Komplikationsausbildung und zunehmender Dysfunktion.
Ätiologisch steht die *toxisch alkoholische Genese* mit bis zu 90 % im Vordergrund. Alle weiteren Ursachen (Abb. 41.**1**) haben nur integrative Bedeutung. Zu unter-scheiden sind **2 Verlaufsformen:** Einmal die *rezidivierende Form,* die mit anfalls-weisen Schmerzschüben allmählich über die Funktionsausfälle in die Schmerzfrei-heit ausbrennt, und auf der anderen Seite die *kontinuierliche Form,* die nach einem einmaligen initialen Schmerzschub infolge der entstehenden Komplikationen stufenlos in den anhaltenden komplikationsbedingten Schmerz übergeht. Die **Symptome** hängen vom Erfassungszeitpunkt, also dem Veränderungsgrad der Drüse ab. Das *Leitsymptom Schmerz* steht bei beiden Verlaufsformen im Vorder-

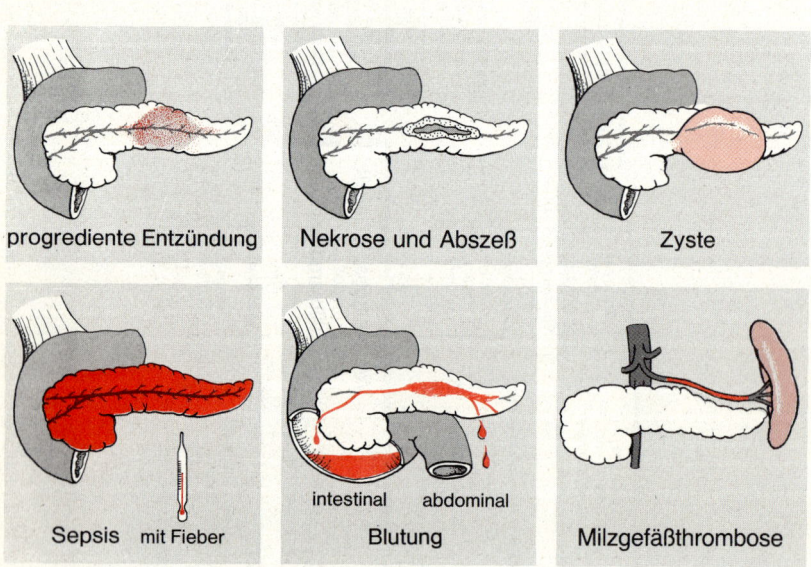

progrediente Entzündung   Nekrose und Abszeß   Zyste

Sepsis   mit Fieber   intestinal   abdominal
                        Blutung   Milzgefäßthrombose

Abb. 41.**3**   Komplikationen der akuten Pankreatitis.

grund. Unterschiedlich ist nur die *Zeitabhängigkeit* seines Intervall- oder Crescendoverlaufs. Beim komplikationslosen Verlauf klingt der Schmerz nach Jahren allmählich ab, während er beim komplizierten (s. u.) Verlauf nicht zeit-, sondern allein komplikationsabhängig auftritt und anhält. Die **Diagnostik** verfolgt zwei Ziele: den Nachweis der Pankreatitis an sich und die Klärung der Schmerzursache. Diagnostische Kriterien sind die *Schmerzanamnese,* die *morphologische Statuserhebung* und die *funktionelle Statuserhebung.* Die Schmerzanamnese klärt den Schub- oder Kontinuitätscharakter in seiner *Zeitbeziehung* zum Krankheits*beginn.* Die Klärung des *Morphologiebefundes* stützt sich auf SG, Kontrast-CT und Rö-Zielaufnahmen in 3 Projektionen. Im Sonogramm sind früh das klein- bis grobfleckige Pflastersteinreflexmuster und die gleichmäßige Echoanhebung nachzuweisen, später die Parenchymdestruktion durch extreme Erhöhung der Echoamplitude und Ersatz der Parenchymstruktur durch inhomogene Reflexmuster; im CT durch unregelmäßige Konturen und Obliteration der peripankreatischen Fettschicht, Organverfettung, ferner *Gangerweiterungen* und *Pseudozysten.* Letztere sind eindeutiger mit der ERCP zu lokalisieren. **Behandlung:** Ziel ist bei *Früherfassung* die initiale Schubkupierung durch Ursachenausschaltung, d. h. biliäre Sanierung oder Alkoholentzug, bei *Späterfassung* im etablierten Stadium die Bekämpfung des komplikationsbedingten Schmerzes. Der *nicht komplikationsbedingte Schmerz* hört nach spätestens 5 Jahren allmählich spontan auf, wenn die Entzündung ausgebrannt ist. Als *komplikationsbedingte persistierende Schmerzursachen,* die die *operative Revision* erfordern, kommen in Frage: *intrapankreatisch* der *Ganghochdruck* mit sowohl diffuser als auch pseudozystischer Gangerweiterung und *extrapankreatisch* die Narbenstrikturen von Choledochus, Papille, Duodenum und Kolon. Gegen die intrapankreatischen Schmerzursachen richtet sich die einfache Gangdrainage mit seitlicher longitudinaler Pankreatojejunostomie, bei Pseudozysten mit Zystojejunostomie oder bei isoliertem Linksbefund die Linksresektion mit Pankreaskorpus-Jejunum-Anastomose (Abb. 41.**4**). Gegen

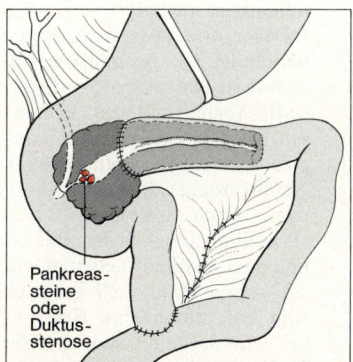
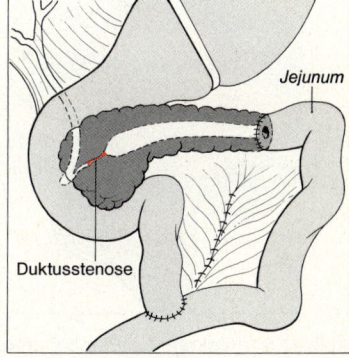

Abb. 41.4 Chronische Pankreatitis, Ganghochdruck infolge Pankreasgangstenose oder Steinverlegung. **a** Longitudinale Pankreatikojejunostomie mit Roux-Y-Schlinge oder **b** End-zu-End-Anastomose zwischen Pankreasstumpf und Jejunum.

die extrapankreatischen Schmerzursachen der Strikturen wird ebenfalls mit Umgehungsanastomosen vorgegangen. Der Vorteil dieser organerhaltenden Verfahren ist ihre geringe Letalität von 2–3 %, die allerdings beim Alkoholiker mit 20 % wesentlich höher liegt. Der Nachteil der Organerhaltung ist die nichteliminierte *Krebsgefährdung* oder das Übersehen eines Frühkarzinoms. Die herkömmliche Resektionsindikation zur Schmerzausschaltung wird wegen der in 5 Jahren ohnehin regelhaft zu erwartenden spontanen Schmerzfreiheit heute mehr und mehr verlassen.

Pankreaszysten

Zu unterscheiden sind:
- postpankreatitische Zysten,
- posttraumatische Zysten,
- parasitäre Zysten (Echinokokkus),
- polyzystischer Organbefall, parallel mit Leber und Niere,
- angeborene Mißbildungszysten: Dermoide und Teratome (extrem selten),
- zystische Tumoren (Zystadenom) und
- zystische Fibrose im Rahmen der Mukoviszidose.

Pankreaspseudozyste

▶ Postpankreatitischer posttraumatischer Sekretstau in größeren Nekrosehohlräumen.

Symptome und **Befunde** sind der durch Verdrängung und Verlegung der Nachbarschaft bedingte Oberbauchdruck und -schmerz, der inkomplette Ileus und der tastbare Tumor mit glatter Oberfläche. **Diagnostik:** In der Rö-MDP sind im a.-p. Bild der „große C-Bogen" der Duodenalschlinge und die Ventralverdrängung von Magen, Kolon und Leber auffallend; im SG ist die scharf begrenzte scheinbare Schallverstärkung typisch. **DD:** Pankreasabszeß und -tumoren. **Behandlung:** Die postpankreatitische und -traumatische Pseudozyste wird über 8–10 Wochen auf ihr Größenverhalten hin beobachtet, da nach Somatostatingaben (250 µg/75 kg/h in 1 ml 0,9 %iger NaCl-Lösung) die innere Spontandrainage durch den Ductus pancreaticus (Wirsungi) möglich ist. Bei Gleichbleiben oder Größenwachstum wird die Zyste, deren Wand sich inzwischen gefestigt hat, durch eine Roux-Y-Schlinge mit dem Jejunum anastomosiert (Abb. 41.5). Die **Prognose** ist gut, das Rezidiv selten. **Komplikationen** bei Nichtoperation sind Infektion, Blutung, Ruptur und Peritonitis sowie Schmerzzunahme.

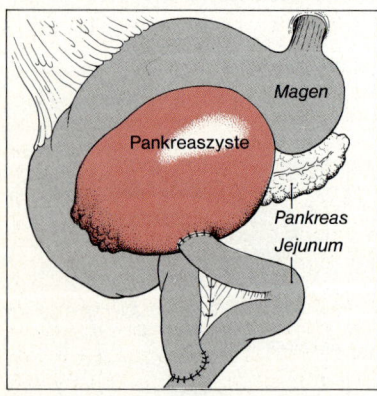

Magen

Pankreaszyste

Pankreas

Jejunum

Abb. 41.5 Pankreatitis. Postpankreatitische Pseudozyste. Innere Drainage durch Zystojejunostomie mit einer nach Roux Y-förmig ausgeschalteten Jejunalschlinge.

Pankreasverletzung

▶ Durch Oberbauchtrauma verursachte Parenchymzerstörung; bei stumpfer Gewalteinwirkung erfolgt die Parenchymläsion *subkapsulär* mit oder ohne Gangzerreißung. Bei perforierendem Trauma entsteht eine *transkapsuläre* Läsion mit oder ohne Gangeröffnung und Blutung.

Bei *subkapsulärer* Zerstörung mit *Gangverletzung* führt die subkapsuläre Sekretansammlung zur *Pseudozystenbildung*. Bei transkapsulärem Riß löst der Sekretaustritt die diffuse, chemisch- toxische *Peritonitis* aus, und es entsteht eine Pankreasfistel. Die **Symptome** sind immer die einer akuten Pankreatitis. **Behandlung:** Bei stumpfer Verletzung Verlaufsbeobachtung mit engmaschiger Bauch- und Douglas-Kontrolle, ferner Beobachtung des Leukozyten- und Enzymverhaltens sowie der SG-Befunde, dazu ex juvantibus Penizillin 4–5 × 20 Mega/d i. v. und Dolantin 50 mg i. v. *Cave* Alkaloide! Bei perforierender Organverletzung sofortige Laparotomie mit Gang- und Parenchymnaht über einem Drain oder alternativ Blindverschluß des proximalen Pankreasstumpfs und Einpflanzen des Schwanzteils in eine nach Roux Y-förmig ausgeschaltete Jejunalschlinge.

Tumoren

Gutartige Tumoren

sind die seltenen *Lipome* und *Kapselfibrome*. Im Gegensatz zu den *endokrinen Pankreastumoren* (S. 277) verlaufen sie symptomlos. Entfernung mit Organresektion erfordern allein die präneoplastischen *Zystadenome*.

Karzinom

▶ In über 80 % vom Gangsystem, in 5 % vom azinären Drüsenepithel ausgehendes, außerordentlich malignes Adenokarzinom mit einer Obduktionsfrequenz von 0,5 %. Bei Männern ist es 2mal häufiger und tritt meist im 6. und 7. Lebensjahrzehnt auf. Für die Therapiewahl und -aussicht müssen wir unterscheiden in *duktale, periampulläre* (Papilla Vateri) und *Inselzellkarzinome*.

Als **Ursachen** werden die chronische Pankreatitis, Gallensteinleiden, Leberzirrhose, Nikotin, Nitrosamine und Benzidin angeschuldigt. 75 % der Tumoren finden sich im Pankreaskopf und führen hier zur Choledochuskompression mit Ikterus. Die *Metastasierung* erfolgt zunächst in die peripankreatischen Lymphknoten der Mesenterialwurzel, später in Leber, Lunge, Niere und Skelett. **Symptome** sind der zunächst schmerzlose, kontinuierlich zunehmende Ikterus. Schmerzen treten erst bei Pankreasgangverlegung mit Enzymstau auf. In 60 % ist die schmerzfrei gestaute Gallenblase tastbar (Courvoisier). Inappetenz, Leistungsknick, Übelkeit und Erbrechen sowie Magenausgangsstenose sind Spätzeichen. Verlegung und Verdrängung der Nachbarorgane, Aszites und heftige Rückenschmerzen infolge Tumoreinbruchs in Plexus solaris und Spinalwurzeln sind Anzeichen der nichtoperablen Metastasierung. **Diagnostik.** In der Rö-MDP erscheint das Duodenum aufgebogen und von medial eingedellt, im Sonogramm, Endosonogramm und Kontrast-CT stellt sich der Tumor als unscharf begrenzte, aber umschriebene, reflexarme Organauftreibung dar, in der ERCP ist der Gang abgeknickt, kalibereingeengt oder abgebrochen. In 80 % treffsicher ist die perkutane *ultraschallgezielte Feinnadelbiopsie*. Oft sind CEA und Ca 19–9 erhöht.

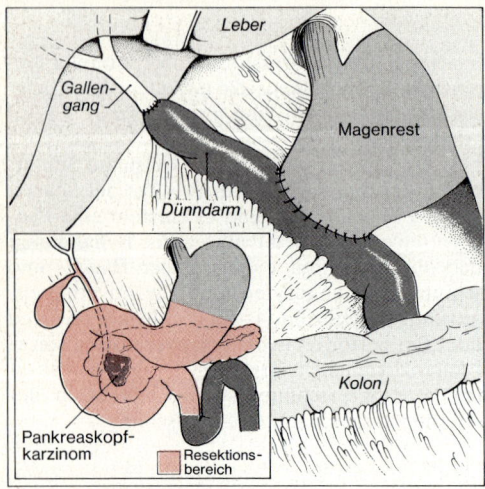

Leber

Gallen-
gang

Magenrest

Dünndarm

Kolon

Pankreaskopf-
karzinom

Resektions-
bereich

Abb. 41.**6**   Totale Duodenopankreatektomie, Operationstaktik. Wiederherstellung der
Gallen-, Darm- und Magenpas-
sage durch Hepatikojejunostomie und Gastroentero-
stomie.

Unspezifisch zu werten sind die Enzymbefunde. **Behandlung:** Wegen der langen
Symptomlatenz sind bei Diagnosestellung nur etwa 15% der Kranken noch radikal zu operieren. In 70% ist wegen des Lymphknotenbefalls der Mesenterialwurzel nur noch eine Umgehungsoperation (Abb. 40.**14**) zur Drainage des Verschlußikterus möglich. Die Operation des früherfaßten Karzinoms besteht bei noch
nicht präoperativ gesicherter Histologie in der offenen Feinnadelbiopsie unter
SG-Führung und bei freien Lymphknoten und Abhebbarkeit des Tumors vom
Retroperitoneum in der radikalen, subtotalen (Abb. 44.**4**) oder totalen *Pankreatektomie* (Abb. 41.**6**). Die operationstechnischen Schritte der subtotalen Resektion gehen aus der Abb. 41.**7** hervor. Das *Op-Risiko* liegt bei 12%. **Prognose:** Die
5-Jahres-Überlebensquote beträgt beim duktalen Karzinom 5%, beim periampul-
lären Karzinom 20%. Mit der *Palliativoperation* der Choledochojejunostomie
oder/und Gastroenterostomie kann der Patient noch 6–9 Monate relativ be-
schwerdefrei leben. Ist auch diese Palliation nicht möglich, muß zur Schmerzbekämpfung ein Periduralverweilkatheter gelegt werden. Die **Tumornachsorge** des
Radikaloperierten besteht in den ersten 2 Jahren in der 3monatlichen, im 3. und
4. Jahr in der halbjährlichen und ab dem 5. Jahr in der jährlichen Kontrolle von
Klinik, Anamnese, Blutbild, BSG, Enzymen, CEA, CA 19–9, MDP, SG, Endoskopie, Thoraxröntgen und bei Rezidivverdacht Oberbauch-CT.

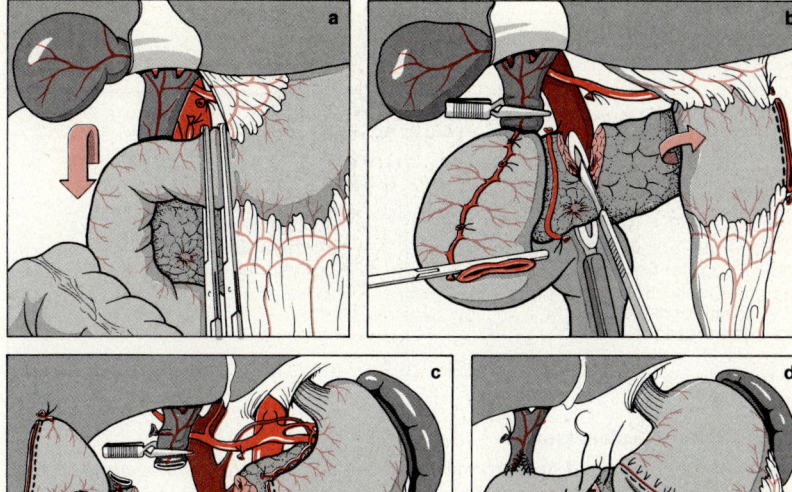

Abb. 41.**7** Pankreaskopfresektion (Whipple). Taktik Abb. 44.**4.** Operationstechnik.
a Pylorusdurchtrennung zwischen zwei Klemmen nach Unterbindung und Durchtrennung der A. pancreaticoduodenalis. **b** Abklemmen des gestauten Ductus choledochus, Unterfahren des Pankreas mit einer Kocher-Sonde auf der Pfortader. Darauf
scharfe Pankreasdurchtrennung mit dem Skalpell. **c** Durchtrennung des Ductus choledochus und des distalen Duodenums zwischen zwei Maschinenklammernahtreihen.
An der Pankreasschnittfläche sieht man den erweiterten Ductus Wirsungi und die
Umstechung der Pankreasarterie. Die Pfortader und ihre Äste sowie die A. mesenterica liegen frei. **d** Wiederherstellung der Gallen-, der Pankreassaft- und der Ingesta-
passagen mit Hepatikojejunostomie – zur Strikturverhütung mit Dreiecksplastik –,
mit überstülpender Pankreas-Dünndarm-Anastomose und mit antekolischer Gastroenterostomie (Billroth II).

42. Milz

Tabelle 42.1 **Untersuchungsverfahren**	
Klinik – Palpation in Seitenlage – Kehr-Zeichen – Perkussion (Dämpfung) *Röntgen- und Nukleardiagnostik* – Abdomenübersicht – Magenkontrast – Zöliakographie – Szintigraphie – CT	*Sonogramm* *Spezifische hämatologische DD* – Autoantikörper – Thrombozyten – peripherer Blutausstrich – Knochenmarkspunktion

Milzentfernung, Splenektomie

Durch obere mittlere Laparotomie oder linksseitigen *Rippenbogenrandschnitt* wird die Milzloge freigelegt, der Magen nach rechts gehalten, die Milz mit der Hand an Zwerchfell und linker Bauchwand hinterfahren und vor die Bauchdekken luxiert. Dann werden *Arterie* und *Vene einzeln unterbunden* und durchtrennt und das Organ entfernt (Abb. 42.1). *Intraoperative Komplikationen* sind die Magenwand- und Pankreasschwanzverletzung. *Postoperativ* können *Blutungen* aus dem Milzbett, eine *Magenatonie* und ein basaler *Pleuraerguß* auftreten.

Milzruptur

Traumatische **Ursachen** sind Quetschung, Bersten und Zerreißen. Sie bilden die häufigste Indikation zur Splenektomie. *Spontanrupturen* bei Malaria, chronisch myeloischer Leukämie und Osteomyelosklerose sind demgegenüber seltener. Unabhängig von der Genese ist die *Berstungsruptur* der Konvexität und der scharf-

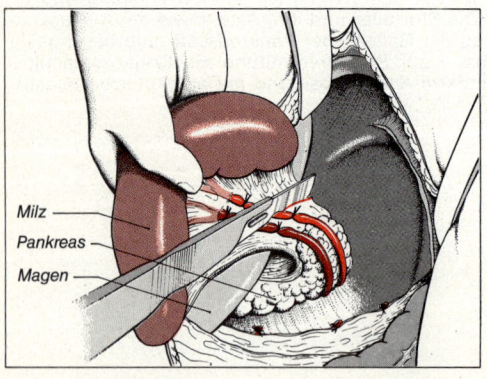

Milz
Pankreas
Magen

Abb. 42.1 Splenektomie. Operationstaktik.

kantigen Ränder am häufigsten. Fast immer kommt es bei ihr zur *Massenblutung.*
Die **Symptomatik** wird vom Blutungsschock beherrscht. *Lokalisationshinweise* geben der linksseitige Flanken-, Oberbauch- und der Phrenikus-Schulter-Schmerz, *Kehr-Zeichen* genannt; dann zunehmende Leukozytose, Douglas-Vorwölbung, Zunahme des Bauchumfangs und linksseitige Flankendämpfung. **Diagnostik:** Anamnese, Lokalisierung der Gewalteinwirkung durch *Prellmarken-* und *Rippenfrakturnachweis,* ferner Objektivierung der *Abdominalblutung* mit *Sonographie* und/oder *Peritoneallavage* sowie der linken Oberbauchverschattung auf der Rö-Übersicht. Das subphrenische Hämatom und die Milzverlagerung sind sonographisch zu sehen. **Behandlung:** Schon beim Verdacht ist die Probelaparotomie angezeigt. Bei *Zertrümmerung* ist die Splenektomie unumgänglich. Bei lokalisierter Verletzung ist die *Milzerhaltung* anzustreben, zumal man beim splenektomierten Kind eine 2,5fache Infektionsanfälligkeit in Form der *„overwhelming post splenectomy-infection"* (OPSI) annimmt. Sie äußert sich in foudroyanten Bakteriämien, in Thrombosen und häufigen Erkältungskrankheiten. Die organerhaltende *Blutstillung* und *Parenchymversorgung* bedient sich verschiedener Techniken. Flache *Kapselablederungen* lassen sich mit Infrarot koagulieren, *Risse* können, sofern es mit temporärer Kompression gelingt, sie bluttrocken zu halten, mit Fibrinkleber verschlossen werden. Nach gezielter Unterbindung eines Milzarterienastes im Hilus ist die Polresektion mit dem Laser möglich. Schließlich läßt sich das trotz Versorgung noch blutende Organ in einen *Kollagenvliessack* einbringen. Die Bauchhöhle ist immer zu drainieren.
Eine *besondere Verletzungsform* ist die *zentrale,* zunächst nicht in die Bauchhöhle blutende Milzverletzung, auch **subkapsuläres Hämatom** genannt. Sie ist oft dadurch kompliziert, daß es nach symptomfreiem Intervall von Tagen aus heiterem Himmel aus der sekundären Kapselruptur heftig in die Bauchhöhle blutet. Diesen Verlauf bezeichnet man als *zweizeitige Milzruptur* (Abb. 42.**2**). *Blutungsprävention:* Mit der Sonographie, die das subkapsuläre Hämatom als homogen echoarme milzumfassende Schalleitungszone darstellt, läßt sich die subkapsuläre Ruptur verifizieren und so primär organerhaltend versorgen.

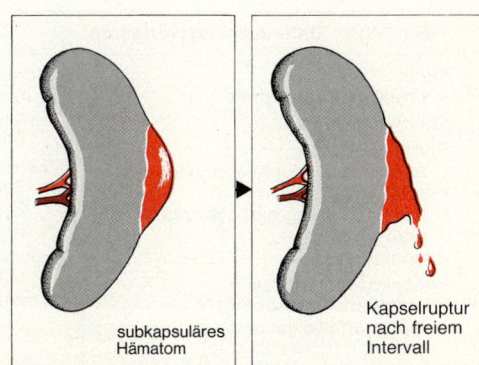

Abb. 42.2 Zweizeitige Milz-ruptur bei subkapsulärem Hämatom.

subkapsuläres Hämatom

Kapselruptur nach freiem Intervall

Milzzysten

machen tumorähnliche Verdrängungserscheinungen und sind im Sonogramm als rundbegrenzter Hohlraum zu verifizieren. Sie sind entweder *angeboren, parasitären* (Echinokokkus), häufiger *posttraumatischen* Ursprungs. **Behandlung:** Als Rupturprävention ist ihre Entfernung angezeigt und dabei die Organerhaltung anzustreben.

Weitere Splenektomieindikationen

Chirurgische Indikationen sind die entzündliche oder traumatische Milzvenenthrombose mit Ösophagusvarizen, der septische Milzabszeß, außerdem die seltenen nichtparasitären Zysten und Blastome wie Hämangiom und Sarkom. Die *internistisch-hämatologische* Indikation ist die *primäre Splenomegalie* mit Bildungshemmung und Abbauvermehrung der Blutzellen, die den Hypersplenismus charakterisieren. Ihr Wirkungsmechanismus ist die Hämatopoesehemmung des Knochenmarks, splenogene Markhemmung genannt. Als Mediatoren werden ein Milzfaktor oder eine Autoimmunreaktion diskutiert. Auslösende und reaktive Krankheitsbilder sind die kongenitale *Mikrosphärozytose,* bei der in gleicher Sitzung die Steingallenblase entfernt werden muß, dann die *chronisch myeloische Leukämie* und nach Versagen der Kortikoidtherapie und der Immunsuppression auch der *Morbus Werlhof.* Außerdem zu erwähnen sind die *Amyloidose* und die Speicherkrankheiten, z. B. der Morbus Gaucher. Beim *Morbus-Hodgkin-Staging* ist, der Totalbefall ausgenommen, die Milzbiopsie in Form der sparsamen Teilresektion der Splenektomie vorzuziehen.

Die **Nachbehandlung** des splenektomierten Kindes erfordert eine Langzeitprävention mit Penizillin 5 Mega/d oral über 2 Jahre und eine Pneumokokkenvakzinierung.

43. Darm, allgemein

Tabelle 43.1   **Untersuchungsverfahren**

Klinik – physikalischer Befund *Sonoendographie* *Röntgen* – Abdomenübersicht a.-p. oder seitlich – Kontrastfüllung oral oder retrograd (KE) – Angiographie *Endoskopie mit Biopsie* – *oral* (Panendoskopie) – *retrograd* (Koloskopie) – *perkutan* (Laparoskopie)	*Screening-Test* – Stuhl auf Blut, Schleim, unverdaute Fasern, Fettrückstände, Stickstoffgehalt, Chromalbumin *Labor* – Serumeisen, Elektrolyte, CEA, B_{12}-Resorption (Schilling-Test) (S. 577) *Eliminationsdiät* – Milch-, Fett- und Glutenabstinenz

Darmeingriffe

Grundelement der Darmoperation ist die *Darmnaht*. Sie gewährleistet nach Eröffnung durch Enterotomie oder Kolotomie den Wiederverschluß oder nach *Darmresektion* die Vereinigung der Darmenden oder Anastomose (Abb. 43.**1**). Die *Anastomose* erfolgt mit *End-zu-End*-Vereinigung (Abb. 43.**1b**) der Lumina.

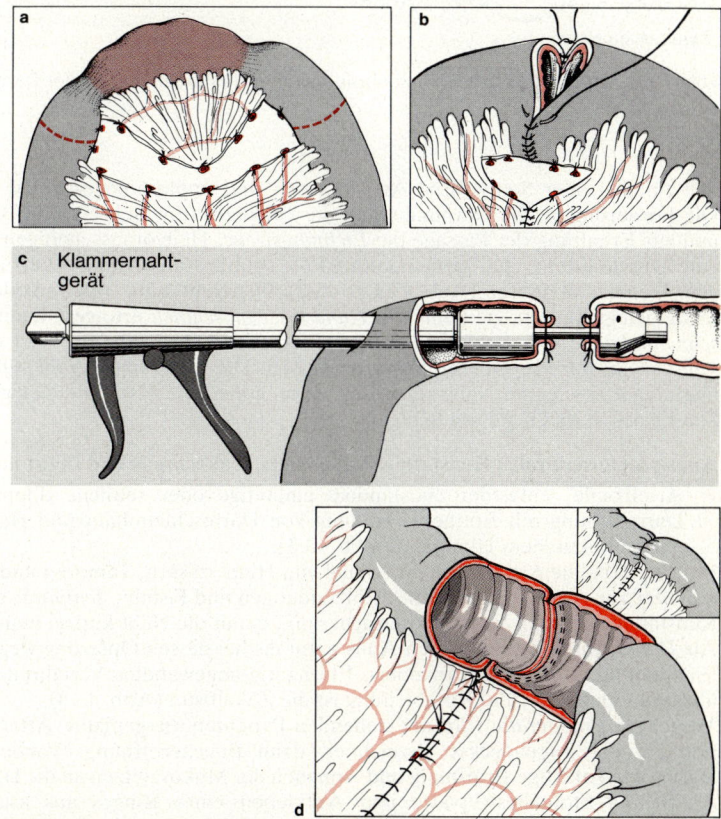

Abb. 43.1 Darmresektion. **a** Skelettierung. **b** Technik der manuellen Anastomosierung mit extramukösen Einzelnähten. **c** Technik der maschinellen Anastomose mit dem Klammernahtgerät. **d** Fertige maschinelle Naht. Innenansicht der fertigen, mit dem Nahtgerät gelegten doppelreihigen Klammernaht.

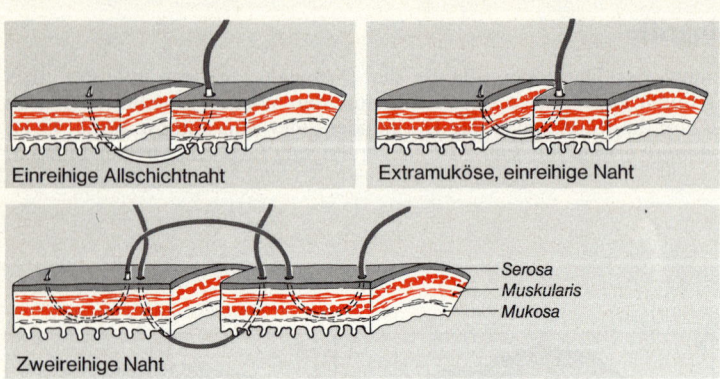

Abb. 43.**2**   Darmanastomose. Die gebräuchlichen Nahttechniken an der Darmwand.

Seit-zu-Seit- oder Seit-zu-End-Anastomosen sind unphysiologisch und obsolet. Die Forderung an die Darmnaht sind die *Dichtigkeit* für Sekrete und Bakterien und zur Erhaltung der Passage die *Lichtungsweite.* Heilvoraussetzungen sind die gute Durchblutung der Darmenden und die subtile Nahttechnik. Hierfür gibt es verschiedene Verfahren (Abb. 43.**1** u. 43.**2**). Die Naht kann *einreihig* oder *mehrreihig* gelegt werden, sie kann *von Hand* oder *maschinell* erfolgen, kann als *Allschichtnaht* alle Wandschichten durchstechen oder als *extramuköse* oder *seromuskuläre* Naht nur die äußeren Schichten fassen. Die *mehrreihige Naht* stülpt mit 2 übereinandergelegten Nahtreihen die Darmenden ein. Als Heildauer gelten im Dünndarm 7, im Dickdarm 9 Tage.

Anus praeternaturalis, Kunstafter, Kolostomie, Zäkostomie und Ileostomie

▶ Artefizielle, entweder endständige einläufige oder seitliche doppelläufige Darmöffnung mit Epithelverbindung von Darmschleimhaut und Haut, d. h. mit mukokutanem Übergang (Abb. 43.**3**).

Ihr Zweck ist die *Kotableitung* proximal von Hindernissen, Tumoren und Strikturen oder zur Ausheilung aboraler Entzündungen und Fisteln. *Temporär* dient der Kunstafter auch der Anastomosensicherung, damit die Naht kotfrei heilen kann. Als *Definitivafter* ersetzt er den Anus naturalis bei dessen Opferung wegen einer Entzündung oder eines Karzinoms. Ein häufig angewandtes Verfahren der vorübergehenden Gas- und Kotableitung ist die Zäkalfistel (Abb. 43.**4**).

Vorgehen: *Präoperativ* wird am stehenden Patienten die geplante Afterlokalisation auf die Bauchdecken gezeichnet, dann Baucheröffnung. Vorziehen des Darms und sofortige Eröffnung und Annähen der Mukosalefzen an die Haut; zum *Hautschutz* Stomahesiveplatte und Aufkleben eines Ringes aus asiatischem Baumharz (Karaya) mit verschweißtem Kunststoffklebebeutel. Damit lassen sich Verschmutzung und Infektion der Wunde von vornherein vermeiden und die Hautverätzung durch Darmsäfte verhüten. Die Anlagevarianten des Stomas drücken die Absicht aus, einen Schließmuskelersatz zu schaffen. Ihre Vielzahl

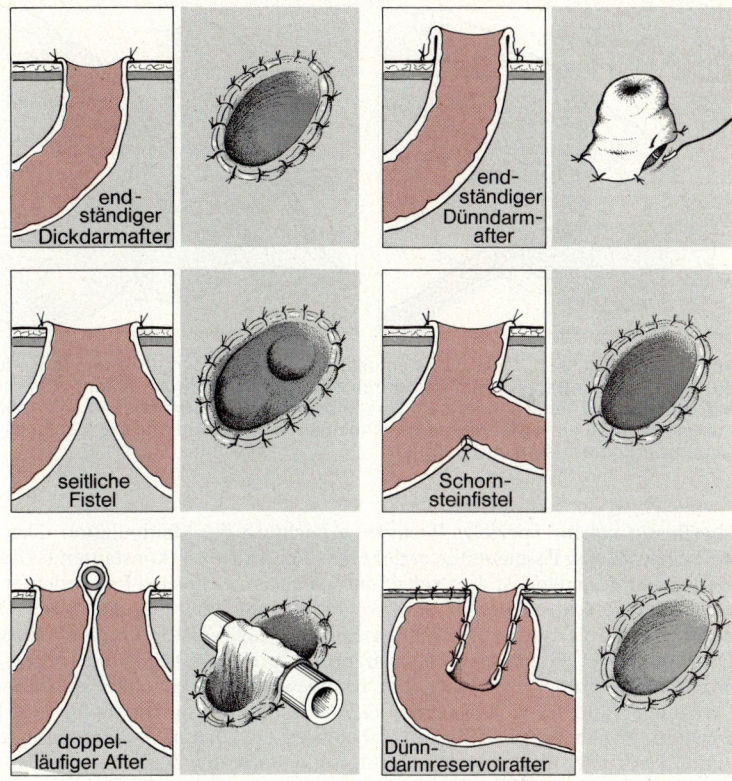

Abb. 43.**3** Anus praeternaturalis. Die gebräuchlichen Stomaformen.

spiegelt jedoch die Unlösbarkeit dieser Hoffnung wider. Die Verfahrenswahl ist von der obengenannten Zweckbestimmung abhängig. Die **psychische Belastung** durch den Kunstafter ist erheblich. Ältere Menschen gewöhnen sich daran schwerer als jüngere. Die Aufklärung über Notwendigkeit der Anlage und Ausmaß der Lebensbeeinträchtigung erfolgt nicht erst kurz vor der Operation, sondern einige Zeit vorher durch ausgiebige Gespräche, am besten mit einem Kolostomieträger gleichen Alters, gleichen Geschlechts und ähnlichen Berufs. Der Leidenserfahrene argumentiert überzeugender. Die neuen Op-Verfahren wie die extrem tiefe Rektumresektion und die präanale Dünndarmtasche nach Proktokolektomie (Abb. 46.**18**) haben den definitiven Kunstafter heute auf die Analzerstörung durch Tumor oder Entzündung begrenzt.

Anus-praeter-Pflege: Anzustreben ist die konstante *Entleerungsrhythmik.* Erreichbar ist sie mit der *Selbstklystierung,* die außerdem den Kolostomiebeutel

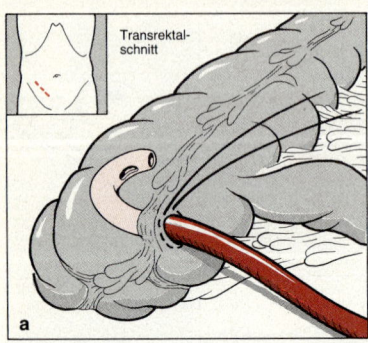
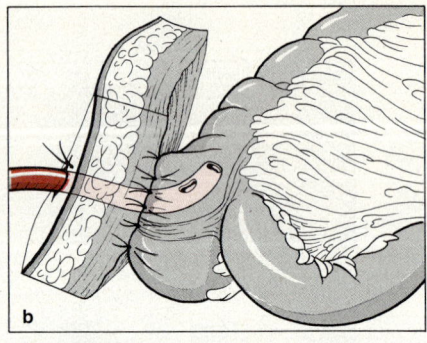

Transrektal-
schnitt

a

b

Abb. 43.4 Zäkalfistel, Operationstechnik. Bildkasten: Schnittführung. **a** Einführung des endständig offenen Katheters durch eine Enterotomie am Zäkum, die dann um den Katheter mit Tabaksbeutelnaht verschlossen wird. **b** Durchziehen und Annaht des Katheters durch eine gesonderte Bauchdeckeninzision, Anheften des Zäkums an das Bauchwandperitoneum und Hautnaht.

überflüssig macht. Spezielle Bestecke erleichtern die Manipulation. Damit und mit regelmäßigen Essenszeiten erzieht man den Darm zur konstanten Defäkation. Wirksames Regulans ist *Kostgehalt an Schlacken.* Schlackenfrei bedeutet Stuhlverzögerung, schlackenreich Stuhlbeschleunigung und Flatulenz. Bei Diarrhö deshalb nur reis- und eiweißhaltige Speisen, bei Verstopfung viel Flüssigkeit, Obstsäfte, Obst, Gemüse und Schwarzbrot. Unregelmäßige Entleerungen entstehen bei Ernährungsumstellung, durch ungewohnte Alkoholika, durch seelische Erregungen und bei Milieuwechsel. *Geruchsbildungen* sind die Folge von Hülsenfrüchten, Zwiebeln, Kohl, Eiern und starken Gewürzen. Außerdem lindern Joghurt, Tierkohle, Buttermilch und Chlorophylltabletten die Flatulenz. Desodorierende Sprays wie Ozonium können dies unterstützen. Hautätzungen und Ekzeme heilen nach Auftragen von Silikon-F-Salbe und Aufkleben von Stomahesiveplatten mit Karayaring-Abschluß ab.

Störungen der Darmfunktion

Leitsymptome der pathologischen Darmtätigkeit sind die gestörte *Transportfunktion,* die beeinträchtigte *Sekretion* und die behinderte *Resorption.* Die gravierendsten Transport- oder Motilitätsstörungen sind die *Diarrhö* und die *Obstipation,* ferner ihre Mischform, das *irritable Kolon.*
Die **Behandlung** der Funktionsstörungen setzt die Kenntnis ihrer Ursachen voraus (Tab. 43.**2** u. 43.**3**). Meist umfassen sie Krankheitsbilder sui generis. Nur einzelne davon sind der chirurgischen Behandlung zugänglich.

Diarrhö, Ursachen s. Tab. 43.**2**

Tabelle 43.**2**   **Ursachen der Diarrhö**

Chirurgische Ursachen	Interne Ursachen
– Pankreatitis	– Achlorhydrie
– Pankreasgangstein	– irritables Kolon
– Pankreaskarzinom	– exsudative Enteropathie
– gastroileale Fistel	– Morbus Whipple
– gastrokolische Fistel	– Allergie
– Divertikulitis	– Blutzellkrankheiten
– Colitis ulcerosa	– Mykosen
– Morbus Crohn	– intestinales Eiweißverlust-
– Tumorstenosen	syndrom
– Hemikolektomie	– Infekte
– Karzinoid	– Endokrinopathien
– Kurzdarm	Diabetes
– Gefäßsklerose	Hyperthyreose
– Endokrinopathien	NNR-Insuffizienz
– Hyperparathyreoidismus	Verner-Morrison-Vipom
Gastrinom	– iatrogen-medikamentös
Inselzelltumor	Antibiotika
Hyperparathyreoidismus	Chinin
– Strahlenschaden	Colchizin
	Zytostatika
	Cholestyramin

Tabelle 41.**3**   **Ursachen der chronischen, habituellen Obstipation**

Funktionelle Obstipation s. S. 598 ff.
Charakteristik: anfangs hypertones, später atonisches, amotiles Kolon
Organische Obstipation
aufgrund morphologischer Darmbefunde

Kolon/Rektum	*Anus*
– Morbus Hirschsprung	– Analachalasie (ASA)
– Neurodysplasie	– Analfissur
– Megakolon und -rektum	– Hämorrhoiden
– Dolichokolon	– Fisteln
– Malrotation •	– analer Hirschsprung
– Blindsacksyndrom	– Analstenose
– innere und äußere Hernien	Lymphogranuloma venereum
– komprimierende Bauchbefunde	Morbus Crohn
– Entzündungs- und Tumor-	postoperativ
stenosen	posttraumatisch
Peridivertikulitis	– Atresie
divertikulitische Perikolitis	
Tbc-Striktur	
Strahlenschaden	
– Karzinome	
– intramurale Lipome, Fibrome	

Obstipation

Während sich mit Diarrhö nur wenige chirurgisch therapierbare Krankheitsbilder bemerkbar machen, ist das Spektrum chirurgischer Ursachen, die sich unter den Zeichen der Obstipation manifestieren, wesentlich umfangreicher und schwerwiegender (Tab. 43.**3**).

Die spezielle **Diagnostik** der Obstipation umfaßt Haemocculttest, Koloskopie, Defäkogramm, Analdruckmessung, EMG des Sphincter recti internus und die Mukosabiopsie. Die **Behandlung** der nicht operativ angehbaren Obstipation beschränkt sich auf schlackenreiche *Diät*, dazu vor dem Frühstück ein Glas heißes Wasser mit 1 Teel. MgSO$_4$ oder Na$_2$SO$_4$ und über den Tag 2–3 Eßl. Leinsamen mit *reichlich* Flüssigkeit. Voraussetzung für die *Op-Indikation* sind die Ineffektivität von Laxation (s. o.) und Psychotherapie, der Nachweis morphologischer Veränderungen im Kolon-Doppelkontraströntgen, der Ausschluß einer Motilitätsstörung im Analbefund, der Ausschluß ursächlicher Endokrinopathien. Chirurgisches *Vorgehen* s. S. 598.

Ernährungsstörungen oder Malnutrition

▶ Die der gestörten Ernährung zugrundeliegenden *Funktionsausfälle* (Abb. 43.**5**) sind die Malalimentation, die Maldigestion, die Malassimilation, die Malzirkulation und die Malabsorption.

Auf dem oroenteralen Block, der gestörten Nahrungsaufnahme, beruht die **Malalimentation.** Zugrunde liegen ihr die verschiedenen *Hungerformen* der Schluckunfähigkeit, z. B. beim stenosierenden Ösophagus-, Kardia- oder Magenkarzinom.

Die Ursache der **Maldigestion** ist der *Sekret-* und *Enzymblock,* z. B. bei primärer oder resektionsbedingter Mukosaatrophie oder bei alkoholischer chronischer Pankreatitis, ferner bei der Leberzirrhose mit verminderter Gallesekretion und schließlich beim Gallensäurenverlustsyndrom.

Die *Mizellierungs-* und *Pinozytoseblockade* im mittleren und unteren Dünndarm wird als **Malassimilation** bezeichnet. Ihr entspricht die Störung der Chylomikronenbildung, der Aminosäuren- und KH-Aufschlüsselung.

Die **Malzirkulation** entsteht durch den als Transportblock bezeichneten gestörten *Blut-* und *Lymphfluß.* Dies ist bei Pfortaderstau, Endangiitis intestinalis, verkrebsten Lymphknoten, bei Lymph-Darm-Fisteln und bei Lymphanomalien der Fall.

Die im Dünndarm lokalisierte **Malabsorption** beruht auf dem Mukosablock (Abb. 43.**6**). Bedingt ist der Block durch den Verlust an Resorptionsflächen beim „Kurzdarmsyndrom" nach ausgedehnten Dünndarmresektionen (S. 584) sowie bei inneren Kurzschlüssen und Fisteln, bei zerstörender Schleimhautentzündung wie Morbus Crohn oder Blindsackdysbakterie. Die bei einzelnen Endokrinopathien beschleunigte Passage bewirkt durch zu kurze Kontaktzeit ebenfalls eine Malabsorption.

Gemeinsame Symptome von Maldigestion, Malassimilation, Malzirkulation und Malabsorption sind Diarrhö, Fettstühle, Bauchschmerz und Gewichtsverlust. Dagegen macht die Malalimentation anfangs außer Gewichtsabnahme keine spezifischen Symptome. Mangelerscheinungen beginnen sich erst bei Reserveaufbrauch zu manifestieren. Als Folge des Eiweißaufbruchs sind dies Muskelschwund und Ödeme, als Folge des Vitamindefizits Ekchymosen, hämorrhagische Diathesen,

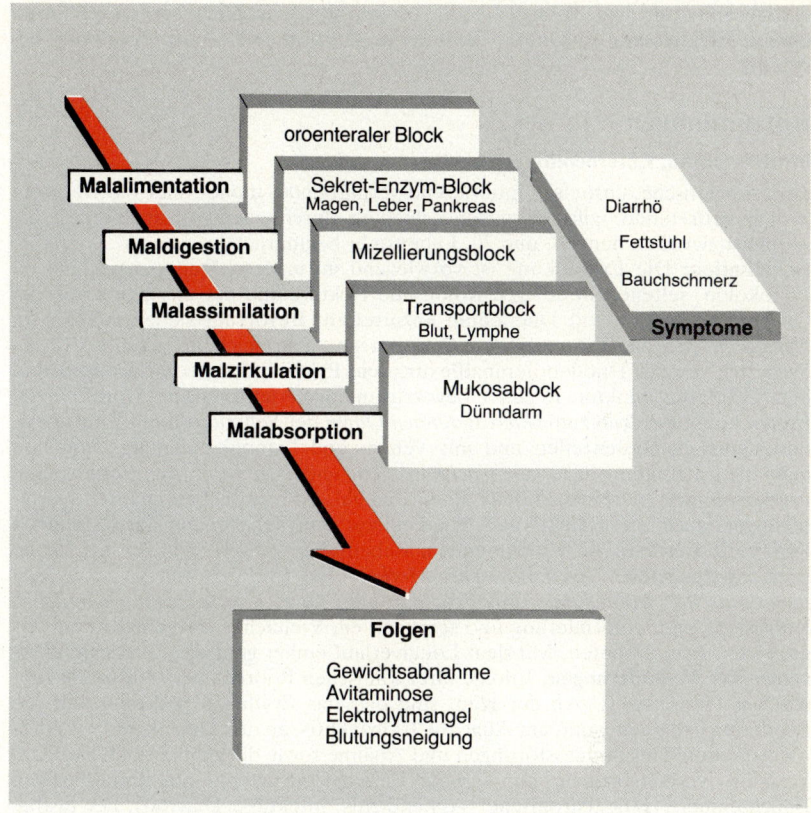

Abb. 43.**5** Malnutrition. Pathophysiologie der Elementarstörungen.

Anämie, Glossitis, Stomatitis, Nachtblindheit, Polyneuritis und, infolge des Kalziummangels, Tetanie, Osteoporose und Knochenschmerz.

Die **Diagnostik** der Ernährungsstörungen stützt sich auf die Vorgeschichte, den klinischen Befund, auf Laboranalysen, Stuhl-, Urin-, Serum- und Duodenalsaftuntersuchungen und auf Provokationstests; außerdem auf Endoskopie mit Exzisionsbiopsie und Keimbestimmung, ferner auf Rö-Untersuchungen wie MDP unter Pharmaka und mit Doppelkontrast sowie auf die DSA und die Sequenzszintigraphie. Die Fettaufnahme erkennt man am Gesamtfett, der Serumtrübung, der Fettbelastung und mit Stuhlfettbestimmung. Die Eiweißaufnahme wird mit Stuhl-N und Serumelektrophorese gemessen, die KH-Aufnahme mit Glukose- und Stärkebelastung sowie dem D-Xylose-Test. Außerdem werden Vitamin B_{12} und Folsäure nachgewiesen, die Gerinnung mit dem Quick-Wert untersucht und die

Gefäßwände mit dem Rumpel-Leede-Test geprüft; schließlich werden im Serum immer Elektrolyte, Kalzium, Cholesterin, Karotin evtl. auch Serotonin bestimmt.

Entzündungen

Morbus Crohn, Enterocolitis regionalis

▶ Unspezifische, chronisch indurierend vernarbende, mono- oder plurisegmentär auftretende, alle Darmwandschichten durchsetzende Entzündung, die meist zwischen dem 18. und 30. Lebensjahr beginnt.

Lokalisation: Die Erkrankung ist vorwiegend im unteren Dünndarm, dann im Zäkokolon, seltener im übrigen Kolon und Rektum und nur ausnahmsweise im Ösophagus, Magen und Duodenum anzutreffen. Bevorzugt siedelt sie sich an *Engstellen* wie Narben und Fremdkörpern an, aber auch an *physiologischen Schleusen* wie der Duodenojejunalflexur, dem Pylorus, der Ileozäkalklappe und dem Enddarmsphinkter. *Rezidive* bevorzugen enge Anastomosen. **Morphologie:** Immer kommt es früh zum *sklerosierenden Ödem* der *Submukosa* mit Epitheloid- und Langhans-Riesenzellen und mit Venen- und Lymphbeteiligung. Von hier neigt die Entzündung dazu, alle *Nachbarorgane* und -strukturen zu *infiltrieren* und *penetrieren* und hierhinein *Fisteln* zu entwickeln. So kann neben anderen Darmschlingen auch die Bauch- und Flankenhaut von verzweigten Fistelsystemen durchsetzt werden. Mit zunehmendem Lebensalter verliert der Morbus Crohn seine Aggressivität. *Morphologisches Merkmal* des Crohn-Darms ist seine *„elephantiastische" Verdickung* und Schrumpfung, seine *„gartenschlauchähnliche"* Konsistenz und Deformierung und seine um ein Vielfaches vermehrten und vergrößerten Lymphknoten. Mit dem Lokalverlauf einher geht die Entwicklung **systemischer Veränderungen.** Infolge ihrer klinischen Priorität besitzen sie diagnostischen Hinweiswert. An der Haut sind dies das Erythema nodosum und das Pyoderma gangraenosum, am Auge die Iridozyklitis, an den Gelenken die Arthritis, außerdem Gerinnungsstörungen und Anämie sowie die subakute Hepatopankreatitis. **Verlaufsformen:** Die *torpide Verlaufsform* ist nur am krampfartigen Bauchschmerz (**DD** „chronische" Appendizitis, infektiöse Diarrhö), der tastbaren Resistenz im rechten Unterbauch, beim Anal-Crohn an der Dyschezie und an der knotigen Induration des Analkanals zu erkennen; ferner an Gewichtsabnahme, Anämie und Eisenmangel, an der veränderten Immunelektrophorese und am typischen Rö-Bild (Abb. 43.7). Der *akute Schub* macht die Anzeichen einer akuten Appendizitis oder eines Ileus mit Schmerzen im rechten Unterbauch, Windverhaltung, Übelkeit, Brechreiz und Fieber. Die anamnestische Malabsorption, die deutliche Leukozytose und die meist längere Schmerzanamnese erleichtern ihre Eingrenzung. Ein weiteres differentialdiagnostisches Kriterium ist die schmerzhafte Schlingenresistenz mit Meteorismus. **Diagnostik:** Durch Wandödem und Submukosaschrumpfung entsteht im Rö-Bild der typische *3-Segment-Befund* (Abb. 43.7). Fast immer lassen sich das Pflastersteinrelief der Schleimhaut und die Wandverdickung nachweisen. Die *weiterführende Diagnostik* besteht in der Endoskopie mit 6facher Biopsie einer Crohn-Aphthe und der Schleimhautbiopsie im Gesunden mit Nachweis von Granulomen ferner in der Rö-Kontrastdarstellung. Die **Behandlung** der *akuten* und der *chronisch unkomplizierten* Form ist zunächst *konservativ* bei Kolonbefall mit 5-ASA (Mesalazin), 3 × 2 Tbl./d,

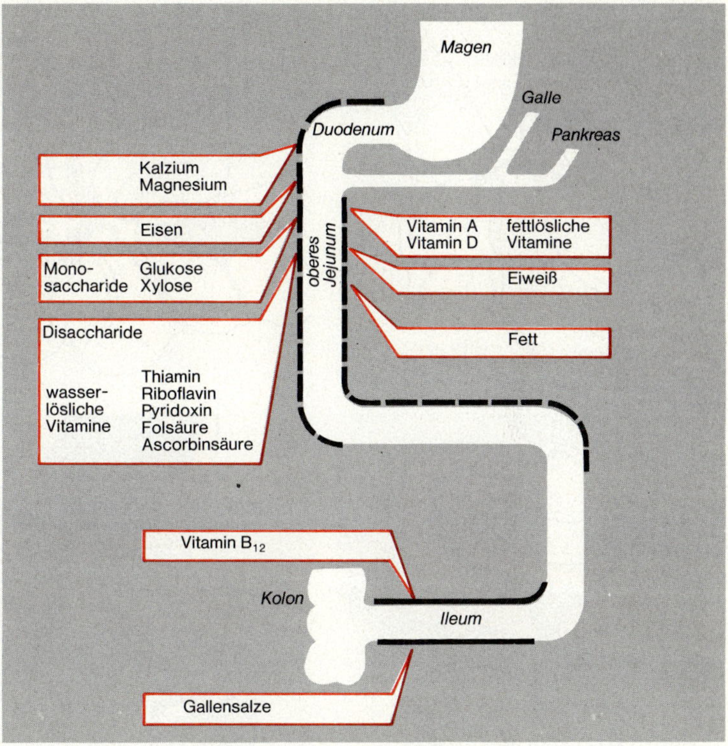

Magen

Galle

Pankreas

Duodenum

Kalzium
Magnesium

Eisen

Mono-   Glukose
saccharide Xylose

Disaccharide

wasser-   Thiamin
lösliche   Riboflavin
Vitamine   Pyridoxin
           Folsäure
           Ascorbinsäure

oberes Jejunum

Vitamin A   fettlösliche
Vitamin D   Vitamine

Eiweiß

Fett

Vitamin B$_{12}$

Kolon

Ileum

Gallensalze

Abb. 43.**6**   Resorptionsleistung der einzelnen Dünndarmabschnitte.

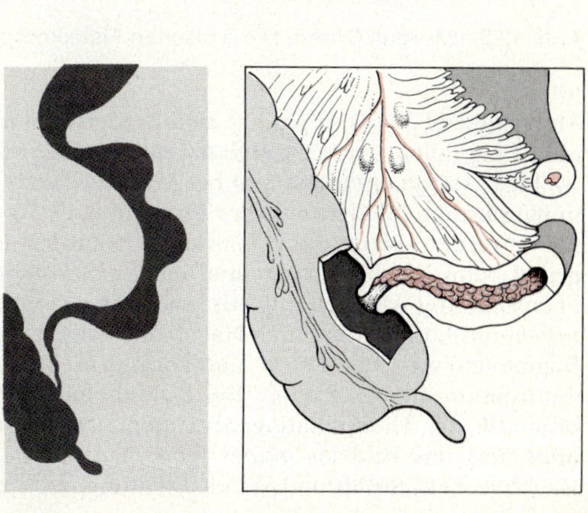

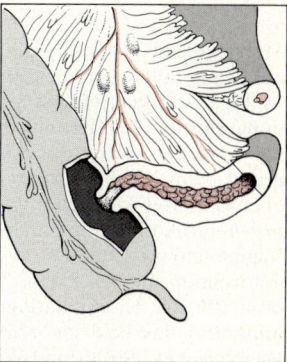

Abb. 43.**7**   Morbus Crohn.
„3-Segment-Befund" im Röntgenbild mit engem, mit Girlan-
den- und mit oralwärts dilatier-
tem Segment. Entsprechend
der grobmorphologische Befund.

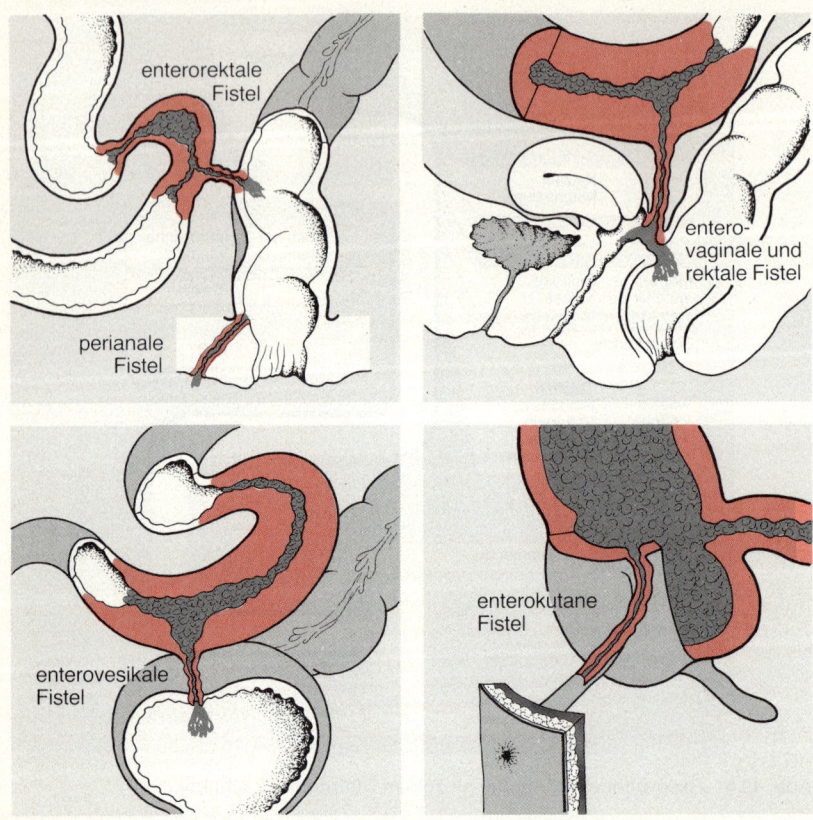

Abb. 43.**8** Morbus Crohn. Die typischen Fistelkomplikationen.

Metronidazol 3 × 0,75 g/d i. v. und Prednisolon innerhalb 6 Wochen von 60 mg/d
auf 15 mg fallend, und 14 Tage parenteraler hyperkalorischer Alimentation, dann
14 Tage Astronautenkost und bei Verträglichkeit allmählicher Übergang auf Eliminationsdiät. Bei irrtümlicher Operation als Appendizitis darf nur appendekto-
miert werden, wenn die Zäkalwand Crohn-frei ist. **Chirurgischer Interventions-
grund** beim Morbus Crohn sind die *Lokalkomplikationen* (Abb. 43.**8**). Sie sind
ebenso häufig wie vielfältig. Es sind dies der inkomplette *Ileus,* der *Wanddurchbruch* mit Abdeckung durch Nachbarschlingen und Netz, ferner *Fisteln* zur Blase,
Vagina und zwischen Dünn- und Dickdarm, außerdem multiple Fistelsysteme am
Anorektum mit *Analsepsis.* Bei Kolonbefall droht die *krebsige Entartung.* **Symptomatik der Komplikationen:** Treten *Ileus* oder lokalisierte *Peritonitis* auf, so
imponiert das Bild als *akutes Abdomen* mit heftigen Koliken, aufgetriebenen
Bauchdecken, Stuhl- und Windverhaltung und raschem Verfall des Allgemeinzu-

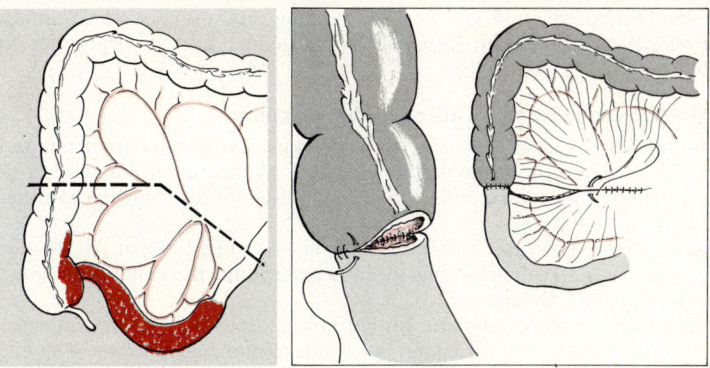

Abb. 43.**9** Morbus Crohn. Resektionstherapie bei Ileokolitis. Kontinuitätsherstellung mit End-zu-End-Ileoaszendostomie.

standes. Bei Schleimhautaufbrüchen mit Gefäßarrosion kommt es zu *Blutstühlen*. Die innere Fistelung und Gekröseabszedierung macht das Bild der *Sepsis* mit großflächiger Resistenz im Mittel- oder rechten Unterbauch. Ebenso steht die Sepsis beim *Anal-Crohn* mit seinen torpiden Fistelsystemen und Abszessen im Vordergrund. Bei der *Perforation* sind die Luftsicheln unter den Zwerchfellen bei bekannter Crohn-Anamnese diagnostischer Beweis genug für die Op-Indikation. Beim *Ileus* haben Darmspiegel, beim Mesenterialabszeß die im Sonogramm oder Röntgen auseinandergedrängten, atonischen Schlingen und bei innerer Fistel das Extraintestinat diagnostische Bedeutung.

Die **Operationstechnik** (Abb. 43.**9**) und **-taktik** besteht beim Morbus Crohn in der sparsamen *Resektion* mit einer 5-cm-Garantiezone, dem Ausräumen aller vergrößerten Lymphknoten, der End-zu-End-Verbindung mit Nahtaussparung der Mukosa unter Verwendung resorbierbaren Nahtmaterials, der Ausschneidung allen Fistelgewebes und dem Einlegen intraabdominaler Langzeitblutungsdrains.

Das *Vorgehen* bei *akuten Komplikationen* entspricht der Op-Taktik, wie sie beim Ileus, bei Schlingenabszessen, bei Blutung oder freier Perforation beschrieben ist. Ziel dabei ist, neben der Beseitigung der Folgekomplikation durch Abszeßdrainage und Blutstillung die *Crohn-Eliminierung*. Sie erfolgt mit Resektion und Kontinuitätswiederherstellung mit End-zu-End-Anastomose, also Ileoaszendostomie, Ileotransversostomie, Ileosigmoidostomie oder Jejunoileostomie (Abb. 43.**9**). Bei *Analsepsis* wird der Analbefund zunächst durch Resektion des Crohn-Segments im Dünn- oder Dickdarm oder durch temporäre Kotableitung zur Ausheilung gebracht. Restfisteln lassen sich danach meist mit kombinierter Behandlung mit Trimethoprim, Antibiotika und 6-Mercaptopurin oder Tigason oral konservativ sanieren.

Die **Nachbehandlung** erfolgt mit parenteraler hyperkalorischer Alimentation über 4 Wochen, dann 14 Tage bis 4 Wochen mit Astronautenkost, dazu 5–10 mg/d Prednisolon. **Prognose:** Die *Rezidivneigung* liegt bei 25–40 %. Sie ist abhängig vom Alter des Kranken zum Zeitpunkt der Erstoperation, der Dauer der Erkrankung bis zur Erstoperation, dann vom befallenen Darmabschnitt, d. h. ob Dick-

oder Dünndarm, und von der Ausdehnung und Akuität des Befundes bei der Erstoperation. Von den *Rezidiven* bedarf jedoch nur ein Drittel der Nachresektion.

Yersiniosis enterocolitica oder pseudotuberculosa

▶ Infektiöse, abszedierende, retikulozytäre Lymphadenitis mit umschriebener Lokalisation in Lymphknoten des Ileozäkalmesenteriums und in der letzten Ileumschlinge; eine differentialdiagnostisch für die Chirurgie wichtige Erkrankung.

Ausgangspunkt ist der enterale Infekt mit Yersinia Serovar 03, 04 oder 09. Die geographische Pathologie hat ihren Schwerpunkt in skandinavischen und westeuropäischen Ländern.

Symptome sind die subakute bis chronische, teils fieberhafte Enterokolitis oder *Pseudoappendizitis* vorwiegend bei Kindern und Jugendlichen. Die enterokolitische Form ist mit einem Morbus Crohn, die pseudotuberulöse Form mit einer Appendizitis zu verwechseln. Begleiterscheinungen sind Myalgien, Arthritis, seltener Urethritis, Bronchopneumonie oder Karditis. Am 14. Krankheitstag tritt ein Erythema nodosum auf, das nach 3 Wochen wieder spontan abklingt. Eine seltene, aber ernste **Komplikation** ist die meist tödlich verlaufende Septikämie. Die **Diagnostik** stützt sich auf den Erregernachweis in Stuhl, Blut und Lymphknoten sowie auf die Antikörperbestimmung im Serum. Im Rö-Kontrast macht die pseudotuberulöse Form im Dünndarm und Ileozäkum eine multizentrische Pelottenaussparung, die enterokolitische Form eine Schleimhautvergröberung und sklerosierende Wandstarre. Abweichend vom Morbus Crohn bilden sich diese Veränderungen aber nach 14 Tagen bis 3 Wochen spontan zurück. **Behandlung:** Die enterokolitische Form ist mit Tetrazyklin 2 × 2 g/d oral, die pseudotuberulöse Form mit Cephalosporin 3 × 6 g/d i. v. zu behandeln. Bei einer fehldiagnostizierten Appendektomie empfiehlt sich die Lymphknotenentnahme zur Yersinia-Abklärung.

Lymphadenitis mesenterialis, Tabes mesaraica

▶ Subakute, in der Symptomatik der Appendizitis und dem Morbus Crohn ähnliche Lymphknotenschwellung im Ileozäkalmesenterium.

Ursache sind die Schluckinfektion und die transmurale enterolymphatische Passage von Tbc- und Yersinia-Erregern. Wegen der *Appendizitisähnlichkeit* erfolgt die Erfassung meist anläßlich einer fehlindizierten Appendektomie. Die **diagnostische** Klärung ist mit der Lymphknotenhistologie und -mikrobiologie vorzunehmen. **Behandlung:** Yersinia s. o. Bei Tbc Einleitung einer Antituberkulotikatherapie (S. 62).

Postoperative pseudomembranöse Enterokolitis S. 227

Nekrotisierende Enterokolitis des Früh- und Neugeborenen (NEC)

▶ Ischämiesegmente in Dünn- und Dickdarm mit nachfolgender Dysbakterie, Nekrose und Perforation.

Vorkommen: In 90 % in den ersten 10 Lebenstagen, seltener bis zur 8. Lebenswoche. *Begünstigend* wirken das IgA-Defizit des Neugeborenen, ein vorzeitiger Blasensprung, Frühgeburt, ARDS, Austauschtransfusion, Nabelvenenkatheter, Sepsis und allgemeine Temperaturlabilität. **Symptome** sind Fieber, rascher Verfall des Allgemeinzustands, Diarrhö, Erbrechen, Bauchauftreibung, dys- und apnoische Intervalle und später Blutbeimengung in Erbrochenem und Stuhl. **Diagnose:** In der Rö-Übersicht multiple Spiegel, auskultatorisch Darmparalyse bei meteoristischer Auftreibung und bei Perforation das Pneumoperitoneum. **Behandlung** mit O_2-Insufflation und parenteraler Ernährung, durch die Magensonde nur Absaugung. Zentralvenöse Säure-Basen-, Elektrolyt- und H_2O-Substitution mit Energiespendern (S. 159). Systemisch Breitspektrum-Penizillin 5–9 g/d i. v. und Gentamicin 2 mg/kg/KG/d i. v., bei Refluxversiegen Instillation durch die Sonde. Die **Operation** ist bei Perforationsanzeichen angezeigt. Dabei wird der Ischämie- und Perforationsbereich reseziert. Bei tiefen Darmsegmenten ist dabei das *zweizeitige* Vorgehen vorzuziehen: Resektion und offene Ausleitung der Darmenden, die nach Wochen der Erholung wieder miteinander anastomosiert werden. Bei hoher notwendigerweise einzeitiger Resektion immer Anastomosensicherung mit Magenfistel. **Prognose:** Die *Letalität* ist mit 20–60 % hoch. **Spätkomplikationen** der konservativen Therapie sind die multiplen Strikturen.

Aktinomykose, Strahlenpilzerkrankung

▶ Verschluckte Aktinomyzeten (S. 57) durchwandern die Darmwand und entwickeln vorwiegend im Ileozäkalbereich ein intramurales oder extraintestinales „Myzetom".

Von hier wandern die Erreger durch die Bauchdecken nach außen oder bei mesenterialer Ausbreitung in die Portalvene mit Leberabszedierung. **Symptome** sind Zäkaltumor, chronische Appendizitis oder Hautfistel im rechten Unterbauch mit Sekretion gelbkörnigen drusenhaltigen Eiters oder bei Leberbefall Hepatomegalie. **Diagnostik** mit Drusennachweis im Fisteleiter, Kolonkontrasteinlauf, Lebersonogramm, Szintigramm und Probelaparotomie. **Behandlung:** Resektion des Ileozäkaltumors unter Antibiotikaabschirmung (S. 58).

Weitere Darmerkrankungen

Blindsacksyndrom, Blindschlingenbildung

▶ Stagnation der Ingesta in ausgeschalteten und ausgesackten Darmanteilen, wie z. B. in Divertikeln oder in dilatierten Stümpfen einer früher gebräuchlichen Seit-zu-Seit-Anastomose (Abb. 43.**10**).

Pathophysiologie: Die stasebedingte Überwucherung von Erregern, die Vitamin B_{12} konsumieren und konjugierte Gallensäuren entkoppeln, führt zur Mukosaschädigung und Diarrhö. Die Folge ist ein durch die *Malabsorption* bedingter Leistungsabfall. **Symptome** sind die Steatorrhö mit Bauchschmerz und Anämie. **Diagnostik:** S. 560. **Behandlung:** Divertikelabtragung oder Blindsackresektion. Bei ursächlicher Seit-zu-Seit-Anastomose Umwandlung in die physiologische End-zu-End-Verbindung (Abb. 43.**1**).

Drehungsanomalie oder Malrotation

▶ Relativ häufige Mangel- oder Fehldrehung der Gekrösewurzel mit mehr oder weniger hochgradiger Darmpassagebeeinträchtigung.

Der Normal- oder Endzustand der fetalen Drehung ist die 270–360°-Drehung nach rechts. Dabei hat sich der Dickdarm über den Dünndarm geschlagen und das

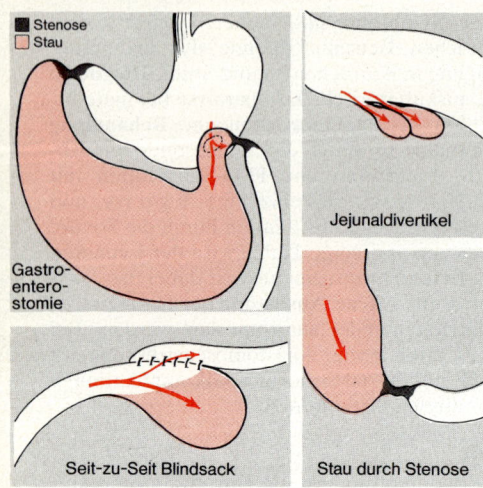

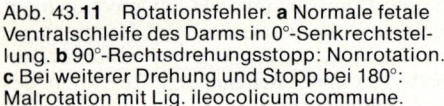

Stenose
Stau

Gastro-entero-stomie

Jejunaldivertikel

Seit-zu-Seit Blindsack

Stau durch Stenose

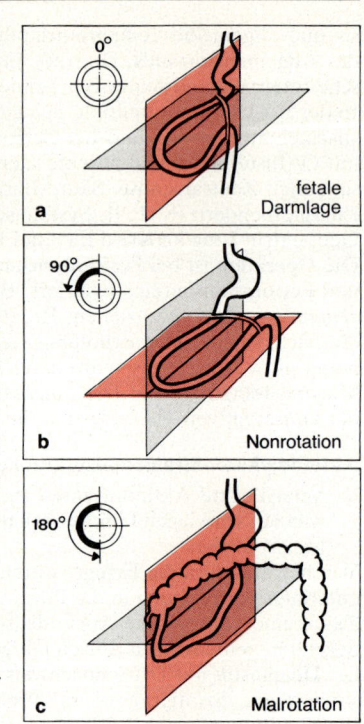

a   fetale Darmlage

b   Nonrotation

c   Malrotation

Abb. 43.**10** Blindsacksyndrom. Die verschiedenen Entstehungsarten.

Abb. 43.**11** Rotationsfehler. **a** Normale fetale Ventralschleife des Darms in 0°-Senkrechtstellung. **b** 90°-Rechtsdrehungsstopp: Nonrotation. **c** Bei weiterer Drehung und Stopp bei 180°: Malrotation mit Lig. ileocolicum commune.

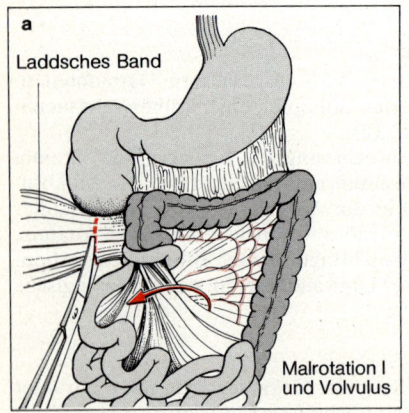

a

Laddsches Band

Malrotation I und Volvulus

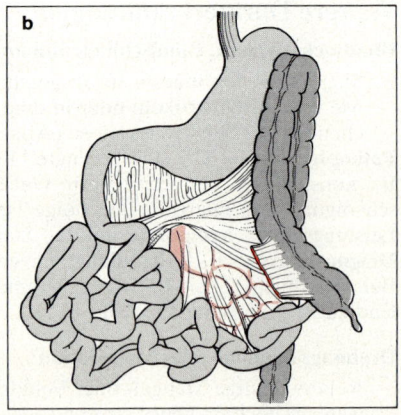

b

Abb. 43.**12** Malrotation I. Duodenalabschnürung durch eine anomale parietozäkale Bandverbindung (Ladd). **a** Volvulus, **b** Retorsion und Banddurchtrennung.

Gekröse sich mit der dorsalen Bauchwand verklebt. Bei der *inkompletten Drehung* bleibt der Darm an den *folgenden Drehungsgraden* stehen: bei 90° heißt dies *Nonrotation,* ab +180° *Malrotation* (Abb. 43.**11**), bei +270° *inkomplette Rotation.*
Dadurch, daß dabei das Dickdarmmesenterium nicht mit der rückwärtigen Bauchwand in allen Bereichen verklebt, entsteht das freibewegliche *Lig. ileocolicum commune.* Selten ist die sog. inverse oder kombinierte Rechts-links-Drehungsstörung +90° (rechts) und −90° (links): *Malrotation II.* Hier dreht sich die Dünndarmschleife *vor der Dickdarmschleife* nach rechts, während sich dahinter der Dickdarm nach links dreht.
Symptome: Je nach Drehungsgrad wird der Darm mehr oder weniger torquiert, was zu Passagebehinderungen führt. Früh tritt dies beim *Volvulus,* der typischen Malrotation-I-Komplikation in Erscheinung. Aber auch die die Malrotation I begleitende *Bandkompression* (Abb. 43.**12**) führt früh zum hohen Ileus und ist im Rö-Bild an den Terrassenspiegeln im Magen und Duodenalbulbus zu erkennen. Der Volvulus macht multiple Dünndarmspiegel. Die Kolonlinkslagerung der Malrotation I ist im Kontrasteinlauf durch die linksseitig auf- und absteigende Doppelflinte nachzuweisen. **Behandlung:** Der Volvulus wird zurückgedreht (Abb. 43.**12**), nachdem man das Band durchtrennt hat. Nach Rückdrehen oder Vorwärtsdrehen der inkompletten Rotation wird das Kolonmesenterium an der Bauchrückwand mit Nähten angeheftet. **Prognose:** Die Op-Letalität liegt bei 3–5 %.

Sklerodermie

▶ Im Rahmen einer systemischen Kollagenose vorkommende Darmwandsklerosierung, die zu Muskelatrophie, Submukosafibrose und Plexus-myentericus-Zerstörung führt.

Nach anfänglicher Beeinträchtigung nur der Transportfunktion stört die Sklerosierung letztlich *alle Funktionsbereiche* des Intestinums. **Symptome** sind der chronische Dünndarmileus mit Pneumatosis cystoides und Malnutrition. Im Rö-Bild ist die Längsrillung der Schleimhaut typisch. **Behandlung:** Prednisolon 15 mg/d, bei Versagen ausgedehnte Resektion. Die **Prognose** bleibt auf die Dauer zweifelhaft.

Pneumatosis cystoides

▶ Kleine, subseröse, submuköse und muköse, gasgefüllte Zystenbildungen, die die Wand von Dünndarm und Zäkum, aber auch von Gallenblase und Mesenterium durchsetzen.

Manifestation im 6. und 7. Dezennium, aber auch schon im Kindesalter möglich. Oft Begleitbefund bei Magenulkus und -karzinom, von Sklerodermie, seltener Folge von Darmwandverletzung bei Endoskopie. **Symptome:** Infolge Passagebehinderung Meteorismus und Bauchschmerzen. Bei seltener Druckusur und Ruptur der Darmwandgefäße hellroter Blutabgang und bei Stenose in der linken Kolonhälfte paradoxe Diarrhö. Bei Gasaustritt in die Bauchhöhle Pneumoperitoneum und paralytischer Ileus. Röntgen: Auf Abdomenübersicht typische, traubenförmige Luftansammlung. **Behandlung:** O_2-Atmung bringt die N_2-Gasfüllung der Zysten zur Resorption. Nur bei dramatischer Symptomatik Resektion des veränderten Darmabschnittes.

Verschluckte Fremdkörper

Betroffene *Patientengruppen* sind Kinder, Suizidale, Psychopathen und Kaptivi. Dank des Exner-Reflexes ist der Weitertransport meist unbehindert und symptomlos. Lediglich größere und ausladende Fremdkörper können am Magenausgang, am Duodenalknie, an der Flexura duodenojejunalis, der Ileozäkalklappe und der Sigmaschleife hängenbleiben. **Lokalisierung** mit Rö-Übersicht. **Symptome** macht nur der Stopp. Es sind dies Schmerzen und Zeichen des inkompletten Ileus. Die **Hauptkomplikation** ist die Durchwanderung. Da sie unter ständiger Abklebung der Nachbarschaft allmählich vor sich geht, macht sie nur in 5 % eine lokale Peritonitis. **Behandlung** mit Kartoffelbrei und Sauerkraut, dadurch meist Spontanabgang auf natürlichem Wege. *Cave* Laxantien! Zur Beobachtung der Wanderung Röntgen- und Stuhlkontrolle. Bei bleibendem Stopp oder bei Zeichen von Penetration oder Perforation Laparotomie und Fremdkörperentfernung mittels Gastro- oder Enterotomie oder Darmresektion.

Darmfistel

▶ Als *innere* Fistel verbindet ein epithelisierter Kanal einzelne Darmschlingen untereinander oder eine Darmschlinge mit einem anderen Hohlorgan. Als *äußere* Fistel verbindet der Kanal den Darm durch die Bauchhaut mit der Körperoberfläche.

Zu unterscheiden ist die *willkürliche* und die *spontane* Fistel. Die *willkürliche* Fistel, auch als *Stoma* bezeichnet, wird sowohl am Magen als auch am Dünn- und Dickdarm immer operativ angelegt. Die unwillkürlichen oder *spontanen Fisteln* entstehen durch Penetration oder Perforation in Nachbarorgane oder -hohlräume oder in die Bauchhöhle oder durch die Haut. Solche Durchbrüche entstehen z. B. auf dem Boden von Nahtlecks (Insuffizienzen), ferner von Ulkus und Meckel-Divertikel, von entzündlichen Degenerationen und infektiösen Darmwandschwächen wie Morbus Crohn, Tbc, Typhus oder Aktinomykose. Ein besonderer Durchbruchmechanismus ist die *Fremdkörperdurchwanderung* und -durchspießung. **Symptome** der spontanen Darmfistel: Innere Fisteln sind oft stumm. Nur bei Kurzschlüssen zwischen hohen und tiefen Darmabschnitten tritt früh die *Malnutrition* in Erscheinung. Die *Kolon-Blasen- oder Harnleiterfistel* macht Harnwegsinfektion, Pneumaturie und Fäkalurie. Die äußere Fistel ist am Austritt von Darminhalt zu erkennen. Ihre *Höhenbestimmung* erfolgt a) mit Untersuchung des Fistelsekretes, d. h. durch Klärung, ob das austretende Sekret Dünn- oder Dickdarminhalt enthält und ob das Sekret die Hautumgebung verätzt; b) mit Bestimmung der Passagezeit eines oral verabreichten Farbstoffes; c) mit der Rö-Kontrastdarstellung der Fistel von innen und außen. **Behandlung:** Bei der *hohen* Fistel ist wegen der erheblichen Sekretverluste der operative Verschluß mit Resektion des fisteltragenden Darmsegmentes nicht aufschiebbar. Bei *tiefen* Darmfisteln kann man abwarten, da hier der Sekretverlust geringer, die Ätzwirkung schwächer und die Heilung deshalb spontan möglich ist. Heilmaßnahmen sind neben der parenteralen Substitution die Gabe einer definierten Diät, das ständige Absaugen durch eine nasogastrale Sonde und die Sekretblockade der peptischen Intestinalhormone mit Somatostatin (S. 501), ferner die über eine perkutan an das Leck gelegte Zieldrainage mit Neutralisierung des alkalischen Darmsafts durch Milchsäure. Die *verätzte Umgebung* wird mit einem Gemisch aus

Zinkpaste, Karayapuder, Aktivkohle, Aluminiumpulver und Silikonpaste bestrichen und mit einer Stomahesiveplatte abgedeckt.

Chilaiditi-Syndrom

▶ Suprahepatische, subdiaphragmale Kolon- und Dünndarminterposition.

Ursachen sind Anomalien der *Leberaufhängung* am Zwerchfell, ferner Zwerchfellhernien und ein Dolichokolon. **Symptome** sind akuter, seltener subakuter oder chronischer rechtsseitiger Oberbauchschmerz. **Diagnose:** Sonographie und Rö-Übersicht. **Behandlung:** Laparotomie, Darmreposition und -fixation und Kausalbehandlung von Hernie, Leberaufhängung und Kolonanomalie.

Strahlengeschädigter Darm, aktinischer Darmschaden

▶ Durch Rö-Strahlen hervorgerufener, nach 2–30 Jahren auftretender Darmwandschaden mit der Folge von Malnutrition, Stenosierung und Wanddurchbrüchen.

Disposition: Der Strahleneinwirkung **exponiert** sind die nach Laparotomien an der vorderen Bauchwand verklebten Dünn- und Dickdarmschlingen. **Symptome** sind der chronisch inkomplette Ileus mit Dauerschmerz, schmerzhafter Darmtätigkeit und Koliken, ferner die Malnutrition als Ausdruck der Schleimhaut- und Muskelfibrosierung. **Diagnose:** Die eingeengte Lichtung und die innere Fistelbildung sind endoskopisch, im Sonogramm und Rö-Kontrast zu verifizieren. **Komplikationen** sind die multiplen Penetrationen und Perforationen mit lokalisierter oder generalisierter *Peritonitis*. **DD:** Abzugrenzen sind Morbus Crohn, Tbc und Tumoren. **Behandlung:** Die Operation ist sowohl wegen der chronischen Ausfallserscheinungen als auch wegen der Komplikationen und der subjektiven Beschwerden angezeigt. Der veränderte Darmabschnitt muß reseziert oder mit einer Umgehungsanastomose ausgeschaltet werden. **Prognose:** Wegen der aktinisch gestörten Wundheilung liegt die Op-Letalität zwischen 10 und 40%.

44. Dünndarm

Typische **Symptome** der Dünndarmkrankheiten sind Diarrhö, Blutung, Borborygmi, Krampfschmerz, lokaler Meteorismus, die „stehende Schlinge", Mittelbauchauftreibung und reflektorisches Erbrechen.

Mißbildungen

Atresie und Stenose

▶ Die Dünndarmatresie ist eine kongenitale, meist segmental angeordnete, durch mangelhafte oder ausbleibende Rekanalisation des intestinalen Epithelstranges bedingte Anomalie.

Tabelle 44.1   Untersuchungsverfahren

Klinik	Labor (S. 560)
Anamnese – Laparotomie, Stuhl (Diarrhö, Obstipation), Meläna, Schmerz Physikalisch – Meteorismus, Geräusche Röntgen – Fraktionierte Passage – digitale Subtraktionsangiographie (DSA) Endoskopie und Biopsie – Duodenoenteroskopie – Laparoskopie Resorptionstests (S. 547) Sonographie mit Bolus	– Stuhluntersuchung auf Beschaffenheit, Gewicht, Fettgehalt, okkultes Blut, Parasiten Therapeutische Tests – Provokations- und Eliminationsdiät Spezielle Verfahren – verschluckbarer Sender für Temperatur-, Druck- und pH-Werte – Sequenzszintigraphie, Fluoreszenz-Wollfadentest für Blutungsquellenbestimmung

Ihre Formen sind Klappenmembranen, komplette Verlegungen sowie das völlige Fehlen ganzer Darmsegmente (Abb. 44.1). *Klappen* finden sich im Duodenum, komplette *Verlegungen* im Ileum. **Symptome:** Je nach Stenosegrad erfolgt die Manifestation mehr oder weniger früh unter den Zeichen des *Ileus,* meist am 2. Lebenstag. Je höher und kompletter der Stopp, um so dramatischer die Symptomatik und um so rascher die *Austrocknung.* Beim hohen Jejunalverschluß ist das Abdomen leer und weich, beim tiefen Ileumverschluß voll und aufgetrieben. **Diagnose:** Auf der Rö-Übersicht im Hängen zeigen sich unter den 2 Spiegeln von Magen und Duodenum im Mittelbauch weitere Dünndarmspiegel. **DD:** Malrotation, innere Hernie, Mekoniumileus und Doppelbildungen. **Behandlung:** Im Duodenum Umgehungsanastomose; im Dünndarm Resektion der Atresie und bei Späterfassung auch der gestauten und überdehnten oralen Darmschlingen, anschließend End-zu-End-Anastomose. Das Op-Risiko beträgt etwa 15%.

Zystische Doppelbildungen, Enterozysten

▶ Angeborene, sackartige Doppelbildungen oder Mesenteriallymph- und Chyluszysten, vorwiegend am unteren Dünndarm.
Manifestation: ⅔ der Fälle im 1. und 2. Lebensjahr, der Rest zwischen 6. und 40. Lebensjahr. Sie erfolgt nur bei **Komplikationen** wie Blutung und Infektion oder beim Ileus, hervorgerufen durch die Prallfüllung, die die Darmlichtung komprimiert, schließlich bei Peritonitis infolge Perforation. **Symptome** sind Erbrechen, Hyperperistaltik und je nach Komplikationsart Schmerzen, Meteorismus, Darmsteifungen, Fieber, Meläna und Peritonitis. **Behandlung** mit Enukleation, Darmresektion oder innerer Anastomosierung, d. h. Fensterung der Zyste zur Darmlichtung.

Megaduodenum

▶ Eine sowohl angeborene als auch erworbene atonische Längen- und Umfangsvergrößerung des Duodenums.

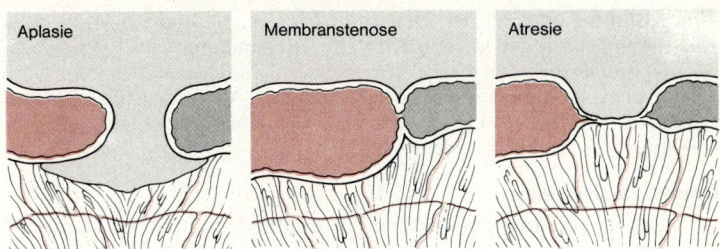

Abb. 44.1 Die häufigsten Darmmißbildungen.

Angeboren ist sie meist Ausdruck einer aboralen Stenose bei Pancreas anulare, inkompletter Atresie oder Bänderkompression. *Erworben* ist sie Folge einer metabolischen Störung, nachbarschaftlicher Entzündung oder eines arteriomesenterialen Verschlusses. **Symptome** sind die Passageverlangsamung oder der Stopp mit Schmerz und Erbrechen und die im Rö-Bild nachweisbare Dilatation. **Behandlung** mit Beseitigung der beschriebenen Hindernisse oder ihre Umgehung mit einer Gastroenterostomie.

Pancreas anulare

▶ Eine angeborene, den absteigenden Duodenalschenkel umgreifende und stenosierende „Pankreasklammer".

Die **Symptome** sind die einer *Duodenalstenose* mit proximaler Dilatation; dies kann sich zwischen 1. Lebensmonat und 20. Lebensjahr manifestieren. **Behandlung:** Umgehung der Stenose mit Duodenoduodeno- oder Duodenojejunostomie. Bei der seltenen Stenoselokalisation oberhalb der Papille: B-II-Resektion.

Bandverbindungen

Angeborene Bänder zwischen Kolon und lateraler Bauchwand können die Duodenallichtung stenosieren und verlegen: so das *Gallenblasen-Kolon-Band* zwischen Lobus caudatus und Bulbus duodeni und die meist von einer Malrotation I begleitete Bandverbindung zwischen Mesokolon, Retroperitoneum und Duodenum (S. 574). **Symptome** sind die der Duodenalstenose und bei gleichzeitiger Fehldrehung die des Dünndarmileus. Die **Behandlung** erfolgt mit Banddurchtrennung und bei gleichzeitiger Malrotation mit Dünndarmretorsion (Abb. 43.**12**).

Duodenaldivertikel

▶ Angeborener, walnuß- bis pflaumengroßer solitärer oder multipler transmuskulärer Prolaps der Duodenalschleimhaut mit einer Autopsiefrequenz von 20% und einer Morbiditätsfrequenz von etwa 1%.

Lokalisation: Vorwiegend an der kleinen Kurvatur zwischen Pars descendens und Flexura duodenojejunalis. Jeder 3. bis 4. Divertikelbefund ist multipel. **Symptome** treten erst bei den in 4–5% vorkommenden *Komplikationen* wie Infektion, Fremdkörpereinspießung oder Papillenkompression auf. Es sind dies der postprandiale rechtsseitige Oberbauchschmerz, Übelkeit, Singultus, Erbrechen, ferner Blutung und Ikterus. **Diagnose:** Endoskopie und Rö-MDP erkennen die Ausstülpungen an der kleinen Kurvatur. **Behandlung:** Nach Ausschluß anderer für die Beschwerden in Frage kommender Krankheitsbilder oder Verifizierung der Divertikelkomplikationen ist die operative Abtragung oder Einstülpung des Divertikels angezeigt. Dabei wird der Duodenalwanddefekt mit zweireihiger Naht quer zur Lichtung verschlossen.

Dünndarmdivertikel

▶ Meist im Jejunum paramesenterial angesiedelte multiple Darmwandaussakkungen.

Manifestation meist im 6. Dezennium infolge *Komplikationseintritts*. Er ist bedingt durch die stasebedingte Divertikelentzündung, die Begleitenteritis und das Ulkus, ferner durch Blutung und Perforation mit Peritonitis. Eine chronische Komplikation ist die malassimilationsbedingte Avitaminose und Anämie. **Symptome** der torpiden Divertikulitis sind Schmerz, Gewichtsabnahme und infolge der Anämie die Müdigkeit. Der Nachweis erfolgt mit Rö-Kontrast, mit dem B_{12}-Resorptionstest, mit Haemoccult und dem Nachweis des vermehrten Stuhlfettgehalts. **Behandlung:** Bei Stase und blander Entzündung symptomatisch mit Breitspektrum-Penizillin 3×4 g/d oral. Initial Substitution von Vitamin B_{12} (300 mg/d), Vitamin-B-Komplex (200 mg/d), Vitamin K (10 mg/d), ferner Folsäure (Folsan) 3×2 Tbl./d, Vitamin A und Vitamin D_3. Bei rezidivierender Malassimilation, bei akuten mechanischen Störungen und bei allen akuten Komplikationen muß der divertikeltragende Darm *reseziert* werden.

Meckel-Divertikel

▶ in 2–3% etwa 60–100 cm vor der Ileozökalklappe an der dem Mesenterialansatz gegenüberliegenden *Seite* anzutreffender fetaler Dottergangsrest.

Als *echtes* Divertikel besitzt es alle Darmwandschichten und beherbergt heterotope Magen-, Pankreas- oder Kolondrüseninseln. **Symptome:** Klinisch macht es sich erst infolge seiner **Komplikationen** bemerkbar (Abb. 44.2). Die Hälfte der Patienten ist bei der Manifestation jünger als 10 Jahre, die übrigen jünger als 30 Jahre. Häufigstes Komplikationssymptom ist die *Blutung*. Sie geht von der Ulzeration heterotoper Magenschleimhautinseln aus, ist im Kindesalter die häufigste Ursache der schweren intestinalen Blutung und tritt meist vor dem 2. Lebensjahr, seltener nach dem 10. Lebensjahr auf. Der Quellennachweis erfolgt mit Se-

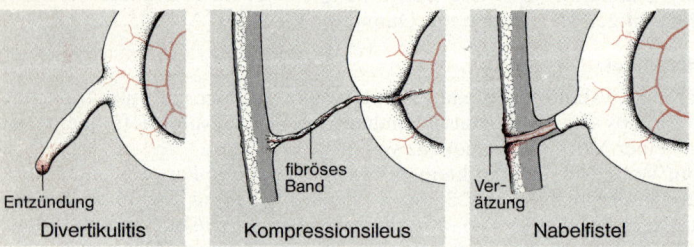

Abb. 44.**2** Meckel-Divertikel. Die neben der Blutung häufigsten Komplikationen.

quenzszintigraphie oder DSA. Weitere Komplikationen sind der *Ileus* und die eine akute Appendizitis vortäuschende *Meckelitis*. Oft kann im enghalsigen Divertikel bereits die Stase der Ingesta einen chronischen Dauerschmerz im mittleren Abdomen machen. Eine *Nabelfistel* ist die Manifestation des offenen Divertikels. Die **Behandlung** des Divertikels besteht in seiner Abtragung und der schräg zur Darmachse erfolgenden Defektübernähung.

Mekoniumileus (Abb. 44.**3**)

▶ Die im Rahmen einer Mukoviszidose vorkommende *Pankreasfibrose* mit Enzymmangel ist die Ursache für die ausbleibende Mekoniumverflüssigung und Darmverstopfung.

Vorkommen: Nur 10–15% der in 1% vorkommenden angeborenen Pankreasfibrosen erkranken am Mekoniumileus. Häufig ist die Kombination *Mekoniumpfropf* und partielle oder totale *Lichtungsatresie*. Die **Symptome** sind die postnatale Bauchauftreibung bei weichen Bauchdecken, Erbrechen und ausbleibendem Mekoniumabgang; außerdem oft begleitende pneumonische Infiltrate. **Diagnose:** In Sonogramm und Rö-Übersicht unterschiedlich weitgestellte Darmschlingen mit unscharfer Wandkontur. **DD:** Alle übrigen frühkindlichen Ileusformen. **Behandlung:** Laparotomie und oberhalb des „auszementierten" Segments temporäre doppelläufige Schornstein-Ileostomie (Abb. 44.**3b**). Dann in den abführenden Schenkel Instillation von gelöstem Pankreonpulver oder eines Gemischs aus Polyäthylenglykol, Natrium, Kalium, Chlorid, Sulfat und Bikarbonat. Falls sich damit das Mekonium nicht nach 3 Tagen löst, muß der auszementierte Darm reseziert werden. **Prognose:** Nur der Ileus, nicht die Mukoviszidose kann geheilt werden. Der Linderung ihrer Folgeerscheinungen dient eine fett-, eiweiß- und salzarme Diät mit Enzym- und Mukolytikagaben (s. u.).

Mekoniumäquivalent

▶ Eine seltene, jenseits der Neugeborenenperiode vorkommende Mukoviszidosekomplikation.

Symptome sind die beim Mukoviszidosepatienten plötzlich auftretenden Ileusanzeichen, zumal wenn aus der Anamnese ein Diätfehler oder eine Unterdosierung der Enzymsubstitution hervorgeht. Das klinische Bild des Ileus geht mit Lungeninfiltraten und einem raschen Verfall des Allgemeinzustands einher. **Behandlung:** Im Frühstadium sind N-Azetylzystein-Gaben (Fluimucil, 3 × 3 ml/d i.v.) und ein

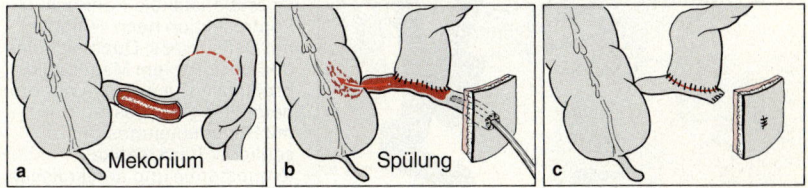

Abb. 44.**3**   Mekoniumileus. **a** Ileumobturation durch zähes Mekonium. **b** Resektion und Spülfistelanlage. **c** Verschluß der Spülfistel.

Gastrografineinlauf wirksam. Bei Spätbefunden führt nur noch die operative Mekoniumausräumung oder die Darmresektion zum Ziel.

Mekoniumperitonitis

▶ Fetale, oberhalb von Atresien erfolgte Dünndarmperforation mit Mekoniumaustritt, der bei Geburt bereits verkalkt ist.

Symptome sind die postnatal auftretende harte Bauchauftreibung mit Erbrechen und fehlendem Mekoniumabgang. **Diagnose:** In Sonogramm und Rö-Übersicht sind neben den unscharf begrenzten Schlingen im gesamten Abdomen Kalkspritzer zu sehen. **Behandlung:** s. Mekoniumileus.

Tumoren

Duodenaltumoren

▶ Seltene, vornehmlich an der Papille oder in Papillennähe angesiedelte Blastome wie Adenom, Lipom, Myom, Karzinom und Sarkom.

Die **Symptome** sind beim peripapillären Sitz, der häufigsten Lokalisation auch des Karzinoms, der Ikterus und in 60 % das Courvoisier-Zeichen. Bei den übrigen Lokalisationen steht die Behinderung der Duodenalpassage mit Übelkeit, Erbrechen und Schmerz im Vordergrund. **Diagnostisch** sicher sind Endoskopie, Endosonographie und Biopsie. **Behandlung:** Beim Malignom im absteigenden und aufsteigenden Schenkel Duodenopankreatektomie (Abb. 44.4). Bei Sitz an der Duodenojejunalflexur und bei allen gutartigen Tumoren nur Segmentresektion. Lediglich 30 % der Malignome sind operabel. **Prognose:** Die 5-Jahres-Rezidivfreiheit liegt insgesamt bei 18 %.

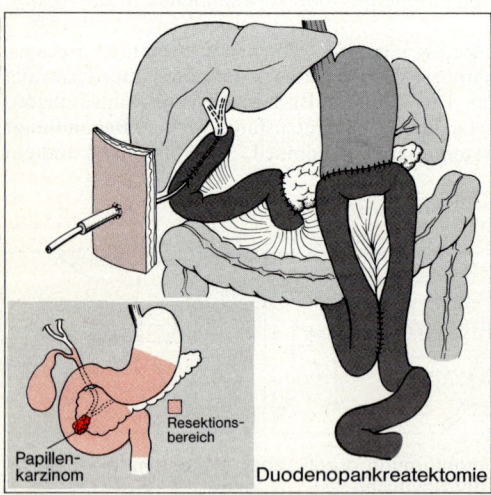

Abb. 44.**4** Papillenkarzinom. Operationstaktik. Pankreaskopfresektion nach Whipple mit Gallenblase, Ductus choledochus, distalem Magen und proximalem Jejunum. Wiederherstellung der Passage mit Hepatikojejunostomie, seitlicher Pankreatikojejunostomie und antekolische B-II-Gastrojejunostomie mit Braun-Anastomose. Technik s. Abb. 41.**7**.

Jejunal- und Ileumtumoren

Nur 1–5% aller Gastrointestinaltumoren finden sich im Dünndarm. Symptome machen davon etwa 10%. Von diesen sind etwa 75% maligne.

Gutartige Tumoren

sind polypöse *Adenome, Myome, Lipome, Hämangiome, Fibromyome* und die von versprengten Keimen ausgehenden *Endometriome.* 15–20% *entarten maligne.* Gutartige Tumoren machen sich erst spät mit chronischer Obstipation, Krampfschmerz, Ileus und bei Gefäßarrosion und Invagination mit Blutungen bemerkbar. Beim Endometriom erfolgen diese mensessynchron. **Diagnostik:** Die Tumoren sind mit Sonographie, Endoskopie, Rö-MDP und sonographischer Angiographie zu verifizieren. **Behandlung:** Im komplikationsfreien Intervall lassen sich gestielte Tumoren wie Polypen einzeln durch Enterotomie abtragen. *Indikationsgründe* zur Resektion des tumortragenden Darmsegments sind Schmerz, Blutung, Ileus und Entartungsneigung.

Autosomal dominant vererblich sind die Hamartome des *Peutz-Jeghers-Syndroms.* Diese ubiquitär im Darm verstreuten Polypen sind begleitet von der periorifiziellen Lentiginose, das sind Pigmentflecken der Mundschleimhaut sowie der perioralen und -okulären Haut. 5–10% entwickeln ein Ovarial-Karzinom. Die **Komplikationen** der übrigen Darmadenome sind weniger die Entartung als vielmehr die durch die *Polypeninvagination* hervorgerufene Blutung.

Bösartige Tumoren

Sie sind im Dünndarm selten. Im Verhältnis 5:4:2:1 kommen *Sarkome* (auch Kaposi-Syndrom), *Karzinome, Karzinoide* und *Lymphome* vor. Häufiger sind die *sekundären* Absiedelungen von *Melanomen.* Das *Karzinom* tritt im 6. und 7., das *Sarkom* im 3.–5. Dezennium in Erscheinung. Karzinome bevorzugen das Jejunum, Sarkome das Ileum. Ihre **Symptome** sind Koliken, oft auf dem Boden einer *Invagination* oder eines inkompletten oder kompletten Ileus; dann folgen Blutung und Leistungsknick. Die **Diagnose** erfolgt mit fraktionierter MDP, mit Endoskopie, Sonographie und DSA. **Behandlung:** 80% der Tumoren lassen sich mit ausgreifender Darm- und Mesenterialresektion kurativ entfernen, beim Sarkom mit multimodaler Nachbehandlung. **Prognose:** Die 5-Jahres-Rezidivfreiheit liegt bei 20%.

Tumornachsorge: Im 1. Jahr alle 2 Monate, im 2. alle 3 Monate und im 3. und 4. Jahr in 6monatigem Abstand, ab 5. Jahr im jährlichen Intervall Kontrolle von Anamnese, klinischem Befund, Blutbild, BSG, Haemoccult, Enzymen und CEA, MDP, Endoskopie und Oberbauchsonographie. Bei Rezidivverdacht Ober- und Mittelbauch-CT.

Mechanische und entzündliche Befunde

Arteriomesenterialer Duodenalverschluß

▶ Adhäsionen ziehen das Ileozäkum nach kaudal, womit die Gekrösewurzel angespannt und hierunter das aufsteigende Duodenum komprimiert wird.

Klinisch steht die *intermittierende Abflußbehinderung* des unteren Duodenums mit der Folge der wiederholten Stase und Dilatation im Vordergrund. Ursachen der Zäkumverlagerung sind vernarbende Ileozäkalprozesse, Magersucht und Lendenlordose. **Symptome** der Duodenalverlegung sind der postzibale Oberbauchschmerz und die Magendilatation. **Diagnose:** Rö-Kontrastmittelstau in Magen und Duodenum, der in Knie-Ellenbogen-Lage sofort abfließt, wonach die Schmerzen unmittelbar abklingen. **Behandlung:** Postzibale Lagerungsdrainage, Gewichtszunahme oder besser Stenoseumgehung mit Duodenojejunostomie oder Magenresektion mit B-II-Anastomose oder als Kausaltherapie die Durchtrennung des Treitz-Muskels bei gleichzeitiger Adhäsionslösung am Ileozäkum oder letztlich die Jejunumverlagerung nach rechts.

Darmverschluß S. 667 ff.

Mesenterialgefäßverschluß S. 335, 344

Dünndarmphlegmone, Enteritis necroticans des Erwachsenen, Darmbrand
▶ Enterotoxämie infolge Lebensmittelvergiftung durch Clostridium perfringens Typ C, die zu diffusen hämorrhagischen Nekrosen im Jejunum, seltener im Kolon führt.
Symptome: Heftige Diarrhöen bewirken Volumenmangel und Kollaps, die Endo- und Ektotoxine lösen das Vollbild des *Endotoxinschocks* aus. Die Perforation potenziert die Peritonitissymptomatik mit Erbrechen, Ober- und Mittelbauchschmerz, Auftreibung und Abwehrspannung. **Diagnostik:** Anamnese, Sonographie, Rö-Übersicht und Gastrografin-MDP. **DD:** Appendicitis perforata. Die **Behandlung** des nichtperforierten Frühstadiums ist konservativ mit massiver Volumen-, Elektrolyt-, Säure-Basen-, Vitaminsubstitution sowie Energiedonatoren. Außerdem Penizillin 5 × 20 Mega/d i. v., Clindamycin 4 × 1,8 g/d i. v. und Gentamicin 3 × 5 mg/kg/d i. v. Bei Perforation unter Antibiotikabolus sofortige Resektion mit aufgeschobener Kontinuitätswiederherstellung. Die **Prognose** ist bei ausgedehntem Befall, Durchwanderung oder Perforation infaust. Die *Letalität* beträgt 40%.

Ulcus simplex
▶ Seltenes, solitäres, peptisches Jejunalgeschwür, das nach Analgetikatherapie oder oraler Langzeiteinnahme von Kaliumpräparaten entsteht, ferner bei Endangiitis, Thrombangiitis, Gastrinom und in versprengter Magenschleimhaut vorkommt.
Symptome sind der typische Ulkus-Nüchternschmerz, Blutungen und die Perforationsperitonitis. **Diagnostik** mit MDP. **Behandlung** mit Dünndarmresektion. Die **Prognose** ist gut.

Kurzdarmsyndrom, ausgedehnte Dünndarmresektion

▶ Infolge erheblich verringerter intestinaler Funktionsfläche spontan nicht mehr ausgleichbare *Malnutrition.*
Ab der ⅔-*Resektion* wird das bis dahin nur labormäßig zu erfassende Stoffwechseldefizit *klinisch manifest,* da der Restdarm den Ausfall mit Adaptation und Autoregulation nur begrenzt kompensiert. Weil die individuellen Unterschiede zu groß sind, erlauben Länge und Topographie des Resektats keine prognostischen

Aussagen des zu erwartenden Funktionsausfalls. *Gefahren* der Kurzdarm-Malnutrition sind die reaktive Hypergastrinämie und die austrocknungsbedingte Thromboseneigung. **Diagnostik:** Tab. 43.**1** u. 44.**1**. **Behandlung** mit häufigen, kleinen Mahlzeiten, wegen des Laktasemangels milchfrei, wegen der gestörten Fettaufnahme nur mit mittelkettigen Triglyzeriden; als Eiweiß nur Aminosäuren (oral oder parenteral). *Vorgehen:* 2000–3000 Kalorien/d in 3,5 l Flüssigkeit, z. B. Aminofusin + 40 % Glukose + Fettemulgat + 40–50 mmol Na^+ +30–40 mmol K^+, ferner Kalzium, Eisen, Vitamin A, B_{12}, D und K. Zum Stoppen der chologenen Diarrhö Loperamid (Imodium) 1–4 Kps/d. *Operativ:* Versuch der Transportverlangsamung mit antiperistaltischer Einpflanzung eines Dünndarmsegments (Inversion) oder mit Herstellung eines Sphinktermechanismus im tiefsten Dünndarm durch zirkuläre Ringmuskelablösung. Erfolgreich kann beim Kind u. U. die *Transplantation* eines 50 cm langen Dünndarmsegmentes sein.

Operative Behandlung der Adipositas

Indikationen sind die *Begleit-* und *Folgekrankheiten* des Übergewichts. Dies sind Schäden an Herz und Kreislauf, an Atemwegen, Stoffwechsel und Gelenken sowie die um 10 % verkürzte Lebenserwartung. Prinzip der **operativen Behandlung** ist die Gewichtsreduktion durch Ausschaltung von Resorptionsflächen. **Indikationsvoraussetzung** zur *Shuntoperation* sind das verdoppelte Sollgewicht und das Versagen diätetischer und psychotherapeutischer Maßnahmen, ferner ein Lebensalter unter 60 Jahre. *Absolut* ist die Indikation bei *homozygoter familiärer Hypercholesterinämie,* relativ bei der heterozygoten Form. **Behandlung:** a) Partielle Dünndarmausschaltung unter Passageerhaltung von 20 cm Jejunum und 10 cm Ileum (Abb. 44.**5 a**), b) alternativ die Magenresektion mit Y-Passage (Abb. 44.**5 b**) oder c) die vertikale Magenverkleinerung und Ausgangseinengung. Das **Operationsrisiko** liegt bei 5 %. **Postoperative Spätkomplikationen** sind Magen- und Dünndarmulzera, Leberschaden, Gallen- und Nierensteine sowie die

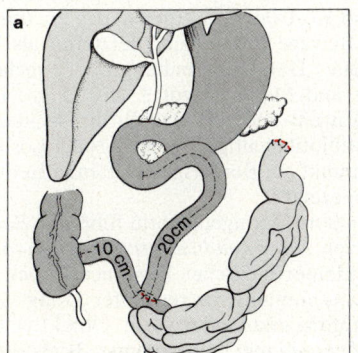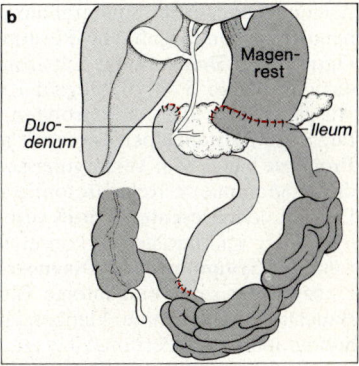

Abb. 44.**5**   Adipositas. Die zwei Grundprinzipien der Shuntoperation.

überschießende Gewichtsabnahme. Alle genannten Störungen erfordern die *Shuntauflösung.*

Verletzungen

Duodenalverletzung

10% aller Bauchtraumen zerreißen die *retroperitoneale* Duodenalwand. Der **Entstehungsmechanismus** beruht auf der Quetschung des unteren Abschnitts durch den von vorne auftreffenden Schlag und Stoß. Die **Symptomatik** verläuft 2phasig: zunächst akuter traumatischer Bauchschock mit reflektorischer Darmatonie; dann beschwerdefreies Intervall, und nach 48 Stunden dann infolge retro- und intraperitonealer Ausbreitung von peptischem und galligem Duodenalinhalt epigastrische Peritonitis, Leukozytose, Ikterus und Flankenknistern rechts. *Nebenverletzungen* von Pankreas, Magen, Leber, Nieren und Querkolon überlagern häufig das Bild. **Diagnostisches Ziel** ist die Früherkennung des Lecks vor Ausbreitung des Extraintestinats. Dies geschieht mit Endoskopie, Sonographie und MDP und bei dringendem Verdacht mit Laparotomie. **Behandlung:** *Vorgehen* mit Duodenalnaht, Retroperitonealdrainage und Magenverweilsonde mit Dauersog. Alternative ohne Laparotomie: alleinige perkutane Zieldrainage und hierdurch und durch Magensonde Dauersog.

Dünndarmverletzung und Mesenterialabriß

Entstehungsursachen und -mechanismen der traumatischen Darmwandschädigung sind stumpfe und perforierende Bauchtraumen, Endoskopien, Biopsien, Sondendruck sowie verschluckte Fremdkörper. Vom Prellungstrauma vorwiegend betroffen sind die mit kurzem Gekröse an der hinteren Bauchwand fixierten Darmabschnitte wie oberes Jejunum und unteres Ileum. Die Folge der traumatischen *Leckentstehung* ist die *Peritonitis.* **Symptome** treten bei perforierender Läsion unmittelbar, bei Quetschnekrose erst nach freiem Intervall nur mit gestörter Peristaltik, lokalem Schmerz und Leukozytose auf. Die *Peritonitiszeichen* des Lecks sind der enzymatische Bauchschock mit bretthartem Leib, reflektorischem Erbrechen, ergußbedingter Flankendämpfung und paresebedingter Stille des Abdomens. **Diagnostik:** Sonographie und Rö-Übersicht ergeben das Pneumoperitoneum und den Erguß; die Peritoneallavage differenziert letzteren als blutigen Darminhalt. **Behandlung:** Laparotomie, Defektübernähung oder -vorlagerung, dazu Penizillin 5 × 10 Mega/d i. v. und Metronidazol 3 × 0,75 g/d i. v. und Ausgleich von SBH, Elektrolyten, Eiweiß und KH. Durch die 4-Quadranten-Drainage Peritonealperfusion mit antibiotikahaltiger (S. 590) NaCl-Lösung. Die **Prognose** hängt vom Versorgungszeitpunkt ab. Bei fortgeschrittenen Befunden ist die programmierte Relaparotomie angezeigt.

Der mit dem **Mesenterialabriß** verbundene Darmgefäßabriß führt zur *Bauchhöhlenblutung* und infolge der konsekutiven *Darmwandnekrose* zur *sekundären Perforation.* **Symptome und Diagnose:** Hämorrhagischer Peritonealschock mit begrenzter Resistenz und infolge Blutansammlung vorgewölbter Douglas; ferner Bauchumfangszunahme, Flankendämpfung und Leukozytose. Objektivierung mit Sonographie und Peritoneallavage. **Behandlung:** Laparotomie, Blutstillung und bei ernährungsgestörtem Darm dessen Resektion oder nur Vorlagerung. Die **Prognose** ist bei Frühoperation gut.

45. Appendix

Tabelle 45.1	**Untersuchungsverfahren**

Klinik
– anamnestische Schmerzwande-
  rung
– Palpation (abdominal und rektal)
– Perkussion
– Auskultation
– Temperaturdifferenz (axillar und
  rektal)
Labor
– Leukozyten
– Urin
	Sonographie
	Differentialdiagnostik
	– Stuhl auf Wurmeier
	– Rö-Übersicht
	Thorax
	Abdomen
	– Urogramm
	– gynäkologische Untersuchung

Appendizitis

▶ Enterogene, allergische, hämatogene, mechanische (Kotstein, Oxyuren) oder lymphatische Entzündung des Wurmfortsatzes, die infolge der Lichtungsverlegung durch Stau unterschiedliche Wandveränderungen hervorruft (Abb. 45.**1**).

Mit 52,2% ist die Appendizitis die *häufigste akute Abdominalerkrankung*. Ihr Charakteristikum ist die uneinheitliche Symptomatologie und die schwierige Früherkennung. Grund der *erschwerten Diagnose* ist die Varianz der Verlaufsformen auf der *Unterschiedlichkeit*

● im *morphologischen* Bild (Abb. 45.**1**),
● in der *Appendixlage* (Abb. 45.**3**),
● in den *Komplikationen* und
● in der *altersabhängigen* Entzündungsreaktion.

Die Skala der **ätiologischen** Möglichkeiten reicht von der familiären Disposition bis zum enterogenen Infekt. **Symptome** und **Diagnostik:** Leitsymptom ist der allmählich oder rasch einsetzende viszerale Oberbauchschmerz in der Magen- und Nabelgegend, der in wenigen Stunden in den rechten Unterbauch wandert. Diese *Lokalisationsänderung* entspricht der alarmierenden *Umschaltung* vom *Viszeral-* zum palpatorisch lokalisierbaren *somatischen* Schmerz. Die Schmerzwanderung signalisiert, daß nunmehr die Entzündung von der Schleimhaut auf die gesamte Appendixwand übergegangen ist. Die Allgemeinanzeichen sind Inappetenz, belegte

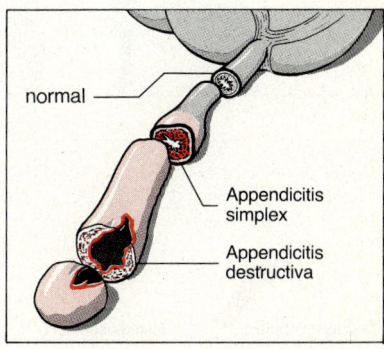

normal

Appendicitis simplex

Appendicitis destructiva

Abb. 45.**1** Die morphologischen Grundformen der Appendizitis.

Zunge, Singultus, Übelkeit, Brechreiz oder Erbrechen und Stuhlverhalt sowie Zäkal„gurren". Weiter nachweisbar sind Tachykardie, Leukozytose und Fieber mit axillorektalem Temperaturunterschied von etwa 1 °C. Erythrozyten und Leukozyten im Urin schließen eine Appendizitis nicht aus. Die Sonographie kann eine Hilfe sein. Bei der **Bauchuntersuchung** zeigen sich Druckschmerz und Abwehrspannung (Abb. 45.**2**) am *McBurney-* oder *Lanz-Punkt,* d. h. also ein rechts schmerzhaftes *Sherren-Dreieck,* ferner der *Rovsing-*Verschiebeschmerz und der *Blumberg-Loslaßschmerz* sowie bei Retrozäkallage der *Psoasschmerz.* Bei *rektaler Untersuchung* ist der *Douglas* bei normaler Appendixlage rechts schmerzhafter als links. Typisch ist das Nachlassen des Bauchschmerzes beim Rumpfbeugen oder Anziehen der Beine. Der *somatische* Druckschmerz zeigt die Appendixlagen (Abb. 45.**3**) an; deshalb fehlt er bei retrozäkaler, lateraler oder medialer Lage. Er kann aber bei Zäkalhochstand auch wie ein Gallenschmerz unter die Leber verlagert sein. **DD:** Abzuklären sind Ilioinguinalissyndrom (S. 646), Pyelitis, Harnleiterstein, gynäkologische Befunde, Yersiniose, banale Enteritis, Tbc, Morbus Crohn, Hernien, rechtsseitige basale Pneumonie, Ileus, akute Galle, Pankreatitis, penetriertes Duodenalulkus, Meckel-Divertikel, Invagination, Volvulus, Psoashämatom bei Hämophilie und nicht selten ein vertebrales Wurzelsyndrom. Nahezu identisch im Symptombild kann das Caecum mobile sein.

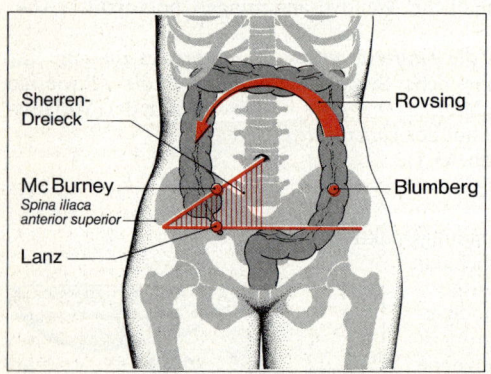

Abb. 45.**2** Appendizitis. Topographie der typischen klinischen Druckpunkte am Sherren-Dreieck.

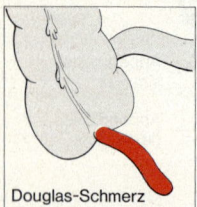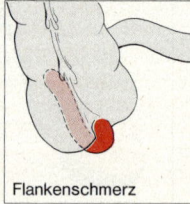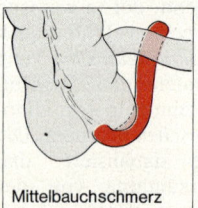

Abb. 45.**3** Appendizitis. Lagevarianten der Appendix und die entsprechenden Schmerzlokalisationen.

Appendizitisformen (Abb. 45.4)

Die klinischen Erscheinungsformen (Abb. 45.4) entsprechen den morphologischen Entzündungsgraden, der *Appendicitis simplex* und der *Appendicitis destructiva* einschließlich der Perforation.

Appendicitis simplex und Appendicitis destructiva

Symptome: Die *Appendicitis simplex* macht beim ersten Anfall für etwa 2–6 Stunden „Magenschmerzen", die dann in den rechten Unterbauch wandern. Die *destruktive Appendizitis,* also Phlegmone, Empyem, Gangrän und die Perityphli-

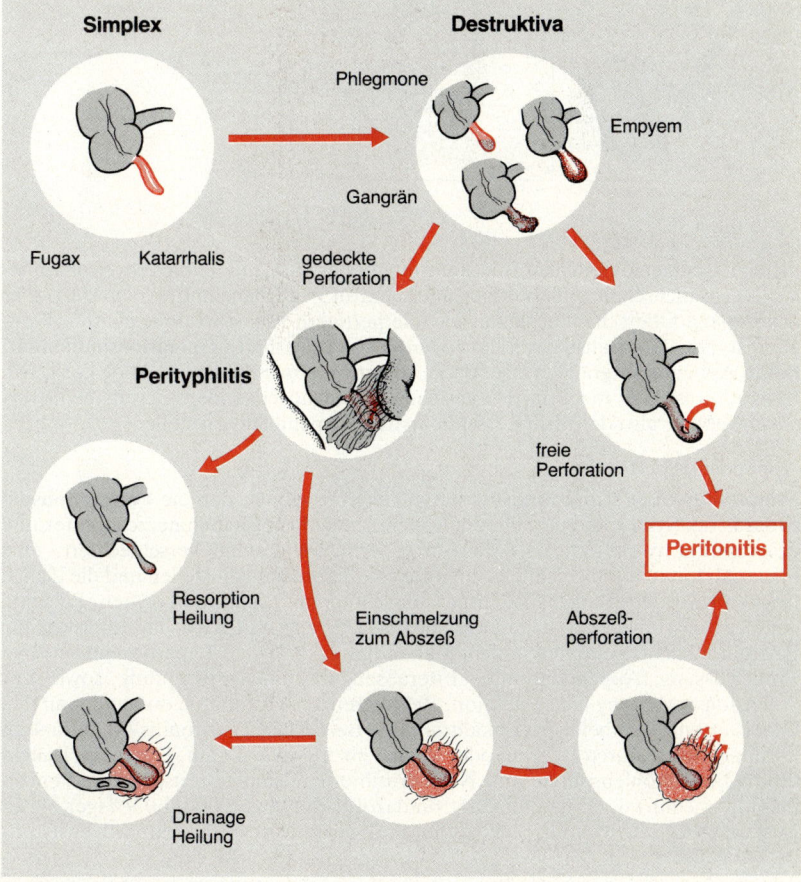

Abb. 45.**4**   Appendizitis. Stadien der Komplikationsentstehung.

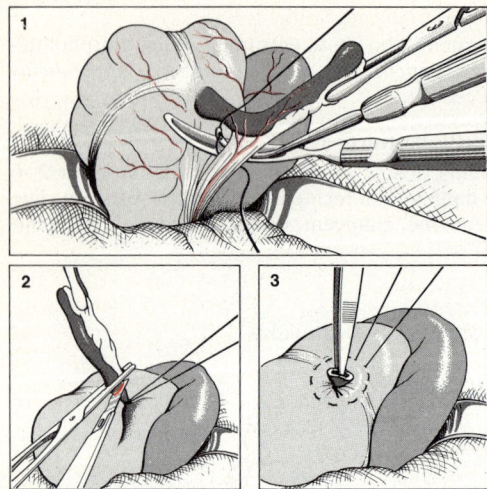

Abb. 45.**5**   Appendizitis. Technik der Appendektomie. 1 Skelettierung. 2 Nach Unterbindung der Basis und distaler Abklemmung Abtragen mit dem Skalpell. 3 Stumpfversenkung mit Tabaksbeutelnaht. Das anschließende Aufsuchen und Abtragen eines Meckel-Divertikels ist nur bei Appendicitis simplex gerechtfertigt.

tisformen zeigen das gleiche Bild, nur mit *akuterer* und *ausgeprägterer Symptomatik:* Der Bauchschmerz ist heftiger und mehr in Unterbauchmitte lokalisiert. Der angezogene Oberschenkel signalisiert die heftigere Psoasreaktion, und der Douglas ist bei der destruktiven Form *immer* schmerzhaft. **Operationsindikation:** Beide Appendizitisgrade erfordern die sofortige *Appendektomie* (Abb. 45.**5**). Die Indikation ist aber nicht nur bei gesicherter Diagnose, sondern bereits beim *Verdachtsbefund,* also der nicht ausschließbaren Appendizitis zu stellen.

Appendicitis perforata

Symptome: Die Perforation ist dadurch gekennzeichnet, daß die **Perforationsperitonitis** die Symptome der akuten Appendizitis abrupt in Schmerzcharakter und -lokalisation verändert, daß sich das Allgemeinbefinden verschlechtert, eine Facies abdominalis abzeichnet, Singultus und Erbrechen einstellen und die Zunge trocken wird. Der Bauch wird insgesamt schmerzhaft, und Leukozyten, Puls und Temperatur steigen an. Dann treibt der Leib auf und wird härter, kurz, die Peritonitiszeichen etablieren sich. **Behandlung:** Sofortige Laparotomie und bei Früherfassung Appendektomie, Eiterabsaugung und -austupfung sowie zur Adhäsionsverhütung Netzresektion. Bei begrenzter Peritonitis, erkennbar an den lokalisierten Fibrinbelägen, Lokaldrainage. Bei diffuser Peritonitis 4-Qudranten-Drainage sowie durch Rektum oder Vagina ein Douglas-Drain. Durch die Bauchdrains Bauchhöhlenspülung mit NaCl-Antibiotikalösung: Breitspektrum-Penizillin (Piperacillin) 8 g/d i. v. mit Metronidazol 0,75 g auf 1000 ml 0,9%iger NaCl-Lösung. Die Bauchwunde bleibt offen und wird mit resorbierbarem Kunststoffnetz abgedeckt.

Gedeckte Perforation oder Durchwanderung mit Perityphilitis

Sie entspricht einer *sukzessiven Miniperforation* mit *begrenzter* Peritonitis. Die Begrenzung der Peritonitis auf das Perizäkum oder Perityphlon kommt durch Netz-, Dünndarm-, Kolon- und Bauchwandperitoneum zustande, ein *Abriege-lungsbefund*, der als Perityphlitis bezeichnet wird. **Symptome** und **Diagnose:** Hochgradiger scharf begrenzter Schmerz im rechten Unterbauch mit tastbarer Défense und Resistenz bisweilen auch im Douglas. Leukozytose über 12 000, begrenzte peritoneale Symptomatik mit überwindbarer Darmparese und tastbarem schmerzhaftem Tumor. Die Diagnose wird mit dem Sonogramm erhärtet. Die **Behandlung** ist exspektativ-konservativ, antiphlogistisch mit Bettruhe in *stationärer Verlaufsbeobachtung* mit sonographischer Kontrolle, Nahrungskarenz, Eisblase und Clindamycin $4 \times 1,8$ g/d i. v. Angestrebtes Ziel ist die Infiltratresorption für die *risikolose Intervallappendektomie* nach 6 Monaten.

Infiltrateinschmelzung und Abszeßbildung

Gelingt dem Bauchfell die Resorption des Infiltrates nicht und schmilzt es zum *Abszeß* ein, so entwickelt sich ein septisches Bild. Seine **Symptome** sind der erneute Leukozyten- und Temperaturanstieg und die abdominale und rektale Abszeßvorwölbung. **Behandlung:** Extraperitoneale Abszeßpunktion durch den Douglas (S. 655) oder sonographisch gesteuert entlang dem Beckenrand. Auf der liegenden Kanüle dann Abszeßspaltung und -drainage. Nach 6 Monaten Intervall-appendektomie.

Sekundärperforation

Eine ernste Komplikation ist die abdominale Abszeßperforation infolge *Ruptur der Abszeßmembran*. Die Folge ist die diffuse Peritonitis. Die **Symptome** sind der abrupte Bauchschmerz, die generalisierte Abwehrspannung und der septische Schock. **Behandlung:** Sofortige Laparotomie und wenn möglich Appendektomie, anderenfalls nur 4-Quadranten-Drainage und Perfusion (s. o.).

Appendizitis beim Kind

Sie ist wegen der zahlreichen DD-Möglichkeiten und der ungenauen Schmerzangaben oft schwer zu erkennen. Deshalb sind bis zum 4. Lebensjahr ⅔ und danach ⅓ bei der Operation bereits perforiert. Hauptsächlich von der Appendizitis betroffen sind Kinder zwischen 8. und 14. Lebensjahr. Die **Symptome** sind die beim Kind überschießende Entzündungsreaktion mit hohem Fieber, extremer Leukozytose, hoher Pulsfrequenz, nächtlicher Unruhe und späterer Apathie. **Diagnose:** Die Untersuchung erleichtert man sich mit der Bauchpalpation auf dem Arm der Mutter. Das größere Kind zeigt die Schmerzstelle mit dem Zeigefinger. **DD:** Von der Enteritis bis zu den Masern kommen alle kindlichen Infekte in Frage. Die häufigste übersehene DD ist die *Pneumonie*. Auf sie weisen hohes Fieber und Nasenflügeln hin. Deshalb immer neben der Auskultation auch Thoraxröntgen. **Behandlung:** Appendektomie auch im Zweifelsfall, wenn andere DD-Möglichkeiten ausgeschlossen sind.

Altersappendizitis

Ihre Entzündungsreaktionen sind *torpide* und *abgeschwächt*, ihre **Symptome** deshalb diskret. Hinweise geben nur der diffuse Bauchschmerz bei *weichen* Bauch-

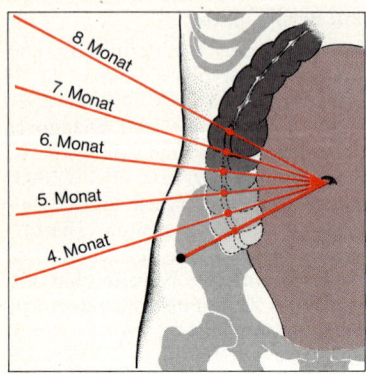

8. Monat
7. Monat
6. Monat
5. Monat
4. Monat

Abb. 45.**6** Appendizitis. Die Kranial-
verschiebung der abdominalen Druckpunkte in der Gravidität.

decken und die minimale Leukozyten-
reaktion. Temperatur und Puls sind nicht
erhöht. **DD:** Altersgalle, Appendix-epi-
ploica-Torsion und -Nekrose und der
Mesenterialinfarkt. **Indikation:** Beim älteren Menschen genügt bereits der blande
klinische Befund für die Laparotomieent-
scheidung. Denn immer wieder über-
rascht die Diskrepanz zwischen klinischem Befund und fortgeschrittener Appendizitis.

Schwangerschaftsappendizitis

Symptome: Wegen Hochwanderung des
Zäkums (Abb. 45.**6**) und angespannter
Bauchdecken *fehlt* sowohl der *McBurney-*
als auch der *Rektalbefund.* Die Schmerz-
region ist diffus, Erbrechen, Puls und
Leukozytose sind nicht verwertbar. **DD:**
Die Abgrenzung gegen Pyelitis, Urete-
renatonie, Uterusschmerz der Primipara
und die Cholezystitis ist oft schwer. **Behandlung:** Als Abortprophylaxe wird für
die Operation im ersten Trimenon am Vorabend und am Op-Tag je 20 mg und
danach 250 mg als Depot Gelbkörperhormon (Proluton) gegeben.

Wochenbettappendizitis

In den weichen Bauchdecken umgrenzte Défense und Schmerzhaftigkeit. Nach
DD-Ausschluß von Lochienstauung und Adnexitis ist die frühe Appendektomie
angezeigt.

Tumoren

sind in der Appendix selten und meist nur Zufallsbefunde. Anzutreffen sind
Neurofibrome, Karzinoide und *Karzinome.* Ernst zu nehmen ist die *Mukozele,*
die bei der Abtragung eines zystisch veränderten Wurmfortsatzes leicht platzt und
hierdurch zum klinisch malignen *Pseudomyxoma peritonei* wird.

46. Kolon

Tabelle 46.1 Untersuchungsverfahren

Klinik	Labor

Klinik
– Analinspektion
– digitale und rektale Palpation
  (Sphinkteren)
– Palpation und Perkussion des
  Kolonrahmens
Endoskopie
– Rektosigmoidoskopie
– Sigmoidokoloskopie
– Biopsie
Sonographie
Instrumentell
– Druckmessung und EMG des
  Sphinkterorgans
	Labor
	– Stuhluntersuchung auf Blut
	  (Haemoccult)
	  Wurmeier
	  Schleim (Eosinophile)
	  Krebszellen und pathologische
	  Bakterien
	– CEA
	– alkalische und saure Phospha-
	  tase
	Röntgen
	– Kontrasteinlauf (Doppelkontrast)
	– i.v. Pyelogramm
	– digitale Subtraktionsangiogra-
	  phie (DSA)

Topographie und Gefäßversorgung (Abb. 46.1)

Operationsvorbereitung für Koloneingriffe

Angewandt werden heute 2 Alternativverfahren: einmal das Alimentationsverfahren mit *definierter Kost* und *parenteraler Ernährung* und zum anderen die *orthograde Darmspülung*.

Das **Alimentationsverfahren** hat gleichzeitig die *Kolonreinigung* und den *Ausgleich* des *Stoffwechseldefizits* zum Ziel. Vorgegangen wird dabei nach einem 4-Tage-Schema: täglich aminosäurenreiche schlackenarme Kost in kalorisch ausreichender Menge. Falls nicht zu vertragen, parenteral 100 g Aminosäuren in 2 × 500 ml Aminofusin L forte und 2 × 500 ml Triofusin 1000. Dazu nach Belieben ungesüßter Tee oder Mineralwasser. Gleichzeitig damit die klassischen *Abführmaßnahmen:* 2 Tage vor der Operation 2 × 1 Eßl./d Liquidepur oder 2 × 1 Eßl./d Rizinus oder alternativ $MgSO_4$ oder Na_2SO_4 (Karlsbader oder Mergentheimer Salz). Bei jeder Medikation 3 × 1 $MgSO_4$-Klysma/d.

Die **orthograde Darmspülung** kürzt die Vorbereitung auf 24 Stunden ab. *Vorgehen:* Am Voroperationstag läßt man bei dem auf dem Nachtstuhl sitzenden Patienten innerhalb von 4 Stunden 10 l physiologische Kochsalzlösung über eine Duodenalsonde einfließen, bis per anum klare Flüssigkeit entleert wird. *Kontraindikationen* sind die pulmokardiale Insuffizienz, Austrocknung, hohes Alter, Darmstenose, Nierenfunktionsstörungen und Elektrolytentgleisungen sowie die Hypokalzämie.

Beide vorgenannten Verfahren werden mit einer systemischen *Antibiotikakurzgabe* kombiniert: 1 Stunde vor der Operation beginnend im 8-Stunden-Abstand insgesamt je 3 × 4 g Breitspektrum-Penizillin (Mezlocillin) und 0,5 g Metronidazol (Clont, Flagyl) i.v.

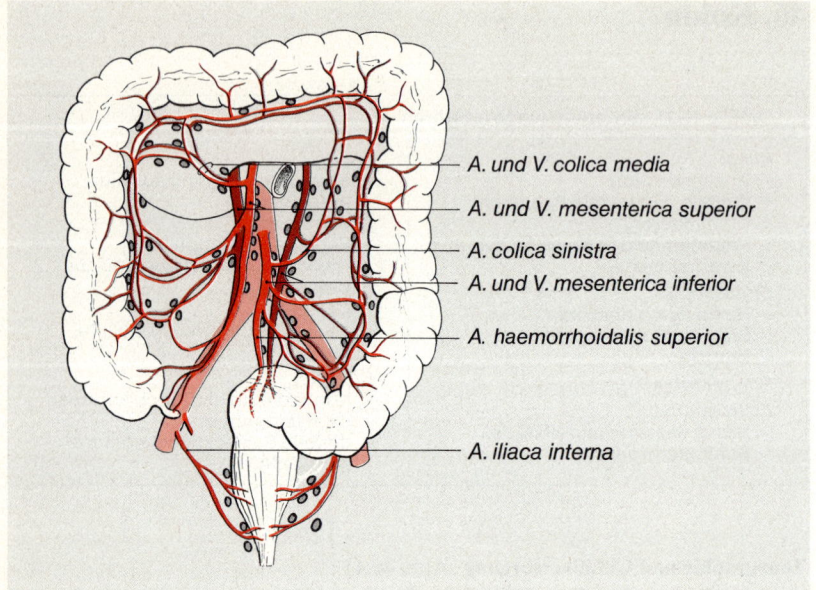

Abb. 46.**1**   Kolon-Rektum-Anatomie. Venöse und arterielle Gefäßversorgung mit regionären Lymphknoten.

Formanomalien des Kolons (Tab. 46.**2** u. Abb. 46.**2**)

Stauungsmegakolon

▶ Oberhalb einer tiefen Kolon- oder Rektoanalenge erweitert sich das Kolon passiv und hypertrophiert die Wandmuskulatur reaktiv. Je nach Entstehung der Enge unterscheidet man *angeborene* und *erworbene* Stauungsformen.

Angeborenes Stauungsmegakolon, Hirschsprung-Krankheit

Morbus Hirschsprung. Bei ihm wirkt ein enges Sigma- oder Rektum*segment* als Stenosehindernis und führt im proximalen Kolon zur Stauung, wodurch dieses *passiv erweitert* wird. **Ursache** der Enge ist eine segmentäre *Wandlähmung* infolge einer *Agangliose* mit *erhöhter Azetylcholinesterase*-Aktivität der extramuralen parasympathischen Nerven. **Symptome** sind die Neugeborenen- oder frühkindliche Obstipation, die sich bis zum *Ileus* steigern kann. Blande Formen manifestieren sich erst in späteren Lebensjahren. **Diagnose:** Rö-Kontrasteinlauf und endoskopische *tiefgreifende Wandbiopsie* mit dem Nachweis der Ganglionaplasie und Azetylcholinesterase-Aktivität. **Behandlung:** Resektion des *engen Segments* mit den oralwärtigen, durch die Stauung dekompensierten Kolonabschnitten. Bei tiefem,

Tabelle 46.2 **Megakolonformen**			
Pathophysiologie	Entstehung	Bezeichnung	Ursache
Stauungsdilatation	angeboren	Morbus Hirschsprung Analsphinkterachalasie/Analatresie	A- oder Hypogangliose in engem Segment
	erworben	Rektoanal- und Kolonstrikturen (Entzündung, Tumor, Narben)	Operation, Tbc, Morbus Crohn, Lymphogranuloma venereum
Lähmungsdilatation	angeboren	primäres generalisiertes Megakolon	generalisierte A- oder Hypogangliose
	erworben	Chagas-Megakolon, B-Avitaminose-Megakolon, toxisches Megakolon (Colitis ulcerosa)	generalisierte Ganglienzellzerstörung

analnahem Sitz des engen Segments peranale, subkutane Streifenexzision aus dem inneren Sphinkter (Abb. 46.**3**).

Die **neurogene und myogene Analsphinkterachalasie (ASA)** beruht ebenfalls auf einer angeborenen Anomalie der Innervation, wodurch der gestörte Analmechanismus zum Passagehindernis wird.

Die **inkomplette Anal- und Rektumatresie** ist eine weitere Stenoseform, die zum Stauungsmegakolon führt. *Genese* ist eine alle Wandschichten des Anorektums betreffende Anlagemißbildung (S. 614f.).

Erworbenes Stauungsmegakolon

Ursachen sind narbige *Strikturen* nach Eingriffen am Anorektum wie Hämorrhoiden-, Fistel- und Fissuroperationen. Auch sachgemäß vorgenommene *Tumorexzisionen* können Strikturen zur Folge haben. Entzündlicher Genese sind die Strikturen beim *Morbus Crohn*, beim *Lymphogranuloma venereum* und bei der *Tbc*.

Behandlung: s. bei den einzelnen Erkrankungen.

Lähmungsmegakolon

▶ Sein Charakteristikum ist die *generalisierte Weitstellung* des Kolons, da seine Innervierung gleichsam systemisch gestört ist. Die Störung geht aus von einer angeborenen oder erworbenen Ganglien*aplasie* oder einer *Hypo-* und *Dysplasie*.

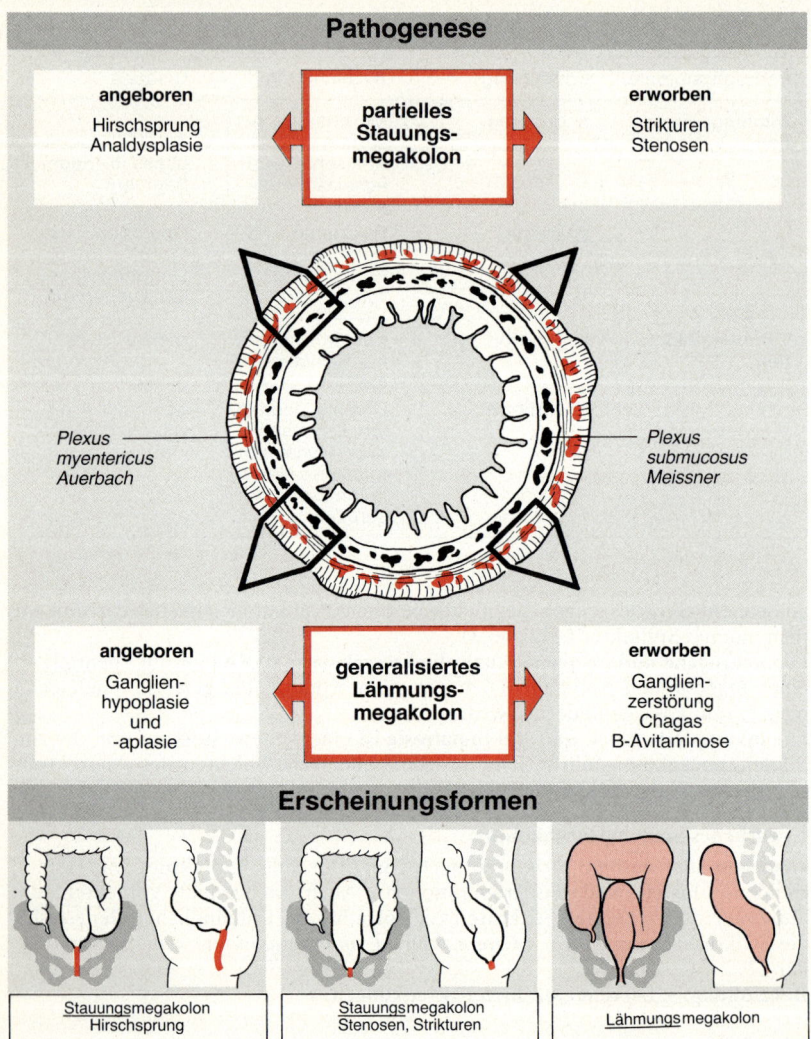

Pathogenese

angeboren
Hirschsprung
Analdysplasie

**partielles
Stauungs-
megakolon**

erworben
Strikturen
Stenosen

Plexus
myentericus
Auerbach

Plexus
submucosus
Meissner

angeboren
Ganglien-
hypoplasie
und
-aplasie

**generalisiertes
Lähmungs-
megakolon**

erworben
Ganglien-
zerstörung
Chagas
B-Avitaminose

Erscheinungsformen

Stauungsmegakolon
Hirschsprung

Stauungsmegakolon
Stenosen, Strikturen

Lähmungsmegakolon

Abb. 46.**2**   Megakolonformen. Erscheinungsbilder und Morphologie.

Angeborenes Lähmungsmegakolon

Primäres generalisiertes Megakolon. Ihm liegt eine angeborene *Dys-* oder *Aplasie* der Intramuralganglien mit *normaler* Azetylcholinesterase-Aktivität der parasympathischen Nervenfasern und der Mukosa zugrunde. **Symptome:** Die Lähmung drückt sich in einer *paretischen* Weitstellung, also *Adynamie*, des gesamten Kolons aus. Ein mechanisches *Hindernis fehlt*, deshalb die Bezeichnung als „*Pseudo*hirschsprung". Eine beim Neugeborenen vorkommende gravierende Sonderform mit komplettem Ileus ist das *Jiràsek-Zuelzer-Syndrom*. **Behandlung:** Versuch der medikamentösen Tonisierung mit Dihydroergotamin 1–2 ml/d i. m., Dexpanthenol 3 × 500 mg/d und Neo- oder Distigmin 0,5 mg/h i. m., ferner Einläufe. Bei Erfolglosigkeit subtotale oder totale Kolektomie.

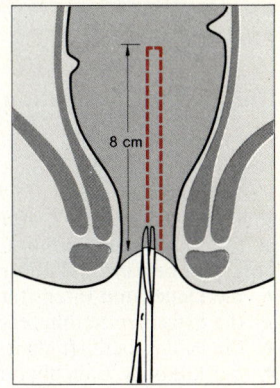

Abb. 46.**3** Segmentäre anale Stenose, Analachalasie (ASA). Im dorsalen Sektor wird subkutan ein 8 cm langer, 1 cm breiter Streifen aus dem inneren Schließmuskel ausgeschnitten.

Erworbenes Lähmungsmegakolon

Chagas-Megakolon. Entstehung: Fibrosklerotische *Zerstörung* des Plexus myentericus durch eine Trypanosomen-Infektion. **Behandlung:** Bei Versagen der medikamentösen Tonisierung Resektion des gesamten Kolons.

Vitamin-B-Mangel-Megakolon. Malabsorptions- und maldigestionsbedingtes generalisiertes Megakolon. **Behandlung:** Bei Früherfassung kann durch hochdosierte i. v. Substitution von Vitamin-B-Komplex und gleichzeitige Parasympathikomimetika- oder Sympathikolytikagabe (Dihydroergotamin) die Retonisierung der Kolonwand gelingen.

Toxisches Megakolon. Im Rahmen der akuten Exazerbation einer *Colitis ulcerosa* oder eines *Dickdarm-Crohn* kann es in wenigen Stunden zur maximalen Kolondilatation kommen, die sich medikamentös nicht beherrschen läßt. **Behandlung:** Laparotomie und multilokuläre Kolonfistelung zur Druckentlastung und Perforationsverhütung. Eine Alternative ist die unmittelbare Kolektomie. Die **Prognose** dieser Spätkomplikation einer verschleppten Kolitis ist mit einer *Letalität* von 40% belastet.

Colon elongatum, Dolichokolon

▶ Oberhalb von chronischen Rektosigmastenosen auftretende konsekutive Verlängerung von Sigma und Colon descendens mit spitzwinkliger Doppelflintenbildung und Hochstand der linken Flexur.

Ursachen sind gynäkologische Erkrankungen und entzündliche Analveränderungen. **Symptome** sind die schmerzhafte, chronische Obstipation mit intermittierendem Meteorismus. **Diagnostik** mit Sonographie und Kontrasteinlauf, Koloskopie und Analdruckmessung. **Behandlung:** Linkshemikolektomie oder totale Kolektomie mit partieller Rektumresektion. Immer Kontinuitätswiederherstellung mit

End-zu-End-Anastomose von Kolon und Rektum oder von Ileum und Rektum.
Prognose: Völlige Heilung.

Chronische Obstipation (S. 565)

▶ Hauptfolge der primär funktionellen, sekundär *organisch* gewordenen Kolontransportstörung ist die chronische Obstipation.

Ursache ist die ungezielte *Langzeiteinnahme von Laxantien,* die die Kolonganglien und -muskeln *irreparabel schädigen.* Die klinischen Kriterien der Irreparabilität und damit **Indikation** für die *operative Behandlung* sind neben der Erschöpfung aller bewährten konservativen Therapiemöglichkeiten

- die Dauer und Intensität des Laxantienmißbrauchs,
- die extremen Stuhlintervalle,
- die Einlaufbedürftigkeit,
- der klinische Bauchbefund und
- die radiologischen Kolonwandveränderungen.

Morphologische Kriterien der Irreparabilität sind die Ganglienzelldegeneration, die Eptihelschäden, die Haustrenabflachung und die kolitische Schleimhautschummerung mit nachfolgender megakolischer Formvarianz des Kolonreliefs.

Behandlung: Bei solchen Befunden definitiver Funktionsunfähigkeit ist ein Stuhltransport mit regelbarer Stuhlentleerung nur noch mit der *subtotalen Kolonresektion* und Zäkorektostomie zu erreichen (Abb. 46.**4**). Wichtig für die Fettresorption ist dabei der Erhalt der Ileozäkalklappe.

Lageanomalien des Kolons

Ligamentum ileocolicum commune, Caecum mobile

Dies ist eine Entwicklungsstörung im Rahmen einer *embryonalen Drehungshemmung* der fetalen Nabelschleife. Die Mesenterialwurzel ist nur schmal ausgebildet

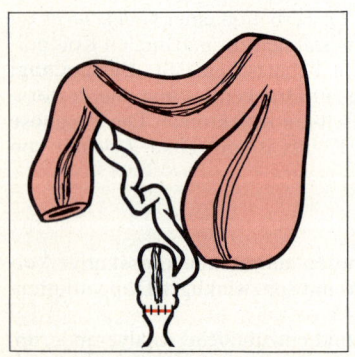

und entspringt unterhalb des Pankreas. Das aufsteigende Kolon legt sich an der rechten lateralen Bauchwand an, verklebt aber nicht mit ihr. So bleiben das Zäkum und die angrenzenden Abschnitte des Colon ascendens frei beweglich, weshalb man den Befund als Caecum mobile bezeichnet. Seine **Beschwerden** sind die der subakuten Appendizitis, seine **Akutkomplikation** der Zäkalvolvulus.

Symptome sind der lagerungsabhängige Unterbauchschmerz rechts und die chronische Obstipation. **DD:** Rezidivierende subakute Appendizitis. **Behandlung:** Anheftung von Aszendens und Zäkum an die hintere Bauchwand. **Prognose:** Gut. Im akuten Volvulusstadium Operation nach vorausgeschicktem koloskopischen Retorsionsversuch.

Abb. 46.**4** Chronische Obstipation. Irreparabel wandgeschädigtes Kolon. Subtotale Kolektomie mit Zäkorektostomie.

Malrotation I und II S. 574

Tumoren

▶ Das Kolon ist häufig Sitz von entzündlichen und blastomatösen Geschwülsten.
Von ihrer *Genese* müssen die *blastomatösen* von den *nichtblastomatösen,* tumorähnlichen Befunden abgegrenzt werden. *Gutartige Blastome* sind das Adenom, die Neurinome, Leiomyome, Lipome und Fibrome. Ein *semimaligner* Tumor ist das Karzinoid. An *bösartigen Blastomen* kommt als häufigstes das Karzinom, seltener das Sarkom vor. An *nichtblastomatösen Tumoren* zu nennen sind
das Endometriom, das Hämangiom sowie die verschiedenen Formen der Hamartome, Heterotopien und lymphoiden Veränderungen.
Polyp (Tab. 46.**3**) ist eine Formbeschreibung eines gutartigen Befundes. In Poly-
penform wachsen blastomatöse Adenome ebenso wie entzündliche Schleimhaut-
regenerate und Lymphome.

Gutartige Tumoren in Kolon und Rektum

Adenom

▶ Das Kolonadenom, meist adenomatöser Polyp genannt, ist eine gutartige,
drüsenbildende Schleimhautgeschwulst mit unterschiedlichem Aufbau und
Neigung zur Entartung (Abb. 46.**5**, Tab. 46.**3**).
In der **Histologie** unterscheidet man die *tubuläre,* die *villöse* und die *tubulovillöse*
Form (Abb. 46.**5**). Nach der **Konfiguration** unterscheidet man das gestielte, das
breitbasige und das zottenförmige Adenom. Außerdem unterscheidet man die
solitäre und die *multiple* Ansiedlung. Schließlich muß man die häufigen *nichterblichen* von den *erblichen* Adenomatosen abgrenzen. **Hauptlokalisation** ist das Rektosigma, dann folgen Zäkum, Colon ascendens und transversum und letztlich das
Colon descendens. **Symptome:** Die Adenome sind anfangs klinisch stumm, allenfalls prolabieren sie peranal. Erst bei Erosion bluten sie, und bei zottiger Form
sezernieren sie große Mengen von Schleim, was zum *Eiweiß-* und *Kaliumverlust-
syndrom* führen kann. Die am meisten gefürchtete **Komplikation** ist die *krebsige
Entartung.* Sie verläuft der Durchdringung entsprechend in den **Graden I–III:**

I   Die oberflächliche, auf das Epithel beschränkte Atypie (früher Carcinoma in
situ genannt) ist harmlos.

Tabelle 46.**3** **Polypen im Dick- und Mastdarm** (nach Elster)	
Blastomatöse Polypen oder Ade- nome oder adenomatöse Polypen	**Nichtblastomatöse** Polypen
– tubuläres Adenom – villöses Adenom – tubulovillöses Adenom	– gutartig lymphoid (juvenil) – hyper- oder metaplastisch – „entzündlich" – hamartös (Peutz-Jeghers) – Heterotopien

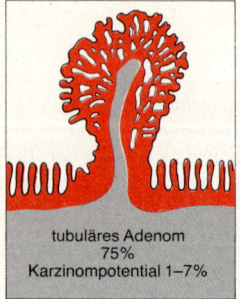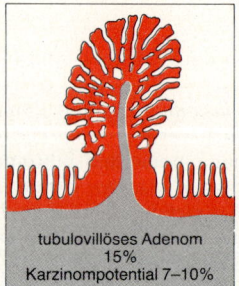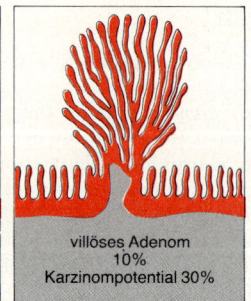

tubuläres Adenom	tubulovillöses Adenom	villöses Adenom
75%	15%	10%
Karzinompotential 1–7%	Karzinompotential 7–10%	Karzinompotential 30%

Abb. 46.5   Kolon-Rektum-Adenome. Die drei Grundformen, Frequenz und Entartungswahrscheinlichkeit.

II Die Invasion der Muscularis mucosae ist ein malignes Frühstadium.

III Die Invasion der Adenombasis ist ein etabliertes Dickdarm-Mastdarm-Karzinom.

Die **Karzinominzidenz** liegt bei einem Adenomdurchmesser von <1 cm unter 1%, bei 1–2 cm um 7%, bei >2 cm um 20%.

Diagnostische Maßnahmen sind Rektoskopie, Koloskopie mit Exstirpationsbiopsie sowie Rö-Doppelkontrasteinlauf.

Behandlung (Abb. 46.**6**): Jedes rektoskopisch zugängliche Adenom muß *transanal* entfernt werden. Im *höheren* Kolon dagegen *abgestufte* Indikation: Befunde *unter 1,0 cm* Durchmesser, die klinisch stumm, also Zufallsbefunde sind, werden endoskopisch-koloskopisch abgetragen. Ab Durchmesser von *1,5 cm* ist bei rascher Größenzunahme (Verdoppelung in 6 Monaten), bei Blut- und Schleimabgang, bei Breitbasigkeit, bei dichtem Polypenrasen, bei Zottenstruktur oder bei Rezidiv die chirurgische Abtragung mit Laparotomie und Kolotomie angezeigt. Ergibt die Schnellhistologie Veränderungen der *Grade II oder III,* sind die Segmentresektion oder die partielle Kolonresektion anzuschließen. **Nachsorge:** Nach jeder Adenomentfernung ist 3mal in 6monatiger und danach in 12monatiger Folge die röntgenologische endoskopisch-bioptische Kontrolle auf ein Rezidiv oder eine Entartung erforderlich.

Familiäre, erbliche Adenomatose

▶ Generalisierte, autosomal dominant erbliche Adenombesiedelung von Kolon und Rektum von tubulärer Struktur, die wegen ihrer hohen Verkrebsungsneigung eine obligate *Präkanzerose* darstellt.

Besondere **Formen** sind die Kombination der Adenomatose mit Knochen- und Bindegewebstumoren, das *Gardner-Syndrom,* die Kombination mit Glio- und Medulloblastomen, das *Turcot-Syndrom* und die Kombination mit kartilaginären Exostosen, das *Zanca-Syndrom.* **Symptome:** Die Polypenbesiedelung des Rektokolons ist mehr oder weniger dicht. Blut- und Schleimabgänge folgen dem Adenomwachstum im 10-Jahres-Abstand. Nahezu immer ergibt die *Familienvorgeschichte* den typischen Darmkrebsbefall in frühem Alter. **Komplikationen** sind

Abb. 46.6 Kolon-
Rektum-Adenome.
a Endoskopische
Exstirpationsbiopsie
mit Schlinge.
b Operative Abtra-
gung durch Kolo-
tomie.
c Histologische Be-
funde und weiteres
Vorgehen.

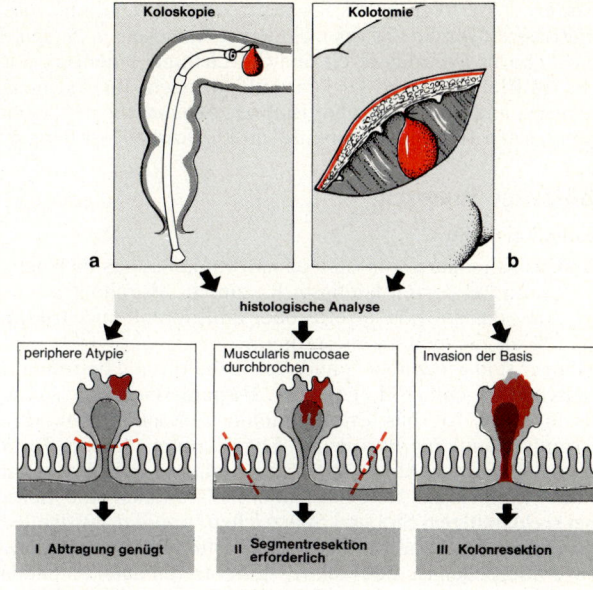

Eiweiß- und Blutverlust und die 10 Jahre nach der ersten Blutung manifeste
Verkrebsung. **Diagnostik:** Endoskopie mit Exstirpationsbiopsie und Rö-Doppelkontrasteinlauf. **DD:** Die nichterblichen Adenome und die Pseudoadenome oder
Regeneratpolypen der Colitis ulcerosa und des Morbus Crohn sind histologisch
abzugrenzen. **Behandlung:** 1. Subtotale oder totale Kolektomie und unter Kotableitung Kontinuitätswiederherstellung mit dem belassenen Rektum. Die danach
hier temporär verschwindenden Adenome kehren aber wieder und müssen dann
einzeln abgetragen werden. Die plötzliche Verkrebsung ist aber auch damit nicht
zu verhindern. 2. Deshalb ist die totale Proktokolektomie mit Belassung des
inneren Spinkters und Analkanals angezeigt. Hierfür wird das heruntergezogene
Ileum taschenförmig umgebildet und mit dem Analhautrest anastomosiert (Ileoanostomie, Abb. 46.**18d**).

Andere gutartige Tumoren

Seltenere *halbgutartige* Tumoren im Dick- und Mastdarm sind die **Karzinoide** der
Appendix, des Zäkums und des Rektums. Sie erscheinen endoskopisch als graue,
breitbasige Tumoren. Ihre Entfernung ist wegen der Breitbasigkeit, der erforderlichen Differentialdiagnostik und, um die regionalen Drüsen zu eliminieren, im
Kolon nur per laparotomiam möglich. Die gutartigen subserösen **Lipome,** submukösen **Leiomyome, Fibrome** und **Neurinome** sind selten, werden meist bei Routi-
neuntersuchungen als Zufallsbefunde entdeckt und lassen sich ausschälen oder
sparsam resezieren. Die **Hämangiome** sind meist multipel und bluten. Mit Endoskopie und Arteriographie der Aa. mesentericae sind sie gut lokalisierbar. Ihre

Entfernung erfolgt mittels Segmentresektion. Die subseröse oder muköse **Endometriose** entspricht dystopen Endometriuminseln im Sigma, Rektum und Zäkum, die tumorös hyperplasieren und die Lichtung einengen. Sie machen mensessynchrone Blutstühle und Dickdarmokklusionen. Ihr *Nachweis* erfolgt mit Doppelkontrast und endoskopischer Biopsie. *Behandlung* mit Segmentresektion, bei disseminierten Herden konservativ mit Danazol 400–600 mg/d.

Bösartige Tumoren

Kolonkarzinom

▶ Das Kolonkarzinom ist in den Morbiditätsstatistiken neben dem Bronchialkarzinom das derzeit häufigste Karzinom. Morphologisch ist es ein Adenokarzinom, das polypös, ulzerös oder infiltrierend und strikturierend wächst und in 7 % als Doppeltumor vorkommt.

Männer sind gegenüber Frauen im Verhältnis 3:2 betroffen. Der **Altersgipfel** liegt zwischen 50. und 70. Lebensjahr. **Disponierende** Erkrankungen sind Ruhr, Colitis ulcerosa, Morbus Crohn, familiäre Adenomatose, Einzelpolypen und das Lymphogranuloma inguinale. **Lokalisation:** Abb. 46.**7**. Wegen seiner langen Lymphbahnen (Abb. 46.**8**) und seiner späteren hämatogenen Streuung (Abb. 46.**9**) ist das Kolonkarzinom meist radikal zu entfernen (s. u.). **Symptome bei rechtsseitigem Sitz** sind Spätzeichen, weil der flüssige Kotstrom den Tumor in der weiten Lichtung noch lange Zeit ohne Behinderung passiert. Einziges relatives Frühzeichen ist die *Anämie;* später treten dann Flatulenz, Dünndarmkoliken, Gewichtsabnahme, appendizitisähnliche Schmerzen, „Leberdruck" und Leistungsknick auf. **Symptome bei linksseitigem Sitz** sind wegen des früh strikturierenden Tumors die früher einsetzende Passagebehinderung mit Obstipation und paradoxer Diarrhö, die Zunahme des Bauchumfangs („der Hosenbund wird zu eng"), der Blut- und Schleimabgang und der Leistungsknick. Die **Diagnostik**

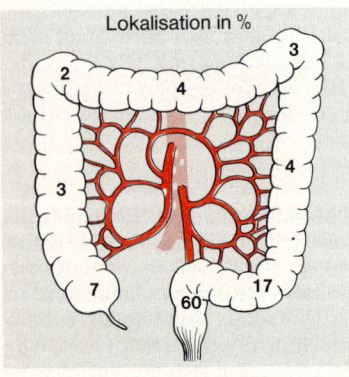

Abb. 46.**7**   Rektokolonkarzinom. Lokalisationsschwerpunkte in %.

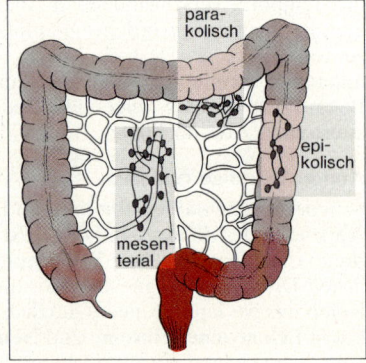

Abb. 46.**8**   Kolonkarzinom. Regionäre Lymphbahnen und -stationen.

beginnt mit Haemoccult-Test, CEA und TPA, dann Koloskopie und Biopsie und Rö-Kontrasteinlauf. 2/3 der Linkskarzinome sind rektosigmoidoskopisch, alle übrigen koloskopisch (Abb. 47.**6**) und mit Doppelkontrasteinlauf zu erfassen (Abb. 46.**10**). **DD:** Es ist an das zunehmende Kaposi-Sarkom zu denken. **Behandlung:** *Operabilität* bedeutet Tumorentfernung trotz nicht ausrottbarer Metastasierung. Sie wird szintigraphisch mit CEA-Antikörpern verifiziert und lokalisiert. *Kurabilität* ist gegeben bei mitnehmbaren Regionalmetastasen. *Inoperabilität* ist nur gegeben bei technisch nicht entfernbarem Tumor. *Operation:* Nach Kolonreinigung (S. 593) Resektion des tumortragenden Kolons en bloc mit seinen regionären Blutgefäß- und Lymphbereichen (Abb. 46.**1**, 46.**8** u. 46.**11**). Beim Rechtskrebs bedeutet dies Rechtshemikolektomie und Passagewiederherstellung mit Ileotransversostomie; beim Linkskarzinom Linkshemikolektomie und End-zu-End-Anastomose zwischen Colon transversum und Rektum (Abb. 46.**11**). Beim Transversumkarzinom wird der Querdarm mit oder ohne die angrenzenden Flexuren reseziert. Bei *Mehrfachkarzinomen* ist die Totalkolektomie mit Überbrückkung durch Zäkorektostomie angezeigt.

Die **Radikalitätsprinzipien** der Krebschirurgie am Kolon sind:

● Verhütung der intraoperativen Zellverschleppung (Abb. 46.**9**) durch
   – „no touch" des Tumors (Abb. 46.**12**),
   – Abbindung des Darms oberhalb und unterhalb des Tumors,
   – präliminare Ligatur der Venen,
   – erst dann Kolonmobilisierung;
● *radikuläre Unterbindung* der Gefäße und
● *Mitnahme* aller potentiell befallenen *Lymphknoten* in der Mesenterialwurzel.

Prognose: Die globale *5-Jahres-Rezidivfreiheit* liegt bei 50–60 %; sie ist abhängig vom Wanddurchdringungs- und Ausbreitungsgrad. Dieser wird nach Dukes mit den Großbuchstaben A–D oder dem TNM-System definiert (Abb. 46.**13**). Die

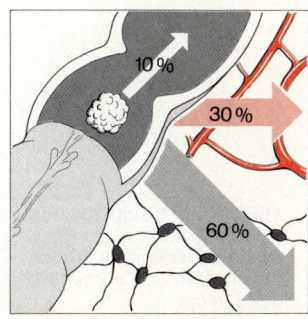

Abb. 46.**9** Kolonkarzinom. Wege der intraoperativen Krebs- zellverschleppung.

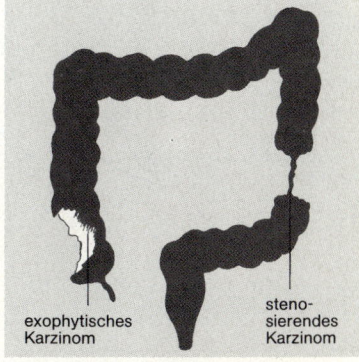

Abb. 46.**10** Kolonkarzinom. Die typischen Röntgenbefunde des Karzinoms im rechten und linken Kolon.

exophytisches Karzinom

steno- sierendes Karzinom

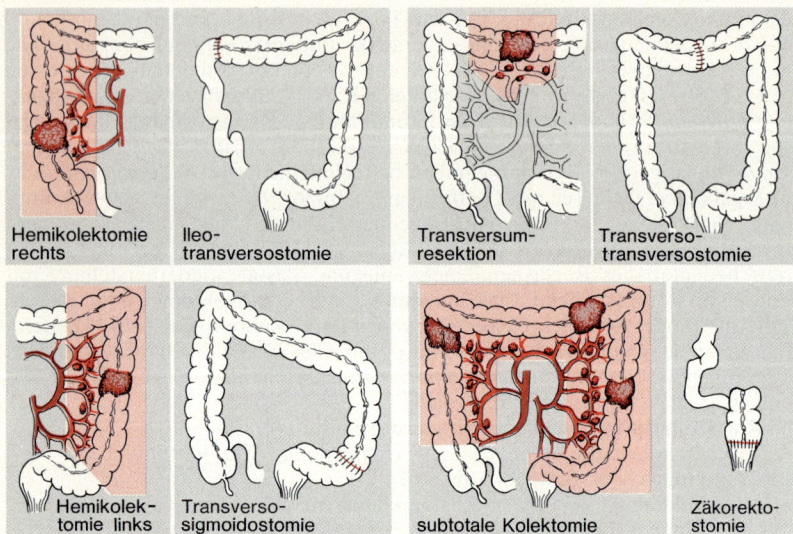

Abb. 46.11   Kolonkarzinom. Tumorlokalisation und Resektionstaktik.

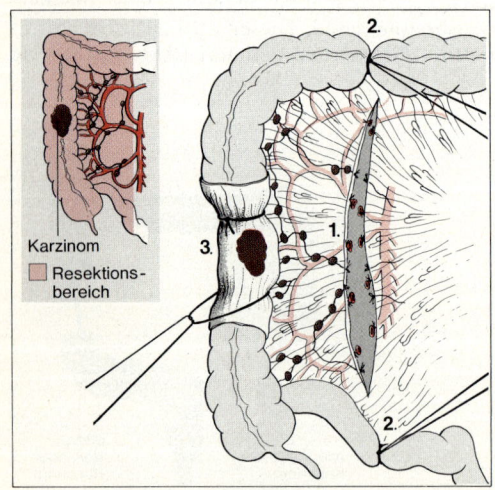

Abb. 46.12   Kolonkarzinom. No-touch-Technik der Resektion. 1 Venenligatur, 2 Abknoten des Darms, 3 Einpacken des Tumors.

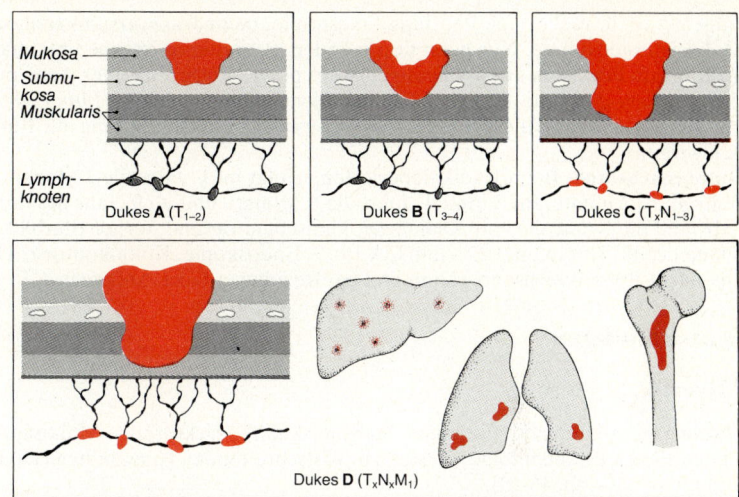

Abb. 46.**13**   Kolonkarzinom. Tumorstadien (A–D) nach Dukes und TNM.

5-Jahres-Rezidivfreiheit bei Dukes A beträgt über 80 %, bei Dukes B 60 %, bei Dukes C 45 % und beim Dukes D etwa 5 %. Das Operationsrisiko liegt bei etwa 4 %.

Komplikationen des Kolonkrebses sind der *Einbruch* in die Nachbarorgane wie Duodenum, Magen, Leber, Harnblase, Vagina und Bauchdecken oder die Tumorperforation in die freie Bauchhöhle.
Ileus und *Perforation* verlangen ein mehrzeitiges Vorgehen (Abb. 46.**14**), d. h. zunächst Verzicht auf Resektion und Anastomose. Beim *Rechts*karzinom erfordert dies die präliminare umleitende Ileotransversostomie und die Resektion in 2. Sitzung. Beim *Links*karzinom heißt dies präliminare oralwärtige Kolostomie oder Zäkostomie (Abb. 43.**4**), in 2. Sitzung dann Hemikolektomie und in 3. Sitzung Kolostomie- oder Zäkostomieverschluß. Einbrüche in die Nachbarorgane werden primär mitreseziert. Die **Prognose** wird durch jede Komplikation erheblich verschlechtert. Bei T_1, N_{1-2}, M_1 ist die *Palliativresektion* angezeigt. Bei stenosierendem, aber nicht entfernbarem Tumor T_{3-4}, N_1, M_1 wird eine Umgehungsanastomose

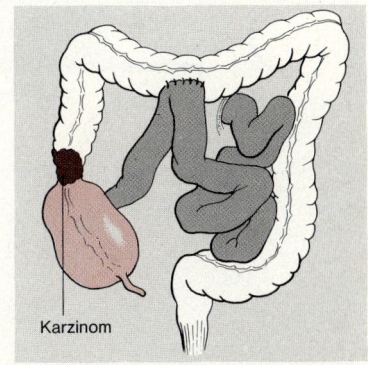

Abb. 46.**14**   Kolonkarzinom. Stenosierender Tumor im Colon ascendens mit komplettem Ileus. Umgehung mit Ileotransversostomie.

angelegt, d. h. rechts eine Ileotransversostomie, beim Transversumkarzinom eine Zäkosigmoidostomie. Nur beim tiefsitzenden Sigmatumor ist eine proximale Kolostomie in Form eines doppelläufigen Anus praeter angezeigt. Der Anus-praeter-Vermeidung dient die Offenhaltung der Lichtung durch lokale *Tumorzerstörung* mit Kryo- oder Lasertherapie. *Lebensverlängernd* kann die Impfung mit Tumorzellen wirken.

Tumornachsorge: Beim Radikaloperierten erfolgt im 1. Jahr alle 2 Monate, im 2. Jahr alle 3 Monate, im 3. und 4. Jahr alle 6 Monate und ab 5. Jahr in jährlichem Abstand die Kontrolle von Anamnese, klinischem Befund, ferner Blutbild, BSG, Haemoccult, Enzymen, CEA und CA 19–9, Endoskopie, Kolonkontrast, Thoraxübersicht, Oberbauchsonogramm und bei Rezidivverdacht Abdomen-CT.

Entzündungen

Divertikel

Paramesenteriale und paratäniale, transmuskuläre, sackförmige Mukosaprolapse (Divertikulose), die infolge Kotstau zur fortschreitenden Entzündung (Divertikulitis) neigen (Abb. 46.**15**).

Die **Entstehung** beruht auf der spastischen Segmentierung und intraluminalen Druckerhöhung im Kolon. Der transmuskuläre Vorfall entwickelt sich am Tänienrand entlang der Gefäßdurchtritte. **Hauptlokalisation** ist das Sigma, der generalisierte Kolonbefall ist selten. Das Divertikel ist der häufigste Dickdarmbefund des über 50jährigen. Jenseits des 70. Lebensjahres findet er sich bei 80% aller Untersuchten. Die morphologischen und funktionellen Charakteristika des Divertikulitisdarms sind Muskelhypertrophie, Tänienverkürzung, Innendruckerhö-

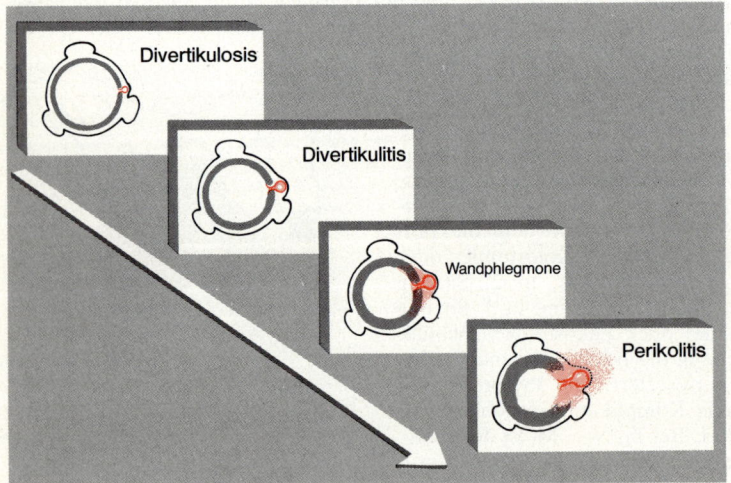

Abb. 46.**15**   Divertikulitis. Aus der Divertikulose entstehende Entwicklungsstadien.

hung, Einengung der Divertikelhälse, Kotstau mit Entzündung, Ephiteldefekt mit Durchwanderung, Wandphlegmone und Wanddurchbruch. Die **Diagnostik** erfolgt neben der Palpation mit dem Rö-Kontrasteinlauf unter Funktionsprüfung.

Divertikulose und Divertikulitis

Diese Stadien machen keine allgemeinen Entzündungszeichen. Blutbild und BSG sind normal. Auch der abdominale Tastbefund und die Obstipation sind nur flüchtig. **DD:** Irritables Kolon. **Behandlung:** Diät, Kleie mit Magnesiumsulfat und Spasmolytika (Duspatal 1–2 Drg./d). *Cave:* Morphina! Primär keine Operation! **Akutkomplikationen** dieser Stadien sind beim Hypertoniker die *Arrosionsblutung* und bei aboraler Tumorstenose die *Perforation.* Die **Diagnose** der Blutung wird mit DS-Angiographie gesichert. **Behandlung:** Nur wenn nach Blutdrucknormalisierung keine Stase eintritt, muß ebenso wie bei der Perforation die Resektion erfolgen.

Peridivertikulitis, Kolonwandphlegmone

▶ Infolge zu langer erfolgloser konservativer Behandlung durchbricht die Entzündung das Divertikelephitel und infiltriert die Kolonwand mit einer progredienten *Wandphlegmone.*

Damit ist praktisch das 1. Komplikationsstadium eingetreten, denn die Phlegmone schreitet in der Wand fort und ist mit Diät, Antibiotika und Kotableitung *nicht aufzuhalten.* Die **Symptome** sind der somatische Schmerz im linken Unterbauch und die schmerzhafte, plötzlich einsetzende Obstipation, ferner Meteorismus, Fieber, Leukozytose, erhöhte BSG, die schmerzhaft tastbare und persistierende *Walze im linken Unterbauch* und die reflektorische Darmparese, ein Syndrom, das man als *„Linksappendizitis"* bezeichnet. **Diagnostik:** Im Rö-Kontrasteinlauf ist die mit Spasmolytika nicht mehr lösbare Sigmakontraktur, der „état d'accordeon", zu sehen, die Divertikel selbst füllen sich oft nicht mehr mit Kontrastmittel. Als **Behandlung** (Abb. 46.**16**) kommt nur die einzeitige Resektion des veränderten Darmsegments mit Primäranastomosierung in Frage. **Prognose:** Die rezidivfreie Dauerheilungsquote liegt über 95 %.

Perikolitis

▶ Wurde die Resektion der Peridivertikulitis unterlassen, schreitet die Wandphlegmone bis zum Wanddurchbruch fort.

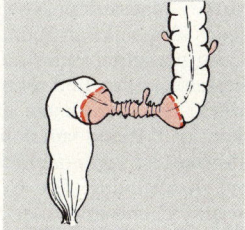
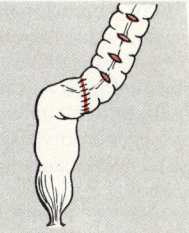

Abb. 46.**16** Kolonwandphlegmone. Primäre Resektion und quere Myotomie der hypertrophen freien Tänien.

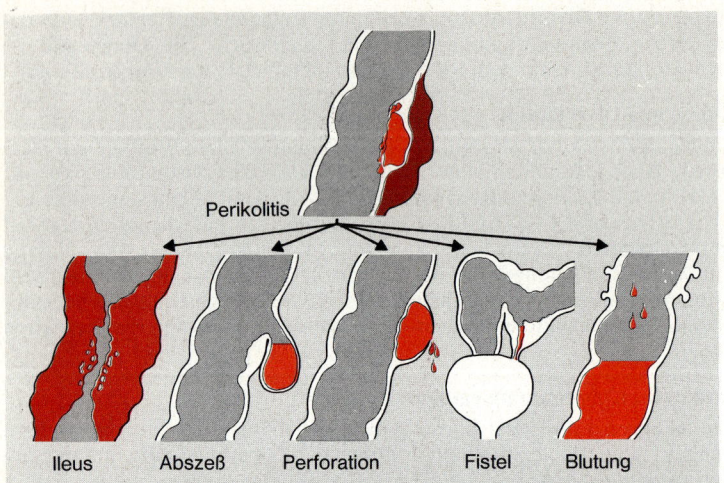

Abb. 46.**17**   Die typischen Akutkomplikationen der Kolonwandphlegmone.

Zwangsläufig erreicht der Prozeß das Perikolon und führt hier zur Entwicklung der typischen perikolischen **Akutkomplikationen** (Abb. 46.**17**). Dies sind die *Stenose* mit Ileus, der *Abszeß* mit septischem Bild, die *Fistel*durchdringung der Blasenwand mit Fäkal- und Pneumaturie und schließlich die am meisten gefürchtete freie *Perforation* mit diffuser Peritonitis. Die Blutung ist bei der Phlegmone selten. **Behandlung:** Bei Frühoperation ist die Heilung mit der einzeitigen Resektion erreichbar. Bei etablierten Befunden wie komplettem Ileus, septischem Abszeß, verzweigten Fistelsystemen und etablierter Peritonitis ist die Resektion nur mit Vorschaltung einer temporären Kotableitung, also nur mehrzeitig möglich. Besser noch ist die Inkontinuitätsresektion mit späterer Anastomose.

Colitis ulcerosa

▶ Unspezifische akute oder chronische, in Schüben verlaufende geschwürige Entzündungen der Mukosa und Submukosa von Dick- und Enddarm mit blutigen, schleimigen oder wäßrigen Diarrhöen. Bei langer Dauer und gesamtem Kolonbefall Neigung zur malignen Entartung.
Morphologie: Aus infizierten Krypten und sekundären Abszessen entwickeln sich multiple Schleimhautulzera, zwischen denen die verbliebenen Schleimhautreste zu Regenerathyperplasien, auch Pseudoadenome genannt, wachsen. Die **Ätiologie** ist unbekannt. Der **Verlauf** ist *kontinuierlich* oder *schubweise* und von unterschiedlicher *Schwere* und *Ausdehnung*. Die Erkrankung beginnt meist zwischen 20. und 30. Lebensjahr vorwiegend mit einer aufsteigenden *Proktokolitis*. **Symptome:** Bei der Proktitis anfangs nur Dyschezie und Blutbeimengung im Stuhl.

Später bei aufsteigendem Kolonbefall ebenso wie bei der selteneren primär im gesamten Kolon und Rektum auftretenden Form dann täglich 20–30 blutig-schleimige diarrhöische Stühle. Wenig später dann Sepsis, akute Malnutrition und nach einigen Wochen *systemische Reaktionen* in Gelenken, Augen und Haut. Die **Diagnostik** erfolgt mit Rektoskopie, Koloskopie und multipler Biopsie in verschiedenen Höhen. Darin finden sich histologisch Kryptenentzündung und -abszesse. Die Beurteilung von Ausdehnung und Wanddurchdringung erfolgt anhand des Rö-Kontrasteinlaufs, der die Ulzera, den Tonusverlust und später die Lichtungs- und Längenschrumpfung darstellt (Abb. 46.**18**). **DD:** Abzugrenzen sind der Dickdarm-Crohn (Tab. 46.**4**), irritables Kolon, Colica mucosa, Tbc und die Entamoeba-histolytica-Ruhr. **Lokale Komplikationen** sind Pseudoadenome oder Regeneratpolypen, Striktur, Perforation und Blutung, ferner die toxische Dilatation und in 3–4% die Verkrebsung. **Systemische Komplikationen** sind das Erythema nodosum, die Hautgangrän, Augenentzündungen, Thrombophlebitis, Arthralgien, Myo- und Pankarditis, Pankreatitis und Cholangiohepatitis. Die **Behandlungsart** hängt ab von der Erkrankungsschwere und -ausdehnung sowie von den lokalen Komplikationsbefunden. *Konservativ* zu behandeln sind die Proktitis und die torpide Verlaufsform, ebenso alle akuten Erst- und Rezidivschübe. Die Medikation besteht in Gaben von Imodium, 3 × 2 Kps., ACTH (Synacthen) 2 ml i. m., Sulfasalazin 6 × 2 Tbl. oder 5-Aminosalicylsäure 3 × 2 Tbl. und 3 × 1 Klysma, Metronidazol 3×0,75 g i. v. und Gentamicin 3 mg/kg sowie Prednisolon, 60–80 mg i. v. oder oral und im Verweilklysma; außerdem hochkalorische Parenteralernährung mit Eiweiß-, Elektrolyt-, Vitamin- und Säure-Basen-Substitution. Bei Abklingen des akuten Schubs Übergang auf definierte schlackenfreie Oral- und nach 14 Tagen Eliminationsdiät (S. 610).
Spricht der Schub nicht an, so ist ebenso wie bei den *Lokalkomplikationen* des Strikturileus, der Blutung und der Perforation zur Lebensrettung die sofortige *Proktokolektomie* (Abb. 46.**18**c) angezeigt. Die *blande chronische Colitis* ulcerosa kann bis zu 5 Jahren *konservativ* behandelt werden. Bei Fortbestehen von Malnutrition und Arbeitsunfähigkeit und bei bioptisch nachgewiesener *Dysplasie ist* allerdings die Proktokolektomie nicht vermeidbar. Die Passage wird mit Ileoanostomie (Abb. 46.**18**d) hergestellt. Mit der Herdeliminierung klingen alle systemischen Komplikationen ab, der Kranke wird arbeitsfähig und von der bei der Dysplasie akuten *Verkrebsungsgefahr* befreit.

Ileostoma

Seine **Komplikationen** sind Hautverätzung, Prolaps, Fistel, Striktur und die Dysfunktion mit hochgradigem Säfteverlust. Ihre Verhütung beginnt auf dem Op-Tisch, und zwar mit dem auf einer Stomahesiveplatte angebrachten Karayaring-Kolostomiebeutel, der vor der *Hautverätzung* schützt. Den *Prolaps* verhütet man mit der Mesenteriumanheftung der letzten Ileumschlinge an das parietale Peritoneum, und die Fistelbildung, indem man auf das Annähen des Ileumrandes an die Bauchhaut verzichtet. Der anhaltende *Flüssigkeitsverlust* aus dem Stoma wird anfangs substituiert. Bei längerem Anhalten liegt ihm eine revisionsbedürftige *Stenose* der letzten Ileumschlinge zugrunde. Sind die genannten Komplikationen eingetreten, erfordern sie mit Ausnahme der Hautverätzung die *Neueinpflanzung*, u. U. unter Reservoirbildung (Abb. 43.**3**).

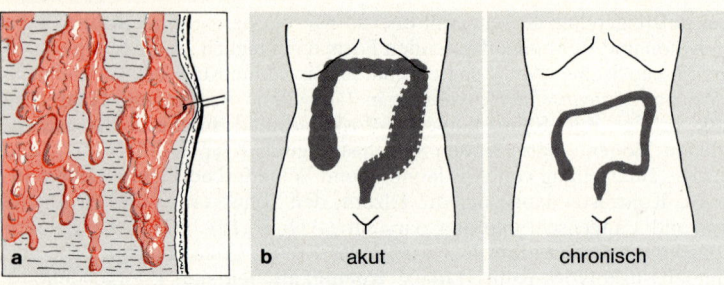

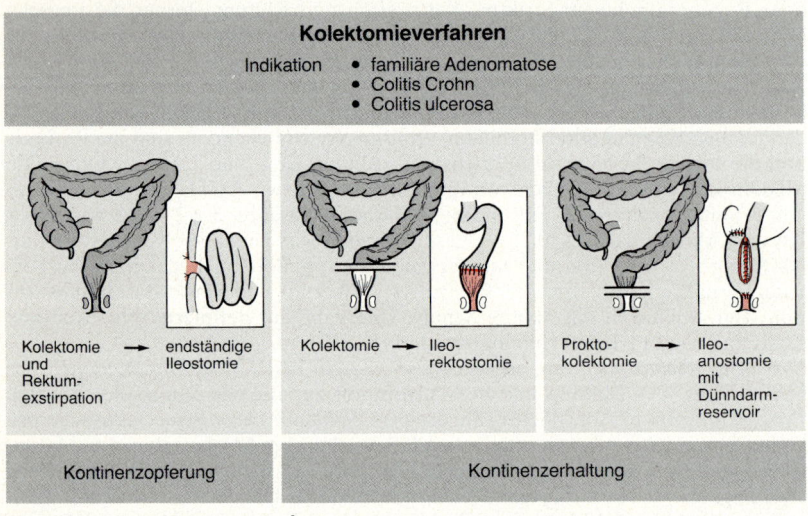

Kolektomieverfahren

Indikation
- familiäre Adenomatose
- Colitis Crohn
- Colitis ulcerosa

Kolektomie und Rektumexstirpation → endständige Ileostomie

Kolektomie → Ileorektostomie

Proktokolektomie → Ileoanostomie mit Dünndarmreservoir

Kontinenzopferung

Kontinenzerhaltung

Abb. 46.**18** Colitis ulcerosa. Oben: Diagnostik. **a** Morphologie, polypöse Schleimhautreste auf freiliegender Muskulatur. **b** Röntgenbefund, links Ulzera („Kragenknopfrelief"), rechts Längen- und Lichtungsschrumpfung. Unten: Behandlung. Verfahren der Proktokolektomie. **c** Opferung des Sphinkters und damit der Kontinenz. **d** Erhaltung des Sphinkters, also der Kontinenz. Die Proctocolitis ulcerosa und bedingt die Proktokolitis Crohn erfordern für die Kontinenzerhaltung die Proktokolektomie mit Ileoanastomie (Ileumpouch).

Colitis-ulcerosa-Diät (nach Stromeyer)

Zu vermeiden sind zusammengesetzte Nahrungsmittel wie z. B. Fleisch- und Gemüsekonserven, Trockensuppen und Pralinen; ferner alle Speisen mit gliadinhaltigem Weizen-, Roggen-, Gerstenmehl und die entsprechenden Backwaren wie Brot, Kuchen, Kekse, Teigwaren, insbesondere Nudeln und Spätzle, sowie Grieß

Tabelle 46.4	**Differentialdiagnose von Colitis ulcerosa und Dickdarm-Crohn**	
Kriterien	Colitis ulcerosa	Morbus Crohn (S. 568)
Klinische Symptome	keine Unterschiede	
Darmwand makroskopisch	– subseröse Hyperämie – dünne Wand, atrophische Mukosa	– subseröses und Mesenterialödem (Elephantiasis) – dicke Wand, harte dicke Lymphknoten „aufgebrochene" Schleimhaut – scharfe Begrenzung
Darmwand mikroskopisch	– Kryptenabszesse – Thrombosierungen – Schleimhautulzera	– Granulome im klinisch „Gesunden" – multiple Fistelsysteme – normales Kryptengefüge
Lokalisation der Entzündung	– Schleimhaut	– alle Wandschichten
Röntgenbefund	– Geschwüre (Kragenknopf) – Pseudoadenome – atone Weitstellung – toxische Dilatation – Weiten- und Längenschrumpfung (Abb. 46.18)	– Pflastersteinrelief – rillenartige Geschwüre meist im Rechtskolon und unteren Ileum – Starre, Lichtungsschrumpfung, oral und aboral scharfe Begrenzung – typischer Dünndarmbefund (Abb. 43.7)
Lokale Komplikationen	– Striktur – Blutung – freie Perforation – toxische Dilatation – Karzinom	– multiple Stenosen – gedeckte Perforation – innere und Bauchwandfisteln – Analsepsis, Striktur, Fistel
Anale Fistelsysteme	– torpide, nicht obligat – schlaffer After	– nahezu immer derbe Strikturen, Induration des Analkanals
Allgemeine Komplikationen (bei beiden Erkrankungen)	Eisenmangel, Iritis, Pankreatitis, Cholangitis, Ekzem, Pyodermie, Infantilismus, Kachexie, Depressionen, Arthralgien, Anämie, Eiweißmangel	

und Hafer. Statt dieser Kohlenhydrate dürfen Reis, Mais, Kartoffelstärke, Sago, Maisgrieß, Maizena und Mondamin gegessen werden. Grundsätzlich ist Vorsicht geboten bei Milch und Milchzucker, da mit der Kolitis oft eine Laktoseintoleranz verbunden ist.

Morbus Crohn S. 568

Ischämische Kolitis

▶ Arteriosklerotisch, thrombotisch, embolisch, hypovolämisch oder digitalisbedingte, akute Durchblutungsstörung des Kolons, die meist in der linken Kolonhälfte zu umschriebenen Wandveränderungen führt.

Symptome und **Verlauf:** Akutes Abdomen, paralytischer Ileus, Leukozytose und blutige Stühle. Nach subakutem, partiellem Gefäßverschluß heilt der Befund mit segmentärer Enge oder Wandstarre aus. Die **Behandlung** ist konservativ. Nur beim seltenen akuten, gangränösen Verlauf ist die sofortige Resektion angezeigt. Spätstenosen müssen reseziert werden.

Kolonperforation, Kolonverletzung

▶ Der Kolonwanddurchbruch ist ein keineswegs seltenes Ereignis. Zu unterscheiden sind die *spontanen* oder nichttraumatischen und die traumatisch entstandenen *iatrogenen* Formen.

Ursachen: *Spontan perforieren* kann der Dickdarm auf dem Boden wandschädigender Prozesse. Als solche kennen wir die Divertikulitis, die Colitis ulcerosa, das toxische Megakolon, das Karzinom, die Ischämie und den Kotsteindekubitus. Als Folge eines lokalisierten *Überdehnungsschadens* rupturiert der Dickdarm beim mechanischen Ileus, wobei das Hindernis ein Karzinom, eine Tuberkulose oder eine divertikulitische, phlegmonöse Stenose und Striktur sein kann.

Vor allem bei der *senilen Pseudoobstruktion* oder der Koprostase kann der überdehnte Dickdarm am *dünnwandigen Zäkum* durchbrechen. *Traumatische* oder *iatrogene* Kolonperforationen entstehen bei stumpfen oder perforierenden Bauchtraumen, ferner beim Einlegen eines Thermometers beim Kleinkind oder Einführen eines Darmrohrs oder eines Endoskops. Auch durch Kontrastmittelirrigation und Lufteinblasung sind Rupturen möglich. Ihre Entstehung setzt aber, von den Durchstoßverletzungen abgesehen, eine meist vorher nicht bekannte Darmschwäche voraus.

Ein *gefährlicher Unfallmechanismus* ist das **Preßlufttrauma**, das durch das Platzen des Schlauchs entsteht. Die freigesetzte Druckwelle pflanzt sich über mehrere Meter fort, dringt in den Anus ein und zerreißt das Zäkum. Die **Diagnose** Kolonperforation ist anamnestisch, klinisch sowie im Sonogramm und der Rö-Übersicht am Pneumoperitoneum zu stellen, bevor sich Peritonitiszeichen manifestieren. **Frühzeichen** sind der plötzliche, diffuse Bauchschmerz, der hypersonore Klopfschall und die vorübergehende reflektorische Darmparese. **Behandlung** (Abb. 46.19): Sofortige Laparotomie und je nach Kolonbefund und Peritonitisgrad entweder Resektion mit primärer Anastomose oder nur Übernähung, bei fibrinöser Peritonitis immer mit vorübergehender Kotableitung. Bei Zerfetzungsdefekten immer Vorlagerung mit doppelläufigem After oder distalem Blindverschluß. Die **Prognose** der Kolonperforation hängt ab von ihrer Ursache, also der Art des disponierenden Grundleidens und vom Zeitpunkt der Intervention. Ihre Letalität reicht deshalb von 1% bei der Endoskopieperforation bis 60% bei der Tumorperforation.

Abb. 46.**19** Dickdarmper-
foration. Operationsverfahren.

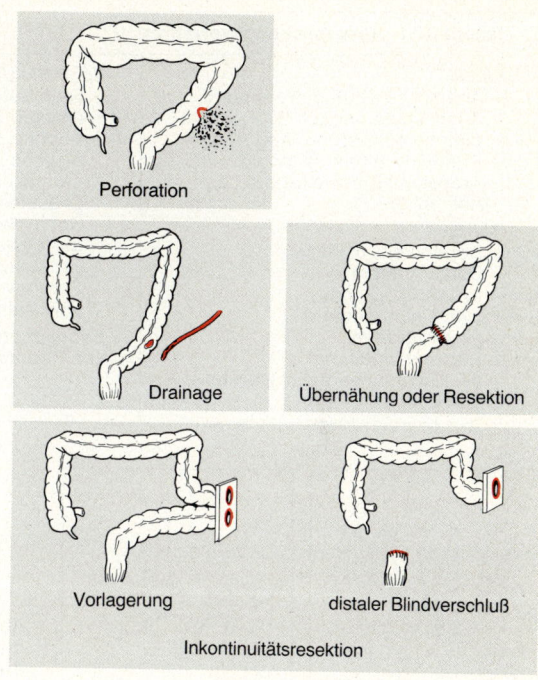

Perforation

Drainage

Übernähung oder Resektion

Vorlagerung

distaler Blindverschluß

Inkontinuitätsresektion

47. Rektum und Anus

Anal- und Rektumdiagnostik

Das diagnostische Vorgehen ist in Tab. 47.**1** und Abb. 47.**1**–47.**4** dargestellt.

Anorektalmißbildung

▶ Aus Entwicklungshemmungen des Anorektums entstandene Atresien
(Abb. 47.**5**). **Ursachen** sind einmal das *Ausbleiben der Septierung,* die durch
das Herabwandern der Urogenitalmembran entsteht, und zum anderen durch
das Ausbleiben der kranialwärtigen *Proktodäumeinstülpung* gegen das Intestinalrohr.

Tabelle 47.1   **Untersuchungsverfahren**

Klinik
- Anamnese (Stuhlgewohnheit)
- Analinspektion (Abb. 47.**1**)
- digitale Austastung (Abb. 47.**1**)
- Prokto- und Rektosigmoido-
  skopie mit Biopsie (Abb. 47.**2**,
  Abb. 47.**3**)

Röntgen
- Doppelkontrasteinlauf
- Defäkogramm
- evtl. Angiographie
- evtl. Fistelfüllung
- i.v. Urogramm
- Blasendarstellung
- bei Karzinomverdacht Becken-
  und Leber-CT

Spezielle Untersuchungen
- Stuhluntersuchung auf Blut
  (Haemoccult), Wurmeier, Eosi-
  nophile, Schleim, auf patholo-
  gischen Bakteriengehalt und Tu-
  morzellen
- Druckmessung und EMG des
  Sphinkterorgans (Abb. 47.**4**)
- urologische und gynäkologische
  Untersuchung
- Serumwerte von CEA, CA 19-9
  sowie alkalischer Phosphatase

Endosonographie
von Tumoren (Abb. 1.**19**)

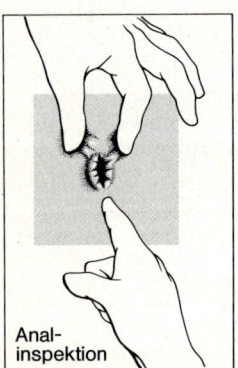
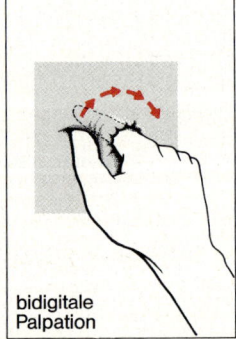

Anal-
inspektion

bidigitale
Palpation

Abb. 47.**1**   Anal- und Rektumdiagnostik. Inspektion der
Analöffnung (pressen und
kneifen lassen); bidigitale, palpatorische Beurteilung von
Ruhe- und Anspannungs-
sphinktertonus, ferner der
Schleimhautbeschaffenheit
und der Druckschmerzhaftigkeit.

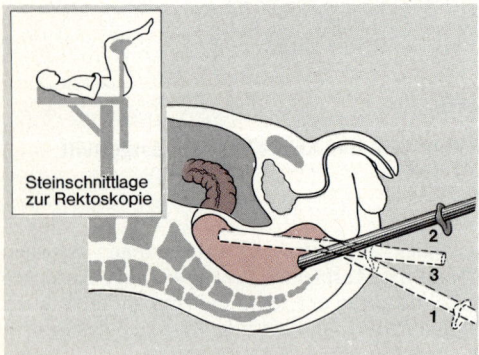

Steinschnittlage
zur Rektoskopie

Abb. 47.**2**   Anal- und Rektumdiagnostik. Rektoskopie. Lagerung des Patienten und Einführung des Gerätes über die
dorsale Sphinkterkommissur.

Männliche und weibliche Neugeborene sind mit 1 auf 7000 gleichermaßen betroffen. Im Vordergrund steht der Anal- und Rektumblindverschluß. Daneben kommen von inkompletten Kloakenresten zum Urogenitalsystem ziehende Fisteln vor. In 40 % liegen weitere Begleitmißbildungen vor. **Symptome** sind als Ausdruck der verlegten Durchgängigkeit der ausbleibende Mekoniumabgang mit Bauchauftreibung sowie das Erbrechen. **Diagnose:** Analinspektion und -palpation, Schließmuskelprüfung mit elektrischer Stimulation und Urinuntersuchung. Der Kotnachweis im Urin spricht für eine gleichzeitige rektovesikale oder rekto-

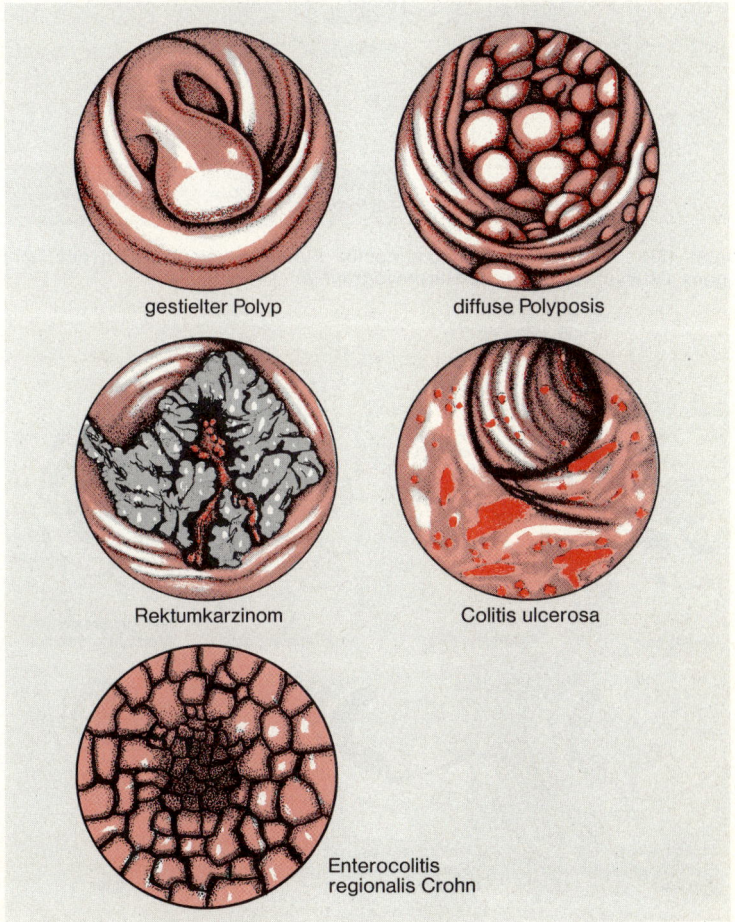

gestielter Polyp

diffuse Polyposis

Rektumkarzinom

Colitis ulcerosa

Enterocolitis
regionalis Crohn

Abb. 47.**3**   Anal- und Rektumdiagnostik. Rektoskopiebefunde.

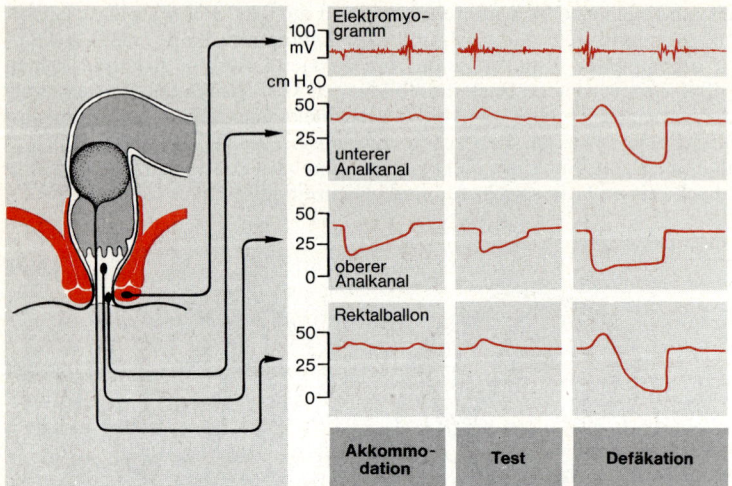

Abb. 47.**4** Anal- und Rektumdiagnostik. Funktionsuntersuchung des Sphinkterorgans. Druckmessung und Elektromyographie.

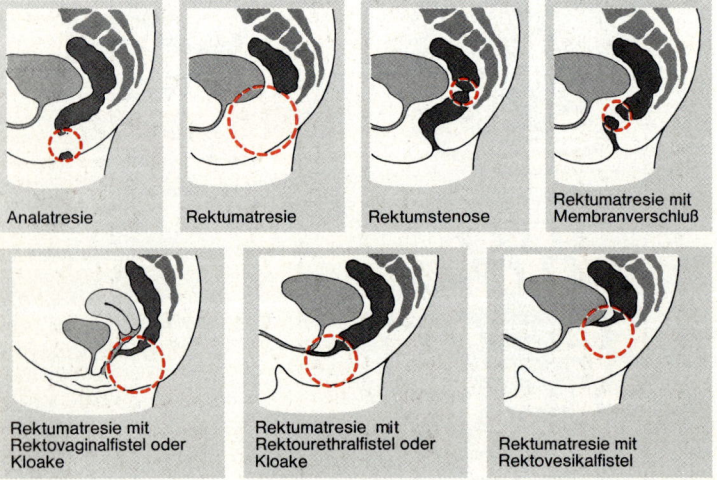

Abb. 47.**5** Anal- und Rektummißbildung. Die verschiedenen Formen der Anal- und Rektumatresie.

urethrale Fistel. Bei Fistelverstopfung durch angestautes Mekonium kann jedoch der negative Urinbefund täuschen. Deshalb bei Fisteln immer Kontrastmittelinstillation in die äußeren Öffnungen sowie in die Harnröhre. Die Beurteilung der Atresielänge geschieht mit dem Luftnachweis im Enddarmstumpf. Hierzu wird 24 Std. nach der Geburt eine Rö-Übersicht in Kopfhängelage angefertigt. Am Abstand zwischen der intestinalen Luftkuppe und dem mit Metallplättchen markierten Analgrübchen ist die Atresielänge abzulesen. **Behandlung** s. Einzelformen.

Analatresie

▶ Der After ist bei normal angelegten Sphinkteren, Levatoren und dem inneren Rektumsphinkter nur mit der Kloakenmembran verschlossen.

Diagnose: Durch die dünne Membran ist das bläulich schimmernde Mekonium zu sehen. **Behandlung:** Da das Schließmuskelorgan angelegt ist, führt schon die scharfe Membrandurchtrennung zu normaler Passage und Kontinenz. **Komplikationen** sind die gleichzeitigen anovestibulären Fisteln: beim männlichen Säugling die *anobulbäre* sowie beim männlichen und weiblichen Neugeborenen die *anoperineale* Fistel. Ihre Exzision erfolgt in späteren Lebensmonaten.

Rektumatresie

▶ Völliges Fehlen der Rektumlichtung bei gleichzeitigem Defekt des Schließmuskelorgans.

Symptome: Zu sehen sind weder Analgrübchen noch bläuliche Verfärbung. Eine gleichzeitige Fistel ist möglich: beim männlichen Neugeborenen die rektourethrale oder die rektovesikale Fistel, beim weiblichen die rektovaginale Fistel. Im Rö-Bild ist der Abstand zwischen Luftkuppe und Bleimarke weit. **Behandlung:** Da meist nur die Levatorschlinge angelegt ist und der innere Schließmuskel fehlt, ist nach dem Durchzug des Kolons nur eine relative Levatorkontinenz zu erwarten. Bei radiologisch nachgewiesenem *Fehlen* des 2. und 3. *Sakralwirbels* ist meist auch der *Levator nicht angelegt;* deshalb erreicht hier der Durchzug allein keine Kontinenz. Für sie muß neben dem Durchzug noch mit dem hochgezogenen M. gracilis eine *Sphinkterplastik* vorgenommen werden. *Taktisches Vorgehen:* 1. postnatal präliminare Transversokolostomie, 2. im 12. Lebensmonat dann gleichzeitig Durchzug und Grazilisplastik.

Tumoren

Rektumkarzinom

▶ Bösartige, vom Drüsenepithel, selten von versprengtem Plattenepithel ausgehende, exophytische oder ulzeröse Geschwulst. Neben gutartigen Krankheiten wie Hämorrhoiden, Analfissuren und Fisteln ist das Karzinom der häufigste chirurgische Rektumbefund und macht ⅔ aller Darmkrebse und 6% aller Körperkarzinome aus. Männer sind doppelt so häufig betroffen wie Frauen.

Disponierte Altersklassen sind das 5.–8. Dezennium. Als **Risikogruppen** gelten Krebsfamilien, Patienten mit Colitis ulcerosa, Morbus Crohn, erblichen und nichterblichen Adenomen, ferner mit erworbenen Immundefekten und mit Epithelmetaplasien sowie Patienten mit Unterbauchbestrahlung.

Histologisch sind 60 % der Tumoren *Adenokarzinome,* der Rest schleimbildende und szirrhöse Krebse, 40 % haben bereits bei Erfassung auf dem *Lymph-* und 23 % auf dem *Blutweg gestreut,* 10 % sind in die *Nachbarschaft eingebrochen.* ⅔ der Tumoren exulzerieren, der Rest wächst intramural infiltrierend.

Die *Lymphbahnen* leiten die Krebszellen vom *oberen Rektumstockwerk* entlang der oberen Hämorrhoidalgefäße allein nach *kranial,* vom mittleren Stockwerk entlang der *mittleren* Hämorrhoidalgefäße sowohl *kranial* als auch *seitlich,* und vom *unteren* Stockwerk nicht nur *kranial* und *seitwärts,* sondern auch *kaudalwärts* und nach vorne in die Leistenknoten. *Stadieneinteilung:* S. 605, Abb. 46.**13.**

Symptome: *Frühsymptome* sind allein der veränderte Defäkationsmodus und okkulte Blutbeimengungen im Stuhl, ferner Schmerzen und Tenesmen. Beim Sitz im oberen Rektum ist die mit Diarrhö abwechselnde Obstipation, die man als „paradoxe Diarrhö" bezeichnet, typisch. Dagegen sind der sichtbare Blut- und Schleimabgang, Bleistiftstühle und der unwillkürliche Windabgang bereits *Spätsymptome.*

Bei eingetretenem Leistungsknick ist die Kurabilität bereits zweifelhaft.

Diagnostik (Abb. 47.**1**–47.**3**): ⅓ der Tumoren ist digital tastbar, ⅔ rektoskopisch zu sehen und mit Biopsie zu differenzieren (Abb. 47.**6**). **DD:** Hämorrhoiden, Adenome, Prostatakarzinom, Endometriom, Colitis ulcerosa oder Morbus Crohn und das Ulcus simplex.

Das **Tumorstaging** bestimmt beim Rektumkarzinom die Wahl des Behandlungsverfahrens. Es stützt sich auf die rektal-digitale Austastung, die endoskopische Biopsie und die histologische (G)Differenzierung, vor allem auf die *Endosonographie* der Rektumwand und des perirektalen Lymphgebiets (Abb. 1.**19**). *Erfaßt* werden Tumorgröße und -form, Differenzierungsgrad, Eindringtiefe und die lokale Lymphknotenaussaat.

Die **Behandlung** der Wahl ist die radikale chirurgische Tumorentfernung. Welche Wege man hierfür einschlägt, richtet sich nach dem *Tumorstadium:*

- Tumoren, die auf die *Muscularis propria* vor- und in die *Lymphbahnen* eingedrungen sind, müssen en bloc mit diesen entfernt, d. h. exstirpiert oder reseziert werden.
- Bei *mukosabegrenzten* Tumoren *ohne* Lymphbahnbefall ist auf die Lymphbahnresektion zu verzichten. Das Verfahren ist die *lokale Tumorausschneidung.* Sie erhält immer Kontinuität und Sphinkter.

Verfahrenswahl: Die beiden En-bloc-Entfernungsverfahren, *Op-Verfahren,* sind die *Exstirpatio recti* nach Miles und die *Resectio recti* nach Hochenegg. Erstere *opfert* Schließmuskel und Kontinuität, letztere *erhält* Kontinuität und Schließmuskel, also den normalen Ausgang. *Entscheidungskriterien* sind die *Sitzhöhe* des Tumors und seine *Malignitätsmerkmale* sowie die *Op-Toleranz* des Kranken. Als Malignitätsmerkmale gelten: Tumorform und -größe, Eindringtiefe, Randkonsistenz, Zelldifferenzierung; ferner Begleitadenome, Anamnesedauer, das Patientenalter und der CEA-Spiegel. Die *sphinkteropfernde Exstirpation* (Abb. 47.**7**) ist erforderlich bei Tumoren unterhalb von 7 cm Analabstand, die invasiv gewachsen sind und regionär die Lymphbahnen befallen haben. Die *sphinktererhaltende Resektion* (Abb. 47.**8**) ist angezeigt bei Tumoren, die höher als 7 cm sitzen. Beide En-bloc-Operationen erfordern das kombinierte Operieren vom Bauch und vom Perineum. Die *Exstirpation* endet mit einem endgültigen und *endständigen Kunstafter.* Bei der kontinuitätserhaltenden Resektion wird bis zur Nahtheilung im

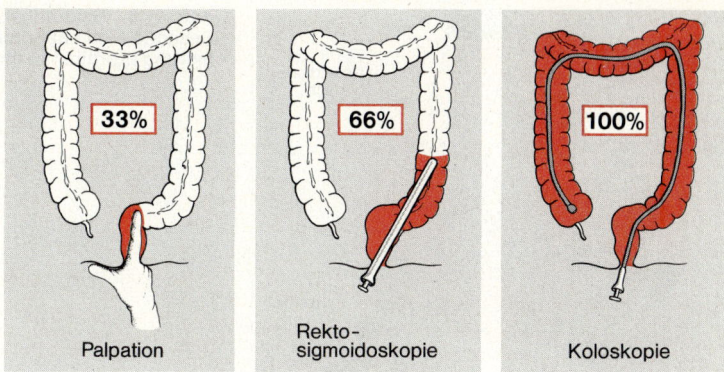

Abb. 47.**6**   Anal, Rektum- und Kolondiagnostik. Die Treffsicherheit der digitalen und der endoskopischen Untersuchung im Rektokolon.

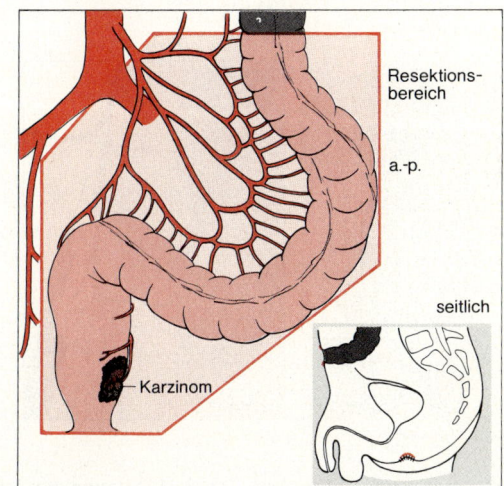

Abb. 47.**7**   Rektumkarzinom. Exstirpatio recti mit Sphinkteropferung (Inkontinuität) und Anlage eines endständigen Sigmaafters.

Colon transversum eine vorübergehende Kotableitung angelegt. Die *lokale Tumorausschneidung* (Abb. 47.**9**) der Tumoren A_1 und A_2 nach Dukes (M_1) kann *peranal* (Abb. 47.**10**) oder von *dorsal* neben dem Kreuzbein durch Rektotomie vorgenommen werden (Abb. 47.**11**). Hierbei gibt es keine Höhenbegrenzung.

Die **Komplikationen** *des fortgeschrittenen Rektumkarzinoms* sind der *Tumorileus,* die *Perforation* und der *Einbruch* in die Nachbarorgane wie Ureter, Blase, Plexus sacralis und Uterus. Der *Ileus* erhöht das Op-Risiko von 8 auf 15%. Er erfordert

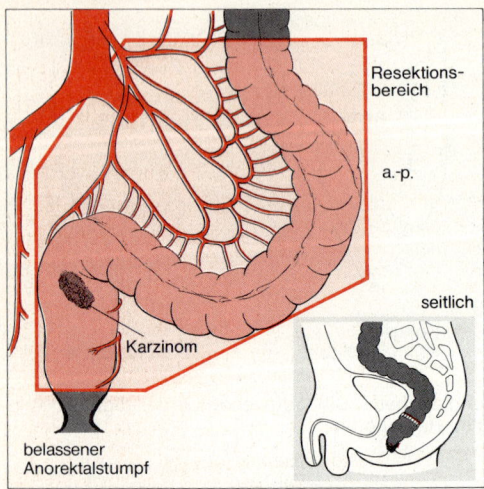

Abb. 47.**8**   Rektumkarzinom.
Resectio recti mit Sphinktererhaltung (Kontinenzerhaltung).

Resektions-
bereich

a.-p.

seitlich

Karzinom

belassener
Anorektalstumpf

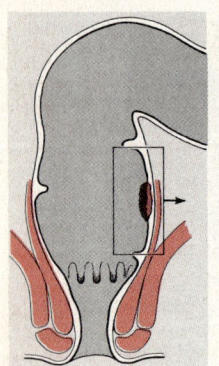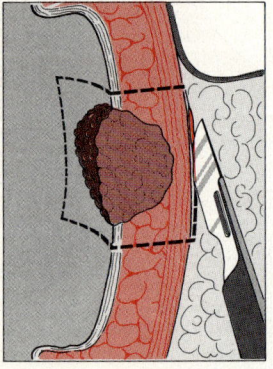

Abb. 47.**9**   Früh erfaßtes Rektumkarzinom M_1, Dukes A. Lokale Wandausschneidung.

das *mehrzeitige Vorgehen*, d. h. in 1. Sitzung die Anlage eines Anus praeter iliacus
oder transversus, in 2. Sitzung die Exstirpation oder Resektion und in 3. Sitzung,
natürlich nur bei erhaltener Kontinuität, den Verschluß des Anus praeter. Bei
Tumorperforation und Einbrüchen in die Nachbarorgane wie Blase und weibliches Genitale ist, wenn der Tumor sich technisch entfernen läßt, das gleiche
Vorgehen angezeigt.

Prognose: Die 5-Jahres-Überlebensquote des radikal operierten Karzinoms beträgt beim Dukes A (T_1) 80%, beim Dukes B (T_{2-3}) 60%, beim Dukes C (T_4N_{1-3})
50% und beim Dukes D (M_1) 10%. Mit Ausnahme der lokalen Zerstörungsmaß-
nahmen hat die multimodale Vor- und Nachbehandlung die Überlebensquoten
nicht verbessern können.

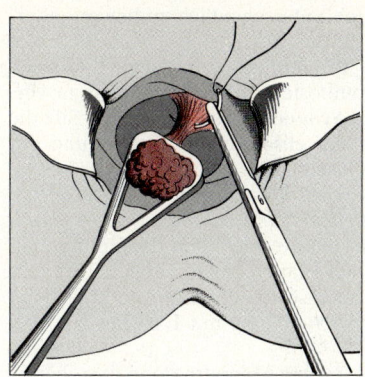

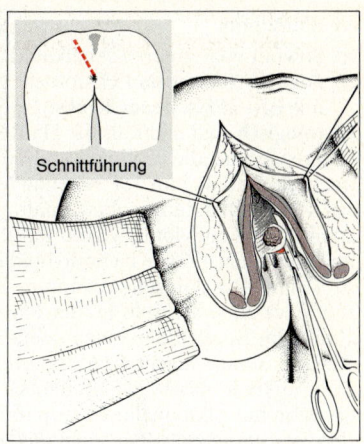

Abb. 47.**10**   Früh erfaßtes Rektumkarzinom. Peranale Exzision eines
entarteten Adenoms.

Abb. 47.**11**   Früh erfaßtes Rektum-
karzinom. Ausschneidung auf dem
Weg der posterioren Rektotomie
(Mason).

Die **Tumornachsorge** des Radikaloperierten hat das Ziel, kurable örtliche Rezidive, Adenome und Zweitkarzinome rechtzeitig zu erfassen. Ihre Grundvoraus-
setzung sind die Selbstkontrolle des Patienten mit Haemoccult-Test, und die klinische Routineüberwachung durch Hausarzt und Chirurgen. Sie erfordert im 1. und
2. Jahr alle 3 Monate, im 3. und 4. Jahr alle 6 Monate und ab 5. Jahr im 12monati-
gen Abstand die Kontrolle von Anamnese, klinischem Befund, Haemoccult,
BSG, Blutbild, CEA und CA 19-9, Enzymen; ferner Endoskopie mit Biopsie,
Kolonkontrast, Thoraxröntgen, Oberbauchsonographie; bei Rezidivverdacht
Oberbauch- und Becken-CT, bei Sakralbefund Punktionsbiopsie. **Solitäre Lebermetastasen** lassen sich mit einer 5-Jahres-Überlebensquote von 40% resezieren.

Palliativbehandlung: Ihr Ziel ist es, beim inkurablen, fernmetastasierten Tumor
den Einbruch in Blase und Sakralplexus, die Perforation und den Ileus zu verhüten. Nur die letzteren Komplikationen lassen sich mit dem Anus praeter abwen-
den. Den vom weiterwachsenden Tumor zu erwartenden Spätstörungen kann
man dagegen nur durch die *lokale Tumorzerstörung* mit Kryotherapie, Fulgurisie-
rung, Endoradiotherapie oder mit der optimierten Fotolasertherapie zuvorkom-
men. Damit gelingt es, neben der *Kunstaftervermeidung* auch die *Überlebenszeit*
lebenswert zu *verlängern*.

Von den obengenannten Tumorzerstörungsverfahren hat sich die *Kryotherapie* in
ihrer tumorverkleinernden Wirkung auch als wertvoll für die *Vorbereitung zur
Radikaloperation* erwiesen, da mit der Kryotherapie nicht nur die Totalzerstörung
kleiner Tumoren gelingt, sondern auch in Kombination mit der anschließenden
Radikaloperation die Überlebensquoten zu verbessern sind.

Analkarzinom

▶ Sowohl vom inneren Analkanal als auch vom Analrand ausgehender, je nach
Ausgangspunkt und Histologie prognostisch unterschiedlich zu bewertender,
mit 1,5–3% seltener Krebs.

Histologisch sind mehr als die Hälfte Plattenepithelkrebse, dann folgen die Basal-
zellkrebse und die Kolloidalkrebse. Mit thrombosierten Hämorrhoiden zu verwechseln sind die mit 1% seltenen Melanome. *Symptome* sind bei analem Sitz die
des Rektumkarzinoms, bei Analrandsitz die der chronischen „Fissur" und der
atypischen Kondylome. *Disposition:* Analer Geschlechtsverkehr.

Im **Analkanal** (Zona haemorrhoidalis) sind ¾ der Analkarzinome anzutreffen,
70% sind Basaloidzellkarzinome, 30% *Plattenepithelkarzinome. Der Basaloid-
zell-* oder *Kloakenkrebs* (⅔ der Fälle) entsteht aus Restgebilden der Embryonal-
kloake im Bereich der Linea dentata und ist bei Frauen 2mal häufiger. Der sehr
maligne Tumor macht *früh Metastasen,* wächst rasch in die Tiefe und erscheint
dann mikroskopisch als papilläres Karzinom. *Behandlung* mit Exzision oder bei
Invasion mit rektoanaler Exstirpation.

Prädispositionen des *Plattenepithelkarzinoms,* das bei Männern doppelt so häufig
vorkommt, sind Proktitis, Bestrahlung, Leukoplakie, Lymphogranuloma venereum und chronische Fisteln. *Histologisch* ist es ein primär gut differenzierter
Tumor, der in den Sphinktermuskel eindringt und später lymphogen in die Leistenknoten und hämatogen über den Plexus haemorrhoidalis in Lunge und Leber
streut. *Behandlung:* Bei kleinem, oberflächlichem Tumor nach Radiochemotherapie weite Exzision, bei Resttumor einmalige Wiederholung der Radiotherapie.
Bei *Lokalkomplikationen* Rektoanalexstirpation, u. U. mit hinterer Vaginalre-
sektion. *Prognose:* T_1, N_0, M_0 40%, ab T_{1-2}, N_2, M_0 5% 5-Jahres-Rezidivfrei-
heit.

Am **Analrand** finden sich ¼ der Analkrebse. 80% sind *Plattenepithelkarzinome*
(s. o.). *Behandlung:* Nach Radiochemotherapie Ausschneidung (s. o.).

Tumoren in **Analkanal und Analrand** sind das Basalzellkarzinom und das
Bowen-Karzinom. Der nicht metastasierende *Basalzelltumor* ist bei Männern
3mal häufiger. Bei Vordringen ins Korium (3–5%), wird er zum metastasierenden *Spinaliom. Behandlung:* Bei ihm genügt die Lokalexzision.

Das *Bowen-Perianalkarzinom* ist ein intradermaler Krebs im Sinne eines fast
stationären *Oberflächenkarzinoms. Symptome* sind Pruritus und Ekzem, in Biopsie vielkernige Riesenzellen. *Behandlung:* Lokalausschneidung, im fortgeschrittenen, nichtmetastasierten Stadium Anorektalexstirpation. Die *Prognose* ist wegen
der hohen Differenzierung, des sehr langsamen Wachstums und der späten Metastasierung günstig. Nach lokaler Ausschneidung liegt die 5-Jahres-Rezidivfreiheit
über 70%.

Entzündungen des Rektums

Proktitis

▶ Unspezifische akute oder chronische, katarrhalische, ulzeröse oder granulomatöse und eitrige Entzündung des Anorektums.

Symptome sind Juckreiz, Schmerzen, Dyschezie, Tenesmen, Eitersekretion,
Schleimsekretion und Blutungen. Später relative Sphinkterinkontinenz. **Befund:**

Fleckige, pustulöse Rötungen, ödematöse Verschwellung, Granulome und Geschwüre. **Ursachen** sind Allergene in Nahrung, Kleidung und Toilettenartikeln, ferner Laxantien, Medikamente, Antibiotika, aber auch morphologische Befunde wie Anorektalprolaps und Hämorrhoiden. *Spezifische Proktitisformen* finden sich bei Gonorrhö, Lues I und II, AIDS, Herpes, Morbus Crohn, Colitis ulcerosa und Lymphogranuloma venereum. **DD** ist zu denken an versprengte Plattenepithelkeime und das gelbspeckige unspezifische Ulcus callosum recti. **Diagnostik:** Anorektoskopie mit Abstrich und Biopsie. Die *Gonorrhö* ist im Abstrich, der *Herpes* an den perianalen roten Pusteln und ulzerierenden Aphthen und den schmerzhaften Inguinalknoten und *Lues* und *AIDS* in der Serologie zu erkennen. Das *Lymphogranuloma venereum* macht eitrige Sekretion, Abszedierung und Fistelung sowie Schwellung der Leistenlymphknoten; Chlamydiennachweis im Abstrich, ELISA und Immunfluoreszenztest.

Morbus Crohn und *Colitis ulcerosa* werden durch den typischen Biopsiebefund (S. 568, 609) verifiziert. Im Anorektum können beide Erkrankungen von der blanden oberflächlichen Proktitis bis zur schwersten Perianorektalphlegmone alle Entzündungsstadien hervorrufen. **Behandlung:** S. 632.

Bestrahlungsproktitis

▶ Eine besondere Entzündungsform, die durch *ionisierende* Strahlen hervorgerufen wird.

Sie kann als *Frühreaktion* unmittelbar und flüchtig auftreten. Eingeschränkt ist die Behandlungsfähigkeit der oft erst nach 10–15 Jahren auftretenden *Spätproktitis* mit Solitär- oder Mehrfachulzerationen. **DD:** Da an ein primäres Karzinom oder ein Bestrahlungskarzinom immer zu denken ist, müssen die Geschwüre unter bioptischer Kontrolle gehalten werden. **Behandlung:** Antiphlogistische Klysmen (S. 609) und Vitamin A sind zu versuchen. In schweren Fällen ist die Rektum*resektion* oder Anorektal*exstirpation* nicht zu umgehen.

Rektumulkus

▶ Chronisches, blutendes Solitärulkus der Rektumampulle.

Ursache kann ein Rektumprolaps, ein *sterkoraler Dekubitus*, eine *Colitis cystica profunda* sowie ein Abusus von *Ergotamin*-Suppositorien und schließlich eine *Lues II* sein. Die Genese ist meist zu eruieren. **DD** ist immer durch Biopsie ein Karzinom auszuschließen. **Behandlung:** Klysmen (S. 609), Ausschneidung oder Rektumresektion.

Lymphogranuloma venereum oder inguinale

▶ Durch direkt und indirekt nachweisbare Chlamydien hervorgerufene venerische Infektion.

Leitsymptom ist die Lymphknotenschwellung in der Leiste mit bräunlicher Überhäutung und bisweilen Elephantiasis des Genitales. **Diagnose:** Abstrich von Rektum und Genitale, ELISA und Immunfluoreszenztest. **Behandlung:** Doxycyclin am 1. Tag 400 mg, dann über 3 Wochen 200 mg/d/oral.

Entzündungen der anorektalen Grenzlinie

▶ An der Nahtstelle von Intestinalrohr und Proktodäum finden sich verbliebene Reste der Analmembran mit Krypten und Papillen unterschiedlicher Tiefe und Größe. Infolge Kotstauung treten in den Kryptensäckchen Entzündungen auf und führen zu Kryptitis und Papillitis und infolge narbiger Reaktionen zu Fissuren, die einem Dekubitalulkus entsprechen.

Kryptitis und Papillitis

Symptome: Beide machen Defäkationsschmerz und Juckreiz und als Tastbefund verdickte Papillen und schmerzhafte Krypten. **Diagnose:** Mit der Anoskopie sind die tiefen Kryptensäckchen und die geröteten, hypertrophen Papillen nachzuweisen. Bei Nichtbeachtung und -behandlung entstehen Fissuren, Hämorrhoiden, Fisteln und Abszesse. **Behandlung** S. 632.

Fissur

▶ Diese *Rhagade* entspricht einem schlecht heilenden Geschwür der Analhaut, das meist an der hinteren Kommissur longitudinal verläuft, das Sphinkterorgan einbezieht und dessen Tonus erhöht.
Symptom ist der etwa 30 Minuten anhaltende schneidende Postdefäkationsschmerz, der von Zeit zu Zeit stichartig wiederkehrt. Bei Afterreinigung sind Blutstreifen zu sehen. Immer *schmerzreflektorische Obstipation*. **Diagnosetechnik** S. 633. **DD:** Analfistel und Analkarzinom. **Verlauf:** Bei Nichtbehandlung Umwandlung zum kallösen Ulkus mit Sphinktersklerosierung. Daraus entsteht ein Stenosering, auch *Pektenosis* oder *Pektenband* genannt, das die Öffnungsfähigkeit einschränkt und die Hautdurchblutung drosselt. **Behandlung:** S. 633. Bei ausgedehntem Lokalbefund mit großer *Vorpostenfalte*, kallösen, unterminierten Fissurrändern sowie hypertropher *Analpapille* ist die stationäre Ausschneidung mit histologischem *Karzinomausschluß* angezeigt. Dann auf subkutanem Wege Durchtrennung des sklerosierten Sphincter-internus-Unterrands (Abb. 48.**2**) und gleichzeitig damit Kryptenspaltung und Hämorrhoidalentfernung (S. 627, 633).

Abszesse und Fisteln

▶ Sammelbezeichnung für lokalisierte, tiefe, entzündliche Prozesse im Perianal- und Perirektalgewebe, wie *periproktaler* Abszeß, *ischiorektaler* Abszeß, *submuköser* Mastdarmabszeß und *pelvirektaler* Abszeß, ferner die ihnen zugrundeliegende oder nach der Abszeßspaltung persistierende *Fistel*.

Periproktaler, anorektaler Abszeß

Der *Abszeß* (Abb. 47.**12**) ist die Folge einer von einer Kryptitis ausgehenden Infektion, die über eine Proktodäaldrüse bis in die Subkutis vorgedrungen ist. Somit ist der Abszeß das erste Anzeichen oder Stadium einer Fistelentwicklung; seine **Symptome** sind die perianale, äußerst schmerzhafte Schwellung und Rötung. **Behandlung** S. 634.

Kryptoglanduläre Fistel, Analfistel

▶ Die *Anorektalfistel* (Abb. 47.**13**) ist ein perianal mündender, epithelisierter Fistelkanal, der von einer Krypte ausgeht und sich entlang den Proktodäaldrüsengängen entwickelt.

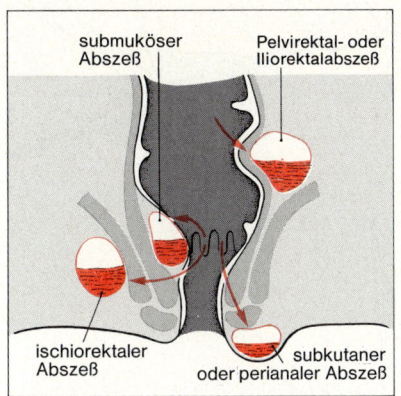

Abb. 47.**12**   Perianale und perirektale Infektionen. Typische Abszeßlokalisationen.

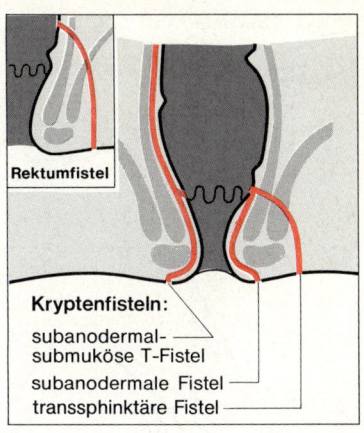

Abb. 47.**13**   Kryptoglanduläre Fisteln und Rektumfistel.

Die *Wege,* die die Fistel beschreitet, können unterschiedlich sein. Dennoch lassen sie sich der topographischen Gesetzmäßigkeit wegen regelhaft einteilen in die Fisteln mit dem *extrasphinktären* und die mit dem *transsphinktären* Verlauf. Bei letzterem gibt es noch die Modifikation der *intersphinktären* Ausbreitung.

Morphologie und **Pathogenese:** Die meisten Fisteln sind unspezifischer Natur und treten im Gefolge eines Krypten- oder periproktalen Abszesses auf, wobei die *Kryptitis* der eigentliche Ausgangspunkt ist. Bei langer Anamnese oder unzureichender Behandlung entstehen die *„Fuchsbau"*-ähnlichen Fistelsysteme mit verzweigten Gängen und mehreren inneren und äußeren Öffnungen.

Symptome der Fistel sind Schmerzen und bei Eiterverhalt Fieber. Aus der Fistel entleert sich spontan oder auf Druck Eiter. Der Fistelursprung, die Ausgangskrypte, ist per anal palpatorisch an der knotigen und schmerzhaften Nachbarpapille zu lokalisieren. **Behandlung:** Die *extrasphinktäre* Fistel mit subanodermalem und submukösem Verlauf kann einzeitig und meist ambulant in die Lichtung des Anorektums hinein gespalten werden (Abb. 47.**14**). Auch die *transsphinktäre* Fistel, die von der Krypte *analnahe* also unterhalb des Puborektalis durch den Unterrand des inneren und äußeren Sphinkters nach außen zieht (Abb. 47.**13**), kann einzeitig gespalten werden, die scharfe und zum Faserverlauf quere Muskeldurchtrennung hat für die Schließfunktion keine nachteilige Bedeutung. Außerdem lassen sich nach dem Herausschneiden des Fistelepithels die Muskelenden wieder mit Einzelnähten locker adaptieren und der Hautdefekt mit Minitransplantaten decken. Die *hohe, analfern* von der Krypte durch den M. puborectalis ziehende *transsphinktäre Fistel* erfordert immer ein stationäres Vorgehen. Denn dabei gilt es, den M. puborectalis bei der Fistelexzision unter allen Umständen zu schonen. Dies geschieht entweder mit der zur Reinigung des Fistelkanals für

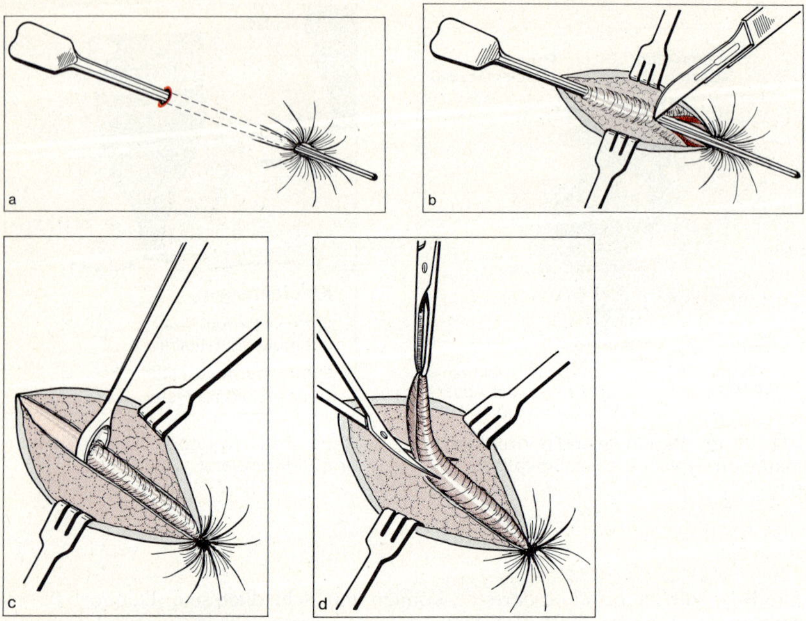

Abb. 47.**14**   Kryptoglanduläre Fistel. **a** Sondierung, **b** einzeitige Spaltung, **c** Fistel-grundauskratzung oder **d** Fistelausschneidung (nach Kirsch).

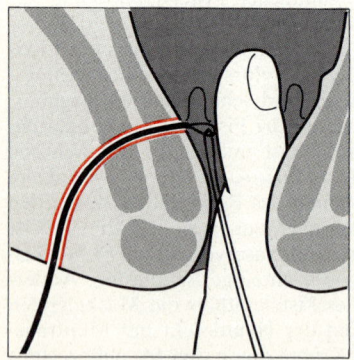

Abb. 47.**15**   Sondierung oder Fistel mit Ohrsonde. Transanales Einfädeln eines dicken Nylonfadens.

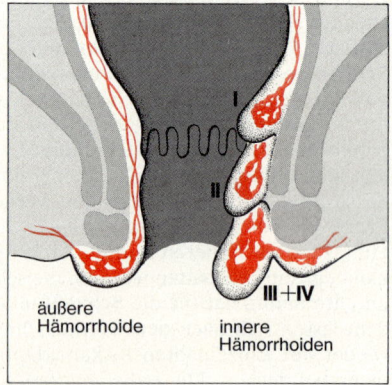

Abb. 47.**16**   Hämorrhoiden. Anatomie der inneren und äußeren Hämorrhoiden.

einige Wochen vorausgeschickten Fadeneinlage oder der unmittelbaren Spaltung und Muskelnaht (Abb. 47.**15**).

Rektumfistel, pelvirektale Fistel

▶ Epithelisierter rektokutaner Kanal, ausgehend von der *hohen Rektumetage.* Ausbreitungsgebiet ist der *pelvirektale Raum* mit Durchtritt des *Levatortrichters* und Austritt im Perineum.

Ursachen sind Mißbildungen, Verletzungen, perforierte Entzündungen wie Divertikulitis und Morbus Crohn. **Diagnose:** Mit Sondierung oder Blauinjektion der Fistel und rektoskopischer Beobachtung des Blauaustritts im Rektum, sowie mit dem Rö-Kontrasteinlauf sind Verlauf und Verzweigungen zu verifizieren. Ein Kryptitisbefund fehlt. **Behandlung:** Operative Beseitigung des Fistelursprungs auf abdominalem oder parasakralem Wege. Am sichersten ist dabei das *zweizeitige Vorgehen* mit präliminarer, temporärer *Kotableitung* im Kolon.

Hämorrhoidalleiden

▶ *Genuine* oder *sekundäre* Hyperplasie der kavernösen arteriovenösen hämorrhoidalen Gefäßgeflechte, meist infolge einer infektiösen Kongestion seitens einer Kryptitis oder Proktitis.

Seltener ist die *Entstehung* durch hämodynamische Einflüsse wie Stuhlpressen, stehende oder sitzende Lebensweise, Gravidität und Mastdarmtumoren. Hauptkomponenten sind also individuelle Disposition und chronische Entzündung (Abb. 47.**16**).

Zu unterscheiden sind die von den Aa. anales versorgten nichtkavernösen Gefäßgeflechte, die fälschlich als *äußere Hämmorrhoiden* bezeichnet werden, und die von den Aa. haemmorrhoidales superior und media versorgten *inneren Hämmorrhoiden* (Abb. 47.**16**), die kavernöse Hohlräume enthalten. Die einzige *Komplikation* der sog. äußeren Hämmorrhoiden ist die akute, hochschmerzhafte *Thrombosierung* (Abb. 48.**6**). Demgegenüber sind die von den echten, inneren Hämorrhoiden ausgehenden, ihrer Größenzunahme entsprechenden Störungen wesentlich vielfältiger. Die **Lokalisation** der (inneren) Hämmorrhoidenknoten folgt anatomisch vorgegebenen Regeln. In Steinschnittlage sind sie dem Zifferblatt entsprechend auf 3, 5, 7 und 11 h angeordnet (Abb. 47.**17**). Später entstehen dazwischen noch kleinere „Satelliten"knoten. Weil die Knoten sich bis zum Analrand vergrößern können, werden sie fälschlich als äußere Hämorrhoiden bezeichnet.

Die **Entwicklungsgrade** der inneren Hämorrhoiden und ihre *Komplikationen* sind:

- *Stadium I:* Leichte Blutung ohne Schmerz und nur im Rekto- oder Proktoskop oberhalb der Linea anopectinea sichtbare Knoten.
- *Stadium II:* Die Linea anopectinea übergreifende Knoten, die beim Pressen problabieren und nach der Defäkation unter heftigen Schmerzen prolabiert bleiben.
- *Stadium III:* Weitere Größenzunahme der Knoten, die bereits beim Gehen und Stehen prolabieren, häufig dabei inkarzerieren und in jeder Position bluten.

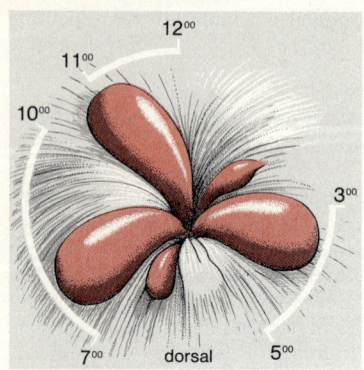

Abb 47.**17**   Hämorrhoiden. Die typische Lokalisation der Hämorrhoidalknoten mit entsprechenden Satellitenknoten (in Steinschnittlage).

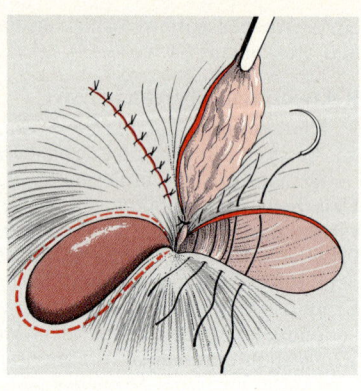

Abb. 47.**18**   Hämorrhoiden. Operative Entfernung und primäre Naht des Anoderms.

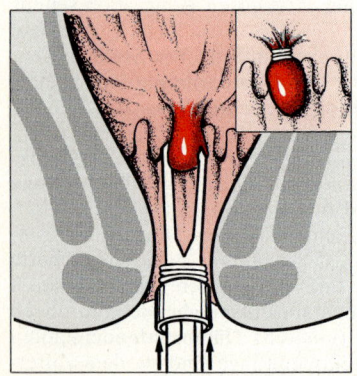

Abb. 47.**19**   Hämorrhoiden Stadium I und II. Gummibandligatur des mit einer Spezialzange angespannten Knotens (S. 636).

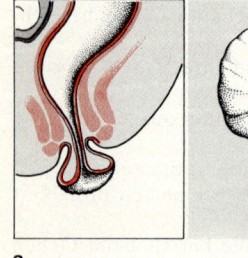 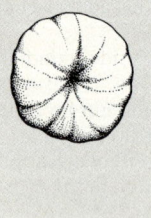 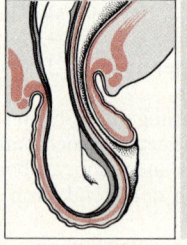 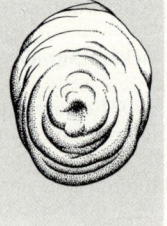

a   **b**

Abb. 47.**20**   Prolaps. **a** Analprolaps. **b** Rektumprolaps („Bienenkorb").

● *Stadium IV:* Prolabierte, nicht mehr reponible Hämorrhoiden, als Analprolaps bezeichnet.

Diagnostik mit Inspektion, Analpalpation, Anoskopie und Proktoskopie. Bei Stadium I und II Provozieren der Knoten in heißem Sitzbad, mit der Bier-Saugglocke oder durch einfaches Pressenlassen.

Merke: Immer Rektoskopie zum Ausschluß eines evtl. ursächlichen Karzinoms!

Behandlung im Stadium I und II S. 635. Im Stadium III–IV Hämorrhoidektomie, d. h. operative Ligatur der Arterienstämme (Abb. 47.**18**) und Ausschälen der Hauptknoten unter Belassung von Analhaut- und Hautbrücken. Größere Satellitenknoten können von der Exzisionsstelle der Hauptknoten aus submukös enukleiert werden. Anschließend primäre Naht der Schleimhaut-, Analhaut- und Hautränder. Eine Alternative ist die Gummibandligatur (Abb. 47.**19**).

Akute **Komplikationen** der *inneren* Hämorrhoiden sind die heftige *Blutung* und die *Inkarzeration* eines prolabierten Knotens mit Stauungsschwellung und perianalem Ödem, ferner die *Thrombosierung.* **Behandlung** S. 636, Abb. 48.**6.**

Andere anorektale Erkrankungen

Analprolaps

Ursachen können die altersbedingte Lockerung der bindegewebigen Verankerung der Schleimhaut auf dem Muskel, eine angeborene oder erworbene Analsphinkterschwäche oder am häufigsten der Hämorrhoidalvorfall sein. **Symptome:** Erkennbar ist der Analvorfall an seiner radiären Fältelung (Abb. 47.**20**). **Behandlung** S. 636.

Rektumprolaps, Proccidentia recti

▶ Rektorektale oder rektoanale Invagination aller Rektumwandschichten, seltener nur der Schleimhaut (Abb. 47.**20**).

Ursache ist eine Beckenbodenschwäche infolge Insuffizienz des M. levator ani, insbesondere seines puborektalen Anteils. Das Rektum oder Rektosigma kann allein oder gemeinsam mit dem Sphinkterorgan *durch* den Analkanal oder auch *gemeinsam* mit diesem vorfallen. Beim Kleinkind kann der Prolaps ein Symptom der *Mukoviszidose* sein. **Befund:** Der Rektumvorfall ist immer am zirkulären, bienenkorbähnlichen Faltenverlauf und der konsistent zu tastenden Rektumwand zu erkennen, außerdem ist die Analhaut-Haut-Grenze an normaler Stelle zu sehen. Die Vorfallänge kann 10 cm und mehr betragen. Infolge der chronischen Überdehnung ist der Patient meist inkontinent. **Behandlung:** Im akuten Schwellungsstadium Eisblase, dann manuelle Reposition, u. U. in Narkose. Als Elektivoperation kaudale Beckenbodenplastik oder transabdominale Rektopexie, u. a. mit Ivalonschwamm am inneren Os sacrum. Beim Kind genügt die Bindegewebsverfestigung mit perirektalem Depot einer 20%igen NaCl-Lösung oder das Einlegen eines perianalen Thiersch-Rings aus Draht oder Nylon für 8 Wochen.

Eine *Sonderform* des Prolapses ist der *innere* Prolaps oder **Rektozele.** Sie wölbt sich durch das defekte Septum rectovaginale in die dorsale Vaginalwand vor und erfordert die hintere Scheidenplastik oder die transabdominale Rektopexie.

Kondylome

Die am After und Penis vorkommenden *Condylomata acuminata* sind virusbedingte peri- und intraanal lokalisierte Papillome. *Condylomata lata* sind luetischer Genese. **Behandlung** S. 637.

Analachalasie, analer Morbus Hirschsprung

Neuromyogene Parese des Sphincter internus und externus mit behinderter Öffnungsfähigkeit. Sie macht Dyschezie und Obstipation. Ihr **Nachweis** erfolgt mit Analdruckmessung und EMG des M. sphincter internus. **Behandlung:** Mit der hohen subkutanen Streifenausschneidung aus dem inneren Sphinkter ist eine normale Öffnungsfähigkeit zu erreichen (S. 597, Abb. 46.**3**).

Narbenstriktur

▶ Zelt- oder segelartige, auf Haut und Schleimhaut beschränkte, seltener alle Wandschichten von Anus und Rektum einbeziehende Lichtungseinengung; nicht zu verwechseln mit der angeborenen Stenose bei der inkompletten Anal- oder Rektumatresie.

Hauptursache ist eine vernarbte Entzündung, die von einem Morbus Crohn oder von wiederholt gespaltenen Abszessen und Fisteln ausgeht; ferner von Fibrosen des M. sphincter externus und Op-bedingten zirkulären Mukosadefekten nach der Whitehead-Hämorrhoidenoperation. **Symptome** sind Dyschezie, Obstipation, Bleistiftstühle, Fissuren und Fisteln. Zum Karzinomausschluß ist die Exzisionsbiopsie erforderlich. **Behandlung:** Führen Bougierung und einfache Inzision nicht zur dauerhaften Erweiterung, wird eine V-Y-Plastik vorgenommen (S. 305).

Zerstörung des anorektalen Sphinkterorgans

Ursachen sind Pfählungsverletzungen, Geburtstraumen und operative Läsionen bei Fistel- und Hämorrhoidenoperationen. **Behandlung:** Nur die sofortige Wiederherstellung der zerrissenen Schließmuskeln erzielt einen guten Effekt. Wenn der Kranke erst später in Behandlung kommt, muß mehrzeitig vorgegangen werden, d. h. zunächst Ableitungskolostomie, dann in zweiter Sitzung Sphinkterplastik und in dritter Sitzung wieder Kolostomieverschluß.

Rektoanalinkontinenz

▶ Gestörter Verschlußmechanismus des Anorektalsphinkters.

Ursachen sind Sphinkterverletzungen durch Pfählung, Geburtstrauma (Dammriß III. Grades) und unsachgemäße Fisteloperation. Selten ist die kongenitale Genese. Immer besteht eine absolute Unfähigkeit, den Stuhl zu halten. Heilung ist nur mit der plastischen Wiederherstellung des inneren Rektumschließmuskels zu erzielen. Sie erfolgt in 3 Sitzungen (s. o.). Damit ist Schlußfähigkeit erreichbar. **Operationstaktik:** Rekonstruktion des Beckenbodens durch Levatorplastik, um den anorektalen Winkel wiederherzustellen.

Rektumfremdkörper

Vorkommen: bei Sexualperversen und Psychopathen. **Behandlung:** Transanale Extraktion mit Instrumenten oder manuell durch Personen mit sehr kleiner Hand. Bei voluminösen Fremdkörpern wie Bierflaschen usw. Entfernung mit Laparotomie und Kolotomie.

Steißbeinzyste, Steißbeinsinus, Sinus pilonidalis

▶ Angeborene Dermoidzyste oder durch Einziehung der behaarten Haut entstandener Trichter oder Zyste über Steißbeinspitze oder Kreuzbein. Der *Sinus* entspricht einer Epithelzyste mit Haareinschlüssen. Diskutiert wird auch ein Rest des rudimentären, primitiven Rückenmarkkanals. **Symptome:** Im klinischen Erscheinungsbild und im Komplikationsverlauf sind beide, sowohl die Dermoidzyste als auch der Sinus, identisch. Immer erscheinen sie als zystischer Knoten. Anfangs sind Zyste oder Knoten indolent, bei Infektion werden sie schmerzhaft. Ihre Entzündung ist erkennbar an der schlechten Verschieblichkeit auf der Unterlage. **Diagnose:** Punktion und Rö-Kontrastdarstellung informieren über Lage und Größe der Zyste. Das Knochenbild in 2 Ebenen schließt eine Kreuzbein- und Steißbeinbeteiligung aus. Häufigste **Komplikation** ist die Zysteninfektion mit subkutaner Perforation und Abszeß- und Fistelbildung. Eine maligne Entartung ist extrem selten. Als **Behandlung** kommt nur die totale Ausschneidung der Zyste in Frage. Die Primärheilung ist bei der unkomplizierten geschlossenen Zyste sicher und bei komplizierter, infizierter und fistelnder Zyste nur nach antibiographisch gezielter Vorbehandlung und mit Hautverschiebeplastik möglich.

Kokzygodynie S. 637

Pruritus ani

Obgleich es sich letztlich um ein vielfältig bedingtes Leiden handelt, hat der chronische anokutane und perianale Juckreiz doch eine einheitliche **Pathogenese:** Im Teufelskreis von Befund und Beschwerden verschlimmert er sich fortlaufend. Primär geht er, von Psoriasis, Lichen und Herpes abgesehen, von Bakterien- und Pilzinfekten des Anoderms aus, die von der Außenhaut oder aus dem Darm fortgeleitet sind. Das allen Pruritusformen gemeinsame Sekundärphänomen ist dann fast immer das *Perianalekzem*. **Behandlung** S. 634.

48. Proktologie in der Sprechstunde

Allgemeines

Vorbereitung: Proktologische Eingriffe unterhalb der Linea dentata benötigen keine Darmvorbereitung, also präoperativ keine Abführmittel. Bei Eingriffen oberhalb der Linea dentata wird 10–15 Minuten vorher ein salinisches Klysma verabreicht.
Cave: Bei elektrochirurgischen Eingriffen begünstigen Stuhlreste infolge der Darmgasbildung die *Explosionsgefahr*.
Instrumentarium: Gummihandschuhe, Fingerling, Gleitmittel, Analspreizspekulum, geschlossenes Proktoskop mit seitlichem Fenster und Proktoskop mit abgeschrägter endständiger Öffnung. Rektoskop, Tropfspritze, Dosierspritze, Skle-

rosierungslösungen (Phenolmandelöl 5%ig und 20%iges Chininhydrochlorid), abgewinkelte langschaftige Injektionskanüle, Koagulationssonde, versenkbare Diathermieschlinge, Kurzwellenschneidegerät, Polypenfaßzange, Knopfsonde, Hakensonde, Rillensonde, Ösensonde, Pinzette, Schere, Klemme, Skalpell, scharfer Löffel, Biopsiezange und Analdehnungskegel.

Lagerung: Bewährt hat sich die Steinschnittlage, die auch von älteren Patienten über längere Zeit gut toleriert wird.

Anästhesie: Mit Injektion von 2–10 ml 0,5–1%igem Bupivacain mit Adrenalin an die Nn. perinei als Endäste des N. pudendalis (Hämorrhoidalblock) oder an die Rr. perineales als Endäste des Plexus sacralis wird eine ausreichende Betäubung erreicht (Abb. 3.**2**).

Behandlungstechnik

Proktitis

Bei nicht bestimmbarer spezieller Genese *Eliminierung* der Allergene wie Zigarettenmundstücke, Lippenstift, Zahnpasta usw.; ferner von Nahrungsmitteln mit Schimmelpilzbelag u. a. Gewürzarme, reizlose Diät unter Vermeiden von Alkohol und Kaffee u. a. *Rektal* Ichthyol-Supp. und Kamillentropfklysmen. Bei *Proctolitis ulcerosa* oder *Morbus Crohn* ACTH (Synacthen) 2 ml/d i. m., Prednisolon 60–80 mg/d i. v., Sulfasalazin 6×1000 mg/d oder Mesalazin 3×500 mg/d oral; ferner Metronidazol 2×0,75 g/d i.v. oder oral und Gentamicin 3 mg/kg/d i.v. und Eliminationsdiät. Rektal Prednisolon-Verweilklysma 2×100 mg, im Intervall Kamillenklysma und Mesalazin-Supp. 2×500 mg. Eine *Herpesproktitis* kann durch Aciclovir 2×200 mg/d oral gestoppt werden. Die *Gonokokkenproktitis* heilt unter Penizillin 4 Mega IE/d + Probenecid 1 g/d oral ab. Die *Chlamydienproktitis* spricht an auf Doxycyclin oral über 3 Wochen. Dosierungsschema S. 623.

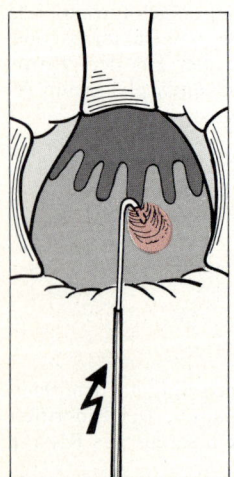

Abb. 48.**1** Krypten-spaltung mit Hakensonde, die bei richtiger Lage als Diathermiemesser eingesetzt wird.

Papillitis, Kryptitis

Leichtere Entzündungen werden konservativ mit Salbe und Suppositorien, z. B. Anusept, Faktu, Procto-Jellin, Scheriproct u. a., behandelt. Liegt eine *Papillitis hypertrophicans* vor, so wird nach Einstellung des Analkanals mit dem Spreizspekulum und Anästhesierung der Basis mit 3–5 ml 0,5%igem Scandicain die Papille mit der Diathermieschlinge (Abb. 1.**1a** u. **b**) an der Linea dentata *abgetragen. Entzündete Krypten* werden mit der Hakensonde (Abb. 48.**1**) angehoben und nach deren Kontakt mit der Diathermieschlinge durchgebrannt. Die häufig mit den Entzündungen vergesellschaftete *Analsphinkterhypertonie* wird mit der Sphinkterdehnung durch *Kegelbougies* vom Patienten selbst oder durch *Sphinkterotomie* behandelt (Abb. 48.**3c**).

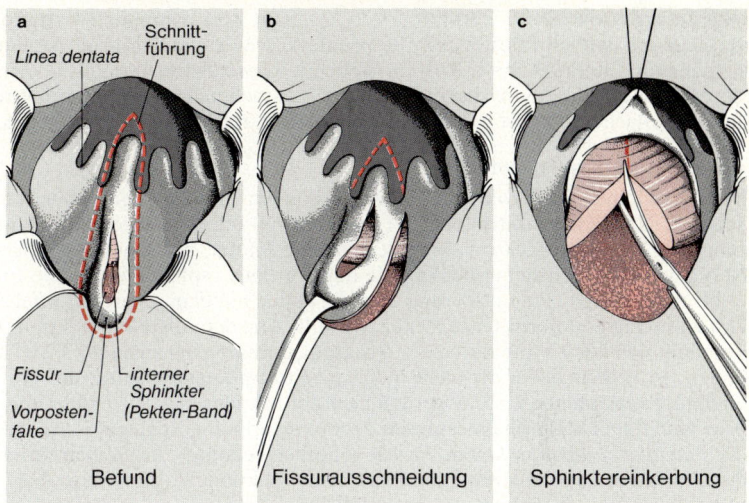

Abb. 48.**2**   Analfissur. Fissurausschneidung und offene Sphinktereinkerbung.

Analfissur

Zur Vermeidung des untersuchungsbedingten *Dehnungsschmerzes* wird zunächst ein mit 2–4%igem Xylocain getränkter Watteträger in den Analkanal eingelegt und einige Minuten belassen. Die damit erreichte Anästhesie erlaubt dann die *schmerzlose Spreizung* und Fissurinspektion. Bei der *akuten Fissur:* Unterspritzung mit 2–4 ml 0,5%igem Xylocain und dann Infiltration mit 0,3 ml 5%iger Chininlösung. Behandlung der *chronisch kallösen Fissur:* laterale *Sphinkterotomie.* **Vorgehen:** Unter die Fissur setzen eines Anästhesiedepots von 20 ml 0,5%igem Bupivacain, dann Fissurektomie und *offene Sphinkterotomie* (Abb. 48.**2**). *Geschlossene Sphinkterotomie* s. Abb. 48.**3**. **Technik:** Unter digitaler endoanaler Kontrolle wird ein schmales Skalpell am Analrand so eingestochen, daß es mit seiner sphinkterparallel gestellten Klinge zwischen äußerem und innerem Schließmuskel kranialwärts geführt werden kann. Hat die Spitze das oberste Drittel des inneren Sphinkters erreicht, wird es 90° gedreht und die unteren ⅔ des inneren Muskels durchtrennt, ohne dabei die Schleim-

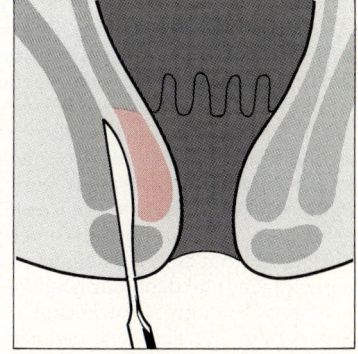

Abb. 48.**3**   Analfissur. Subkutane, laterale intersphinktäre Spaltung des M. sphincter ani internus an seinem unteren Ende.

haut zu verletzen. Die Stichöffnung der Analhaut wird dann mit 2 Catgutnähten verschlossen und mit Pflasterspray besprüht. Anschließend Darmruhigstellung für 4 Tage mit Imodium 3×1 Kps./d. Weniger schmerzhafte chronische Fissuren werden mit dem Dehnungskegel bougiert (Selbstbehandlung). Der geringste Malignomverdacht erfordert die Totalexzision und histologische Untersuchung.

Abszesse und kryptoglanduläre Fisteln

Nur die kleinen periproktalen Abszesse können ambulant gespalten werden. **Technik:** Nach Hautinfiltration über dem Abszeß oder fächerförmiger Umspritzung mit 20–40 ml 0,5%iger Scandicainlösung erfolgt, um Muskel-, Gefäß- und Nervenverletzungen zu vermeiden, die bogenförmige, sphinkterparallele Inzision (Abb. 48.**4**). Nach Eiterentleerung wird die Höhle mit dem scharfen Löffel ausgekratzt und mit Jodoform-Gaze locker angefüllt. Die der Abszeßbildung zugrundeliegende, von der Krypte durch den Proktodäaldrüsengang ziehende Fistel aufzufinden, ist primär dabei oft nicht möglich. *Extrasphinktäre*, unter der Analhaut und Haut verlaufende Fisteln werden nach Infiltrationsanästhesie der Umgebung (s. o.) mit dem Diathermiemesser auf der Sonde primär gespalten (S. 626), ebenso die *kaudalen transsphinktären Fisteln.* Hierbei bedeutet die Teildurchtrennung distaler Anteile des äußeren Sphinkters keine funktionelle Einbuße.
Das äußere Wundbett heilt per granulationem. Hohe *trans-* und *intersphinktäre Fisteln* dagegen können zunächst zur Reinigung des Kanals einer Langzeitfadendrainage unterzogen werden (Abb. 47.**15**). Hierzu wird der am Sondenende eingefädelte dicke, monofile Kunststoffaden nach Durchzug vor dem Anus zu einem lockeren Fadenring verknotet. Ihre Definitivversorgung geschieht dann stationär.

Pruritus ani

Der auf krankhaften morphologischen Veränderungen des Rektoanalkanals beruhende *sekundäre Pruritus* erfordert die Ausschaltung dieser Kausalbefunde. Hier sind es vornehmlich Papillitis, Kryptitis, Hämorrhoiden und Fisteln sowie Fistelnarben, dann aber auch Marisken, Kondylome, Papillome und Adenome, die zur Ausheilung beseitigt werden müssen. Immer ist bei diesem Komplex auch an das sich anfänglich hinter einem Pruritus verbergende *Analkarzinom* zu denken! Zum zweiten Komplex zählt die angeborene tiefgefurchte *Analfaltenbildung* ebenso wie der tiefeingezogene *Analtrichter,* der sowohl angeboren als auch bei allen Adipösen konstitutionell bedingt ist. Die *Behandlung* dieser *Pruritusform* richtet sich gegen den Kot- und Erregerverhalt in den Falten. Diese müssen zweimal täglich mit feuchten Watteträgern ausgewischt und anschließend mit 0,5%iger Pyoktaninlösung bestrichen werden. Schmerzhaft und die Wäsche verunreinigend, aber wirksam und bei Superinfektion mit Hefepilzen unvermeidbar ist das Auspinseln mit Sol. Castellani rot. Danach wird über 8 Tage Kortikoidcreme aufgetragen, und dann nur noch Penatencreme oder Zinkpaste oder bei Candidanachweis Nystatin, Clotrimazol o. ä. Beim Adipösen oder beim angeborenen Trichterafter werden nach der Einzelbehandlung zum Lufteintritt und Abtrocknen talkumgepuderte Wattebäuschchen oder Leinenläppchen eingelegt. Das auch ohne Fältelung oder Trichteranus angetroffene Analekzem kann auf einer *Kandidiasis* oder einer analen *Psoriasis* beruhen. Erstere erfordert je nach Ursprung entweder die alleinige örtliche Behandlung mit Moronalsalbe oder die kombi-

nierte örtliche und enterale Applikation von Nizoral. Die Psoriasis spricht auf die kombinierte Applikation von 0,5%iger Pyoktaninlösung und Volon-A-Creme an.
Wenn allergische, lokal-entzündliche, gynäkologische, parasitäre und systemische Ursachen ausgeschlossen sind und konservative Therapiemaßnahmen sich als nicht wirksam erwiesen haben, also ein *idiopathischer Pruritus* vorliegt, wird in 8tägigem Abstand in Lokalanästhesie perianal fächerförmig subkutan tropfenweise 2 ml absoluter Alkohol injiziert. Ähnlich gute Erfolge können mit der einmaligen Injektion von 40 mg Volon A in Kombination mit einem Lokalanästhetikum erzielt werden.

Hämorrhoiden, Hämorrhoidalleiden

Erst- und zweitgradige Hämorrhoiden werden zunächst symptomatisch mit gewürz- und alkoholfreier Diät, einer adäquaten Stuhlregulierung und 10minütiger Bauchlage unter Auflegen von kalten Kompressen nach der Defäkation sowie mit handelsüblichen adstringierend-antiphlogistischen Medikamenten wie Anusept, Factu, Procto-Jellin, Scheriproct, Ultraproct (Zäpfchen und Salben) behandelt.
Bei Sphinkterspasmus genügt oft die Dilatationsbehandlung mit dem Kegel, die der Patient selbst fortsetzen kann. Führen diese Maßnahmen nicht zur Besserung, werden die Knoten *sklerosiert. Zwei Verfahren* stehen hier zur Wahl. Einmal die **Abdrosselung** der arteriellen Blutzufuhr nach Bensaude mit submuköser Injektion von 2–3 ml 5%igem Phenolmandelöl oder 5%iger Chininlösung durch das nur *vorne offene* Proktoskop kranial an die Basis jedes einzelnen Hämorrhoidalknotens. *Cave:* Allergie. Das zweite Verfahren ist die **Verödung** der Knoten nach Blond. Hierzu wird je 1 ml 20%ige Chininlösung durch ein Proktoskop mit *seitlichem* Fenster submukös und paravasal in die Hämorrhoidalknoten gespritzt (Abb. 48.**5**). Beide Injektionsbehandlungen müssen in 8-Tages-Intervallen bis zum Erfolg wiederholt werden. Ein *weiteres Therapieverfahren* ist die **Gummiliga-**

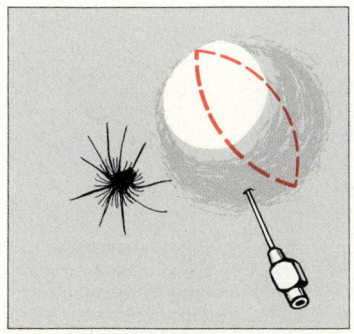

Abb. 48.**4**   Periproktaler Abszeß.
Nach Lokalanästhesie sphinkterparallele Spaltung und Hautrandausschneidung.

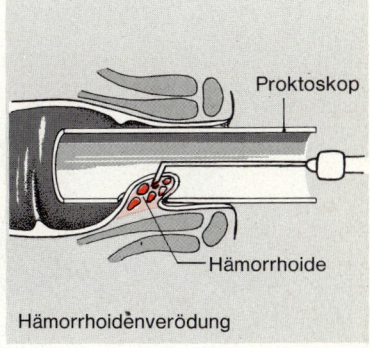

Abb. 48.**5**   Hämorrhoiden. Paravasale Knoteninjektion.

tur nach Barron (Abb. 47.**19**): Mit einem ringförmigen Instrument wird ein *Gummiband* an die Basis der Hämorrhoiden plaziert. Prinzip dieser Behandlung ist die Strangulation der zuführenden Gefäße mit konsekutiver Nekrose der Hämorrhoidalknoten. Das Verfahren wird vorwiegend im angelsächsischen Sprachraum mit guten Erfolgen angewandt.

Alternativ hierzu können auch physikalische Maßnahmen wie *Kryobehandlung* und *Infrarotkoagulation* in Erwägung gezogen werden. Alle 3 Therapieverfahren werden wegen ihrer Schmerzhaftigkeit nur kranial der Linea dentata angewandt. Hämorrhoiden 3. und 4. Grades müssen stationär operiert werden (S. 628). Bei **Inkarzeration** innerer Hämorrhoiden werden zunächst feuchte Verbände, Eisblase, Antiphlogistika und eine vorsichtige Reposition versucht. Bei Erfolglosigkeit unmittelbare Hämorrhoidektomie.

Bei **akuter Blutung** zunächst Versuch der Blutstillung mit 2%iger Tanninlösung, Fibrintampons, adrenalingetränkter Tabotamp-Gaze und Eisblase. Hier hat sich auch die Infrarotkoagulation bewährt. Bei Versagen Hämorrhoidektomie mit gezielter Umstechung der Hauptarterie. Die chronische Hämorrhoidalblutung erfordert, da sie rasch zu sekundärer Anämie führt, die frühe Hämorrhoidektomie.

Bei **Thrombosierung** innerer Hämorrhoidalknoten kann eine konservative Therapie mit kühlen Kompressen erfolgreich sein. Bei erheblichem Befund Thrombusenukleation in Lokalanästhesie (Abb. 46.**6**) Hämorrhoidektomie (S. 628). Die sog. **äußeren Hämorrhoiden** sind nur bei *ausgedehnten Thrombosen* behandlungsbedürftig. Aus den subkutanen perianalen Hämorrhoidalvenen wird der Thrombus nach Oberflächeninjektion von 5 ml 0,5%igem Scandicain und Spaltung der blau angespannten Analhaut enukleiert (Abb. 48.**6**). Dazu wird die Haut ovalär und radiär zum Analkanal ausgeschnitten. In der Tiefe blutende Venenstümpfe werden elektrokoaguliert, die Höhle mit einem Fibrinpfropfen austamponiert und dieser durch die Adaptation der Wundränder mit einer Catgutnaht fixiert.

Analprolaps

Bei Kindern bildet sich der Vorfall meist nach diätetischen und stuhlregulierenden Maßnahmen zurück. Beim Erwachsenen ist der reponible Analprolaps meist

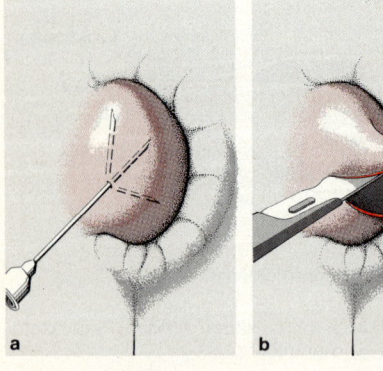

Abb. 48.**6**   Hämorrhoiden. Thrombosierung eines sog. äußeren Hämorrhoidalknotens. **a** Infiltrationsanästhesie (5 ml 0,5%iges Scandicain). **b** Spaltung und Exzision des Anoderms zur Enukleation des Koagulums in Lokalanästhesie.

Endstadium eines viertgradigen *Hämorrhoidalleidens* und wird durch eine entsprechende Hämorrhoidektomie behandelt.

Bei reinem *Gleitanus* ohne Hämorrhoidenbeteiligung ist, solange der Analprolaps noch reponibel ist, eine *Sklerosierungs*behandlung angezeigt. Danach wird der Prolaps mit Redreßverband zurückgehalten. In Abständen von 10–14 Tagen wiederholte (5–10) Injektionssitzungen. Ist die Analhaut noch partiell fixiert, werden ambulant nur die gelösten Abschnitte sektoral *abgetragen* (Abb. 47.**18**). Hierzu wird der Schließmuskel um die Analhaut mit 5–10 ml 0,5%iger Xylocainlösung unterspritzt, dann das prolabierte Hämorrhoidalsegment stumpf bis an die Linea dentata mobilisiert und mit der elektrischen Schlinge abgetragen. *Cave:* zirkuläre Abtragung! Stenosegefahr!

Fibrome, Marisken, Kondylome

Die perianalen und intraanalen Tumoren werden nach Setzen eines LA-Depots (3–5 ml 0,5%iges Xylocain) am Fußpunkt mit einer Polypenfaßzange angehoben und mit der Diathermieschlinge abgetragen (Abb. 1.**2a**). Bei äußeren *Kondylomen* kann eine Abätzung mit 25%igem Podophyllin in Benzointinktur versucht werden. Erfolgreichere Verfahren sind hierbei die CO_2-Laserkoagulation oder die kombinierte System- und Lokaltherapie mit Interferon.
Cave: Ist die gesamte Zirkumferenz des Analkanals betroffen, erfordern alle Verfahren mehrere Sitzungen.

Kokzygodynie

Nach lokalen Kontusionstraumen, aber auch nach Distorsion der unteren LWS auftretende Schmerzhaftigkeit des Steißbeins. Oft ist bei rektaler Palpation beidseits des Steißbeins eine schmerzhafte parakokzygeale Bursa zu tasten.
Zur *Behandlung* zunächst Versuch der endorektalen Massage der schmerzhaften Schleimbeutel. Bei Versagen wird nach palpatorischer Lokalisation des maximalen Schmerzpunktes unter digitaler Kontrolle um die Steißbeinspitze ein LA-Depot von 5–10 ml Bupivacain 0,5%ig und anschließend ein Fludrocortisondepot (z. B. Scherofluron) KS 1–2 ml gesetzt.

Nachsorge

Unmittelbar postoperative Schmerzzustände, die häufig in keiner Relation zur Größe des Eingriffes stehen, bedürfen einer adäquaten Analgesie mit Temgesic 1 ml oder Fortral 1 Amp. usw. Nach operativen Eingriffen kann der Darm zunächst für mehrere Tage mit Imodium 3×1 Kps./d ruhiggestellt werden. Anschließend Sorge für weichen Stuhl mit Klysmen. Tamponierende intraanale Kompressen werden spätestens nach 24 Stunden gezogen. Verklebte Wundränder und Wundtaschen müssen täglich, gegebenenfalls unter Analgetika gelöst, gespreizt und gespült werden. Nur so wird ein Sekretverhalt vermieden und eine Wundheilung aus der Tiefe erreicht. Täglich 2–3 Sitzbäder mit Kamillenzusatz. Bei sauberen Wundverhältnissen Granulationsförderung mit Bepanthen-, Actihaemyl- oder Billroth-Salbe.

49. Hernien

Tabelle 49.1 Untersuchungsverfahren	
Klinik – Inspektion – Palpation – Auskultation – Diaphanoskopie – urologische und gynäkologische Untersuchung	*Sonographie* *Röntgen* – Abdomenübersicht bei Inkarzeration – Kontrastdarstellung (fraktionierte MDP, Kolonkontrasteinlauf, bei Kindern evtl. Herniographie)

▶ Vorfall von Eingeweideanteilen *(Bruchinhalt)* in Ausbuchtung des parietalen Peritoneums *(Bruchsack)* durch eine Bauchwandlücke *(Bruchpforte)* umgeben von Subkutis und Kutis *(Bruchhüllen)*.

Bruchterminologie Abb. 49.**1**–49.**4**

Ätiologische Definitionen

Die Hernienbildung kann *angeboren* oder *erworben* sein. **Ursache** der *angeborenen* Leistenhernie ist der *offene Processus vaginalis,* die Schwäche der Fascia transversalis im Hesselbach-Dreieck und die hohe Insertion des M. obliquus internus; bei der Nabelhernie der offengebliebene, weite Faszienring und die in der Linea alba angeborenen Lücken. Ursache der *erworbenen* Hernien ist das Nachgeben des Stützgewebes infolge Bindegewebsschwäche an anatomischen Schwachstellen wie Leiste und Linea alba; ferner die iatrogene Muskelschwäche nach Verletzungen der Nn. iliohypogastricus und ilioinguinalis z. B. nach Appendektomie, außerdem die Adipositas. *Traumatische* Ursachen sind bei direkter Gewalteinwirkung nur bei unmittelbar nachweisbarem Bauchwand-

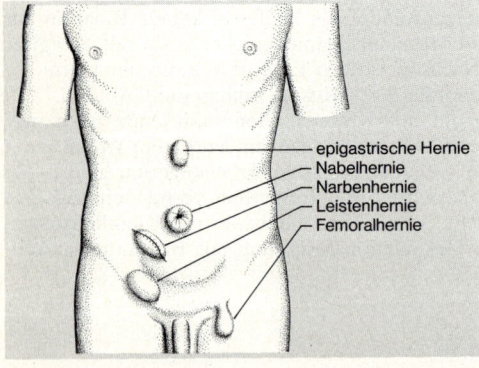

epigastrische Hernie
Nabelhernie
Narbenhernie
Leistenhernie
Femoralhernie

Abb. 49.**1** Hauptlokalisation der Hernien in der Bauchwand.

hämatom anzuerkennen. Nach starkem Pressen oder beim Heben auftretende Hernien sind keine Unfallfolge. Ursachen der *Narbenhernie* sind postoperative Heilungsstörungen der Fasziennaht durch Infektionen, insuffiziente Nahttechnik, postoperative Hustenanfälle sowie Vitamin-C-, Eiweiß- und Faktor-XIII-Mangel. Als *symptomatische Hernie* bezeichnet man einen Bruch, der im Rahmen von konsumierenden Krankheiten, z. B. einer Tumorkachexie, auftritt.

Lokalisation

In ihrer Beziehung zur Bauchhöhle unterscheidet man die häufigeren *äußeren* Brüche und die selteneren *inneren* Brüche. **Äußere** Brüche (Abb. 49.**3**) sind in 60% die indirekte und in 15% die direkte *Leistenhernie.* Dann folgt mit 9% die *umbilikale* und *paraumbilikale Nabelhernie,* und mit je 3% die *Schenkel-* und die

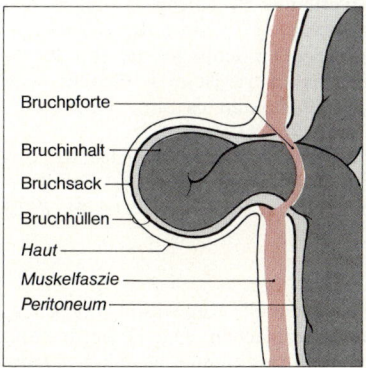

Bruchpforte
Bruchinhalt
Bruchsack
Bruchhüllen
Haut
Muskelfaszie
Peritoneum

Abb. 49.**2** Grundschema und Terminologie der einzelnen Strukturen.

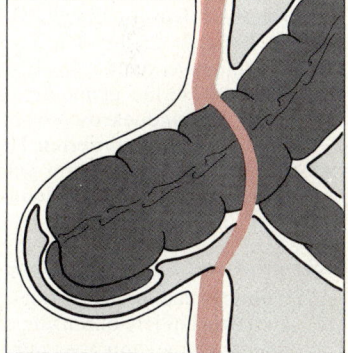

Abb. 49.**3** Prinzip der Gleithernie: Der Bruchinhalt ist nur partiell vom Peritoneum (schwarze Linie) überzogen, bildet also selbst einen Teil des Bruchsacks.

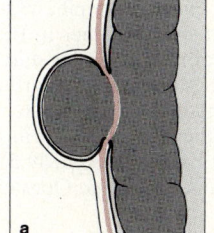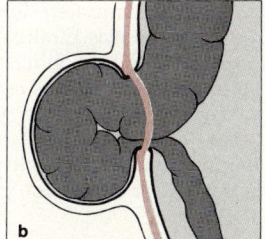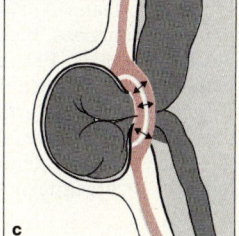

a b c

Abb. 49.**4** Bruchzufälle oder -einklemmungen. **a** Partielle Darmwandeinklemmung (Richter-Littré), **b** Koteinklemmung, **c** elastische Einklemmung bei dehnbarem Bruchring.

epigastrische Hernie. Der Rest verteilt sich auf die *Semizirkular-,* die *Lumbal-* und die *Beckenhernien.* Bei den selteneren **inneren** Hernien stehen die *Zwerchfellbrüche* mit Abstand an 1. Stelle, dann folgen die *fälschlich* zu den Hernien gezählten inneren *Prolapse* in angeborene Mesenteriallücken und -rezessus.

Bruchzufälle oder -komplikationen

Am häufigsten ist die Einklemmung oder *Inkarzeration* von Darm, Blase, Netz und Ovarien in Bruchsack oder Bruchpforte (Abb. 49.**4**). Die **Symptome** sind Schmerz, Erbrechen und Kreislaufreaktion. Später wird der eingeklemmte, strangulierte Bruchinhalt zum Ausgangspunkt der lebensbedrohlichen Darmnekrose, Darmperforation und Peritonitis. Ein besonderer *Einklemmungsmechanismus* ist die *elastische Einklemmung* in einem durch Bauchpresse erweiterten elastischen *Bruchring.* Infolge seiner Elastizität gelingt es der Peristaltik, sowohl die Schlinge als auch ihren Inhalt weiter in den Bruchsack vorzutreiben. Beim Nachlassen der Bauchpresse schnürt dann der wieder enger werdende Bruchring die inzwischen praller gefüllte Darmschlinge ab. Die *Koteinklemmung* ist die Folge des zunehmenden *Kotstaus* der im Bruch liegenden zuführenden Schlinge, die den abführenden Schlingenschenkel im Bruchsackhals stranguliert. Beim seitlichen, auch Richter-Littré-Hernie genannten *Darmwandbruch* kommt es ohne Passagestörung zur Darmwandnekrose (Abb. 49.**4a**).

Behandlung der **inkarzerierten Hernie:** Bei kurzer Anamnese zunächst Repositionsversuch; bei Erfolg dann planmäßige oder Elektivoperation. Bei Einklemmungsanamnese über 6 Stunden oder bei nicht sicherer Reposition (Abb. 49.**5**) sofortige Notfalloperation.

Allgemeines zur Bruchbehandlung

Als Präliminarmaßnahme ist zunächst immer die manuelle Reposition von Bruchsack und Bruchinhalt durch die Bruchpforte zu versuchen. Die Definitiv- und Kausalbehandlung kann aber nur in der operativen Beseitigung bestehen. Dabei wird der Bruchsack abgetragen, was man als *Herniotomie,* und dann die Bruchpforte plastisch verengt oder verschlossen, was man als *Hernioplastik* bezeichnet (Abb. 49.**9**).

Technik der manuellen Bruchreposition oder Taxis

Zur Entspannung der Bauchdecken zunächst Lagerung des Patienten auf harter Unterlage. Dann Anziehen der Beine und tiefe Ein- und Ausatembewegungen, dabei allmähliches, behutsames, manuelles Eindrücken des Bruches in Richtung des Bruchkanals. Erleichterung der Reposition im warmen Bad oder durch Verkleinerung des Bruchinhalts mit äußerer Vereisung. Mit der Taxis verbundene *Gefahren* sind die Partialreposition nur einzelner Anteile des Bruchinhalts oder die *Reposition en bloc,* die zwar den Bruchsack durch die Bruchpforte bringt, aber die Eingeweideeinklemmung im Bruchsackhals nicht beseitigt (Abb. 49.**5**). Deshalb bei Nichtgelingen oder unsicherer Reposition immer sofortige Operation.

Leistenhernie

▶ Angeborener oder später erworbener, durch den Leistenkanal austretender, aus parietalem Peritoneum bestehender Bruchsack. In ihm befinden sich Ein-

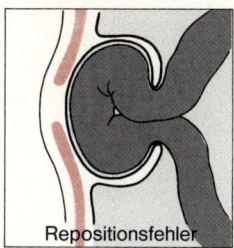

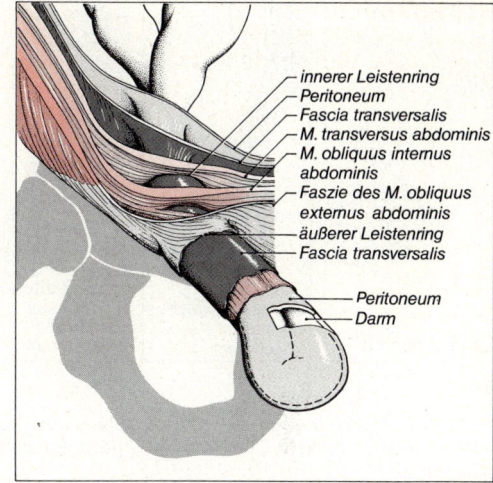

innerer Leistenring
Peritoneum
Fascia transversalis
M. transversus abdominis
M. obliquus internus abdominis
Faszie des M. obliquus externus abdominis
äußerer Leistenring
Fascia transversalis

Peritoneum
Darm

Abb. 49.**5** Repositions-gefahren: Reposition en bloc; ferner Darmruptur und Blutung.

Abb. 49.**6** Leistenhernie. Leistenkanal und Bruchhüllen.

geweide, die entweder von allen Seiten oder bei der Gleithernie nur partiell von viszeralem Peritoneum überzogen sind (Abb. 49.**6**).

Indirekte oder *direkte Leistenhernien* unterscheiden sich durch ihre *innere Eintrittspforte* in den Leistenkanal. Nur die *indirekten* Hernien treten am *inneren* Leistenring in den Leistenkanal ein. Alle *direkten* Hernien *umgehen* den inneren Leistenring und treten erst auf halber Strecke von medial her über die Fossa inguinalis medialis in den Leistenkanal ein. So können zwar beide Hernien am äußeren Leistenring erscheinen, durch den gesamten Leistenkanal zieht aber nur die indirekte Hernie. Die *Trennlinie* bilden die Vasa epigastrica (Abb. 49.**7**).

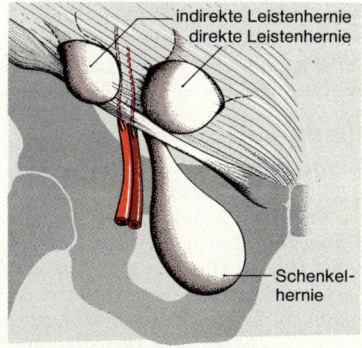

indirekte Leistenhernie
direkte Leistenhernie

Schenkel-hernie

Abb. 49.**7** Topographie der in der Leistenbeuge austretenden Hernien (Grenzlinien sind die Vasa epigastrica und das Leistenband).

Angeborene Leistenhernie

▶ Leistenbruch des Säuglings und Kindes, bei dem infolge angeborener Fehlrückbildung der Processus vaginalis offengeblieben ist. Knaben sind 8- bis 9mal häufiger betroffen als Mädchen.

Etwa 40 % treten im Säuglingsalter, 80 % bis zum 3. Lebensjahr auf. Bruchsack ist hier der fetale Processus vaginalis. Ist er *partiell* verklebt, so reicht er nur bis in den Leistenkanal, ist er *nicht* verklebt, reicht er bis zum Hoden herunter (Abb.

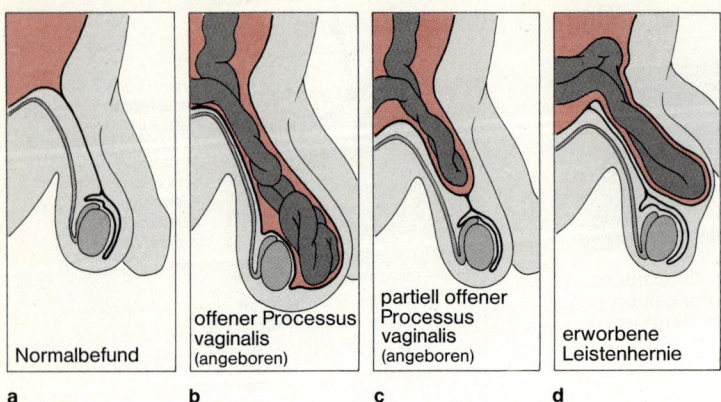

	offener Processus vaginalis (angeboren)	partiell offener Processus vaginalis (angeboren)	erworbene Leistenhernie
Normalbefund			
a	b	c	d

Abb. 49.8 Leistenhernie. **a–c** Der Processus vaginalis als Wegbereiter der angeborenen Leistenhernie. **d** Der Processus peritonealis als Wegbereiter der erworbenen Leistenhernie.

49.**8b**). Bereits unmittelbar nach der Geburt schlüpfen in ihn die Bauchorgane hinein. Von der Topographie des Processus vaginalis her kann die *angeborene Hernie* immer nur eine *indirekte Hernie* sein. Da ihre Anlage in 16–18% *doppelseitig* ist, muß bei einseitiger Manifestation die kontralaterale Seite mit Palpation, besser mit Gastrografin-Herniographie untersucht werden.

Erworbene Leistenhernie

▶ Bei erhöhtem Bauchinnendruck, bei weitem Faszienring und schwacher Muskulatur bildet sich der Bruchsack neben dem im Fetalleben normal verklebten Processus vaginalis aus (Abb. 49.**8d**). In ihn fallen Netz und Darm vor.

Erworbene Leistenhernien können sowohl indirekte als auch direkte Hernien sein. *Direkte* Hernien sind vorzugsweise eine Krankheit der älteren Männer. **Ursache** der erworbenen Hernien ist eine muskuläre und fasziale Schwäche der medialen Leistenkanalwand. Endzustand ist der in das Skrotum heruntergewanderte Bruchsack, die *Skrotalhernie,* die immense Ausmaße annehmen kann. Da hierbei die Komplikationsgefahren erheblich sind, ist sie eine besonders dringliche Op-Indikation. Die **Symptome** der Leistenhernie sind Brennen, Bauchschmerz, Verdauungsstörungen oder Stuhlunregelmäßigkeit. **Diagnostik:** Die Skrotalhaut wird mit dem Zeigefinger durch den äußeren Leistenring in Richtung des Leistenkanals invaginiert. Dies ist zugleich ein Repositionsmanöver. Beim Hustenstoß ist dann an der Fingerspitze die anschlagende Bruchsackkuppe spürbar. Beim älteren Menschen tritt die Hernie oft bilateral auf; nicht selten sind es Gleithernien, bei denen Kolon, Blase (oder Adnexe) einen Teil des Bruchsackes bilden. **DD:** Ilioinguinalissyndrom (S. 646), der Adduktorenansatzschmerz des Sportlers, Hydrozele (Diaphanie); ferner Varikozele (Gefäßkontur und teigige Konsistenz), Lymphknoten (harte, knotige Konsistenz) und der Hodentumor (Abb. 52.**2**).

Abb. 49.**9** Leistenhernie. Operationstaktik beim Erwachsenen. Das Prinzip ist die Bildung einer festen Leistenkanalhinterwand und Verlagerung des Samenstranges vor den M. obliquus internus abdominis durch dessen Anheftung an das Leistenband nach vorausgegangener Raffnaht der Fascia transversalis an das Band.

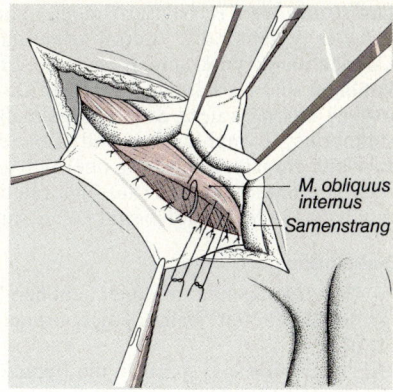

M. obliquus internus
Samenstrang

Operationsindikation

Angeborene Leistenhernien sind bei Erkennung *elektiv,* bei Bruchzufällen und rascher Größenzunahme *notfallmäßig* zu operieren. Beim Säugling ist die Operation, wenn aufschiebbar, erst nach dem 1. Trimenon vorzunehmen, um die Möglichkeit der Spontanverklebung zu nutzen und übersichtlichere Verhältnisse zu haben. *Operationstaktik:* 1. Freilegung, Eröffnung und Abtragung des Bruchsacks an seiner Basis; 2. plastische Raffung des Leistenringes nach Czerny, sog. Pfeilernaht, oder plastischer Verschluß des eröffneten Leistenkanals nach Grob oder Ferguson; 3. vor dem 6. Lebensjahr *keine* Bassini-Vorverlagerung der Samenstranggebilde.

Bei den **erworbenen Leistenhernien** ist die Operationsindikation absolut: *Jede* Hernie muß operiert werden. Kontraindikationen können allein das Senium (s. u.) und gravierende kardiopulmonale Befunde sein. **Operationstaktik** (Abb. 49.**9**): Herniotomie, d. h. Bruchsackeröffnung, Reposition des Bruchinhaltes, Bruchsackabtragung und -verschluß, Versenken des Stumpfes unter die M. obliquus internus nach Bastianelli. Dann plastischer Verschluß der Bruchpforte durch Verlagerung des Samenstranges vor den M. obliquus internus, der nach Bassini an das Leistenband gesteppt wird, nachdem man vorher daran die gedoppelte Fascia transversalis genäht hat. Über dem Samenstrang dann Naht der Externusaponeurose. Danach 3 Wochen Arbeitsunfähigkeit. Schweres Heben ist erst nach 6 Monaten wieder möglich. **Prognose:** Rezidivhäufigkeit etwa 1–3 %. Bei senil bedingter allgemeiner Op-Intoleranz wird zur Verkürzung des Eingriffs der Leistenring völlig verschlossen, was die Semikastration voraussetzt. Die Op-Letalität liegt bei 0,3 %.

Weitere Hernien

Femoral- oder Schenkelhernie

▶ Unter dem Leistenband durch die Lacuna vasorum in der Leistenbeuge austretender Bruchsack.

Die *Bruchpforte* ist begrenzt medial vom M. pectineus und Lig. lacunare, lateral
von der V. femoralis, ventral vom Lig. inguinale (Abb. 49.**7**) und dorsal vom
Cooper-Band. Vorkommen meist bei Frauen im 5.–8. Lebensjahrzehnt. **Komplikationen** sind die häufige Netz- und Darminkarzeration. **Symptome:** Oft prodro-
maler Leistenschmerz, Stuhlunregelmäßigkeit, Dysurie und Hämaturie. **DD:** Leistenhernie, Lymphknoten und Tbc-Senkungsabszeß. **Behandlung:** Plastischer
Bruchpfortenverschluß von oberhalb des Leistenbandes auf inguinalem Wege
oder von unterhalb, d. h. auf femoralem Wege. **Prognose:** Bei Inkarzeration Letalität 10–30 %. Rezidive sind keine Ausnahme.

Nabelhernie

▶ Durch kongenital offengebliebenen Nabelfaszienring vorfallender Bruchsack,
der sich bereits beim Neugeborenen manifestiert und bei Mädchen häufiger
ist.

Die **Symptome** sind spärlich, die Inkarzeration selten, die Reposition einfach und
ein Spontanverschluß nur im 1. Lebensjahr zu erwarten. **Behandlung:** Operation
ab 12. Lebensmonat, bis dahin Nabelpflaster. **Prognose** gut, Rezidive unter 1 %.
Die sog. *erworbene Nabelhernie* ist nichts anderes als eine paraumbilikale oder
nabelnahe epigastrische Hernie (s. dort).

Nabelschnurbruch, Omphalozele

▶ Angeborener Prolaps von Leber, Darm, Netz und Magen in die Nabelschnur
(Abb. 49.**10**).

Symptome sind der weite Nabelring und der von graugrünem Amnion überzogene
Bruchsack; häufige Begleitbefunde sind Malrotation und Herzfehler. **Behandlung:** Bei *kleiner* Omphalozele Sofortverschluß der Bruchpforte durch Zusam-
menziehen der Muskelfaszienränder. Letalität etwa 1 %. Bei *großer,* nur unter
Spannung reponibler Zele *zweizeitiges* Vorgehen: in 1. Sitzung als Vorbereitung
der Bauchhöhle für die spätere Aufnahme der prolabierten Organe nur Hautlap-
pendeckung des uneröffneten Sackes, in 2. Sitzung dann nach 24 Monaten Reposition und plastischer Verschluß der Faszienlücke.

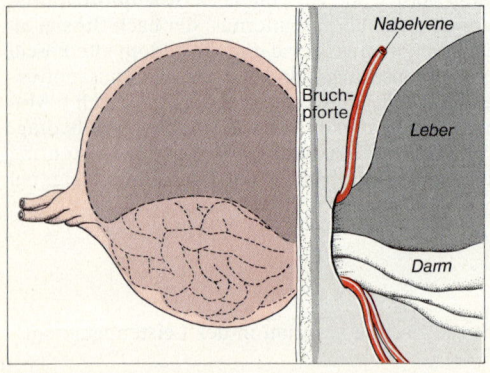

Abb. 49.**10**   Omphalozele.
Vorfall von Darm und Leber in
den Amnionsack der Nabel-
schnur durch die Bruchpforte
in der Bauchwand.

Epigastrische Hernie

▶ Durch Faszienlücken der Linea alba zwischen Schwertfortsatz und Nabel austretende Mehrfachbrüche.

Symptome sind Oberbauchschmerzen wie bei Ulkus, Galle oder Pankreatitis; eine Reposition ist meist nicht möglich. **Diagnostik:** Bei Adipositas schwierig zu palpieren. Hilfreich sind Sonographie und tangentiale Rö-MDP. **DD:** Oberbaucherkrankungen und Lipome. **Behandlung:** Immer Operation mit Herniotomie und nach Bruchsackabtragung und -verschluß Fasziendoppelung. **Prognose:** Rezidivgefahr.

Rektusdiastase

▶ Angeborene oder erworbene Verbreiterung der *Linea alba* oberhalb und unterhalb des Nabels infolge Auseinanderweichens der M.-rectus-Bäuche in der dilatierten Rektusscheide.

Symptome sind Behinderung bei körperlicher Arbeit. **Behandlung:** Leibbinde oder operative Verankerung des M. rectus in der Scheidenfaszie oder bei Faszienverbreiterung auch deren Querraffung.

Narbenhernie

▶ Fasziendehiszenz in Operationsnarben.

Ursachen sind Wundinfektion, postoperativer Husten oder *verzögerte Heilung* bei Eiweißmangel speziell des Gerinnungsfaktors XIII sowie bei Diabetes, Avitaminose und erworbenem Immundefekt. **Symptome** sind die sicht- oder tastbare Lücke und bei Inkarzeration heftige Schmerzen. **Behandlung:** Operativer Verschluß sowohl frühestens als auch spätestens *1 Jahr* nach der 1. Operation. *Operation:* Fasziendoppelung mit Türflügelplastik. Bei großem Defekt Deckung mit Fascia lata oder Kutislappen sowie mit Dacronnetz.

Seltene Hernien

Seltenere, wegen ihrer Inkarzerationsgefahr aber Op-bedürftige Hernien sind die **Rücken-** und **Beckenhernien,** d. h. die Hernia *lumbalis,* die Hernia *ischiadica,* die Hernia *obturatoria* und die Hernia *perinealis.* **DD:** Lipom, Fibrom, Tbc-Senkungsabszeß, Muskelhernie und Wurzelsyndrom sind abzugrenzen. **Symptome:** Die *Hernia lumbalis* tritt durch das obere Lendendreieck zwischen 12. Rippe und M. erector spinae oder im unteren Lendendreieck (Petit) oberhalb der Crista iliaca aus. Sie macht den bewegungsabhängigen Lendenschmerz. Die *Hernia ischiadica* tritt im Foramen ischiadicum oberhalb oder unterhalb des M. piriformis aus, macht ein Ischiasbild und bei Inkarzeration akute Bauchsymptome. Die *Hernia obturatoria* entsteht bei Frauen jenseits des 50. Lebensjahres unter dem horizontalen Schambeinast im Foramen obturatum. Ihre Inkarzerationsgefahr ist hochgradig; ihre Symptome sind der an der Oberschenkelinnenseite ausstrahlende N.-obturatorius-Schmerz und Parästhesien. Die *ischiorektale* oder *perineale Hernie* ist eine seltene, durch die Fossa ischiorectalis und den M. levator am Beckenboden austretende Hernie. Sie erscheint hinter dem M. transversus perinei und dringt in die großen Schamlippen vor.

Innere Hernien

Ihr Hauptvertreter ist die *Zwerchfellhernie*. Meist ist sie eine Gleithernie oder ein bruchsackfreier Vorfall von Magen, Milz, Dünndarm oder linkem Kolon in den Thorax (S. 474). Häufigste direkte Durchtrittsstellen sind der Hiatus oesophageus, die Larrey-Spalte, die Bochdalek-Lücke und die traumatischen Lücken der Zwerchfellkuppeln (Abb. 36.**1**). **Behandlung:** Bei klinischer Symptomatik und Komplikationsgefahr ist der operative Verschluß erforderlich. Er erfolgt auf abdominalem oder thorakalem Wege.

Weitere intraabdominale Hernien sind der Eingeweidevorfall in *Bauchfelltaschen* und *-lücken*. Dies sind die Hernien im Foramen epiploicum und im Mesokolon sowie die *Treitz-Hernie* im Recessus duodenalis inferior. Auch die inneren Hernien machen bei Inkarzeration einen inkompletten oder kompletten Ileus und rezidivierend ein akutes Abdomen. **Behandlung:** Laparotomie mit Reposition und Verschluß von Lücken und Rezessus.

Ilioinguinalis- und Iliohypogastrikussyndrom

▶ Eine Neuritis, die meist eine Hernie, seltener eine Appendizitis vortäuscht.

Ursache ist die Nerveneinklemmung in der narbig verzogenen Bauchmuskulatur oder die Kompressionsneuritis durch ein vertebragenes Wurzelsyndrom (Abb. 49.**11**). **Symptome** sind der oft bewegungsabhängige Schmerz und umschriebene Sensibilitätsstörungen der Segmente L1 und L2 (Ilioinguinalis) oder Th 12 und L1 (Iliohypogastrikus). Die **Diagnose** ergibt sich aus dem Druckschmerz an der Beckenschaufel und seiner Kupierbarkeit durch ein Lokaldepot von Impletol an die Nervenverläufe in der Beckenschaufel oder über dem Darmbeinstachel. **DD:** Appendizitis, Hernia inguinalis incipiens, Adnexitis und Harnleiterstein. Die **Behandlung** besteht bei der durch ein *Wurzelsyndrom* bedingten Nervenirritation in der *medikomechanischen* Therapie der Wirbelsäule durch Quaddelung, Massage und Gymnastik. Bei der peripheren Verziehung der Nerven durch alte Laparotomienarben führen *Neurolyse* oder *Nervdurchtrennung* zu Schmerzfreiheit.

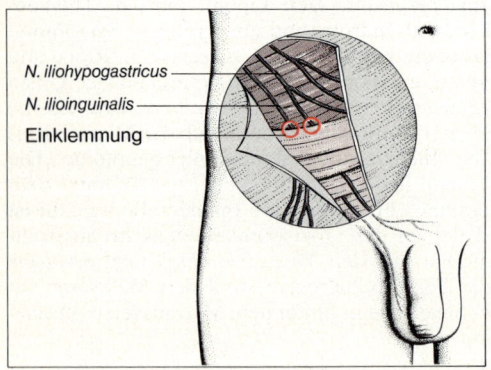

N. iliohypogastricus
N. ilioinguinalis
Einklemmung

Abb. 49.**11** Ilioinguinalis- und Iliohypogastrikussyndrom durch Einklemmung der Nerven in ihre Durchtrittsstellen durch die Bauchmuskulatur.

50. Akutes Abdomen

▶ Akuter Bauchnotfall, der dringend der Akutversorgung zugeführt werden muß. Die Besonderheiten des akuten Abdomens sind in der Anatomie und Physiologie der Bauchhöhle begründet. Seine **Ursachenkomplexe** (Abb. 50.**1**) sind:

- Peritonitis,
- Organentzündung,
- Blutung,
- Hohlorganverschluß.

Tabelle 50.1   Erstuntersuchungsverfahren

Inspektion	*Kreislauf*
– Facies hippocratica (haloniert)	– Puls
– Unruhe	– Blutdruck
– Entspannungshaltung	*Temperatur*
– Blässe	– axillar
– Ikterus	– rektal
– Bulbusdruck	*Abdominaluntersuchung*
– Zungenbelag	– Palpation
Ausscheidungen	– Perkussion
– Erbrochenes	– Auskultation
– Stuhl	– Bauchumfang
– Blutung	*Douglas*
	– Rechtspalpation
	– Linkspalpation

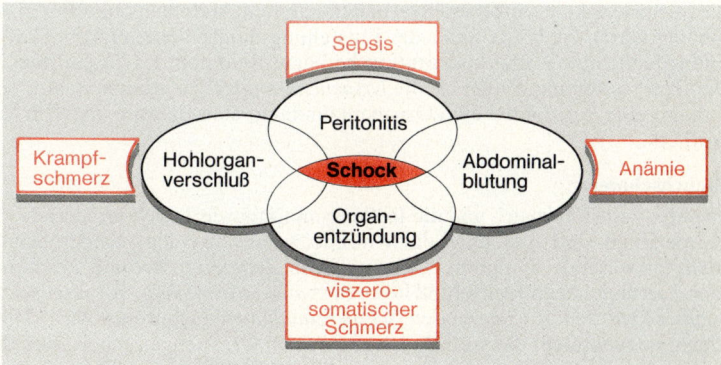

Abb. 50.**1**   Akutes Abdomen. Die vier Ursachenkomplexe (schwarz), ihre pathophysiologischen Charakteristika und Kardinalsymptome (rot).

Pathophysiologie

In einem dünnwandigen Rohrsystem verläuft kontinuierlich ein bakterien- und enzymhaltiger Nahrungs- und Säftestrom, umgeben von einem dichtmaschigen, großlumigen Gefäß- und Lymphsystem und einem hochsensiblen vegetativen Nervennetz. In der Bauchhöhle ist das Lymphsystem auf einen großflächigen, taschenförmig angelegten resorptionsstarken Bauchfellüberzug der Organe verteilt, der auf jede Entzündung außerordentlich heftig mit Schwellung, gesteigerter Perfusion und Sekretion reagiert. Jeder einzelne der 4 genannten *Ursachenkomplexe* löst ein *spezifisches Schockbild* aus (Abb. 50.**1**). So kann sich also hinter dem Viszeralschock je nach Auslösemechanismus sowohl ein traumatischer, ein hämorrhagischer, ein neuraler als auch ein septischer Schock verbergen. *Auslösemechanismen* sind: 1. die toxisch-enzymatische oder bakterielle Bauchfellentzündung, 2. die Organentzündung und Nekrose, 3. der Sekretstau vor dem Verschluß von Hohlorganen (Darm, Gallengänge) und schließlich 4. die Bauchhöhlen- oder die Gastrointestinalblutung.

Symptomatik

Die Grundsymptomatik entspricht der *Kardinaltrias* (Abb. 50.**2**) Schmerz, Erbrechen und Tachykardie, deren Schwerpunkte je nach Ausgangsbefund wechseln. Aufgabe der **Elementardiagnostik** ist 1. die Erkennung der Dringlichkeit, 2. die Zuordnung zu einem der vier Ursachenkomplexe und 3. die Indikationsstellung zur Laparotomie.

Schon bei Verdacht auf ein akutes Abdomen ist vom Hausarzt nach folgendem *Schema* vorzugehen:

● cave Opiate! ● cave Antibiotika! ● bei Schock Infusion ● stationäre Einweisung	● Einweisungsdiagnose nur „akutes Abdomen" (Ausnahme bei gesicherter Ursachendiagnose) ● Notiz mitgeben über Anamnese und bisherige Behandlung

Die Schwierigkeit, einzelne Ursachen des akuten Abdomens zu differenzieren, ist bedingt durch die breite Skala der Entstehungsmöglichkeiten (Abb. 50.**3**) und die individuelle alters- und konstitutionsbedingte Reaktion des Organismus. Für die Indikationsstellung genügt es, die *Ursachenkomplexe* zu erkennen, also festzustellen, ob eine Peritonitis, eine Organentzündung, eine Blutung oder ein Verschluß vorliegt.

Bauchschmerz

Während die Kreislauf- und die Reflexsymptome wie Tachykardie und Erbrechen unspezifisch sind und über die Ursache wenig aussagen, ist der Schmerz das richtungweisende Symptom. Denn er ist in *Zeitpunkt, Art* und *Lokalisation* für den zugrundeliegenden Befund besonders *auskunftsträchtig,* vorausgesetzt, daß er *zeitbezogen* den alternierenden *Schmerzqualitäten* zugeordnet wird. Die beiden Schmerzqualitäten, die vom Bauch und seinen Organen ausgehen, sind der *viszerale* (Abb. 50.**4**) Anfangs- und der *somatische* Folgeschmerz (Tab. 50.**2**). Die *Umschaltung* vom viszeralen zum somatischen Schmerz ist das *Alarmsymptom* für die *Prozeßausbreitung* und *-vertiefung.* Typisches Beispiel ist die Appendizitis (S. 588): Solange die Entzündung auf die Schleimhaut des Wurmfortsatzes beschränkt ist, macht sie den viszeralen Oberbauchschmerz. Dringt die Entzündung auf die Appendixaußenwand vor, wandert der Schmerz in den rechten Unterbauch, weil nunmehr das parietale Peritoneum mit seiner somatischen Nervenversorgung irritiert wird. Die Schmerzinterpretation ist also nur unter Berücksichtigung der *Schmerzanamnese* möglich. Allein aufgrund des Schmerzverlaufs und -befundes lassen sich die vier Ursachenkomplexe oft schon erkennen, zumal diese außerdem noch charakteristische *Reflexschwerpunkte* aufweisen, so die Abwehrspannung und den Douglas-Schmerz, den Kreislaufreflex, d. h.

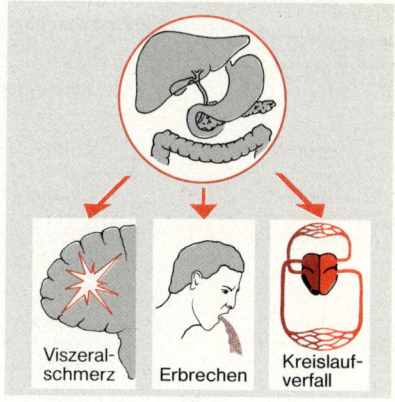

Abb. 50.**2** Akutes Abdomen. Symptomentrias.

die Tachykardie, ferner den Bauchfellreflex, d. h. den Singultus, oder als Ausdruck der Magen-Darm-Parese das Überlauferbrechen. Hinzu kommen die flankierenden allgemeinen *Entzündungssymptome* wie Fieber und Leukozytose und bei Blutung die Anämie.

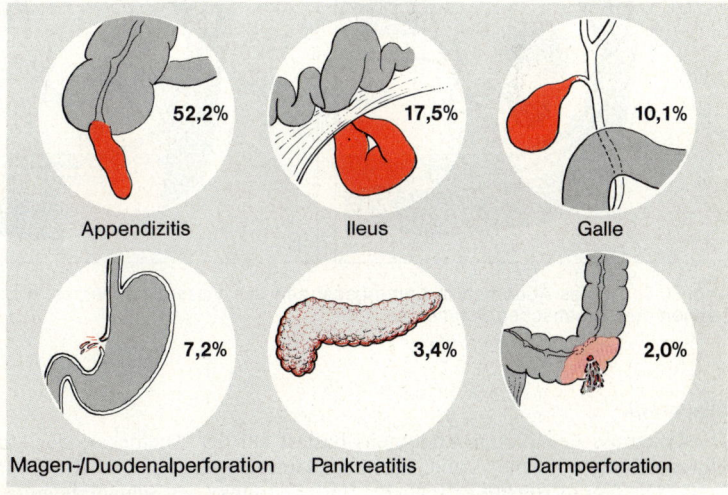

Abb. 50.**3** Akutes Abdomen. Die häufigsten Ursachen des akuten Abdomens.

Tabelle 50.2   Unterschiede zwischen Viszeral- und somatischem Schmerz (Abb. 50.4 u. 50.5)

	Viszeralschmerz	Somatischer Schmerz
Zeitpunkt	Anfangsschmerz	Folgeschmerz
Leitung	Splanchnikus	Spinalnerv
Lokalisation	unbestimmt in Bauchmitte	bestimmt, begrenzt und seiten- und organbezogen
Zuordnung	3 Etagen (Abb. 50.4)	organorientiert
Art	wellenartig	kontinuierlich
Intensität	gleichbleibend	zunehmend
Neben-erscheinungen	Schmerzunruhe Übertragung in Head-Zonen	Ruhe- und Schon-haltung Oberflächenatmung

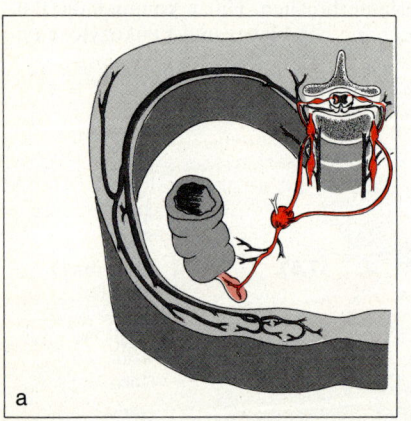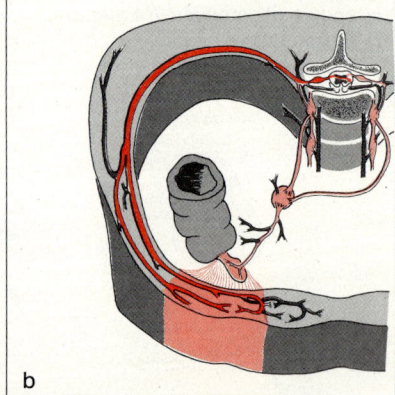

a   b

Abb. 50.4   Akutes Abdomen. **a** Leitungsbahnen des Viszeralschmerzes. **b** Leitungsbahnen des somatischen Schmerzes.

Diagnostik

Die Diagnose des akuten Abdomens basiert auf der Anamnese, der klinischen Untersuchung und einer standardisierten klinischen Labor- und Rö-Befunderhebung. Die **Vorgeschichte** erfragt Art und Zeitpunkt des Schmerzbeginns, Natur und Charakter des Schmerzes, seine Lokalisation und Ausstrahlung; dann Übel-

Abb. 50.**5**   Akutes Abdomen.
Etagenlokalisation des Visze-
ralschmerzes im dunkelroten
Feld.

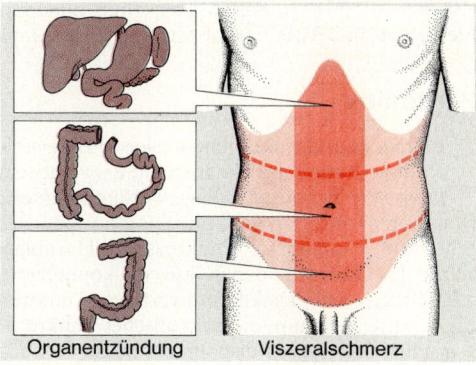

Organentzündung   Viszeralschmerz

keit, Aufstoßen, Erbrechen, frühere Operationen oder Erkrankungen, Zyklus,
letzte Mahlzeit und Eß- und Stuhlgewohnheiten. Besondere Bedeutung kommt
dabei der zeitlichen Folge der einzelnen Beschwerden zu. Nach *stationärer* Aufnahme stützt sich die Diagnostik dann auf die in Tab. 50.**3** aufgeführten *weiterge-
henden Untersuchungsverfahren.* **DD:** Bei Persönlichkeitsmerkmalen wie Depression, Neurose und Phobie sind *funktionelle* abdominale Beschwerden auszuschließen; ferner alle Krankheiten, die ein akutes Abdomen vortäuschen können, wie
Hyperlipoproteinämie *I* und *V,* Schoenlein-Henoch-Purpura rheumatica, Porphyrie, Pseudoperitonitis diabetica; ferner Herzinfarkt, basale Pneumonie, Hepatitis,
Spontanpneumothorax und Intoxikationen. Bei gestellter Op-Indikation erfolgt
unter gleichzeitiger Schockbekämpfung die **Elementarvorbereitung:** Bei Blutung
Blutersatz, bei gesicherter Ileus-, Perforations- und Entzündungsdiagnose, Anti-

Tabelle 50.**3**   **Weitergehende Untersuchungsverfahren**

Labor
– Blutbild
– Elektrolyte, Glukose, Harnstoff
– Leber- und Pankreasenzyme
– Kreatinin im Serum
– Urinstatus

Röntgen
– Abdomenübersicht (von Zwerchfell bis Symphyse) zur Feststellung
  von Exsudatverschattung, von
  Darmspiegeln oder von freier Luft
  unter den Zwerchfellkuppen oder
  in den Gallengängen oder von Verkalkungen oder Konkrementen

Röntgenkontrast
– Angiographie
– Urographie
– Gastrografinschluck

Sonographie
– Nachweis von freier Flüssigkeit im
  Abdomen (Blut, Exsudat, Magen-
  Darm-Inhalt) und Darmparalyse

Peritoneallavage
– bei anders nicht klärbarem Perfo-
  rationsverdacht

Laparoskopie
– Aufdeckung lokaler Entzündungen

Herzbefund
– EKG
– Myokardenzyme

biotika (S. 653). Immer Magensonde und parenterale Säure-Basen-, Eiweiß-, Elektrolyt- und Volumensubstitution sowie Heparin.

Peritonitis

▶ Lokale oder diffuse (generalisierte) Bauchfellentzündung durch Erreger sowie Kontamination mit chemischen, enzymatischen und toxischen Noxen. Die anfangs serofibrinösen Beläge werden rasch eitrig.

Ursachen (Tab. 50.**4**) sind der Spontan- oder traumatische Durchbruch von Magen/Darm, Gallenblase, Pankreas und Harnblase. Zur *Spontanperforation* disponieren das Gastroduodenalulkus, die komplizierte Appendizitis und Cholezystitis, das Meckel- und Dickdarmdivertikel, Tumoren, strangulierte Darmabschnitte, ein gestautes Zäkum, ein nekrotisches Pankreas und parasitäre Zysten. Zur *traumatischen Perforation* disponiert sind der volle Magen, die fixierten Darmpartien sowie die gefüllte Harnblase. Je nach Inhalt hat anfangs die Peritonitis chemisch-enzymatischen oder infektiösen Charakter. Als *Erreger* kommen in Frage E. coli, Proteus, Enterokokken, Staphylo- und Streptokokken sowie die Darmanaerobier und Pilze. Bereits nach Stunden führen Enzyme und Erregertoxine zur bakteriellen Entzündung des Peritoneums mit eitrigen Belägen. Eine *Sonderrolle* spielen die *aseptische* Bauchfellentzündung infolge der Aneurysmablutung und die Bariumperitonitis infolge eines bei nicht erkannter Perforation vorgenommenen Kontrasteinlaufs. Bei ihr steht die oft tödliche toxische Komponente im Vordergrund.

Pathophysiologie (Abb. 50.**6**): Die Erreger-, Toxin- und Enzymkontamination löst im Bauchfell Hyperämie, Fibrinausschwitzung und Flüssigkeitssekretion aus. Bei ausbleibender reaktiver Verklebung breiten sich die Noxen zur diffusen Peritonitis aus. Obgleich sich bei Verklebung die unmittelbare Noxeneinwirkung auf ein begrenztes Areal beschränkt, kommt es doch über die Lymphspalten zur *Toxineinschwemmung* in den Körper mit der Antwort septischer Allgemeinreaktion. Magen-Darm-Parese und allgemeine Entzündungszeichen sind die Folge. Gesteigerte *Sekretion* in Darm und Bauchhöhle bei gleichzeitig *blockierter Rückresorption* führen zum *Volumenmangel* mit *Sequestrationsschock*. Die bakteriellen Endotoxine, die aus der Bauchhöhle zunächst über die peritonealen Lymphspalten, später durch die paretische überdehnte Darmwand über die Blutbahn den Körper überschwemmen, lösen den *Endotoxinschock* aus.

Symptome und **Diagnostik:** Dramatisch verläuft die *diffuse,* protrahiert die *lokale* Peritonitis. Mitbestimmt wird der Verlauf von der Noxenart. Gemeinsam ist allen das Syndrom des akuten Bauchs (Abb. 50.**2**), charakterisiert durch *Volumenman-*

Tabelle 50.**4** **Peritonitisursachen** (nach Wachsmuth)	
Appendix	71,2%
Postoperativ	14,4%
Jejunum und Ileum	5,0%
Posttraumatisch	2,4%
Zäkum und Rektum	2,3%
Galle und Pankreas	2,3%
Verschiedenes	2,4%

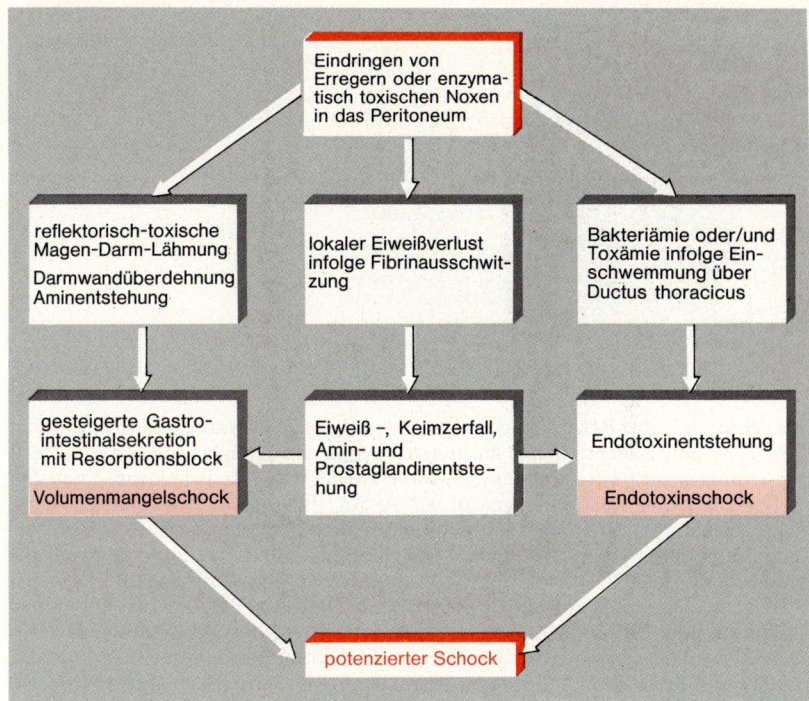

Abb. 50.**6** Peritonitis. Pathophysiologie.

gel- und *Endotoxinschock* (S. 85). Pulsanstieg, Blutdruckabfall, Bauchauftreibung, Oligurie, Singultus, Brechreiz, Schonatmung, rascher Kräfteverfall und der weit nachhinkende Fieberanstieg sind ebenso obligat wie typisch. Bereits früh nachweisbar sind Meteorismus und die bis zur Härte reichende Bauchdeckenspannung sowie der durch die absolute Stille hörbare Aortenpuls, das „Ticken der Totenuhr". *Diagnostische Beweismittel* liefern das positive Blutkultur und der Endotoxinspiegel über 10 µg/ml, ferner die Zeichen der Hämokonzentration, des beginnenden Nierenversagens, der metabolischen Azidose sowie in den bildgebenden Untersuchungsverfahren von Sonographie und Rö-Übersicht, die für den Ausgangsbefund typischen Bauchbefunde der Exsudatlokalisation, der freien Luft usw. **DD** ist an die Pseudoperitonitis infolge Diabetes, Metastasenleber, Porphyrie, Urämie und Meningitis zu denken.
Behandlung: Nach *Vorbereitung* mit Säure-Basen-, Volumen-, Elektrolyt- und Energiesubstitution sowie Clindamycin 4 × 1,8 g/d i. v., Breitspektrum-Penizillin 4 × 10 g/d i. v., Einlegen einer Magen- oder besser langen Darmsonde und maschineller Beatmung baldmögliche *Laparotomie*. Dabei Verschluß der Infektions-

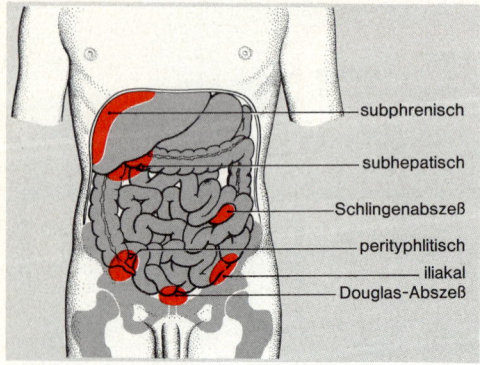

Abb. 50.**7**   Die typischen intraabdominalen Abszeßlokalisationen.

subphrenisch

subhepatisch

Schlingenabszeß

perityphlitisch

iliakal

Douglas-Abszeß

quelle durch Naht, Resektion oder Vorlagerung, dann Aussaugen und Austupfen des *Eiters* und Bauchdrainage am tiefsten Punkt des Douglas sowie 4-Quadran-ten-*Drainage* zur postoperativen *Perfusion,* zunächst mit Breitspektrum-Penizillin (Piperacillin) 8 g mit Metronidazol 0,75 g auf 1000 ml 0,9%ige NaCl-Lösung, dann getestete Antibiotika. Die Bauchwunde wird mit einem eingenähten, resor-bierbaren Netz abgedeckt, also nicht verschlossen. Entscheidend für den Heilver-lauf sind postoperatives Monitoring und Intensivtherapie. Zur *inneren Absaugung* wird versucht, die Darmsonde endoskopisch über den Pylorus zum spontanen Weitertransport zu bringen. Die Beatmung wird bis zur Peristaltikwiederkehr fortgesetzt. Die *Peristaltik* wird *angeregt* mit Dextran-Sorbit, den Cholinesterase-hemmern Domperidon, Pantothensäure, Dihydergot, und durch die Sonde Ceru-letid (Gastrografin) (S. 227). Zur Ausschaltung sympathikotoner Hemmreflexe persistierende Periduralanästhesie durch Verweilkatheter.
Bei *nichtansprechender* Peristaltik und anhaltendem Schock erneute Bauchrevi-sion, u. U. mit multipler Darmfistelung.
Komplikationen sind Schlingen-, subhepatische, subphrenische und Douglas-Abszesse (Abb. 50.**7**, 50.**8**), und am häufigsten der Adhäsionsileus. Deshalb bei Verdacht immer früh programmierte Relaparotomie mit Schlingenlösung.
Eine *Indikations-* und *Vorgehensausnahme* bilden die ausschließlich antibiotisch zu behandelnden Pneumokokken-, die Gonokokken- und die Tbc-Peritonitis (S. 655f.).

Peritonealabszeß

▶ Charakteristikum der *Eiterretention* in den Peritonealrezessus ist das Wieder-auftreten der septischen Peritonitissymptome, nur mit begrenzterem Schmerz-bild.
Beim *Schlingenabszeß* steht der gemischte Ileus (S. 671) im Vordergrund. Nach Cholinesterasehemmung macht er kolikartigen Peristaltikschmerz. Alle *anderen* Abszeßlokalisationen werden beherrscht von der septischen Darmparese. **Dia-gnostik:** Der Abszeßnachweis wird mit SG, CT oder dem Leukozytenszintigramm mit ^{111}In geführt. Den *Douglas*-Abszeß erkennt man ebenso wie die *subphreni-schen* Abszesse auch ohne Spezialuntersuchungen; ersteren an der tastbaren rek-

talen Vorwölbung, letztere an der eingeschränkten Zwerchfellbeweglichkeit
(Waagebalken) in der Durchleuchtung,
dem supraklavikulären Phrenikus-
schmerz und der basalen Atelektase.
Beim nach Appendixperforation entstandenen Beckenschaufelabszeß ist
hier eine Resistenz zu tasten. Die
Hauptgefahr aller Abszesse sind bei
Nichterkennung der septische Schock
und die Perforation. **Behandlung:** Bis
auf den Schlingenabszeß, der mit feuchten Verbänden zur Resorption gebracht
werden sollte, werden alle anderen intraperitonealen Abszesse entlang der
*sonographiegesteuerten Feinnadelpunk-
tion* möglichst *extraperitoneal gespalten*
und *drainiert.* Punktions- und *Inzisions-
wege* sind

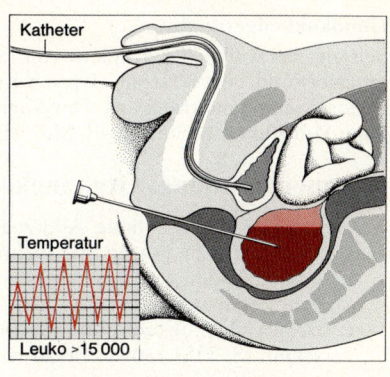

Katheter

Temperatur

Leuko >15 000

Abb. 50.**8** Drainage des Douglas-
Abszesses. Nach Blasenentleerung
(Katheter) peranale, transrektale Punk-
tion, anschließend Einschieben eines
Drains.

- beim *Douglas-Abszeß* die transrektale oder transvaginale Douglas-
  Drainage (Abb. 50.**8**);
- beim *Beckenschaufelabszeß* die extraperitoneale Inzision entlang der Beckenschaufel;
- beim *subphrenischen* und *subhepatischen* Abszeß die Inzision am Rippenbogen.
Führen beim *Schlingenabszeß* Clindamycin 4 × 1,8 g/d i. v. und Breitspektrum-
Penizillin 4 × 10 g/d i. v. und Hyperämisierung mit feuchten Verbänden nicht zur
Resorption, ist die Laparotomie mit Einzelrevision der Schlingen unvermeidbar.

Pneumokokkenperitonitis

▶ Von einer Pneumonie ausgehende, hämatogene Bauchfellinfektion mit Diplo-
coccus pneumoniae.
Symptome sind die atypischen Peritonitiszeichen: neben *hohem Puls* und frühzeitig *hohen* Temperaturen *weicher Bauch* mit teigigen Bauchdecken. Übrige Symptome wie bei den anderen Peritonitisformen, also Darmparese, Meteorismus
und Leukozytose. **Behandlung:** Cephalosporin (z. B. Cefoxitin) 3 × 6 g/d i. v./
i. m. Bei irrtümlich vorgenommener, fehlindizierter Laparotomie, die den typischen schleimig-gelben Eiter ergibt, keine Drainage der Bauchhöhle.

Tuberkulöse Peritonitis

▶ Durch Kontaktinfektion von Lymphknoten oder vom Pulmonalherd hämatogen fortgeleiteter Bauchfellinfekt mit Mycobacterium tuberculosis.
Typisch sind der chronische Verlauf mit subfebrilen Temperaturen, Bauchexsudat
und schleichendem Allgemeinverfall. Die **Diagnose** ist aus der Anamnese und
dem Tierversuchsergebnis des Punktates zu stellen. **Behandlung:** Antituberkulotika (S. 62) und helioklimatische Kur.

Gonokokkenperitonitis

Seltene, bei weiblichen Kindern von infiziertem Genitale aufsteigende Infektion mit Neisseria gonorrhoeae. Typisch ist die fehlende peritoneale Reaktion: der Patient sieht nicht krank aus. Der Vaginalabstrich sichert die Diagnose: **Behandlung:** Penizillin 6stündlich 5–10 Mill. IE i. v.

Organentzündung, Organnekrose

▶ Der zweite, für das akute Abdomen in Frage kommende Ursachenkomplex sind Organentzündungen und -nekrosen. *Ausgangspunkte* sind die bekannten Krankheitsbilder wie Appendizitis (S. 587), Meckel-Divertikulitis (S. 580), Gallenblasenentzündung (S. 536), Pankreatitis (S. 549), Diverticulitis coli (S. 607), Colitis ulcerosa und Morbus Crohn (S. 568, 608), Mesenterialgefäßverschluß (S. 335 f.) sowie Netztorsion und -infarkt.

Abdominalblutung

▶ Der dritte Ursachenkomplex ist die Abdominalblutung. Sie kann sich in den *Verdauungstrakt* oder die freie *Bauchhöhle* ergießen.
Bei der Blutung *im* Verdauungstrakt haben wir es mit 3 Mechanismen von Blutungsquellen zu tun (Abb. 50.**9**): 1. der *lokalen* Blutung, 2. dem allgemeinen *Blutungsübel* und 3. der *Aneurysmaruptur* von Nachbargefäßen, z. B. der Aorta. – Die Blutung in den Gastrointestinaltrakt ist häufig und kann multiple Blutungsquellen zum Ausgangspunkt haben. Die Blutung in die Bauchhöhle entstammt *Gefäßarrosionen* und *-verletzungen*.

Gastrointestinalblutung

Lokalisation: 85% gehen von Quellen im Ösophagus, Magen und Duodenum aus, der Rest, die Hämorrhoidalblutung ausgenommen, vom Dünn- und Dickdarm (Abb. 50.**10**, Tab. 50.**5**). Die *Ösophagus-, Magen-* und *Duodenalblutungen* schlüsseln sich auf in
● 68% aus Ulcera duodeni und Ulcera ventriculi,
● 12% aus Ösophagus- und Magenvarizen und
● 20% aus erosiver Gastritis, polypösen Adenomen, Karzinomen, Sarkomen, Neurinomen und dem Mallory-Weiss-Syndrom (S. 518) sowie aus Aneurysmen kleiner Wandarterien (Angiodysplasie) und aus einem im Magenfundus lokalisierten Mikroulkus (Dieulafoy).
Die 15% *Dünn-* und *Dickdarm*quellen schlüsseln sich auf in Dünn- und Dickdarmdivertikel, Adenome, Karzinome, Sarkome, Angiome, Myome, Neurinome, Karzinoide, Colitis ulcerosa, Morbus Crohn und perforierte Aneurysmen von Aorta und A. mesenterica sowie arterielle Embolien und Thrombosen.
Weitere Blutungsursachen und *-quellen* sind die hämorrhagische Diathese, medikamentös verursachte Ulzera oder Erosionen, Blutungen aus Hiatushernien, der Mukosaprolaps in den Pylorus, die Angiodysplasie, die Hämobilie und die Pankreatitis. Im ösophagogastrischen Bereich wird die endoskopisch gesehene Ulkusblutung nach *Forrest* eingeteilt. Forrest-Typ 1a ist eine spritzende arterielle Blutung. Typ 1b ist eine Sickerblutung. Typ 2 bedeutet einen im Ulkus sichtbaren Gefäßstumpf. **Symptome:** *Blutungsrichtung:* Bei Blutungsquellen oberhalb des

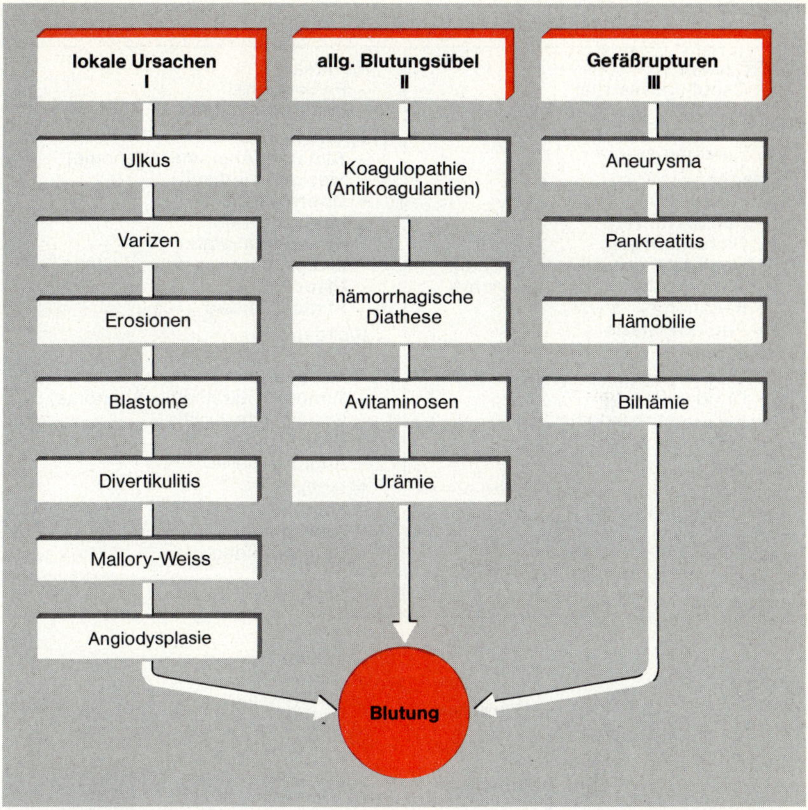

lokale Ursachen I	allg. Blutungsübel II	Gefäßrupturen III
Ulkus	Koagulopathie (Antikoagulantien)	Aneurysma
Varizen		Pankreatitis
Erosionen	hämorrhagische Diathese	Hämobilie
Blastome	Avitaminosen	Bilhämie
Divertikulitis	Urämie	
Mallory-Weiss		
Angiodysplasie		

Blutung

Abb. 50.**9**   Gastrointestinale Blutung.
Blutungsmechanismen.

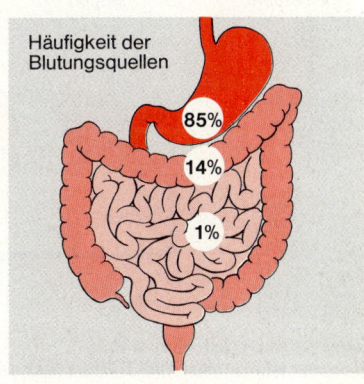

Häufigkeit der
Blutungsquellen

85%

14%

1%

Abb. 50.**10**   Gastrointestinale
Blutung.

Tabelle 50.**5**   **Blutungsquellen im Verdauungstrakt**

Ösophagus
– Ösophagusvarizen
– Mallory-Weiss-Syndrom
– Tumoren (Neurinome, Polypen, Karzinome)

Magen
– Ulkus
– Fundusvarizen
– Hiatushernie
– Gastritis erosiva (Medikamente)
– Tumoren (Neurinome, Adenome, Karzinome)
– Angiodysplasie

Duodenum
– Ulcus duodeni
– Duodenitis
– Karzinom, Adenome
– Divertikel

Leber, Galle
– Hämobilie
– Papillenkarzinom

Pankreas
– Pankreatitis
– Pankreaskarzinom

Jejunum, Ileum
– Tumoren (Angiome, Adenome)
– Meckel-Divertikel
– Divertikulose
– Morbus Crohn
– Mesenterialinfarkt
– Invagination
– Ulcus simplex
– Angiodysplasie

Dickdarm
– Colitis ulcerosa
– Morbus Crohn
– Tumoren (Karzinome, Adenome)
– ischämische Kolitis
– Divertikulose
– Angiodysplasie

Mastdarm
– Karzinom
– Adenom
– Hämorrhoiden
– Analfissur
– ulzerierende Proktitis

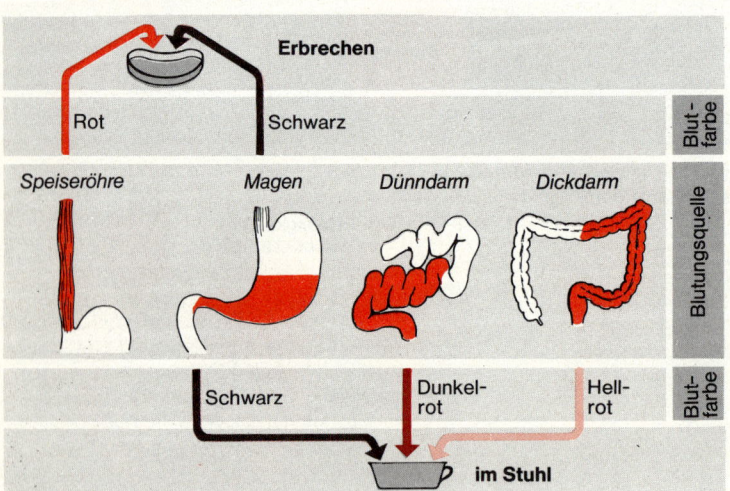

Abb. 50.**11**   Gastrointestinale Blutung. Blutfarbe in Abhängigkeit von der Lokalisation der Blutungsquelle. Bluterbrechen: Hämatemesis, Teerstuhl: Meläna.

Pylorus wird *Blut erbrochen,* bei Blutung unterhalb des Pylorus *Blutstuhl* abgesetzt. Wichtige Hinweise gibt die *Blutfarbe* (Abb. 50.**11**). Die *rote* Farbe des *erbrochenen Bluts* (Hämatemesis) spricht für die Massenblutung, die *schwarzbraune* Farbe für die verzögerte Blutung, die salzsaures Hämatin bilden konnte. Die *rote* Farbe der *peranalen Blutung* spricht für tiefen Ursprung oder bei großen Mengen auch für einen höheren Sitz. Die *schwarze Farbe (Meläna)* weist auf die Magennähe (salzsaures Hämatin) hin. Die *Blutmenge* bestimmt die Kreislauf- und Schockreaktion. Da Hb-, Hämatokrit- und Ery-Werte bis 24 Stunden nachhinken, schließt ihr Normalbefund eine Blutung nicht aus. Verläßlicher sind *Schockindex* und *ZVD-Verhalten* (Abb. 6.**3** u. 16.**4**).

Elementarbehandlung der schweren oder massiven Gastrointestinalblutung

Als schwere oder massive Blutung bezeichnen wir nur die Hämorrhagie, die mit Kreislaufreaktion, d. h. mit einem Schockindex von mindestens 1 sowie manifestem Hb-, Erythrozyten- und ZVD-Abfall einhergeht. Sie erfordert ein standardisiertes, taktisches Vorgehen (Abb. 50.**12** u. 50.**13**).
Erstmaßnahmen sind:
● Schockbeurteilung,
● Schockbekämpfung,
● systemische, ungezielte Blutstillung und
● allgemein klinische Quellendiagnostik.
Folgemaßnahmen sind:
● gezielte Quellendiagnostik und
● gezielte Blutstillung.

Erstmaßnahmen

Die **Schockbeurteilung** geschieht mit Abschätzung der Blutungsschwere, der Betrachtung der Hautfarbe, ihrer Temperatur und Feuchtigkeit und mit der fortlaufenden Registrierung von Schockindex, zentralem Venendruck, Urinsekretion und Bewußtseinslage. Von *relativem* Wert sind Blutbild und Schätzung der verlorenen Blutmenge.
Der **Schockbekämpfung** (S. 82 ff.) dienen O_2-Insufflation oder Beatmung, Kopftieflagerung, makromolekularer Blutersatz, nach Gruppenbestimmung Frischkonserven. Auswickeln der Extremitäten (Antischockhose).
Die **systemische, ungezielte Blutstillung** erfolgt mit 250 µg Somatostatin, Frischplasma, PPSB, Gerinnungsfaktor I (Fibrinogen), Vitamin K, lokal Eisblase und Eiswasserspülung von Magen oder Kolon, Ranitidin und Sekretin i. v. Über Magensonde Antazida. Bei Op-Unfähigkeit evtl. allgemeine Hypothermie auf 30–32 °C Kerntemperatur.
Die klinische Quellendiagnostik folgt den diagnostischen Grundregeln der Häufigkeitswahrscheinlichkeit, der Blutungsrichtung, -heftigkeit und -farbe, ferner der Bauchschmerzlokalisation, der Anamnese sowie Hinweiszeichen auf das Grundleiden, z. B. Spidernävi und schließlich den hinweisenden Laborbefunden.

Folgemaßnahmen

Die *gezielte Quellendiagnostik* erfolgt mit Magensonde, Endoskopie, DSA und Splenoportographie, dann Sequenzszintigraphie und schließlich Rö-MDP und -Kontrasteinlauf.

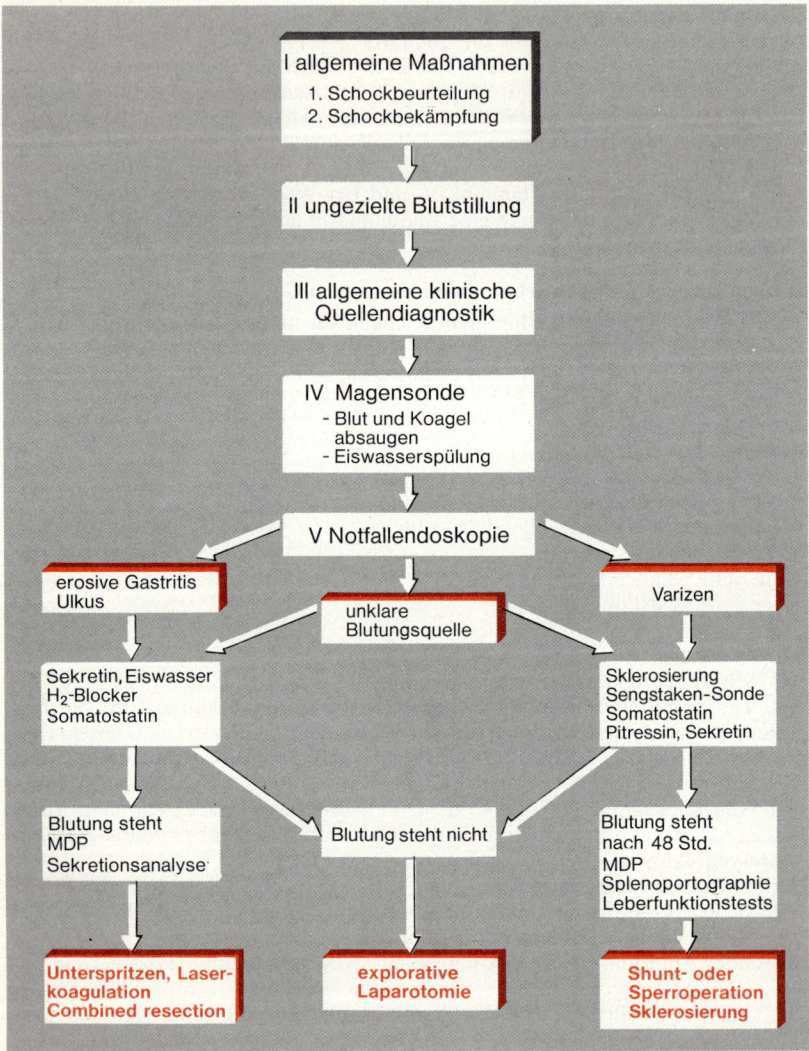

Abb. 50.**12** Massive ösophagogastrale Blutung. Taktisches Vorgehen. Einzelmaß-nahmen S. 659 f.

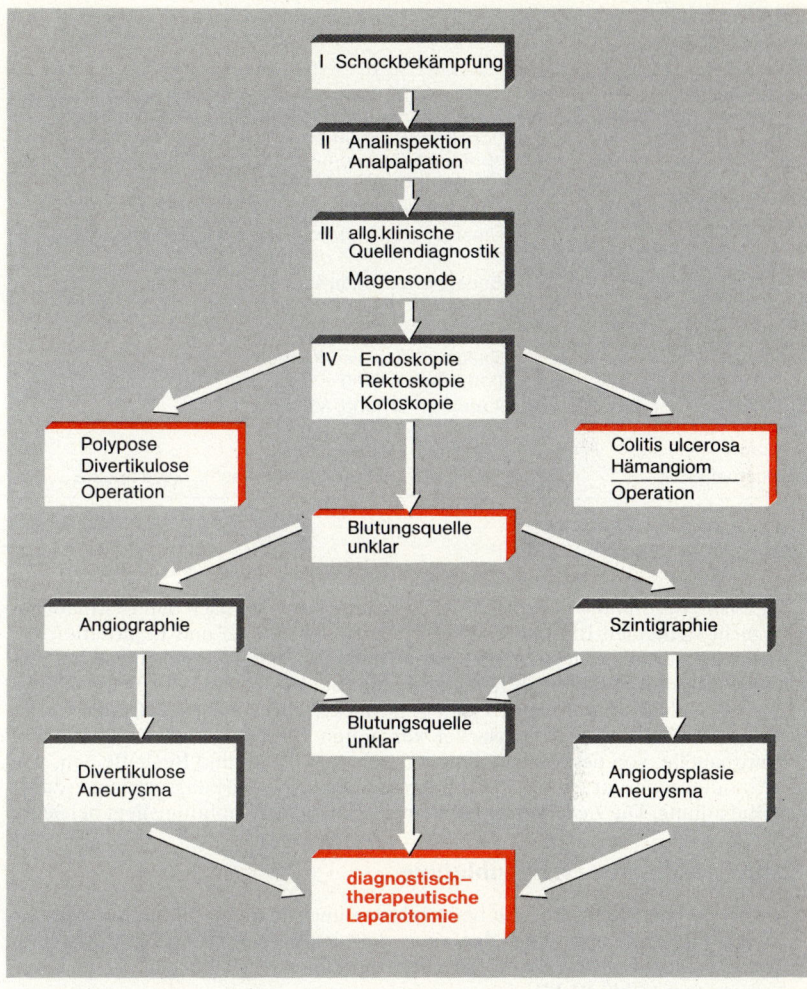

Abb. 50.**13** Massive peranale Blutung. Taktische Vorgehen. Einzelmaßnahmen S. 659 f.

Tabelle 50.6   **Verfahrensmöglichkeiten bei gesicherter ösophagogastraler Blutungsquelle**

Peptisches Ulcus ventriculi/duodeni	H$_2$-Blocker, Pirenzepin, Al-Hydroxid, Prostaglandin, Somatostatin, Sekretin, Laserkoagulation, Fotokoagulation, endoskopische Unterspritzung, Vagotomie mit Umstechung und Pyloroplastik, Vagotomie mit Resektion
Erosive Gastritis	Ligatur der A. gastrica, Resektion mit Vagotomie
Dysplasie Ulkus Dieulafoy	Umstechung, Vagotomie, Laserkoagulation
Ösophagus-Fundus-Varizen	Ballonsonde, Sklerosierung, Laserkoagulation, Operation
Divertikel	Umstechung, Einstülpung, Resektion
Mallory-Weiss-Rhagaden	Ballonsonde, Laserkoagulation, Fotokoagulation, Übernähung
Tumorerosion (Karzinom, Adenom, Neurinom)	Tumorentfernung, Magenresektion
Hiatushernie	Semifundoplikation, Hiatoplastik, Gastropexie

Die *gezielte Blutstillung* (Tab. 50.**6**) ist erforderlich bei der nach den Erstmaßnahmen nicht stehenden Blutung. Sie erfolgt mit Laparotomie und Exploration der Bauchhöhle zur Sicherung des blutenden Befundes. Dann Vorgehen wie bei blutendem Ulkus (S. 501), bei Ösophagusvarizen (S. 664), bei Mallory-Weiss-Rhagaden (S. 518), bei Kolondivertikel (S. 607), Meckel-Divertikel (S. 580) und Colitis ulcerosa (S. 608). Die **Prognose** der versorgten Blutung ist abhängig von der Blutungsquelle, von der Vorschädigung durch das Grund- und Begleitleiden, von der Blutungsintensität, dem Alter des Kranken und von Wirkungsgrad und -dauer der Blutstillung. Die *Letalität* der gastrointestinalen Massenblutung liegt bei 30 %.

Ösophagus-Fundus-Varizenblutung

▶ Sie ist neben dem Ulkus die bedrohlichste und häufigste Blutungsursache im Verdauungstrakt und die Folge einer portalen Hypertension bei prä-, intra- und posthepatischem Block oder arterioportalem Fistelhochdruck im Pfortadersystem (Abb. 50.**14**).

Pathophysiologie

Die *hämodynamischen Folgen* des Pfortaderblocks sind:
● der *portale Druckanstieg* von normal 10–15cmH$_2$O auf 250–400mmH$_2$O;
● die *Stauungsmilz* (Splenomegalie);
● die *Kollateralverbindungen* zur V. cava (Abb. 50.**15**); sie verlaufen über die Milz, den Magen, den Ösophagus, die V. azygos sowie über die retroperitonealen Venen und über die Vv. haemorrhoidales und
● die *Blutungen* aus einem dieser Kollateralgeflechte.

Abb. 50.**14** Portalhypertonie.
Die 3 Lokalisationen des Pfortaderblocks.

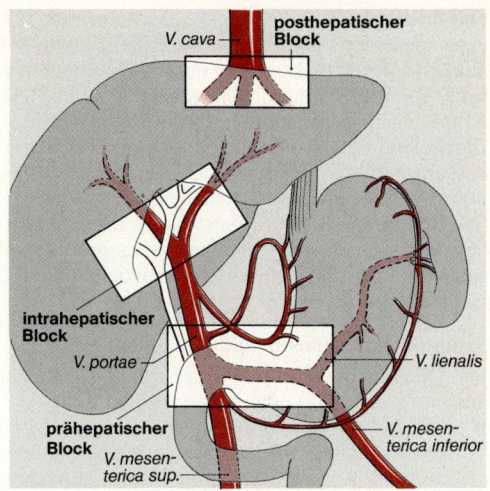

Abb. 50.**15** Portalhypertonie.
Intrahepatischer Block im Si-
nusoid; daraus entstandene
extrahepatische Pfortaderkol-
lateralen.

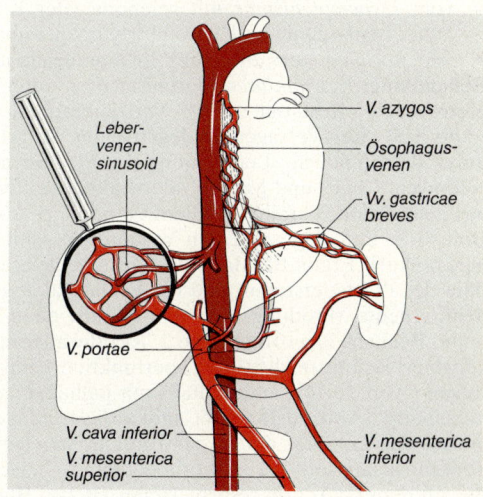

Lokalisationen des Blocks Abb. 50.**14**. **Ursachen** des *prähepatischen Blocks* sind
1. die *Pfortaderthrombose* als Folge einer fortgeleiteten Nabelvenenthrombose
mit späterer Teilrekanalisierung im Sinne eines Pfortaderkavernoms, 2. die *Milzvenenthrombose* nach akuter Pankreatitis, 3. die angeborene *Milzvenenstenose*

und 4. die *Milzvenenklappen*. Die häufigste Form der Portalhypertonie ist der *intrahepatische Block* (Abb. 50.**15**). Er geht auf die hepatozelluläre (Alkoholabusus, Hepatitis B), selten auf eine biliäre Zirrhose zurück. Ausnahmeursachen sind Tumoren, Lues, Schistosomiasis, Fettleber, Hämochromatose, Wilson-Krankheit und kongenitale Leberfibrose. *Ursachen* des seltenen *posthepatischen Blocks* sind Lebervenenthrombose (Budd-Chiari) und kardialer Stau. Thromboseausgangspunkte sind Abszeß, Lues oder Trauma. Ausgangspunkt des kardialen Staus sind Befunde mit Rechtsherzinsuffizienz wie Trikuspidalvitium und konstriktive Perikarditis. *Auslösungsursache* der *Hochdruckblutung* ist die Arrosion oder Erosionsruptur der Ösophagus-, Magen- und Duodenalvarizen; sie ist sowohl mit gezielter Erst- als auch mit Definitivbehandlung zum Stehen zu bringen. Erstmaßnahmen S. 659

Symptome, Diagnostik und Behandlung

Die **Diagnostik** stützt sich als erstes auf die *klinischen Zirrhosezeichen*. Sie gehen aus

- vom *Leberschaden* mit Ikterus, Präkoma, Lebertastbefund, Aszites, Anämie, hämorrhagischer Diathese, Gammaglobulinämie, Beinödemen, Duodenalulkus und Knochenatrophie; ferner entstehen infolge der zirrhosebedingten Östrogenspiegelerhöhung die Lebersternchen, pektorale Alopezie, Gynäkomastie, Palmarerythem und Hodenatrophie;
- vom *Hypersplenismus* mit splenomegaler Knochenmarkhemmung, mit Anämie, Leukopenie und Thrombozytopenie und
- vom *portalen Hochdruck* mit Splenomegalie und Caput medusae.

Behandlung: Bei *unklarer* Blutungsgenese unter Schockbekämpfung Ösophagogastroskopie. Bestätigt sie die Varizenblutung, so wird die *Verödung* versucht (Abb. 1.**5**). Bei Versagen Einlegen einer *Sengstaken-Sonde* (Abb. 50.**16**), hierdurch halbstündliche Leerspülung des Magens mit Antazida und Eingeben von Neomycin (8 g/d) und MgSO$_4$ oder Laktulose; ferner gleichzeitig Blutausspülung aus dem Kolon. Parallel zu allem Gerinnungssubstitution, Somatostatin 250-mg-Bolus i. v. und Triglyzyl-Lysin-Vasopressin 4stdl. 0,25–0,5 ml i. m. (cave Koronarkranke!). Ergibt die Ballonlockerung eine Stase, werden mit Splenoportographie der Pfortaderstamm und die Kollateralen geklärt. Nach Sondenentfernung dann erneute Verödung, die beim Rezidiv dann noch einmal wiederholt werden kann. Bei in 50% auftretendem 2. Rezidiv allerdings ist die operative Stase unumgänglich. Bei ausreichender Leberfunktion kann sie mit *portokavalem Shunt* erfolgen (Abb. 50.**17**), anderenfalls mit palliativen *Sperroperationen* wie Klammernahtsperre (Abb. 50.**18**) oder subkardialer Magendissektion nach Tanner. **Prognose:** Die Letalität der in der Blutung angelegten Shunts liegt bei etwa 60%. Todesursachen sind der zirrhosebedingte Leberschaden, der Blutungsschock und die aus dem Dickdarm resorbierten toxischen Blutzerfallsprodukte.

Die **Prinzipien der drucksenkenden Operationen** sind die Pfortaderdruckableitung ins Kavasystem, wenn möglich mit Arterialisierung der Sinusoide (Abb. 50.**17d**). Postoperative **Komplikationen** sind die Anastomosenthrombose und die shuntbedingte Ammoniaküberflutung des Gehirns, die Enzephalopathie. Ihr ist mit proteinarmer Kost zu begegnen. Meist tödlich verläuft das postaggressionsbedingte Leberkoma. *Der Prävention* seiner Exazerbation zum Leberzusammenbruch dienen Hydrokortison 300 mg i. v. über 3 Tage, Neomycin 4 g/d oral;

Abb. 50.**16** Portalhypertonie.
Sengstaken-Sonde.

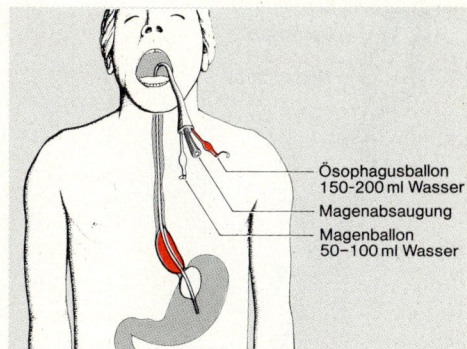

Ösophagusballon
150-200 ml Wasser

Magenabsaugung

Magenballon
50–100 ml Wasser

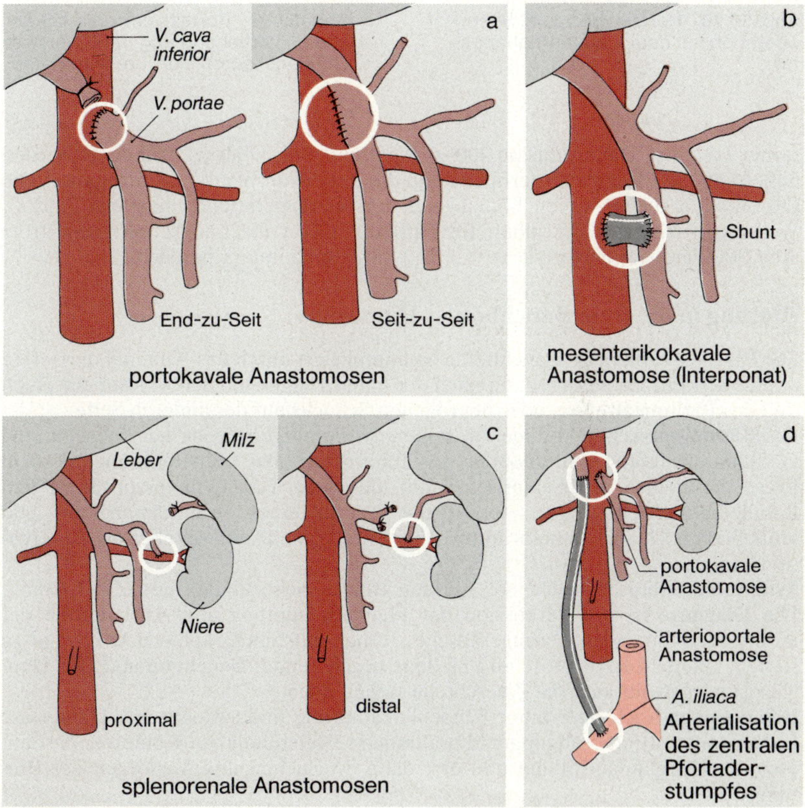

a

V. cava
inferior

V. portae

End-zu-Seit   Seit-zu-Seit

portokavale Anastomosen

b

Shunt

mesenterikokavale
Anastomose (Interponat)

c

Leber   Milz

Niere

proximal   distal

splenorenale Anastomosen

d

portokavale
Anastomose

arterioportale
Anastomose

A. iliaca
Arterialisation
des zentralen
Pfortader-
stumpfes

Abb. 50.**17** Portalhypertonie. **a–d** Portokavale Shunteingriffe.

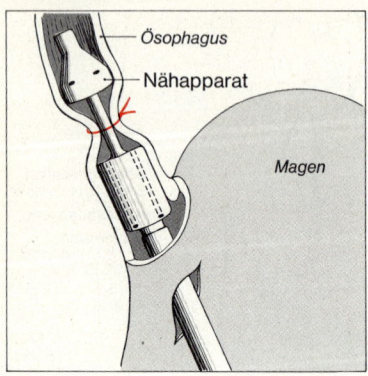

Abb. 50.**18**   Portalhypertonie. Sperr-
operation mit dem Klammernähappa-
rat.

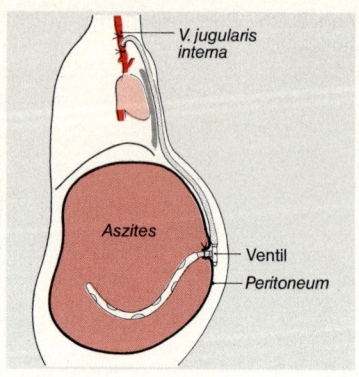

Abb. 50.**19**   Portalhypertonie mit Aszites. Vorbehandlung mit innerer
Drainage durch den Le-Veen-Kathe-
ter.

ferner Lävulose Dauerinfusion 400–600 g/d und evtl. Dialyse. Diskutiert werden
außerdem die Pavianleberperfusion und die Lebertransplantation. **Prognose:** Die
Op-Letalität des elektiven Shunts und der Sperroperationen liegt bei 7–12%.
Weil die Zirrhose schicksalhaft fortschreitet, bleibt die Langzeitprognose trotz
aller Standardisierungsversuche (Childs) individuell unterschiedlich.

Blutung in die freie Bauchhöhle, Hämaskos

Die Blutung in die freie Bauchhöhle ist kompliziert durch das Aufeinandertreffen
zweier Schockmechanismen, nämlich des hämorrhagischen Schocks auf der einen
und des Peritonealreflex- oder neurogenen Schocks auf der anderen Seite.
Als **Blutungsursachen** kommen *postoperativ* die aufgegangene oder abgeglittene
Gefäßunterbindung und *spontan* die Tubarruptur bei Graviditätsanamnese in
Frage, dann die Aneurysmaruptur, auf die Alter, Bauchschmerzprodome und
Parallelbefunde hinweisen; ferner die Ruptur eines Leberhämangioms und
schließlich noch die Spontanruptur bei der Malariamilz und seltener die Pankrea-
titisnekrose.
Symptome: Klinisch macht die Blutung Blässe, Schockindex und ZVD-Abfall.
Die **Diagnose** ist mit Perkussion der Flankendämpfung und Auskultation der
leisen oder fehlenden Darmgeräusche, ferner mit Sonographie und Lavage zu
stellen. Immer Leukozytose und meßbar zunehmender Bauchumfang. Der Douglas ist vorgewölbt und die Zwerchfelle stehen hoch.
Behandlung: Nach oder unter Schockbekämpfung und systemischer Hämostase
Laparotomie, Blutabsaugung und präliminare Blutstillung mit Kompressionstam-
ponade, Kreislaufauffüllung und erst dann Aufsuchen und Versorgen der Blutungsquelle.

Aszitesbehandlung Abb. 50.**19**

Akuter Hohlorganverschluß

Gallengangverschluß (S. 533f.), Pankreasgangverschluß (S. 549ff.), Mesenterialgefäßverschluß (S. 335) und Darmverschluß.

Darmverschluß

▶ Inkompletter oder kompletter Stopp der Darmpassage infolge eines mechanischen Hindernisses oder aufgrund einer funktionellen Störung der Dynamik, d. h. Paralyse.

Tabelle 50.7 Untersuchungsverfahren	
Anamnese (Stuhlgewohnheit)	Rö-Leeraufnahme im Stehen und/
Inspektion	oder Linksseitenlage
Auskultation	Magensonde
Perkussion	Hebe-Senk-Einlauf
Palpation (einschl. Douglas-Raum)	(Prostigmintest bei unklarer Diffe-
Sonographie	rentialdiagnostik mechanischer/
	paralytischer Ileus)

Definition der Ileusarten Abb. 50.**20**

Mechanischer Ileus

Ursachen: Der mechanische Ileus hat 2 Entstehungsmechanismen:
● die *Obturation oder Okklusion der Darmlichtung* von innen oder außen *ohne* Beteiligung der Mesenterialgefäße (Abb. 50.**21**). *Ursachen* sind Verwachsungsstränge oder Briden, Hernien, Tumoren, Atresien, Mekoniumpfropf, Strikturen, enges Hirschsprung-Segment, Gallensteine, Fremdkörper, Wurmkonvolute und Kotsteine;

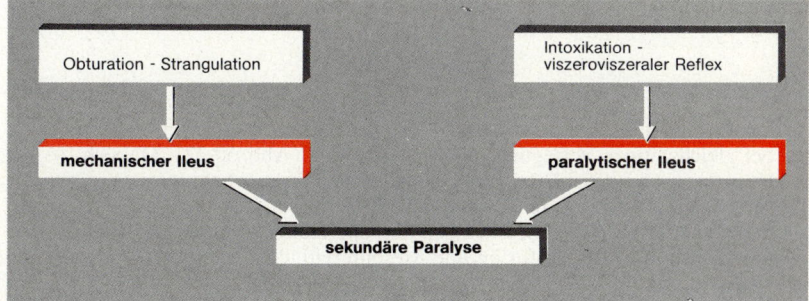

Abb. 50.**20** Ileusursachen und -arten.

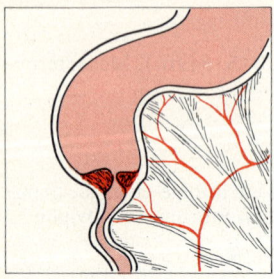
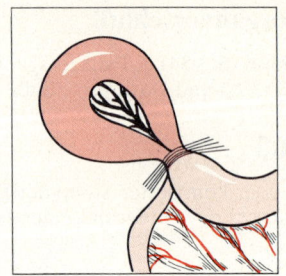

Abb. 50.**21** Obturationsileus.

Abb. 50.**22** Strangulationsileus.

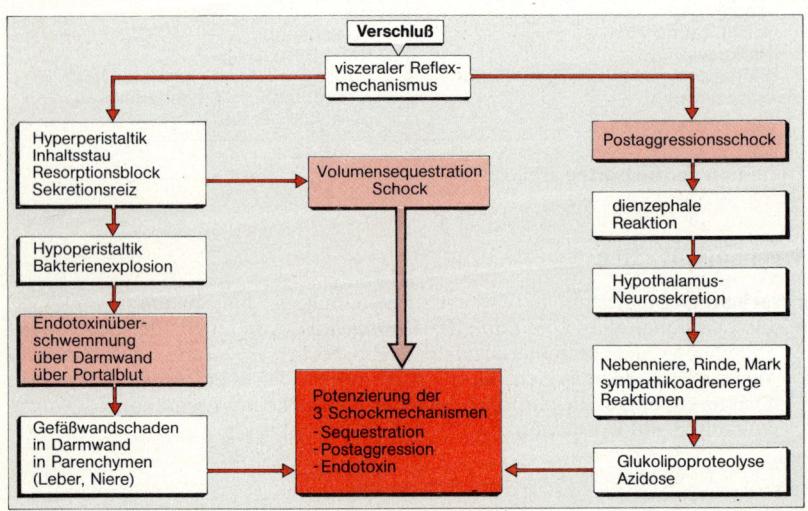

Abb. 50.**23** Pathophysiologie des mechanischen Ileus.

- die *Strangulation der Mesenterialgefäße mit* Störung der Darmwandernährung
  bei gleichzeitiger Verlegung der Darmlichtung (Abb. 50.**22**). Da sich bei ihr
  Gewebeernährungsstörung und mechanische Passagebehinderung potenzie-
  ren, verursacht sie ein schweres akutes *Schockbild. Ursachen* sind Briden, die
  das Gekröse abschnüren, oder gemeinsame Einklemmungen von Darm und
  Mesenterium in Bruchpforten und Mesenteriallücken wie beim Volvulus, der
  Malrotation und Invagination.

Pathophysiologie (Abb. 50.**23**): Beim mechanischen Ileus entwickelt sich rasch
ein Schocksyndrom. Es hat 3 Ausgangspunkte: a) die *Verschlußstelle* selbst; von

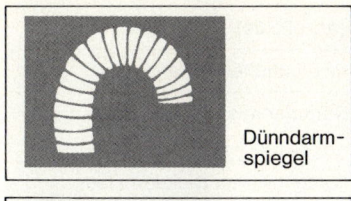

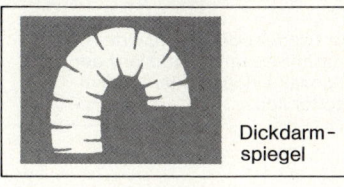

Dünndarm-
spiegel

Dickdarm-
spiegel

Abb. 50.**24** Ileus. Röntgenübersicht
mit unterschiedlicher Fiederung
beim Dünn- und Dickdarmileus.
Cave: orale Bariumdarstellung!

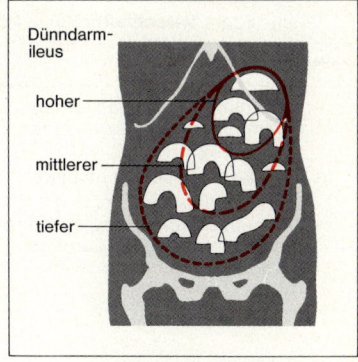

Abb. 50.**25** Ileus. Röntgenübersicht
mit Darmgasspiegeln. Im Einklang
mit dem physikalischen Befund entspricht ihre Lokalisation und Anordnung der Verschlußhöhe.

ihr geht die neurovaskuläre Reaktion direkt zum Zwischenhirn, morphologische
Veränderungen sind hier nachgewiesen; die Folge ist das neurohumoral oder
zentral ausgelöste Postaggressionssyndrom (S. 150); b) die *Unterbrechung des
intestinalen Mineral-* und *Flüssigkeitskreislaufs* infolge Sekretstau vor dem Hindernis bei gleichzeitigem Resorptionsblock, was zu lokalem Volumenentzug führt.
c) Im überdehnten oralen Stasedarm überwuchern die *Endotoxinbildner*, schädigen zunächst die Darmwand und später alle Parenchyme mit der Folge des *Endotoxinschocks*.
Symptome sind der allmählich zunehmende Schmerz (Okklusion) oder die plötzlich auftretende, auskultatorisch lokalisierbare, peristaltiksynchrone Kolik mit
basalem Dauerschmerz (Strangulation); ferner Aufstoßen und Erbrechen und
Tachykardie. **Diagnose:** Reflektorische Abwehrspannung, lokalisierbarer Meteorismus, hörbare Hyper- und Widerstandsperistaltik bis zum klingenden, spritzen-
den Preßstrahlgeräusch und Oligurie. Im Serum Hämokonzentration, Kalium-
abfall, Blutzucker- und Harnstoffanstieg und Azidose; bei Strangulation dazu
Leukozytose über 13000. In Sonogramm und Rö-Übersicht im Stehen überblähte
Darmschlingen mit typischen Gas-Flüssigkeits-Spiegeln und Luftansammlung mit
Fiederung (Abb. 50.**24**, Tab. 50.**8**). Die Verschlußlokalisation ist beim Vergleich
mit dem klinischen Befund anhand der Spiegelanzahl und -anordnung möglich
(Abb. 50.**25**). Bei Unklarheiten ist die orale Kontrastdarstellung mit Gastrografin
erlaubt. *Cave* Barium oral!
Strangulationsileus und Obturationsileus verlaufen klinisch unterschiedlich. Während die Strangulation sehr früh die Zeichen der *Ileuskrankheit* macht, werden bei
der Okklusion die Krankheitssymptome erst später gravierend. Als Grundregel
für die Diagnose gilt, daß jede Symptomkonstellation nur in ihrem *klinischen
Bezug* (Abb. 50.**26**) zu interpretieren ist, d.h. a) im Verhältnis zur Dauer der

Tabelle 50.**8**   **Verschlußhöhe im Röntgenbild** (Abb. 50.**24**)

Röntgenbefund	Verschlußhöhe und -art
– Dünndarmspiegel und Luftan-sammlung mit durchgehender „Fiederung":	– Dünndarmileus
– Dickdarmspiegel mit halbierter „Fiederung":	– kompensierter Dickdarmileus
– Dünn- und Dickdarmspiegel und Luftansammlung mit durchge-hender und halbierter „Fiede-rung":	– entweder dekompensierter Dick-darmileus mit Insuffizienz der Ileozäkalklappe oder paralyti-scher Ileus

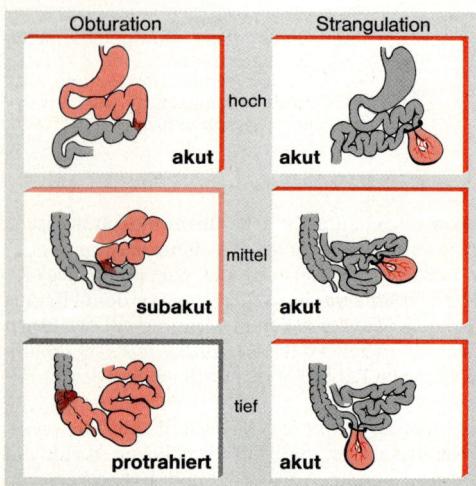

Abb. 50.**26**   Ileus. Der klini-sche Bezug zwischen Höhe des Verschlusses, Durchblu-tungsverhältnissen und klini-scher Symptomatik.

Vorgeschichte, b) zum Alter des Kranken und c) zur röntgenologisch nachgewie-senen Verschlußhöhe. Beispiel: Je höher der Verschluß, um so rascher die Ver-schlechterung, je tiefer, um so protrahierter der Verlauf. Das bedeutet praktisch: der Okklusionsileus kann, wenn er hoch sitzt, ebenso dramatisch verlaufen wie der Strangulationsileus, wenn dieser tief sitzt. Weil sie immer nachhinkt, ist die Stuhl- und Windverhaltung ein absolut unzuverlässiges Anzeichen.

Behandlung: Ihre Grundregel heißt: „Über einem Ileus darf die Sonne nicht untergehen!" Nach Säure-Basen-, Elektrolyt- und Volumenersatz sowie Clinda-mycin 4 × 1,8 g/d i. v., Breitspektrum-Penizillin 12 g/d i. v. wird laparotomiert und das Hindernis beseitigt. Das heißt: Bridendurchtrennung, Verwachsungslö-sung, Darmbefreiung aus Einklemmungen oder Resektion oder Umgehung von

Stenosen und Kompressionen. Reseziert werden müssen *ernährungsgestörte* Darmabschnitte und angetroffene *Tumoren*. **Spezielle** Ileusbehandlung s. u.

Paralytischer Ileus

▶ Die Paralyse ist Ausdruck einer toxischen, einer neuroreflektorischen, einer durch Elektrolytverschiebung, Säure-Basen-Entgleisung oder Mangeldurchblutung bedingten *myogenen Transportstörung.*

Ursachen: Am häufigsten ist die toxisch-infektiöse Genese, die von Peritonitis, Abszeß oder Nekrose ausgeht. Dann folgen reflektorisch-neurogene, metabolische und vaskuläre Ursachen. Ein Zusammentreffen aller Ursachen findet sich im Endstadium eines mechanischen Ileus.

Reflektorische Ursachen sind Nieren- und Gallenkolik, Pankreatitis, Adnex- und Netztorsion, Bauch- und Retroperitonealtrauma, Hämatome und Myokardinfarkt. *Neurogene Ursachen* sind Tabes, Syringomyelie, Herpes zoster und Wirbeltraumen. *Metabolische Paresen* sind die Folge von Urämie, Säure-Basen-Verschiebung, Diabetes, Porphyrie und Alkaloidvergiftung; ferner von B-Avitaminose, Hypoproteinämie, Hypokaliämie und Hypomagnesiämie. *Vaskuläre Ursachen* sind Portalhypertension, kardiale Stauung und Mesenterialinfarkt. Eine besondere, auf den Dickdarm beschränkte Parese des älteren Menschen ist die *Pseudoobstruktion.*

Die **Symptome** sind das aufgetriebene, weiche Abdomen, der Meteorismus sowohl des Dick- als auch des Dünndarms, Fehlen von Darmgeräuschen. Leukozyten und Serumamylase sind erhöht, der Schockindex liegt über 1, die Zunge ist trocken. Außerdem bestehen Singultus und Überlauferbrechen. Der Darm spricht auf Peristaltika nicht an. Harte Bauchdecken beweisen die *Peritonitis,* weiche die übrigen Entstehungsursachen. **Behandlungsgrundsatz** ist die *Ursachenbeseitigung.* Für die *Peritonitis* bedeutet dies immer a) Laparotomie; b) die Eliminierung der Infektionsquelle, also Appendektomie, Ulkusversorgung oder Darmresektion; c) Eiterentfernung aus allen Bauchfellrezessus, u. U. Anlegen einer Darmfistel und d) zur dorsoventralen Perfusion die 4-Quadranten-Drainage der offengelassenen Bauchhöhle (S. 226). Je nach Verlauf programmierte Relaparotomie. Bei *metabolischer* und *reflektorischer* Parese Ausschaltung der Reizquellen, metabolische Korrektur, Reflexkupierung mit Periduralanästhesie und medikamentöse Peristaltikanregung (S. 227); außerdem endoskopische Einführung einer langen Darmsonde zur Absaugung des stagnierenden Darminhalts. Bei Versagen der genannten Maßnahmen und drohender Verschlechterung muß laparotomiert und der Darm an mehreren Stellen gefistelt werden.

Gemischter Ileus

▶ Gleichzeitig mechanischer und paralytischer Ileus.

Ursachen: Meist verbindet sich bei ihm eine lokale Peritonitis mit einem adhäsionsbedingten mechanischen Hindernis (S. 672). Der **Symptomcharakter** wechselt zwischen dem des mechanischen und dem des paralytischen Ileus. Auch das *subseröse Hämatom,* das bei hämorrhagischer Diathese, vornehmlich aber infolge der verbreiteten Antikoagulation an Häufigkeit zunimmt, ist als Ursache keine Seltenheit. Erkennbar ist es neben der meist traumatischen Anamnese am lokali-

sierten Meteorismus, begrenzten Druckschmerz, an Stenosegeräuschen, Leukozytose und Meläna. In der MDP zeigen sich stenosierende Wandpolster. **Behandlung:** Bei kompletter, nichtüberwindbarer Passagestörung Laparotomie. Allein
das Darmwandhämatom kann konservativ mit Gerinnungsstabilisierung und
Resorptionsförderung überwunden werden.

Häufige mechanische Ileusursachen (Abb. 50.27)

Am häufigsten ist der **Adhäsionsileus** infolge von Bauchfellverwachsungen. Da
die Verwachsungen regelhaft die Folge vorausgegangener Laparotomien sind, ist
die Laparotomienarbe diagnostisch wegweisend (s. u.). Weil aber auch die **inkarzerierten Hernien** häufig sind, ist die Bruchpfortenuntersuchung nie zu unterlassen. Selten ist die Inkarzeration einer **inneren Hernie.** Dabei ist an die *Treitz*-
Hernie mit schmerzhafter Mittelbauchblähung und tastbarer Resistenz zu denken, oder an die Hernia *mesocolica* mit typischem Mittelbauchtumor und den im
Sonogramm und Rö-Bild massierten Dünndarmschlingen im Unterbauch; ferner
an die *traumatische Zwerchfellhernie* mit der typischen Unfallanamnese, dem epi-
gastrischen Schmerz und Darmgeräuschen im Thorax.
Relativ häufig ist der **Tumorileus,** vornehmlich im Dickdarm, seltener im Dünndarm. Typisch für ihn sind die lange Anamnese mit Beschwerdezunahme und
Leistungsknick, ferner geblähte Dünndarmschlingen mit sichtbaren Steifungen
sowie die Tumoranämie. Tumoren im rechten Kolon und Dünndarm machen eine
Mittelbauchblähung, Tumoren im linken Kolon eine Rahmenblähung und paradoxe Diarrhö. *Behandlung* S. 604 f.
An *seltenen Ursachen* ist der **Volvulus** zu erwähnen. Er ist ein Strangulationsileus
mit Ischämie und inkomplettem Darmverschluß. Im Dünndarm ist er Folge der
Malrotation, im Sigma Folge einer Elongation. Seltener ist der Volvulus im Ileozäkalbereich. Typisch für den Volvulus ist der hochgradige, aber begrenzte Meteorismus. Ihm entspricht im Sonogramm und Rö-Bild die torquierte, *stehende*
und geblähte *Darmschlinge. Behandlung:* Beim Sigmavolvulus zunächst Versuch
der rektoskopischen Rückdrehung durch Luftinsufflation unter Lagewechsel des
Kranken. Bei Versagen Laparotomie mit Rückdrehung und Fixation an der hinteren Bauchwand, besser primäre Resektion. Beim Dünndarmvolvulus immer sofort Laparotomie.
Beim **alimentären Ileus** ist die Lichtung durch Ansammlung unverdaulicher Nah-
rungsbestandteile, z. B. von Apfelsinenfasern, verstopft. Dies kommt vornehmlich bei geistig Gestörten, aber auch bei Kindern vor. Die anfänglich subklinische
Verlegung steigert sich allmählich zum Okklusionsileus. *Behandlung:* Laparotomie, dann Enterotomie und Entfernung des auch *Bezoar* genannten Faserkonvo-
lutes.
Entzündliche Hindernisse, die zum mechanischen oder gemischten Ileus führen,
sind Perityphlitis, Morbus Crohn, Aktinomykose und Tbc. Typisch für sie sind
ihre längere Vorgeschichte, Entzündungszeichen und Gewichtsabnahme. Objek-
tivierbar ist das tastbare schmerzhafte, entzündliche Infiltrat. Die *Behandlung*
richtet sich nach dem Grundleiden. Bei komplettem Verschluß immer Resektion.
Der **frühkindliche Ileus** ist ausnahmslos mechanischer Natur. Seine Ursachen sind
die Duodenal-, Ileum- und Jejunumatresie (S. 579), ferner der Malrotations- und

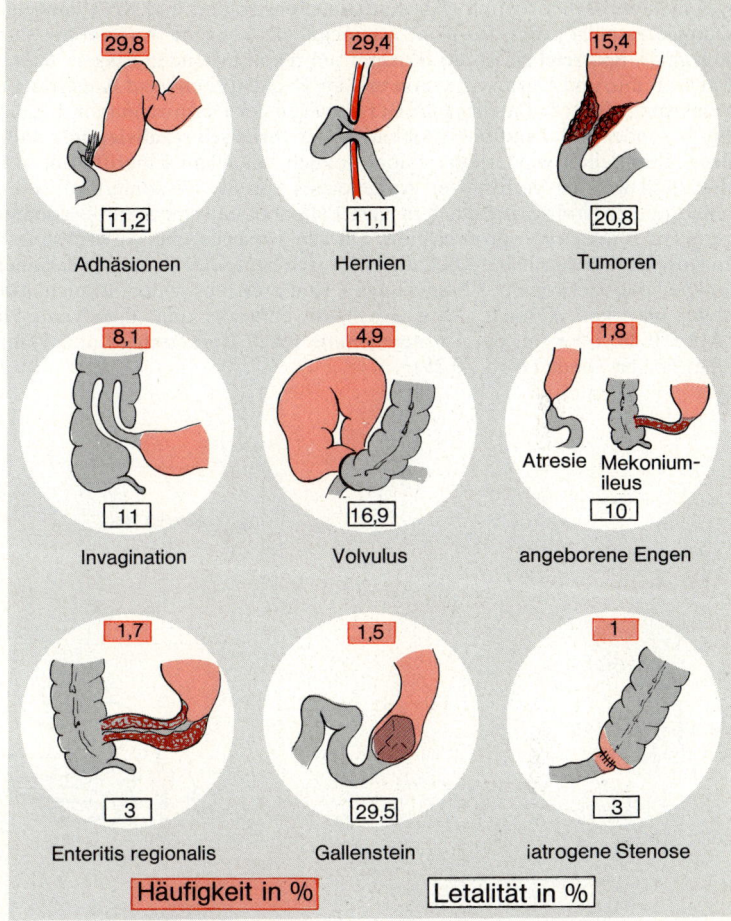

Abb. 50.**27**   Mechanischer Ileus. Ursachen, ihre Frequenz und Letalität.

Mekoniumileus (S. 573f., 581). Die vorwiegend bei Knaben nach dem 6. Lebens-monat auftretende Einscheidung von Dünn- in Dickdarm, die **Invagination,** tritt hauptsächlich an der Ileozäkalklappe auf. *Symptome* sind krampfartige Bauch-schmerzen, reflektorisches Erbrechen und in den ersten 24 Stunden die tastbare Invaginationswalze im rechten Mittelbauch oder oberhalb und links vom Nabel. Bei letzteren Lokalisationen, die der Lage des Invaginates im Colon transversum oder im Colon descendens entsprechen, fühlt sich der rechte Unterbauch leer an, was man als *Dance*-Symptom bezeichnet. Sonogramm und Rö-Übersicht zeigen Dünndarmspiegel, der Rö-Kontrasteinlauf die konvexe Aussparung durch das Invaginat. Spätzeichen ist die Blutspur am rektal tastenden Finger. *Behandlung:* Laparotomie und Desinvagination und als Rezidivprophylaxe Anheftung des Zäkums an die hintere Bauchwand. Bei Versagen der Desinvagination Resektion.

Ein besonderes Behandlungsproblem ist der **chronisch rezidivierende Adhäsionsileus.** Ihm gehen wiederholte Laparotomien vor allem Eingriffe am infizierten Bauchfell wie bei perforierter Appendizitis voraus. Disponiert zu Adhäsionen und Strängen sind vornehmlich magere Patienten und solche mit besonderer Neigung zur Bindegewebsproliferation. Da alle Versuche, die Verwachsungsbildung zu stoppen, versagt haben, begnügt man sich heute damit, die Adhäsionen so zu lenken, daß sie keinen Abknickungs-, Kompressions- oder Strangulationsileus mehr bewirken können. Dies geschieht entweder mit der *Noble*-Plikation (Abb. 50.**28**) oder mit der *Darmschienung* (nach Reifferscheid und Philipp) auf einer langen Sonde (Abb. 50.**29**).

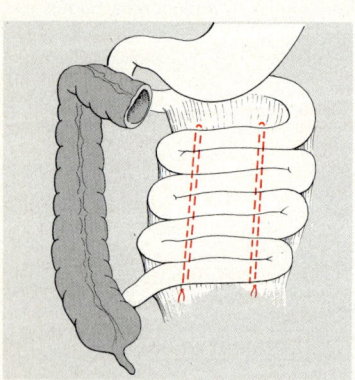

Abb. 50.**28** Ileus. Verhütung eines rezidivierenden Adhäsionsileus mit der Noble-Plikation.

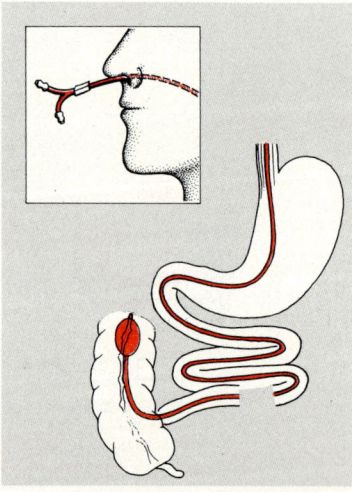

Abb. 50.**29** Ileus. Verhütung des rezidivierenden Adhäsionsileus durch Darmschienung auf der Dennis- oder Miller-Abbott-Sonde.

51. Bauchtrauma

Tabelle 51.1 Untersuchungsverfahren	
Klinik – Schockindex – Inspektion auf Prellmarken – Palpation (Bauchdecken, Douglas, Becken, WS, Nierenlager, untere Thoraxapertur) – Perkussion (Flanken) – Auskultation – Bauchumfang – Miktionsversuch *Sonographie* *Instrumentell* – Lavage – ZVD – Magensonde (Blut)	*Labor* – rotes und weißes Blutbild mit Verlaufskontrollen – Urinsediment auf Blut – Pankreasenzyme *Röntgen* – Abdomen- und Thoraxübersicht (auf freie Luft, diffuse Verschattung, Darmspiegel) – i. v. Urogramm – Computertomogramm

▶ Gewalteinwirkungen können die Bauchorgane perforierend, berstend, scharf oder stumpf treffen. Weil sofort erkennbar, bietet die *perforierende Verletzung* keine diagnostischen Schwierigkeiten und da sie immer die Wundrevision mit Laparotomie erfordert, stellen sich auch keine indikatorischen Fragen. Anders das *stumpfe Trauma*, bei dem von der Qualität, Zielsicherheit und Geschwindigkeit der allgemeinen und speziellen Diagnostik die *Prognose* entscheidend abhängt.

Pathophysiologie und Symptomatik

Die *Folgen* einer intraabdominalen Verletzung sind der *hämorrhagische oder traumatische Schock*, ferner bei Perforationsperitonitis der *Endotoxin*schock und die schockbedingte pulmonale Globalinsuffizienz. Im einzelnen sind bestimmte Organverletzungen bestimmten *Schockarten* und -*reaktionen* zuzuordnen:

● Die Verletzung *solider Organe* wie Leber, Milz, Niere und Pankreas führt zum zunehmenden Blutungsschock.
● Die Zerreißung *größerer Gefäße*, z. B. Mesenterium, V. cava und Aorta macht den initial extremen Blutungsschock.
● Die *Hohlorganverletzung* im *oberen* Verdauungstrakt macht den sofortigen Enzym- und Endotoxinschock.
● Die *Hohlorganverletzung* im *unteren* Trakt, in Gallen- und Harnwegen macht ein protrahiertes peritonitisches Schockbild.
● Die *Zwerchfellruptur* mit großem inkarzeriertem *Prolaps* macht einen traumatisch-neurogenen Schock mit Ventilationsstörung.
● Die *Zwerchfellruptur* ohne Inkarzeration verläuft larviert.

Stumpfes Bauchtrauma

Entstehungsursachen sind stumpfe Gewalteinwirkungen wie Kontusion und Kompression. Häufige, über Gewaltausmaß und Einwirkungsbereich *orientierende* äußere und leicht verifizierbare *Begleitverletzungen* sind Rippen-, Becken-, Wirbel- und Extremitätenbrüche sowie nichtperforierende Thorax- und Schädelwunden. Wegen seiner *Skelettelastizität* und relativen Parenchymgröße zur Organverletzung besonders disponiert ist der *kindliche* Organismus. Je nach Exposition, Fixierung und Zerreißbarkeit sind die Bauchorgane durch das stumpfe Bauchtrauma *unterschiedlich* gefährdet: Die Milz zerreißt in 35%, die Nieren und Harnwege in 24%, die Leber in 18%, der Magen in 14%, das Retroperitoneum in 10% und das Mesenterium in 7%.

Merke: Beim Kombinationstrauma von Schädel und Bauch kann eine katastrophale Bauchblutung durch ihren Verlust an Sauerstoffträgern die zerebrale Situation dramatisch *verschlechtern*. Andererseits kann der von einer Bauchblutung ausgehende Schock mit seinem gestörten Sensorium und den weiten Pupillen ein *Hirntrauma vortäuschen*. Deshalb immer unverzügliche **DD-Klärung** mit Abdominalsonographie und/oder Peritoneallavage (Abb. 51.**1**).

DD: Die einfache Bauchwandprellung ist durch ihre *Symptome* auszuschließen. Diese sind:
- *lokalisierter, spinaler Schmerz* und nichtperforierende Wunde;
- *Leukozytose*, die sich in Stunden zurückbildet;
- lokalisierte *Bauchwandverdickung*, auch im tangentialen Sonogramm und Rö-Bild;
- intraabdominaler *Negativbefund* in Sonogramm und Rö-Bild;
- spontane *Normalisierung des Schockindex* in 60–90 Minuten.

Die **Operationsindikation** (Abb. 51.**2**) wird von den *3 Akuitätsgraden* bestimmt:
- in akuter, lebensbedrohlicher Situation, also nicht ausgleichbarem Volumenmangel, unter fortgesetzter Schockbekämpfung *sofortige Laparotomie;*

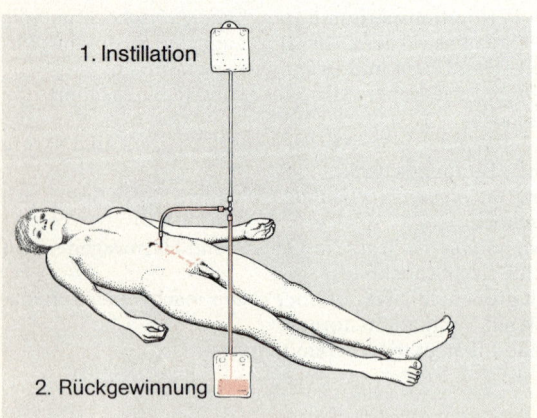

1. Instillation

2. Rückgewinnung

Abb. 51.**1** Stumpfes Bauchtrauma. Diagnostische Lavage in der oberen Hälfte der Nabel-Symphysen-Linie.

- bei weniger akut bedrohlicher Situation unter Volumenersatz *Ausschöpfung* der weiterführenden *Diagnostik* (Tab. 51.**2**);
- bei diagnostisch unklarer, volumenmäßig beherrschbarer Situation ist die stationäre *Verlaufsbeobachtung* angezeigt. Dabei Intensivmonitoring unter sonographischer, auskultatorischer, perkutorischer und palpatorischer Bauchkontrolle, u. U. unter Einschaltung von Etappenlavagen.

Operationstechnik: Bei der Laparotomie findet sich nahezu immer Blut. Deshalb zunächst Aufsuchen der Blutungsquelle. Bei heftiger Blutung erfordert dies präliminare Tamponade; bei arterieller Massenblutung ist die Aortenabklemmung u. U. nicht zu umgehen. Bei hergestellter Übersichtlichkeit behutsame Revision der Organe, als erstes der am häufigsten verletzten Milz, der Leber und des

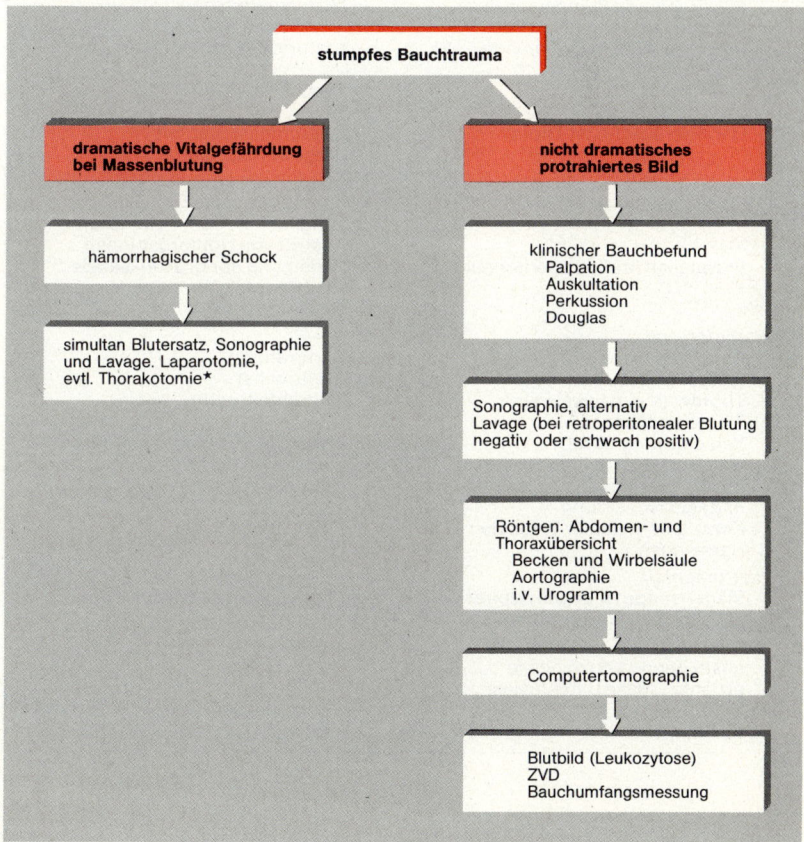

Abb. 51.**2**   Triage beim stumpfen Bauchtrauma.

Tabelle 51.2   **Symptome und Ursachen des stumpfen Bauchtraumas**

Symptome	→	Ursachen

Klinisch

Symptome	Ursachen
– Schock	– Blutverlust, Schmerzen, Peritonitis
– Bauchdeckenspannung	– Peritonealreizung
– zunehmender Bauchumfang	– intraabdominale Blutung, Ileus
– zunehmende Flankendämpfung	– intra-, meist retroperitoneale Blutung
– rektal: Douglas-Schmerz- und Vorwölbung	– intraabdominale Blutung, Unterbauchtrauma
– nachlassende Urinproduktion	– Volumenmangel oder Harnwegsverletzung
– ausstrahlende Schmerzen linke Schulter	– Milzhämatom oder -ruptur
– umschriebene, zunehmende Resistenz im Mittelbauch	– rupturiertes Aortenaneurysma
– atmungsabhängiger Bauchschmerz	– Zwerchfellruptur
– Darmgeräusche im Thorax (meist links)	– Zwerchfellruptur mit Eingeweideprolaps

Sonographisch

Symptome	Ursachen
– Flüssigkeit im Bauchraum	– intraabdominale Gefäßverletzung, Leber- oder Milzruptur, Austritt von Hohlorganinhalt
– Flüssigkeit im Retroperitoneum	– Verletzung der großen Gefäße, Nierenruptur, Wirbel- oder Beckenfraktur

Radiologisch

Symptome	Ursachen
– Abdomen: freie Luft (evtl. Exsudat)	– Perforation (Peritonitis)
– Thorax: (meist links) keine Zwerchfellkontur Verschattung basal, evtl. Darmspiegel	– Zwerchfellruptur – Zwerchfellruptur mit Organprolaps
– i. v. Urogramm: keine Kontrastmittelausscheidung	– Nierenstielabriß
Kontrastmittelaustritt aus den Harnwegen	– Verletzung der Harnwege

Instrumentell

Symptome	Ursachen
– Magensonde: blutiges Aspirat	– Magen-, Duodenalverletzung
– Lavage: Blut(beimengung)	– intraperitoneale Verletzung

Laborchemisch

Symptome	Ursachen
– ansteigende Leukozytose	– unspezifisch
– erhöhte Lipase und Amylase	– Pankreasverletzung (Amylase allein unspezifisch)
– zunehmende Anämie	– Blutung

Magens. Ihre Läsionen erfordern ein *organspezifisches Vorgehen* (Milz S. 558, Leber S. 523, Magen S. 518). Eine eröffnete *Gallenblase* wird entfernt, ein eröffneter *Gallengang* über einem T-Drain genäht (Abb. 40.**16**); ist dies bei größerem Defekt oder Zerfetzung nicht möglich, wird die Öffnung mit einer nach Roux ausgeschalteten Dünndarmschlinge anastomosiert. *Darmverletzungen* erfordern die Übernähung, Resektion oder Vorlagerung. Eine *Pfortaderverletzung* wird nach temporärer Abklemmung des Lig. hepatoduodenale genäht. *Duodenalverletzungen* lassen sich meist übernähen und erfordern nur bei ausgedehnten Defekten die Mitresektion des Pankreaskopfes. *Pankreastraumen* machen die Gangdrainage und Sekretableitung notwendig. Schwierigkeiten können *multiple Darmverletzungen*, z. B. infolge eines Durchschusses, machen. Oberstes Ziel der Versorgung ist die Wiederherstellung der Passage durch Übernähung oder Resektion. Dabei muß dem Erhalt unverzichtbarer Resorptionsflächen besondere Aufmerksamkeit geschenkt werden. Dies kann multiple Resektionen und Anastomosierungen bedeuten. *Dickdarmnähte* erfordern bei etablierter *Perforationsperitonitis* die temporäre Kotableitung durch doppelläufigen Anus praeter oder Zäkostomie. Dickdarmzerfetzungen werden als Kolostomie vorgelagert oder unter Anastomosierungsverzicht reseziert. Die *Kava-* oder *Aortenläsion* wird nach gefäßchirurgischen Grundregeln unter temporärer Abklemmung oder Ausklemmung versorgt.

Zweihöhlenverletzung

Symptome und **Indikation:** Lassen Prellmarken und Parallelläsionen an Thorax und Bauch, der Verletzungshergang und der Thorax-Rö-Befund eine Zweihöhlenverletzung vermuten, bestimmt der Ort der Massenblutung, welche Höhle zuerst eröffnet wird. *Cave* diagnostische Pleurapunktion, sie kann vorgefallene Darmschlingen treffen und den Thorax infizieren. Bei *nicht eindeutig vorrangigem* Befund zunächst Versorgung der verletzten Thoraxorgane mit Lobektomie, Pneumonektomie, Segmentresektion, Herzmuskel- oder Kavanaht oder Nahtverschluß der Zwerchfelläsion. Erst danach dann Laparotomie zur Versorgung der verletzten Bauchorgane. Eine durchgehende *Thorakolaparotomie* ist nur angezeigt, wenn z. B. vom Thorax aus eine Leberkuppenzertrümmerung nicht sicher genug zu versorgen ist.

Perforierende offene Bauchverletzung

Ursachen sind meist Schuß, Stich und Pfählung. Die **Diagnose** des intraabdominellen Verletzungsbefundes ergibt sich aus der Wundinspektion, dem Schockausmaß und der anamnestischen Rekonstruktion des Verletzungshergangs. Rö-Übersicht von Abdomen und Thorax dienen dem Nachweis oder Ausschluß einer thorakalen Mitverletzung. **Behandlung:** Wie jede Wunde wird auch die Bauchwunde nach den Prinzipien der primären Wundversorgung behandelt. Der *Wundkanal* wird in seiner Gesamtlänge sondiert und wenn möglich ausgeschnitten. Natürlich ist die Ausschneidung nur bei kurzstreckigen Schnitt-, Stich- und Pfählungsverletzungen möglich. *Langstreckige* Stilett- und Schußkanäle erfordern die Beschränkung auf Exzision der Ein- und Austrittsöffnungen, die Spülung mit Antiseptika und das Einlegen von weichen Drainagen. Ergibt sich bei der Wundrevision oder -sondierung eine Verbindung zur Bauchhöhle, muß diese erweitert und der Bauchsitus im einzelnen revidiert werden. *Organversorgung* S. 679.

Pfählungsverletzung

Pfählungstraumen, die den Körper meist von kaudal her treffen, sind keineswegs selten (Abb. 51.**3**). Eindringende Gegenstände sind Holzpfähle, Stiele, Stangen und Rohre. **Entstehungsmechanismus** ist in der Regel der *Sturz auf das Gesäß*, wobei sich die genannten aufrecht stehenden Gegenstände mit großer Gewalt außerordentlich tief in den Körper *einspießen* können. Die **Hauptgefahr** ist die Nichterkennung der inneren Verletzungen, zumal dann, wenn der Spieß *transanal*, also ohne äußerlich sichtbare Verletzung, durch Rektum und Sigma in den Körper eingedrungen ist, den Darm erst höher durchbohrt hat und so in die Bauchhöhle oder das Retroperitoneum gelangt. Auf diesem Wege können selbst Thoraxorgane verletzt werden. Dies zu erkennen ist Aufgabe der notwendigerweise interventionellen **Invasivdiagnostik:** Zunächst Sonographie und Rö-Übersicht zum Nachweis oder Ausschluß eines traumatischen Pneumoperitoneums, dann mit dem flexiblen Gerät *behutsame Endoskopie* des Rektosigmas ohne Klysma und ohne Lufteinblasung. Bei Negativbefund Gastrografineinläufe. Bereits bei Läsionsverdacht dorsale, parasakrale oder abdominale Rektumfreilegung. Bei *unklarem Befund* von vornherein Laparotomie. Am häufigsten zerreißt das *Rektum* am Übergangsknick zum Sigma. Dann folgen in der Häufigkeit die Verletzungen von Vagina, Skrotum, Harnröhre und Blase. In ihrem ganzen Ausmaß sind die Pfählungsfolgen immer erst nach Freilegung der betroffenen Region zu erkennen. **Behandlung:** Während Rektumverletzungen nach der Nahtversorgung die Ableitungskolostomie erfordern, werden Kolonverletzungen befundabhängig versorgt (S. 612). Die Blasenverletzung wird transabdominell unter Katheterableitung verschlossen, die Urethra unter Sicherung durch einen suprapubischen Blasenkatheter auf einem Schienungskatheter genäht. **Prognose:** Bei unmittelbarer Versorgung heilen alle Verletzungen, auch die Schließmuskelzerreißung des Anorektums ohne Funktionseinbuße aus. Mit der Verzögerung der Versorgung verschlechtern sich die Funktionsresultate, weshalb die aufgeschobene Sphinkternaht unbedingt zu vermeiden ist.

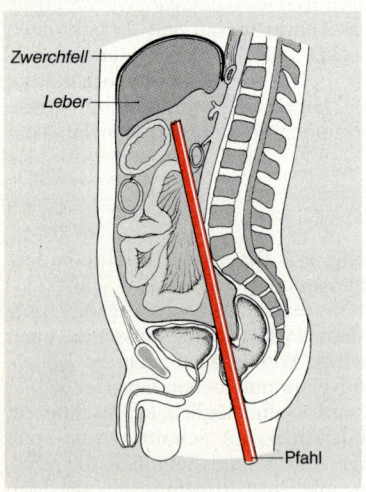

Zwerchfell

Leber

Pfahl

Abb. 51.**3** Perforierendes Bauchtrauma. Pfählungsverletzung.

Stumpfe Retroperitonealverletzung

Sie entsteht meist im Rahmen von Kombinationsverletzungen vornehmlich bei Abdominaltraumen, seltener infolge schräg auftreffender Gewalteinwirkungen sowie durch *Wirbeltrümmer-* und *Beckenbrüche*. Hauptursache der hohen Letalität von etwa 30–40% ist die *Blutung*.

Retroperitonealblutung

▶ Da 2/3 des Kreislaufvolumens durch das Retroperitoneum fließen, sind *Gefäßzerreißungen* hier katastrophal. Dies erklärt den im Gefolge von *Wirbel-* und *Beckenbrüchen* rasch eintretenden Volumenmangelschock, da es in kurzer Zeit zu Verlusten von mehreren Litern kommen kann.

Ausgangspunkt ist neben den genannten Frakturen die Nierenruptur, der Harnleiterabriß und die Zerreißung großer Gefäße. **Symptome:** Da im lockeren Retroperitoneum die Extravasate sich nicht selbst tamponieren und deshalb rasch wachsen und sich ausbreiten können, ist der frühe und hochgradige Volumenmangelschock typisch, außerdem der Retroperitonealschmerz mit Ausstrahlung zwischen die Schulterblätter sowie in Kreuzbein und Hoden ausgeprägt. **Diagnostik:** Flankendämpfung und sichtbares Flankenhämatom, reflektorischer paralytischer Ileus mit allen Anzeichen des akuten Abdomens. Im Sonogramm und Rö-Bild erscheinen die Nierenschatten und die Psoas- und Zwerchfellgrenzen durch das Hämatom verwaschen. Blutbild und Urinsediment, Ausscheidungsurogramm, DSA und Szintigramm informieren über Art und Schwere der Läsionen. **Behandlung:** Grundsätzlich erfordert das Retroperitonealhämatom äußerste Zurückhaltung. Ist es einmal eröffnet, können die diffusen Blutungen kaum noch beherrscht werden. Eine nachgewiesene schwere Nierenverletzung muß allerdings unverzüglich revidiert werden (s. u.). Das Retroperitonealhämatom, das von einer Weichteil- und Knochenzertrümmerung ausgeht, wird solange als möglich konservativ mit Volumenersatz, DIC-Substitution, Eisblase und Kompressionsverband behandelt. Bei subkutanem Vordringen des Hämatoms kann eine Punktionsentlastung versucht werden. Ergießt sich dabei allerdings hellrotes Blut im Strahl, ist die Revision unvermeidbar. Vorher muß mittels selektiver DSA geklärt sein, wo faßbare Blutungsquellen zu vermuten sind. Ergeben sich bei der Revision diffuse Blutungsherde vor allem im Becken, kann die Unterbindung der inneren Iliakalarterien oder die Embolisierung von Arterie und Vene zur Blutstillung führen.

Nieren- und Harnleiterverletzung

▶ Zu *unterscheiden* sind:
- der subkapsuläre Riß mit Kapselhämatom,
- der durchgehende Riß zum Nierenbecken,
- die zentrale Kelch- und Nierenbeckenzerreißung und
- der Abriß von Gefäß- und Ureterstiel.

Ursachen sind Verkehrsunfälle mit *direkter* Gewalteinwirkung, meist infolge von Dezeleration, Schlag und Quetschung; *indirekt* führt der Sturz aus großer Höhe zur Durchspießung von Rippen- und Querfortsatzfragmenten. Parenchymrupturen können in Tiefe und Schwere variieren. **Symptome** sind Schock, Lendenschmerz, ferner Bauchumfangszunahme, Prellmarken und Hämaturie (80%). Die **Behandlung** erfolgt operativ und besteht in der Wundversorgung mit dem Ziel der

Organerhaltung. Eine zertrümmerte Niere darf erst nach sonographisch und uroszintigraphisch erwiesener Funktionstüchtigkeit der anderen Niere entfernt werden. Glattrandige Parenchym*zerreißungen* werden genäht und Polzertrümmerungen reseziert. Die Blutstillung der Wundflächen erfolgt mit Infrarotkoagulation oder Parenchymkleber. Die an der Hämaturie ohne nachweisbare Organverletzung erkennbare *Kontusion* wird verlaufsbeobachtet. Als **Spätkomplikationen** sind Gefäßstenosen, Hypertonie, Hydronephrose und Parenchymatrophie zu beachten.

Harnblasenverletzung

▶ Becken-, vornehmlich Symphysen- und Schambeinbrüche mit Fragmentdislokationen und spitzen Fragmenten, führen bei voller Blase zu Wandberstungen und -zerreißungen.

Zu unterscheiden ist zwischen der *intra-* und *extraperitonealen* Ruptur. **Symptome:** Erstere macht eine akute Peritonitis mit *„leerer Miktion"*, letztere einem retropubischen Schmerz mit Harndrang, Miktionsunfähigkeit und Blutentleerung, außerdem oft ein *Dammhämatom* und ins Genitale ausstrahlende Schmerzen. **Diagnostik:** Nur beim *Polytrauma* ist im Rahmen der Notversorgung der behutsame Entrierungsversuch der Blase mit weichem Gummikatheter erlaubt; beim *Monotrauma* dagegen nur anterograde Harnröhren- und Blasendarstellung mit Ausscheidungsurogramm. **Behandlung** der *intraperitonealen* Ruptur mit Laparotomie und Blasennaht; Versorgung der *extraperitonealen* Ruptur mit Blasennaht durch retropubische oder auch transperitoneale Freilegung. Immer Nahtsicherung mit Dauerkatheter und paravesikaler und retropubischer Drainage.

Harnröhrenverletzung

▶ An den typischen Stellen unter- und oberhalb des Diaphragma urogenitale, der Pars membranacea oder der Pars bulbosa lokalisierte Quetsch- oder Abrißwunde (Abb. 55.**72**).

Verletzungsgrade sind der einfache Einriß und die vollständige, offene oder geschlossene subkutane Durchtrennung. Die **Symptome** sind Anurie, Bluttropfenentleerung aus der Harnröhre und das ausgedehnte Dammhämatom mit Schwellung und Blaufärbung. **Diagnostik:** Rektale Austastung ergibt bei Totaldurchtrennung eine Auflockerung der Prostataloge. Bei unauffälligen Befunden beweisen Ausscheidungs- und Miktionsurogramm sowie die Uretrographie am Extravasat den einfachen Einriß. Bei negativem Rö-Befund Katheterisierung. *Cave* gewaltsames Entrieren. **Behandlung:** Bei *Einriß* behutsames Einführen eines weichen Dauerkatheters (Abb. 16.**28**). Bei disloziertem *Totalabriß* suprapubische Blasenfistel und primäre operative Versorgung entweder mit direkter Naht über Katheter oder bei Polytrauma und offener Verletzung mit Einführen eines Foley-Katheters unter Sicht und Aufblasen bei richtiger Blasenlage. Dann Anbringen eines äußeren Zugs am Katheterpavillon, so daß sich Blase und blasenwärtiger Harnröhrenstumpf an das blasenferne, distale Fragment annähern. **Prognose:** *Spätfolgen* sind die *Striktur* (10–25%) und bei Trigonumverletzungen die *Blaseninkontinenz* sowie bei Mitzerreißung des N. pudendus die *Impotentia coeundi*. Mit der unmittelbaren Anastomosierung beider Fragmente durch mikrochirurgische Naht läßt sich die Strikturgefahr weitgehend ausschalten.

52. Hoden

Tabelle 52.1 **Untersuchungsverfahren**	
Klinik – Inspektion – Palpation – Auskultation – Diaphanoskopie – Anheben des Hodens (Prehn-Zeichen)	*Spezielle Verfahren* – Punktion – Probefreilegung *Sonographie* *Labor* – HCG-Nachweis im Urin – 17-Ketosteroide, Östrogene und α_1-Fetoprotein im Serum

Tumoren

▶ Ausgangspunkt ist in 95 % der Fälle das Keimgewebe. Wegen seines Proliferationspotentials und wegen der frühen lymphogenen Metastasierung über die Samenstrangbahnen in die paraaortale Lymphknotenkette bis zum Nierenstiel ist nahezu jedes Hodenblastom prognostisch ungünstig. Gutartig ist nur das im Kleinkindesalter auftretende, ausdifferenzierte Teratom.

Bei den Malignomen sind *morphologisch* folgende 4 Formen zu unterscheiden (Abb. 52.**1**):

● die *Keimzelltumoren:* Seminom, Teratom, Teratokarzinom und Chorionkarzinom;

● die Tumoren des *spezialisierten Gonadenstromas:* Leydig-Zell-Tumoren, Sertoli-Zell-Tumoren;

● die seltenen *malignen Lymphome* und

● die *Metastasen,* meist von Bronchialkarzinomen.

Symptome: langsam zunehmende, schmerzlose Schwellung und Schweregefühl eines Hodens. Bei spontaner Einblutung rasche schmerzhafte Anschwellung, die eine akute Epididymitis oder Samenstrangtorsion vortäuscht. Hormonaktive Leydig-Zell-, Sertoli-Zell- oder Chorionkarzinome machen Gynäkomastie und Pubertas praecox. **Diagnostik:** Sonographie, α_1-Fetoprotein, β-HCG und Probefreilegung. *Metastasensuche* mit Thoraxröntgen, Urogramm, Leber- und Nierensonographie, Leberszintigramm und Lymphographie. **DD:** Hydro-, Variko- und Spermatozele, Epididymitis, Orchitis und Skrotalhernie (Abb. 52.2). **Behandlung:** Vom Leistenschnitt aus *Tumorexstirpation* und nach Schnellhistologie in Blutleere En-bloc-Entfernung von Hoden und Samenstrang und gleichzeitig retroperitoneale und paraaortale *Lymphknotenausräumung* bis über den Nierenstiel. Nicht ausgeräumt werden müssen die Lymphknoten beim Seminom und Chorionkarzinom. Ersteres ist *strahlensensibel* und letzteres hat bei Erfassung bereits hämatogen gestreut. *Terato-* und *Chorionkarzinome* werden mit der Kombination von Bleomycin, Vinblastin, Vincristin, Cisplatin und Actinomycin *chemotherapiert.* Die Applikation erfolgt in den 3 *Therapiephasen* der Induktion, Konsolidierung und Erhaltung. Sie erübrigt die vorausgehende Tumorreduktion. **Prognose:** Beim Seminom Dauerheilung; bei den übrigen Tumoren nach multimodaler Therapie etwa 60 % 5-Jahres-Überlebenszeiten. Prognostisch günstig sind präoperativ erhöhte α-Fetoprotein-Werte.

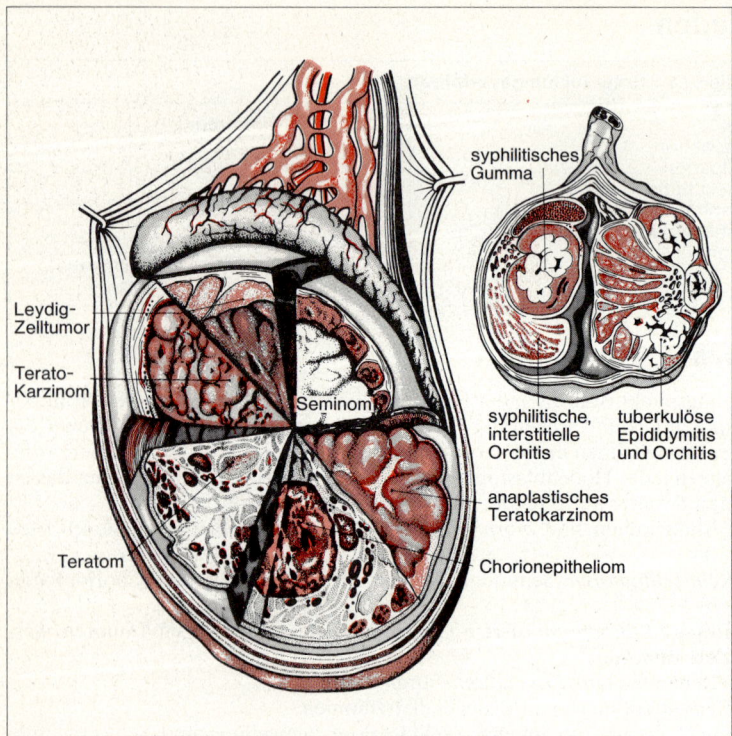

Abb. 52.**1**   Hodentumoren. Morphologische Strukturen.

Hodenverlagerung

Ektopie

Der Hoden hat nach dem Austritt aus dem Leistenkanal den falschen Weg einge-schlagen, so daß es subkutan zur inguinalen, zur perinealen oder zur femoralen *Hodenfehllage* kommt. **Behandlung:** Operative Normallagerung unter temporärer Fixation.

Retention, Kryptorchismus

Der Hoden hat den physiologischen *Deszensus* vor Erreichen des Skrotumein-gangs *unterbrochen* und ist je nach Höhe des Stopps ein *Bauch*- oder ein *Leisten-hoden.* In 25 % besteht gleichzeitig eine *Leistenhernie,* in 95 % ist intraoperativ ein offener Processus vaginalis anzutreffen. **Diagnose:** Leeres Skrotalfach, nicht tast-barer Hoden und bei Leistenlage hier tastbare Resistenz oder umschriebener Schmerz. **Behandlung:** Bis zum 2. Lebensjahr ist ein einmaliger *konservativer*

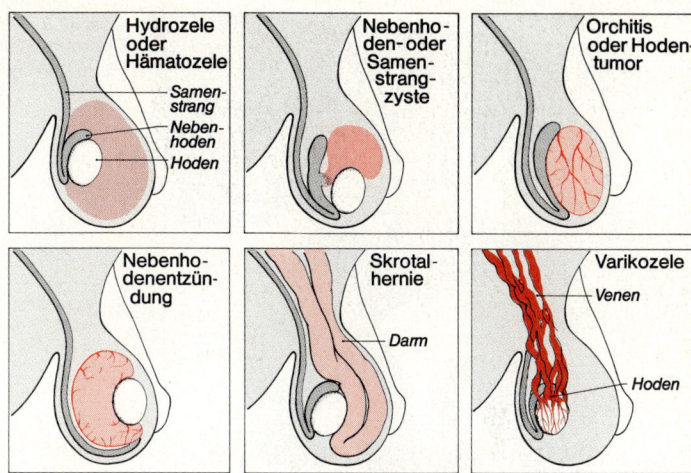

Abb. 52.2 Hodentumoren. Differentialdiagnostische Befunde.

Deszensionsversuch durch eine 5wöchige Hormonkur mit Choriongonadotropin-Nasenspray 2 × 250 IE/Woche gerechtfertigt. In 20% wandert danach der Hoden ins Skrotum. Bei Versagen muß anschließend der Deszensus operativ vorgenommen, der Hoden im Skrotum fixiert und die Leistenhernie beseitigt werden, anderenfalls *Infertilität* und *Verkrebsungsgefahr*.

Zelenbildungen

Hydrozele

▶ Idiopathische, traumatische oder bei entzündlichen Prozessen und Tumor symptomatische Exsudat- oder Transsudatansammlung zwischen Epi- und Periorchium.

Symptome: Prallelastischer, indolenter, oft sehr großer Tumor mit glatter Oberfläche. **Diagnose:** Lichtdurchlässigkeit, d. h. positive Diaphanoskopie. **DD:** Mit der negativen *Diaphanoskopie* sind Hodentumor und Skrotalhernie abzugrenzen. **Behandlung:** Bei Neugeborenen spontane Rückbildung. Bei Kleinkindern einmalige Punktion und Absaugung. Bei Rezidiv Operation mit Resektion des Hydrozelensacks und Evertierung der Schnittränder, die um den Samenstrang miteinander vernäht werden. Beim Erwachsenen ist zum Ausschluß einer symptomatischen *Tumorhydrozele* die direkte Operation angezeigt.

Spermatozele

▶ Angeborener, durch Trauma oder Infektion bedingter prallelastischer, meist dem oberen Hodenpol aufsitzender und von diesem gut abgrenzbarer zystischer Tumor.

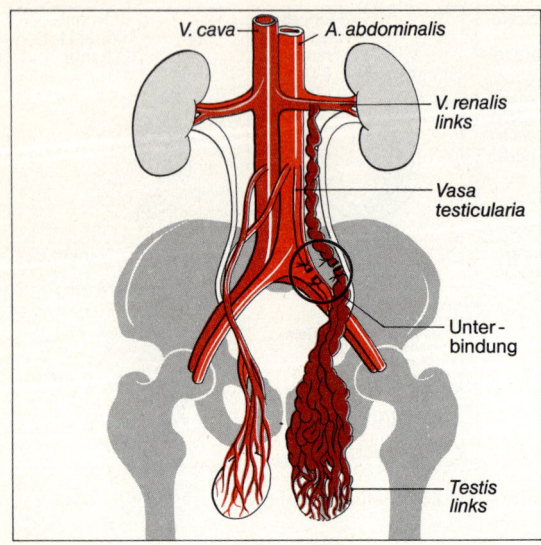

V. cava — A. abdominalis

V. renalis links

Vasa testicularia

Unter - bindung

Testis links

Abb. 52.**3**   Varikozele. Operationstaktik. Ligatur der V. oder A. testicularis.

Behandlung: Aus differentialdiagnostischen Gründen operative Ausschneidung.

Varikozele

▶ Krampfaderähnliche Venektasien des Plexus pampiniformis.

Ursachen: Meist *linksseitig* (80%) wegen der hier meist hämodynamisch ungünstigen, spitzwinkligen Einmündung der V. testicularis in die V. renalis. Die *symptomatische* Varikozele ist die Folge einer Stenosierung durch ein in die V. renalis eingebrochenes Hypernephrom. Die *beidseitige* Form ist Folge einer Klappeninsuffizienz der Vv. testiculares. **Behandlung** (Abb. 52.**3**): Bei ausgeprägtem Befund, Beschwerden oder Infertilität und ausgeschlossener symptomatischer Form Unterbindung der A. oder der V. testicularis nach extraperitonealer Freilegung in Höhe des oberen Darmbeinstachels; andernfalls Suspensorium oder straff sitzende Unterwäsche.

Akutes Skrotum

▶ Akute Entzündung von Skrotum, Hoden oder/und Nebenhoden.

Orchiepididymitis

Ursachen sind die vor allem nach Prostatektomie von der Dauerkatheterurethritis oder von einer Seminovesikuloprostatitis *fortgeleiteten* Infektionen. Der *hämatogene* Infektionsweg ist die Ausnahme. *Virale* Metastasierung s. u. **Symptome** sind der in wenigen Stunden spontan auftretende Schmerz mit einseitiger hochroter

Abb. 52.**4** Akutes Skrotum,
Hochlagerung auf dem Hand-
tuchverband.

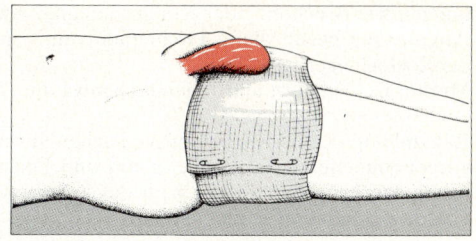

Skrotalschwellung und Skrotalödem. Dabei immer Fieber bis 40 °C. **Diagnostik:** Anamnese, Fokalsuche. **DD:** Abgrenzung gegen Hodentorsion mit *Prehn-Test:* Schmerz*linderung* durch Anheben (Abb. 52.**4**). Ein Gonokokken-Infekt ist auszuschließen. **Behandlung:** Hochlagerung, antiphlogistische Maßnahmen, Antibiotika, Samenstranganästhesie mit 5 ml 1%igem Scandicain ohne Adrenalin, evtl. Blutegel. Bei Versagen oder eitriger Einschmelzung operative Hüllenspaltung oder beim älteren Patienten Semikastration, bevor es zur *Sepsis* kommt.

Fournier-Gangrän

Sie ist eine besondere aerob-anaerobe nekrotisierende Phlegmone, die bei vorgeschädigter Abwehrlage (Diabetes, Senium, Immunschwäche, Mikroangiopathie) vom Perineum auf die gesamte Skrotalhaut, den Damm und die Nates übergreift. **Behandlung:** Breite Spaltung der hochroten ödematösen Bezirke mit Ausräumung aller Nekrosen. Verlagerung der immer intakt bleibenden Hoden unter die Bauchhaut oder plastische Deckung.

Mumpsorchitis

▶ Akute Hodenentzündung durch Virusinfekt, ausgehend von einer Parotitis epidemica.

Symptome und **Diagnose:** Bei anamnestisch vorausgehender oder gleichzeitiger Parotisschwellung, erfolgt unter hohem Fieber die langsame Größen- und Schmerzzunahme des Hodens. Der Nebenhoden ist meist noch längere Zeit gut abgrenzbar. **Gefahren** sind in hohem Prozentsatz die Hodenatrophie und bei beidseitiger Entzündung die Sterilität. Die **Behandlung** kann nur symptomatisch sein und ist die gleiche wie bei der allgemeinen Orchiepididymitis (s. o.). Bei der nach der Pubertät auftretenden Mumpsorchitis kann das Mumps-Rekonvaleszentenserum versucht werden.

Hodentorsion

▶ Durch anlagebedingte Fehlfixation begünstigte, exogen ausgelöste, die Gefäße strangulierende Hodendrehung.

Ursachen sind die Hodenektopie oder -retention und bei normal deszendiertem Hoden die abnorm weite Tunica vaginalis testis. Auslösend sind ein Kremasterspasmus bei Sport oder sexueller Erregung; aber auch im Schlaf ist die Torsion möglich. **Symptome** sind akuter, heftiger Schmerz eines Hodens mit rascher Anschwellung und Schmerzzunahme. Kein Fieber, meist peritoneale Reizerscheinungen wie Brechreiz oder Kollapsneigung. **Akute Gefahr:** Hodennekrose! **DD:** Abgrenzung gegen akute Orchiepididymitis mit Prehn-Test: Schmerz*steigerung* durch Hochlagerung.

Merke: Bei Kindern und Jugendlichen ist die „akute Epididymitis" in aller Regel eine Torsion!

Behandlung: Keine Repositionsversuche! Nur die innerhalb der ersten 2 Stunden vorgenommene operative Retorsion und Fixation verhütet die Nekrose. Dabei prophylaktische Orchipexie auch des kontralateralen Hodens. **Merke:** Zu späte Operation bedeutet Hodenverlust!

Chronische Nebenhodenentzündung

Meist Restzustand akuter Entzündungen. Bei primärem Auftreten und Hodenmitbeteiligung an Tumor denken! **Symptome:** Schmerzhafte Verdickung des Nebenhodens. Bei knotiger Veränderung des Schwanzteiles meist *Tuberkulose*. Hinweis hierauf ist der anamnestische Tbc-Nachweis an Prostata, Samenblasen und Harnwegen; außerdem die tuberkulöse Pulmonal- oder Familienanamnese. **Diagnostik** mit Kultur und Tierversuch von Prostatasekret und Ejakulat. **Behandlung:** Antituberkulotika (S. 62), es sei denn, Fisteln und Einschmelzungen zwingen zur Nebenhodenentfernung.

53. Penis

Mißbildungen

Hypospadie, Epispadie

▶ Hypo- (Unterseite) oder epipenil (Dorsalseite) gelegenes Ostium urethrae externum.

Gefahren der Hypospadie sind falsche Geschlechtsbestimmung bei Kindern mit skrotal oder perineal gelegener Harnröhrenmündung. Deshalb immer Barr-Leukozytentest durchführen! Bei der Epispadie mit sehr weit proximaler Mündung meist Harninkontinenz mit Gefahr des aszendierenden Harnwegsinfektes. Bei Hypo- und Epispadie besteht eine nach ventral oder dorsal gerichtete, eine Impotentia coeundi verursachende *Peniskrümmung*. Die **Behandlung** der *Hypospadie* erfolgt in 2 Sitzungen. Zunächst Entfernung der vom Meatus zur Penisspitze ziehenden Chorda. Damit wird der Penisknick begradigt. Als Zweiteingriff noch vor dem Schulalter dann die Harnröhrenkonstruktion durch versenkten Epidermisstreifen, der sich zu einem Epithelrohr schließt. Bei der *Epispadie* sind außer dem plastischen Harnröhrenverschluß noch größere plastische Eingriffe zur Beseitigung der Inkontinenz erforderlich.

Phimose

▶ *Angeborene* Verlängerung oder Verengung des Präputiums.

Zu unterscheiden sind die *hyper-* und die *atrophe* Phimose. Erstere ist immer eine *angeborene,* rüsselförmige Hautverlängerung, unter der sich rezidivierend eine

Abb. 53.**1**   **a** Phimose und
Schnittführung zur Entfernung
des Präputiums durch Zirkumzision. **b** Naht beider Vorhaut-
blätter.

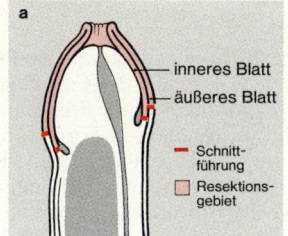
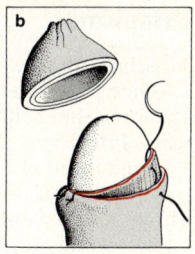

inneres Blatt
äußeres Blatt

Schnitt-
führung
Resektions-
gebiet

Balanoposthitis entwickelt, die im Circulus vitiosus eine Lichtungs- und Frenu-
lumschrumpfung bewirkt. Die *atrophe* Phimose ist ebenfalls meist eine angeborene Verengung des Präputiums mit Smegmaretention und enger Lichtungsöff-
nung. *Erworben* tritt sie im Alter beim *Lichen sclerosus* et *atrophicus* sowie bei
Sklerodermie auf. **DD:** Physiologisch ist die angeborene, *vorsichtig* zu lösende
Verklebung des inneren Vorhautblatts mit der Glans. **Komplikationen** sind die
Retentionsinfektion, die zu aufsteigenden Harnwegsinfekten führt, ferner später
das *Peniskarzinom* und als Kontaminationsfolge das *Zervixkarzinom;* außerdem
sexualphysiologische und -psychische Störungen (Ejakulatio praecox) und
schließlich die Paraphimose (s. u.). **Behandlung** (Abb. 53.**1**) der *hypertrophen* und
atrophen Phimose mit Entfernung des Präputiums durch Zirkumzision.

Paraphimose, spanischer Kragen

▶   Über die Glans retrahierte nicht reponible Phimose, mit reaktiver ödematöser
Anschwellung, die zur Strikturierung der Koronarfurche und Inkarzeration
der Eichel führt. **Komplikation** ist die Glansnekrose. **Behandlung:** Versuch,
die ödematös gestaute Glans nach 5 Minuten Kühlung und Komprimierung
wieder unter die Vorhaut zu reponieren. Bei Mißlingen dorsale Spaltung des
Vorhautschnürringes und nach Abschwellung spätere Zirkumzision.

Induratio penis plastica

▶   Stränge, Platten und Knoten bildende Fibrose der Tunica albuginea und des
Penisseptums.
Häufig mit Dupuytren-Kontraktur vergesellschaftet; Manifestation im 4.–5. Le-
bensjahrzehnt. **Symptome** sind Schmerz, und infolge Verkrümmung bei Erektion
erschwerte Immissio penis. Im erschlafften Zustand volar und dorsal tastbare
Plaques. **DD:** Narbig abgeheilte Penisfraktur. **Behandlung** mit Ultraschall, Rö-
Bestrahlung, oral Vitamin E 300 mg und lokal Dexamethason 4 mg/3d.

Priapismus

▶ Schmerzhafte, bis zu Tagen andauernde Erektion ohne sexuelle Erregung und ohne Beteiligung der Glans und des Corpus spongiosum urethrae.

Ursachen sind beim *neurofunktionellen* Priapismus unbekannt; beim *symptomatischen* Priapismus sind es Traumen in Form von lokalen Gefäßrupturen; ferner Entzündungen in Form von Thrombophlebitis, Kavernitis und Neoplasmen, deren Metastasen den Abfluß strangulieren. Seltene Ursachen sind postoperative Thrombosen, Stoffwechselstörungen, Intoxikationen und Leukämie sowie Alterationen des Erektionszentrums im Sakralmark. **Gefahr:** Stasethrombosierung im Corpus cavernosum, dann Trabekelödem und Trabekelfibrose mit bindegewebiger Organisation und Verschluß der arteriellen Zuflüsse, was letztlich zur fixierten Erschlaffung führt. Bei foudroyantem Verlauf *Totalnekrose* des Penis. **Behandlung** mit Sedierung, die durch Ganglienblockade und ggf. Plexus- und Pudendusanästhesie unterstützt wird. Dann Adrenalin i. v. Bei Erfolglosigkeit zur Verbesserung des venösen Abflusses Eiswassereinläufe und Blasenkatheterisierung. Spätestens nach 24 Stunden Punktion der Corpora cavernosa, keinesfalls Inzision! dann Spülung mit physiologischer NaCl-Lösung. Anschließend beiderseits Lokalinjektion von 5000 IE Heparin und 125000 IE Streptokinase oder APSAC, Elastoplast-Kompressionsverband und Clindamycin 4 × 1 g/d oral. Alternativen: Punktionsshunt des Corpus cavernosum penis zum Corpus spongiosum urethrae durch Ausstanzung der Buck-Faszie oder Veneninterponat zur V. saphena magna.

54. Handchirurgie

Tabelle 54.1 **Untersuchungsverfahren**	
Inspektion auf – Verarbeitungsspuren – Hautfältelung – Kolorit	*Sensibilitätsprüfung* – 2-Punkte-Diskriminierung – Auflese- oder Sammeltest
Greifformen (Abb. 54.1) – Spitzgriff – Grobgriff – Schlüsselgriff – Hakengriff – Daumenopposition gegen lange Finger	*Spezielle Verfahren* – Ninhydrintest – Prüfung der Nervenleit- geschwindigkeit – Röntgen – Temperaturmessung – Nagelbettprobe

Allgemeines

Ziel jeder konservativen oder operativen handchirurgischen Maßnahme ist es, die differenzierten *Greifformen* der Hand zu erhalten oder wiederherzustellen. Dies trifft insbesondere für die Sensibilität zu. Kosmetische Gesichtspunkte müssen der funktionellen Betrachtung untergeordnet werden.

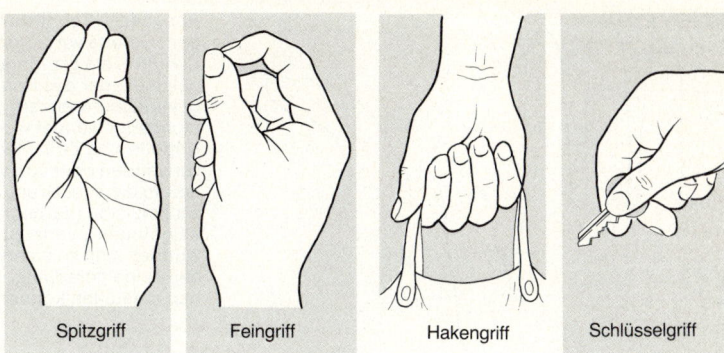

Spitzgriff   Feingriff   Hakengriff   Schlüsselgriff

Abb. 54.1 Greifformen.

Bei der **Untersuchung** der Hand müssen die funktionellen *Greifformen* geprüft werden: Spitzgriff, Grobgriff, Schlüsselgriff und Hakengriff (Abb. 54.**1**). Besonders wichtig ist die Gegenüberstellung (Opposition) des Daumens gegen die Langfinger und die Prüfung der Beweglichkeit der einzelnen Fingergelenke. Unerläßlich ist daneben die Prüfung der *Sensibilität,* die durch einfache diagnostische Mittel, wie z. B. die 2-Punkte-Diskriminierung, den Auflesetest oder Sammeltest, erfolgt. Ergänzende Untersuchungen sind der Ninhydrintest und die Prüfung der Nervenleitgeschwindigkeit. Bei der *Inspektion der Haut* wird auf Verarbeitungsspuren, auf die Hautfältelung, auf das Kolorit und auf die Temperatur geachtet. Insgesamt erfordert der Therapieplan die Inspektion und Funktionsprüfung aller Strukturen.

Besonderheiten handchirurgischer Eingriffe

Spezielle operative Technik

Die auf engem Raum funktionierenden Strukturen verlangen eine exakte Präparation und subtile operative Technik mit feinsten Instrumenten. Die wichtigsten Schnittführungen sind in Abb. 54.**2** gezeigt. Der in Abb. 54.**2b** am Kleinfinger dargestellte sog. *Mediolateralschnitt* gilt nur noch in Ausnahmefällen, da bei ihm für eine gute Übersicht das Gefäß-Nerven-Bündel abgehoben werden muß (Abb. 54.**2c**), wodurch es zu einer Minderdurchblutung der Beugesehnen kommt. Einen schonenden Zugang bietet der am Zeigefinger dargestellte *Zickzackschnitt* (Abb. 54.**2a**). Eventuelle Verletzungsnarben müssen so exzidiert und versorgt werden, daß keine längsgestreckten Narben entstehen können. Dies gilt für die Hohlhand ebenso wie für die Handgelenkbeugefalte und die Beugeseite der Langfinger, wo die Gelenke bei falscher Schnittführung in eine Kontrakturstellung kommen können. Die Lupenbrille (Vergrößerung 2- bis 4mal) ist unentbehrlich, der Einsatz des Op-Mikroskops häufig notwendig. Die Operationen werden in *Blutleere* (S. 140) vorgenommen. Einwandfreie Asepsis sowie „atraumatische" Op-Technik mit subtiler Blutstillung stellen bei Erhaltung guter Blutversorgung

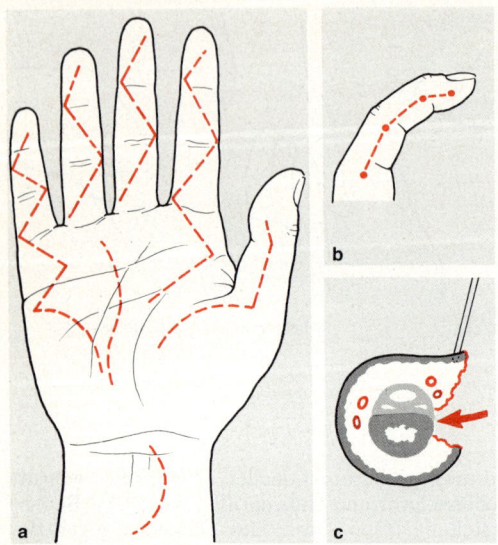

Abb. 54.**2** Schnittführungen. Gerade verlaufende Schnitte, die die Fingergelenke oder das Handgelenk überkreuzen, dürfen nicht angewendet werden. Notfalls sind Z-Plastiken zu verwenden oder von vornherein die sog. Bruner-Zickzackinzision (dargestellt am Zeigefinger). Verletzungswunden sind so zu erweitern, daß keine geradlinigen Narben entstehen können.

eine wirkungsvolle Infektionsprophylaxe dar. *Cave:* Handeingriffe als „kleine Chirurgie" in der Ambulanz! Irreparable Schädigungen sind die Folge, deshalb immer an Verlegung in eine handchirurgisch ausgerichtete Abteilung denken. Unverzichtbar ist eine *ausreichende Anästhesie.* Bei kleineren Verletzungen an den Phalangen kann die *Oberst-Leitungsanästhesie* Verwendung finden. Bei ausgedehnten Operationen ist jedoch der subaxillären oder supraklavikulären *Plexusanästhesie* (Abb. 3.**7**) der Vorzug zu geben. Mit den heute verfügbaren Lokalanästhetika können damit Operationen bis zu 9 Stunden Dauer durchgeführt werden. Eine Allgemeinnarkose ist in den meisten Fällen nicht notwendig.

Versorgung von Handverletzungen

Grundsätzlich gilt in der Handchirurgie, daß glatt durchtrennte Strukturen wie Sehnen, Nerven und Gefäße möglichst bei der *Erstversorgung genäht* werden. Dies gilt *nicht* für ausgedehnte, schwere Quetschverletzungen oder die komplexe Zerstörung aller Strukturen (Haut, Nerven, Gelenke, Knochen). Hier wird durch Exzision und Säuberung der Wunde und Stabilisierung der Knochen zunächst nur die primäre Wundheilung der Weichteile angestrebt.

Wiederherstellung der Hautdeckung

Bei der Erstversorgung schwerverletzter Hände ist auf die exakte Hautdeckung zu achten, ggf. unter Anwendung plastisch-chirurgischer Techniken. Je nach Ausdehnung und Tiefe sowie Lokalisation erfolgen folgende Deckungsarten: Verschiebelappen, V-Y-Plastik (Abb. 22.**8** u. Abb. 54.**3a**), Schwenklappen, Haut-

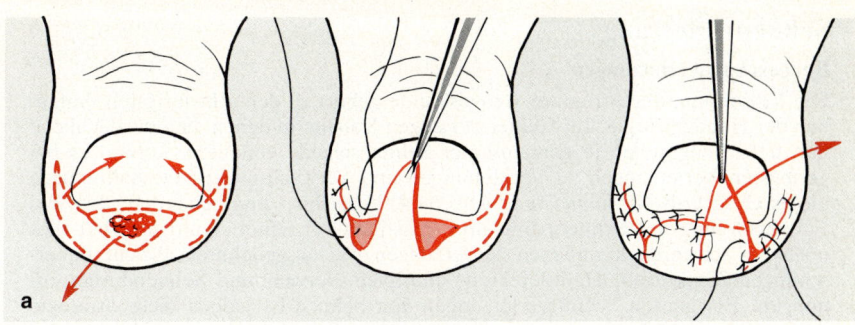

a

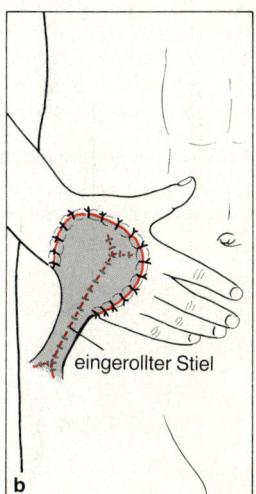

eingerollter Stiel

Abb. 54.**3** **a** Hautplastik. V-Y-Plastik, **b** Gestielter Lappen vom Abdomen, hier in der Form des „Leistenlappens". Dabei kann das Verhältnis Länge zu Breite mehr als 2:1 betragen. Bei einem Lappenstiel von 5 cm Breite kann eine Länge von 20–25 cm erreicht werden.

b

deckung mit Vollhaut, Spalthaut oder gestielten Lappen von Nebenfingern, sog. Cross-Finger (Abb. 22.**8**). Ausgedehnte Hautdefekte, insbesondere die der Beuge- und Streckseite, müssen mit arteriell gestielten Lappen vom Abdomen (A. circumflexa ilium superficialis oder profunda) gedeckt werden. Bei schmaler Entnahmebasis kann der Lappen bis zu 25 cm lang gestaltet werden. Die Lappen können z. T. als kombinierte Lappen mit Haut, Muskel, Fett und Knochen verwendet werden. Hauptsächlich genutzte freie Lappen sind der Leistenlappen und der Latissismus-dorsi-Lappen (Abb. 22.**4** u. 22.**12**). Damit lassen sich große Defekte auch an der oberen und unteren Extremität decken. Auch der Dorsalispedis-Lappen (Abb. 22.**4**) findet Verwendung. Eine sensible Versorgung durch Nervennaht ist möglich. In Einzelfällen können freie Lappen mit mikrovaskulärer Anastomose gewählt werden (S. 846).

Sehnenverletzung

Beugesehnenverletzungen

Die Versorgung durchtrennter Beugesehnen gehört zu den schwierigsten Aufgaben der Handchirurgie. Im Gebiet der engen Kanäle, in denen die oberflächliche und tiefe Beugesehne in gemeinsamer Sehnenscheide verlaufen, kommt es bei geringsten Verletzungen zu Verklebungen und Verwachsungen. Deshalb wurde dieses Gebiet als *Niemandsland* (Abb. 54.**4**) bezeichnet und behandelt, d. h. bei Erstversorgung auf Sehnennähte und -plastiken verzichtet. Gültigkeit hat dies noch bei schweren komplexen Verletzungen wie ausgedehnten Weichteilquetschungen, Frakturen, Hautdefekten, multiplen Nerven- und Sehnendurchtrennungen. Bei glatten Schnittverletzungen von Sehnen ist jedoch diese Strategie *auch* im Niemandsland zugunsten einer *primären Beugesehnennaht* verlassen worden. Diese minutiöse Naht sollte einem entsprechend ausgebildeten Chirurgen vorbehalten bleiben. Seine Nahtergebnisse sind besser und die Krankheitsdauer kürzer. Verbietet sich aufgrund des Lokalbefundes die primäre Naht, so kann die *sekundäre Beugesehnennaht* oder die ein- oder zweizeitige *Beugesehnentransplantation* angewendet werden.

Primäre Beugesehnennaht und Behandlung mit dynamischer Schiene

Die besten Ergebnisse werden erreicht bei glatten, innerhalb der ersten 8 Stunden versorgbaren Schnittverletzungen. Die Nahttechnik erfordert Erfahrung

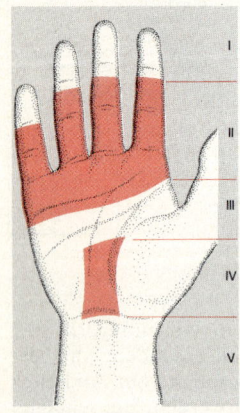
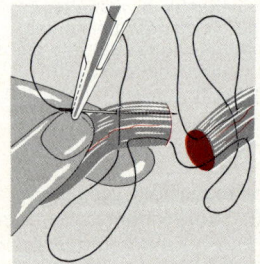
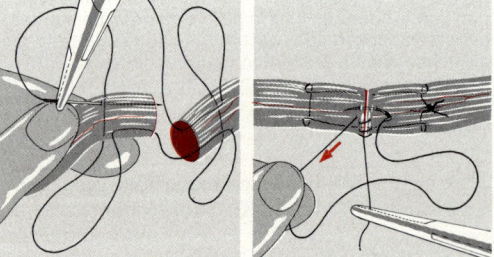

Abb. 54.**4**   Abb. 54.**5**

Abb. 54.**4** „Niemandsland". Zone besonderer Verwachsungsgefährdung nach Verletzung von Beugesehnen. Merke: Glatte Beugesehnendurchtrennungen sollen auch im „Niemandsland" sofort versorgt werden.

Abb. 54.**5** Primäre Beugesehnennaht. Die in der Sehne geknotete, längsverlaufende Naht dient der Kraftübertragung ohne Einschnürung der Sehne (keine Zickzacknähte). Die feine, zirkulär verlaufende Naht sichert die exakte Adaptation der Sehnenenden.

(Abb. 54.**5**). *Immer* werden beide Sehnen genäht. Unverzichtbar ist die Nachbehandlung mit der „dynamischen Schiene". Dabei wird die Hand im Handgelenk in Beugestellung fixiert, so daß die Beugesehnen entspannt werden. Durch Fixierung der verletzten Finger am Handgelenk mit einem Gummizügel (Abb. 54.**6**), wird dafür gesorgt, daß aus der Beugestellung heraus nur aktiv gestreckt werden kann, die passive Beugung jedoch von den Gummizügeln übernommen wird. Übungsbeginn ist bereits der erste postoperative Tag. Die Schiene verbleibt für 3–4 Wochen.

Beugesehnentransplantation

Dabei wird die zerstörte Sehne durch eine frei transplantierte, autologe Sehne vom Unterarm (Sehne des M. palmaris; Abb. 54.**7**) oder vom Unterschenkel (Sehne des M. plantaris) ersetzt. Bei ausgedehnten Handzerstörungen ist die

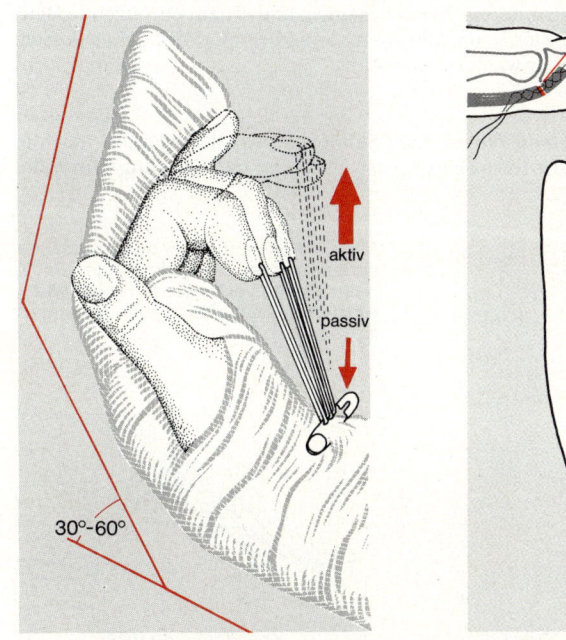
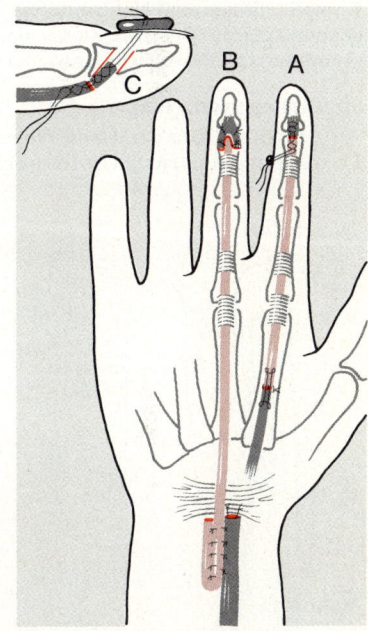

Abb. 54.**6**   Abb. 54.**7**

Abb. 54.**6**   Dynamische Gipsschiene. Zur Nachbehandlung nach Beugesehnennähten (Kleinert-Gips). Zur Entspannung der Beugesehnen Handgelenk in Beugestellung. Streckung der verletzten Finger aktiv. Beugung passiv durch Gummischnüre. Aktive Übungsbehandlung ab erstem Tag.

Abb. 54.**7**   Primäre Sehnentransplantation. A Kurzes Transplantat von der Sehne des M. palmaris oder langes Transplantat von der Sehne des M. plantaris. B Einlage eines Silastikstabes zur zweizeitigen Beugesehnentransplantation. C Schema der „transossären Ausziehnaht" zur Fixation des distalen Endes der Beugesehne.

„zweizeitige" Beugesehnentransplantation indiziert (Abb. 54.**8**). Dabei werden in der ersten Operation die zerstörten Beugesehnen entfernt unter Erhaltung der Ringbänder (Abb. 54.**9**). In das Beugesehnenlager wird dann ein flexibler Silikonkautschukstab von der Fingerbeere bis zur Mittelhand oder bis zum Handgelenk eingelegt. In der gleichen Sitzung werden Nebenverletzungen versorgt mit Nerventransplantation, Hauttransplantation, Gelenkrevision, Korrekturosteotomie, Ringbandplastik u. ä. Um den eingelegten Silastikstab bildet sich ein der ursprünglichen Beugesehnenscheide ähnliches Gleitlager. In den so vorbereiteten Gleitkanal wird nach 6–8 Wochen eine körpereigene Sehne im Sinne einer freien Beugesehnentransplantation eingezogen. Die *Nachbehandlung* ist bei diesen Fällen langwierig. Die Hand muß für 3 Wochen im Faustgips ruhiggestellt und anschließend für mindestens 6–8 Wochen einer Übungsbehandlung unterzogen werden. Mit dieser sehr aufwendigen Operation läßt sich jedoch auch bei schwerstverletzten Händen noch eine Greiffunktion erzielen.

Komplikationen sind Nahtrupturen, Verwachsungen und erneut einsetzende Beugekontrakturen. Bei störender Beugekontraktur kann die operative *Sehnenlösung* (Tenolyse) die Beweglichkeit wieder verbessern.

Strecksehnenverletzung

An der Streckseite der Hand fehlen enge Sehnengleitkanäle, weshalb hier die Verwachsungstendenz nicht so ausgeprägt ist. Auch ist die Deckung durch die

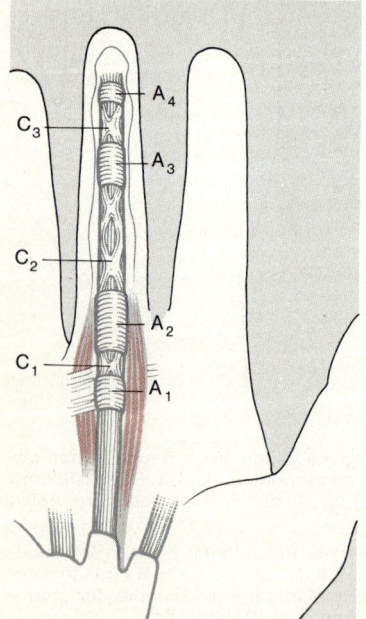

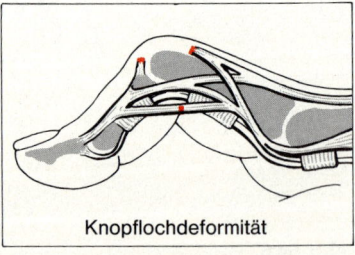

Abb. 54.**8**   Ringbänder der Beugeseite der Langfinger. Bei Verletzungen unbedingt erhalten oder wiederhergestellt werden müssen die Ringbänder A_2 und A_3 (A anular, C cross).

Knopflochdeformität

Abb. 54.**9**   Knopflochdeformität. Infolge Durchtrennung des Strecksehnen-Mittelzügels über dem Mittelgelenk seitliches Abgleiten der Strecksehnen-Seitenzügel. Dadurch Verlagerung des Drehpunktes nach dorsal. Folge: bei Fingerstreckung Beugung im Mittelgelenk und Überstreckung im Endgelenk.

hier gut verschiebliche Haut in der Regel gewährleistet. Strecksehnendurchtren-
nungen können durch direkte Traumen oder als Folge von degenerativen Prozessen wie Rheuma oder Durchblutungsstörungen entstehen. Die **Diagnose** ist einfach, lediglich bei Durchtrennungen im Mittelhandbereich proximal der Junktu-
ren können durch die benachbarten Sehnen noch Streckbewegungen erhalten sein
und zu Fehleinschätzungen führen. Eine besondere Verletzungsform ist die
Durchtrennung der Strecksehnen im Mittelgelenkbereich, da dort die durch Abgleiten der Sehnen entstehende „*Knopflochdeformität*" (Abb. 54.**9**) zu einer störenden Fehlstellung führt.

Behandlung: Strecksehnen werden grundsätzlich *primär* operiert. Das bei der
Beugesehne geübte Prinzip der intratendinösen längsgerichteten sog. Kleinert-
Naht wird auch bei den Strecksehnen angewandt. Dadurch können die Nachteile
der Lengemann-Naht (Abb. 54.**10a**), wie Infektionsgefahr und langsame Lockerung, vermieden werden. Zusätzlich zur sofort einsetzenden Übungsbehandlung
wird eine dynamische Extensionsschiene verwendet (Abb. 54.**10b**). Bei veralteten
Verletzungen über dem Mittelgelenk werden neben der Sehnennaht zusätzlich
Sehnenplastiken vorgenommen. Sehnenrupturen, die bei rheumatischen Prozessen entstehen, müssen durch *Brückentransplantate,* d. h. durch Interposition einer
körpereigenen Sehne mit Lengemann-Naht versorgt werden. Eine *Sonderform*
stellt die Ruptur der langen *Daumenstrecksehne* (M. extensor pollicis longus) dar,
die häufig als „Spontanruptur" nach Radiusfrakturen oder schweren Handge-

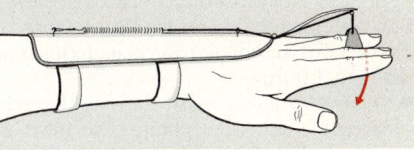

b

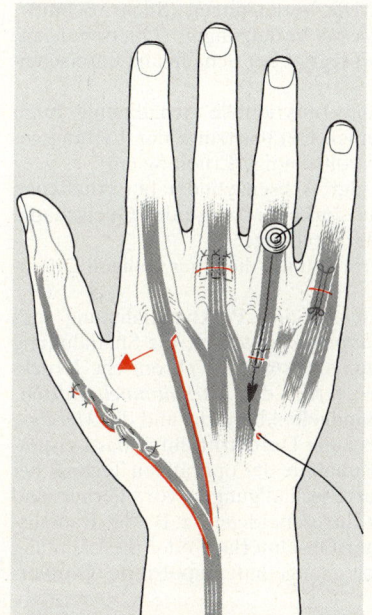

a

Abb. 54.**10**   Strecksehnennähte.
a Am III. Finger Naht mit versenkten U-Nähten, am IV. Finger Lengemann-Ausziehnaht.
Der Zug des proximalen Sehnenstumpfes
wird durch dreieckigen Widerhaken aufgenommen und auf den Knopf über dem Fin-
gergrundglied übertragen. Alternative: Klei-
nert-Naht, am Kleinfinger dargestellt. Am
Daumen „Sehnentransfer". Die ulnar am
Zeigefinger gelegene Extensor-indicis-
Sehne wird als Motor für eine rupturierte
Daumenstrecksehne verwendet. **b** Dorsale
Anlegung einer dynamische Extensionsschiene.

lenkstraumen vorkommt. *Ursache* ist die beim Unfall entstehende Schwellung, die im Strecksehnenfach zu einer Ischämie der Sehne führt. Ihre *Versorgung* erfolgt mit dem „Sehnentransfer", d. h. einer Umlagerung einer Zeigefinger-strecksehne (Extensor-indicis-Sehne) auf die Daumenstrecksehne (Abb. 54.**10a**).

Nachbehandlung: Lagerung auf beugeseitiger Gipsschiene für 2–3 Wochen in Funktionsstellung, anschließend Bewegungsübungen; die Sehnennähte werden nach 6 Wochen entfernt. Bei Verletzungen im Mittelgelenkbereich werden die Gelenke durch einen schräg in das Gelenk eingebrachten Kirschner-Draht (temporäre Arthrodese) für 3 Wochen ruhiggestellt.

Nervenverletzungen

Merke: Immer Sensibilitätsprüfung. Bei glatten Schnittverletzungen der Finger deutet die arterielle, spritzende Blutung auf eine Mitverletzung des unmittelbar neben dem Gefäß liegenden Nervs hin.

Glatte Durchtrennungen erfordern die sofortige operative Behandlung mit End-zu-End-Naht unter dem Mikroskop. Gelingt die Wiedervereinigung der Enden nicht spannungsfrei, ist die Wunde stark verschmutzt oder bestehen Nebenverletzungen, dann nur primäre Wundversorgung und nach Abheilung der Wunden dann sekundär spannungsfreie End-zu-End-Naht oder faszikuläre Nerveninterposition.

Periphere Nervenverletzungen

Periphere Nerven können durch *scharfe, offene* Verletzungen (Stich-, Schnitt-, Fräsverletzungen) oder durch *stumpfe, gedeckte* Verletzungen (Quetschungen, Zerrungen) geschädigt werden. Je nach Schweregrad der Schädigung unterscheidet man 3 Formen:

- Die *Neurapraxie* ist die vorübergehende, funktionelle Schädigung durch Druck oder Quetschung. Sie führt zu einer Herabsetzung der Leitungsgeschwindigkeit, in der Regel tritt aber eine vollständige Erholung ein
- Die *Axonotmesis* ist die Unterbrechung der Achsenzylinder bei erhaltenen Nervenhüllen. Die Ursache ist meist eine starke Zerrung oder Quetschung, jedoch keine vollständige Kontinuitätsunterbrechung.
- Die *Neurotmesis* ist die vollständige Unterbrechung, die einer völligen Durchtrennung der Nervenfasern entspricht.

Typische, *indirekt-traumatische* Schädigungen sind die „Parkbanklähmung" des N. radialis im Sulcus radialis, weiterhin das *Supinatorsyndrom,* die Spätlähmung des N. ulnaris nach Ellenbogengelenkverletzungen sowie die chronische Druckschädigung beim Aufsetzen der Ellenbogens; ferner das *Karpaltunnelsyndrom,* d. h. die Kompression des N. medianus im Handgelenkbereich, und die *Meralgia paraesthetica* des N. cutaneus femoris lateralis beim Durchtritt durch das Leistenband. Daneben kommen, insbesondere mit Zunahme der operativen Technik bei Gliedmaßenverletzungen, die *iatrogenen* Nervenschädigungen vor. Ferner sind fehlerhafte Verbände oder falsche Lagerung anzuschuldigen, z. B. die Radialislähmung am Oberarm bei schlecht gepolsterter Op-Unterlage oder die Lähmung des N. peronaeus am Fibulaköpfchen durch mangelhaft gepolsterte Gipsverbände.

Direkte Nervenverletzungen kommen vor bei Operationen, z. B. im Halsbereich

(N. accessorius), aber auch bei Versorgung von Frakturen (Plexusverletzungen bei Klavikulafrakturen, Schultergelenkluxationen oder -frakturen). Der *N. radialis* ist bei Humerusschaftbrüchen und bei suprakondylären Humerusfrakturen sowie bei Trümmerfrakturen des Ellenbogengelenkes und proximalen Radiusfrakturen gefährdet. Im Bereich des Ellenbogengelenkes ist der *N. ulnaris* exponiert. Bei Verletzungen am Handgelenk ist insbesondere auf den N. ulnaris und den *N. medianus* zu achten. An der unteren Extremität betreffen die häufigsten Nervenläsionen den *N. ischiadicus,* Hüftluxationen sowie Knieluxationen oder proximalen Fibulaverletzungen den *N. tibialis* und *N. peronaeus.*

Zur **Diagnose** ist eine exakte neurologische Untersuchung, im Zweifelsfall unter Hinzuziehung eines Neurologen, unerläßlich. Spezielle diagnostische Methoden sind die Elektromyographie und Elektroneurographie. Besonders wichtig ist die fortlaufende Kontrolle der Befunde.

Behandlung, Prinzipien des operativen Vorgehens: Die *Nervennaht* erfolgt unter *mikrochirurgischen* Kautelen. Nur damit kann eine exakte Wiedervereinigung durchtrennter *Faszikel* geschehen (Abb. 54.**11**). Dann werden mit feinsten Fäden einzelne *perineurale* Nähte gelegt. Als erstes wird zur Vermeidung von Narbenbildungen das Epineurium reseziert. Die Naht darf keinesfalls unter Spannung stehen. Es ist falsch, die Spannungsfreiheit durch besondere Gelenkstellungen (z. B. Beugestellung im Handgelenk oder Ellenbogengelenk) erzwingen zu wollen. Denn nach Freigabe der Beugestellung kommt es dann erneut zur Degeneration der bereits aussprossenden Nervenfaszikel. Die operative Behandlung kann als „*primäre* Naht" erfolgen; dazu eignen sich nur glatte Schnittverletzungen ohne jegliche Nebenverletzungen. Bei der Operation muß das Ausmaß der Schädigung klar übersehbar sein (Abb. 54.**11**). Je peripherer die Läsion, desto erfolgreicher die primäre Naht. Ergeben sich Unsicherheiten hinsichtlich der lokalen Nervenschädigung oder ist die Naht nicht ohne Spannung durchzuführen, so kommt die *„sekundäre Nervennaht"* in Frage. Dabei wird nach Heilung der versorgten Wunde der Nerv unter dem Mikroskop inspiziert, geschädigte Faszikel bis ins Gesunde reseziert und gleichartige Faszikelgruppen einander zugeordnet. Nach Entfernung des Epineuriums können perineurale Nähte gelegt werden. Eine erhebliche *Distanz* zwischen den beiden angefrischten Nervenenden erfordert die interfaszikuläre *Nerventransplantation* unter Verwendung eines autologen Nerventransplantats, meist des N. suralis (Abb. 54.**12**). Die **Nachbehandlung** besteht in der Ruhigstellung für 10–14 Tage in Funktionsstellung, dann Bewegungsübungen. Die *Erfolgsquote* nach Nerventransplantationen liegt, je nach Ausmaß und Lokalisation der Läsion, zwischen 60 und 90 %. Sensible Funktionen lassen sich eher und besser wiederherstellen als motorische. Die mikrochirurgische Nervennaht und -transplantation hat nicht nur an der Hand oder der oberen Extremität zu besseren Ergebnissen geführt, sondern ist auch Mittel der Wahl bei der operativen Versorgung von Plexusläsionen. Bei Plexusausrissen oder -zerrungen kann durch Neurolysen oder Nerventransplantationen sowie durch Umlagerung von motorischen Ästen (z. B. von motorischen Interkostalnerven) eine Besserung erzielt werden. Darüber hinaus können auch Verletzungen der Hirnnerven N. facialis, N. trigeminus, N. laryngeus recurrens mit Erfolg operativ behandelt werden.

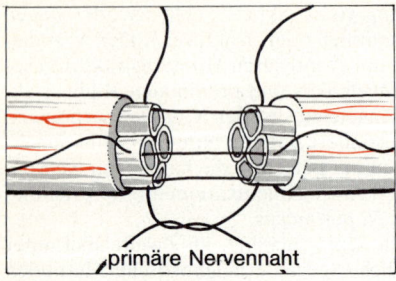

primäre Nervennaht

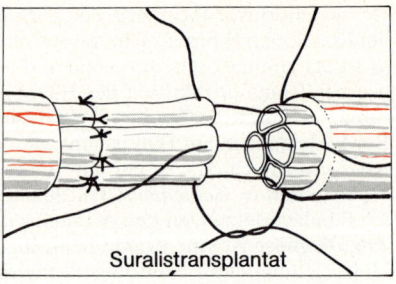

Suralistransplantat

Abb. 54.**11** Nervennaht. Primäre spannungsfreie, interfaszikuläre Nervennaht
nach Epineuriumentfernung bei glatter
Durchtrennung. Damit genaue Adaptation
der einzelnen Faszikel.

Abb. 54.**12** Nerventransplantation.
Sekundäre Überbrückung von Nerven-
defekten mit körpereigenen Nervenstük-
ken. Dabei Versuch der Zuordnung der
Faszikel. Spendernerv ist der N. suralis.

Luxationen und Frakturen

Luxationen der Handwurzel

Die *perilunäre Luxation* des Handgelenks, die Verrenkung der Hand gegenüber
dem Mondbein nach dorsal, ist die häufigste Luxation am Handgelenk. Sie entsteht beim Sturz auf die ausgestreckte und dorsal flektierte Hand.
Die **Diagnose** bereitet häufig Schwierigkeiten. Klinisch zeigt sich eine eingeschränkte oder aufgehobene Beweglichkeit im Handgelenk. Gelegentlich treten
schon unmittelbar nach dem Unfall Parästhesien im Versorgungsgebiet des N.
medianus auf. Beweisend ist das seitliche Rö-Bild, deutlich das a.-p. Bild
(Abb. 54.**13**). Die **Behandlung** besteht in der sofortigen Reposition mittels Aus-
hängen und beugeseitigen Druck auf das Mondbein. Die Reposition kann an der
knopflochartigen Kapselenge bei palmar gekipptem Mondbein scheitern. In diesen Fällen muß sofort die offene Reposition und Naht der Kapsel erfolgen. Bei
veralteten Lunatumluxationen, d. h. solchen, die länger als 4 Wochen zurücklie-
gen, ist eine Reposition nicht mehr erreichbar.
Perilunäre Luxationen kommen in Kombination mit *Frakturen des Kahnbeines*
(transnavikuloperilunäre Luxation de Quervain; Abb. 54.**14**), mit Frakturen des
Dreieckbeins, eines oder beider *Griffelfortsätze* und mit Verletzungen des *Kopf-
beins* vor.

Frakturen der Handwurzelknochen

Am häufigsten sind *Kahnbeinfrakturen,* die durch Sturz auf die gestreckte Hand
und bei Rückschlagverletzungen entstehen. Ihre wichtigsten *Formen* sind der
horizontale Schrägbruch, der *Querbruch* sowie der *vertikale Schrägbruch*
(Abb. 54.**15a**). Besonders bei letzterem ist mit einer Schädigung der Blutversorgung des Kahnbeins zu rechnen. Sie kann Ursache einer verzögerten oder fehlenden knöchernen Heilung sein. Nur 4 % aller Kahnbeinfrakturen sind vertikale

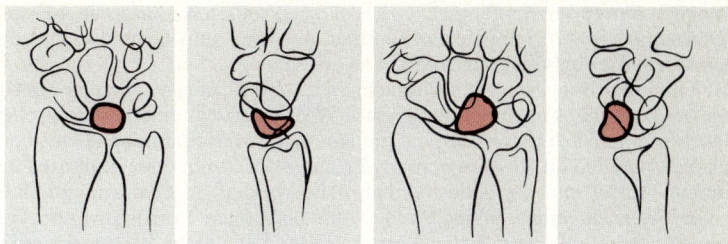

Abb. 54.**13**   Perilunäre Luxation. Beachte die Formveränderung des Os lunatum vom Quadrat zum Dreieck.

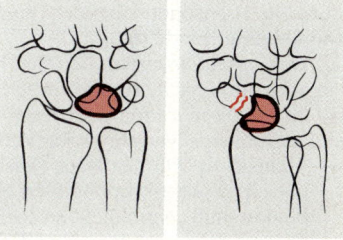

Abb. 54.**14**   Transnavikuloperilunäre Luxationsfraktur (de Quervain). Schwere Verletzung der Handwurzel. Sofortige Versorgung der Luxation und Stabilisierung der Kahnbeinfraktur mit Navikulareschraube angezeigt.

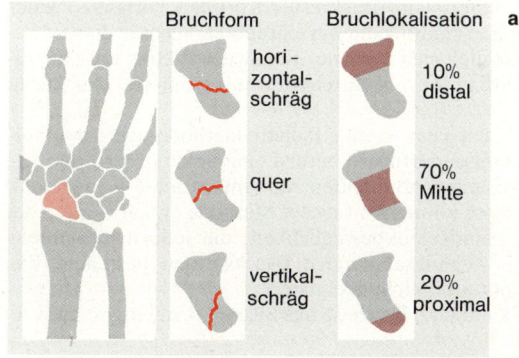

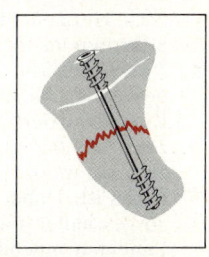

Abb. 54.**15**   **a** Kahnbeinfrakturen. Verlauf und Lokalisation der Frakturlinie. **b** Osteosynthese mit Herbert-Schraube.

Schrägbrüche, sie machen jedoch über 20% der *Kahnbeinpseudarthrosen* aus. Außerdem wird noch unterschieden zwischen Brüchen im distalen, im mittleren und im proximalen Drittel (Abb. 54.**15a**). Die **Diagnose** ist bei exakter klinischer und röntgenologischer Untersuchung einfach. Angegeben werden ein Druckschmerz in der *Tabatière* sowie ein Stauchungsschmerz am Daumen und Bewegungsschmerzen am radialen Anteil des Handgelenks. Die Schwellung ist anfänglich nur gering ausgeprägt. Grundsätzlich sollten *Rö-Bilder* in 4 Ebenen, das „*Kahnbeinquartett*", angefertigt werden. Fissuren und nicht dislozierte Brüche sind auch für den Geübten oft nicht zu erkennen.

Behandlung: Bei geringstem Verdacht einer knöchernen Verletzung des Kahnbeines muß ein Gips angelegt und nach 3 Wochen erneut eine Rö-Kontrolle veranlaßt werden. Nach dieser Zeit hat die Resorption am Frakturspalt zu einer deutlichen Bruchlinie im Rö-Bild geführt. Trümmerfrakturen oder Frakturen im proximalen Drittel und vertikale Schrägbrüche werden im Oberarmgips unter Einschluß des Daumens ruhiggestellt. Vom bisherigen Prinzip, frische Frakturen ohne Dislokation grundsätzlich konservativ zu behandeln, kann aufgrund neuerer Op-Techniken abgewichen werden. Durch die für frische Kahnbeinfrakturen und für Kahnbeinpseudarthrosen konstruierten intraossären Schrauben erfuhr das ursprüngliche Therapiekonzept eine Änderung (Abb. 54.15 b).

Mit der *Verschraubung* kann eine Verkürzung der Krankheitsdauer erzielt werden. Sie ist besonders bei der offenen transnavikuloperilunären Luxationsfraktur (de Quervain) indiziert.

Kahnbeinpseudarthrosen bereiten häufig viele Jahre lang keine Beschwerden. Da sie aber oft Ursache für die Entwicklung einer *Handgelenksekundärarthrose* sind, ist ihre Frühoperation angezeigt. Zur *Behandlung* der Kahnbeinpseudarthrose stehen folgende Verfahren zur Verfügung:

- *Matti-Russe-Plastik:* Nach Ausbohren beider Kahnbeinfragmente Auffüllung mit einem kortikospongiösen Span, der beide Kahnbeinfragmente stabil verbinden muß. Anschließend Ruhigstellung im Gipsverband für 12–18 Wochen, anfangs Oberarmgips, dann Unterarmgips.
- *Verschraubung:* Sie ist indiziert bei Pseudarthrosen im mittleren Drittel sowie nach Horizontalfrakturen, sofern ein druckfester Knochen vorliegt. Pseudarthrosen mit Zystenbildungen sind für die Verschraubung nicht geeignet.
- *Knocheninterposition:* Es handelt sich um eine „Sandwich-Taktik" mit Schrauben- oder Kirschner-Drahtfixation, wodurch der interponierte druckfeste Knochen fixiert wird.
- *Denervierung nach A. Wilhelm:* Dies ist eine Palliativmethode, die dann indiziert ist, wenn zur Kahnbeinpseudarthrose bereits eine Sekundärarthrose getreten ist. Dabei werden die schmerzleitenden Nervenfasern am Handgelenk ausgeschaltet. Gute Ergebnisse können mit dieser Methode erzielt werden bei Patienten mit noch guter Handgelenkbeweglichkeit, die jedoch nicht mehr genützt wird, da starke bewegungsabhängige Beschwerden bestehen. Für Schwerarbeiter ist diese Operation nicht geeignet.
- *Prothesen:* In Einzelfällen kann eine Prothese aus Silastik o. ä. eingesetzt werden.

Frakturen der übrigen Handwurzelknochen sind selten. Zur Therapie ist in der Regel die Gipsruhigstellung für maximal 3 Wochen ausreichend.

Frakturen des Handskeletts

Die meisten Frakturen der Hand können *konservativ* behandelt werden. Die Ruhigstellung erfolgt nach exakter Reposition auf einer palmaren Gipsschiene in Funktionsstellung. Eine länger als 3 Wochen dauernde Ruhigstellung ist nur in Ausnahmefällen zu vertreten. Die *operative* Behandlung wird entweder mit Kirschner-Drähten oder einem sog. Kleinfragmente-Instrumentarium vorgenom-

Abb. 54.**16**   Bennett-Fraktur. Fraktur der
Basis des I. Mittelhandknochens. Die Art
der operativen Versorgung richtet sich
nach der Größe des Fragmentes.

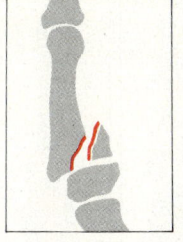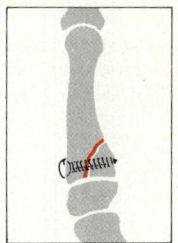

Abb. 54.**17**   Schräg- und Torsionsfrakturen der Phalangen.
Diese Frakturen sollten der
operativen Behandlung
(Schrauben, Platten oder
Kirschner-Drähte) zugeführt
werden.

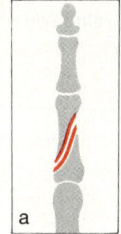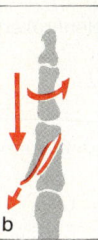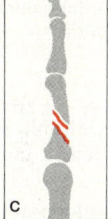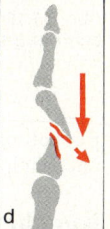

a   b   c   d

men. Die Prinzipien entsprechen der Osteosynthese der großen Röhrenknochen
(s. S. 723f.). Verwendet werden Druck- und Adaptationsosteosynthesen. Eine
absolute Operationsindikation stellen Gelenkfrakturen mit Dislokation dar. Typische Beispiele sind hierfür die sog. Bennett-Fraktur (Abb. 54.**16**), eine basisnahe
Gelenkfraktur des I. Mittelhandknochens, sowie die abgekippten und stark dislozierten Frakturen in Gelenknähe der Köpfchen der Mittelhandknochen.
Behandlung: Entscheidend ist die exakte Wiederherstellung der Gelenkfläche. Im
Bereich der *Mittelhandknochen* werden zur Beseitigung von Fehlstellungen Platten oder Zugschrauben verwendet. An den *Phalangen* ist die Indikation zur operativen Versorgung nur bei Schräg- oder Torsionsbrüchen mit Neigung zum Abgleiten gegeben (Abb. 54.**17**). Verwendet werden Zugschrauben oder in Einzelfällen „Miniplättchen". Bei uni- oder bikondylären Rollenbrüchen ist eine exakte
Wiederherstellung der Gelenkkontur erforderlich, die Fixation wird mit Kirschner-Draht oder Minischraube durchgeführt (Abb. 54.**18**). Bei eingetretener Fehlstellung, insbesondere Rotationsfehlstellung einzelner Finger, sind Korrektur-
osteotomien möglich, die in der Regel im Mittelhandbereich vorgenommen werden. Bei ausgedehnten Gelenkzerstörungen mit nachfolgender Arthrose können
zur Wiederherstellung von Greiffunktionen Arthrodesen sinnvoll eingesetzt werden. Verwendet werden Schraubenarthrodesen oder Zuggurtungsarthrodesen.
Bennett- und Rolando-Frakturen sind basisnahe Frakturen des I. Mittelhandknochens, die meist durch Sturz auf den abduzierten, opponierten Daumen entstehen
(Abb. 54.**16**). Die **Diagnose** ist durch das Rö-Bild und den klinischen Befund
leicht zu stellen. Die **Behandlung** besteht in alsbaldiger, exakter Reposition und
sicherer Retention. Wichtig ist, daß eine vollständige Wiederherstellung der Ge-
lenkoberfläche erfolgt. Die Art der operativen Fixation ist von untergeordneter

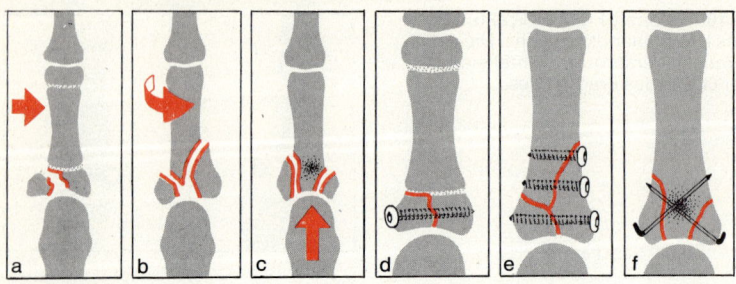

Abb. 54.**18**   Brüche der Gelenkrollen. Exakte Widerherstellung der Gelenkflächen unbedingt erforderlich.

Bedeutung. Gewählt werden können einfache Kirschner-Drähte, Minischrauben und Miniplatten.

Knochennekrose

Mondbeinnekrose, Lunatummalazie (Morbus Kienböck)

Die **Ätiologie** ist unbekannt. Erklärungsversuche reichen von der Gefäßschädigung durch Kompressionsfrakturen über chronische Mikrotraumen bis zu Zirkulationsstörungen durch Mikroembolien. Auch dem Vorliegen einer sog. Minusvariante der Elle wird ursächliche Bedeutung beigemessen.
Die *Entstehung* zeigt 4 Phasen:

- Im Stadium 1 bestehen *wenig Beschwerden* bei kaum sichtbaren Rö-Veränderungen.
- Im Stadium 2 kommt es gelegentlich zu *Beschwerden beim Aufstützen* der Hand. Im Rö-Bild zeigen sich diffuse Sklerosierung und Verdichtung.
- Stadium 3 ist durch *Nekrose* und Zerfall mit deutlichen Beschwerden charakterisiert. Im Rö-Bild Verlust der normalen Form und deutlich sichtbare Längsfissuren und Verdichtung der Struktur.
- Im Stadium 4 kommt es zur *Auflösung* mit starker Verkleinerung und Verdichtung.

Die **Behandlung** im Stadium 1 und 2 besteht in Ruhigstellung, Auffüllung mit Beckenkammspan oder Verkürzung der Elle oder Verlängerung des Radius zum Ausgleich einer vorliegenden Minusvariante (Abb. 54.**19**) der Ulna. Unter Beachtung der neueren Kenntnis der Handgelenksbiomechanik hat in der Behandlung der Mondbeinnekrose die Methode der sog. Triskaphoidarthrodese (Abb. 54.**19**), d. h. der Arthrodese zwischen Trapezium, Skaphoid und Trapezoid, Verbreitung gefunden. Durch diese Arthrodeseform kann die durch den sog. Handgelenk„kollaps" entstandene Handgelenkskippung ausgeglichen werden. Im Stadium 3 und 4 besteht die Möglichkeit der Interposition durch autologes oder alloplastisches Material; in Einzelfällen kann auch die Resektions-Interpositions-Arthroplastik (nach Froimson und Buck-Gramcko) vorgenommen werden. Bei starken Beschwerden bleibt als einzige Alternative die Handgelenkarthrodese.

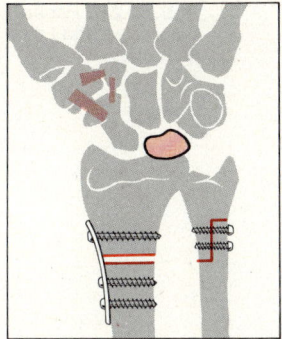

Abb. 54.**19** Längenkorrektur von Radius und Ulna und Triskaphoidarthrodese.

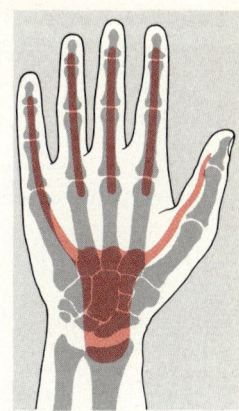

Abb. 54.**20** Topographie der Beugesehnenscheiden.

Infektionen an der Hand

Handinfektionen sind, bedingt durch die Zunahme resistenter Keime und durch zu großes Vertrauen auf die Antibiotika, deutlich häufiger geworden. Grundsätzlich ist zu unterscheiden zwischen Infektionen der Beuge- und Streckseite. An der *Streckseite* verlaufende Infektionen sind in der Regel prognostisch günstiger. Dort findet sich gut verschiebliche Haut, und die Beurteilung der Infektion ist relativ früh möglich. An der *Beugeseite* der Hand sind die Hautpartien derb und fixiert und umschließen in der Tiefe ein drainierendes System von vorgegebenen Kanälen und Hohlräumen (Beugesehnenscheiden, Thenarraum usw.; Abb. 54.**20**). Infolge der Infektionsausbreitung kommt es zur Schwellung und erheblichen Druckerhöhung und damit zu weitergreifenden Nekrosen und Zerstörungen.

Prinzip der **Behandlung** ist die ausgedehnte *Ausschneidung der Nekrosen.* Antibiotika können in Einzelfällen als unterstützende Maßnahme gegeben werden. Voraussetzung für eine subtile Präparation ist eine ausreichende Anästhesie, meist Allgemeinnarkose unter Blutsperre (S. 140). Bereits beim Verdacht auf Infektion ist die chirurgische Intervention, d. h. *Inzision zur Exzision,* also Entfernung des gesamten nekrotischen Gewebes angezeigt. *Cave:* Zuwarten auf Abgrenzung! Ein Eiterherd liegt in der Regel dann vor, wenn der Patient wegen pochender Schmerzen nicht schlafen konnte. Die Zugangsinzision (Abb. 54.**2**) orientiert sich am Punctum maximum der Schmerzen.

Einzelne Infektionsformen (Abb. 54.**21**)

Paronychie, Infektion des Nagelwalles

Die **Behandlung** besteht in der Eröffnung der eitrigen Einschmelzung unter Teilentfernung des Nagels und Exkochleation aller Nekrosen. **DD:** Prädisponierende Pilzerkrankung und Arteriosklerose müssen abgegrenzt werden.

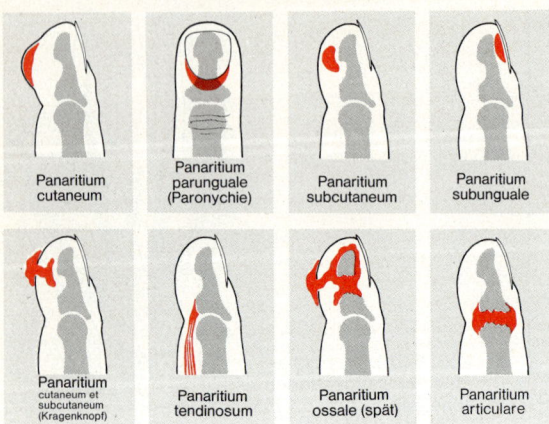

Abb. 54.**21** Panaritien. Arten und Lokalisationen.

Panaritium cutaneum

Panaritium parunguale (Paronychie)

Panaritium subcutaneum

Panaritium subunguale

Panaritium cutaneum et subcutaneum (Kragenknopf)

Panaritium tendinosum

Panaritium ossale (spät)

Panaritium articulare

Panaritium cutaneum und subcutaneum

Bei der *intrakutan* gelegenen Eiterbildung genügt die Entfernung der Eiterblase. Das Panaritium *subcutaneum* bedarf einer ausreichend großen Inzision zur Entfernung *alles* eingeschmolzenen Gewebes. Das subkutane Panaritium kann bei fehlender oder nicht ausreichender Behandlung durch Invasion zum Panaritium *ossale* oder zum Panaritium *articulare* werden (Abb. 54.**21**). **Behandlung:** Zu fordern ist die frühzeitige Eröffnung und Nekroseentfernung von einem *Hockeyschlägerschnitt* aus. Der früher viel verwendete Fischmaulschnitt sollte, da er die Konsistenz der Fingerbeere schädigt und die Sensibilität und Durchblutung beeinträchtigt, nicht mehr verwendet werden. Hat die Infektion das Gelenk ergriffen, so kann selbst die Eröffnung des Gelenkempyems häufig die Gelenkfunktion nicht mehr erhalten. Eine Kirschner-Draht-Arthrodese in Funktionsstellung ist dann der Ausweg.

Panaritium tendinosum

Die ernsteste Komplikation des *Panaritium tendinosum* ist die Sehnenscheidenphlegmone (Abb. 54.**21**). Ist die Infektion einmal in die Beugesehnenscheiden eingedrungen breitet sie sich häufig rasch nach proximal in andere Sehnenscheiden aus (V-Phlegmone). Durch das hier entstehende Ödem kommt es zu erheblichem Druckanstieg und zur Nekrose der Sehne. Die klinische **Symptomatik** ist eindrucksvoll. Wegen der heftigen Schmerzen kommt der Patient sehr früh zum Arzt. Den oder die Finger hält er in mittlerer Beugestellung, jeder Versuch, sie weiter zu beugen oder gar zu strecken, wird mit heftigen Schmerzäußerungen beantwortet. **Behandlung:** Stationäre Aufnahme, sofortige *operative Entlastung* und Spül-Saug-Drainage der Sehnenlager oder *offene Behandlung* mit rautenförmigen Inzisionen (Abb. 54.**22**). Findet man bei der Operation noch eine glatte, spiegelnde Sehnenoberfläche bei nur serösem Exsudat, so kann u. U. die Sehne erhalten bleiben. Zeigt sie jedoch eine Grünverfärbung und Aufquellung, so sollte sie sofort unter Erhaltung der Ringbänder reseziert werden (Abb. 54.**22**). Die operative Behandlung kann unterstützt werden durch das Einlegen von sog. PMMA-Miniketten, d. h. Kunststoffketten, aus denen protrahiert Antibiotikum freigesetzt wird (Abb. 54.**22**).

Schwielenabszeß, Hohlhandphlegmone und Thenarphlegmone

Diese Infektionen spielen sich in vorgebildeten Räumen der Hohlhandweichteile zwischen Beugesehnenscheiden und der Interosseusmuskulatur ab. Eine Perforation und die Infektionsausbreitung in *Richtung des Unterarms* sind, wie bei der Phlegmone der Beugesehnenscheiden, leicht möglich. Die **Frühbehandlung** des *Schwielenabszesses,* der sich bei fehlenden Entzündungszeichen nur am punktuellen Druckschmerz bemerkbar macht, ist die Parallelinzision. Die *Hohlhand-* und *Unterarmausbreitung* erfordert breite Inzisionen, offene Wundbehandlung und Spülungen.

Rheumachirurgie

Die chronische Polyarthritis manifestiert sich von allen Körperregionen am häufigsten (90 %) an der Hand. Hier treten intermittierend Schwellungen

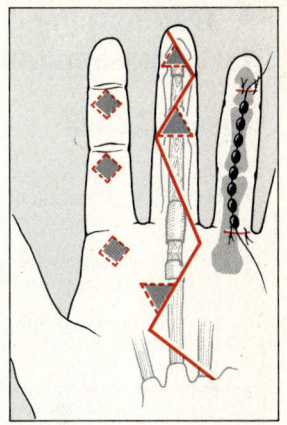

Abb. 54.**22** Offene Behandlung von Beugesehnenscheideninfektionen. Durch die rautenförmigen Hautexzidate kann ein Sekretabfluß gewährleistet werden. Die Exzisionsdefekte kommen spontan zur Ausheilung. Einlegen einer PMMA-Kette.

und Schmerzen auf. Die langsam fortschreitende Destruktion zeigt sich in der Deformierung und weitgehend aufgehobenen Funktion.

Merke: Keine zuwartende Haltung, immer frühzeitige operative Behandlung!

Behandlung: Durchgeführt werden Synovektomien der Grund- und Mittelgelenke der Langfinger sowie der Daumengelenke. Daneben ist die ulnare Abweichung der Langfinger durch Rekonstruktionen des Streckapparats gut zu korrigieren, so daß bei gleichzeitiger Arthroplastik eine wesentliche Funktionsverbesserung erzielt werden kann.

Zur Arthroplastik stehen drei verschiedene Verfahren zur Wahl: die Arthroplastik mit *körpereigener Sehne,* die Arthroplastik mit flexiblen *Silastikplatzhaltern* und die Alloarthroplastik mit *Gelenkprothesen* aus Metall und Kunststoff mit fester Einzementierung in den Knochen.

Am meisten wird bislang die Arthroplastik mit Silastikplatzhaltern angewandt. Die Langzeitergebnisse sind besonders hinsichtlich der Beschwerdefreiheit gut. Eingeschränkt in der Indikation ist die Alloarthroplastik, da bei ihr die Beweglichkeit im Laufe der Jahre stark abnimmt und die Prothesenfixierung auf die Dauer Schwierigkeiten bereitet.

55. Traumatologie des Schädels, des Haltungs- und Bewegungsapparates. Frakturen und Luxationen

Allgemeiner Teil

Tabelle 55.1 Untersuchungsverfahren	
Klinik – Anamnese: Unfallmechanismus, Bewußtseinslage, Kreislaufverhältnisse – Inspektion: Verkürzung, Verdrehung, Achsenabweichung, Weichteilschäden – Palpation: Krepitation, Pulse, Sensibilität, Motorik, Gelenkfunktion aktiv/passiv	*Röntgen- und Nukleardiagnostik* – Standardaufnahmen in 2 Ebenen, u. U. Spezialaufnahmen im schrägen Durchmesser, Tomographie – Computertomographie – Angiographie – Szintigraphie *Sonographie*

Allgemeine Definitionen

Wird die Elastizitätsgrenze eines Knochens durch direkte oder indirekte Gewalteinwirkung überschritten, entsteht eine Unterbrechung der Kontinuität des Knochens, eine **Fraktur.** Ein Knochenbruch besteht aus zwei oder mehreren **Fragmenten,** den Bruchstücken, die der **Bruchspalt** voneinander trennt.

Die **traumatische** Fraktur wird hervorgerufen durch eine einmalige, plötzliche, von außen kommende, einen gesunden Knochen **direkt** oder **indirekt** treffende **Gewalt.** Als direkte Kräfte gelten Schlag, Stoß, Schuß, als indirekte Stauchung, Biegung, Abriß, Scherung und Drehung.

Die **pathologische** Fraktur entsteht am krankhaft veränderten Skelettsystem bei generalisierten oder lokalisierten Knochenerkrankungen ohne adäquate Gewalteinwirkung, daher auch die Bezeichnung *„Spontanfraktur"*; z. B. durch Osteoporose, Osteomalazien, primäre Knochentumoren, osteolytische Metastasen und Osteomyelitiden.

Der **Ermüdungsbruch** wird verursacht durch sich am gleichen Ort immer wiederholende Mikrotraumen, die über eine Materialermüdung zu einer *Fraktur ohne äußeren Anlaß* führen, z. B. Marschfraktur des Os metatarsale, Malazie des Os lunatum, Abbruch der Dornfortsätze des 7. HWK oder des 1. und 2. BWK, sog. *Schipperkrankheit.*

Bruchmechanismen und Frakturtypen

Indirekte Bruchmechanismen sind Biegung, Drehung, Stauchung, Berstung, Abriß- und Abschervorgänge.
Biegungsbruch. Überschreitet ein Biegemoment die Elastizitätsgrenze des Knochens, treten an der *Konvexseite* längsgerichtete Zugspannungen und an der

Konkavseite Druckspannungen auf, die zu einem queren Einriß auf der konvexen und einem Biegungskeil auf der konkaven Seite führen (Abb. 55.**1**).

Drehbruch (Torsionsfraktur). Er ist gekennzeichnet durch spiralförmige Bruchlinien, die bei einseitig fixiertem Knochen durch Drehung in der Längsachse entstehen. Je vehementer die Torsion verläuft, desto flacher wird der Winkel der Frakturlinie zur Knochenlängsachse. Bei zusätzlicher Stauchung und Biegung entsteht ein weiteres Fragment, der *Drehkeil* (Abb. 55.**2**).

Der **Stauchungsbruch (Kompressionsfraktur)** entsteht durch Kompression in der Längsrichtung, meist verbunden mit einer irreversiblen Schädigung der spongiösen Strukturen; z. B. keilförmige Verformung der Wirbelkörper oder Einstauchungen des Schienbeinkopfes (Abb. 55.**3**).

Der **Berstungsbruch** ist eine Sonderform des Stauchungsbruches im Bereich der Schädelkalotte. Die Frakturlinien verlaufen hier meridianparallel, während die Bruchspalten des Biegungsbruches am Schädel äquatorparallel sind.

Der **Abrißbruch,** auch *Zugbruch* oder *Traktionsfraktur* genannt, führt durch übermäßigen Muskelzug zu einem Abriß eines Knochenfragmentes samt Muskel- und Sehnenansatz. Die Frakturlinie ist senkrecht zur Zugspannung gerichtet (Abb. 55.**4**).

Schub- oder **Abscherbrüche** (Abb. 55.**5**) sind Folge einer Gewalteinwirkung an der Grenze zwischen abgestütztem und nicht abgestütztem Knochen. So entstehen z. B. Knorpel-Knochen-Absprengungen („flake fractures") bei Verrenkungen von Gelenken.

Direkte Gewalteinwirkungen sind Schlag, Stoß und Schußverletzungen. Sie führen neben Querbrüchen zu Impressionsfrakturen, ausgedehnten Trümmerbrüchen und Defektfrakturen, die durch Aussprengung und Zerstörung größerer

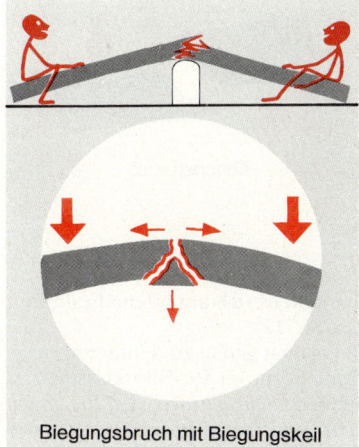

Biegungsbruch mit Biegungskeil

Abb. 55.**1** Biegungsbruch. Bruchmechanismus.

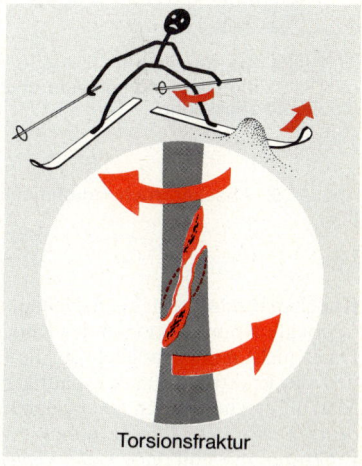

Torsionsfraktur

Abb. 55.**2** Torsionsfraktur. Bruchmechanismus.

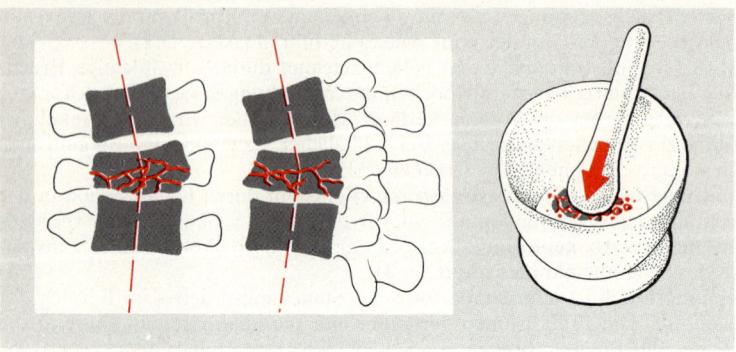

Abb. 55.**3**   Kompressionsfraktur eines Wirbelkörpers in der Ansicht von vorn und seit-lich.

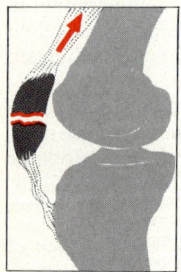

Abb. 55.**4**   Abrißfraktur der Kniescheibe mit Dislokation der Fragmente durch Zug der Quadrizepssehne.

Abb. 55.**5**   Abscherbruch. Bruchmechanis-mus.

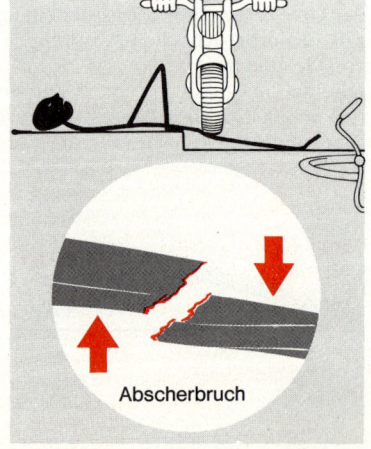

Abscherbruch

Knochenabschnitte gekennzeichnet sind. Oft handelt es sich um offene Frakturen (s. lokale Komplikationen des Knochenbruches, S. 712).

Da es nicht immer möglich ist, die Bruchmechanismen genau zu definieren, werden die Frakturen klinisch häufig nur nach ihrer Form im Rö-Bild klassifiziert. Man unterscheidet den *Quer-,* den kurzen und langen *Schrägbruch,* den *Biegungsbruch* sowie den *Spiral-, Längs-, Mehrfragment-* und den *Trümmerbruch* sowie Frakturen mit und ohne *Gelenkbeteiligung.*

Der *Doppelbruch* ist eine besondere Form des Mehrfragmentbruches; zwischen beiden Hauptfragmenten liegt ein größeres, intaktes Bruchstück, daher auch

Abb. 55.**6**   Besondere Bruchformen. **a** Subtrochantäre De-
fektfraktur des Femurs. **b** Su-
pra- und diakondyläre Femurfraktur mit Gelenkbeteilung. **c**
Stückbruch des Unterschenkels. **d** Verrenkungsbruch des
oberen Sprunggelenkes in der
Ansicht von vorn und seitlich.

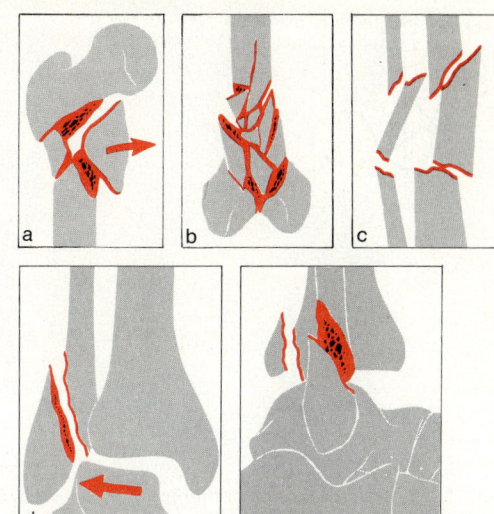

Stückbruch, segmentale Fraktur oder „*fracture en deux étages*" genannt (Abb.
55.**6a–c**). Die *Luxationsfraktur* weist zusätzlich zur knöchernen Verletzung eine
Verrenkung der Gelenkfläche auf.
Unter einer *Kettenfraktur* versteht man die Kombination verschiedener Frakturen
an einer Extremität, so z.B. beim Knieanpralltrauma: Fraktur der Patella, des
Femurs und des Hüftgelenks (Abb. 55.**7**).
Von diesen, als **vollständige Frakturen** bezeichneten Brüchen lassen sich die
unvollständigen Frakturen, wie Infraktion, Fissur und Grünholzfraktur, abgrenzen. Die *Infraktion* stellt eine inkomplette Unterbrechung des Knochenquer-
schnitts dar, die *Fissur* eine spalt- oder sprungförmige Verletzung des Knochens
ohne Klaffen der Fragmente.
Bei der **Grünholzfraktur** im Kindesalter, auch Wulstbruch genannt, wird zwar
die Kontinuität des Knochens ossär unterbrochen, das umhüllende, ernährende
Periost jedoch bleibt in seiner Kontinuität erhalten.
Die **Dislokation,** eine Verschiebung der Fragmente gegeneinander, ist durch die
primäre Gewalteinwirkung, den Zug der Muskulatur, durch Lagerung oder vorzeitige Belastung in vielfacher Weise möglich; man unterscheidet
● die *Längsverschiebung* mit Verlängerung oder Verkürzung (Dislocatio ad lon-
   gitudinem, cum distractione, cum contractione),
● die *Seitenverschiebung* (Dislocatio ad latus),
● die *Achsenknickung* (dislocatio ad axim) im Sinne einer Varus- oder Valgus-
   fehlstellung oder einer pathologischen Ante- oder Rekurvation.
● die *Rotationsverschiebung* (Verdrehung, Dislocatio ad peripheriam) (Abb.
   55.**8**).
Ein Knochenbruch kann mehrere Dislokationsformen gleichzeitig aufweisen.

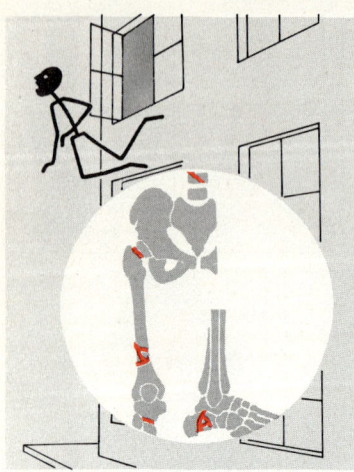

Abb. 55.**7**   Kettenfraktur der unteren Extremität nach Sturz aus großer Höhe.

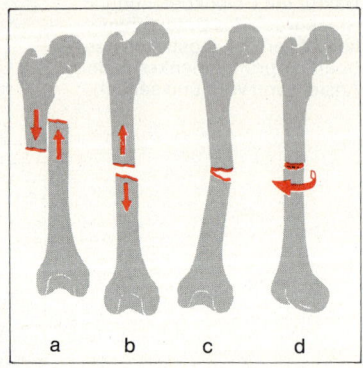

Abb. 55.**8**   Frakturdislokationen. **a** Fragmentverschiebung mit Verkürzung und Seitverschiebung. **b** Fragmentverschiebung mit Verlängerung. **c** Achsenknickung. **d** Fragmentverdrehung.

Diagnose des Knochenbruchs

Sichere Frakturzeichen sind Deformität, die durch die Dislokation hervorgerufen ist, abnorme Beweglichkeit und tastbares Knochenreiben.
Unsichere Frakturzeichen sind Schmerz, Funktionsausfall, Schwellung und Hämatom.
Bewiesen und dokumentiert wird eine Fraktur durch Rö-Bilder in *zwei Ebenen,* bei Extremitätenfrakturen unter Einbeziehung beider benachbarter Gelenke. Gelegentlich sind zusätzlich *gehaltene Aufnahmen,* Ziel- oder Schichtaufnahmen erforderlich. Bei Frakturen im Kindesalter sind Vergleichsbilder der kontralateralen Seite nützlich.

Komplikationen des Knochenbruchs

Art und Umfang der Begleitverletzung können das therapeutische Vorgehen und die Prognose der Verletzung entscheidend beeinflussen, es lassen sich *lokale* und *allgemeine Komplikationen* unterscheiden.

Lokale Komplikationen
Schädigung des Weichteilmantels. Die Traumatisierung der Haut, des subkutanen Fettgewebes, der Muskulatur und der Sehnen gefährdet eine ungestörte Wund-

Abb. 55.**9** Offene Frakturen.
Einteilung (nach Saegesser).

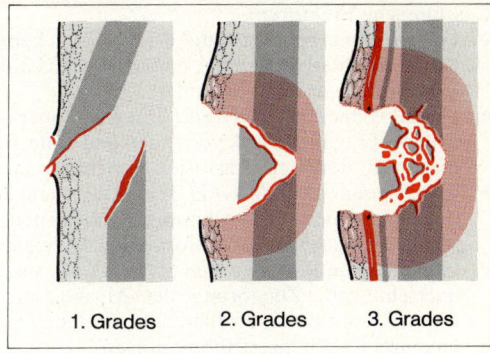

1. Grades   2. Grades   3. Grades

heilung, sie kann bisweilen über eine Nekrose die Umwandlung einer geschlossenen Fraktur in eine offene bewirken.
Bei der offenen Fraktur besteht zwischen Knochenbruch und Außenwelt eine
Verbindung; entweder hat ein Fragment den Weichteilmantel und die Haut von
innen her durchspießt, oder die einwirkende Gewalt zerstört Haut, Weichteilmantel und Knochen von außen her. Es lassen sich 3 Schweregrade unterscheiden
(nach Saegesser) (Abb. 55.**9**):
- *1. Grad:* kleine Durchspießungswunde durch Fragmentperforation von innen
  ohne weitere wesentliche Weichteilschädigung;
- *2. Grad:* größere Hautwunde bei penetrierenden Verletzungen von außen
  nach innen mit Weichteilschädigung;
- *3. Grad:* ausgedehnter Hautdefekt mit breit eröffneter Fraktur und schwerer
  Weichteilschädigung; oft kombiniert mit Gefäß- und Nervenläsion.

Eine weiterführende, den Weichteilschaden bei der geschlossenen und der offenen Fraktur klassifizierende, das Kontaminationsrisiko abschätzende und die
Frakturform berücksichtigende Einteilung in 4 Grade zeigt Tab. 55.**2**.

Tabelle 55.**2** **Klassifikation der offenen und geschlossenen Frakturen im Hinblick auf Weichteilschaden, Frakturart und Kontamination** (nach Tscherne u.
Trentz 1984)

Klassifikation	Haut offen + geschlossen −	Weichteil- schädigung	Frakturart	leicht mittel schwer	Kontamina- tion
Fr. G 0	−	−	+		−
G 1	−	+	+ bis ++		−
G 2	−	++	+ bis +++		−
G 3	−	+++	+ bis +++		−
Fr. O 1	+	+	+ bis ++		+
O 2	+	++	+ bis +++		++
O 3	+	+++	+ bis +++		+++
O 4	+	+++	+ bis +++		+ bis +++

Geschlossene Frakturen:
- Geschlossene Fraktur *Grad 0 (Fr. G 0):* keine, fehlende oder nur unbedeutende Weichteilverletzung, einfachere Bruchformen (z. B. Torsionsfraktur des Unterschenkels beim Skilauf).
- Geschlossene Fraktur *Grad 1 (Fr. G 1):* oberflächliche Schürfung oder Kontusion bei Fragmentdruck von innen und einfachen bis mittelschweren Bruchformen (z. B. durch eine dislozierte, nicht reponierte Sprunggelenksfraktur).
- Geschlossene Fraktur *Grad 2 (Fr. G 2):* tiefe kontaminierte Schürfung, lokalisierte Haut- oder Muskelkontusion, drohendes Kompartmentsyndrom, mittelschwere bis schwere Bruchformen (z. B. Segmentbruch der Tibia).
- Geschlossene Fraktur *Grad 3 (Fr. G 3):* ausgedehnte Hautkontusion, Hautquetschungen, Zerstörung der Muskulatur, manifestes Kompartmentsyndrom, Läsion der arteriellen oder venösen Hauptgefäße, schwerere Bruchformen und Knochenzertrümmerungen.

Offene Frakturen:
- Offene Fraktur *Grad 1 (Fr. O 1):* Durchtrennung der Haut mit fehlender oder geringer Weichteilkontusion, unbedeutender bakterieller Kontamination (Fragmentdurchspießung von innen).
- Offene Fraktur *Grad 2 (Fr. O 2):* Durchtrennung der Haut, umschriebene Haut- und Weichteilkontusion, mittelschwere Kontamination; sämtliche Frakturformen sind möglich.
- Offene Fraktur *Grad 3 (Fr. O 3):* Hautdurchtrennung mit ausgedehnter Weichteilschädigung, zusätzlichen Gefäß- und Nervenverletzungen und starker Wundkontamination; jede offene Fraktur mit Ischämie und ausgedehnter Knochenzertrümmerung (z. B. Schuß- und Explosionsverletzung, kontaminierte Frakturen bei landwirtschaftlichen Unfällen).
- Offene Fraktur *Grad 4 (Fr. O 4):* totale und subtotale Amputation; die subtotale Amputation ist definiert als Durchtrennung der wichtigsten anatomischen Strukturen, insbesondere der Hauptgefäße, mit totaler Ischämie des Amputates.

Die **ischämische Kontraktur** ist Ausdruck und Endzustand einer Muskelnekrose durch eine posttraumatische, arterielle Durchblutungsstörung der Extremitäten. Diese kann durch arterielle Verletzung oder Hämatom und posttraumatisches Ödem mit Kompression der Muskulatur entstehen, da ein Druckausgleich innerhalb der Faszienlogen nur bedingt möglich ist. Die Druckerhöhung führt zu einer Kompression von Nerven und Gefäßen mit entsprechender, weiterer Minderdurchblutung und Gefahr einer Nekrose der Muskulatur. Die folgerichtige Therapie dieser auch als **Kompartmentsyndrome** (S. 219) bezeichneten Zustände ist die sofortige und vollständige Faszienspaltung.

Die **Volkmann-Kontraktur** ist die Folge einer solchen irreversiblen Ischämie im Bereich der oberen Extremitäten, das **Musculus-tibialis-anterior-Syndrom** Folge einer isolierten Durchblutungsstörung in der Tibialisloge am Unterschenkel (Abb. 17.**10**).

Die **offene Fraktur** stellt wegen der Infektionsgefahr eine Notfallsituation dar; 30–50% aller offenen Frakturen sind primär mit pathogenen Keimen kontaminiert.

Die **Luxationsfraktur,** ein Verrenkungsbruch eines Gelenks, führt neben einer möglichen Schädigung des Knorpels zur Verletzung des Kapsel-Band-Apparates, der für die Funktion des Gelenks von gleicher Wichtigkeit ist wie die am Gelenkaufbau beteiligten Knochen.

Bei **Frakturen mit Nerven- und Gefäßbeteiligung** sind die Gefäß- und Nervenstränge nicht nur durch ein Kompartmentssyndrom (sekundär) gefährdet, sondern auch primär aufgrund topographisch-anatomischer Gegebenheiten, so z.B. Läsion des N. radialis bei Oberarmschaftbrüchen, des N. medianus und der A. brachialis durch suprakondyläre Oberarmbrüche, des N. ischiadicus bei Hüftgelenkverrenkungsbrüchen und Verletzung der A. poplitea und des N. peronaeus durch kniegelenknahe Frakturen oder Kniegelenkluxationen.

Frakturen mit Verletzung innerer Organe und Eröffnung von Körperhöhlen sind z.B. knöcherne Verletzungen des Schädels und der Wirbelsäule; sie können kombiniert sein mit Hirn- und Rückenmarkläsionen. Rippenfrakturen führen bisweilen durch Zerreißung von Lungenparenchym und Pleura zu Hämatopneumothorax und Hautemphysem. Blasen-, Harnröhren- und Darmverletzungen sind gelegentlich Folge von Beckenfrakturen (S. 777f.).

Allgemeine Komplikationen

Vital bedrohen den verletzten Patienten: der **hypovolämische Schock** (Abb. 55.**10**), die **Fettembolie** und die **Thromboembolie.** Darüber hinaus gefährden ihn hypostatische Pneumonie, Harnwegsinfekte und Dekubitus. Beim älteren Menschen kann durch den Blutverlust ein *zerebraler Verwirrtheitszustand* ausgelöst werden. Der alkoholkranke Patient kann ein *Entzugsdelir* erleiden. Für den polytraumatisierten Patienten besteht die Gefahr des *progressiven Multiorganversagens.*

Untersuchung des Unfallverletzten

1. **Anamnese.** Unfallhergang: Wann, wie, wo? Besteht ein adäquates Unfallereignis? Frühere Unfälle? Familiäre Skeletterkrankungen? Bluterkrankungen mit Gerinnungsstörungen? Therapie mit Antikoagulantien? Arterielle Durchblutungsstörungen?
2. **Subjektive Beschwerden.** Wo ist der Hauptschmerz lokalisiert? Ausstrahlung? Ruhe- und Bewegungsschmerz? Motorisch-sensible Ausfälle?
3. **Objektiver Befund.** Allgemein: Kreislauf, Herz, Atmung, Puls und Blutdruck.

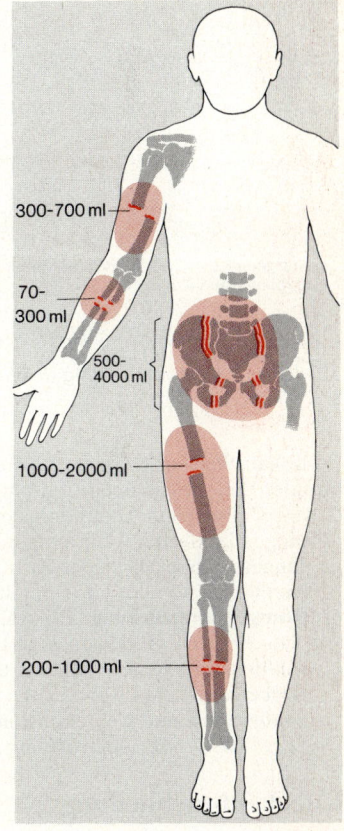

300-700 ml

70-300 ml

500-4000 ml

1000-2000 ml

200-1000 ml

Abb. 55.**10** Blutverluste bei geschlossenen Frakturen.

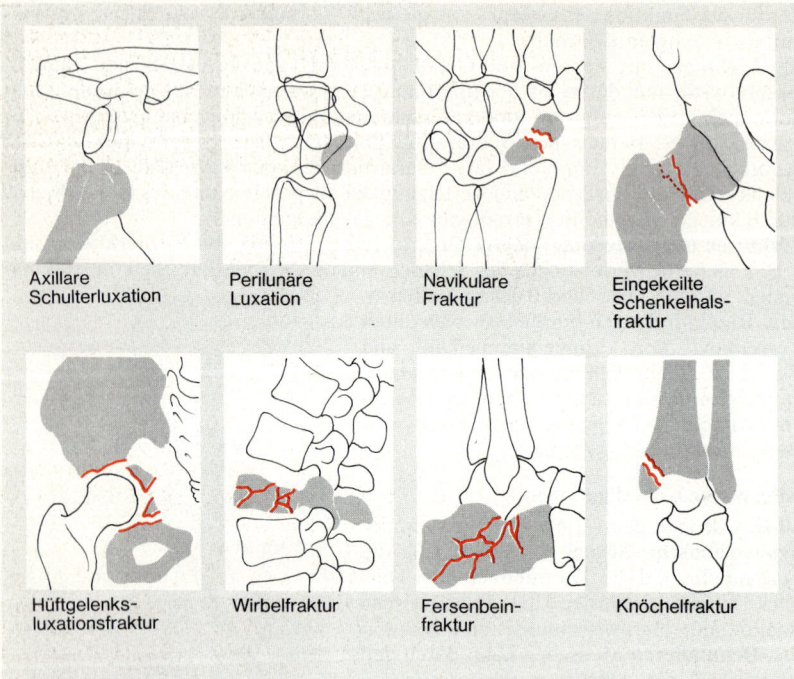

Abb. 55.**11**   Memento. Häufig übersehene Frakturen und Luxationen.

Lokal: Welcher Körperteil, welche Extremität ist betroffen? Liegt eine offene oder eine geschlossene Fraktur vor? Wie sind die lokalen Weichteilverhältnisse? Bestehen Hautkontusionen, Wunden; wie sind periphere Durchblutung, Hautfarbe, Hauttemperatur, Sensibilität und Motorik? Begleitverletzungen: Schock, Schädel-Hirn-Trauma, stumpfe Thorax- oder Abdominalverletzung, Läsion des Urogenitaltraktes?

4. **Röntgenuntersuchung.** Rö-Aufnahmen der verletzten Extremität mit beiden benachbarten Gelenken in 2 Ebenen, bei polytraumatisierten und/oder bewußtlosen Patienten: Schädel und Halswirbelsäule in 2 Ebenen, Thorax- und Beckenübersicht (Abb. 55.**11**).

5. **Sonographie und Computertomographie.** Anwendungsbereiche wie Röntgen! *Das Ergebnis dieser Untersuchung ist schriftlich niederzulegen.*

Knochenbruchheilung

Grundbedingung für eine normale Knochenbruchheilung sind: ausreichende *Durchblutung* der Fragmente bei möglichst *fugenlosem Kontakt* der Bruchstücke *und* ungestörte, kontinuierliche *Ruhigstellung bis zur knöchernen Ausheilung.* Die Heilungsdauer eines Knochenbruchs ist abhängig von verschiedenen Faktoren: dem *Alter* des Patienten, der *Lokalisation* und *Art der Verletzung,* der *Vaskularisation* der Fragmente und von der Anzahl und Schwere der *Nebenverletzungen* (Abb. 55.**12**). Aus klinischer, histomorphologischer und röntgenologischer Sicht unterscheidet man eine *primäre* Knochenbruchheilung ohne Kallusbildung von einer *sekundären* mit Kallusbildung.

Primäre Knochenbruchheilung

Voraussetzung für eine kallusfreie Heilung ist eine durch Osteosynthese stabilisierte und in anatomischer Stellung *fugenlos* adaptierte Fraktur. Hier wird der Bruchspalt von den Osteonen direkt überbrückt. Osteoklasten- und Osteoblastentätigkeit laufen nebeneinander her, so daß kein Resorptionssaum entsteht (Kontaktheilung). Bei *minimaler Spaltbildung* und stabiler Osteosynthese wird zunächst der Spalt vom Periost und vom Endost mit Geflechtknochen ausgefüllt, der sich sekundär in lamellären Knochen umwandelt und funktionell ausrichtet (Spaltheilung) (Abb. 55.**13**).

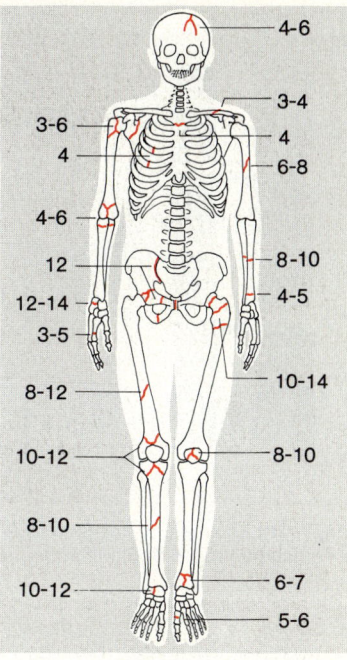

Abb. 55.**12** Heilungsdauer verschiedener Knochenbrüche in Wochen (nach Schlosser).

Sekundäre Knochenbruchheilung

In das Frakturhämatom, das einen *nicht fugenlos* adaptierten Bruchspalt ausfüllt, wandern Monozyten des Blutes, Endothelzellen der Kapillaren und Retikulumzellen des Markes ein. Es bildet sich eine periostale und endostale bindegewebige Kallusmanschette, welche zunächst die Beweglichkeit der Bruchstücke einschränkt. Mit abnehmender Fragmentbewegung wandelt sich der Kallus zum festen Fixationskallus, und mit zunehmender Versteifung der Bruchzone kommt es schließlich unter Belastung zur Ausbildung lamellären Knochens (remodelling) (Abb. 55.**14**).

Gestörte Knochenbruchheilung

Ist ein Knochenbruch in der als üblich angesehenen Zeit nicht verheilt, spricht man von *verzögerter Heilung* (delayed union), ist er nach mehr als 6 Monaten nicht geheilt, spricht man von einer *Pseudarthrose* (Falschgelenkbildung, nonunion). Bestimmte Pseudarthroseformen lassen Rückschlüsse auf die Ursache zu: *Mangelnde* Ruhigstellung bei vitalen Fragmenten führt zur *hypertrophen,* reaktiven (röntgenologisch elefantenfußförmigen) Pseudarthrose.

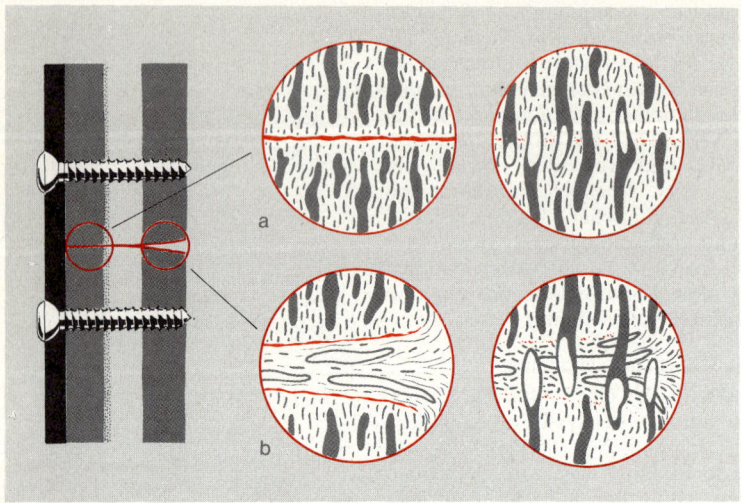

Abb. 55.**13**   Primäre, kallusfreie Knochenbruchheilung durch stabile Osteosynthese.
a Kontaktheilung, **b** Spaltheilung (nach Willenegger).

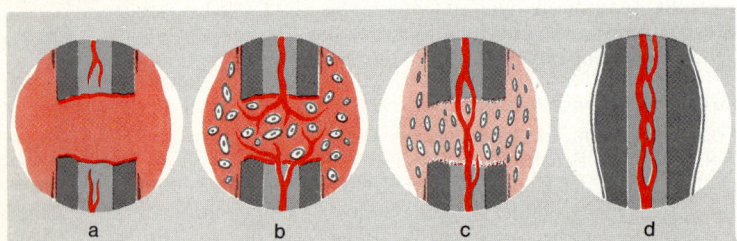

Abb. 55.**14**   Sekundäre Knochenbruchheilung. In das Frakturhämatom **(a)** wandern
Monozyten, Endothelzellen und Retikulumzellen ein **(b)** Über das Stadium des Fixa-
tionskallus **(c)** erfolgt durch funktionelle Anpassung die Umwandlung in lamellären
Knochen unter Rekonstruktion des medullären Gefäßsystems **(d)**.

Avitalität der Fragmente mit nachfolgender Knochennekrose führt zur *atrophi-
schen* oder areaktiven Pseudarthrose (röntgenologisch verjüngen sich die Fragmentenden bleistiftförmig), der nicht überbrückte Defektbruch zur *Defektpseudarthrose,* die chronisch posttraumatische Knocheneiterung zur *Infektpseud-
arthrose* (Abb. 55.**15**).

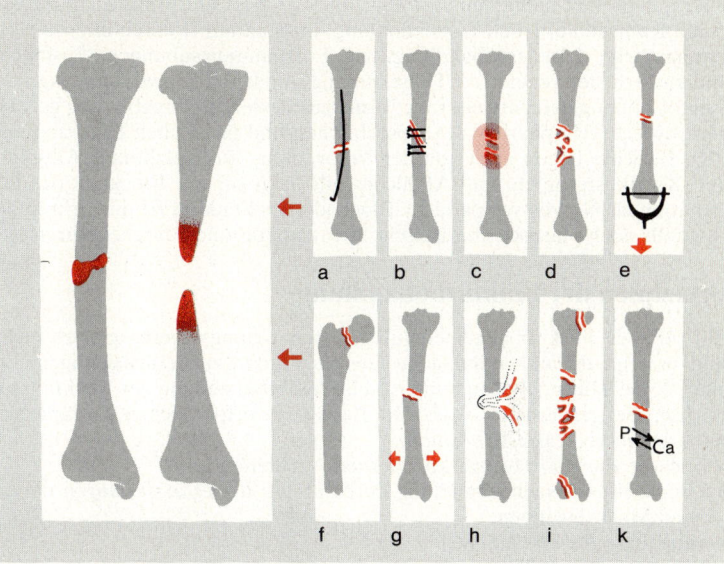

Abb. 55.**15**   Ursache verzögerter Frakturheilung und Pseudarthrosenbildung. **a–b** instabile Osteosynthese, **c** Infekt, **d** Gewebeverlust, **e** Distraktion der Fragmente, **f** Fehlstellung durch Scherkräfte, **g** fehlende konsequente Ruhigstellung und häufige Repositionsversuche, **h** Weichteilinterposition, **i** Trümmerbruch, **k** Elektrolytverschiebungen.

Frakturkrankheit und Sudeck-Dystrophie

Die primär unfallbedingte Schädigung von Bändern, Muskeln, Blut- und Lymphgefäßen und die Folgen einer notwendigen längeren Ruhigstellung können zur Knorpelatrophie, Knochenentkalkung, Bandinsuffizienz, Kapselschrumpfung und Durchblutungsstörungen der Weichteile mit Schwellneigung führen. Diese posttraumatischen Veränderungen werden als *„Frakturkrankheit"* zusammengefaßt. Teilweiser Verlust der Beweglichkeit bis hin zur Gelenkeinsteifung in ungünstiger Stellung sind mögliche Folgen.

Von der Frakturkrankheit ist die *Sudeck-Dystrophie* abzutrennen, deren Genese bisher nicht bekannt ist, wahrscheinlich jedoch auf einer neurovaskulären Fehlregulation im befallenen Extremitätenabschnitt beruht. Sie verläuft in 3 Stadien:

- Das *Stadium I* zeigt bei geschwollener, glänzender und bläulich verfärbter, schwitzender Haut einen heftigen Ruhe- und Bewegungsschmerz.
- Im *Stadium II* blaßt die Hautfarbe ab, die Schwellung schwindet, dafür nehmen die trophischen Störungen zu.
- Im *Stadium III* besteht eine weitgehend eingesteifte, schmerzlose, atrophische, gebrauchsunfähige Extremität.

Therapeutische Maßnahmen sind nur im Stadium I und II möglich: im Stadium I durch Ruhigstellung und Eisbehandlung, im Stadium II durch intensive krankengymnastische Übungsbehandlung mit Entspannungsübungen, Eistauchbädern und zusätzlicher vegetativer Umstimmung durch Bindegewebsmassage. Medikamentös können gefäßerweiternde Mittel zur besseren Durchblutung gegeben werden sowie Psychopharmaka zur psychischen und physischen Entspannung. Günstige Berichte liegen auch von der Verordnung von Kalzitonin, Antiphlogistika und Kortikosteroiden vor. Ähnliches gilt auch für die Blockade des Ganglion stellatum als Nervus-sympathicus-Blockade. Im Stadium III der Erkrankung sind allenfalls noch plastisch-chirurgische Ersatzoperationen durchzuführen.

Prinzipien der Frakturbehandlung

Ein für jede Fraktur allgemeingültiges Behandlungsschema gibt es nicht. Stets sind prinzipielle und individuelle Gesichtspunkte zu berücksichtigen. Das Ziel einer Knochenbruchbehandlung ist die Wiederherstellung der Funktion in kürzester Zeit bei geringstem Risiko. Die Basis einer erfolgreichen Therapie sind:
- anatomisch *exakte Reposition,*
- sichere *Retention* bis zur knöchernen Ausheilung,
- Begleit- und Nachbehandlung durch aktive *Bewegungsübungen* der Gelenke und Muskelgruppen,
- adäquate *Rehabilitation.*

Es lassen sich zwei Therapieformen unterscheiden, von denen jede ihre spezielle Indikationen besitzt: die *konservative* und die *operative Knochenbruchbehandlung.*

Konservative Behandlung

Die 3 Prinzipien der konservativen Therapie sind: Die *primäre funktionelle* Behandlung, die Reposition und Ruhigstellung im *Gipsverband,* die Reposition und Ruhigstellung in der *Extension.*

Die **primär funktionelle Behandlung** wird bei eingekeilten, übungsstabilen Frakturen vorgenommen, so z.B. bei subkapitalen Oberarmkopfbrüchen des alten Menschen, beim Schenkelhalsbruch vom Abduktionstyp, bei Kompressionsfrakturen der Wirbelsäule ohne neurologische Ausfallerscheinungen, Fersenbeinbrüchen und unverschobenen Beckenbrüchen.

Reposition und Ruhigstellung im Gipsverband: Die dislozierte Fraktur wird durch *Zug, Gegenzug* und *seitlichen Druck* eingerichtet. Den Frakturschmerz schaltet man durch Bruchspalt- oder Plexusanästhesie, Kurz- oder Intubationsnarkose mit Muskelrelaxierung aus. Das periphere Bruchstück wird immer nach dem zentralen ausgerichtet. Ein Rö-Bildverstärker erleichtert das Repositionsmanöver. Nach Möglichkeit erfolgt eine anatomisch exakte Reposition. Auf jeden Fall müssen Drehfehler, Achsenknickung und Distraktion ausgeglichen werden, geringfügige Seitverschiebungen oder Verkürzungen sind zu vernachlässigen. Die erreichte Reposition wird durch einen Gipsverband gehalten, der als Schiene sowie als gepolsterter oder ungepolsterter Rundgips angelegt werden kann (Abb. 55.**16**). Bei der Erstversorgung nach einem Trauma muß ein zirkulärer Gips bei bestehender oder zu erwartender Weichteilschwellung in seiner ganzen Länge bis zum letzten Faden gespalten werden. Die zu immobilisierenden Gelenke fixiert

Abb. 55.**16** Polsterung bei Gipsverbänden. Druck- und Auflagestellen, die bei Ruhigstellung im Gipsverband gepolstert werden müssen.

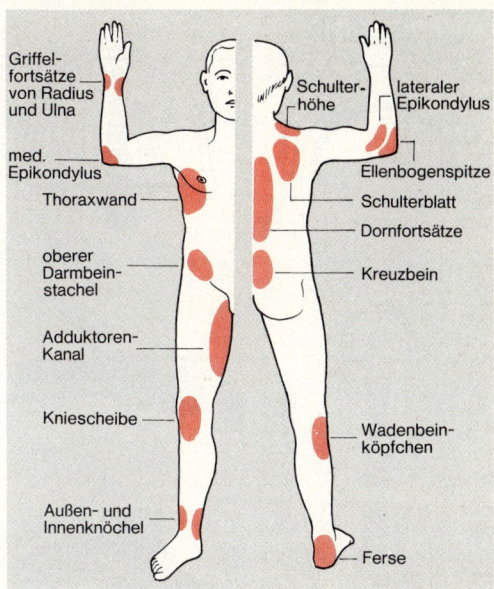

man in Funktionsstellung (Gebrauchsstellung), z. B. Schultergelenk eleviert und abduziert, Ellenbogengelenk 90° gebeugt bei leicht supinierter Hand, Handgelenk dorsalflektiert, Fingergelenke gebeugt, Hüftgelenke in 0°-Stellung, Kniegelenk 10–15° gebeugt, oberes und unteres Sprunggelenk in 0°-Stellung (gemessen nach der Neutral-Null-Methode) (S. 856).

Nach der Versorgung sind röntgenologische Kontrollen des Ergebnisses durch Aufnahmen in zwei Ebenen und klinische Prüfung der Durchblutung, der Sensibilität und Motorik der Finger oder der Zehen obligat. Regelmäßige Rö-Kontrollen lassen sekundäre Dislokationen erkennen, die durch Nachreposition korrigiert werden müssen, und dienen zur Verlaufskontrolle der Knochenbruchheilung.

Reposition und Ruhigstellung in der Extension. Eine Extension vermag durch direkten Zug am Knochen peripher der Fraktur eine einmal erreichte Reposition zu erhalten oder durch kontinuierlichen Zug noch bestehende Fehlstellungen auszugleichen. Durch Lagerung auf speziellen Schienen lassen sich Verkürzungen, Achsen- und Drehfehler korrigieren. Die Extensionsvorrichtungen bestehen aus Kirschner-Drähten oder Steinmann-Nägeln, die nach Einbringen in den Knochen in einen Bügel eingehängt oder eingespannt werden; den Zug erreicht man durch Gewichte, die über einen Rollenzug einwirken (Abb. 55.**17**). Häufig ist eine Kombination der Gips- und Extensionsbehandlung sinnvoll. Beim Transfixa-

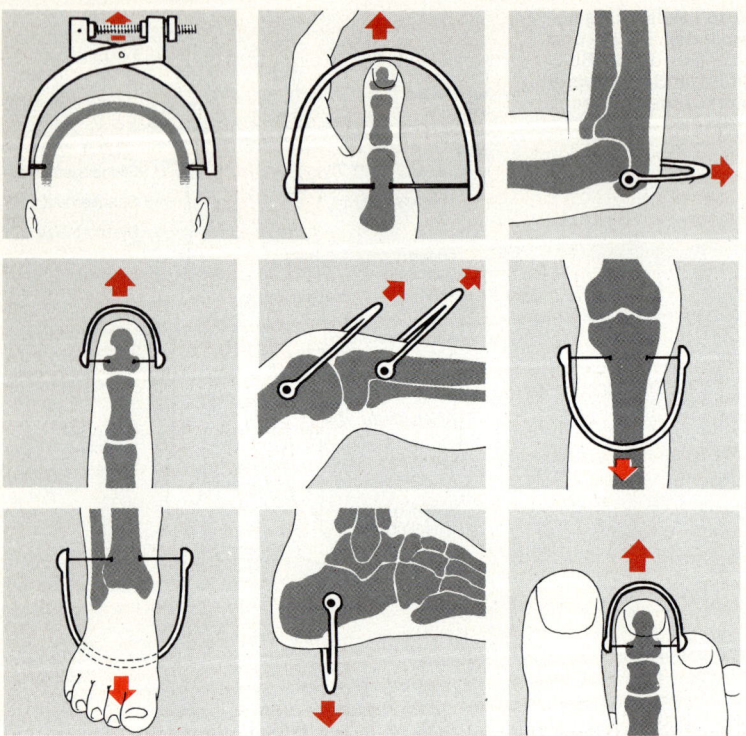

Abb. 55.**17** Skelettextension. Typische Bohrstellen bei Frakturbehandlung durch Extension.

tionsverband werden die im proximalen und distalen Knochenfragment eingebrachten Drähte oder Steinmann-Nägel nach korrekter Frakturreposition vom
Gipsverband eingeschlossen.

Vorteile der konservativen Frakturbehandlung. Die Fraktur bleibt geschlossen,
und damit ist die Gefahr einer Knochen- und Weichteilinfektion weitgehend ausgeschlossen. Bei der Extensionsbehandlung lassen sich zusätzlich die Weichteilverhältnisse kontrollieren und etwaige Fehlstellungen durch Änderung der Zug-
kräfte beseitigen.

Nachteile der konservativen Frakturbehandlung sind das Fehlen einer vollständigen Ruhigstellung und das häufige Auftreten einer Fragmentfehlstellung oder
Frakturkrankheit. Bei der Extensionsbehandlung besteht die Gefahr einer Distraktion der Fragmente mit verzögerter Knochenbruchheilung oder Pseudarthrosenbildung, eine Infektion des Knochens durch die eingebrachten Drähte

oder Nägel sowie eine Überdehnung des Kapsel-Band-Apparates der extendierten Gelenke.

Operative Knochenbruchbehandlung

Die Nachteile einer konservativen Frakturenbehandlung sollen durch eine operative Therapie vermieden werden. Das Ziel einer Osteosynthese ist eine korrekte Stellung der Fragmente und die Möglichkeit einer alsbaldigen Übungsbehandlung, um einer Frakturkrankheit vorzubeugen. Sofortige volle Belastbarkeit der Fraktur ist nur in Einzelfällen möglich. Eine Osteosynthese, die zusätzlich mit einer Gipsbehandlung kombiniert werden muß, ist nur ausnahmsweise zulässig. So lassen sich übungs- und belastungsstabile sowie lagerungsstabile Osteosynthesen unterscheiden.

Vorteile der Osteosynthese: Exakte anatomische Reposition, besonders bei Gelenkfrakturen, frühzeitige Übungsstabilität, Erleichterung der Intensivpflege und Schaffung von Stabilität bei offenen Frakturen 2. und 3. Grades als beste Voraussetzung zur Verhütung einer Weichteil- und Knocheninfektion.

Das **Risiko** einer Osteosynthese liegt in der Umwandlung einer geschlossenen Fraktur in eine offene, mit der Möglichkeit eines Infektes der Weichteile und des Knochens.

Indikationen: Allgemein anerkannte Indikationen für eine Osteosynthese sind Gelenkfrakturen, Abrißfrakturen, offene Frakturen 2. und 3. Grades, Pseudarthrosen, Oberschenkelschaftfrakturen, mediale Schenkelhalsfrakturen vom Adduktionstyp, Frakturen, deren konservative Therapie mißlang, und multiple Frakturen zur Gewährleistung der Pflegefähigkeit sowie Frakturen mit begleitenden Gefäß- und Nervenverletzungen und pathologische Frakturen.

Die **Kontraindikationen** können unterteilt werden in allgemeine und lokale. *Allgemeine* Kontraindikationen sind vitale Bedrohung lebenswichtiger Funktionen durch Schock, schweres Schädel-Hirn-Trauma, Fettembolie, Pneumonie, nicht eingestellter Diabetes mellitus, dekompensierte pulmonale und kardiale Insuffizienz. *Lokale* Kontraindikationen sind gestörte Weichteilverhältnisse am Ort des Zuganges zur Fraktur durch Nekrosen, Kontusionsmarken, Schürfwunden, Spannungsblasen, Ulcera cruris und Hauterkrankungen wie Pemphigus vulgaris, Psoriasis, superinfizierte Mykosen u. ä.

Osteosyntheseverfahren

Für eine funktionsstabile Osteosynthese gibt es zwei verschiedene biomechanische Prinzipien: einerseits die interfragmentäre Kompression, andererseits die Schienung durch einen intra- oder extramedullären Kraftträger.

Die **interfragmentäre Kompression** kann mittels Zugschrauben, Druckplatten, Fixateur externe oder sog. Zuggurtungsdrähte erreicht werden. Beim Zuggurtungsprinzip werden Biegekräfte in axiale Druckkräfte umgewandelt. Voraussetzung für die Wirksamkeit dieser dynamischen interfragmentären Kompression ist die Beanspruchung, d. h. die sofortige Bewegung.

Schraubenosteosynthesen. Entsprechend den verschiedenen Knochenstrukturen werden in der Diaphyse Kortikalisschrauben und im epi- und metaphysären Bereich Spongiosaschrauben verwendet. Zur Erzielung einer interfragmentären Kompression ist es wichtig, daß die Schrauben mit ihrem Gewindeanteil nur die dem Schraubenkopf gegenüberliegende Kortikalis fassen (Abb. 55.**18**), um eine

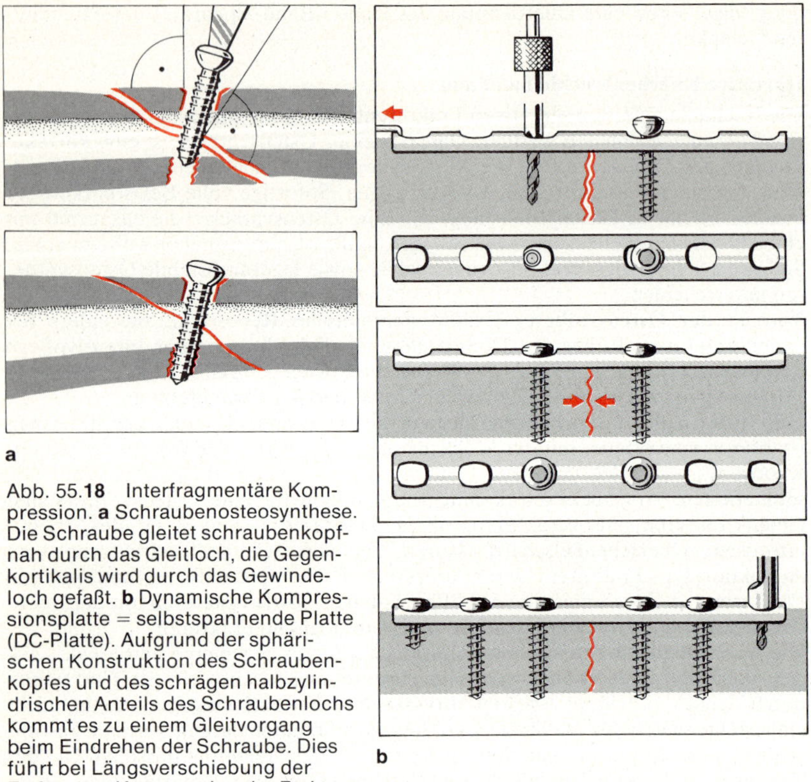

Abb. 55.18 Interfragmentäre Kompression. **a** Schraubenosteosynthese. Die Schraube gleitet schraubenkopfnah durch das Gleitloch, die Gegenkortikalis wird durch das Gewindeloch gefaßt. **b** Dynamische Kompressionsplatte = selbstspannende Platte (DC-Platte). Aufgrund der sphärischen Konstruktion des Schraubenkopfes und des schrägen halbzylindrischen Anteils des Schraubenlochs kommt es zu einem Gleitvorgang beim Eindrehen der Schraube. Dies führt bei Längsverschiebung der Fraktur zur Kompression der Fraktur.

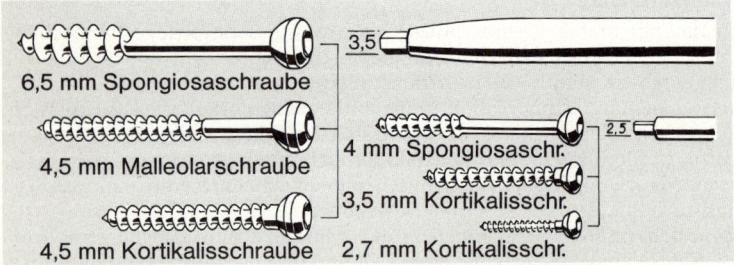

Abb. 55.19 Spongiosa- und Kortikalisschrauben mit verschiedenen Gewindedurchmessern (in mm). Der Kopf der Schraube ist mit einem Innensechskant ausgestattet, damit der Schraubenzieher die Schraube mühelos und fest fassen kann.

Zugwirkung und keine Sperrwirkung auszuüben. Dies wird bei Kortikalisschrauben durch das Bohren eines Gleitlochs und das Schneiden eines Gewindelochs erreicht. Die Spongiosaschrauben haben wahlweise längere oder kürzere Gewindeanteile (Abb. 55.**19**).

Plattenosteosynthesen ermöglichen eine Kompression auf die Fraktur, entweder durch Verwendung eines Plattenspanngerätes oder unter Ausnutzung eines Gleitprinzips des Schraubenkopfes in exzentrischen Löchern der selbstspannenden, *dynamischen Kompressionsplatten.* Platten werden aber auch ohne interfragmentäre Kompression nur zur Schienung im Sinne der *Neutralisation* oder zur Abstützung eines bestimmten Knochenbruchs verwendet (Abb. 55.**20d**).

Gerade Platten, Winkelplatten, T-, L- und kleeblattförmige Platten und andere tragen den unterschiedlichen anatomischen Gegebenheiten Rechnung (Abb. 55.**20a**).

Die **Zuggurtungsosteosynthesen** haben ihren Anwendungsbereich bevorzugt bei Traktionsfrakturen, wie z.B. an der Patella oder dem Olekranon (Abb. 55.**20b**).

Bei der **intramedullären Schienung** ist der Kraftträger vorzugsweise der Marknagel, der sich besonders zur Behandlung geschlossener Quer-, kurzer Schrägbrüche und Pseudarthrosen im diaphysären Abschnitt von Femur und Tibia eignet. Man unterscheidet eine *gedeckte Marknageltechnik* von einer *offenen Marknageltechnik.* Bei der gedeckten Marknagelung wird die Frakturstelle geschlossen belassen und der Oberschenkel fernab der Fraktur über der Spitze des Trochanter major und der Unterschenkel oberhalb der Tuberositas tibiae freigelegt. Für die gedeckte Marknagelung sind die Lagerung auf dem Extensionstisch und der Rö-Bildverstärker notwendig (Abb. 55.**20g, h**).

Bei der offenen Marknagelung wird die Fraktur freigelegt und reponiert, und danach erfolgt die Marknagelung von den oben genannten Zugängen aus. Um eine möglichst große Kontaktfläche zwischen dem Knochen und dem Marknagel zu erreichen, wird nach den Angaben von Küntscher die Markhöhle stufenweise *aufgebohrt.* Durch den Verriegelungsnagel ist der Indikationsbereich der Marknagelosteosynthese erweitert worden. Der Verriegelungsnagel, bei dem proximal und distal der Frakturzone Gewindebolzen in die vorgegebenen Perforationen des Nagels durch den Knochen eingebracht werden, ermöglicht eine zumindest übungsstabile Osteosynthese durch Verankerung des Nagels in den tragfähigen Knochenabschnitten. Bei der *„statischen"* Verriegelung werden die Druckkräfte durch Quer- oder Schrägbolzen zur Vermeidung einer Verkürzung oberhalb und unterhalb der Frakturzone bzw. Pseudarthrose oder Osteotomie neutralisiert. Bei der *„dynamischen"* Verriegelung werden die Gewindebolzen nur im kurzen proximalen oder distalen Fragment eingebracht, da sich der Nagel im mittleren Drittel der Markhöhle ausreichend elastisch verklemmen kann. Um der Gefahr einer verzögerten Knochenbruchheilung vorzubeugen, muß man bei Beginn der knöchernen Konsolidierung die statische Verriegelung durch Entfernen der Bolzen proximal oder distal aufheben und erzielt damit eine dynamische Verriegelung.

Zu den intramedullären Kraftträgern zählen auch die gebündelten, elastischen Rundnägel, die Schenkelhalsnägel sowie die dynamische Hüftschraube der AO und andere.

Eine **extramedulläre Schienung** des Knochens erfolgt durch sog. Neutralisations- und Abstützplatten und den Fixateur externe. Die Neutralisationsplatte schient in

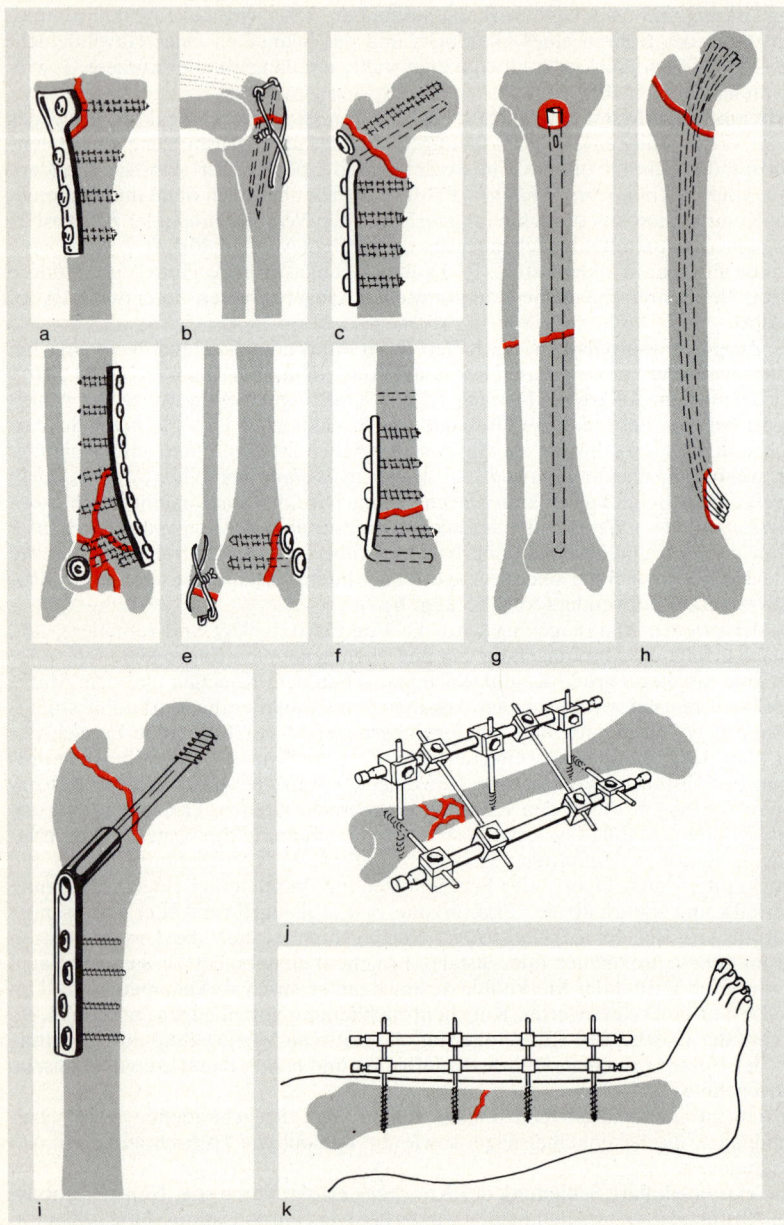

der Regel eine Frakturzone, in der die reponierten Fragmente durch Zugschrauben unter Kompression gebracht wurden. Die Abstützplatte dient der Stabilisierung axial belasteter Frakturzonen (Scherkräfte), z. B. am Schienbeinkopf und an der distalen Tibia (Abb. 55.20j, k).

Der **Fixateur externe (äußerer Festhalter)** kann als einseitiger (unilateraler) sog. Klammerfixateur oder in zwei- oder dreidimensionaler Verstrebung in Abhängigkeit von der Frakturform mit oder ohne interfragmentäre Kompression angewendet werden. Der einseitige Klammerfixateur eignet sich zur Versorgung einfacher Bruchformen ohne wesentliche Weichteilschädigung, vorzugsweise am Unterschenkel, während die zwei- und dreidimensionale Anordnung des Fixateur externe vorwiegend zur Stabilisierung offener oder infizierter Frakturen, Pseudarthrosen und Arthrodesen sowie bei Osteotomien gewählt wird. Die äußere Fixierung erfolgt über sog. Schanz-Schrauben oder Steinmann-Nägel, die oberhalb und unterhalb der Fraktur eingebracht und durch spezielle Rohre, Gelenkstücke und Spannvorrichtungen fest miteinander verbunden werden (Abb. 55.20).

Verbundosteosynthesen. Bei der Versorgung pathologischer Frakturen läßt sich die Osteosynthese mit der Verwendung von Knochenzementen kombinieren, um sofort eine Belastbarkeit der erkrankten Extremität zu erhalten.

Alloarthroplastik bedeutet teilweisen oder völligen Ersatz eines Gelenks durch körperfremde Materialien. Die Endoprothese übernimmt die Funktion des geschädigten oder entfernten Körperabschnitts. Mit Ausnahme der Hüftgelenktotalendoprothese bei medialen Schenkelhalsfrakturen des alten Menschen sind in der Traumatologie die Indikationen zur alloarthroplastischen Gelenkoperation relativ selten.

Spezielles Instrumentarium zur Osteosynthese Abb. 55.21

Behandlung der offenen Fraktur

Die Behandlung der offenen Fraktur *1. Grades* ist abhängig vom Frakturtyp und der Lokalisation. Im allgemeinen erfolgt eine konservative oder operative Behandlung wie bei geschlossenen Frakturen. Als vorteilhaft wird es angesehen, bei manchen Frakturtypen mit der operativen Versorgung bis zur Abheilung der Durchspießungswunde zu warten; so z. B. bei Quer- und kurzen Schrägbrüchen des Ober- und Unterschenkels im mittleren Drittel, die als gute Indikation zur

---

Abb. 55.20 Typische Osteosyntheseverfahren. **a** Abstützungsosteosynthese einer reponierten Tibiakopffraktur durch eine T-Platte. **b** Zuggurtungsosteosynthese einer Olekranonfraktur. **c** 130°-Winkelplatte zur Stabilisierung einer pertrochantären Femurfraktur in Kombination mit einer Spongiosaschraube zur Frakturkompression. **d** Neutralisation von Biege- und Scherkräften bei einer distalen Tibiafraktur durch eine anmodellierte Platte. Interfragmentäre Kompression durch Schrauben. **e** Zuggurtungsosteosynthese des Außenknöchels und Schraubenosteosynthese bei Sprunggelenkverletzung vom Typ Weber A. **f** 95°-Winkelplatte (Kondylenplatte) zur Stabilisierung einer perkondylären Femurfraktur. **g** Marknagel beim Unterschenkelquerbruch im Schaftmitte. **h** Elastische Rundnägel bei pertrochantärer Femurfraktur. **i** Dynamische Hüftschraube der AO. **j** Fixateur externe bei drittgradig offener Unterschenkelfraktur in zweidimensionaler Anordnung. **k** Unilateraler Klammerfixateur externe der Tibia.

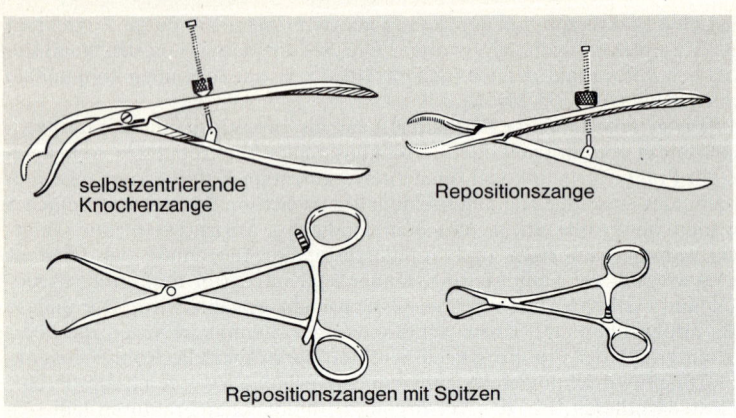

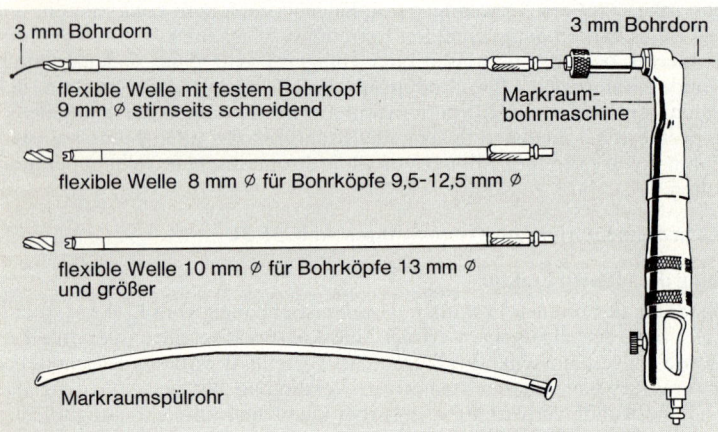

Abb. 55.**21**   Zusatzinstrumentarium für Unfallchirurgie.

Marknagelung gelten. Bei der Fraktur *2. und 3. Grades* wird im Op-Vorberei-
tungsraum unter sterilen Bedingungen der am Notfallort angelegte Verband entfernt. Sämtliches avitale oder verschmutzte Gewebe wird abgetragen (Débridement). Die Fraktur wird vorzugsweise durch Fixateur externe oder eine Plattenosteosynthese stabilisiert. Die Verletzungswunde läßt man in der Regel offen. Sie
wird bis zu ihrer endgültigen Versorgung durch Sekundärnaht, Spalthautlappen,
Verschiebeplastiken oder durch andere plastische Verfahren wie myokutane Lap-
pen- oder freie Gewebetransplantation mit mikrovaskulärer Anastomose (S. 846)
durch temporäre Hautersatzmaterialien (z. B. Epigard) gedeckt.

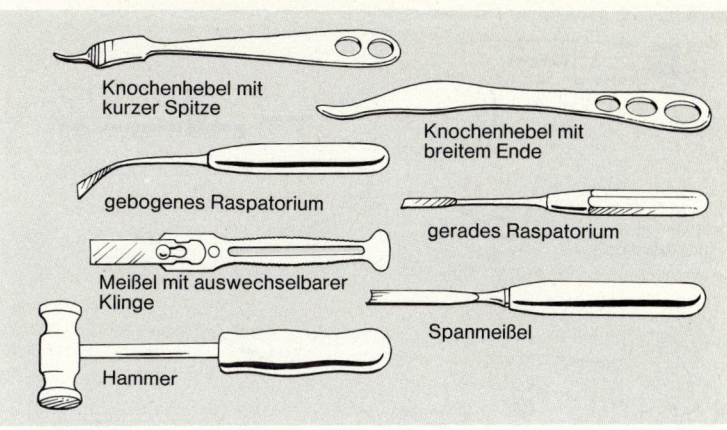

Knochenhebel mit
kurzer Spitze

Knochenhebel mit
breitem Ende

gebogenes Raspatorium

gerades Raspatorium

Meißel mit auswechselbarer
Klinge

Spanmeißel

Hammer

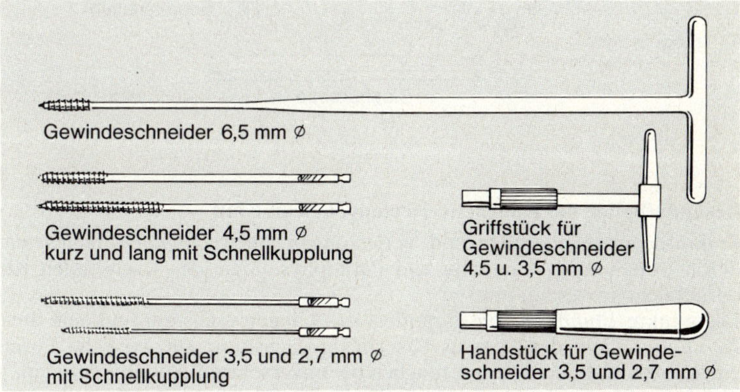

Gewindeschneider 6,5 mm ⌀

Gewindeschneider 4,5 mm ⌀
kurz und lang mit Schnellkupplung

Griffstück für
Gewindeschneider
4,5 u. 3,5 mm ⌀

Gewindeschneider 3,5 und 2,7 mm ⌀
mit Schnellkupplung

Handstück für Gewinde-
schneider 3,5 und 2,7 mm ⌀

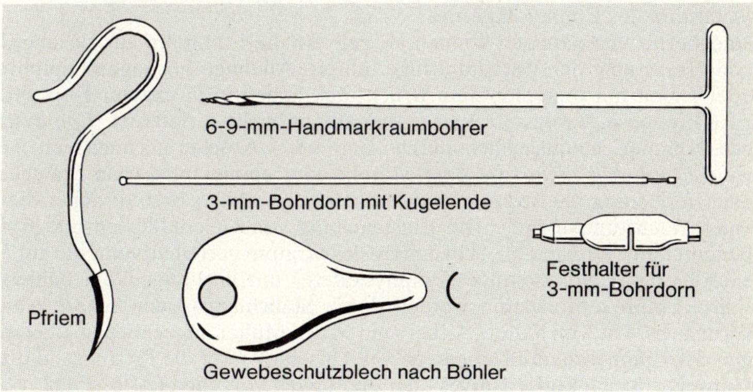

6-9-mm-Handmarkraumbohrer

3-mm-Bohrdorn mit Kugelende

Festhalter für
3-mm-Bohrdorn

Pfriem

Gewebeschutzblech nach Böhler

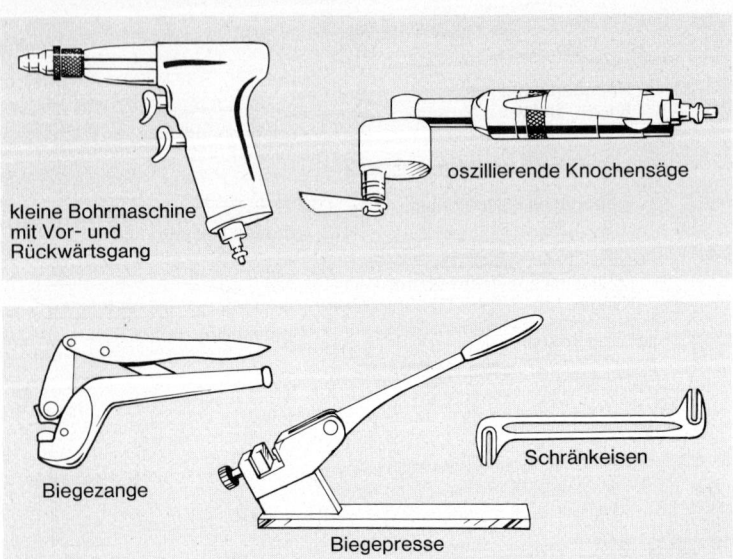

Besonderheiten der Knochenverletzungen beim Kind

Frakturen im Kindesalter sind Verletzungen am *wachsenden Skelettsystem,* bei deren Behandlung Anatomie und Pathophysiologie des wachsenden Knochens berücksichtigt werden müssen.

Die intakte *Epiphysenfuge* garantiert das Längenwachstum und eine unverletzte *Kambiumschicht* des Periosts das Dickenwachstum. Die typische Formgebung eines jeden Knochens ist nur möglich bei unversehrten Apophysenfugen, periepiphysärem Ring um die epiphysäre Wachstumsfuge und normalem, enchondralem Wachstum des Epiphysenkernes.

Knöcherne Verletzungen können als gelenknahe Frakturen zur Lösung, Fraktur oder Stauchung der Wachstumsfuge führen. Alleinige Lösungen (Epiphysiolyse) oder Lysen mit metaphysärem Bruchstück haben nach exakter Reposition eine gute Prognose, da das Stratum germinativum nicht verletzt ist. *Epiphysenlösungen* kommen hauptsächlich durch Zug- oder Abschermechanismen zustande. Eine *Epiphysenfraktur* mit epiphysärem oder epimetaphysärem Fragment stellt eine Verletzung des Stratum germinativum dar, und es besteht daher die Gefahr einer Wachstumsstörung. Die Einstauchung von Gelenkflächen und Epiphysen bedeutet eine irreversible Schädigung des Stratum germinativum, die zur Verknöcherung der Epiphysenfuge (Epiphysiodese) mit nachfolgendem Fehlwachstum führt. Epiphysenfrakturen werden durch Stauchungs- oder Schermechanismen verursacht. Die von Salter, Aitken und M. E. Müller angegebenen Klassifizierungen der Epiphysenverletzungen geben Aufschluß über die Prognose und zugleich Hinweise für ein konservatives oder operatives Vorgehen (Abb. 55.**22**).

Abb. 55.**22** Epiphysenverletzungen. Einteilung der Gelenk-
und gelenknahen Frakturen im
Kindesalter in 3 Hauptgruppen
(nach Müller). **a** Die Bruchlinie
verläuft durch die verkalkte
Matrix der Epiphysenfuge und
berührt damit den eigentlichen
Wachstumsbereich nicht. A_1
(Salter I) einfache Epiphysenlösung. A_2 (Salter II, Aitken I)
Teillösung der Epiphysenfuge
mit metaphysärer Fraktur.
b Die Fraktur kreuzt die gesamte Epiphysenfuge, bei un-
genauer Adaptation kann es zu
einer teilweisen Verknöcherung der Epiphysenfuge kommen mit nachfolgendem ex-
zentrischem Wachstum. B_1
(Salter III, Aitken II) Teillösung
der Epiphysenfuge und epiphysäre Fraktur. B_2 (Salter IV,
Aitken III), epiphysäre metaphysäre Fraktur (sog. Meißelfraktur). B_3 Abrißbruch des
proximalen Ansatzes des
medialen Knieseitenbandes
mit Aussprengung des periepiphysären Ringes. B_4 offene
Verletzung des epiphysären
Ringes, es droht eine Verknöcherung wegen des Teilverlu-
stes des periepiphysären Ringes. **c** (Salter V) Einstauchung
der Gelenkflächen und Epiphyse mit Zerstörung der ger-
minativen Zone der Epiphysenfuge. Eine Verknöcherung der
Epiphysenfuge mit nachfolgendem exzentrischem
Wachstum ist die Regel.

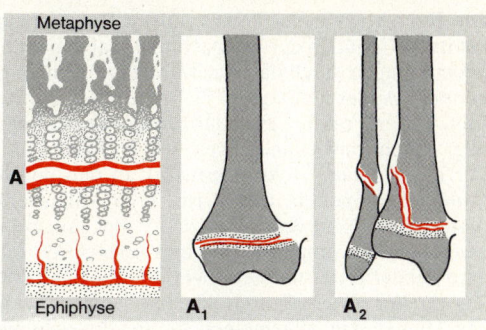

a

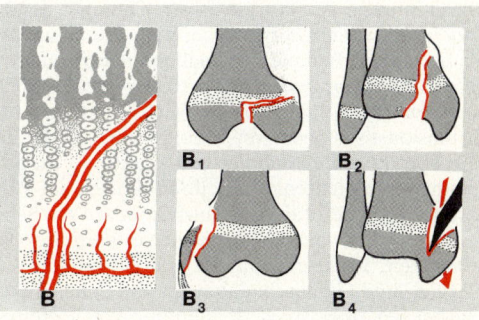

b

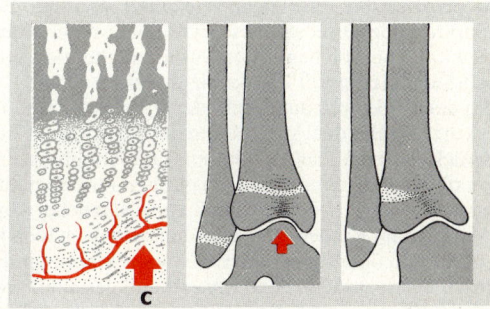

c

Die Bevorzugung der **konservativen Behandlung** der Frakturen im Kindesalter hat ihren Grund in der Beobachtung, daß am kindlichen Skelett Achsenfehler und Verkürzungen durch das Wachstum bis zu einem gewissen Grad korrigiert werden können. Außerdem kommt es bei Kindern zur raschen Kallusbildung und Verfestigung der Fraktur. Pseudarthrosen sowie Immobilisationsschäden nach Gips- oder Extensionsbehandlungen sind im Kindesalter selten.

Für die *spontane Achsenkorrektur* an den unteren Gliedmaßen kann als grobe Orientierung gelten, daß Varus- oder Valgusfehlstellungen bis zu 20° und eine Ante- oder Rekurvation bis zu 15° bei jüngeren Kindern spontan ausgeglichen werden. Zur Kompensation eines *vermehrten Längenwachstums* nach Frakturen wird bei der Reposition eine Verkürzung um halbe bis ganze Schaftbreite empfohlen. An der oberen Extremität sind die spontanen Korrekturmöglichkeiten geringer. Hier sind im allgemeinen Achsenabweichungen bis 10° tragbar. Die Rotation ist in jedem Fall exakt einzustellen, weil sie sich spontan nicht korrigiert. Art und Durchführung der konservativen Therapie der Fraktur bei älteren Kindern entspricht derjenigen der Erwachsenen. Bei Säuglingen und Kleinkindern haben sich als besondere Behandlungsmaßnahmen zur Therapie von Oberschenkelfrakturen *Pflasterzügelverbände* mit vertikaler Extension an beiden Beinen bewährt. Bei Kindern über 3 Jahren ist die Vertikalextension an den Femurkondylen über den Extensionstisch nach Weber ein geeignetes Behandlungsverfahren.

Die **operative Behandlung** von Frakturen im Kindesalter bleibt folgenden Ausnahmen vorbehalten: Spezielle Frakturen der Wachstumsfugen, Distraktionsfrakturen, hüftnahe Frakturen, insbesondere die Schenkelhalsfraktur, offene Frakturen 2. und 3. Grades, schlecht retinierbare Gelenkfrakturen und gelenknahe Frakturen, Frakturen mit Repositionshindernissen, Frakturen mit begleitenden Nerven- und Gefäßschädigungen und Schaftfrakturen beim Polytrauma.

Da bei der operativen Behandlung von Epiphysenfrakturen die Epiphysenfuge nicht komprimiert werden darf, um nicht eine vorzeitige Verknöcherung der Fuge zu provozieren, erfolgt nach exakter anatomischer Reposition meist nur eine adaptierende Osteosynthese durch Schrauben oder Spickdrähte. Die Epiphysenfuge kann bei solchen Osteosynthesen allenfalls von Spickdrähten, nicht aber von Schrauben temporär überkreuzt werden.

Bei den Frakturen außerhalb der Epiphysenregion werden Plattenosteosynthesen bevorzugt. Bei der Anwendung des Prinzips der intramedullären Schienung ist zu berücksichtigen, daß Epiphysen- und Apophysenfugen nicht verletzt werden dürfen und daß die eingebrachten dünnen Drähte oder Nägel häufig keine Rotationsstabilität gewährleisten, so daß ein zusätzlicher Gipsverband notwendig wird.

Nachdem im Kindesalter Immobilisationsschäden kaum zu befürchten sind, genügen in der operativen Therapie sog. adaptierende Osteosyntheseverfahren, die durch einen zusätzlichen Gipsverband gesichert werden.

Als *häufige und typische Frakturen im Kindesalter* gelten an der oberen Extremität Klavikulafrakturen, subkapitale und suprakondyläre Humerusfrakturen, Abrißfrakturen vom Condylus ulnaris oder radialis sowie Grünholzfrakturen der Unterarme. An den unteren Extremitäten dominieren Schaftfrakturen des Ober- und Unterschenkels. Mit der Intensivierung sportlicher Übungen werden auch Ausrißfrakturen z.B. am unteren Patellapol oder an der Tuberositas tibiae beobachtet. Die *Therapie* häufiger Frakturen im Kindesalter wird in den entsprechenden Kapiteln über Verletzungen der oberen und unteren Gliedmaße dargestellt.

Behandlung der Pseudarthrose

Die operative Behandlung hat die Ursache der Pseudarthrose zu berücksichtigen. Bei der *hypertrophischen* (reaktiven) Pseudarthrose genügt zur Ausheilung meist eine stabile Osteosynthese. Bei der *avitalen* (areaktiven) Pseudarthrose müssen zusätzlich zur Osteosynthese eine Dekortikation und Defektauffüllung oder Anlagerung von autologer Spongiosa erfolgen. Die autologe Spongiosaplastik (Entnahme aus dem Beckenkamm, Trochanter-major-Massiv, Tibiakopf) ist die sicherste Methode zur Anregung einer Knochenneubildung. Sie ist besonders notwendig zur Überbrückung und Auffüllung von Knochendefekten. Voraussetzung für eine komplikationslose Einheilung der transplantierten Spongiosa ist eine gute Durchblutung des Transplantatlagers. Bei der Dekortikation werden am Ort der gestörten Knochenbruchheilung mit dem Meißel subperiostal Knochenlamellen abgeschlagen und an den Weichteilen belassen.

Behandlung der posttraumatischen Osteitis

Jede offene und jede operativ versorgte, primär geschlossene Fraktur kann durch Kontamination mit pathogenen Keimen zu einer Infektion führen. Die Osteitis ist eine *exogene Knocheninfektion.*

Das **akute Stadium** der posttraumatischen Osteitis ist gekennzeichnet durch die klassischen Entzündungszeichen Rubor, Kalor, Dolor und Tumor. Die Behandlung besteht in alsbaldiger, möglichst sofortiger operativer Revision der Wunde. Infizierte Hämatome und Abszeßhöhlen werden ausgespült. Nekrotisches Gewebe wird abgetragen. Als Grundregel der Behandlung einer Infektion nach einer Osteosynthese mit noch nicht abgeschlossener Frakturheilung gilt: *solid stabilisierendes Osteosynthesematerial bleibt, nicht mehr stabilisierendes wird entfernt und durch eine neue, stabile Osteosynthese ersetzt.* Instabilität im Frakturbereich unterhält den Infekt. Das Einbringen einer *Spül-Saug-Drainage* zur mechanischen Wundreinigung ist sehr nützlich. Eine Antibiotikatherapie soll nach Möglichkeit gezielt, d.h. nach Keimaustestung, erfolgen.

Im **chronischen Stadium** einer posttraumatischen Osteitis sind neben der Aufrechterhaltung stabiler Osteosyntheseverhältnisse Fistelrevisionen und Sequesterentfernungen wichtig. In der Behandlung von infizierten Höhlen haben sich in den letzten Jahren auch Einlagen von Kugelketten mit antibiotikahaltigem Zement bewährt. Knochendefekte sind im blanden Infektstadium oder nach ausgeheiltem Infekt durch autologe Spongiosatransplantate zu überbrücken oder auszufüllen.

Solange chronisch infizierte Frakturen oder Pseudarthrosen mit Metallimplantaten stabilisiert werden, muß für eine kontrollierte Sekretableitung über geschlossene Saugdrainagen gesorgt werden.

Nachsorge in der Frakturbehandlung

Operative und konservative Frakturbehandlung verlangen eine zielgerechte **Begleit-** und **Nachbehandlung.** Bei der *konservativen* Behandlung ist der Gipsverband auf exakten Sitz zu kontrollieren, die Lagerung des Patienten ist zu überwachen, lokale und allgemeine Komplikationen sind rechtzeitig zu erkennen. Bei der *operativen* Behandlung sind die Wundverhältnisse täglich zu inspizieren. Die krankengymnastische Übungsbehandlung muß rechtzeitig einsetzen, um der „Frakturkrankheit" vorzubeugen.

Röntgenkontrollen zur Überwachung der Achsen- und Fragmentstellung und der Knochenbruchheilung sind in regelmäßigen Abständen erforderlich. Besonders bei der konservativen Therapie muß man in den ersten Wochen häufigere Kontrollen in 2 Ebenen durchführen, um Verschiebungen der Fragmente durch erneute Reposition, Valgus- oder Varusverbiegung durch Keilen der Gipsverbände oder Längsverschiebung mit Verkürzung oder Verlängerung durch Änderung der Extensionsgewichte behandeln zu können. Bei der operativen Frakturbehandlung ist eine postoperative Dokumentation des Op-Ergebnisses obligat. Weitere Rö-Kontrollen dienen sowohl bei der konservativen als auch bei der operativen Therapie zur Überwachung der Knochenbruchheilung; sie sind in Abhängigkeit von Frakturtyp und Frakturlokalisation stets individuell zu veranlassen.

Nach abgeschlossener Frakturheilung kann nach operativer Behandlung der Termin für die **Metallentfernung** festgelegt werden. Die Metallentfernung empfiehlt sich wegen der strukturellen Veränderungen unter den Implantaten und am Rand derselben. Metallosen sind selten zu befürchten. Kirschner-Drähte nach Adaptationsosteosynthesen im Kindesalter können normalerweise nach etwa 3 Wochen, Zuggurtungsosteosynthesen am Innenknöchel oder des Olekranons nach 3 Monaten, Marknägel nach 1–1,5 Jahren und Platten im Bereich der Diaphyse langer Röhrenknochen nach 1,5–2 Jahren entfernt werden. Im höheren Alter, bei erhöhtem Operations- und Narkoserisiko können die Implantate belassen werden.

Gelenkverletzungen

Ein Gelenk ist eine aus Knochen und Knorpel zusammengesetzte, von Gelenkflüssigkeit durchspülte und von einer bindegewebigen Gelenkkapsel luftdicht abgeschlossene Funktionseinheit. Das Gelenk kann durch direkte oder indirekte Gewalteinwirkung geschädigt werden.

Kontusion

Zu den *direkten* Gelenkverletzungen gehört die Kontusion oder Prellung, die durch Schlag oder Aufprall entstehen kann. Sie äußert sich durch Schwellung, schmerzhafte Bewegungseinschränkung und bei intraartikulären Verletzungen durch einen Gelenkerguß. Eine **Röntgenuntersuchung** dient dem Ausschluß knöcherner Verletzungen. Zur **Behandlung** der Kontusionen genügt im allgemeinen ein elastischer Verband, evtl. ein Salbenverband und eine kurzfristige Ruhigstellung unter Hochlagerung der Extremität.

Gelenkergüsse sollten punktiert werden, und die Ursache eines blutigen Ergusses ist durch weitere diagnostische Maßnahmen, z. B. die Arthroskopie, abzuklären.

Distorsion und Kapsel-Band-Ruptur

Als häufigste Gelenkverletzung gilt die Distorsion, verursacht durch Drehung, Überstreckung oder Überbeugung. Es lassen sich verschiedene **Schweregrade** der Distorsion unterscheiden:

● Die *Zerrung* ist definiert als temporäre, reversible Überdehnung des Bandapparates ohne Stabilitätsverlust.

● Die *Ruptur* stellt eine Zerreißung des Kapsel-Band-Apparates mit Verlust der Gelenkstabilität dar.

Naturgemäß sind fließende Übergänge, die auch als *Teilrupturen* bezeichnet werden, möglich.

Symptome der Distorsion und Kapsel-Band-Ruptur sind Weichteilschwellung, Hämatombildung, intraartikuläre Ergußbildung sowie Druck- und Bewegungsschmerzen des verletzten Gelenkes. Nach der klinischen Untersuchung erfolgen *Röntgenaufnahmen* in 2 Ebenen zum Ausschluß knöcherner Verletzungen. Zur Überprüfung der Bandstabilität sind *gehaltene Aufnahmen* stets im Vergleich zur gesunden Seite erforderlich.

Die **Behandlung** der Distorsion ohne Verlust der Gelenkstabilität besteht in einer kurzfristigen Schonung und Ruhigstellung mit einem elastischen oder anderen komprimierenden Verband. Übergangsformen zur Ruptur, sog. Teilrupturen mit geringfügiger Bandlockerung, sollten konservativ im Gipsverband bis zu 4 Wochen behandelt werden. Eine Kapsel-Band-Ruptur mit klinisch und röntgenologisch nachweisbarer Gelenkinstabilität ist nach Möglichkeit operativ durch Naht der verletzten Kapsel- und Bandstrukturen zu versorgen.

Nach der operativen Therapie wird die verletzte Extremität im Gipsverband bis zu etwa 6 Wochen ruhiggestellt, sofern nicht in einem speziell angefertigten Bewegungsgips eine limitierte Beweglichkeit ermöglicht wird. Bei jeder Nachbehandlungsart sind isometrische Übungen wichtig, um der Muskelatrophie vorzubeugen. Nach Abnahme des Gipsverbandes wird die Beweglichkeit des Gelenks über eine kontrollierte, aktive krankengymnastische Übungsbehandlung allmählich verbessert, wobei besonders darauf zu achten ist, daß die muskuläre Kräftigung der erreichten Gelenkmobilität Schritt hält.

Luxation

Die Luxation oder Verrenkung ist eine *komplette Lösung* der gelenkbildenden Knochen aus der Gelenkanatomie und Gelenkfunktion mit Dehnung und Zerreißung des Kapsel-Band-Apparates (komplexe oder kombinierte Kapsel-Band-Läsionen). Die *traumatische* Luxation ist Folge direkter oder indirekter Gewalteinwirkung. Nach einer traumatischen Erstluxation kann aufgrund der erlittenen Schädigung eine *rezidivierende* Luxation entstehen. Die *habituelle* Luxation tritt bei physiologischer Belastung dysplastischer Gelenke auf. Es fehlt ein adäquates Trauma (Abb. 55.**23**).

Die *pathologische* Luxation entsteht aus einer Zerstörung der Gelenkanatomie durch neurologische Erkrankungen oder

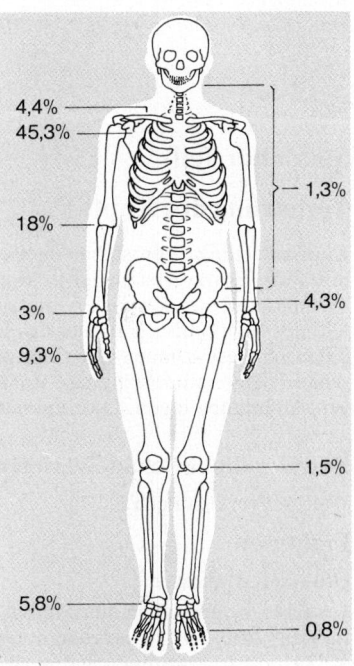

Abb. 55.**23** Häufigkeitsverteilungen der traumatischen Luxationen (nach Schlosser).

chronische Infektionen mit Schädigung des Kapsel-Band-Apparates, z. B. Tabes dorsalis. Die *angeborene* Luxation ist Folge einer seit Geburt bestehenden Gelenkanomalie, z. B. Luxatio coxae congenita. **Sichere Zeichen** der Luxation sind Fehlstellung, Deformierung der Gelenkkontur, federnde Fixation und leere Gelenkpfanne. **Unsichere Zeichen** der Luxation sind Schmerz, Funktionseinbuße und Schwellung. Bewiesen und dokumentiert wird eine Luxation durch Röntgenaufnahmen des Gelenkes in zwei Ebenen.

Die **Behandlung** der traumatischen Luxation besteht in der Einrichtung des Gelenkes durch Zug und Gegenzug in Anästhesie unter Muskelentspannung (Allgemeinnarkose oder Plexusanästhesie). Je nach röntgenologisch nachgewiesener Instabilität (gehaltene Aufnahmen) erfolgt eine operative Revision des Gelenks mit Naht der verletzten Kapsel-Band-Strukturen. Das Ergebnis der Einrichtung wird klinisch und röntgenologisch durch Aufnahmen in 2 Ebenen überprüft und dokumentiert. Die Kontrollen von Motorik, Sensibilität und Durchblutung sind obligat, um mögliche Begleitverletzungen von Nerven und Gefäßen zu erkennen. Je nach Gelenk wird eine unterschiedlich lange Ruhigstellung vorgenommen (z. B. Ellenbogengelenke 2–3 Wochen). Bei den nichttraumatischen Luxationen ist die Therapie abhängig vom Grundleiden.

Spezieller Teil

Verletzung des Kopfes

Kopfverletzungen entstehen meist durch stumpfe Gewalteinwirkung (Aufprall mit Pkw, Sturzverletzungen). Man unterscheidet *intrakranielle* (Schädel-Hirn-Trauma) und *extrakranielle* Verletzungen. Während erstere ein spezielles Arbeitsfeld des Neurochirurgen oder des Unfallchirurgen darstellen, erfordern die kombinierten Verletzungen mit Frakturen und Weichteilschädigungen des Gesichtsschädels eine interdisziplinäre Zusammenarbeit von Anästhesisten, Neurochirurgen, Ophthalmologen, Otorhinolaryngologen und Gesichtskieferchirurgen.

Extrakranielle Schädelverletzung

Weichteilverletzungen S. 376

Frakturen

Oberkieferfrakturen

Ursache: Sie entstehen meist durch direkte Gewalteinwirkung. Folgende Frakturformen (Abb. 55.**24a**) werden unterschieden:

- *Le Fort I:* Absprengung der Maxilla oberhalb des harten Gaumens.
- *Le Fort II:* Absprengung der Maxilla mit dem Nasenskelett unter Beteiligung der Orbita.
- *Le Fort III:* Absprengung des gesamten Mittelgesichts von der Schädelbasis.

● *Le Fort IV:* Aussprengung des gesamten Jochbogens (vgl. Jochbeinfrakturen).
● Alveolarfortsatzfrakturen: Abtrennung eines zahntragenden Kieferanteils vom Kieferkörper.

Klinisch findet man die allgemeinen Frakturzeichen: Hämatom, Deformierung, Schmerzhaftigkeit. Charakteristisch sind Störungen der *Okklusion,* der *Sprache* und *Atembehinderung* (Aspirationsgefahr). Rö-Aufnahmen des Gesichtsschädels, der Nasennebenhöhlen, des Ober- und Unterkiefers, des Nasenbeins und der Orbita lassen das Ausmaß der Verletzung erkennen.

Ziel der **Behandlung** ist es, die normale Okklusion mit entsprechender Kaufunktion wiederherzustellen. *Konservativ* kann dies durch Reposition und Retention mit Drahtligaturen am unverletzten Unterkiefer erfolgen (Abb. 55.**24d**). Die *operative* Therapie kann in der intrafaszialen Aufhängung bestehen (Abb. 55.**24b**), wobei der Oberkiefer mit entsprechenden Drahtschlingen zum Stirnbein, Jochbein oder dem nichtfrakturierten Anteil der Maxilla fixiert wird. In den letzten Jahren hat sich die *Plattenosteosynthese* bewährt, dazu wurden spezielle Rekonstruktionsplättchen entwickelt. Damit lassen sich praktisch alle Mittelgesichtsfrakturen, aber auch Frakturen des Jochbeins, der Orbita und des Unterkiefers stabil und anatomiegerecht versorgen (Abb. 55.**24c**). Die erzielte Stabilität dient auch bei den offenen Frakturen, die entsprechender Wundversorgung bedürfen, der Infektionsprophylaxe.

Nasenbeinfrakturen

Ursache: Sie entstehen durch direktes Trauma (Schlag); Oberkiefer und Siebbein können mitbetroffen sein. Die **Klinik** zeigt eine *Deformität* (Plattnase, Sattelnase), *abnorme Beweglichkeit* und *Nasenbluten.* Offene Frakturen sind häufig. Die Rö-Aufnahme im seitlichen Strahlengang läßt die Frakturlinie im knöchernen Nasenskelett jedoch ohne Verschiebung der Fragmente erkennen. Auf Frakturen oder Beschädigungen des Knorpelgerüstes muß geachtet werden. **Behandlung:** *Reposition* mit Fixation über Blocktamponade und äußeren *Stirn-Nasen-Gips,* bei offenen Frakturen mit gleichzeitiger Wundversorgung.

Jochbeinfrakturen

Ursache: Sie entstehen durch Schlag, Sturz oder Stoß. Die Frakturlinien verlaufen meist im Bereich der Fortsätze am Schläfenbein, am Oberkiefer oder im Bereich des Stirnbeins. Die **Symptome** sind *Asymmetrie* des Gesichts, *Stufenbildung* im Jochbeinverlauf und am Orbitarand. Gelegentlich wird über Mißempfindungen im Versorgungsgebiet des N. infraorbitalis geklagt. Bei Mitbeteiligung der Orbita findet sich ein Bulbusschiefstand sowie Enophthalmus. Bei Mitbeteiligung des Orbitabodens kann der intraorbitale Fettkörper maxillarwärts disloziert sein (Blow-out-Fraktur). Häufig werden *Doppelbilder* angegeben. Eine axiale Rö-Aufnahme (Korbhenkelaufnahme) ist zur Sicherung der Diagnose Jochbeinfraktur erforderlich. **Behandlung:** In Lokalanästhesie Anheben des dislozierten Jochbeins mit einem Knochenhaken. Gelingt dies nicht, wird in Intubationsnarkose offen reponiert. Die Fixation erfolgt mit Plattenosteosynthese (Abb. 55.**24c**). Diese hat sich auch bei Trümmerfrakturen mit abgesunkenem Orbitaboden bewährt, wobei die exakte operative Versorgung über den Sinus maxillaris erfolgen kann.

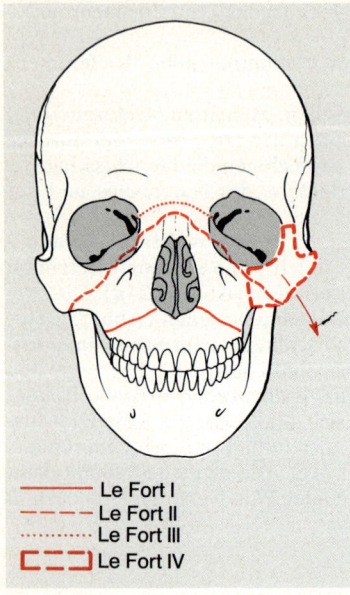

Le Fort I
Le Fort II
Le Fort III
Le Fort IV

a

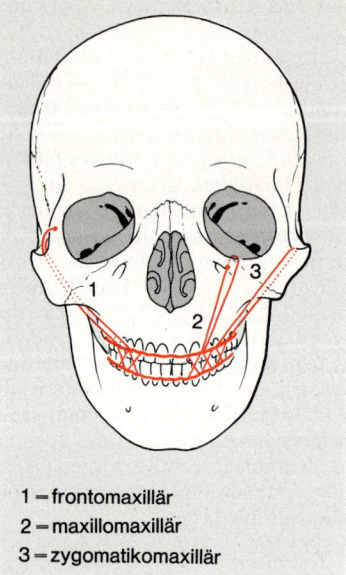

1 = frontomaxillär
2 = maxillomaxillär
3 = zygomatikomaxillär

b

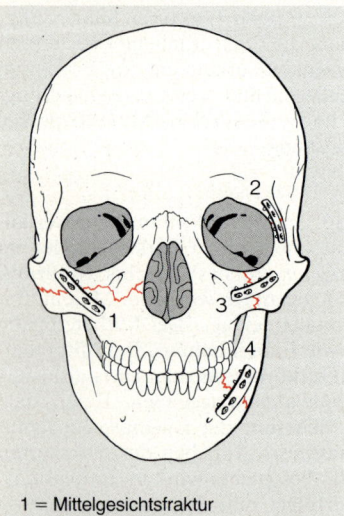

1 = Mittelgesichtsfraktur
2 = Orbitafraktur
3 = Jochbeinfraktur
4 = Unterkieferfraktur

c

d

Abb. 55.**24** **a** Mittelgesichtsfrakturen. Frakturformen. **b** Intrafasziale Aufhängung des Oberkiefers. **c** Plattenosteosynthese bei Mittelgesichts-, Orbita-, Jochbein- und Unterkieferfrakturen. **d** Interdentale Schienung bei Unterkieferfrakturen.

Unterkieferfrakturen

Ursache: Sie entstehen meist durch direkte Gewalteinwirkung (Faustschlag, Schädelanprall). Die Frakturlinien verlaufen häufig paramedian oder im Eckzahnbereich, aber auch am Kieferwinkel und am Gelenkfortsatz. Die Diagnose wird durch Okklusionsstörung, Frakturzeichen und letztlich die Rö-Aufnahme gestellt. Die **Behandlung** kann *konservativ* im Drahtschienenverband mit Fixierung zur intakten Maxilla erfolgen (Abb. 55.**24d**). Auch für diese Frakturen hat sich die Plattenosteosynthese (Abb. 55.**24c**) durchgesetzt, zumal sie dem Patienten eine lange Okklusionsbehandlung erspart.

Unterkieferluxation

Ursache: Die Entstehung ist meist *traumatisch* (Ohrfeige), gelegentlich bei schlaffer Gelenkkapsel, spontan bei übermäßiger Mundöffnung (Gähnen). Das Mandibulaköpfchen tritt aus der Pfanne und bleibt an unphysiologischer Stelle fixiert. **Klinisch** Schiefstellung des Unterkiefers, bei doppelseitiger Luxation (selten) entsteht eine Prognathie. **Behandlung:** Durch Druck mit beiden Daumen auf die molaren Zahnreihen und zunächst kaudaler Verschiebung zur Lösung des Köpfchens erfolgt die laterodorsale Reposition.

Intrakranielle Verletzung, Schädel-Hirn-Trauma

Die intrakraniellen Verletzungen werden eingeteilt in Schädel*prellung* mit und ohne Hirnschädigung und den Schädel*bruch* mit und ohne Hirnschädigung. Der Schädelbruch kann als gedeckter oder offener Bruch nach perforierender Verletzung entstanden sein. *Offene* Verletzungen bei direktem Trauma (scharfkantiger Gegenstand, Hieb-, Schußverletzung); *geschlossene* Verletzungen werden durch stumpfe oder indirekte Gewalteinwirkung verursacht. Entsprechend der Lokalisation unterscheidet man zwischen *Kalotten-* (Abb. 55.**25a**) und *Basisfrakturen* (Abb. 55.**25b**), entsprechend der Frakturform zwischen Fissur, Stückbruch, Impressionsbruch sowie Biegungs- und Berstungsbruch. *Kinder* sind häufiger betroffen wegen der überproportionalen Schädelgröße und der geringeren gesamten Körpergröße.

Der *geschlossene Kalottenbruch* wird allein radiologisch diagnostiziert. Beim *Impressionsbruch* kann die Stufe tastbar sein, meist ist sie jedoch durch ein Hämatom überdeckt. Ein *Brillenhämatom* weist auf eine Fraktur der Schädelbasis hin; ebenso Blut- oder Liquoraustritt aus dem äußeren Gehörgang oder der Nase. Beim nicht dislozierten Bruch ohne Mitbeteiligung des Gehirns ist die **Behandlung** unter Bettruhe konservativ. Impressionsbrüche mit Dislokation um mehr als Tabuladicke werden operativ angehoben, Splitter sind zu entfernen.

Hirnschädigungen

Ursache: Sie entstehen durch Schädelprellung, Schleudertrauma oder Contrecoup-Mechanismus. Verletzungsart und -ausmaß werden entsprechend der Rückbildungsgeschwindigkeit der Ausfallerscheinungen beurteilt. Die Einteilung in 4 Schweregrade ist mehr oder weniger willkürlich, Übergangsformen sind möglich.

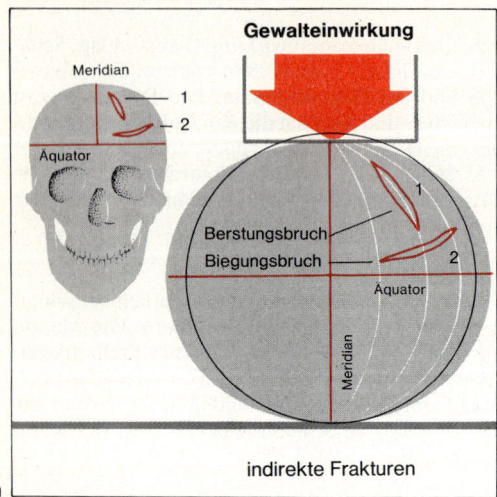

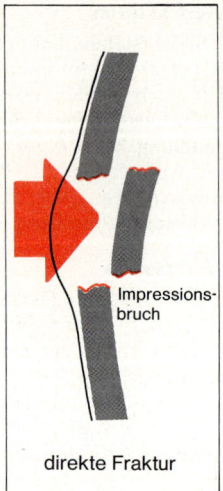

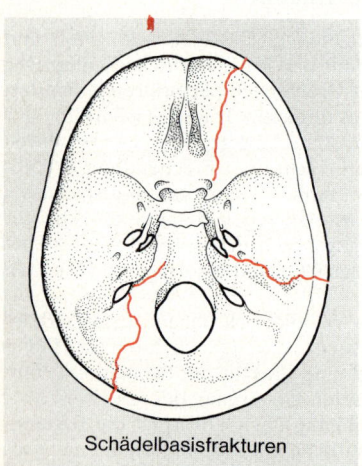

Abb. 55.**25** **a** Schädelfrakturen. Indirekte und direkte Frakturen. **b** Schädelbasisfrakturen. Typische Frakturlinienverläufe in den Schädelgruben.

Gedeckte oder geschlossene Hirnschädigung

Typische **Symptome** sind die retrograde oder anterograde Amnesie, die anamnestische Bewußtlosigkeit, Schwindel, Kopfschmerz, Erbrechen, neurologische Ausfälle, vegetative Störungen und Störungen im Mineral- und Blutzuckerhaushalt. Entsprechend den klinischen Erfordernissen hat sich noch immer die Einteilung nach der Schwere des Befundes in *Commotio* und *Contusio cerebri* bewährt.

Commotio cerebri. Reversibles klinisches Durchgangssyndrom ohne Herdzeichen, keine pathologisch-anatomische Organverletzung.
Contusio cerebri. Herdausfälle unterschiedlicher Schweregrade, z. T. organische Verletzungen mit bleibenden Ausfällen. Die **Behandlung** der geschlossenen Hirnschädigung besteht in Bettruhe, Lagerung mit erhöhtem Oberkörper und Nahrungskarenz unter Kontrolle von Atmung und Kreislauf (Puls- und Blutdruckkurve), Bewußtseinslage, Reflexstatus. Bei leichterem Verlauf genügt der Flüssigkeitsersatz mit Bilanzierung des Wasser- und Mineralhaushalts. Bei *motorischer Unruhe* ist eine Sedierung notwendig (z. B. Valium, lytischer Cocktail: Valium 10–20 mg, Megaphen 25–50 mg, Hydergin 0,5 mg), bei Hyperthermie die physikalische Abkühlung mit Wadenwickel und Ventilator. Zur **Prophylaxe** und **Therapie** des *Hirnödems* mit intrakranieller Drucksteigerung Gabe von Dexamethason. Offenbar kommt ihm eine gefäßabdichtende und damit ödemhemmende Wirkung zu, wobei auch ein günstiger Einfluß auf die Blut-Hirn-Schranke diskutiert wird. Initiale Dosierung: 50 mg, danach in 4stündigen Abständen 4 mg i.v. (auch höhere Dosierungen wurden empfohlen). Eine sofortige Beeinflussung des Hirnödems ist mit 20%iger Mannitol- oder 20%iger Sorbitlösung möglich. Da auf osmotischem Wege Gewebewasser ausgeschwemmt wird, ist die Wirkung zeitlich begrenzt. Es findet eine allgemeine Dehydratation auch aus den übrigen Körpergeweben statt, so daß nichtselektiv das Hirnödem ausgeschwemmt wird. Nach 4–6 Stunden tritt ein Reboundeffekt ein, es strömt dann, wiederum osmotisch bedingt, Wasser in das Gewebe zurück. Daher bleiben diese Lösungen der Bekämpfung akuter Hirndruckspitzen vorbehalten. Zur Verbesserung der Mikrozirkulation wurden niedermolekulare Dextrane (Rheomacrodex) empfohlen, die außerdem osmotisch wirken.

Komplikationen beim Schädel-Hirn-Trauma

Sowohl nach geschlossenen als auch nach offenen Frakturen können zusätzliche lokale Schädigungen eintreten (Hirndruck, Substanzschäden). Die *Hirndrucksteigerung* ist häufig Folge entweder eines posttraumatischen Hirnödems (s. o.), welches charakteristischerweise am 2.–3. posttraumatischen Tage auftritt, oder einer intrakraniellen Blutung (Abb. 55.**26a**) mit allen Zeichen der Raumforderung, welche bereits am 1. oder 2. Tag möglich ist.
Eine kontinuierliche Überwachung zur rechtzeitigen Erkennung sekundärer Komplikationen, insbesondere der intrakraniellen Drucksteigerung, ist notwendig. Typisch sind *3 Verlaufsvarianten:*
● einphasiger Verlauf: primär anhaltende Bewußtlosigkeit;
● zweiphasiger Verlauf: nach freiem Beginn sekundäre Bewußtlosigkeit;
● dreiphasiger Verlauf (Abb. 55.**26b**): anfängliche Bewußtlosigkeit, dann Aufhellung (freies Intervall), danach erneut Eintrübung des Sensoriums.
Die Intensivbeobachtung muß aus den genannten Gründen ausreichend lange erfolgen (mindestens 48 Stunden).
Die intrakranielle Blutung in Form des *Epiduralhämatoms* zeigt den raschen und innerhalb weniger Stunden typischen, meist dreiphasigen Verlauf (freies Intervall). *Subdurale* Hämatome entwickeln ihre Symptomatik langsamer, meist innerhalb mehrerer Tage. Beim Kind sind Epiduralhämatome seltener, da die Dura der Tabula interna fest aufsitzt.

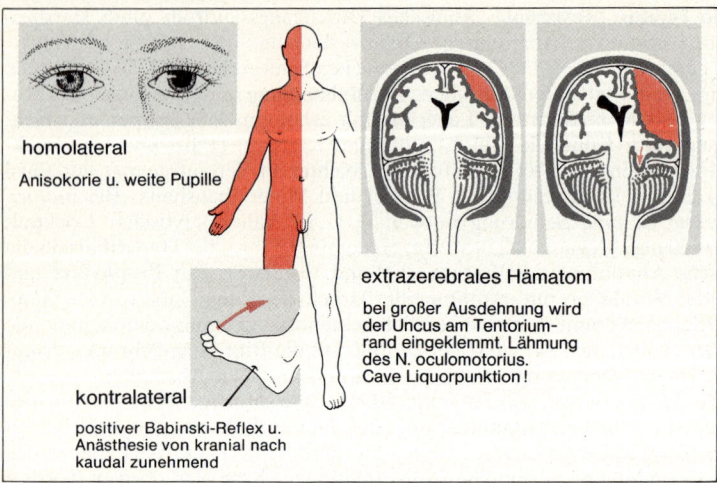

homolateral

Anisokorie u. weite Pupille

kontralateral

positiver Babinski-Reflex u.
Anästhesie von kranial nach
kaudal zunehmend

extrazerebrales Hämatom

bei großer Ausdehnung wird
der Uncus am Tentorium-
rand eingeklemmt. Lähmung
des N. oculomotorius.
Cave Liquorpunktion!

a

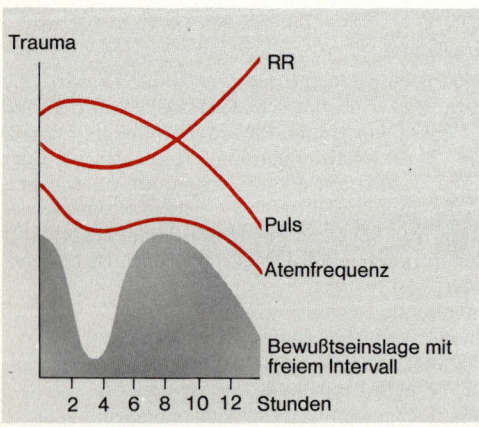

Trauma

RR

Puls

Atemfrequenz

Bewußtseinslage mit
freiem Intervall

2 4 6 8 10 12 Stunden

b

Abb. 55.26 **a** Epidurales oder subdurales Hämatom. Klinik der Gehirnkompression.
Anisokorie, auf Seite des Hämatoms erweiterte Pupille. Kontralateral Parese und
Anästhesie mit kraniokaudaler Progredienz. Kontralateral positiver Babinski-Reflex.
b Epidurales Hämatom. Typischer dreiphasiger Verlauf von Bewußtseinslage, Pulsfrequenz und Blutdruck.

Abb. 55.**27** Schädeltre-
panation. Lokalisation
des intrakraniellen, posttraumatischen Häma-
toms zur Trepanation
(Krönlein). An den obe-
ren beiden Schnittpunk-
ten ist die Trepanation
vorzunehmen.

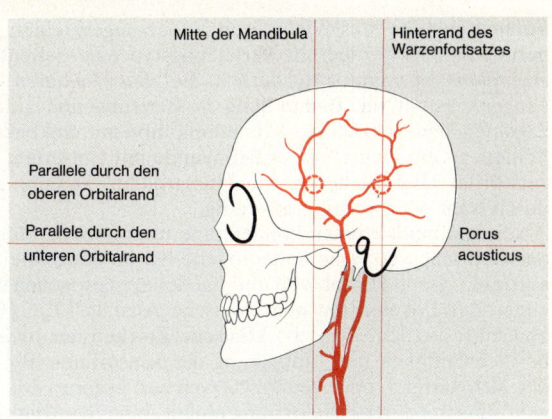

Klinisch treten direkt im Anschluß an das Trauma oder nach charakteristischem freiem Intervall Atemlähmung, Hyperthermie, Bewußtseinsausfall, einseitige Pupillenerweiterung und spastische Plegien auf. Gesichert wird die **Diagnose** einschließlich der Lokalisation und Ausdehnung der Blutung durch die Computertomographie. Demgegenüber ist die Karotisangiographie das Diagnoseverfahren 2. Wahl; sie muß dann eingesetzt werden, wenn ein CT nicht zur Verfügung steht. Mit dem CT können auch kleinere Herdbefunde und intrazerebrale Blutungen dargestellt werden. Vorteilhaft ist, daß es sich um eine nichtinvasive Untersuchungsmethode handelt. Zur Überwachung der Verletzten und auch der operativ behandelten Patienten hat sich die kontinuierliche Messung des kraniellen Drucks mit epidural plaziertem Druckaufnehmer bewährt.

Behandlung: Bei allen Formen gesteigerten Hirndruckes durch intrakranielle Raumforderung ist eine Druckentlastung durch *Trepanation* notwendig. Sie erfolgt über dem computertomographisch dargestellten Bezirk als osteoklastische oder osteoplastische Eröffnung. Für die notfallmäßige Trepanation ohne gesicherten Blutungsnachweis empfiehlt sich die Probebohrung im Ausbreitungsgebiet der A. meningea media (Abb. 55.**27**). Nach Ausräumung des Hämatoms ist eine sorgfältige Blutstillung notwendig. Bei epiduralen Hämatomen liegt meist eine Blutung der A. meningea media oder ihrer Äste vor. Ursache subduraler Blutungen sind Kontusionsherde und/oder Blutungen aus kleinen Rindenarterien.

Perforierende oder offene Schädelverletzung

Ursache: Sie entsteht fast ausschließlich durch ein *direktes Trauma*. Typisch sind offene Schädelfrakturen mit Verletzungen der Dura nach *Impressions-* oder *Perforationsbrüchen,* Schußverletzungen und frontobasalen Frakturen mit eröffneten Nasennebenhöhlen. **Symptome** und **Befunde** sind sichtbare offene Verletzungen mit Blut-, Liquoraustritt bei freiliegender Hirnsubstanz. Neurologische Ausfälle können auch bei ausgedehnteren Verletzungen fehlen, intrakranielle Drucksteigerungen sind bei diesem Verletzungstyp eine Seltenheit. **Diagnose:** Eine *Rö-Aufnahme* ist immer erforderlich. Bei *Basisfrakturen* ohne Nebenhöhlenverletzungen besteht die **Behandlung** in Bettruhe und antibiotischer Therapie. Bei *Duradefekten,* speziell bei Kommunikation mit den bakteriell besiedelten Nebenhöhlen, ist ein Débridement der Wunde mit Entfernung von Knochenstücken und zerstörten Hirnanteilen sowie Hämatomausräumung und Verschluß der Dura durch Naht oder Plastik notwendig.

Als **Spätkomplikationen** können eine traumatische Meningitis, eine Liquorfistel, ein Gehirnabszeß, eine epileptogene Narbe oder eine Schädeldachosteomyelitis auftreten. Beim Hirnabszeß und bei der epileptogenen Narbe findet man entsprechend der Lokalisation neurologische Ausfälle. Ein Herdbefund soll durch CT abgeklärt werden. Typische **klinische Zeichen** der *traumatischen Meningitis* sind Nackensteifigkeit und Eintrübung des Sensoriums. Bei der Lumbalpunktion findet sich eitriger oder leukozytenreicher Liquor. *Die Schädeldachosteomyelitis* geht stets mit einer Fistelbildung einher, eine *Rö-Kontrolle* ist zum Nachweis oder Ausschluß eines Sequesters erforderlich. **Behandlung:** Der *Hirnabszeß* erfordert die Trepanation und die chirurgische Ausräumung. Die *traumatische Meningitis* bedarf wiederholter Lumbalpunktion sowie hochdosierter antibiotischer Therapie nach Antibiogramm mit liquorgängigen Substanzen und breitem Spektrum. Bei der *Schädeldachosteomyelitis* ist die Sanierung des Infektes durch Sequestrotomie angezeigt.

Verletzungen der oberen Extremität

Schultergürtel

Klavikulafraktur

▶ Häufig vorkommender Bruch bei Kindern und Erwachsenen infolge indirekter oder direkter Gewalteinwirkung, z. B. durch Sturz auf den ausgestreckten Arm, die Schulter oder als typische Gurtverletzung.

Die Läsion liegt meistens im mittleren Klavikuladrittel, seltener im lateralen Abschnitt. *Begleitverletzungen* sind Schädigungen des Armplexus, der A. subclavia, der Pleura oder der Lungenspitze. Bei direkten Traumen sind Verletzungen des N. axillaris möglich.

Typisch sind die Dislokationen des medialen Bruchstückes nach kranial (Zug des M. sternocleidomastoideus; Abb. 55.**28**), Krepitation, Functio laesa des Schultergürtels und Verminderung der Schulterbreite. Die **Behandlung** ist *konservativ* im Rucksackverband über ca. 3–4 Wochen; wöchentliche Rö-Kontrollen und ein regelmäßiges Nachziehen der Rückenschlaufe sind wichtig.

Die Indikation zur *Osteosynthese* wird bei zweit- und drittgradig offenen Frakturen, Nerven- und/oder Gefäßbeteiligung, Pleura- oder Lungenverletzung gestellt. Zur Stabilisierung der Klavikulafraktur sowie der eher seltenen Pseudarthrosenbildung eignet sich die Druckplattenosteosynthese mittels Rekonstruktionsplatte, evtl. kombiniert mit einer autologen Spongiosaplastik (Abb. 55.**29**).

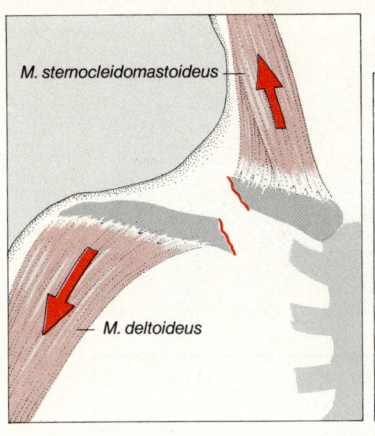
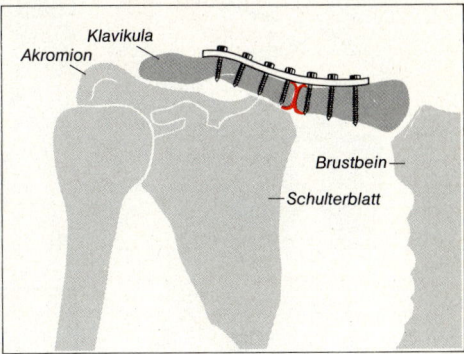

Abb. 55.**28**   Abb. 55.**29**

Abb. 55.**28**   Klavikulafraktur. Typische Dislokation durch Muskelzug.

Abb. 55.**29**   Plattenosteosynthese an der Klavikula bei Pseudarthrose.

Klavikulaluxation, sternoklavikular, akromioklavikular

▶ Sie entsteht im Sternoklavikulargelenk durch direkte oder indirekte Gewalteinwirkung, z.B. Sturz; im Akromioklavikulargelenk durch Sturz auf die
Schulter oder den ausgestreckten Arm.

Am Sternoklavikulargelenk kommt die Luxation nach vorne, seltener nach oben
oder hinten vor. Im Akromioklavikulargelenk luxiert nach vollständiger Ruptur
des Lig. acromioclaviculare und der Ligg. coracoclavicularia das laterale Klavi-
kulaende nach kranial; häufig ist die Kombination mit Diskusverletzungen. Die
Einteilung der AC-Sprengung in Schweregrade erfolgt nach Tossy (Abb. 55.**30a**).
Begleitverletzungen können Rippenfrakturen und Verletzungen des N. axillaris
sein.

Symptome und **Diagnose:** Klinisch findet man am *Sternoklavikulargelenk* eine
druckschmerzhafte Vorwölbung bei der Luxatio praesternalis oder eine Delle bei
der Luxatio retrosternalis sowie eine schmerzhaft eingeschränkte Beweglichkeit
im Schultergürtel. Rö-Aufnahmen a.-p. und halbschräg beweisen die Verdachtsdiagnose.

Am *Akromioklavikulargelenk* sieht man das „Klaviertastenphänomen" (Abb.
55.**30b**), d.h. den reponiblen Hochstand des lateralen Klavikulaendes; weitere
Symptome sind hier Druckschmerz und schmerzhaft eingeschränkte Beweglichkeit des Schultergürtels. Rö-Aufnahmen mit Gewichtsbelastung von 10 kg am
herabhängenden Arm im Seitenvergleich zeigen die Luxationsstellung deutlich.

Die **Behandlung** ist im Bereich des *Sternoklavikulargelenks konservativ* im Rucksackverband, bei stärker ausgeprägten Befunden *operativ* mit Bandnaht bzw.
Bandplastik mit Fascia-lata-Streifen und doppelter 8er-Drahtschlaufe (Abb.
55.**31**). Die Kirschner-Draht-Fixation ist wegen der Verletzungsgefahr von

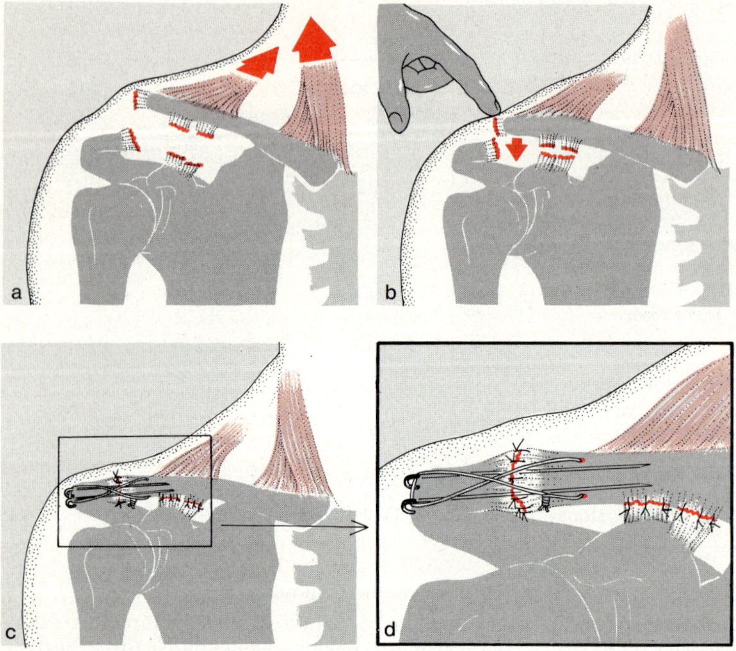

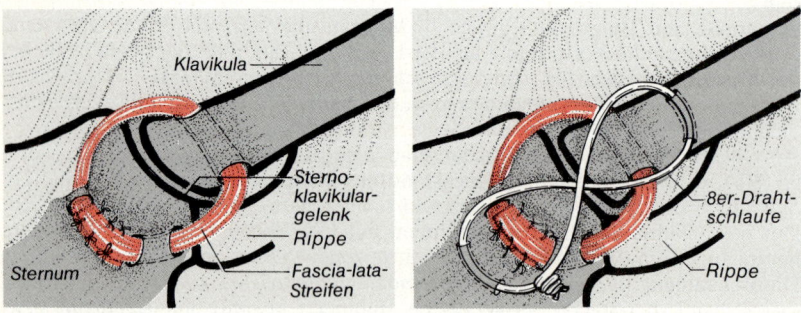

Abb. 55.**30**   **a–b** Schultereckgelenksprengung. Typ Tossy III mit vollständiger Zerreißung aller Bandverbindungen und positivem Klaviertastenphänomen. **c–d** Zuggurtungsosteosynthese zur Retention des Akromioklavikulargelenkes. Naht der Bandverbindungen. **d** Ausschnitt.

Abb. 55.**31**   Operative Versorgung der sternoklavikulären Luxation mit Fascia-lata-Streifen und doppelter Drahtschlaufe.

Trachea, Lunge und Aorta sowie wegen möglicher Wanderung der Kirschner-Drähte nicht zu empfehlen. Am *Akromioklavikulargelenk* erfolgt die konservative Behandlung im Desault-Verband; bei kompletter Bandruptur sollte eine Zuggurtungsosteosynthese (Abb. 55.**30c, d**) mit temporärer Kirschner-Draht-Fixation durchgeführt werden. Das korakoklavikulare Band muß genäht, die Naht evtl. zusätzlich mit einer Drahtschlaufe zwischen Korakoid und Klavikula gesichert werden. Veraltete Akromioklavikularsprengungen werden durch eine der zahlreichen Bandplastiken (z. B. nach Bunnell) angegangen. **Komplikationen** nach operativer Behandlung sind schmerzhafte Bewegungseinschränkungen des Schultergürtels infolge fortbestehender Subluxation oder Reluxation nach Bruch oder Zurücklaufen der Kirschner-Drähte.

Skapulafrakturen

Ursache: Sie entstehen wegen des Schutzes durch den starken Muskelmantel nur bei schwerem Trauma, z. B. Sturz auf die Schulter. An Frakturformen kommen vor die Trümmer- und Stückfrakturen der Skapula, die Abrißfrakturen des Akromions, des Korakoids und des Schulterblattwinkels; Stauchungsfrakturen der Schultergelenkpfanne bzw. des Schulterblatthalses sind ebenfalls möglich (Abb. 55.**32**). Als **Begleitverletzung** kommt selten eine Schädigung des N. subscapularis oder des N. axillaris vor. **Symptome** und **Diagnose** sind Druck- und Bewegungsschmerz im Bereich der Schulter, Hämatombildung, Herabhängen der Schultern und eingeschränkte Schultergelenkbeweglichkeit. *Rö-Aufnahmen* a.-p. und tangential!

Die **Behandlung** erfolgt bei *Schulterblattkörperfrakturen konservativ* im Desault- oder Gilchrist-Verband (S. 68f.) mit frühfunktioneller Nachbehandlung. Stark verschobene *Hals-* oder *Pfannenfrakturen* werden *operativ* mit einer Drittelrohrplatte (Abb. 55.**33**) versorgt; Abrißfrakturen des Akromions oder Korakoids mit starker Dislokation werden operativ durch Spongiosaschrauben oder Zuggurtung

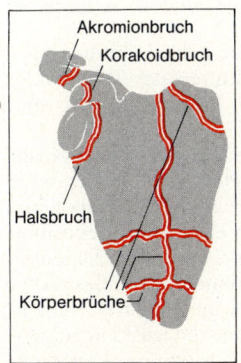

Abb. 55.**32** Skapula-frakturen.

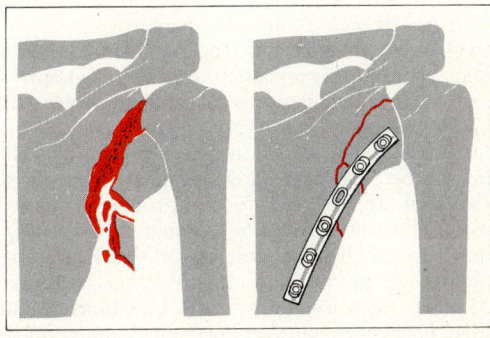

Abb. 55.**33** Skapulahalsfraktur mit Beteiligung der Schulterpfanne. Stabilisierung durch Plattenosteosynthese.

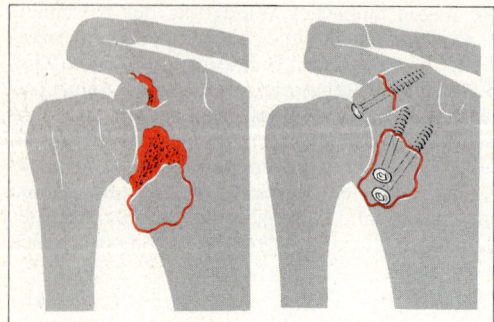

Abb. 55.**34**   Korakoid- und
Schulterpfannenrandfraktur.
Schraubenosteosynthese.

fixiert (Abb. 55.**34**). Eine **Komplikation** bei Verletzungen der Schultergelenkpfanne ist die Bewegungseinschränkung im Schultergelenk.

Schultergelenkluxation

Durch das Mißverhältnis zwischen großem Oberarmkopf und kleiner Gelenkpfanne besteht eine erhöhte Luxationsneigung. Die Verrenkung erfolgt meist
durch ein indirektes Trauma infolge Sturz auf das Ellbogengelenk oder die Hand,
gelegentlich auch spontan durch abrupte Bewegungen. Als *habituelle Luxation*
ohne adäquates Trauma kann sie bei allen täglichen Verrichtungen auftreten.
An Luxationsformen kennt man die am häufigsten vorkommende axilläre Luxation, die Luxatio anterior oder subcoracoidea, die Luxatio posterior oder infra-
spinata und die Luxatio erecta nach kranial (Abb. 55.**35a**).
Diagnose: Typische klinische Befunde sind die „federnde Fixation" im Schultergelenk und die bei der Palpation „leere" Schultergelenkpfanne sowie eine
schmerzhafte Aufhebung der Gelenkbeweglichkeit. *Rö-Aufnahmen* a.-p., axial
oder transthorakal sind stets anzufertigen.
Begleitverletzungen sind Rupturen der Gelenkkapsel, Abriß des Labrum gleno-
idale, Knorpelimpressionen am Oberarmkopf, Abrißfrakturen des Tuberculum
majus, Schädigungen des N. axillaris sowie seltener des Plexus brachialis und
Gefäßverletzungen.
Die **Behandlung** besteht in der *sofortigen Reposition* unter Analgetika oder besser
in Narkose, da dann die Muskulatur relaxiert ist. Nach *Arlt* wird am sitzenden
Patienten durch Zug am Oberarm über einer gepolsterten Stuhllehne reponiert,
wobei das Ellbogengelenk gebeugt ist. Nach *Hippokrates* erfolgt die Reposition
mit Zug am Oberarm bei gestrecktem Ellbogengelenk und liegendem Patienten
über ein Hypomochlion in der Axilla, z.B. durch Einstemmen des Fußes (Abb.
55.**35b**). Nach *Kocher* wird der Luxationsmechanismus in umgekehrter Reihenfolge nachvollzogen. Am liegenden Patienten wird der Arm zunächst einmal maximal abduziert bei gebeugtem Ellbogengelenk, dann Außenrotation, Elevation,
Innenrotation und Hereindrehen des Kopfes in die Gelenkpfanne. Anschließend
Rö-Kontrolle in 2 Ebenen. Die Ruhigstellung erfolgt im Desault-Verband, evtl.
mit Gipsverstärkung über 2 Wochen; die Dauer der Ruhigstellung ist abhängig

Abb. 55.**35** Schulter-
luxationen. **a** Luxa-
tionsformen. **b** Reposition nach Hippokrates
durch Einstemmung
des Fußes in die Axila
und nach Arlt durch
Zug über eine gepol-
sterte Stuhllehne.

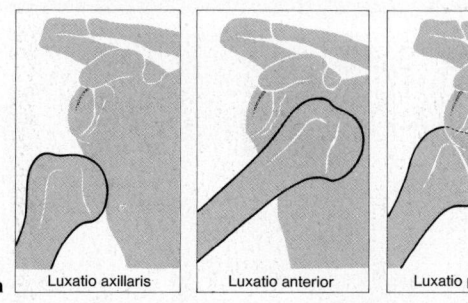

a   Luxatio axillaris   Luxatio anterior   Luxatio posterior

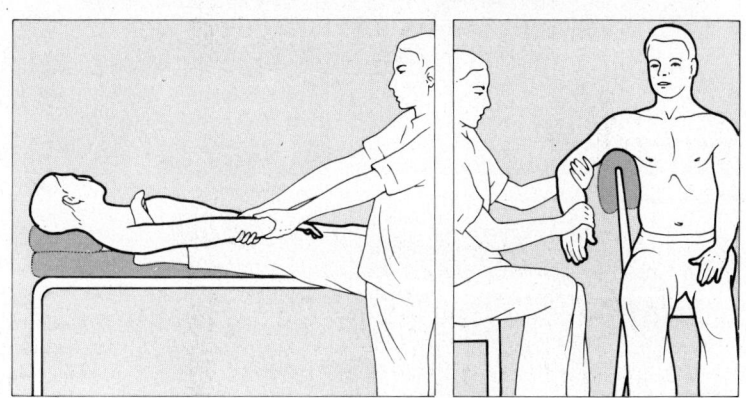

b

vom Alter des Patienten. Anschließend erfolgt funktionelle Nachbehandlung.
Irreponible oder veraltete Luxationen können nur operativ behandelt werden.
Habituelle Schultergelenkluxationen werden bei zunehmender Häufigkeit der
Verrenkungen *operativ* durch Pfannenrandplastik mit Verlagerung des M. subscapularis (Eden-Hybinette; Abb. 55.**36**), Rotationsosteotomie am proximalen
Oberarm (Weber; Abb. 55.**37**) oder andere Band- bzw. Muskelverlagerungen
versorgt. **Komplikationen** sind sekundäre Verkalkungen der Schultergelenkkap-
sel oder der Rotatorenmanschette mit entsprechenden Bewegungsbehinderungen
sowie die Entwicklung einer habituellen Schultergelenkluxation.

Humerusfrakturen

Frakturen des proximalen Humerus

Humeruskopf- und subkapitale Humerusfrakturen entstehen vorwiegend bei
jugendlichen oder älteren Menschen mit Osteoporose. Das Verhältnis Männer zu
Frauen beträgt 1:2. Die Verletzung erfolgt meist indirekt durch Sturz auf den
gestreckten Arm oder das Ellbogengelenk, seltener durch direkte Gewalt.

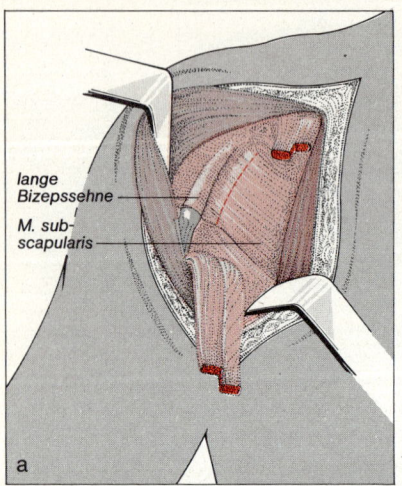

lange
Bizepssehne

M. sub-
scapularis

a

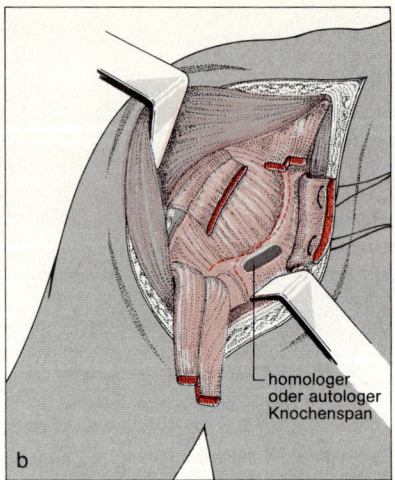

homologer
oder autologer
Knochenspan

b

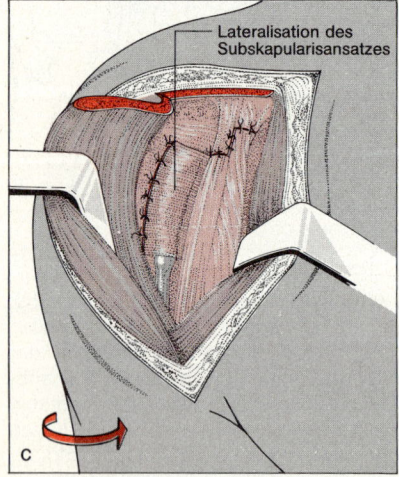

Lateralisation des
Subskapularisansatzes

c

Abb. 55.**36**   Operation nach Eden-Hybinette bei habitueller Schultergelenksluxa-
tion. **a** Zugang und Ablösung des M. subscapularis. **b** Knochenspan am vorderen
unteren Pfannenrand. **c** Versetzung des
Subskapularisansatzes nach lateral.

Häufigste **Lokalisation** bei der subkapitalen Fraktur ist das Collum chirurgicum.
Es kommen Abduktions- und Adduktionsfrakturen vor. Seltener sind Luxationsfrakturen des Humeruskopfes und Abrißfrakturen des Tuberculum majus (Abb.
55.**38 a–c**). **Begleitverletzungen** sind die Schädigung des Plexus brachialis, des N.
axillaris und Verletzungen der A. brachialis. **Symptome** und **Diagnose:** Man findet eine schmerzhaft eingeschränkte Schultergelenkbeweglichkeit, ein großes

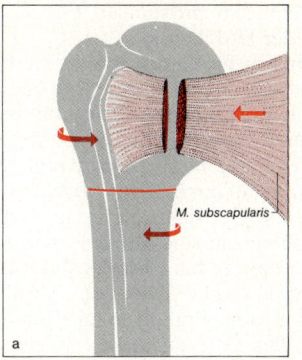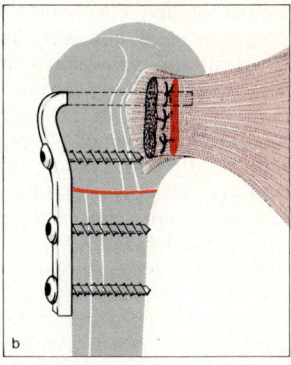

M. subscapularis

Abb. 55.**37**   Derotationsosteotomie nach Weber. **a** Osteotomie und Derotation. **b** Stabilisierung mit Winkelplatte, Subskapularisdoppelung.

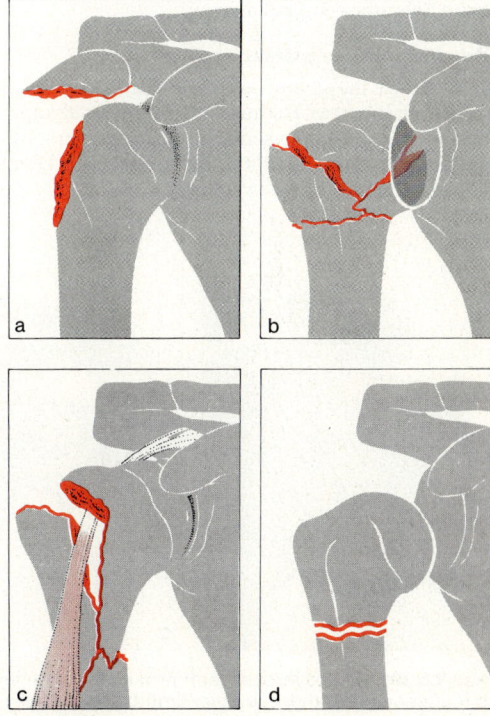

Abb. 55.**38**   Proximale Humerusfrakturen. **a** Abrißfraktur, **b** Luxationsfraktur, **c** subkapitale Fraktur mit Bizepssehne als Repositionshindernis, **d** subkapitale Fraktur.

Hämatom und eine Fehlstellung am proximalen Oberarm. *Rö-Aufnahmen* in 2 Ebenen zeigen das Ausmaß der Dislokation.

Bei nicht oder wenig verschobenen Frakturen besteht die **Behandlung** in kurzfristiger Ruhigstellung im Gips-Desault-Verband über 7–10 Tage und anschließender funktioneller Übungstherapie. Dislozierte Frakturen werden unter Bildwandlerkontrolle in Narkose reponiert. Die *Fixation* erfolgt mit perkutan eingebrachten Bohrdrähten. Diese werden im Humeruskopf divergierend plaziert, anschließend die umgebogenen Drahtenden durch kleine Stichinzisionen unter das Hautniveau versenkt. Die *Ruhigstellung* erfolgt im Desault- oder Gilchrist-Verband; sofortige geführte Bewegungsübungen sind möglich. Die *Indikation* zur offenen Reposition und Osteosynthese besteht bei Luxationsfrakturen, nicht reponierbaren oder retinierbaren Brüchen (Abb. 55.**38c–d**), Abrißfrakturen des Tuberculum majus mit starker Dislokation, Frakturen mit Nerven- oder Gefäßbeteiligung und offenen Frakturen. Die Osteosynthese erfolgt mit T- oder L-Platten, Spongiosaschrauben, Bohrdrähten und evtl. einer Zuggurtung (Abb. 55.**39**). Bei übungsstabiler Osteosynthese ist die frühzeitige krankengymnastische Begleitbehandlung unabdingbar, um schmerzhafte Schultersteifen zu vermeiden. Begonnen wird mit Pendel- und geführten aktiven Bewegungsübungen. Der Einsatz der Thoraxabduktionsschiene kann angezeigt sein.

An **Komplikationen** sind die partielle oder totale Kopfnekrose und die schmerzhafte Schultersteife bekannt.

Proximale Humerusfrakturen beim Kind

Ursache ist meist ein indirektes Trauma beim Sturz auf den gestreckten Arm, selten ein direktes Trauma. Typisch sind subkapitale Frakturen, reine Epiphysenlösungen und Epiphysenfrakturen mit metaphysärem Keil. Eine Nerven- oder Gefäßbeteiligung ist selten. **Symptome** und **Diagnose:** Fehlstellung und schmerzhaft eingeschränkte Beweglichkeit im Schultergelenk. *Rö-Aufnahmen* in 2 Ebe-

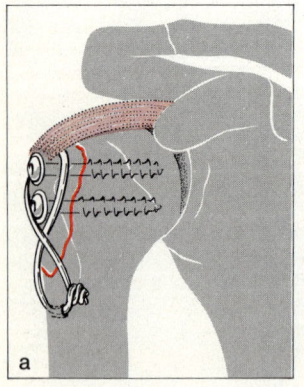 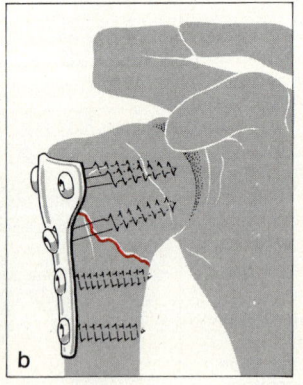 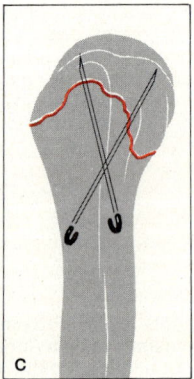

Abb. 55.**39** Osteosynthese am proximalen Humerus. **a** Schraubenosteosynthese, **b** Plattenosteosynthese, **c** Spickdrahtosteosynthese.

nen bestätigen die Diagnose. **Behandlung:** Die *Reposition* erfolgt unter Bildwandlerkontrolle; anschließend wird im Gips-Desault-Verband über ca. 3–4 Wochen ruhiggestellt. Achsenabweichungen bis maximal 20 Grad können toleriert werden. *Epiphysenverletzungen* erfordern eine anatomische Reposition. Bei ungenügender Retention oder bei einem Repositionshindernis, wie der eingeschlagenen Bizepssehne, ist eine perkutane oder offene Spickdrahtosteosynthese notwendig. **Komplikationen** sind Wachstumsstörungen bei ungenügender Reposition oder Schädigungen der Wachstumsfuge sowie Bewegungseinschränkungen im Schultergelenk.

Humerusschaftfrakturen

Ursache: Sie entstehen durch direkte oder indirekte Gewalteinwirkungen. Es sind alle *Bruchformen* möglich, jedoch überwiegen Quer- und Spiralbrüche; selten sind Trümmerfrakturen. Als **Begleitverletzung** (Abb. 55.**40**) findet sich am häufigsten eine Schädigung des N. radialis, ausnahmsweise eine Beteiligung der A. brachialis. Die **Diagnose** wird durch die klassischen Frakturzeichen und die *Rö-Aufnahmen* in 2 Ebenen gestellt. Die **Behandlung** besteht *konservativ* in der Reposition am narkotisierten Patienten unter Bildwandlerkontrolle und der nachfolgenden *Ruhigstellung* im Gips-Desault-Verband (Abb. 55.**41**) oder mit einer Hülse aus Kunststoff (Brace). Achsenabweichungen von maximal 20 Grad sowie Verschiebungen um halbe Schaftbreite können in Kauf genommen werden. Eine leichte Fragmentverkürzung ist wegen besserer Kallusbildung erwünscht. Rotationsfehler müssen vermieden werden. Nach Ruhigstellung über 5–8 Wochen erfolgt eine funktionelle Nachbehandlung.

Die *primäre operative Stabilisierung* ist indiziert bei offenen Frakturen, Nerven-, oder Gefäßbeteiligungen, Etagenfrakturen, Polytrauma und Repositionshindernis, aber auch bei Querfrakturen in Schaftmitte (Abb. 55.**40**). Eine *sekundäre Osteosynthese* erfolgt bei ausbleibender knöcherner Überbrückung, wie auch bei

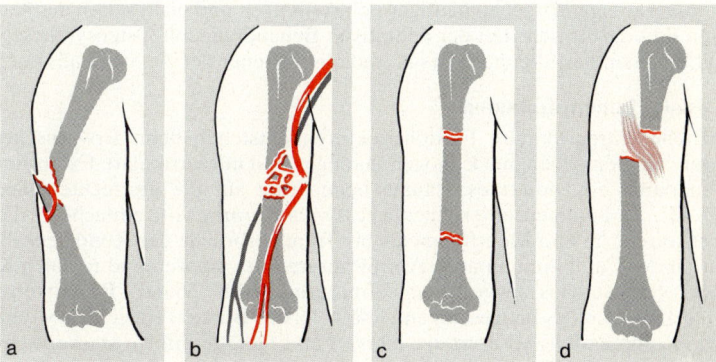

Abb. 55.**40** Operationsindikationen bei Humerusschaftfrakturen. **a** Offene Fraktur, **b** Nerven- und/oder Gefäßverletzung, **c** Mehretagenbruch, **d** Repositionshindernis.

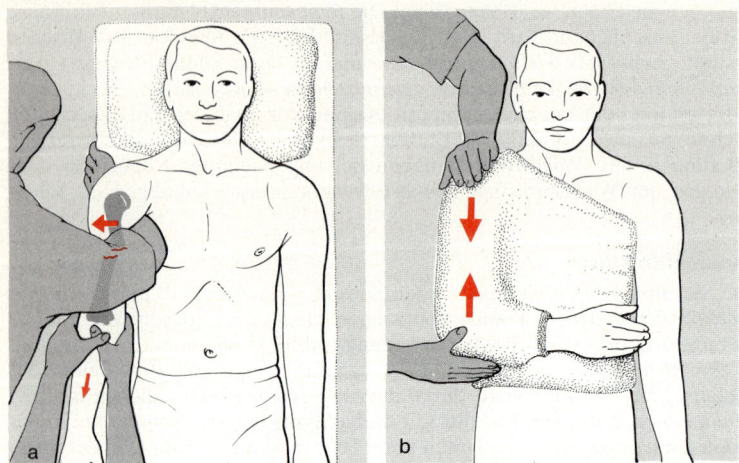

Abb. 55.**41**   Humerusschaftfraktur. Konservative Behandlung. **a** Reposition, **b** Gips-Desault-Verband.

der Pseudarthrose, mit einer breiten Platte als Druckplattenosteosynthese (Abb. 55.**42**). Bei proximalen Schaftfrakturen wird die Osteosynthese von vorn lateral, bei Frakturen im mittleren und distalen Schaftbereich von dorsal vorgenommen. Auf den Verlauf des N. radialis muß geachtet werden. Marknagelosteosynthesen sind in Ausnahmefällen bei Trümmer- oder Stückfrakturen als statische Verriegelung möglich. Sofort nach der Operation sollte eine funktionelle krankengymnastische Begleitbehandlung einsetzen. An **Komplikationen** sieht man bei konservativem Vorgehen häufiger Fehlstellungen und nicht selten die Ausbildung von Pseudarthrosen. Bei der operativen Behandlung mit Osteosynthese von dorsal kommen Schädigungen des N. radialis, seltener der A. brachialis vor.

Distale Humerusfrakturen

Seltene extraartikuläre Flexionsfrakturen entstehen beim Erwachsenen durch Sturz auf den gebeugten Ellbogen; häufiger sind intraartikuläre Extensionsfrakturen durch ein indirektes Trauma beim Sturz auf die gestreckte Hand (Abb. 55.**43**). Es kommen unterschiedliche *Frakturformen* vor: einfache perkondyläre Frakturen, Y- und Mehrfragment- bis Trümmerbrüche der Kondylenrolle, Frakturen des Capitulum humeri, Abrißfrakturen des ulnaren und radialen Kondylus oder Epikondylus sowie Trochleafrakturen (Abb. 55.**44**). **Begleitverletzungen** sind Läsionen des beugeseitigen Gefäß-Nerven-Bündels sowie des N. ulnaris und das Kompressionssyndrom der Nerven und Gefäße infolge starker Schwellung. **Symptome** und **Diagnose:** Die klinische Untersuchung zeigt eine ausgeprägte Hämatomschwellung, schmerzhafte Bewegungseinschränkung sowie Deformierung der Ellbogenregion. Periphere Durchblutung und Innervation müssen stets

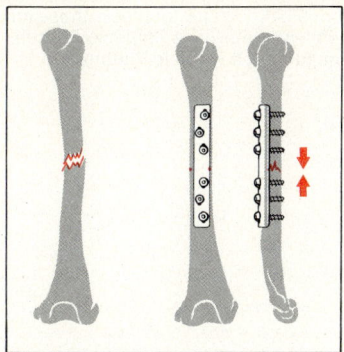

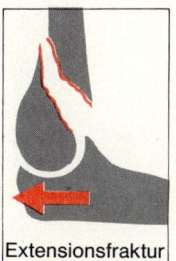

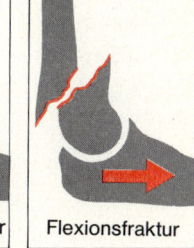

Extensionsfraktur   Flexionsfraktur

Abb. 55.**42**   Operative Stabilisierung einer Humerusschaftsfraktur
mit Plattenosteosynthese.

Abb. 55.**43**   Distale Humerusfraktur.
Bruchlinienverlauf in Abhängigkeit
vom Unfallmechanismus.

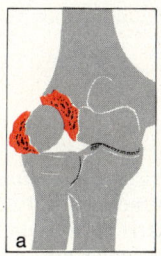 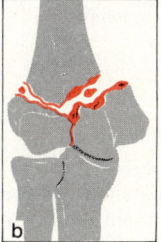 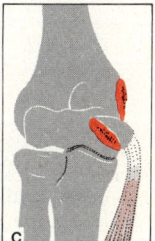

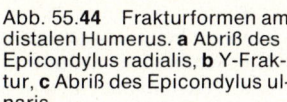

Abb. 55.**44**   Frakturformen am
distalen Humerus. **a** Abriß des
Epicondylus radialis, **b** Y-Frak-
tur, **c** Abriß des Epicondylus ulnaris.

überprüft werden. *Rö-Aufnahmen* in 2 Ebenen, evtl. zusätzliche Schrägaufnahmen, geben Aufschluß über Form und Ausdehnung der Fraktur.
Beim Erwachsenen kommt in Ausnahmefällen die konservative **Behandlung** im
Oberarmgipsverband in Betracht, insbesondere bei extraartikulären oder wenig
verschobenen perkondylären Frakturen. Eine seltener angewendete Therapie besteht in der Extension durch die proximale Ulna bei rechtwinklig gebeugtem
Ellenbogengelenk, wobei stets die Rotation überprüft werden muß. Dislozierte
extraartikuläre Frakturen werden mit Plattenosteosynthese versorgt (Abb.
55.**45**). Bei *intraartikulären* Frakturen mit Verwerfung oder Zerstörung der Gelenkfläche, Abrißfrakturen mit Dislokation, offenen Frakturen sowie Frakturen
mit Nerven- oder Gefäßbeteiligung ist die Indikation zur *Osteosynthese* gegeben.
Diese erfolgt mit einer jeweils radial oder ulnar angelegten Abstützplatte nach
Rekonstruktion und Schraubenosteosynthese der Trochlea. Dabei können Re-
konstruktionsplatten Verwendung finden (Abb. 55.**46a**). Abrißfrakturen der
Kondylen oder Teilabscherungen der Trochlea werden durch *Schraubenosteosyn-*

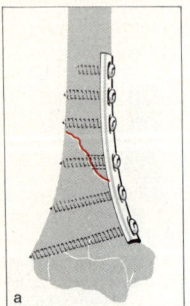
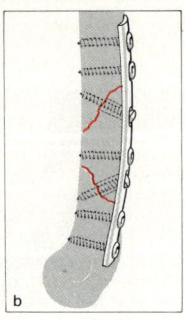

Abb. 55.**45**   Plattenosteosynthese am distalen Humerus. **a** Seitliche Plattenlage (ulnar). **b** Dorsale Plattenlage.

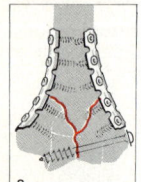
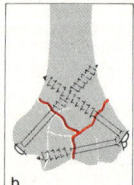
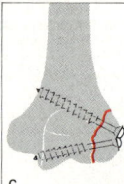
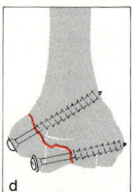

Abb. 55.**46**   Intraartikuläre distale Humerusfrakturen. Osteosyntheseformen. **a–b** Stabilisierung der Y-förmigen Frakturlinien, **c–d** Stabilisierung radialer und ulnarer Abrißfrakturen.

thesen (Abb. 55.**46b–d**) fixiert. *Spickdrahtfixationen* kommen beim Erwachsenen nur in Ausnahmefällen zur Anwendung. Bei der Osteosynthese ist darauf zu achten, daß Läsionen des N. ulnaris vermieden werden. Nach stabiler Fixation soll eine vorsichtige Übungsbehandlung sofort nach der Operation einsetzen.
Trotz guter Rekonstruktion der Gelenkfläche beobachtet man häufig eine bleibende Bewegungseinschränkung wegen der Kapselkontraktur oder evtl. auftretender periartikulärer Verknöcherungen. Weitere **Komplikationen** sind ausgedehnte intraartikuläre Verkalkungen und schwere Sekundärarthrosen.

Suprakondyläre Humerusfrakturen beim Kind

Ursache: Sie entstehen als indirektes Trauma durch Sturz auf die Hand. Überwiegend finden sich Überstreckungsbrüche, selten Flexionsfrakturen. Mögliche **Begleitverletzungen** sind Schädigungen der A. radialis, ein Kompressionssyndrom mit Volkmann-Kontraktur sowie Verletzungen des N. medianus und ulnaris.
Symptome und **Diagnose:** Der klinische Befund zeigt eine Deformierung des Ellbogengelenks mit massiver Schwellung und schmerzhafter Bewegungsbehinderung. Stets müssen Innervation und Durchblutung peripher überprüft werden.
Rö-Aufnahmen in 2 Ebenen geben Aufschluß über Frakturform und Dislokation.
Behandlung: Wenig verschobene Frakturen werden im Oberarmgipsverband über 4–6 Wochen ruhiggestellt. Eine weitere Möglichkeit besteht im Cuff-and-collar-Verband nach Blount (Abb. 55.**47**). Eine zusätzliche Behandlungsform ist die Baumann-Extension durch die proximale Ulna mit Horizontalzug in Oberarmmitte über eine gepolsterte Manschette mit jeweils nur geringer Gewichtsbela-

stung (Abb. 55.**48a**). Nach 3–4 Wochen Entfernung der Extension oder des Verbandes und frühfunktionelle Nachbehandlung. Bei Nerven- oder Gefäßbeteiligung sollten keine konservativen Behandlungsversuche unternommen werden. Eine Indikation zur Osteosynthese sind verschobene suprakondyläre Frakturen, offene Frakturen und Frakturen mit Begleitverletzungen. Das Verfahren besteht in der perkutanen, besser offenen Reposition und Fixation mit gekreuzten Kirschner-Drähten, wobei diese in der Gegenkortikalis zu verankern sind (Abb. 55.**48b**). Wenn notwendig, erfolgt gleichzeitig die Revision der Nerven bzw. Gefäße; bei einem Kompressionssyndrom werden die Aponeurosis m. bicipitis brachii und die Unterarmfaszien gespalten. Auf korrekte Einstellung der Rotation ist zu achten, die im seitlichen Rö-Bild am Verschwinden der sog. Nase suprakondylär beugeseitig zu erkennen ist. Die Entfernung der Kirschner-Drähte wird ca. 4–6 Wochen nach der Operation vorgenommen. **Komplikationen** sind

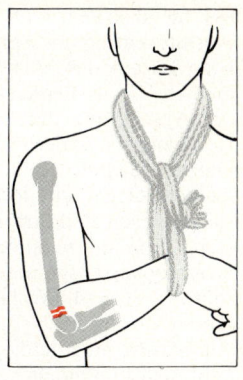

Abb. 55.**47** Cuff-and-Collar-Verband (Blount).

nach einem Kompressionssyndrom Funktionsbehinderungen des Unterarmes und der Hand, ansonsten Bewegungseinschränkungen im Ellenbogengelenk infolge periartikulärer Verknöcherungen.

Brüche des Capitulum humeri sowie der Epikondylen beim Kind

Ursache: Sie sind meist Folge eines Sturzes auf die ausgestreckte Hand. Typisch sind Abscherfrakturen mit Frakturverlauf vom lateralen Rand des distalen Hume-

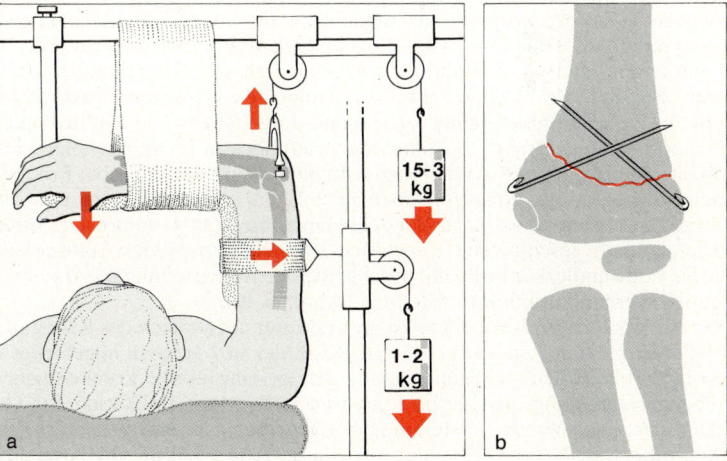

Abb. 55.**48** Suprakondyläre Humerusfraktur beim Kind. Behandlungsmethode nach Baumann. **b** Osteosynthese mit gekreuzten Kirschner-Drähten.

rus zur Trochlea, wobei das Fragment oft stark verdreht ist. Weiterhin treten Abrißfrakturen der Epikondylen mit mehr oder weniger starker Dislokation auf. Eine Läsion des N. ulnaris bei den seltenen Abrißfrakturen des Epicondylus medialis ist als **Begleitverletzung** auszuschließen. **Symptome** und **Diagnose:** Bei der Abscherung des Capitulum humeri findet man klinisch meist eine starke Bewegungsbehinderung. Abrißfrakturen der Epikondylen zeigen oft eine geringe klinische Symptomatik. *Rö-Aufnahmen* in 2 Ebenen sind stets, Vergleichsaufnahmen der Gegenseite in Zweifelsfällen erforderlich. Die konservative **Behandlung** ist bei diesen Frakturformen ungeeignet. Die Methode der Wahl ist die operative Reposition und Fixation mit zwei Spickdrähten. Bei älteren Kindern ist auch die Schraubenosteosynthese möglich. Eine Ruhigstellung im Oberarmgipsverband sollte über 3–4 Wochen ausgedehnt werden; die Entfernung der Kirschner-Drähte erfolgt nach ca. 6 Wochen. Eine **Komplikation** stellt die Bewegungseinschränkung im Ellenbogengelenk dar; bei nicht exakter Reposition ist auch ein Fehlwachstum möglich. Regelmäßige Nachuntersuchungen sind notwendig.

Ellenbogenluxation

Ursache ist ein *gewaltsames Verdrehen* des Gelenks oder *Sturz* auf den ausgestreckten Arm. Möglich ist die Luxation im Humeroulnargelenk, wobei der Ellenhaken meist nach proximal dorsal disloziert ist (Abb. 55.**49**). Seitliche, vordere oder divergierende Luxationen sind selten. Weiterhin kann es beim Erwachsenen zur Luxation des Speichenköpfchens im Radioulnargelenk kommen, die meist mit einer proximalen Ulnafraktur vergesellschaftet ist. Diese Kombination nennt man „Monteggia-Fraktur" (Abb. 55.**50a**). Die Subluxation des Radiusköpfchens „Chassaignac" entsteht beim Kind durch gewaltsamen Zug an der Hand. Immer liegt eine mehr oder weniger starke Zerreißung der Gelenkkapsel sowie der Bänder vor. Auf Schädigungen des beugeseitigen Gefäß-Nerven-Bündels ist zu achten. Verletzungen der Nn. radialis und ulnaris sind ebenfalls möglich. **Symptome** und **Diagnose:** Klinisch findet man eine Deformierung der Gelenkkontur, eine „federnde Fixation" und schmerzhafte Aufhebung der Beweglichkeit. Bei der Monteggia-Fraktur ist neben den typischen Frakturzeichen die Unterarmumwendebewegung weitgehend aufgehoben. Die Radiusköpfchensubluxation wird aufgrund des klinischen Befundes mit Druckschmerz über dem Speichenköpfchen und Aufhebung der Unterarmumwendung bei Pronationsstellung diagnostiziert. *Rö-Aufnahmen* in 2 Ebenen, bei Verdacht auf Abriß des Processus coronoideus zusätzlich Schrägaufnahmen in 45 Grad. Die **Behandlung** erfolgt durch geschlossene Reposition in Vollnarkose oder Leitungsanästhesie unter Bildwandlerkontrolle mit anschließender Ruhigstellung im zirkulären Oberarmgipsverband in Funktionsstellung (Abb. 55.**49**).
Bei starker Reluxationstendenz ist an Frakturen im Bereich des Kronenfortsatzes zu denken. Nach Reposition müssen Rö-Bilder in 2 Ebenen angefertigt werden. Nach 2- bis 3wöchiger Ruhigstellung erfolgt eine aktive krankengymnastische Übungsbehandlung. *Monteggia-Frakturen* stellen eine Indikation zur Osteosynthese dar; nach Wiederherstellung der Länge der Ulna durch anatomisch exakte Reposition erfolgt eine Plattenosteosynthese (Abb. 55.**50b**). Die zusätzliche Naht des Lig. anulare nach Reposition des Radiusköpfchens ist nicht obligat. Nach 3- bis 4wöchiger Ruhigstellung im Oberarmgipsverband sollte eine aktive kranken-

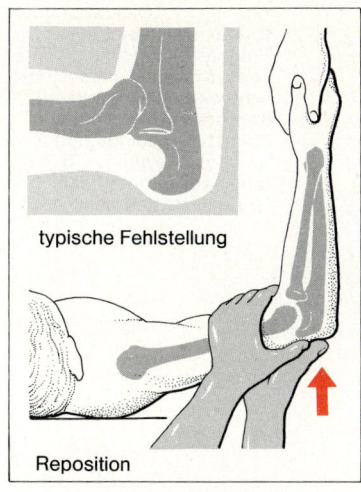

Abb. 55.**49** Ellenbogengelenkluxation. Repositionsmanöver.

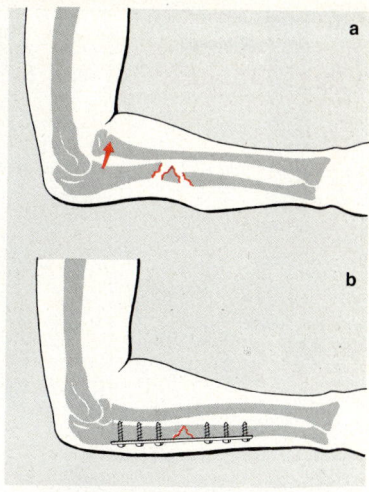

Abb. 55.**50** **a** Monteggia-Schaden. Ulnafraktur und Radiusköpfchenluxation. **b** Plattenosteosynthese.

gymnastische Übungsbehandlung eingeleitet werden. *Subluxationen des Radiusköpfchens* „Chassaignac" werden durch Zug am Unterarm, direkten Druck auf das Köpfchen sowie forcierte Supination reponiert. Eine Ruhigstellung ist meist nicht erforderlich.

Eine **Komplikation** bei Frakturen am Processus coronoideus ist die *Reluxationstendenz;* die *Behandlung* erfolgt bei größeren Fragmenten durch operative Fixation, bei kleineren Fragmenten mit Oberarmgipsverband in leicht vermehrter Beugestellung. Weitere Komplikationen sind *Instabilität* des Gelenkes bei Bandruptur und periartikuläre Verknöcherungen durch forcierte passive Übungsbehandlung. Radiusköpfchenluxationen werden oft übersehen; die Folge ist eine starke Einschränkung der Unterarmumwendebeweglichkeit.

Frakturen am Unterarm

Olekranonfrakturen

Ursache: Sie entstehen häufig durch Sturz auf das gebeugte Ellenbogengelenk als direktes Trauma, selten infolge indirekten Traumas bei ausgestreckter Hand und überstrecktem Ellbogengelenk. Durch Trizepssehnenzug Auseinanderweichen der Fragmente mit tastbarer Lücke (Abb. 55.**51a**). Typische *Bruchformen* sind einfache Quer- und Schrägfrakturen, ferner sieht man Trümmerbrüche bei direktem Trauma. Begleitende Verletzungen des N. radialis oder ulnaris sind selten.

Diagnose: An klinischen Befunden finden sich Hämatomschwellung, tastbare Diastase und schmerzhafte Bewegungsbehinderung mit unvollständiger Ellbogen-

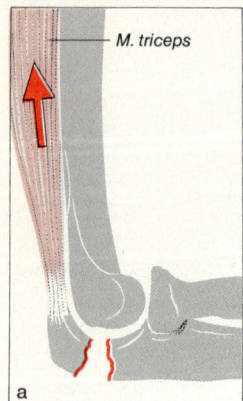

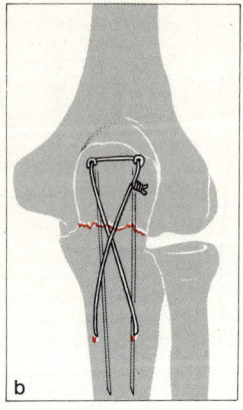

Abb. 55.**51**   Olekranonquerfraktur. **a** Distraktion der Fragmente durch den M. triceps. **b** Zuggurtungsosteosynthese. **c** Interfragmentäre Kompression durch eine Zugschraube und Zuggurtungsosteosynthese. **d** Plattenosteosynthese bei mehrfachen Frakturlinien.

M. triceps

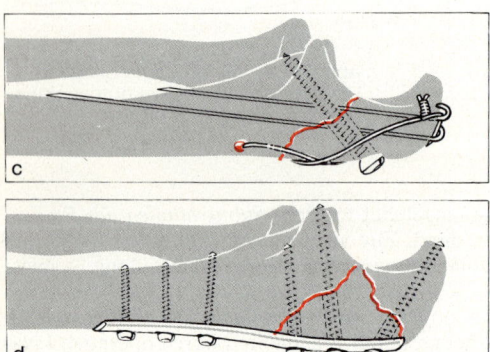

streckung. Die *Rö-Aufnahmen* in 2 Ebenen zeigen Frakturform und Ausmaß der Verschiebung. Eine konservative **Behandlung** erfolgt nur bei nichtverschobenen Frakturen des Kindes mit Ruhigstellung im Oberarmgipsverband über 3–4 Wochen und funktioneller Nachbehandlung. Beim Erwachsenen ist die Indikation zur *Osteosynthese* gegeben, da sich infolge des Trizepssehnenzuges häufig Pseudarthrosen ausbilden. Die Versorgung der Querfraktur erfolgt mit der Zuggurtung (Abb. 55.**51b**), diejenige der Schrägfraktur durch interfragmentäre Schraube und Zuggurtung (Abb. 55.**51c**); bei Trümmerfrakturen besteht die Behandlung in der Plattenosteosynthese nach Rekonstruktion der Gelenkfläche (Abb. 55.**51d**). Postoperativ wird bei Übungsstabilität mit einer frühzeitigen Krankengymnastik eingesetzt. **Komplikationen** sind Beuge- und Streckbehinderung, Pseudarthrose und Arthrose.

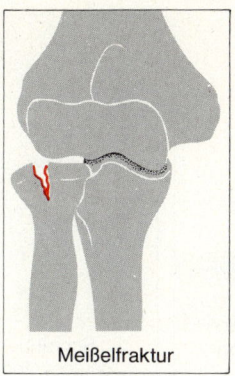
Meißelfraktur

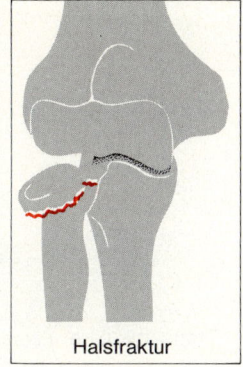
Halsfraktur

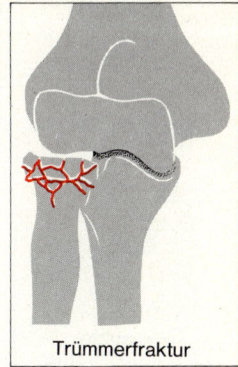
Trümmerfraktur

Abb. 55.**52**   Radiusköpfchenfrakturen. Frakturformen.

Radiusköpfchenfrakturen

Ursache: Zu diesen Frakturen kommt es durch Sturz auf die Hand bei gestrecktem Ellbogengelenk in Pronationsstellung des Unterarmes. Frakturformen sind die Meißel-, Hals- und Trümmerfraktur (Abb. 55.**52**). Beim Kind finden sich meist Epiphysenlösungen oder Halsfrakturen mit metaphysärem Fragment, Abkippung und Stauchung. Selten ist die gleichzeitige Läsion des N. radialis. **Diagnose:** Die Verdachtsdiagnose ergibt sich aus dem Druckschmerz über dem Radiusköpfchen und der schmerzhaften Behinderung der Unterarmumwendebewegung. *Rö-Aufnahmen* in 2 Ebenen bestätigen die Diagnose. **Behandlung:** Beim Kind besteht die Behandlung in *Reposition* durch Zug und Gegenzug sowie *direktem Druck* auf das Speichenköpfchen in Plexusanästhesie unter Kontrolle im Bildverstärker. Eine Ruhigstellung im Oberarmgipsverband in Funktionsstellung über 3 Wochen wird angeschlossen. Eine möglichst achsengerechte Stellung ist anzustreben. Bei ungenügender Reposition erfolgt die *operative* Reposition und Fixation mit Spickdrähten. Eine Indikationsstellung zur Radiusköpfchenresektion ist beim Kind nicht gegeben. Bei Radiusköpfchenfrakturen des Erwachsenen mit geringer Dislokation ist eine *konservative* Behandlung indiziert. Die Indikation zur *Osteosynthese* besteht bei dislozierten Frakturen des Speichenköpfchens. Nach blutiger Reposition erfolgt die Fixation mit Spickdrähten (Abb. 55.**53**). Bei Schräg- oder Meißelfrakturen ist die Verwendung einer Kleinfragmentschraube angezeigt (Abb. 55.**53**). Die primäre Radiusköpfchenresektion ist nur bei Trümmerfrakturen des Erwachsenen erlaubt. Anschließend erfolgt eine Ruhigstellung im Oberarmgipsverband über 2–3 Wochen. Die funktionelle Nachbehandlung ist unter besonderer Beachtung der Unterarmumwendebewegung durchzuführen. Eine mögliche **Komplikation** ist beim Kind das Fehlwachstum nach Epiphysenverletzung mit unterschiedlicher Bewegungseinschränkung der Unterarmdrehung.

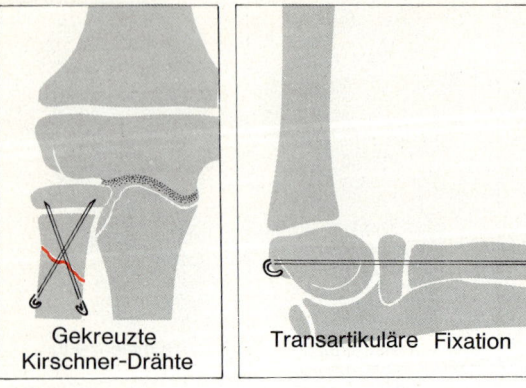
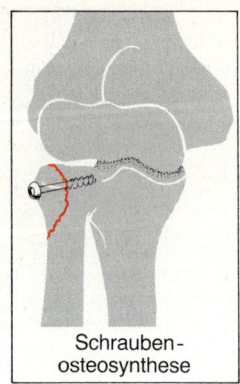

| Gekreuzte Kirschner-Drähte | Transartikuläre Fixation | Schrauben-osteosynthese |

Abb. 55.**53**   Radiusköpfchenfrakturen. Adaptationsosteosynthesen.

Unterarmschaftfrakturen

Ursache: Sie entstehen durch direkte oder indirekte Gewalteinwirkung. *Beim Kind* sind sie mit 20 % aller Frakturen die *häufigste Bruchform,* beim Erwachsenen sind sie etwas seltener. Frakturen von Radius und Ulna sind ebensohäufig wie isolierte Brüche von Radius oder Ulna zusammen. Trümmerfrakturen im mittleren Unterarmdrittel entstehen oft durch direkte Gewalteinwirkung, ebenso wie die „Parierfraktur" der Ulna. Beim Erwachsenen sieht man meist Quer- oder Schrägfrakturen, beim Kind oft Grünholzbrüche. Sonderformen sind die *Monteggia-Fraktur* (Abb. 55.**50**) und die *Galeazzi-Verletzung;* letztere ist eine Radiusschaftfraktur, kombiniert mit einer Sprengung oder Zerreißung des distalen Radioulnargelenks.

Symptome und **Diagnose:** Nerven- oder Gefäßbeteiligungen sind selten. Klinisch findet sich eine schmerzhafte Bewegungsbehinderung der angrenzenden Gelenke sowie der Unterarmumwendebeweglichkeit. *Rö-Aufnahmen* in 2 Ebenen zeigen Frakturform und Dislokationsausmaß; auf Verletzungen benachbarter Gelenke ist zu achten. Beim Kind ist die **Behandlung** in der Regel konservativ. Die Reposition erfolgt in Plexusanästhesie oder Narkose unter Bildwandlerkontrolle. Grünholzfrakturen erfordern eine vollständige Beseitigung des Achsenknickes; anschließend muß im Oberarmgips je nach Frakturform zwischen 4 und 6 Wochen ruhiggestellt werden. Beim Erwachsenen sind die Ergebnisse der *konservativen* Therapie infolge der Schwierigkeiten bei der Reposition und Retention *unbefriedigend.* Die *Plattenosteosynthese* gilt als Methode der Wahl, wobei auf eine gute interfragmentäre Kompression zu achten ist (Abb. 55.**54**). Bei übungsstabiler Osteosynthese erfolgt eine sofortige funktionelle Behandlung. Die Marknagelung mit Rush-pins oder intramedullärer Drahtschienung ergibt keine Rotationsstabilität und ist daher bei Unterarmfrakturen nur in Verbindung mit einer Gipsbehandlung erlaubt. Gefürchtete **Komplikationen** sind Achsenfehler, insbesondere Rotationsfehler; weiterhin Brückenkallusbildung mit Blockierung von Pro- und

Supination und Pseudarthrosen infolge ungenügender interfragmentärer Kompression.

Distale Radiusfraktur

Ursache: Der Radiusbruch loco typico oder loco classico entsteht meist durch Sturz auf die gestreckte Hand als sog. Extensionsfraktur; seltener ereignet sich am gleichen Ort die Flexionsfraktur durch Sturz auf die gebeugte Hand (Abb. 55.**55**). Radiusfrakturen am typischen Ort sind mit 25% aller Frakturen die häufigsten Knochenbrüche. Eine der *Frakturformen* ist die *Extensions-* oder *Colles-Fraktur* mit Einstauchung und Dislokation des peripheren Fragments nach dorsal und radial; zumeist ist der Griffelfortsatz der Elle gleichzeitig frakturiert. Zum anderen sieht man die *Flexions-* oder *Smith-Fraktur* mit Dislokation der peripheren Fragmente nach palmar. Bei beiden Frakturtypen kann die Speichengelenkfläche in den Bruch einbezogen sein. Neben der Radiusfraktur an typischer Stelle sind reine Randfrakturen der Speichengelenkfläche mit Absicherung der dorsalen und palmaren Gelenkkante selten. Beim *Kind* sind am distalen Radius vorwiegend Epiphysenlösungen oder Frakturen im Bereich der Wachstumsfuge mit metaphysärem Knochenfragment anzutreffen. **Begleitverletzungen** sind Sehneninterposition, Ruptur des Lig. radioulnare mit Klaviertastenphänomen und Instabilität im Handgelenk

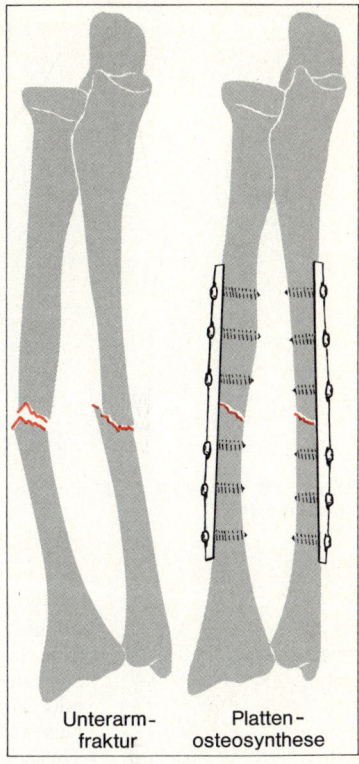

Unterarm-
fraktur

Platten-
osteosynthese

Abb. 55.**54**   Unterarmschaftfraktur. Indikation zur Plattenosteosynthese.

sowie Irritationen des N. medianus mit Kompressionssyndrom im Karpaltunnel. Sie machen die operative Freilegung erforderlich. **Symptome** und **Diagnose:** Typische klinische Zeichen sind die Bajonettstellung mit Dislokation nach radial und Fourchette-Stellung mit Dislokation nach dorsal als Fehlstellung bei Extensionsfrakturen. Volare Achsenknickungen finden sich bei der Flexionsfraktur. Das Handgelenk ist schmerzhaft geschwollen und weist eine eingeschränkte Beweglichkeit auf. *Rö-Aufnahmen* in 2 Ebenen. **Behandlung:** Der Extensionsbruch an typischer Stelle des Radius wird vorwiegend *konservativ* durch Reposition in Leitungsanästhesie oder Allgemeinnarkose behandelt (Abb. 55.**56**). Die Retention erfolgt mittels volar angelegter, radial und ulnar den Unterarm umfassender Gipsschiene oder im gespaltenen Unterarmrundgips. Trümmerfrakturen müssen zur Sicherung des Repositionsergebnisses in den ersten 3 Wochen mit Oberarmgipsverband ruhiggestellt werden. Bei gespaltenen Rundgipsen muß in den ersten Tagen eine engmaschige Kontrolle von Durchblutung, Sensibilität und Motorik

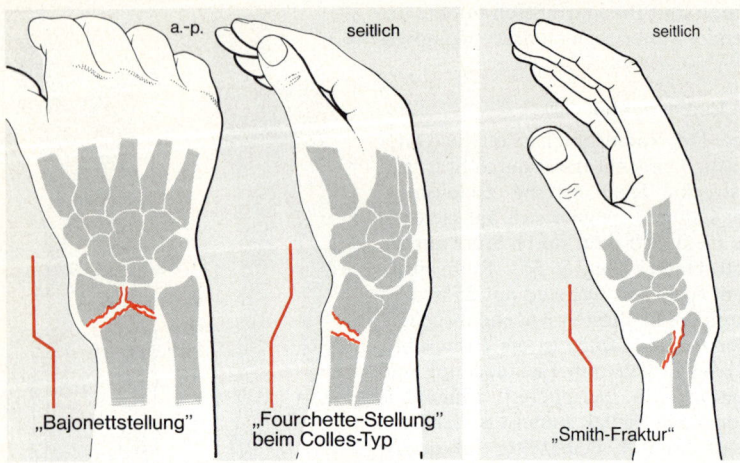

Abb. 55.**55** Distale Radiusfrakturen. Frakturformen bei unterschiedlichen Unfallmechanismen.

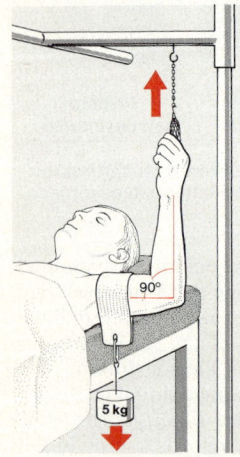

Abb. 55.**56** Reposition
distaler Radiusfrakturen.
Extension am Daumen
vor der manuellen Repo-
sition.

gewährleistet sein. Perkutane Kirschner-Drahtfixation (Abb. 55.**57a–b**), Plattenosteosynthese und
Spongiosaplastik können erforderlich sein. Flexions-
oder *Smith-Frakturen* lassen sich im Gipsverband
nicht sicher retinieren. Häufig ist daher eine operative
Therapie mit volar abstützender T-Platten-Osteosyn-
these erforderlich (Abb. 55.**57c**).
Instabile Randfrakturen des Radius werden mit Kirschner-Drähten angespickt oder verschraubt. Frakturen mit dorsaler Trümmerzone bzw. instabile Frakturen müssen mit perkutan eingebrachten Kirschner-
Drähten versorgt werden. Die Drahtenden sind um-
zubiegen, die Durchtrittsstellen durch ein Gipsfenster
regelmäßig zu pflegen. Nach 3–4 Wochen kann die
Entfernung der Bohrdrähte erfolgen. Gelegentlich ist
eine Plattenosteosynthese von dorsal mit oder ohne
Spongiosaplastik geeignet. In besonders schweren
Fällen kann eine äußere Stabilisierung mit Klammerfixateur zur Erhaltung der Länge der Speiche erforderlich sein (Abb. 55.**57d**). Alle konservativ im Gipsverband behandelten distalen Radiusfrakturen müssen in Abständen von 3, 7, 14 und 21 Tagen röntgenologisch kontrolliert werden, um eine Redislokation
frühzeitig erkennen zu können.

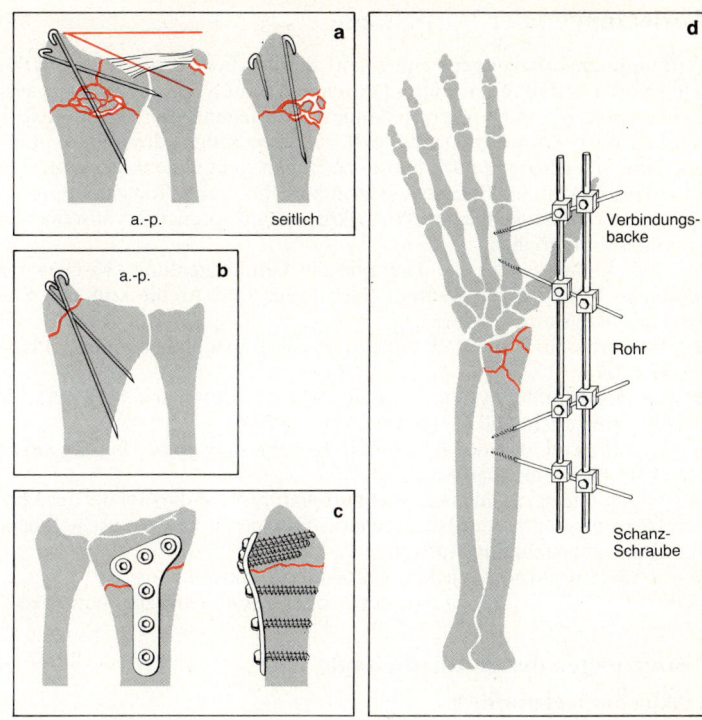

Abb. 55.**57** Radiusfrakturen. **a–b** Adaptationsostosynthesen am distalen Radius. **c** Osteosynthese der distalen Radiusfraktur Typ Smith mit T-Plättchen. **d** Unilateraler Fixateur externe bei distalen Radiustrümmerfrakturen.

Bei Abrutschen des distalen Fragments in den ersten Tagen muß eine Nachreposition mit Kirschner-Draht-Stabilisierung erfolgen; später eingetretene Fehlstellungen sind nach knöcherner Ausheilung einer Korrekturosteotomie zuzuführen.
Komplikationen sind volares Abkippen der Fragmente mit Kompression des N. medianus, sekundäre Sinterung und Dislokation bei Trümmerfrakturen nach dorsal mit evtl. erforderlicher Nachreposition, die Sudeck-Dystrophie, der relative Ellenvorschub infolge Verkürzung des distalen Radius, die Subluxation im distalen Radioulnargelenk sowie eine starke Bewegungseinschränkung im Handgelenk.
Frakturen und Luxationen der Hand S. 700.

Verletzungen der Wirbelsäule

Wirbelsäulenverletzungen entstehen durch direkte Gewalteinwirkung, z. B. Schlag oder Schuß, oder indirekt durch Sturz auf Kopf, Gesäß oder ausgestreckte Beine. Eine gleichzeitig entstehende Überbiegung der Wirbelsäule nach vorn führt zu Wirbelkörperfrakturen, evtl. zu Zerreißungen des hinteren Längsbandes, und eine Überbiegung nach hinten zu Bogen- und Gelenkfortsatzfrakturen, evtl. zu Zerreißungen des Bandscheibenraumes. Die reine Stauchung preßt die Bandscheibe in den benachbarten Wirbelkörper und sprengt ihn auseinander. Kombinationen sind möglich.

Darüber hinaus ist für die Therapie die Unterscheidung zwischen *stabilen* und *instabilen* Verletzungen wichtig. Nach Louis sind Architektur und Stabilität auf zwei große Systeme angewiesen:

- das vertikale System, bestehend aus drei osteoligamentären Pfeilern (Abb. 55.**58a**);
- das horizontale System, bestehend vorwiegend aus drei ossären Brücken (Bogenwurzeln und Laminae) (Abb. 55.**58b**).

Bei vorwiegend ossärer Instabilität besteht eine gute, bei ligamentärer eine schlechte Heilungsprognose.

Wegen der engen räumlichen Nachbarschaft besteht die Gefahr der Mitverletzung von Nervenwurzeln oder Rückenmark. Es können neurologische Ausfälle bis hin zur Querschnittlähmung auftreten.

Wirbelsäulenfrakturen machen 1–2% aller Frakturen aus; dabei sind in über der Hälfte der Fälle der 12. Brust-, der 1. oder 2. Lendenwirbel betroffen.

Verletzungen der Halswirbelsäule

Fraktur des 1. Halswirbels

Ursache: Sie entsteht durch axiale Gewalteinwirkung auf den Kopf. Die Kondylengelenkflächen der Hinterhauptsschuppe drängen die Massae laterales des Wirbels unter Zerreißung des Lig. transversum auseinander, sog. Jefferson-Fraktur.

Symptome und **Diagnose:** Nacken- und Hinterhauptschmerzen, der Kopf wird mit den Händen abgestützt. Die *Rö-Aufnahmen* zeigen, daß der Abstand zwischen Densspitze und Hinterhauptschuppe verringert ist und die Massae laterales zur Seite verlagert sind.

Die **Behandlung** besteht zumeist in der Extension mittels *Haloring* oder *Crutchfield-Klammer* für 8 Wochen unter gleichzeitiger isometrischer Kräftigung der Nacken- und Schultergürtelmuskulatur. Nur bei den seltenen instabilen Frakturen oder bei den ebenfalls seltenen Pseudarthrosen ist eine operative Spanverriegelung zwischen Hinterhauptschuppe und Atlasbogen indiziert.

Mit der *Glisson-Schlinge* ist wegen schmerzhafter Druckwirkung auf das Kinn nur eine kurzfristige Zugbehandlung möglich. Besser eignet sich für eine Dauerzugbehandlung der Haloring oder die Crutchfield-Klammer (Abb. 55.**59**). Die Dorne werden in Lokalanästhesie in der Tabula externa verankert. Gegenüber dem Kopf-Brust-Gips, sog. Minerva-Gips, bestehen mehrere Vorteile: bessere Einstellung der Fraktur, Verhinderung einer Reluxation, Möglichkeit isometrischer Kräftigungsübungen der Nacken- und Schultergürtelmuskulatur, und schließlich freier Zugang für Rö-Kontrollen.

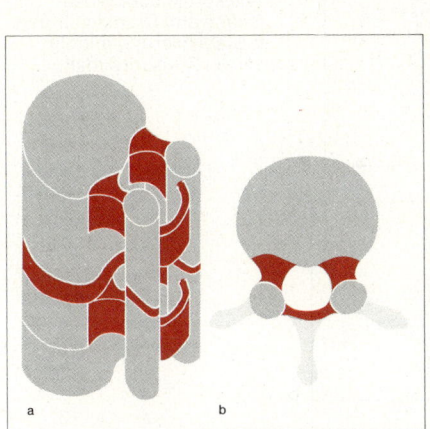

Abb. 55.**58**   Wirbelsäulenarchitektur nach Louis, bestehend aus **a** drei osteoligamentären, vertikalen Pfeilern und **b** aus drei ossären, horizontalen Brücken.

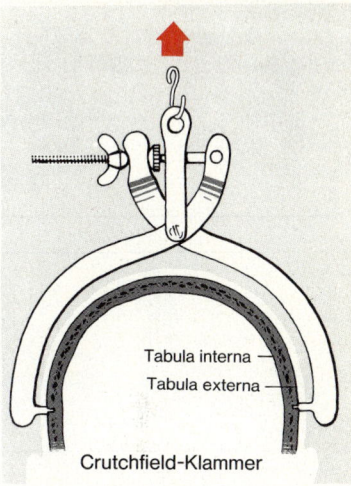

Tabula interna
Tabula externa

Crutchfield-Klammer

Abb. 55.**59**   Extensionsklammer, deren Dorne nur in der Tabula externa des knöchernen Schädels verankert sind.

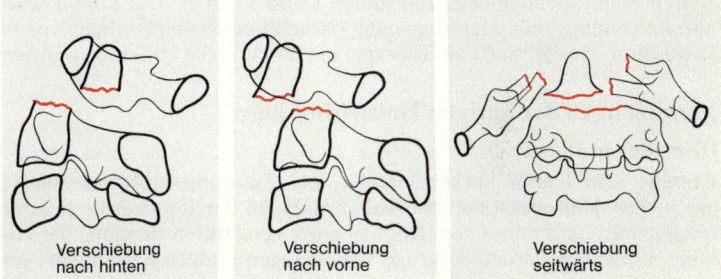

Verschiebung nach hinten

Verschiebung nach vorne

Verschiebung seitwärts

Abb. 55.**60**   Densfrakturen mit Dislokation.

Fraktur des 2. Halswirbels, Densfraktur

Ursache: Typischerweise erfolgt die Fraktur an der Basis durch Überbeugung der Halswirbelsäule. In über der Hälfte der Fälle geht sie mit einer Verschiebung einher. **Symptome** und **Diagnose:** Die Patienten klagen über Nacken- und Hinterhauptschmerzen und stützen den Kopf ab. Die *Spezialaufnahme* durch den geöffneten Mund zeigt einen asymmetrischen Abstand zu beiden Massae laterales oder eine Abkippung, das seitliche Rö-Bild eine Verschiebung nach vorn oder hinten gegenüber dem vorderen Bogen des 2. Halswirbels (Abb. 55.**60**).

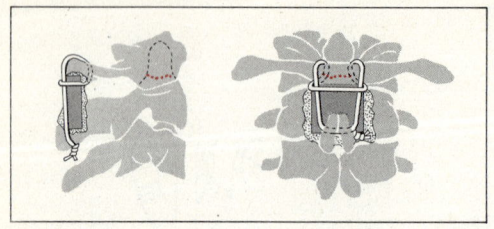

a

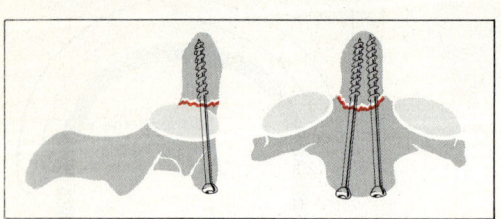

b

Abb. 55.**61** **a** Hintere atlantoaxiale Spondylodese mittels kortikospongiöser Späne und Drahtschlingen. **b** Stabilisierung mittels zweier Zugschrauben.

Die **Behandlung** erfolgt operativ durch Stabilisierung durch 2 Zugschrauben von vorne (Abb. 55.**61a**) oder mit kortikospongiösen Spänen und Drahtschlingen als atlantoaxiale Spondylodese von hinten (Abb. 55.**61b**). Die konservative Extensionsbehandlung mit Haloring oder Crutchfield-Klammer dient vor allem der Reposition, ist aber auch als Therapie bei inoperablen Patienten indiziert.

Verletzungen der übrigen Halswirbelsäule

Distorsionen (Tab. 55.**3**)

Ursache sind häufig Verkehrsunfälle; bei Zusammenstößen kommt es durch plötzliches Abbremsen und bei Auffahrunfällen durch plötzliche Beschleunigung des Rumpfes gegenüber dem Kopf zu einer verstärkten Beugung der Halswirbelsäule. Fälschlich werden derartige Verletzungen „Schleudertraumen" genannt.

Frakturen und Luxationen

Ursache: Sie entstehen bei einer gewaltsamen heftigen *Überbeugung* oder *Überstreckung* der Halswirbelsäule unter gleichzeitiger Stauchung durch Gewalteinwirkung am Kopf, z. B. Kopfsprung in flache Gewässer. Es kommt zur Kompression eines Wirbelkörpers oder zu einer Luxation mit oder ohne Gelenkfortsatzfraktur. Als Begleitverletzung entsteht häufig eine Rückenmarkschädigung bzw. Querschnittlähmung.

Symptome und **Diagnose:** Nacken- und Bewegungsschmerzen. *Cave* Bewegungsprüfungen! Radiologisch besteht eine Verschiebung des Wirbelkörpers sowie Verhakung mit oder ohne Fraktur der Gelenkfortsätze (Abb. 55.**62**). Bei der **Behandlung** sind ruckartige Repositionsmanöver auch unter Anästhesie wegen

Tabelle 55.**3**	**Schweregrade der Halswirbelsäulendistorsionen** (nach Erdmann)			
	Beschwer-defreies Intervall	Diagnostik	Therapie	Aus-heilungs-zeit
Grad I	mehrere Stunden	– Nacken-schmerz – Bewegungs-schmerz	Schanz-Ver-band für 1 Woche	3–4 Wochen
Grad II	wenige Stunden	– zusätzlich Ausstrahlung in Kopf	Schanz-Ver-band für 2 Wochen	1–2 Jahre
Grad III	fehlt	– Haltlosigkeit des Kopfes – heftige Schmerzen – möglicher-weise retro-pharyngeales Hämatom (Schluck-beschwerden)	Schanz-Ver-band für 4–6 Wochen gleichzeitig Be-ginn mit kran-kengymnast. Übungsbehand-lung	>2 Jahre

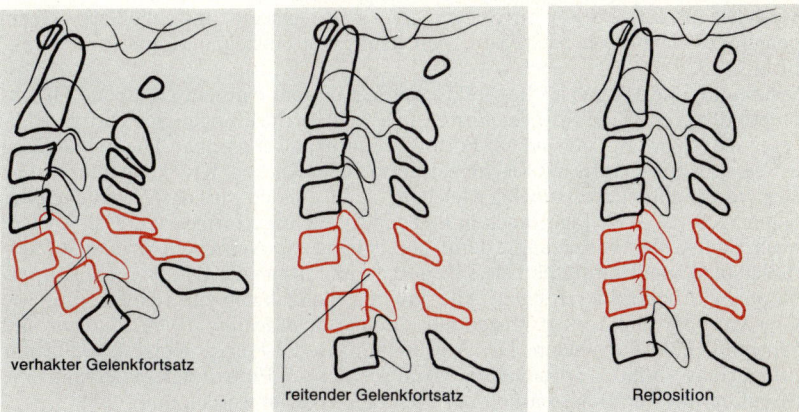

verhakter Gelenkfortsatz

reitender Gelenkfortsatz

Reposition

Abb. 55.**62**   Luxation der HWS und schrittweise Reposition.

Gefahr der Schädigung benachbarter Strukturen (Rückenmark, Nervenwurzel, Gefäße) zu vermeiden. Schonender gelingt eine Reposition im Dauerzug über den Haloring oder die Crutchfield-Klammer mit langsam ansteigendem Gewicht (bis 10 kg) unter gleichzeitiger HWS-Beugung als Umkehr des Verletzungsmechanismus (Abb. 55.**63**). Die Extensionsdauer beträgt bei Frakturen 8 Wochen, bei

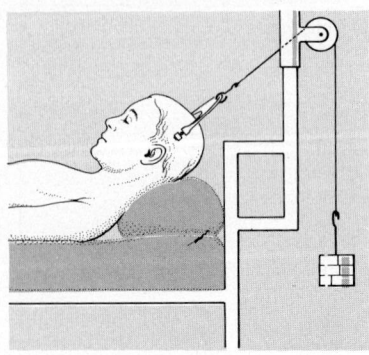

Abb. 55.**63**   HWS-Luxation. Repositionsmanöver mit Kopfneigung nach vorn und unter ansteigendem Zuggewicht.

Luxationen 4 Wochen, danach wird vorübergehend eine Plexidur-Krawatte angelegt. Mißlungene Repositionsmanöver und insbesondere instabile Verletzungen machen eine operative Reposition und Stabilisierung von vorn notwendig. Durch Aufspreizen im verletzten Bewegungssegment gelingt es, die verhakten Gelenkfortsätze freizubekommen. Der Bandscheibenraum wird ausgeräumt und ein autologer Knochenspan vom Beckenkamm eingesetzt. Die vordere Stabilisierung und Sicherung erfolgt durch eine H-Platte, die nur das verletzte Segment überbrücken soll, um die Funktionseinbuße gering zu halten (Abb. 55.**64**). *Dornfortsatzfrakturen* bedürfen keiner Ruhigstellung. Selbst die häufige pseudarthrotische Ausheilung macht keine Beschwerden.

Verletzungen der Brustwirbelsäule

Ursache: Brustwirbelsäulenverletzungen sind nahezu ausschließlich Überbeugungsverletzungen nach vorn. Am häufigsten entstehen Kompressionsfrakturen.
Symptome und **Diagnose:** Im Frakturbereich besteht eine umschriebene Druckempfindlichkeit. Eine *Rö-Diagnostik* ist wegen Überlagerungen mit Thoraxstrukturen sehr schwierig; oft sind nur Formveränderungen erkennbar. Die **Behandlung** erfolgt rein konservativ mit Flachlagerung auf dem Rücken. Krankengymnastische Begleitbehandlung setzt am Tag nach dem Unfall ein und wird nach Abklingen der Schmerzen (ca. 3–4 Tage) auch in Seit- und Bauchlage fortgesetzt. 1–2 Wochen nach Eintritt der Verletzung erlernt der Patient das Aufrichten über den Vierfüßlerstand zum Kniestand. Das Sitzen ist erlaubt, wenn der Patient seine Körperhaltung gut kontrollieren kann. Alle äußeren Maßnahmen zur Stabilisierung wie Gipsbett oder Gipskorsett führen nur zu einer *Schwächung der Muskulatur* und bringen keinen Zeitgewinn. Die Anwendung eines 3-Punkte-Korsetts bleibt nur dringenden Notfällen vorbehalten, wenn sofort nach Eintritt der Verletzung eine Mobilisierung und Belastbarkeit des Patienten erreicht werden muß.

Verletzungen der Lendenwirbelsäule

Ursachen und **Symptome:** Es finden sich nahezu ausschließlich *Überbeugungsverletzungen* nach vorn oder *Stauchungen* der Lendenwirbelsäule. Am häufigsten wird der thorakolumbale Übergang betroffen. Typisch ist eine keilförmige Kompressionsfraktur.
Diagnose: Bei der klinischen Untersuchung findet man einen umschriebenen, gut lokalisierbaren Klopfschmerz mit Ausstrahlung, häufig eine reflektorische Bauch-

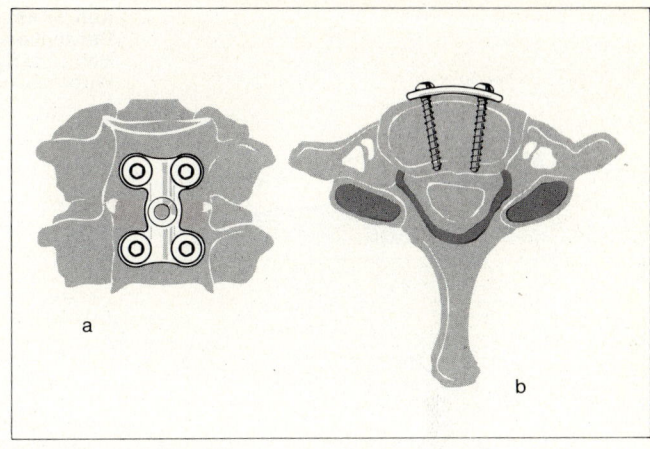

Abb. 55.**64**   Vordere Spondylodese an der Halswirbelsäule mittels Knochenspan und H-Platte. **a** In der Aufsicht, **b** im Schnitt.

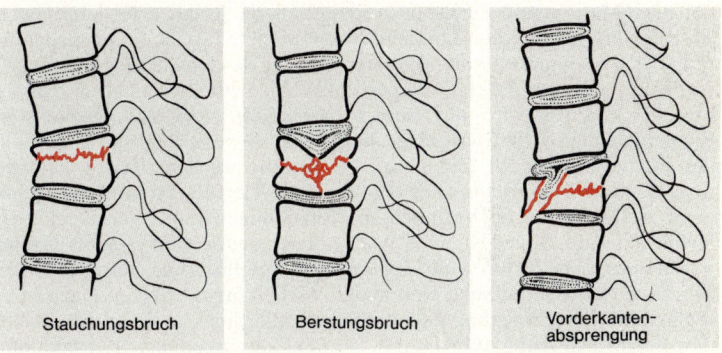

Stauchungsbruch   Berstungsbruch   Vorderkanten-absprengung

Abb. 55.**65**   Bruchtypen des Wirbelkörpers.

muskelspannung infolge retroperitonealen Hämatoms. Die Darmgeräusche nehmen ab. Es wird das Bild eines akuten Abdomens vorgetäuscht, „paralytischer Ileus" (S. 671).

Radiologisch sieht man eine Form- und Stellungsänderung der Wirbelkörper. Als Zeichen der Stauchung und Zusammensinterung von Spongiosa verläuft parallel zur Deck- oder Grundplatte eine Verdichtungszone (Abb. 55.**65**). Frische Vorderkantenabbrüche haben gezackte Bruchflächen, wogegen die differentialdiagnostisch abzugrenzenden persistierenden Randleisten scharf konturiert und sklerosiert bleiben.

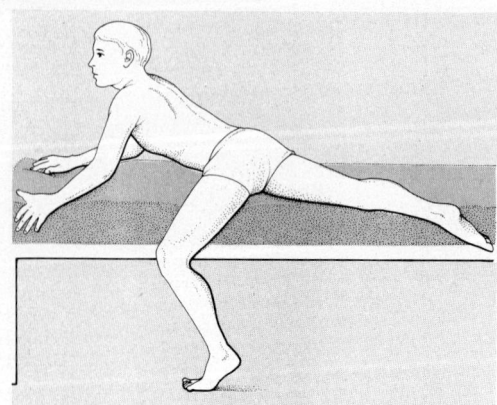

Abb. 55.**66** Funktionelle Behandlung. Aufstehen vom Bett ohne Kyphosierung der Wirbelsäule.

Die **Behandlung** erfolgt bei den zumeist stabilen LWS-Verletzungen frühfunktionell nach Magnus und Bürkle de la Camp. Die Lagerung erfordert eine Unterstützung der physiologischen Lendenlordose durch Sandsack und Entspannungslagerung der Bauchdecken durch Unterpolsterung der Kniekehlen mit einer Schaumstoffrolle. Anregung der Darmperistaltik (S. 226f., 671). Nach Abklingen des Frakturschmerzes wird mit *isometrischer Kräftigung* von Rückenstreck- und Bauchmuskulatur in Rückenlage begonnen sowie die muskuläre Stabilisierung der Wirbelsäule geübt und nach 1–2 Wochen auch in Bauch- und Seitenlage fortgesetzt. Die Aufrichtung erfolgt über den Vierfüßlerstand (Abb. 55.**66**). Nach einer weiteren Woche beginnen die Sitzübungen mit einer Hockergymnastik. Kyphosierendes Sitzen ist erst 8 Wochen nach dem Unfall erlaubt. *Instabile* LWS-Verletzungen bedürfen einer operativen Stabilisierung durch Platten, deren Schrauben transpedunkulär weit in den Wirbelkörper reichen. Dazu ist eine polysegmentale Überbrückung notwendig, die allerdings zu einer erheblichen Funktionsbeeinträchtigung führt (Abb. 55.**67**). Der ebenfalls transpedunkulär verankerte Fixateur interne vermeidet durch kurzstreckige Stabilisierung diesen Nachteil (Abb. 55.**68**).

Bogen- und Gelenkfortsatzfrakturen

Isolierte Bogen- und Gelenkfortsatzfrakturen sind selten. Die Behandlungszeit ist abhängig von der begleitenden Wirbelkörperfraktur oder -luxation.

Querfortsatzfrakturen

Hier ist die **Symptomatik** durch ein retroperitoneales Hämatom gekennzeichnet. Die Patienten klagen über heftige Schmerzen, besonders bei der Anspannung des M. iliopsoas bei Anheben des gestreckten Beines. **Behandelt** wird mit Bettruhe bis zum Abklingen der Beschwerden, danach Krankengymnastik. Diese Frakturen hinterlassen gewöhnlich Pseudarthrosen.

Abb. 55.**67** Hintere Spondylodese mit AO-Platte. **a** In der Rückansicht, **b** in der Seitansicht.

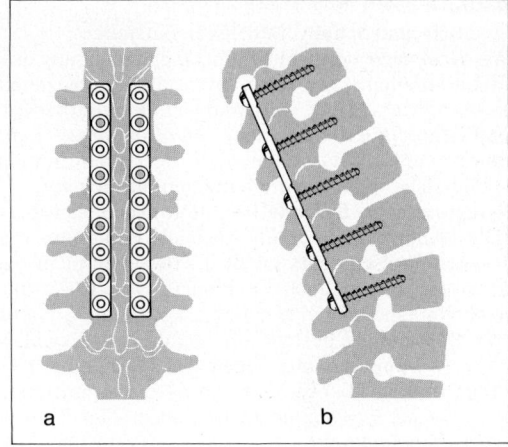

a   b

Abb. 55.**68** Stabilisierung mit Fixateur interne. **a** In der Rückansicht, **b** in der Seitansicht.

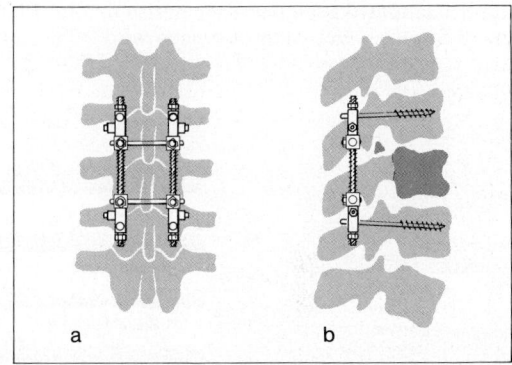

a   b

Dornfortsatzfrakturen

Symptom ist der heftige Druck- und Bewegungsschmerz. Die **Behandlung** erfolgt rein symptomatisch gegen die Schmerzen. Bettruhe ist selten erforderlich. Der Ausheilungszustand ist durch eine fehlende knöcherne Verbindung gekennzeichnet.

Querschnittlähmung

Die Querschnittlähmung kann
- *angeboren* sein, z. B. bei der Spina bifida, oder
- *erworben* durch Infektionen, Tumoren, Gefäßmißbildungen und -erkrankungen, idiopathische Erkrankungen und iatrogene Schäden oder

● *traumatisch* im Zusammenhang mit Wirbelfrakturen oder -luxationen, Hieb-, Stich- und Schußverletzungen entstehen.

Als *Tetraplegie* bezeichnet man eine Schädigung des Halsmarks mit Funktionsausfällen an allen vier Extremitäten, als *Paraplegie* eine Schädigung ab dem Brustmark abwärts. Eine *vollständige Lähmung* bedeutet den Ausfall aller Rückenmarksfunktionen. Bei einer *unvollständigen Lähmung* besteht ein Teilausfall einer oder aller Funktionen. In der Bundesrepublik Deutschland kommen ca. 1000 frische Querschnittlähmungen jährlich vor.

Symptome und **Befunde** sind motorische, sensible und vegetative Funktionsausfälle (Abb. 55.**69**), deren Ausmaß Rückschlüsse auf den Ort des geschädigten Rückenmarksegments zuläßt. Es bestehen nicht nur Lähmungen der Skelettmuskulatur, sondern auch Lähmungen von Blase und Mastdarm, deren Funktion auch von einer spinal geleiteten, kortikalen Steuerung abhängt.

Die **Behandlung** besteht am Unfallort in Flachlagerung und Infusionstherapie. *Cave* Morphinderivate wegen der Darmatonie! Unbedingt ist nach Voranmeldung, notfalls über die zentrale Bettenvermittlung, die *Verlegung in ein Zentrum für Querschnittgelähmte* zu betreiben. Der Transport erfolgt per *Hubschrauber auf Vakuummatratze.*

Im *Krankenhaus* wird die Behandlung fortgeführt mit Lagerung und Umlagerung auf Schaumstoffkissen und Katheterisieren der Blase unter sterilen Bedingungen alle 3 Stunden. Bei Atemstörungen wird 2- bis 3mal täglich eine positive Über-

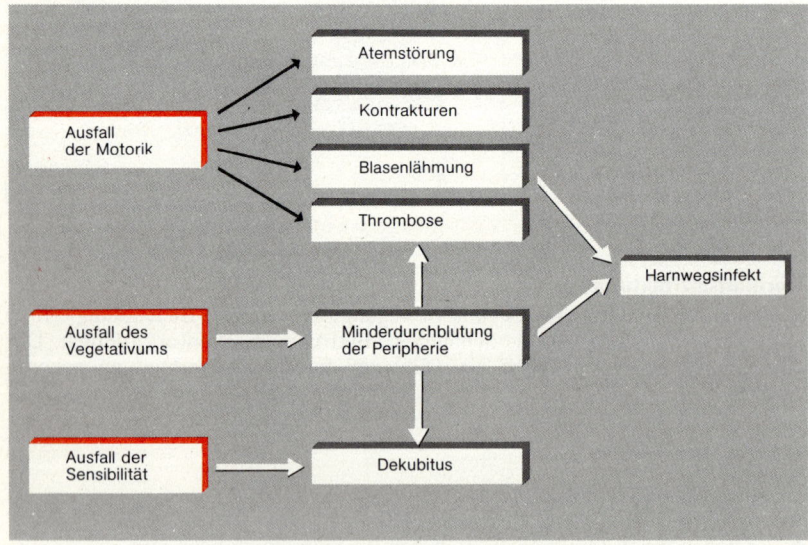

Abb. 55.**69** Querschnittlähmung und Komplikationen.

druckinhalation notwendig. Heparin in niedriger Dosierung und später Marcumar als Thromboseprophylaxe.

Bis zum Wiedereintritt der Magen-Darm-Tätigkeit, die durch 1 Amp. Prostigmin und ½ Amp. Bepanthen im 3stündlichen Wechsel unterstützt wird, werden die Patienten parenteral ernährt.

Als *absolute Operationsindikation* gilt eine zunehmende Lähmung. Das Rückenmark muß entlastet und die Wirbelsäule stabilisiert werden. Die Behandlung von instabilen Wirbelsäulenverletzungen erfordert bei Querschnittlähmungen die gleichen Bemühungen um Stabilität wie bei isolierten Verletzungen.

Verletzungen des Beckens

Das knöcherne Becken stellt funktionell einen Ring dar, der aus Kreuzbein, Darmbein, Sitz- und Schambein besteht, wobei dieser Ring durch kräftige Bandverbindungen gehalten wird. Die Unterbrechung des Ringes geht mit einer *Instabilität* einher. Bei Verletzungen des Azetabulums drohen Spätschäden wie Arthrose und Hüftkopfnekrose.

Beckenrandfrakturen

Ursache: Sie entstehen häufig durch ein direktes Trauma im Bereich der Ala-anteile als *Schaufelfrakturen* oder indirekt durch Muskelzug im Bereich der Apophyse als *Abrißfrakturen*. Zu den Randfrakturen gehören auch die relativ seltenen isolierten *Kreuz- und Steißbeinfrakturen*.

Die *Schaufelfrakturen* (Abb. 55.**70**) zeigen uncharakteristische Frakturlinienverläufe, häufig kombiniert mit Fissuren. Sekundäre Dislokationen durch Muskelzug sind möglich. Die *Abrißfrakturen* (Abb. 55.**71**) betreffen die Spina iliaca anterior superior, die Spina iliaca anterior inferior und das Tuber ischiadicum. Diese Bezirke stellen Apophysen dar. Die Verletzung ist bei Jugendlichen zwischen dem 12. und 18. Lebensjahr typisch, sie wird meist beim Sport durch unkoordinierte Bewegungsabläufe hervorgerufen. Bei den *Kreuz- und Steißbeinfrakturen* verlaufen die Frakturlinien vorwiegend quer oder schräg und durchziehen die Foramina sacralia.

Bei den Beckenrandfrakturen sind **Begleitverletzungen** selten, sie kommen gelegentlich in Kombination mit Ringfrakturen oder Azetabulumfrakturen vor.

Die Sicherung der **Diagnose** erfolgt durch das *Rö-Bild* mit der Beckenübersichtsaufnahme oder der Steißbeinaufnahme in seitlicher Projektion. Die **Behandlung** ist immer konservativ. Bei Randfrakturen und Abrißfrakturen empfiehlt sich eine Lagerungsbehandlung in leichter Beuge-

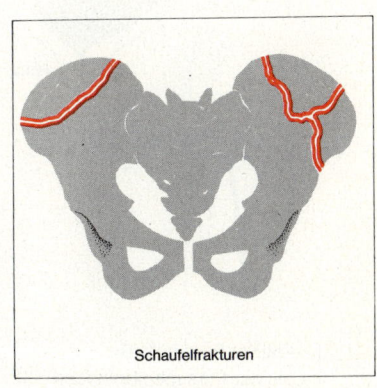

Schaufelfrakturen

Abb. 55.**70** Beckenschaufelfrakturen.

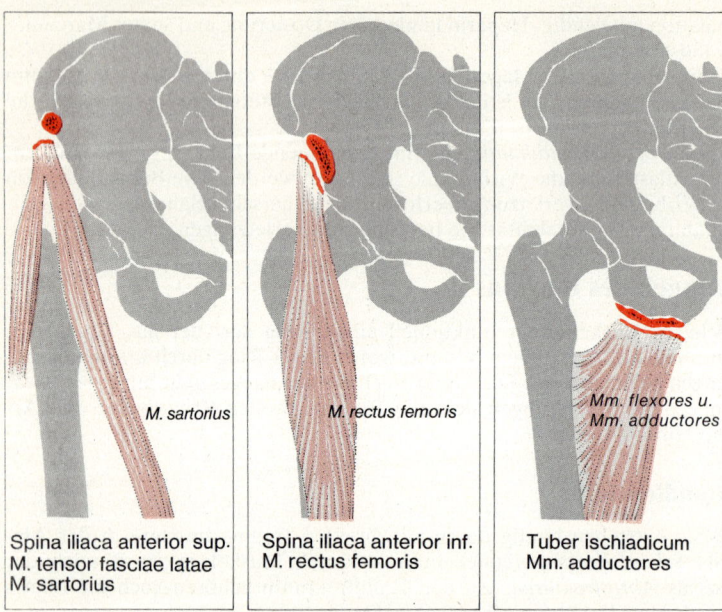

Abb. 55.**71** Abrißfrakturen der Muskelursprünge. Typische Lokalisationen.

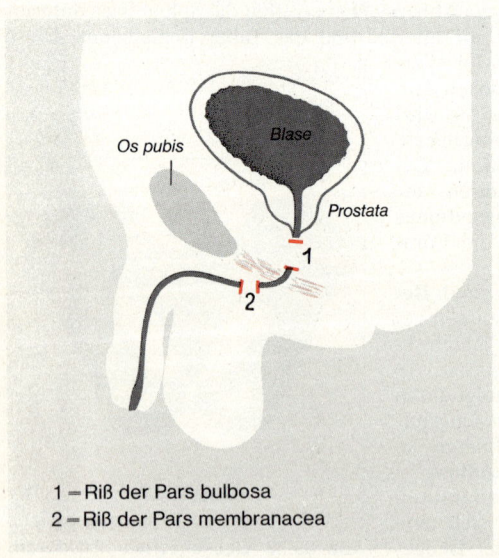

1 = Riß der Pars bulbosa
2 = Riß der Pars membranacea

Abb. 55.**72** Harnröhrenrupturen und ihre bevorzugte Lokalisation.

stellung zur Entlastung des Muskelzuges und Bettruhe für 3–6 Wochen. Bei den stärker dislozierten Kreuz- und Steißbeinfrakturen kann die Reposition digital vom Mastdarm angezeigt sein. **Komplikationen** nach Beckenrandfrakturen sind selten. Sie heilen ohne Veränderung der Statik aus. Bei den Abrißfrakturen können im Heilungsprozeß exostosenartige Veränderungen entstehen, die besonders im Sitzbeinbereich einen Tumor vortäuschen können.

Beckenringfrakturen

Ursache: Diese Frakturen entstehen meist durch erhebliche Gewalteinwirkung, z. B. Überfahrenwerden, Schleuderverletzungen, Sturz aus großer Höhe; oft handelt es sich um polytraumatisierte Patienten. Man unterscheidet entsprechend der Lokalisation zwischen *vorderer Ringfraktur, hinterer Ringfraktur* und *doppelten Vertikalbrüchen* (Malgaigne). Bei letzteren ist sowohl der vordere als auch der hintere Ring unterbrochen. Dabei kann ventral eine Symphysensprengung, dorsal eine Iliosakralfugensprengung vorliegen. Am häufigsten ist die Fraktur ventral im Bereich des Foramen obturatum und dorsal medial oder lateral der Iliosakralfuge lokalisiert, häufig im Bereich der Massa lateralis des Kreuzbeins. Eine Sonderform stellt der Schmetterlingsbruch dar, wobei der vordere Ring beiderseits im Foramen obturatum unterbrochen ist. Typische **Begleitverletzung,** speziell bei doppelten Vertikalbrüchen mit stärkerer Verschiebung, ist die Ruptur der *Urethra* (Abb. 55.**72**). Sie ist fast ausnahmslos in der Pars membranacea lokalisiert. Beckenringfrakturen gehen oft mit erheblichem Blutverlust (retroperitoneales Hämatom) und schweren Schockzuständen einher.

Die **Verdachtsdiagnose** kann bereits aufgrund der Inspektion gestellt werden, wobei Hämatom, Beinverkürzung und Beckendeformierung charakteristisch sind. Die Sicherung der Diagnose erfolgt durch das Rö-Bild. Die Urethraruptur gilt als sicher, wenn im Orificium urethrae Blut austritt und radiologisch eine entsprechende knöcherne Beckenverletzung vorliegt.

Ziel der **Behandlung** ist es, größere Deformierungen zu verhindern und speziell die Hüftgelenksebene auf gleiche Höhe zu bringen. Daher ist eine *Extensionsbehandlung* notwendig. Seitliche Dislokationen werden zweckmäßig in der *Beckenschwebe* (Abb. 55.**73**) behandelt, in letzter Zeit wird vermehrt eine äußere Fixierung angewendet. Sie hat den Vorteil der höheren Stabilität gegenüber der Schwebe und besserer Pflegefähigkeit (Abb. 55.**74**). Sekundärkorrekturen sind möglich. Bei Symphysenrupturen mit erheblicher Dislokation ist die Osteosynthese sinnvoll, zumal sich dadurch häufig Dislokationen und Frakturen im Bereich des hinteren Ringes spontan reponieren. Die Osteosynthese kann mit einer Platte von kranial her an den symphysennahen Schambeinästen vorgenommen werden (Abb. 55.**75a**). Wenn dies nicht möglich ist (Adipositas), empfiehlt sich die ventral angelegte Zuggurtungsosteosynthese; über beiderseits der Fuge eingebrachte Schrauben wird der Zuggurtungsdraht geführt und so die Symphyse adaptiert (Abb. 55.**75b**). Sofern sich die Dislokation im Bereich des hinteren Ringes nicht befriedigend reponieren läßt, ist auch hier die offene Reposition mit Osteosynthese anzustreben. Ähnlich wie bei der Zuggurtung der Symphyse kann dieselbe durch Schrauben, die in beiden Fragmentanteilen eingebracht werden, und zusätzlichem Zuggurtungsdraht erfolgen (Abb. 55.**75c**). Bei der *Harnröhrenruptur* ist die Versorgung als direkte Naht über einem suprapubisch eingeführten

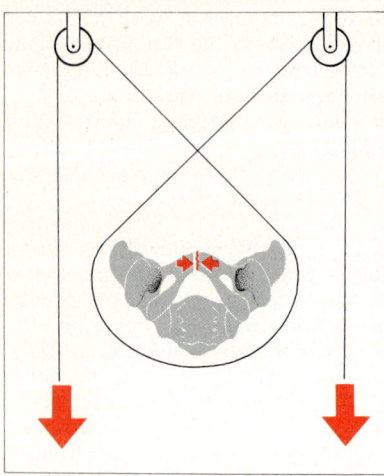

Abb. 55.**73** Beckenschwebe zur konservativen Behandlung von Beckenringfrakturen.

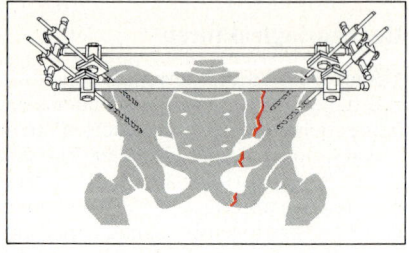

Abb. 55.**74** Fixateur externe zur Stabilisierung von Beckenringfrakturen.

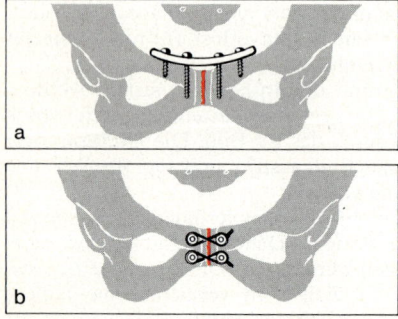

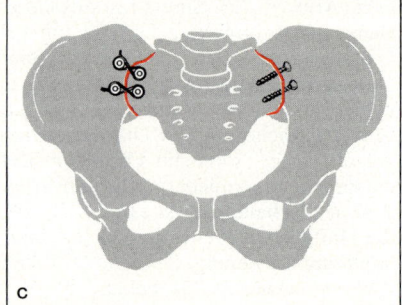

Abb. 55.**75** Osteosynthese bei Beckenringfrakturen.

Endloskatheter anzustreben. Die Naht der Urethra neigt auch bei exakter Versorgung zur Striktur, die mit Bougierung behandelt werden muß. Stärkere Deformierungen am Becken können ein Geburtshindernis darstellen. Die Patientinnen müssen entsprechend aufgeklärt werden. Nach Verletzungen der Iliosakralfuge sind Schmerzen nicht selten, die symptomatisch behandelt werden müssen. Eine Verblockung der Iliosakralfugen stellt eine Ausnahmeindikation dar. Verbliebene Beinlängendifferenzen müssen, soweit sie 2 cm überschreiten, zur Vermeidung sekundärer Auswirkungen auf die Wirbelsäule ausgeglichen werden.

Abb. 55.**76**   Dorsale Luxationsfraktur des Azetabulums mit Absprengung eines größeren dorsokranialen Fragments und Luxation des Femurkopfes nach hinten.

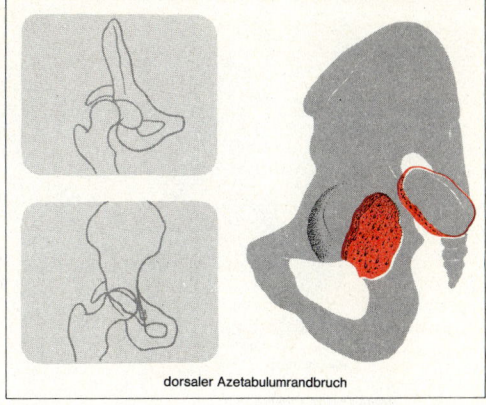

dorsaler Azetabulumrandbruch

Abb. 55.**77**   Querfraktur des Azetabulums mit hoher und tiefer Variante und zentral verschobenem Hüftkopf.

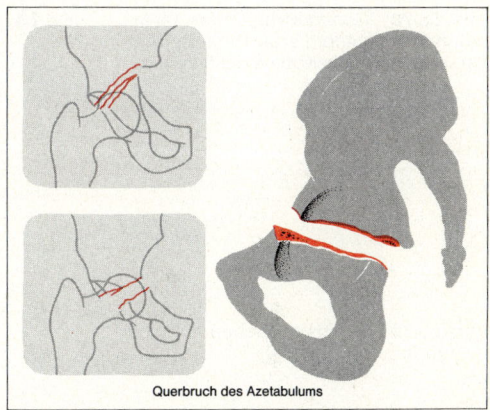

Querbruch des Azetabulums

Azetabulumfrakturen

Ursachen und **Befunde:** Azetabulumfrakturen entstehen sowohl durch direkte als auch indirekte Gewalteinwirkungen auf das Hüftgelenk. Typisch ist das Knieanpralltrauma oder die seitliche Gewalteinwirkung auf die Trochanterregion. Häufigste Verletzungsform ist die *dorsale Randfraktur* (hintere Luxationsfraktur, hinterer Hüftverrenkungsbruch; Abb. 55.**76**). Der hintere Rand des Azetabulums ist abgebrochen, der Kopf nach dorsal luxiert. Die übrigen Azetabulumanteile sind unverletzt, der Beckenring ist nicht unterbrochen.
Bei den *Querfrakturen* (Abb. 55.**77**) zieht die Frakturlinie von vorne nach hinten durch das Azetabulum. Meist ist der untere Beckenanteil mitsamt dem Kopf mehr

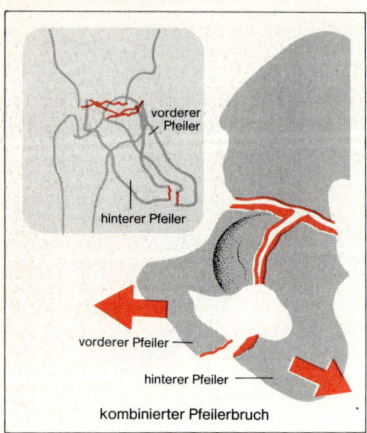

vorderer Pfeiler

hinterer Pfeiler

vorderer Pfeiler

hinterer Pfeiler

kombinierter Pfeilerbruch

Abb. 55.**78** Trümmerfraktur des Azetabulums vom kombinierten Pfeilertyp mit Verschiebung des Kopfes nach zentral.

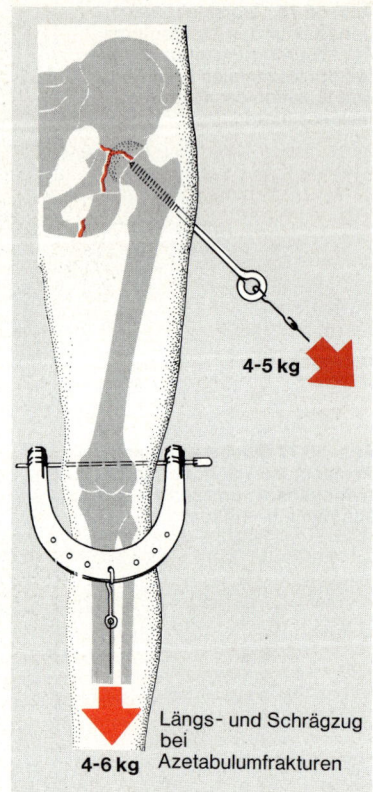

4-5 kg

Längs- und Schrägzug bei Azetabulumfrakturen

4-6 kg

Abb. 55.**79** Extensionsbehandlung bei Azetabulumfrakturen.

oder weniger stark nach medial verschoben. Die *Trümmerfrakturen* (Abb. 55.**78**) des Azetabulums weisen vielfältige Frakturlinien auf. Am häufigsten ist eine Kombination zwischen einem Querbruch und einem dorsalen Fragment, wobei der Kopf sowohl nach dorsal luxiert, als auch nach ventral verschoben sein kann. Nicht selten finden sich auch Frakturlinien, die längs durch das Azetabulum verlaufen und die Ala mitbetreffen.

Typische **Begleitverletzungen** bei dorsal luxiertem Hüftkopf ist die Beeinträchtigung des N. ischiadicus. Die Verletzung entsteht fast ausschließlich durch Überdehnung, seltener durch eingespießte Fragmente. Bei frühzeitiger Reposition ist die Rückbildung dieser Parese die Regel. Bei allen Formen mit dorsal luxiertem Hüftkopf ist die **Diagnose** bereits klinisch möglich, da Beinverkürzung und fixierte Rotationsfehlstellung nicht zu übersehen sind. Die genaue Diagnostik und Klassifizierung erfolgt röntgenologisch mit *3 Rö-Aufnahmen* in verschiedenen Ebenen. Die *Beckenübersichtsaufnahme* läßt besonders gut die zentrale Verschie-

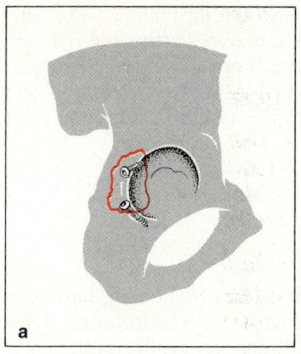 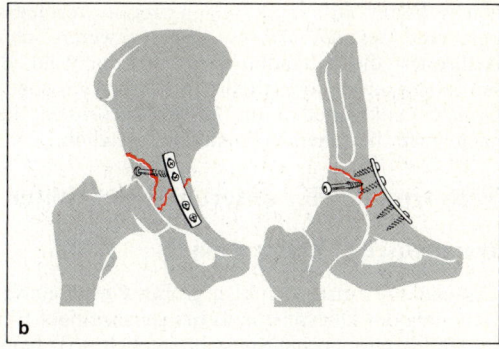

a b

Abb. 55.**80 a** Schraubenosteosynthese bei ausgesprengtem dorsalem Pfannenrand-
fragment. **b** Platten- und Schraubenosteosynthese bei kombinierter Azetabulumfrak-
tur (Querfraktur und dorsaler Randfraktur).

bung des Kopfes bei den Querbrüchen und den Trümmerbrüchen erkennen. Die
Obturatoraufnahme, bei der die verletzte Beckenhälfte um 45° angehoben wird,
damit das Foramen obturatum ausgebreitet zur Darstellung kommt, läßt die Dor-
salverschiebung des Kopfes, abgesprengte Fragmente am dorsalen Pfannenrand
und ggf. die leere Pfanne erkennen. Die *Alaaufnahme* – die unverletzte Beckenhälfte wird um 45° angehoben – bringt die Ala iliaca ausgebreitet ins Bild. Man
kann die Frakturlinien im Alaverlauf und am Pfannenboden erkennen.
Bei der **Behandlung** ist die frühzeitige Reposition des luxierten Hüftkopfes vordringlich. Nur so lassen sich Sekundärarthrosen und Kopfnekrosen vermeiden.
Die konservative Therapie erfolgt im Längszug; bei zusätzlich zentraler Verschiebung des Kopfes ist die Kombination mit einem Seitzug angezeigt (Abb. 55.**79**).
Dazu ist die Plazierung einer Schraube im Trochantermassiv erforderlich. Der
reine Längszug erfordert ⅒ des Körpergewichts, bei Kombination von Längs-
und Seitzug kann jeweils um rund die Hälfte reduziert werden. Die Indikation
zum *operativen Vorgehen* bietet sich häufig für den dorsalen Randbruch an, da
nach Reposition des Hüftkopfes das meist große, dorsale, gelenktragende Fragment sich nicht befriedigend adaptiert (Abb. 55.**76**). Durch Schraubenosteosynthese (2 Spongiosaschrauben – interfragmentäre Kompression) kann die Gelenk-
rekonstruktion erreicht werden (Abb. 55.**80a**). Auch bei Mehrfragmentbrüchen
ist in geeigneten Fällen die Indikation zur operativen Rekonstruktion des Aceta-
bulums zu erwägen (Abb. 55.**80b**). Solche Eingriffe sind technisch schwierig und
erfordern Erfahrung. Bei ausgedehnten Zertrümmerungen ohne Chance einer
befriedigenden Wiederherstellung des Gelenks erfolgt die Behandlung im Längs-
und Seitzug. Häufig legen sich die Fragmente noch so gut an, daß auch über einen
längeren Zeitraum eine Gebrauchsfähigkeit des Gelenks verbleibt.
An **Spätkomplikationen** resultieren häufig paraartikuläre *Verknöcherungen*, die
sowohl nach konservativer als auch nach operativer Therapie auftreten können.
In geringem Ausmaß sind sie ohne Bedeutung; stärkere Verknöcherungen kön-

nen zu Funktionsbehinderungen führen. Verbleiben Stufen im Gelenk, so resultiert eine *Sekundärarthrose*. Bei schweren schmerzhaften Arthrosen ist die Arthrodese die Behandlungsmethode der Wahl. Bei älteren Patienten ist in diesen Fällen die endoprothetische Versorgung angezeigt. Ähnliche therapeutische Gesichtspunkte gelten für *Hüftkopfnekrosen*, die eine typische Komplikation nach länger bestehender Luxation darstellen.

Verletzungen der unteren Extremitäten

Traumatische Hüftluxation

Ursache: Sie entsteht infolge großer Gewalteinwirkung mit Stauchung und/oder Hebelung des Oberschenkels bei gleichzeitiger Ein- oder Auswärtsrotation. Dieser Verletzungsmechanismus findet sich z. B. beim Sturz aus großer Höhe oder bei Anprallverletzungen am Armaturenbrett.
Je nach *Dislokation des Hüftkopfes* werden vier Luxationsformen unterschieden (Abb. 55.**81**):

- Die *Luxatio iliaca*, d. h. die Luxation nach hinten oben, ist die häufigste Luxationsform. Die klinischen Symptome sind Beinverkürzung und leichte Beuge-, Adduktions- und Innenrotationsstellung des Beins. Bei schlanken Patienten ist der Hüftkopf in der Glutäalmuskulatur tastbar.
- Die *Luxatio ischiadica*, die Luxation nach hinten unten, zeigt klinisch eine starke Innenrotation und Beugung des Beines sowie eine Adduktionsstellung und leichte Verkürzung.
- Die *Luxatio suprapubica*, d. h. die Luxation nach vorn oben, ist durch eine starke Außenrotation und leichte Abduktion gekennzeichnet. Der Hüftkopf kann in der Leiste getastet werden.
- Die *Luxatio obturatoria* ist eine Luxation nach unten vorn und geht mit starker Abduktions-, Außenrotations- und Beugestellung des Beines einher.

Begleitverletzungen der Hüftluxation sind Hüftpfannenfrakturen, selten Hüftkopffrakturen und Läsionen des N. ischiadicus. **Diagnose:** Die klinisch aufgrund der Fehlstellung und Functio laesa gestellte Verdachtsdiagnose der Hüftluxation wird durch *Rö-Aufnahmen* in mindestens 2 Ebenen gesichert. Besteht der Verdacht auf knöcherne Begleitverletzungen, so sind zusätzliche Ala- und Obturatoraufnahmen angezeigt. Die **Behandlung** erfolgt als Notfall mit möglichst frühzeitiger Reposition in Narkose *und* Muskelrelaxation. Zur Reposition wird das Becken mit einem Gurt fixiert. Der Zug am rechtwinklig gebeugten Hüftgelenk des Patienten erfolgt mit Hilfe einer Tuchschlinge, die um den Nacken des Operateurs gelegt wird. Die Reposition ist am ruckartigen Eintreten des Hüftkopfes in die Hüftpfanne spürbar. Ohne knöcherne Begleitverletzungen reicht zur Ausheilung in der Regel eine 3wöchige Bettruhe. Rö-Kontrollen sind zur Dokumentation erforderlich. Als **Komplikation** werden in etwa 5–10 % der Fälle Hüftkopfnekrosen beobachtet. Je früher die Luxation beseitigt wird, desto günstiger ist die Prognose.

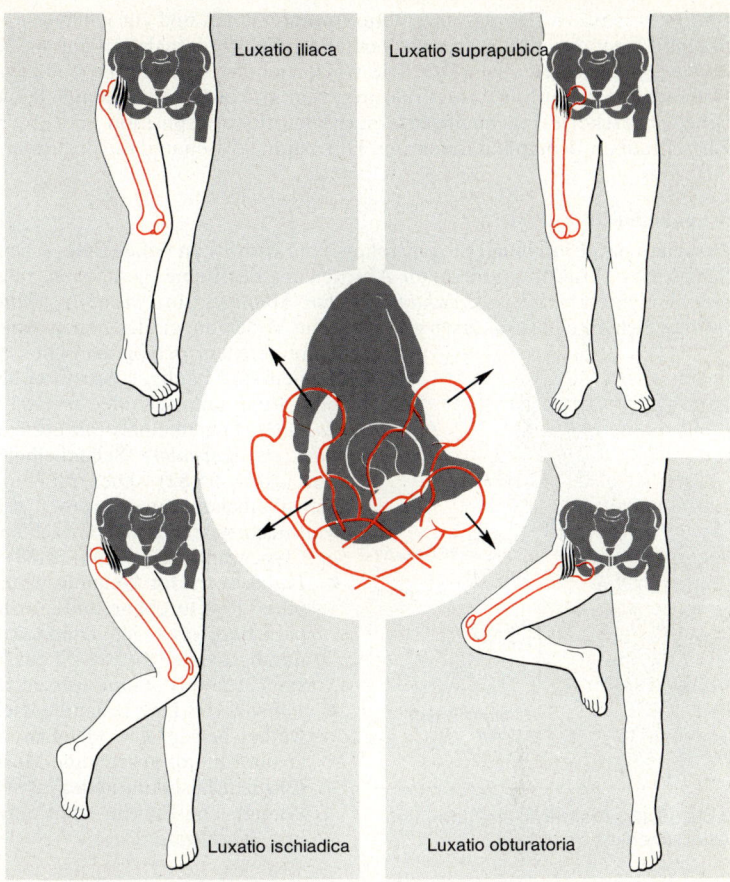

Abb. 55.**81**   Hüftluxationen. Luxationsformen.

Oberschenkelfrakturen

Hüftkopffrakturen

Diese relativ seltenen Frakturen werden isoliert und als Begleitverletzungen bei Hüftluxationen und Hüftpfannenfrakturen angetroffen. **Ursächlich** kommen starke indirekte und direkte Gewalteinwirkungen in Betracht. An Frakturformen werden osteochondrale Impressionen und Segmentabsprengungen unterschieden. **Symptome** und **Diagnose:** Die klinische Symptomatik der Luxation und/oder der Pfannenfraktur steht im Vordergrund. Neben den *Rö-Aufnahmen* in 2 Ebenen sind meist zusätzliche Ala- und Obturatoraufnahmen und zur genauen Lokalisation von osteochondralen Impressionen auch Schichtaufnahmen und in Zweifelsfällen ein CT erforderlich. **DD:** Die Osteochondrosis dissecans ist abzugrenzen. **Behandlung:** Nichtdislozierte Frakturen werden konservativ behandelt. Verschobene, abgescherte Fragmente erfordern die offene Reposition und Fixation mit Zugschrauben. **Komplikationen** sind Hüftkopfnekrosen und die posttraumatische Arthrose.

Schenkelhalsfrakturen

Ursachen und **Einteilung:** Sie entstehen beim Einwirken hoher Biege-, Dreh- und Scherkräfte. Frakturen, die unter Abspreizung des Beines geschehen, führen zur eingestauchten *stabilen Abduktionsfraktur*. Häufiger sind *instabile Adduktionsbrüche*. Schenkelhalsfrakturen sind typische Verletzungen des hohen Alters, insbesondere am osteoporotischen Skelett. Frauen sind häufiger betroffen als Männer. Man unterscheidet *mediale, intrakapsuläre* Schenkelhalsfrakturen und *laterale, extrakapsuläre* Schenkelhalsfrakturen (Abb. 55.**82**). Die intrakapsulären Schenkelhalsfrakturen werden seit Pauwels nach mechanischen Gesichtspunkten in 3 Typen unterteilt (Abb. 55.**83**):

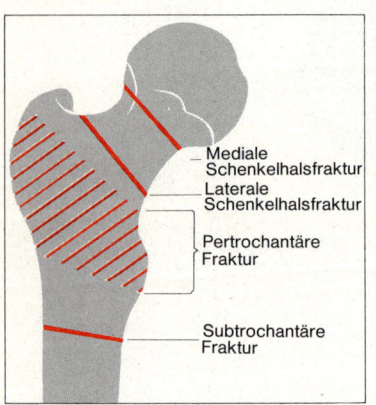

Mediale Schenkelhalsfraktur
Laterale Schenkelhalsfraktur
Pertrochantäre Fraktur
Subtrochantäre Fraktur

Abb. 55.**82**   Frakturen am hüftnahen Oberschenkel.

- *Pauwels I:* Der Neigungswinkel zwischen Frakturebene und Horizontalebene beträgt ca. 30°. Die Fraktur wird durch axiale Kräfte ineinandergestaucht und ist kaum disloziert.
- *Pauwels II:* Der genannte Neigungswinkel beträgt ca. 50°. Die am Trochanter major ansetzende Muskulatur führt zur Dislokation des Femurs nach kranial. Die Fraktur steht unter Zug- und Scherkräften.

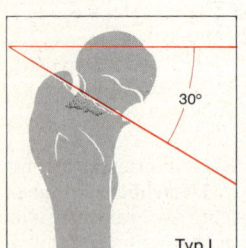
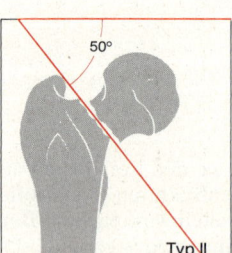
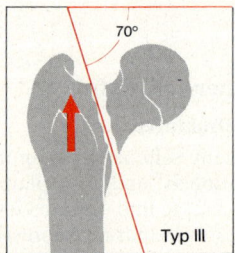

30°   50°   70°

Typ I   Typ II   Typ III

Abb. 55.**83**   Schenkelhalsfrakturen vom Typ Pauwels I–III.

● *Pauwels III:* Der genannte Winkel beträgt ca. 70°. Zug- und Scherkräfte führen zur starken Dislokation der Fragmente. Die Gefäßversorgung des Hüftkopfes ist gefährdet.

Die Einteilung nach Garden orientiert sich an der Dislokation der Fragmente und der damit verbundenen Gefäßzerstörungen (Garden I–IV).

Symptome und **Diagnose:** Abduktionsfrakturen des Schenkelhalses sind stabil, und deshalb ist die Gelenkfunktion bei solchen Brüchen oft noch gut. Es bestehen aber Stauchungs- und Klopfschmerzen am Hüftgelenk. Schenkelhalsfrakturen vom Typ Pauwels II und III zeigen eine leichte Beinverkürzung und Außenrotationshaltung des Beines sowie eine schmerzhaft eingeschränkte Funktion. *Rö-Aufnahmen* in 2 Ebenen geben Auskunft über die Art der Fraktur und das Ausmaß der Dislokation. Bei Jugendlichen ist differentialdiagnostisch die akute Epiphysenlösung abzugrenzen. Hier zeigt insbesondere die Lauenstein-I-Aufnahme bei Hüftbeugung, Abspreizung und Außendrehung das Ausmaß der Verschiebung der Hüftkopfkalotte.

Behandlung: Stabile Abduktionsbrüche werden *konservativ* über 3–6 Wochen behandelt. Die Lagerung des Beines zwischen Sandsäcken oder in einer Schaumstoffschiene ist ausreichend. Das Hüftgelenk muß in Streckstellung gelagert sein. Der Patient kann nach Rückgang der anfänglichen Schmerzen mobilisiert werden und teilbelasten. Die Einstauchung des Abduktionsbruchs muß anfänglich in Abständen von wenigen Tagen röntgenologisch kontrolliert werden. Eine Positionsänderung oder andere Zweifel an der Stabilität des Bruches sind eine Indikation zur Operation.

Alle übrigen Schenkelhalsfrakturen stellen eine Indikation zur *operativen Behandlung* dar, denn eine Extensionsbehandlung führt häufig zur Pseudarthrose. Außerdem sind bei wochenlanger Extensionsbehandlung älterer Menschen thromboembolische und kardiopulmonale Komplikationen, Infektionen des Urogenitaltrakts, Dekubitalulzera usw. zu befürchten.

Bis *zum 65. Lebensjahr* sind bei medialen Schenkelhalsfrakturen hüftkopferhaltende *Operationen* angezeigt. Wegen des intrakapsulären Hämatoms, das einen zusätzlich schädigenden Faktor bei der Entstehung der Hüftkopfnekrose darstellt, soll so früh wie möglich operiert werden. Gebräuchliche Op-Verfahren sind die Stabilisierung mit Winkelplatten (Abb. 55.**84**) und Winkelschrauben (Pohl, DHS) sowie Zugschrauben nach offener oder geschlossener Reposition auf dem Extensionstisch. Das klassische Verfahren bei der geschlossenen Reposition ist die Stabilisierung mit einem 3-Lamellen-Nagel. Bei Frakturen vom Typ Pauwels III sind gelegentlich primäre intertrochantäre Umlagerungsosteotomien angezeigt, um die Frakturebene biomechanisch günstiger einzustellen.

Bei *Kindern* und *Jugendlichen* ist wegen des intrakapsulären Hämatoms die *offene Reposition* der Schenkelhalsfraktur so früh wie möglich durchzuführen. Die Stabilisierung erfolgt mit Zugschrauben (Abb. 55.**84**), welche die Epiphysenfuge nicht verletzen dürfen! Jenseits des 65. Lebensjahres ist wegen der ungünstigen Prognose der Schenkelhalsfrakturen besonders beim Typ Pauwels III mit der erhöhten Gefahr von Pseudarthrosen und Hüftkopfnekrosen die Totalendoprothese die Methode der Wahl geworden (Abb. 55.**84**).

Neben den Totalendoprothesen, die mit Hilfe von Polymethylmethacrylat im Knochen verankert werden, sind auch heute noch Endoprothesen im Gebrauch, die lediglich den Hüftkopf ersetzen (Typ Moore). Bei diesen Prothesenmodellen

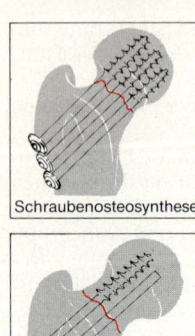

Schraubenosteosynthese

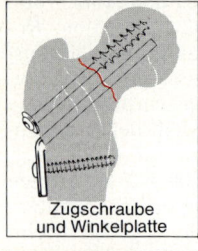

Zugschraube
und Winkelplatte

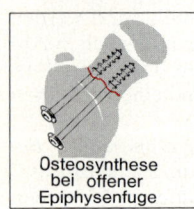

Osteosynthese
bei offener
Epiphysenfuge

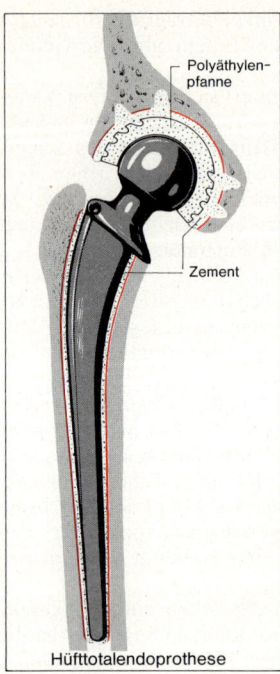

Polyäthylen-
pfanne

Zement

Hüfttotalendoprothese

Abb. 55.**84** Schenkelhalsfrakturen und ihre operative
Versorgung.

muß die Größe des künstlichen Hüftkopfes möglichst genau derjenigen des entfernten, natürlichen entsprechen.

Mittlerweile sind zahlreiche Endoprothesenmodelle entwickelt worden, die eine
zementfreie Verankerung ermöglichen. So kann z. B. eine konisch geformte und
mit Gewinde versehene künstliche Hüftpfanne fest in das paßgerecht vorgefräste
Azetabulum eingeschraubt werden. Die Metallpfanne wird aus tribologischen
Gründen mit einem Polyäthyleneinsatz versehen.

Die Verankerung der zementfrei eingebrachten Prothesenschäfte beruht auf einer
Verkeilung im Femurmarkraum. Durch unterschiedliche Profile der Prothesen-
schaftoberfläche (Poren, korallenartige Strukturen usw.) soll der Knochenkon-
takt verbessert werden. Die uneinheitlichen Ergebnisse der zementfreien Prothe-
senschaftverankerung und die auffällige Modellvielfalt zeigen, daß die zementfreie Verankerung der künstlichen Hüftgelenke noch nicht gelöst ist.

Komplikationen besonders bei Schenkelhalsfrakturen mit steilem Bruchlinienverlauf sind in etwa 30% die Hüftkopfnekrose und in ca. 15% die Schenkelhals-
pseudarthrose. Pseudarthrosen können vielfach durch intertrochantäre Umlagerungsosteotomien zur Ausheilung gebracht werden.

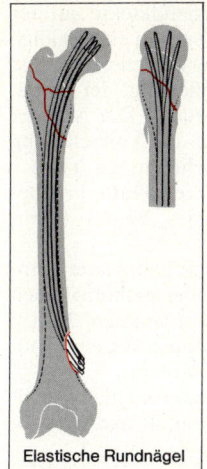

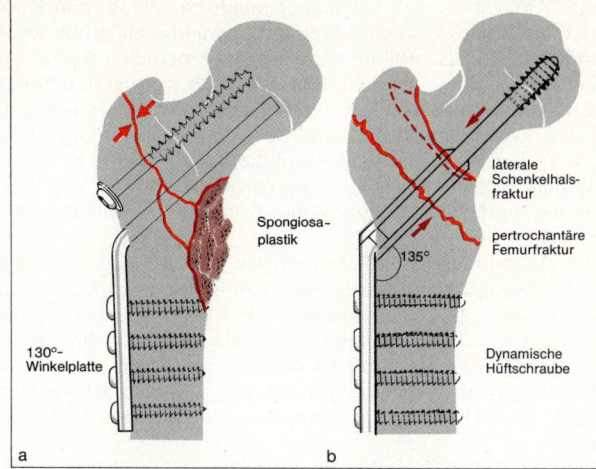

Abb. 55.**85** Pertro-
chantäre Fraktur,
stabilisiert mit elasti-
schen Rundnägeln.

Abb. 55.**86** Pertrochantäre Fraktur. **a** Stabilisiert durch eine
Winkelplatte und komprimiert durch eine Zugschraube. **b** Dynamische Hüftschraube.

Pertrochantäre Frakturen

Ursache sind Biege- und Torsionstraumen meist bei forcierter Außenrotations-
und Adduktionsbewegung. Diese Brüche werden vorwiegend bei alten Menschen
beobachtet. Es kommen einfache Torsionsbrüche und alle Übergangsformen bis
zur Trümmerfraktur vor. Instabile Bruchformen sind vor allem solche mit Ab-
sprengungen des Trochanter minor. **Symptome** und **Diagnose:** Der instabile
Bruch ist klinisch durch eine starke Außenrotationshaltung und Verkürzung des
Beins gekennzeichnet. Die Sicherung der Diagnose und Klassifizierung der
Bruchform geschieht durch *Rö-Aufnahmen* in 2 Ebenen.

Behandlung: Die Extensionsbehandlung über 12–14 Wochen ist beim alten Patienten mit kardiopulmonalen, thromboembolischen und urologischen Komplikationen belastet, deren Letalität bis zu 40 % beträgt. Daher ist die pertrochantäre
Fraktur des alten Menschen eine vitale Op-Indikation. Als Op-Verfahren eignet
sich die geschlossene Reposition auf dem Extensionstisch und die Stabilisierung
der Fraktur durch mehrere elastische Rundnägel nach einem Vorschlag von En-
der und Simon-Weidner (Abb. 55.**85**). Die gebogenen Nägel werden oberhalb
des medialen Condylus femoris eingeschlagen. Dieses Verfahren kann in kurzer
Zeit ausgeführt werden und erlaubt eine frühzeitige Belastung des Beines. *Nachteile* dieser Methode sind häufig auftretende Rotationsfehler sowie das Zurück-
wandern der suprakondylär eingeschlagenen Nägel.

Ein weiteres Behandlungsverfahren ist die offene Reposition und Osteosynthese
mit Winkelplatten und Schrauben (Abb. 55.**86**). Bei Trümmerbrüchen ist auf eine

gute Anlagerung des Trochanter minor zu achten, und Knochendefekte auf der Medialseite des Femurs sollten mit Spongiosa aufgefüllt werden, um eine baldige knöcherne Brückenbildung im Sinne der medialen Abstützung zu erzielen. Ohne diese Maßnahmen besteht die Gefahr der verzögerten Bruchheilung, der Varusdeformität und schließlich die Gefahr des Metallermüdungsbruchs. Der *Nachteil* dieses Verfahrens ist die späte Belastbarkeit des Beins, wobei die Vollbelastung erst nach der knöchernen Konsolidierung nach etwa 8–12 Wochen möglich ist. Besonders geeignet ist die Osteosynthese mit der dynamischen Hüftschraube. Dieses Verfahren erlaubt eine frühzeitige Vollbelastung des Beines (Abb. 55.**86b**).

Die „Verbundosteosynthese" mit Knochenzement und einer Winkelplatte empfiehlt sich gelegentlich bei *osteoporotischem Knochen* sowie bei pathologischen Frakturen, z.B. bei Metastasen von Mamma- und Prostatakarzinomen. Neben dem „Verbund" aus Metall und Knochenzement sollte immer auch für eine knöcherne Brücke mittels einer Knochentransplantation gesorgt werden.

Außer den obengenannten verfahrensspezifischen **Komplikationen** werden Pseudarthrosen, Thrombosen, Embolie und Infekte des Urogenitaltraktes beobachtet.

Isolierte Trochanterfrakturen entstehen am Trochanter major durch direkte Gewalteinwirkung wie Stoß und Sturz. Stark dislozierte Frakturen werden offen reponiert und wie alle Traktionsfrakturen mit einer Zuggurtungsosteosynthese fixiert. Isolierte Frakturen am Trochanter minor entstehen als Ausrißfrakturen gelegentlich beim jugendlichen Sportler. Selten ist eine *operative Behandlung* notwendig. Schonung für wenige Tage und eine Trainingspause für einige Wochen sind meist ausreichend.

Subtrochantäre Frakturen

Ursache sind größere Torsions- und Biegekräfte. Es überwiegen Mehrfragmentbrüche. Seltener sind Torsionsfrakturen. **Symptome** und **Diagnose:** Sie sind durch typische Frakturzeichen gekennzeichnet. Der M. iliopsoas und die Glutäalmuskulatur ziehen das proximale Femurfragment in Beuge-, Außenrotations- und Abduktionsfehlstellung (Abb. 55.**87**). Es resultiert eine Beinverkürzung. *Rö-Aufnahmen* in 2 Ebenen bestätigen die Klinik.

Behandlung: Die ausbalancierte Extensionsbehandlung ist schwierig, dauert 12–14 Wochen und führt oft zu Achsen- und Rotationsfehlern. Häufige Positionskorrekturen induzieren eine Pseudarthrose. Das gebräuchlichste *Behandlungsverfahren* ist die Osteosynthese mit Winkelplatten (Abb. 55.**88**). Wie bei der pertrochantären Fraktur ist auf eine Defektauffüllung mit Spongiosa im Bereich von Trümmerzonen zu achten. **Komplikationen** sind hoher Blutverlust, Schock, verzögerte Heilung sowie Varus- und Rotationsfehler.

Oberschenkelschaftfrakturen

Ursache der Brüche dieses großen Röhrenknochens sind hohe Biege- und Torsionskräfte, z.B. beim Sturz aus großer Höhe oder bei Verkehrsunfällen.

An **Frakturformen** werden Quer-, kurze und lange Torsionsfrakturen mit und ohne Biegungskeile und Mehrfragmentbrüche unterschieden. Neben der Klassifikation der Frakturform erfolgt außerdem eine Zuordnung der **Frakturlokalisation** zum oberen, mittleren und distalen Femurschaftdrittel. Die **Diagnose** erfolgt auf-

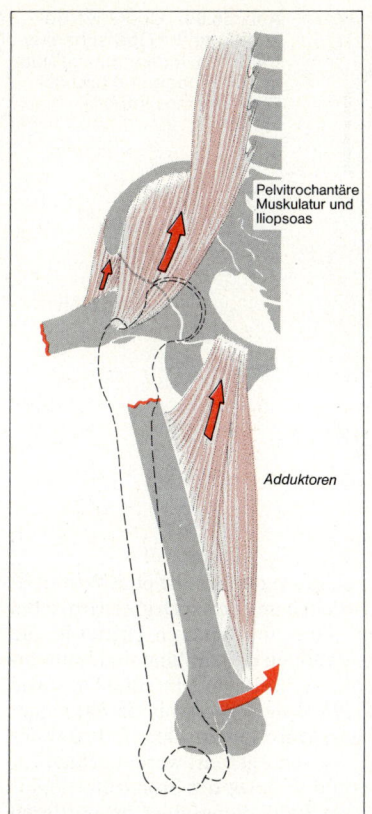

Abb. 55.**87** Subtrochantäre Fraktur. Typische Frakturdislokation.

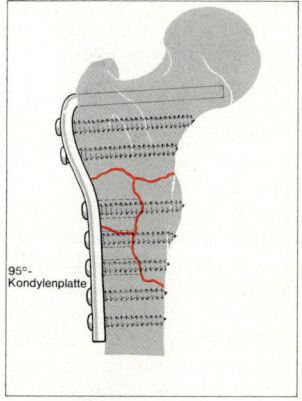

Abb. 55.**88** Subtrochantäre Fraktur. Osteosynthese mittels Kondylenplatte.

grund der typischen Frakturzeichen. Frakturen im proximalen Drittel führen zur Flexion, Abduktion und Außenrotation des proximalen Fragments. Frakturen im distalen Drittel gehen mit einer Adduktions- und Außenrotationsstellung des proximalen Fragments einher. Die Schaftfrakturen und die damit verbundenen Muskelverletzungen verursachen ausgedehnte Hämatome mit Blutverlusten zwischen 500 und 2500 ml. Begleitverletzungen am N. ischiadicus oder an den Hauptgefäßen sind im Schutz des dicken Weichteilmantels selten.

Bei der **Behandlung** sind je nach Frakturform und Lokalisation die operativen Verfahren der Marknagelung und Plattenosteosynthese dem konservativen Verfahren vorzuziehen. Die *konservative* Behandlung mit Hilfe der Extension dauert 10–14 Wochen. Extensionen am Tibiakopf sollten möglichst nicht länger als 2–3 Wochen andauern. Danach ist eine Umsetzung der Extension auf die suprakondyläre Region erforderlich, um Überdehnungen des Kapsel-Band-Apparats

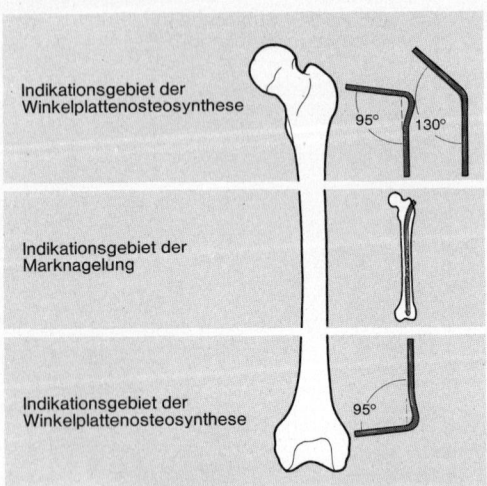

Abb. 55.**89**　Operative Behandlung der Oberschenkelfrakturen. Indikationsgebiete der Marknagelung und der Plattenosteosynthese.

Indikationsgebiet der Winkelplattenosteosynthese

95°　130°

Indikationsgebiet der Marknagelung

Indikationsgebiet der Winkelplattenosteosynthese

95°

am Kniegelenk zu vermeiden. Nach etwa 6wöchiger Extension ist eine Weiterbehandlung im Becken-Bein-Gips möglich. Bei Brüchen im oberen Drittel wird dabei das Bein leicht abduziert, bei Brüchen im mittleren und unteren Drittel ist die Stellung des Beines neutral. *Gefahren* der konservativen Behandlung sind Immobilisationsschäden, insbesondere am Kniegelenk, Achsen- und Drehfehler sowie verzögerte Heilung und Pseudarthrosen. Die *Marknagelung* (Abb. 55.**89**) eignet sich insbesondere für Quer- und kurze Schrägfrakturen im mittleren Drittel des Femurs. Die Marknagelung kann offen oder gedeckt ausgeführt werden. Nach der Aufbohrung der Markhöhle wird der Nagel von der Spitze des Trochanter major her eingeschlagen. Die Marknagelung im guten Indikationsgebiet im mittleren Drittel des Femurs bei Quer- und kurzen Schrägfrakturen garantiert eine hohe Fragmentstabilität, so daß bereits nach 2–4 Wochen mit der Belastung des Beins begonnen werden kann. Der *Verriegelungsnagel* hat den Indikationsbereich der Marknagelung besonders auf Mehrfragmentbrüche erweitert (Abb. 55.**90**). Die *Plattenosteosynthese* eignet sich, unabhängig von der Frakturform, besonders für Frakturen im proximalen und distalen Drittel (Abb. 55.**89**).

Komplikationen der operativen Behandlungsverfahren sind Infektion, Pseudarthrose und Implantatbrüche.

Bei der **Behandlung** der Oberschenkelschaftfraktur *im Kindesalter* ist bis zum 2. Lebensjahr die „Overhead"-Extension mit Pflasterverbänden am gestreckten Bein und bei 90° gebeugtem Hüftgelenk möglich. Es müssen beide Beine extendiert werden (Abb. 55.**91**)! Zwischen dem 3. und 12. Lebensjahr lassen sich Femurfrakturen gut auf dem „Weber-Tisch" behandeln (Abb. 55.**92**). Diese Extensionsvorrichtung garantiert eine korrekte Rotationsstellung und ermöglicht eine *richtige Längeneinstellung* bei problemloser Pflege des Kindes. Die Einstellung der Fragmente ist wegen des zu erwartenden posttraumatischen Wachs-

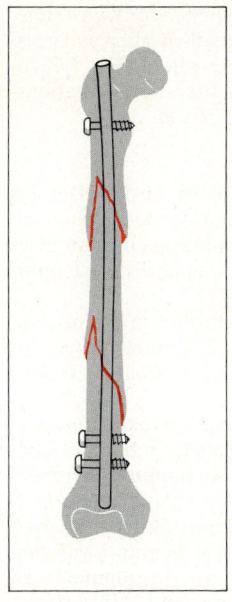

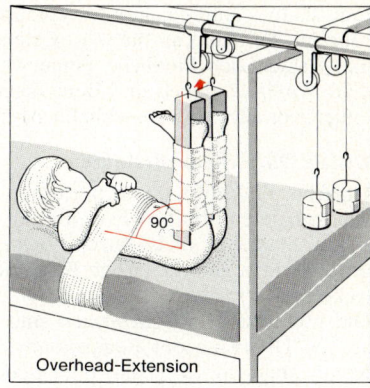

Overhead-Extension

Abb. 55.**91**   Extensionsbehandlung.
Zug über Pflasterverbände bei Kleinkindern.

Abb. 55.**90**   Verriegelungsnagel bei einem Mehrfragment-
bruch des Femurs.

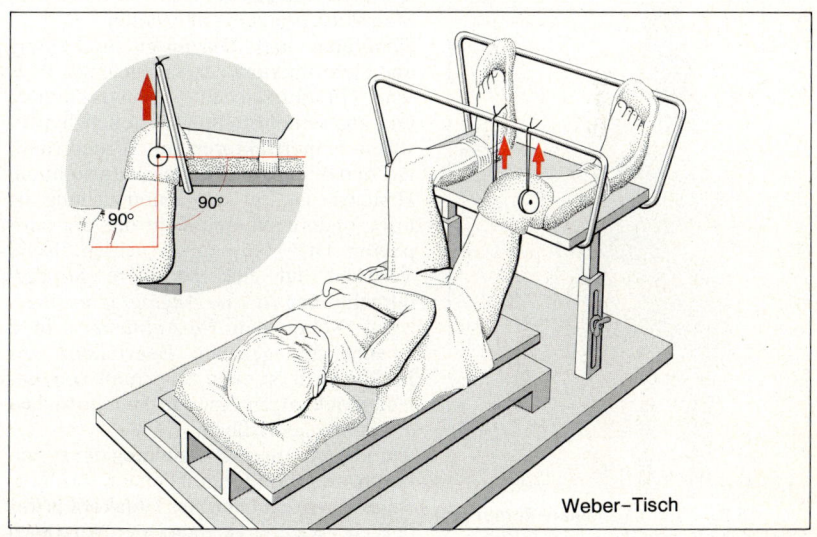

Weber–Tisch

Abb. 55.**92**   Extensionsbehandlung auf dem Weber-Tisch.

tumsschubes unter leichter Verkürzung erwünscht. Nach beginnender Konsolidierung im Anschluß an die o. g. Extensionsverfahren, gelegentlich aber auch primär, lassen sich kindliche Femurschaftfrakturen im Becken-Bein-Gips behandeln. *Komplikationen* sind Beinlängendifferenzen sowie Achsen- und Rotationsfehler, vor allem bei ausschließlicher Behandlung im Gipsverband.

Distale Oberschenkelfrakturen

Ursache: Frakturen im körperfernen Drittel des Oberschenkels, also im Bereich der trompetenförmigen Erweiterung des Oberschenkels und der Oberschenkelrollen, entstehen meist durch *direkte Traumen.* Bei Anpralltraumen kann gelegentlich auch eine keilartige Einstauchung der Kniescheibe eine distale Femurfraktur verursachen.

Die wichtigsten *Frakturformen* sind suprakondyläre Frakturen am trompetenartigen Übergang der Femurkondylen zum Femurschaft, Frakturen durch das Kondylenmassiv, d. h. dia- oder perkondyläre Frakturen, supra- *und* diakondyläre Frakturen sowie monokondyläre Frakturen.

Bei *suprakondylären* Frakturen kommt es durch den Zug der Gastroknemiusmuskulatur zur typischen Abkippung des distalen Femurfragments nach hinten (Abb. 55.**93**). In seltenen Fällen kann es dabei zur Läsion der A. poplitea kommen. Knöcherne **Begleitverletzungen** sind am Tibiakopf und an der Patella zu erwarten. Bei Knieanpralltraumen können neben der distalen Femurfraktur durch weitere Stauchung auch sog. *Kettenverletzungen* am proximalen Femur – wie beispielsweise die mediale Schenkelhalsfraktur – und/oder an der Hüftpfanne, z. B. Azetabulumfrakturen und Hüftluxationen, entstehen. Frakturen an den Femurkondylen sind gelegentlich von Band- und Meniskusverletzungen begleitet.

Symptome und **Diagnose:** Schwellung und Deformierung des Kniegelenks, typische Frakturzeichen, Beinverkürzung und Achsenfehlstellungen stehen bei distalen Femurfrakturen im Vordergrund. Bei diakondylären Frakturen entsteht ein Hämarthros. Bei der Untersuchung ist insbesondere auf eine Kontrolle der peripheren Durchblutung zu achten. Beim Verdacht auf eine periphere Minderdurchblutung ist eine *Angiographie* angezeigt. Neben den *Rö-Aufnahmen* in 2 Ebenen zur genauen Beurteilung der Frakturform ist zum Ausschluß von Begleitverletzungen eine Beckenübersichtsaufnahme unerläßlich.

Zur konservativen **Behandlung** der suprakondylären Frakturen ist eine 6- bis 8wöchige *Extension* über den Tibiakopf erforderlich. Wichtig ist dabei der Ausgleich der Rekurvation des distalen Femurfrag-

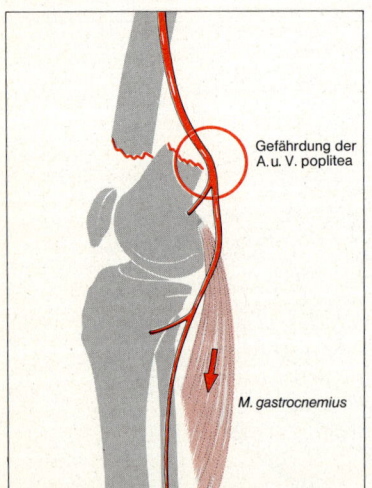

Gefährdung der
A. u. V. poplitea

M. gastrocnemius

Abb. 55.**93** Suprakondyläre Femurfraktur. Typische Dislokation durch Muskelzug.

Abb. 55.**94** Extensionsbehandlung der suprakondylären Femurfraktur.

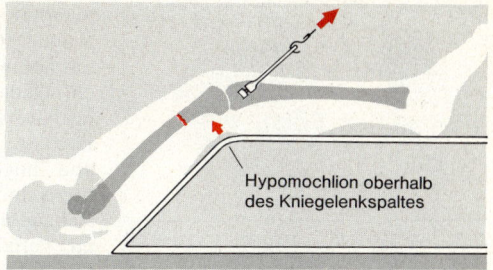

Hypomochlion oberhalb des Kniegelenkspaltes

mentes durch Lagerung über ein Hypomochlion und Beugung im Kniegelenk (Abb. 55.**94**).

Frakturen der Femurkondylen sowie ihre Kombination mit suprakondylären Frakturen bedürfen fast immer der *offenen Reposition* und operativen Stabilisierung. Am Anfang der Operation steht die Rekonstruktion der Gelenkflächen und die Fixierung der reponierten Fragmente mit Zugschrauben. Liegt gleichzeitig eine suprakondyläre Fraktur vor, so werden die rekonstruierten Femurkondylen mit Vorteil über eine Winkelplatte zum Schaft hin stabilisiert (Abb. 55.**95**). Trümmerzonen in der suprakondylären Region werden mit Spongiosa aufgefüllt. Eine solche Osteosynthese bietet den Vorteil einer frühzeitigen Übungsbehandlung des Kniegelenks. Die volle Belastung ist erst nach der Konsolidierung der Fraktur etwa nach 12 Wochen möglich. **Komplikationen** nach kondylären Frakturen sind Infektion und Pseudarthrose. Achsenfehler und Gelenkinkongruenzen induzieren posttraumatische Arthrosen.

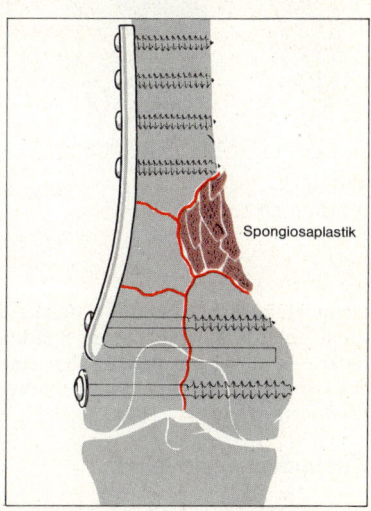

Spongiosaplastik

Abb. 55.**95** Supra- und diakondyläre Femurtrümmerfraktur. Funktionsstabile Osteosynthese mit einer Kondylenplatte mit Spongiosaplastik.

Patellafrakturen

Ursachen: Sie entstehen durch direkte Traumen, seltener durch plötzliche Quadrizepsanspannung bei gebeugtem Kniegelenk. An **Frakturformen** werden Quer-, Längs-, Schräg- und Mehrfragmentbrüche wie Stern- und Trümmerfrakturen sowie obere und untere Polabrisse und osteochondrale Aussprengungen unterschieden. Differentialdiagnostisch ist eine Patella bi- oder tripartita abzugrenzen. **Begleitverletzungen** sind Knorpelläsionen an den Femurkondylen und Bursaverletzungen.

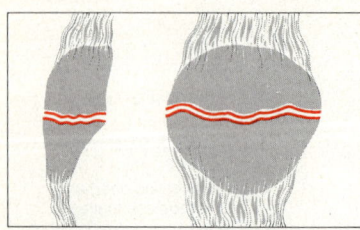

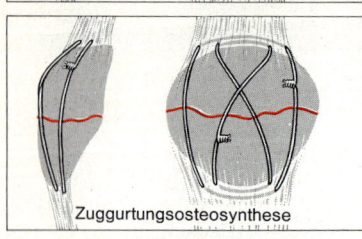

Zuggurtungsosteosynthese

Abb. 55.**96**   Patellafraktur, Osteosynthese durch Zuggurtungsdrähte.

Symptome und **Diagnose:** Im Vordergrund steht die schmerzhaft eingeschränkte oder fehlende Kniestreckung,
ein Hämarthros sowie eine sicht- oder
tastbare Diastase und Stufenbildung im
Patellarelief. *Rö-Aufnahmen* in 2 Ebenen
und Tangentialaufnahmen bei Längsfrakturen sind erforderlich.

Behandlung: Bei nichtdislozierten, fest
im Verband der Retinakula stehenden
Fissuren sowie bei Längsfrakturen ist eine
konservative Behandlung mit einer Gips-
hülse für etwa 4 Wochen ausreichend.
Dislozierte Frakturen bedürfen als sog.
Traktionsfrakturen der operativen Behandlung mittels einer Zuggurtungsosteosynthese (Abb. 55.**96**). Für Schräg- und
Randfrakturen genügt eine Verschraubung. Nach der *operativen* Therapie ist
eine frühzeitige Übungsbehandlung des
Kniegelenks wichtig. Die Vollbelastung
kann nach etwa 6 Wochen erlaubt werden. Bei Trümmerbrüchen, die keine
ideale Rekonstruktion der Patella zulassen, ist gelegentlich die primäre Patellek-
tomie angezeigt. Eine häufige **Spätkomplikation** der Patellafraktur ist die retropa-
tellare Arthrose auf dem Boden einer verbliebenen Inkongruenz der Gelenkfläche oder aufgrund einer stattgehabten Knorpelkontusion. Gelegentlich entstehen
Pseudarthrosen.

Kniegelenkverletzungen

Tabelle 55.**4** **Untersuchungsverfahren**	
Klinik – Anamnese: Unfallmechanismus, Schmerzlokalisation und -charakteristik, Ergußneigung, Einklemmungserscheinungen – Inspektion: Narben, Weichteilverletzungen, verstrichene Konturen – Palpation: Kapselverdickung, Erguß, Meniskuszeichen, retropatellares Reiben – Funktionsprüfung: Seitenbandführung in Streck- und 30°-Beugestellung, vorderes/hinteres Schubladenphänomen, Rotationsschublade, spezielle Tests wie „pivot shift" o. ä.	*Röntgendiagnostik* – Standardaufnahmen in 2 Ebenen, Schrägaufnahmen, Einblickaufnahmen, axiale Patellaaufnahmen, evtl. in verschiedenen Beugestellungen gehaltene Aufnahmen zur Dokumentation von Bandinstabilitäten, Tomographie, Arthrographie, CT *Instrumentell* – Arthroskopie *Sonographie*

Kontusion

Ursache: Die Kontusion entsteht durch direkte stumpfe Gewalteinwirkung auf das Gelenk. Äußere Verletzungszeichen sind Prellmarken, Hautabschürfungen, lokalisierte Weichteilschwellung, verstrichene Gelenkkontur und Einblutung in die Bursa prae- oder infrapatellaris. **Klinisch** findet man Schonhaltung, Druck-, Bewegungs- und Belastungsschmerz. Bei Vorliegen eines Ergusses läßt sich eine „tanzende Patella" nachweisen. **DD:** Fraktur, Knorpel-, Band- oder Meniskus-läsionen sind auszuschließen.

Behandlung: Bei stärkeren Kontusionen empfiehlt sich eine einwöchige Ruhig-stellung im Gipstutor in Beugestellung des Gelenkes von etwa 10° unter Hoch-lagerung auf einer Schiene. Eine krankengymnastische Behandlung mit aktiven Bewegungsübungen ist anschließend angezeigt.

Posttraumatischer Erguß

Ursache: Er entsteht durch Kontusion oder Distorsion und ist immer Folge eines Kniegelenkbinnentraumas. **Symptome** sind verstrichene Konturen und „tanzende Patella". Das Gelenk wird geschont. Bei frischer Verletzung ist der Erguß meist stark blutig, bei länger zurückliegendem Trauma häufig bernsteinfarben, evtl. mit Fibrinflocken durchsetzt. **DD:** Es muß der bei degenerativen oder systemischen Erkrankungen vorkommende hellgelbe bis bernsteinfarbene Erguß ausgeschlos-sen werden.

Die **Behandlung** kann bei geringer Ergußbildung *abwartend* sein. Ein hämorrha-gischer Erguß über 20 ml sollte aber *abpunktiert* werden, da sonst irreversible Knorpelschäden entstehen können. Das Punktat muß bakteriologisch und zytolo-gisch *untersucht* werden. Nach der Punktion erfolgt eine Ruhigstellung im Gips-tutor für etwa eine Woche, evtl. müssen ergänzend lokal und allgemein abschwel-lende Maßnahmen mit Eisbehandlung, Salben und Antiphlogistika durchgeführt werden. Ein hämorrhagischer Erguß nach *Distorsionstrauma* sollte arthrosko-pisch abgeklärt werden, da in vielen Fällen ein die Operation notwendig machen-des Trauma, wie z. B. eine vordere Kreuzbandverletzung, vorliegt.

Bandschäden

Der Kapsel-Band-Apparat des Kniegelenks bildet eine funktionelle Einheit. *Zentrale* Stabilisatoren sind die Kreuzbänder und Menisci, *medial* stabilisierende Elemente sind das Lig. collaterale tibiale, die mediale Kapsel und die dorso-mediale Kapselschale, die durch sehnige Einstrahlung des M. semimembranosus verstärkt wird. *Lateral* stabilisieren das Lig. collaterale fibulare, die laterale Kap-sel sowie die Sehne des M. popliteus und die dorsolaterale Kapselschale mit dem Lig. arcuatum. Der *hinteren* Kapsel, die das Kniegelenk in Streckstellung passiv stabilisiert, steht auf der Vorderseite die Patellarsehne mit der eingelagerten Kniescheibe gegenüber. Die Sehne ist durch Längs- und Querzüge mit der Apo-neurosis musculi vasti und den Retinacula patellae verbunden. Daneben übt auch die das Kniegelenk überschreitende Muskulatur mit den sehnigen Ansätzen des Pes anserinus medial oder des M. biceps femoris sowie der Fascia lata lateral eine Stabilisierungsfunktion aus.

Verletzungstypen sind die frische Zerrung oder Dehnung ohne oder mit geringer Instabilität, die frische Ruptur des Kapsel-Band-Apparats mit Instabilität und schließlich der veraltete Bandschaden mit geringer oder deutlicher Instabilität.

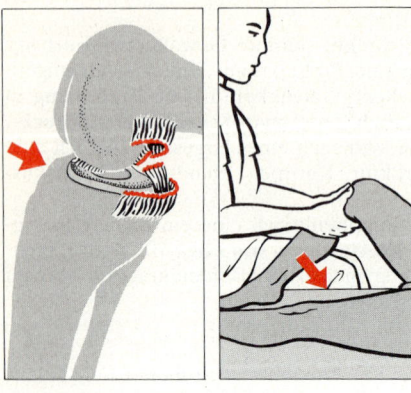

Kombinationsverletzungen des Kapsel-Band-Apparates und zusätzliche Meniskusbeteiligung sind häufig.

Die klinische **Diagnose** der einfachen und kombinierten Kapsel-Band-Verletzungen wird nach Prüfung von medialer und lateraler Aufklappbarkeit in Streckstellung und 30°-Beugestellung, des einfachen Schubladenphänomens, der Rotationsschublade sowie verschiedener zusätzlicher Provokationstests gestellt. *Rö-Aufnahmen* in 2 Ebenen und *gehaltene* Rö-Aufnahmen sind zusätzlich erforderlich. Bei unklarem Befund ist die *Arthroskopie* angezeigt.

Abb. 55.97 Hinteres Schubladenphänomen nach Verletzung des hinteren Kreuzbandes und der hinteren Kapsel.

Unterschieden werden sog. einfache Instabilitäten (vordere, hintere Schublade, Valgus- oder Varusinstabilität) und sog. Rotationsinstabilitäten (anteromediale, anterolaterale, posteromediale, posterolaterale Instabilitäten).

Ein *vorderes Schubladenphänomen* ist bei alleiniger vorderer Kreuzbandläsion negativ bis gering positiv. Deutlich wird es dagegen bei gleichzeitiger Läsion des medialen bzw. lateralen Kompartimentes.

Ein *hinteres Schubladenphänomen* (Abb. 55.**97**) ist positiv bei Läsion des hinteren Kreuzbandes und der hinteren Kapsel. Bei alleiniger Ruptur des hinteren Kreuzbandes läßt sich dieses Phänomen häufig zunächst nicht nachweisen.

Die *mediale Instabilität in Streckstellung* (Abb. 55.**98**) weist auf eine Schädigung des medialen Kollateralbandes, der medialen und posteromedialen Kapselschale, der hinteren Kapsel sowie eine Verletzung des vorderen, evtl. zusätzlich auch hinteren Kreuzbandes hin.

Die *laterale Instabilität in Streckstellung* zeigt eine Läsion der entsprechenden lateralen Strukturen, der posterolateralen Kapselschale und des vorderen, evtl. auch hinteren Kreuzbandes.

Eine *mediale Instabilität in 30°-Beugestellung* ist nach Verletzung des inneren Kollateralbandes gering, sie wird zunehmend deutlicher bei zusätzlicher Läsion der dorsomedialen Kapselschale, des vorderen Kreuzbandes und des hinteren Kreuzbandes.

Die *laterale Instabilität in 30°-Beugestellung* weist auf eine Läsion der entsprechenden Strukturen auf der Lateralseite hin, ist aber bei Mitbeteiligung des vorderen und evtl. des hinteren Kreuzbandes deutlich stärker ausgeprägt.

Die *anteromediale Instabilität* ist die häufigste Instabilitätsform bei veralteten Läsionen. Auslösend ist ein Abduktions-Flexions-Außenrotations-Trauma. Abhängig vom Schweregrad der Verletzung kommen Rupturen in der Reihenfolge mediale Kapsel, mediales Kollateralband, dorsomediale Kapselschale, medialer Meniskus, vorderes Kreuzband vor.

Eine *anterolaterale Instabilität* findet sich nach Adduktions-Flexions-Innenrotations-Traumen. Hier lassen sich Rupturen in der Reihenfolge vorderes Kreuzband, laterales Kollateralband, posterolaterale Kapselschale finden.
Die *posterolaterale* und *posteromediale Instabilität* sind selten.
Die **Behandlung** erfolgt nach frischen Verletzungen bei erhaltener Stabilität oder geringer Stabilität durch einen Gipstutor, der je nach Schweregrad für 2–6 Wochen belassen wird. Bei einer Instabilität, d. h. röntgenologisch erkennbarer Aufklappbarkeit von mehr als 3 mm des Gelenkspalts im Vergleich zur gesunden Seite, oder deutlichem Schubladenphänomen ist die operative Revision erforderlich.

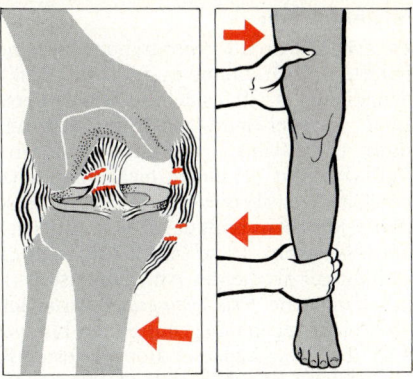

Abb. 55.**98** Kombinationsverletzung des medialen Kapsel-Band-Systems und des vorderen Kreuzbandes nach Valgustrauma.

Evtl. muß die Diagnose durch Narkoseuntersuchung und Arthroskopie geklärt werden.
Bei der Operation werden intraligamentär gerissene Bänder genäht, knöcherne Ausrisse des Kapsel-Band-Apparates mit Schrauben oder kleinen Platten refixiert. Die Kreuzbänder sind häufig am Ansatz ausgerissen, sie werden durch Bohrlöcher mit einer Drahtnaht wieder an der Insertionsstelle befestigt. Durch eine sog. Augmentation mit resorbierbaren Kunststoffbändern kann die primäre Stabilität der genähten Bänder erhöht werden. Knöcherne Ausrisse der Eminentia intercondylica müssen bei Dislokation offen reponiert und danach mit Schraube oder Drahtzuggurtung fixiert werden. Auch die Fixation mit Kirschner-Drähten unter arthroskopischer Sicht ist möglich.
Postoperativ wird das Kniegelenk für 5–6 Wochen im Oberschenkelliegegips ruhiggestellt. In jüngster Zeit setzt sich eine postoperative Teilmobilisierung durch. Das Knie wird je nach Verletzungsmuster auf einer *motorischen Schiene* durchbewegt. Mit dieser „continuous passive motion" wird postoperativen Verklebungen im Gelenk vorgebeugt und die Knorpelernährung während der Immobilierungsphase verbessert. Bereits in der Gipsschiene und nach Entfernen erfolgt ein Auftrainieren der Muskulatur durch krankengymnastische Übungsbehandlung und Selbsttraining des Patienten. Bei veralteten Bandläsionen mit Instabilität sollte die Kompensation zunächst durch Auftrainieren der Muskulatur versucht werden. Verbleibt danach eine Instabilität, kann durch teilweise sehr aufwendige plastische Rekonstruktionen der Versuch der Stabilisierung gemacht werden. Zur Verwendung kommen körpereigene Transplantate wie Fascia lata, Teile des Lig. patellae oder in Kniegelenknähe liegende Sehnen vor allem des Pes anserinus, die auch durch Kunststoffbänder augmentiert werden können. Bei verbleibender, muskulär nicht kompensierbarer Instabilität ist u. U. der Versuch einer plastischen Rekonstruktion mit Kunststoffbändern indiziert.

Meniskusläsion

Ursachen: Durch Körperdrehung auf einem Bein bei gebeugtem Kniegelenk und fixiertem Fuß kommt es zu *Druck-* und *Scherkräften* auf den Meniskus. Eine Schädigung ist aber auch bei *kombinierten Verletzungen* im Sinne der „unhappy triad" (Kapsel-Band-Verletzung, Schädigung des Meniskus und Ruptur des vorderen Kreuzbandes) und bei Tibiakopffrakturen möglich. Voraussetzung für die Verletzung ist bei einem nicht vorgeschädigten Meniskus die plötzliche und erhebliche *Gewalteinwirkung.* Ein chronisch vorgeschädigter, degenerativ veränderter Meniskus reißt dagegen häufig schon bei einem Bagatelltrauma. Längsrisse oder Korbhenkelrisse sind häufiger als Querrisse, die Innenmeniskusschädigung ist häufiger als die des Außenmeniskus (Abb. 55.**99**). Ein eingeklemmter Meniskus kann eine *Streckhemmung* verursachen; die frische Verletzung geht meist, aber nicht regelmäßig, mit einem blutigen Erguß einher. Meist findet sich auch ein Überstreckschmerz. Bei forcierter Rotation besteht ein Druckschmerz am Gelenkspalt (Zeichen nach Steinmann I), der beim Beugen nach hinten wandert (Zeichen nach Steinmann II). In Bauchlage des Patienten führt am 90° gebeugten Unterschenkel Druck und Rotation vom Fuß her zu Schmerzen im Kniegelenk (Zeichen nach Apley).

Von den **diagnostischen** Hilfsmitteln läßt die Arthroskopie sichere, die Arthrographie bei sehr geübtem Untersucher einigermaßen verläßliche Aussagen erwarten.

Behandlung: Bei erstmaliger Einklemmung kann die Reposition des verletzten Meniskus durch *Schütteln des entlasteten Gelenks* versucht werden. Anschließend erfolgt Ruhigstellung im Gipstutor. Bei rezidivierender Einklemmung oder sicherem Korbhenkelriß ist die *Operation* angezeigt; wenn möglich, wird nur der abgerissene Meniskusteil reseziert, ggf. der Korbhenkel vorne und hinten abgetrennt. Wenn eine 2–3 mm breite, gut durchblutete Meniskusbasis belassen werden kann, wird damit der partiellen Meniskektomie gegenüber der totalen Meniskektomie der Vorzug gegeben, da sich ein Regenerat bilden kann. Bei randständigem Abriß eines nicht vorgeschädigten Meniskus ist die Reinsertion möglich. Die totale oder partielle *Meniskusresektion* ist im Rahmen einer Arthrotomie, aber auch durch Stichinzision unter arthroskopischer Sicht möglich. Auch die *Menis-*

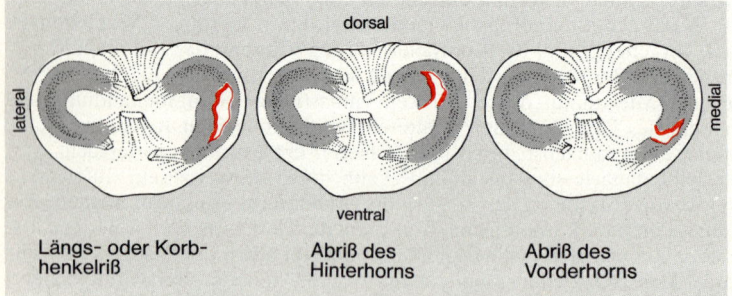

Abb. 55.**99** Meniskusrisse und ihre typische Form und Lokalisation.

kusnaht kann bereits unter arthroskopischer Sicht durchgeführt werden. Diese Methode befindet sich aber noch im Entwicklungsstadium. Die *Nachbehandlung* besteht in einer 2- bis 4tägigen Ruhigstellung im Gipsverband, danach wird vorsichtig mit aktiven Bewegungsübungen begonnen, wobei ein evtl. vorhandener Erguß lokal mit Eis behandelt wird. Die Belastung des Gelenks ist bei schnell abklingendem Reizzustand bereits ab 10.–14. postoperativem Tag möglich.

Knorpelschäden

Ursachen und **Symptome:** Sie kommen entweder direkt durch Anprall oder indirekt als Abscherverletzungen vor. Quetschungen, Knorpelfissuren oder -frakturen können sekundär zur Degeneration, d. h. zur *Chondropathie,* führen. Häufig liegen solche Herde retropatellar oder am medialen Femurkondylus. Eine Impression des Knorpels hinterläßt aufgrund der subchondralen Spongiosazerstörung entweder eine bleibende *Delle* oder einen *federnden Knorpelbezirk.* Eine Knorpelfissur oder -fraktur kann durch Ausbildung von Faserknorpel repariert werden. **Symptome** und **Diagnose:** Bei frischen Verletzungen weist ein *Hämarthros mit Fettaugen* darauf hin, daß eine direkte Verbindung zwischen unter der Knorpeloberfläche liegender Spongiosa und Gelenk vorliegt. Bei chronischen Knorpelverletzungen bestehen häufig uncharakteristische Beschwerden und ein sog. Reizknie. An zugänglichen Stellen wird ein Druckschmerz angegeben, bei gelösten Fragmenten kommt es evtl. zu Einklemmungserscheinungen. *Rö-Aufnahmen* des Gelenks können hilfreich sein, wenn subchondrale Defekte oder freie Gelenkkörper vorhanden sind. Bei Unklarheiten kann die Arthroskopie eine endgültige Auskunft über den Befund geben.

Die **Behandlung** besteht bei frischem Knorpelschaden in sorgfältiger *Reposition* und *Fixation* der Fraktur. Ausgesprengte Knorpel-Knochen-Stücke können wieder ins ursprüngliche Lager eingebracht werden. Ihre Fixierung erfolgt durch Knochenstifte, Schrauben, Kirschner-Drähte oder evtl. auch durch Fibrinkleber. Reine Knorpelabscherungen können nicht mit Erfolg rekonstruiert werden. Sie müssen unter arthroskopischer Sicht oder durch Arthrotomie entfernt werden. Bei chronischen Schäden werden prominente Ränder geglättet und die geschädigte Fläche zur Förderung der Bindegewebseinsprossung angebohrt. Bei größeren Defekten ist auch das Einsetzen von autologen oder homologen Knorpeltransplantaten möglich (Abb. 57.**12**).

Eine besonders *häufige Lokalisation* des Knorpelschadens besteht *retropatellar.* Betroffen sind meist Patienten im 2. oder 3. Lebensjahrzehnt. Die Behandlung ist zunächst *konservativ* mit lokaler Eisanwendung, krankengymnastischer Kräftigung der medialen Quadrizepsportion sowie unterstützender medikamentöser Therapie mit Antiphlogistika. Falls sich dadurch keine Besserung erzielen läßt, ist je nach den anatomischen Verhältnissen die Medialisierung oder Vorverlagerung der Tuberositas tibiae zu erwägen; günstige Ergebnisse werden auch von der lateralen Retinakulumspaltung berichtet.

Bei allen Knorpelschäden wird das Gelenk nur kurzfristig ruhiggestellt, dagegen über längere Zeit (4–12 Wochen) entlastet.

Kniegelenkluxationen

Ursache ist eine direkt auf Ober- und Unterschenkel divergierend einwirkende grobe Gewalt. Die Tibia kann nach hinten oder vorne luxieren. **Symptome** und

Diagnose: Die klinische Untersuchung zeigt Gelenkdeformierung, Erguß, Bandlockerung. *Rö-Aufnahmen* in 2 Ebenen bestätigen die Diagnose. **Komplizierend** kommen manchmal Gefäß- und Nervenverletzungen hinzu.
Die **Behandlung** besteht in der Naht der zerrissenen Bänder; anschließend wird das Bein im Oberschenkelliegegips für 6 Wochen ruhiggestellt. Eine krankengymnastische Übungsbehandlung schließt sich an.

Patellaluxation

Ursache: Meist besteht eine angeborene Disposition bei flacher Patella und/oder flachem lateralen Kondylus; die Luxation erfolgt fast immer nach lateral. Auslösend ist eine plötzliche Quadrizepsanspannung bei außenrotiertem Unterschenkel. **Symptome** und **Diagnose:** Die Gelenkdeformität ist sichtbar und wird durch das *Rö-Bild* bestätigt. **Behandlung:** Die Reposition der Patella erfolgt bei Überstreckung des Gelenks entweder spontan oder in Narkose, anschließend sollte für 2–3 Wochen im Gipstutor ruhiggestellt werden. Da es bei der Luxation häufig zum Abschlagen von Knorpelstücken kommt, empfiehlt sich die arthroskopische Kontrolle. Bei *habitueller Luxation* wird therapeutisch die klassische *Operation* nach Ali Krogius mit Inzision des lateralen Retinakulums und Zügelung der Patella durch einen lateral schlingenartig eingesetzten Faszienstreifen von medial durchgeführt. *Alternativ* kann die laterale Retinakulumspaltung mit medialer Zügelung im Sinne einer aktiven Plastik durch die Sehne des M. gracilis durchgeführt werden.

Unterschenkelfrakturen

Schienbeinkopfbrüche

Ursache: Schienbeinkopfbrüche entstehen durch komplexe Unfallmechanismen, wobei es je nach Überwiegen eines axialen, valgisierenden oder varisierenden Kraftvektors zu verschiedenen **Frakturformen** kommt. Orientiert sich die Klassifizierung der Frakturformen an der Gelenkfläche, so lassen sich Spaltfrakturen, Depressionsfrakturen, Impressionsfrakturen und kombinierte Frakturformen, d. h. Depressions-Impressions-Frakturen unterscheiden (Abb. 55.**100**). Nach der **Lokalisation** der Frakturen ergibt sich eine Unterteilung in monokondyläre und bikondyläre Frakturen. Bei den monokondylären Frakturen ist überwiegend die laterale Tibiakonsole betroffen. Der Depressions- oder Impressionsbruch kann im vorderen, mittleren oder hinteren Abschnitt der Tibiakonsole liegen. Als **Begleitverletzungen** kommen Abrisse eines Meniskus, Knorpelläsionen, Bandrupturen, Ausrisse der Eminentia intercondylaris, Lähmung des N. peronaeus, Fibulaköpfchenfrakturen sowie Weichteilschäden vor. **Symptome** und **Befunde** sind Schwellung, Hämarthros, Fehlstellung sowie schmerzhafte Bewegungseinschränkung. *Rö-Aufnahmen* in 2 Ebenen oder auch Schräg- und Schichtaufnahmen sind zur genauen Beurteilung von Impressionsfrakturen unumgänglich. **Behandlung:** *Nichtdislozierte Spaltbrüche* und schwer zu rekonstruierende *Trümmerbrüche* bei älteren Menschen mit Osteoporose werden kurzfristig durch Ruhigstellung im Oberschenkelliegegipsverband und möglichst bald funktionell auf der Bewegungsschiene behandelt. Eine Belastbarkeit tritt frühestens nach 8–12 Wochen ein. Ein Hämarthros wird sofort punktiert. Die *operative* Behandlung hat die anatomische Wiederherstellung der Gelenkfläche und übungsstabile Fixierung

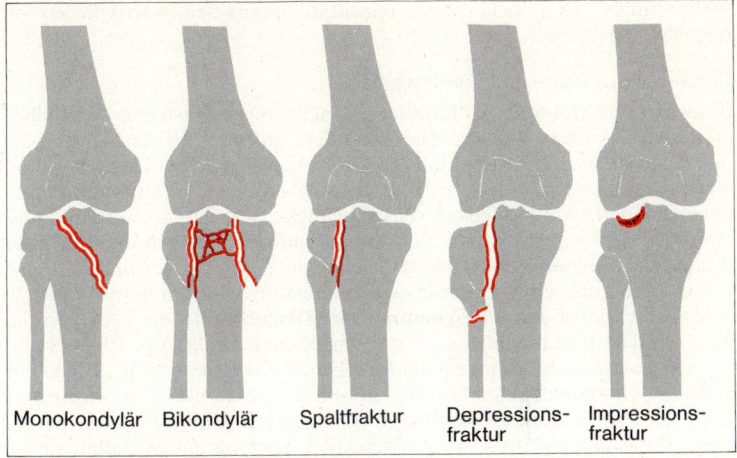

Monokondylär   Bikondylär   Spaltfraktur   Depressions-   Impressions-
                                           fraktur   fraktur

Abb. 55.**100**   Einteilung der Schienbeinkopfbrüche.

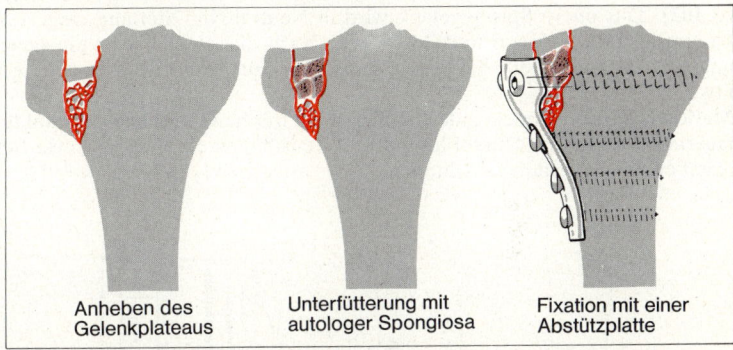

Anheben des   Unterfütterung mit   Fixation mit einer
Gelenkplateaus   autologer Spongiosa   Abstützplatte

Abb. 55.**101**   Rekonstruktion der Schienbeinkopfbrüche.

der Fragmente zum Ziel. Nach Eröffnung des Kniegelenks erfolgt unter Sicht die Reposition und Anhebung der Gelenkfläche. Bei Impressionsfrakturen ist eine Hebung und Spongiosaunterfütterung der Gelenkfläche erforderlich. Die Stabilisierung erfolgt mit Schrauben und abstützenden Platten (Abb. 55.**101**). Gleichzeitig werden Begleitverletzungen versorgt, z. B. die Refixierung oder Entfernung eines abgerissenen Meniskus. Nach übungsstabiler Versorgung erfolgt die Nachbehandlung auf einer Bewegungsschiene. Eine Entlastung ist für mindestens 12 Wochen erforderlich. Gefürchtete **Komplikationen** sind *Läsionen von Nerven* oder *Gefäßen* und die postoperative *Infektion* mit Gelenkempyem sowie Achsenfehlstellungen, Bandlockerungen und Inkongruenz der Gelenkflächen mit nachfolgender Arthrose.

Frakturen des Tibia- und Fibulaschaftes

Ursachen und **Befunde:** Unterschenkelschaftbrüche entstehen durch direkte und indirekte Gewalteinwirkung. Die Tibia liegt mit ihrer Vorderkante und der Medialfläche unmittelbar subkutan. Daher sind offene Frakturen der Tibia häufig. Nach der *Lokalisation* werden Brüche im oberen, mittleren und unteren Drittel unterschieden. Am häufigsten sind Biegungs-, Stauchungs- und Torsionsbrüche. An *begleitenden Verletzungen* sieht man Hautquetschungen und Weichteilkontusionen; sie können zu starken Blutungen in die durch Faszien unterteilten Muskellogen führen und ein ischämisches Kompressionssyndrom verursachen, z. B. das *Tibialis-anterior-Syndrom.* **Symptome** und **Diagnose:** Bei der *Untersuchung* findet man typische Frakturzeichen. Unter der dünnen Hautdecke ist die Fehlstellung der Fragmentenden besonders eindrücklich. *Rö-Aufnahmen* in 2 Ebenen mit Darstellung der angrenzenden Gelenke geben Aufschluß über Frakturform und Ausmaß der Dislokation. **Behandlung:** Geschlossene Unterschenkelschaftfrakturen ohne Verschiebung, die in achsengerechter Stellung gut zu halten sind, werden *konservativ* mit einem Oberschenkelliegegips und später mit Gehgips behandelt. Bei verschobenen Unterschenkelbrüchen erfolgt die Reposition mit Hilfe einer Kalkaneusdrahtextension und Ruhigstellung im Oberschenkelgipsverband (Abb. 55.**102**). Das obere Sprunggelenk wird in Neutral-Null-Stellung eingestellt. Rö-Kontrolle nach 7 Tagen und 3 Wochen. Nach dieser Zeit wird ein neuer Gips angelegt, evtl. mit Teilbelastung. Die Gesamtdauer der Gipsbehandlung beträgt etwa 8–12 Wochen.

Merke: Nach dem Anlegen des Gipses ist bei frischen Frakturen auf exakte Hochlagerung des Beins, Durchblutung und Sensibilität der Zehen sowie Schmerzangaben des Patienten zu achten.

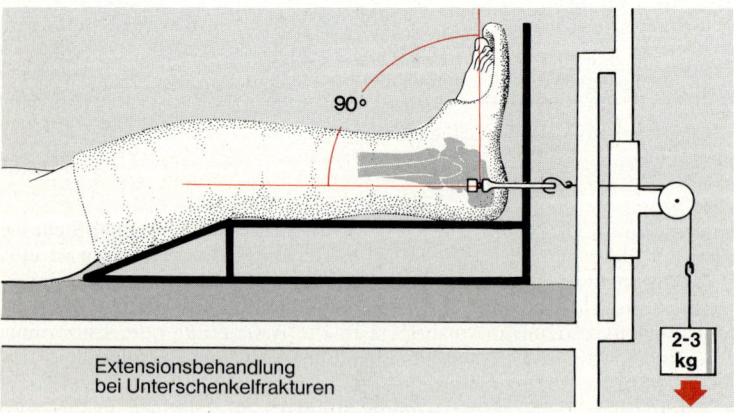

90°

2-3 kg

Extensionsbehandlung bei Unterschenkelfrakturen

Abb. 55.**102**   Unterschenkelfraktur. Extensionsbehandlung im Gipsverband.

Offene Brüche stellen eine Indikation zur operativen Behandlung dar. Bei ausgedehnten *Weichteilschäden* hat sich die Stabilisierung mit einem äußeren Festhalter bewährt, der als ventraler Klammerfixateur oder V-förmig montiertes System zur Anwendung kommt (Abb. 55.**103a** u. **b**). Der dreieckförmig montierte Fixateur (Abb. 55.**103c**) wird nur in Ausnahmefällen bei großen knöchernen Defekten verwendet, sein Nachteil besteht in einer erheblichen Beeinträchtigung der Muskulatur auf der lateralen Unterschenkelseite mit einer daraus folgenden Bewegungseinschränkung im oberen Sprunggelenk. Die Stabilisierung einer begleitenden Fibulafraktur im mittleren und distalen Unterschenkeldrittel erhöht die Stabilität deutlich! Nach Abheilung des Weichteilschadens kann auf ein anderes Osteosyntheseverfahren wie Platte oder Marknagel übergegangen werden, da häufig die Stabilisierung mittels Fixateur externe nicht zur Knochenbruchheilung ausreicht. Zur Vermeidung eines Kompartmentsyndroms ist die Indikation zur Faszienspaltung und zu Entlastungsschnitten großzügig zu stellen. Kommt es bei offenen Unterschenkelbrüchen zu ausgedehnten Weichteilquetschungen und Nekrosen, können zur Deckung der entstandenen Defekte gestielte Haut- oder Muskellappen verwendet werden (Abb. 55.**104**; 22.**8**–22.**13**, 54.**3b**). Auch die Verwendung eines gefäßgestielten freien Transplantats ist möglich.

Geschlossene kurze Schräg- und Querbrüche im mittleren Drittel des Unterschenkels eignen sich besonders für die *Marknagelung* (Abb. 55.**105**). *Trümmerbrüche* oder Brüche außerhalb des mittleren Diaphysenabschnitts können durch einen Verriegelungsnagel stabilisiert werden, die statische Verriegelung erfolgt beiderseits der Fraktur proximal und distal, sie neutralisiert die Rotationskräfte und verhindert das Übereinandergleiten der Fragmente (Abb. 55.**106**). Die dynamische Verriegelung erfolgt bei *metaphysären Brüchen,* bei denen im diaphysären Anteil ein ausreichender Kontakt des Marknagels besteht. Ein statisch verriegelter Bruch kann aber auch durch Entfernen der proximalen oder distalen Schrauben *dynamisiert* werden. Dadurch wird eine raschere Durchbauung und Strukturierung des Knochengewebes erreicht. Für Frakturen im oberen und unteren Drittel des Unterschenkels eignet sich die Plattenosteosynthese (Abb. 55.**107**). **Komplikationen** sind das Tibialis-anterior-Syndrom (S. 219), die Dehnungslähmung des N. peronaeus, Weichteilschäden durch unsachgemäße Gipsbehandlung, Pseudarthrosen, Achsen- und Rotationsfehler sowie postoperative Infektion.

Isolierte Schienbeinbrüche

Direkte Gewalteinwirkung, z. B. Schlag oder Stoß, sind meistens die **Ursache.** Man findet kurze Drehbrüche oder Querbrüche, beide Bruchformen sind bei Kindern häufiger. **Diagnose** und **Behandlung** entsprechen denen bei Unterschenkelbrüchen.

Isolierte Wadenbeinbrüche

Ursache: Sie entstehen durch direkte Gewalteinwirkung. **Diagnose:** Eine gleichzeitig mögliche ligamentäre oder knöcherne Verletzung am oberen Sprunggelenk wie die Malleolarfraktur Typ C (nach Danis und Weber) oder die Maisonneuve-Fraktur müssen immer ausgeschlossen werden. Die **klinische Untersuchung** zeigt einen isolierten Druckschmerz im Frakturgebiet. *Rö-Aufnahmen* in 2 Ebenen einschließlich des Sprunggelenks sind zur Bestätigung erforderlich. Die **Behandlung** erfolgt konservativ mit einem Unterschenkelgehgipsverband für ca. 4 Wochen.

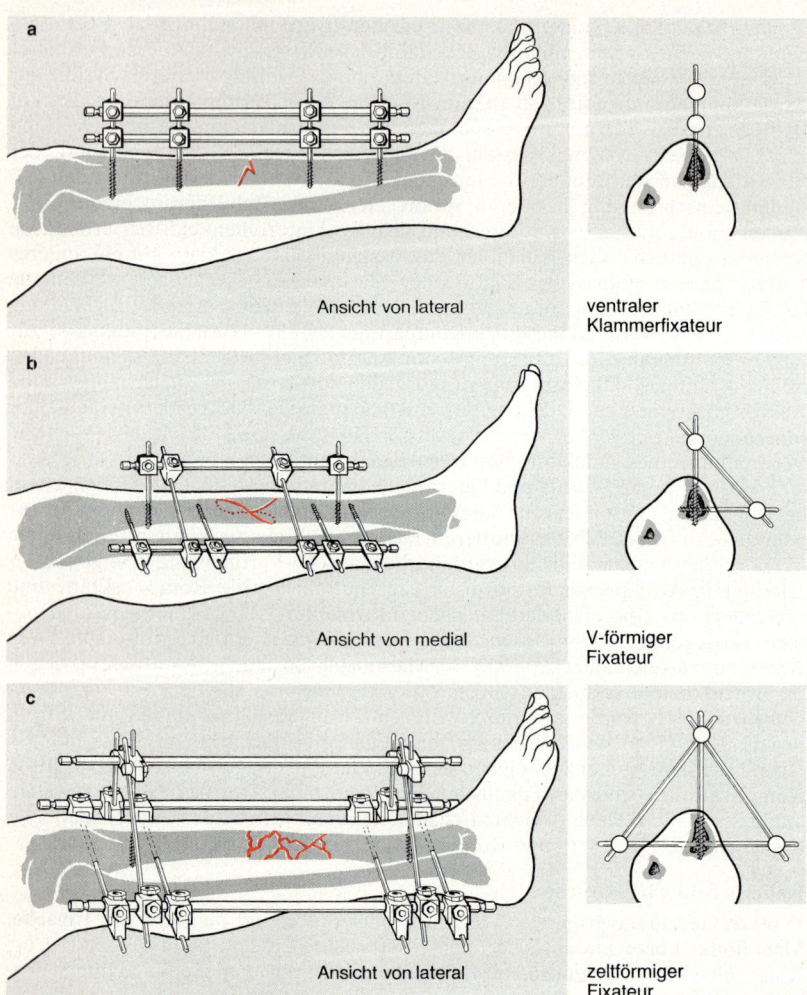

Ansicht von lateral — ventraler Klammerfixateur

Ansicht von medial — V-förmiger Fixateur

Ansicht von lateral — zeltförmiger Fixateur

Abb. 55.**103**   Stabilisierung von Unterschenkelfrakturen mit ausgedehnten Weichteilschäden.

Abb. 55.**104**   Lokaler Mus-
kelverschiebelappen (M. gastrocnemius) zur Deckung
eines Weichteildefekts an
der Tibia.

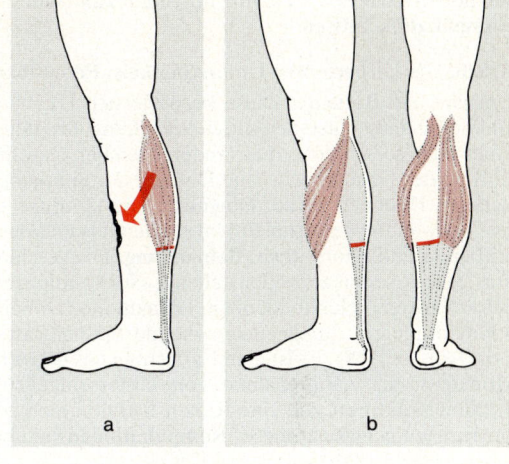

a   b

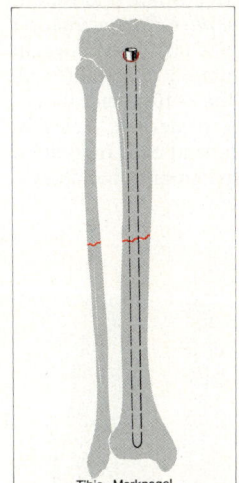

Tibia - Marknagel

Abb. 55.**105**   Markna-
gelung bei Unterschen-
kelfrakturen im mittle-
ren Drittel.

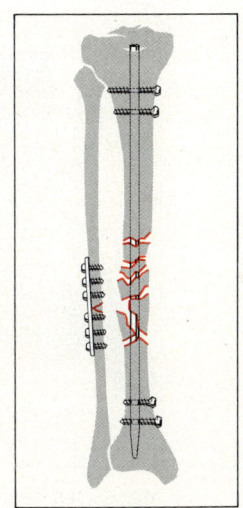 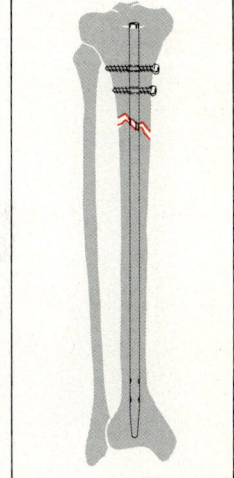

Abb. 55.**106**   Marknagelung statisch und dynamisch.

Bei hohen isolierten Wadenbeinbrüchen kann eine Lähmung des N. peronaeus als **Komplikation** auftreten.

Brüche des körperfernen Unterschenkels, Pilon tibial

Ursache und **Befunde:** Diese körperfernen Unterschenkelbrüche mit Sprungge-lenkbeteiligung entstehen durch Stauchung des Talus in die Tibiagelenkfläche bei Sturz aus großer Höhe oder anderer axialer Gewalteinwirkung. Neben der Zer-störung der Gelenkfläche sind Defekte der Spongiosa häufig. Meistens handelt es sich um Trümmerbrüche. **Diagnose:** Die klinische *Untersuchung* zeigt eine mas-sive Schwellung des distalen Unterschenkels und des Sprunggelenks. *Rö-Bilder* in 2 Ebenen sind erforderlich. **Behandlung:** Die geschlossene Reposition und Reten-tion gelingt selten zufriedenstellend. Notwendig ist die *operative Rekonstruktion* der zerstörten gelenkbildenden Tibiaanteile. Dabei muß, wie am Tibiakopf, ein Spongiosadefekt durch entsprechende Spongiosatransplantation aufgefüllt wer-den (Abb. 55.**108**). Es ist eine Entlastung des betroffenen Beines für mindestens 3 Monate unter Zuhilfenahme von Unterarmgehstöcken erforderlich. Schwere Trümmerfrakturen, die eine Rekonstruktion nicht zulassen, sind eine Indikation zur frühzeitigen Arthrodese. **Komplikationen** sind bei verspätetem Behandlungs-

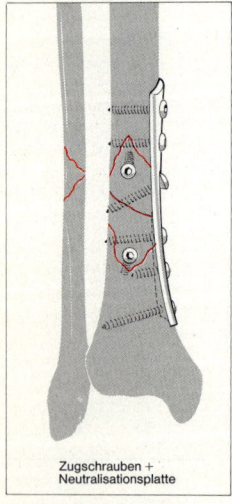

Zugschrauben +
Neutralisationsplatte

Abb. 55.**107**   Distale
Unterschenkelfraktur.
Stabilisierung durch
interfragmentäre Kom-
pression mittels Zug-
schrauben und Neutra-
lisation mittels Platte.

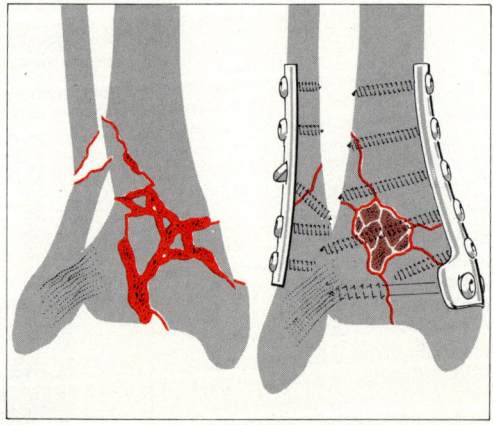

Abb. 55.**108**   Pilon-tibial-Rekonstruktion mit Spongiosaplastik und abstützender Plattenosteosynthese.

beginn schwere Hautschäden mit Spannungsblasen, Spätkomplikation die post-traumatische Arthrose.

Sprunggelenkfrakturen

Das obere Sprunggelenk ist kein einfaches Scharniergelenk. Die frontale Talus-achse wechselt ihren Verlauf bei Dorsal- und Plantarflexion. Bei Dorsalflexion steht sie senkrecht zum Innenknöchel, bei Plantarflexion senkrecht zum Außen-knöchel. Beim Auftreten der Fersen müssen vom Außenknöchel erhebliche Scherkräfte aufgefangen werden, die etwa dem halben Körpergewicht entspre-chen. Der Außenknöchel ist somit der Hauptgarant für die normale Stellung der Talusachse innerhalb der Sprunggelenksgabel. Der Außenknöchel hat eine Leit-stab- und Widerlagerfunktion. Diese Funktion kann nur bei intakter Bandverbin-dung, d. h. vorderer und hinterer Syndesmose und Membrana interossea, mit der Tibia erfüllt werden. Der Innenknöchel ist für die Gelenkmechanik weniger wichtig.

Einteilung: Nach Danis und Weber unterscheidet man 3 Grundtypen von Außen-knöchelfrakturen: *Typ A* entsteht durch Supination oder Adduktion, *Typ B* durch Pronation oder Abduktion und *Typ C* durch Pronation und Außenrotation.

Dem entsprechen folgende radiologischen und anatomischen Befunde (Abb. 55.**109**):

● Typ A: Fibulafraktur *distal* der Syndesmose,
● Typ B: Fibulafraktur *in Höhe* der Syndesmose,
● Typ C: Fibulafraktur *proximal* der Syndesmose,
  – Typ C 1: Fibulafraktur *proximal* der Syndesmose mit Luxation im proxima-len Tibiofibulargelenk und Ruptur des Lig. deltoideum,
  – Typ C 2: Fraktur *proximal* der Syndesmose, knöcherner Ausriß Syndes-mose an der Fibula sowie Abrißfraktur des Innenknöchels.

Bei der *Supinationsverletzung* kommt es zusätzlich zu Abscherfrakturen am In-nenknöchel. Bei den *Pronationsverletzungen* ereignen sich Innenbandrupturen

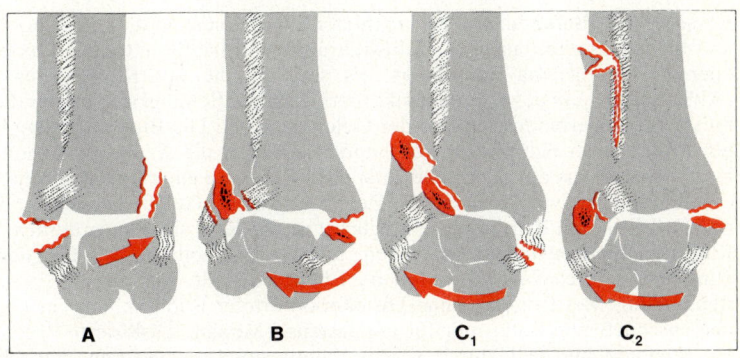

Abb. 55.**109** Sprunggelenksfrakturen. Einteilung nach Danis und Weber.

oder Innenknöchelbrüche. Entscheidend für die Frakturformen und die Einteilung ist jedoch immer die *Höhe des Wadenbeinbruches.*
Beim Typ C tritt die Verkürzung der Fibula am deutlichsten hervor. Wenn die zugehörige Begleitverletzung am oberen Sprunggelenk rein ligamentär erfolgt, fehlt im *Rö-Bild* ein entsprechender Befund, da die ligamentär bedingte Gabelsprengung häufig nur durch eine *gehaltene Aufnahme* zu erkennen ist. Bei allen Knöchelbrüchen, vor allem beim Typ B und C, finden sich nicht selten am medialen vorderen Talusrand Knorpelabscherungen, sog. Flake fractures. Ein Abbruch der hinteren Tibiakante, sog. *Volkmann-Dreieck,* kann zu einem Außen- und Innenknöchelbruch hinzutreten, so daß eine trimalleoläre Fraktur resultiert.
An **Begleitverletzungen** sieht man Weichteilschäden durch Überdehnung an der Haut über dem Innenknöchel bei bimalleolären Frakturen. **Symptome** und **Diagnose:** Im Vordergrund stehen Fehlstellung, Schwellung, schmerzhafte Funktionseinschränkung und Druckschmerz. Erforderlich sind *Rö-Aufnahmen* in 2 Ebenen, wobei die a.-p. Aufnahme in 20° Innenrotation angefertigt werden muß und evtl. zum Ausschluß von *Bandverletzungen* gehaltene *Rö-Aufnahmen* anzufertigen sind.
Die **Behandlung** besteht bei unverschobenen Brüchen ohne Syndesmosensprengung im Gehgips und Ruhigstellung für ca. 6 Wochen. Frakturen, die sich nicht optimal reponieren und retinieren lassen, sind eine Indikation zur *Operation. Cave:* Verkürzung des Außenknöchels! Die Stabilisierung der anatomisch korrekt eingestellten Fragmente erfolgt mittels Schrauben und kleinen Platten oder Zuggurtungsdrähten (Abb. 55.**110**). Bandrupturen werden genäht; insbesondere gilt dies für die vordere Syndesmose, das Lig. tibiofibulare anterius. Übungsstabil operierte Frakturen werden funktionell weiterbehandelt, Adaptationsosteosynthesen und die Versorgung von Bandrupturen bedürfen einer Nachbehandlung im Gehgips für 6 Wochen.
Komplikationen sind die posttraumatische Arthrose und die Gelenkinstabilität nach nicht versorgten Bandverletzungen.

Brüche des Fußskelettes

Talusfrakturen

Ursachen und **Befunde:** Die Mehrzahl der Brüche entsteht durch einen Abscher- und Stauchungsmechanismus. Talusfrakturen sind häufig mit einer Luxation im oberen Sprunggelenk kombiniert. Es sind Brüche des Kopfes, des Halses (Abb. 55.**111**) und des Sprungbeinkörpers möglich. Beteiligt sind immer die zugehörigen Bandverbindungen und der Gelenkknorpel. Die Blutversorgung des Talus erfolgt in der Hauptsache von lateral vorn über die A. sinus tarsi sowie von hinten medial aus der A. canalis tarsi. Die **Prognose** einer Talusverletzung wird entscheidend vom Ausmaß der Zerstörung dieser Gefäße beeinflußt; deshalb ist bei dislozierten Brüchen eine möglichst rasche Reposition erforderlich.
Klinische **Befunde** sind die Schwellung und Hämatombildung; die **Diagnose** wird klinisch und durch *Rö-Aufnahmen* in 2 Ebenen gestellt.
Behandlung: Bei Brüchen ohne Dislokation erfolgt Ruhigstellung im Liegegips und anschließende Entlastung für mindestens 3 Monate. Dislozierte Brüche müssen reponiert und evtl. durch Verschraubung stabilisiert werden. Bei schweren offenen *Trümmerbrüchen* ist manchmal die Entfernung des Talus und eine pri-

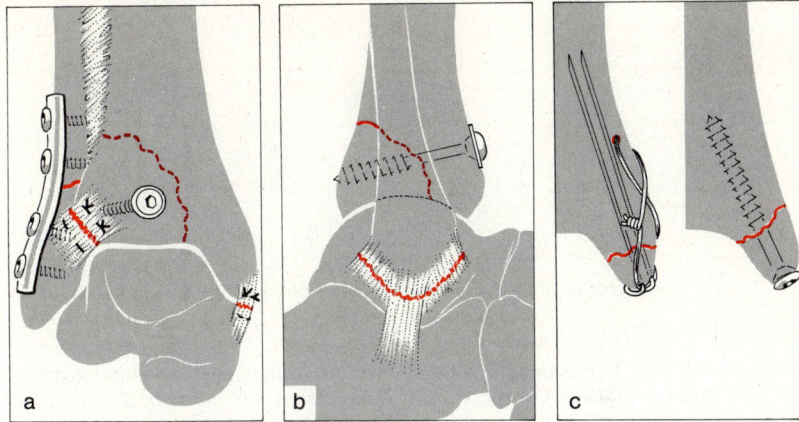

a   b   c

Abb. 55.**110** Sprunggelenkfraktur. Prinzipien der operativen Versorgung. **a** Längen- und drehgerechte Stabilsierung der Außenknöchelfraktur, Naht der Syndesmose und des Deltabandes am Innenknöchel. **b** Zugschraube zur Fixierung des Volkmann-Drei- ecks, **c** Zuggurtungs- oder Zugschraubenosteosynthese am Innenknöchel.

märe Arthrodese zwischen Tibia und Kalkaneus nicht zu umgehen.

Komplikationen sind die Sprungbeinnekrose, die Ver- letzung der A. tibialis posterior, die posttraumatische Arthrose im oberen und unteren Sprunggelenk sowie das Tarsaltunnelsyndrom durch Nervenkompression.

Kalkaneusfrakturen

Ursache ist eine Stauchung des Fersenbeins meistens durch Sturz aus großer Höhe. In der Einteilung nach Vidal unterscheidet man isolierte Frakturen ohne Be- teiligung des Gelenks, Brüche mit geringer Beteiligung des Gelenks und Trümmerbrüche mit ausgedehnter Gelenkbeteiligung. Normalerweise besteht zwischen ei- ner Linie, die den höchsten Punkt der vorderen oberen

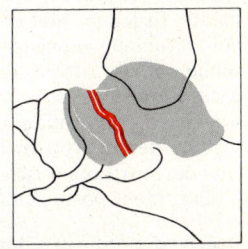

Abb. 55.**111**   Talushals- fraktur.

Gelenkkante mit dem höchsten Punkt der hinteren Gelenkfläche des Fersenbeins verbindet, und einer zweiten Linie, die entlang der oberen Fläche des Tuber calcanei geht, ein Winkel von 140°–150°. Der zugehörige Komplementärwinkel beträgt 20°–40° (Abb. 55.**112a**). Dieser spitze Winkel wird nach Böhler als *Tu- bergelenkwinkel* bezeichnet. Nach einem Fersenbeinbruch wird dieser Winkel kleiner (Abb. 55.**112b**), geht gegen Null oder wird negativ (Abb. 55.**112c**). Er gibt somit einen Hinweis auf das Ausmaß der Deformierung. **Diagnose:** Bei der *Untersuchung* findet man einen Fersenbeinklopfschmerz, eine Schwellung, ein Hämatom und eine Deformierung des Rückfußes. *Rö-Bilder,* d. h. eine tangen-

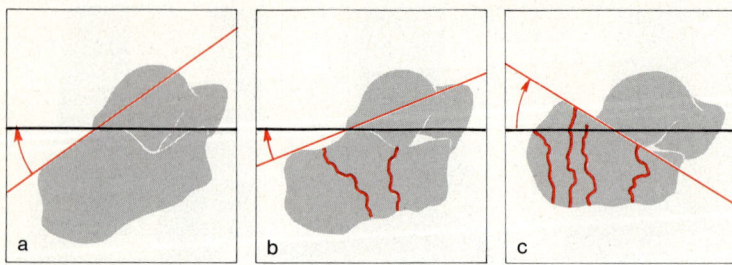

Abb. 55.**112**   Tubergelenkwinkel bei verschiedenen Formen der Fersenbeinfraktur.

tiale und seitliche Fersenbeinaufnahme, sind als weiterführende Untersuchung und zur Bestätigung der Diagnose erforderlich. Fersenbeinbrüche nach einem *Sturz aus großer Höhe* können mit Wirbelsäulenverletzungen verbunden sein. Die **Behandlung** ist überwiegend konservativ. Frakturen ohne Dislokation und Deformierung werden 6–8 Wochen im Unterschenkelliegegips behandelt. Bei Verschiebung der Fragmente und starker Deformierung mit Aufhebung des Tubergelenkwinkels sowie ausgeprägter Valgus- oder Varusfehlstellung des Rückfußes kann eine Reposition und Fixation mit Kirschner-Drähten erforderlich werden. Bei *isolierten Brüchen* am hinteren Ende des Tuber calcanei in Form eines Entenschnabels erfolgt die Fixierung mittels einer Schraube nach Reposition des Fragments. In jedem Fall erfolgt nach knöcherner Bindung des Bruchs eine funktionelle krankengymnastische Nachbehandlung, um die dort inserierende Achillessehne und die zugehörige Wadenmuskulatur zu trainieren. Eine vollständige Gewichtsentlastung ist je nach Bruchform für 8–12 Wochen erforderlich, evtl. muß später eine Arthrodese im unteren Sprunggelenk erfolgen. Oftmals ist nach Ausheilung der Fraktur orthopädisches Schuhwerk notwendig. **Spätkomplikationen** sind die posttraumatische Arthrose im unteren Sprunggelenk ebenso wie die Ausbildung eines posttraumatischen Platt- und/oder Knickfußes.

Brüche der Fußwurzelknochen

Ursachen und **Befunde:** Diese Brüche werden meist durch direkte Gewalteinwirkung hervorgerufen. Häufig sind Frakturen in diesem Bereich mit Verrenkungen im Chopart- (Abb 55.**113**) oder Lisfranc-Gelenk kombiniert. Der am häufigsten betroffene Fußwurzelknochen ist das Kahnbein. Alle Formen von Frakturen sind möglich. **Diagnose:** Typisch sind die Frakturzeichen mit Hämatom, Schwellung, Prellmarke und Deformierung. *Rö-Aufnahmen* in 2 Ebenen bestätigen die Diagnose. **Behandlung:** Die Reposition von dislozierten Brüchen sollte möglichst früh vorgenommen werden, um Hautschäden zu vermeiden; anschließend erfolgt Ruhigstellung im Gipsverband für ca. 6 Wochen. Bei *Luxationen* und stark *verschobenen Brüchen* kann die Plattenosteosynthese mit dem Kleinfragment-Instrumentarium vorgenommen werden. Bei stark *dislozierten Brüchen* mit Bandzerreißung ist die Kirschner-Draht-Osteosynthese und anschließende Gipsbehandlung angezeigt. Gefürchtete **Komplikationen** sind die Weichteilschädigung und die posttraumatische Arthrose.

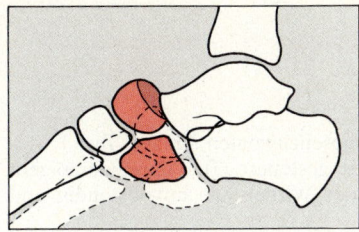

Abb. 55.**113** Fußwurzelluxation im Chopart-Gelenk.

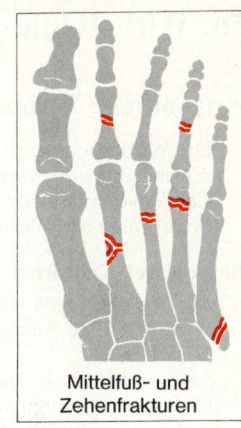

Abb. 55.**114** Mittel- und Vorfußfrakturen.

Mittelfuß- und Zehenfrakturen

Mittelfußbrüche

Ursachen: Meist direkte Gewalteinwirkung, selten Ermüdungsfraktur. Am häufigsten sind Querbrüche, subkapitale Brüche, oft an mehreren Knochen, sowie basisnahe Frakturen (Abb. 55.**114**). Eine typische *Supinationsverletzung* ist die Basisfraktur des Metatarsale V, des Ansatzes der Sehne des M. peronaeus brevis. Außerdem sind Marschfrakturen als *Ermüdungsbrüche* möglich, bevorzugt an den Mittelfußknochen II, III und IV. **Begleitverletzung** ist die Weichteilschädigung durch eine massive Schwellung.

Symptome und **Diagnose:** Klinisch findet man eine Schwellung und starke Belastungsschmerzen. *Rö-Aufnahmen* in 2 Ebenen zeigen Ort und Dislokationsausmaß der Fraktur.

Bei geringer Verschiebung erfolgt die **Behandlung** mit einem Unterschenkelgehgips für ca. 6–8 Wochen. Bei stärkerer Verschiebung ist die Kirschner-Draht-Osteosynthese angezeigt. Anschließend Gipsruhigstellung im Unterschenkelgehgips. Bei Verbleib einer Fehlstellung ist später evtl. die Versorgung mit orthopädischem Schuhwerk erforderlich. Hautschädigungen und Dystrophie sind mögliche **Komplikationen.** In Fehlstellung verheilte Metatarsaleköpfchenfrakturen führen zu Belastungsschmerzen.

Zehenbrüche

Ursache: Sie entstehen meist durch ein direktes Trauma mit Quetschung. Es kommen Quer-, Torsions- und Trümmerbrüche vor. **Symptome** und **Diagnose:** Neben den typischen Frakturzeichen mit Schwellung, Bluterguß und Druckschmerzhaftigkeit sind die *Rö-Aufnahmen* in 2 Ebenen beweisend. **Behandelt** werden diese Frakturen mit einem Heftpflasterdachziegelverband. Dislozierte Frakturen sollten reponiert und im Gehgips versorgt werden. Bei offenen Trümmerbrüchen ist manchmal eine Amputation erforderlich.

56. Wirbelsäule

Angeborene Veränderungen

▶ Die Wirbelsäule entwickelt sich aus einer mesenchymalen Anlage. Ihre Differenzierung wird von der Chorda dorsalis gesteuert. Bei unregelmäßigem Chordaverlauf bleibt die Segmentierung der Wirbelsäule unvollständig und Fehlformen der Wirbel können entstehen.

Blockwirbel, Keilwirbel

Blockwirbelbildungen (Abb. 56.**1a**) können sich über 2 oder mehrere Segmente erstrecken. Durch wachstumshemmende Teilverblockung entsteht eine Kyphose oder Skoliose.

Der *Keilwirbel* (Abb. 56.**1b**) ist eine Minusvariante. Je kürzer der vordere Teil, desto ausgeprägter entwickelt sich ein *Gibbus*. Die benachbarten Wirbelkörper versuchen den Ausgleich durch Erhöhung ihrer Vorderkanten. Seitliche Halb- oder Keilwirbel bedingen eine *kurzbogige Skoliose*, die während des Wachstums zur Progredienz tendiert (Abb. 56.**1c**). Übereinanderliegende Links- und Rechtskeilwirbel verhindern kompensatorisch die fortschreitende Skolioseentwicklung. Beschwerden treten erst während des 2. Lebensjahrzehnts als Folge eines vorzeitigen Bandscheibenverschleißes auf.

Die **Behandlung** bleibt *konservativ* mit krankengymnastischer Kräftigung der Rumpfmuskulatur. *Progredienz* macht ein *operatives* Vorgehen notwendig.

Spina bifida occulta und aperta

Als *Spina bifida occulta* wird die Bogenschlußstörung mit ausbleibender Verknöcherung der knorpelig angelegten Wirbelspangen bezeichnet. Bei der *Spina bifida aperta* ist auch die knorpelige Bogenbildung gestört. Infolgedessen wölben sich die Rückenmarkshäute unter der äußeren Haut vor (Meningozele). Das mißgebildete Neuralorgan kann dieser Verlagerung nach außen folgen (Myelomeningozele, Myelozystozele). Erhebliche neurologische Ausfälle bis zum Vollbild einer Querschnittlähmung sind möglich. **Hauptlokalisation** ist der Lumbalbereich.

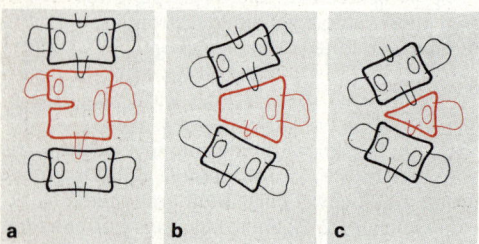

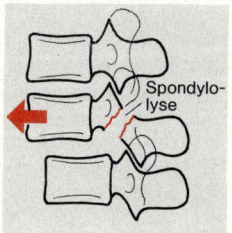

Abb. 56.**1** Angeborene Wirbelveränderung.
a Blockwirbelbildung. **b** Keilwirbel. **c** Halbwirbel.

Abb. 56.**2** Wirbelgleiten bei Spondylolyse.

Behandlung: Sterben die Kinder nicht unmittelbar post partum an einer Meningitis, so muß die *Meningozele* baldmöglichst abgetragen und der Hautdefekt durch eine Schwenklappenplastik gedeckt werden. Begleitende erhebliche Lumbalkyphosen werden operativ korrigiert. Lähmungsbedingte Deformierungen wie Coxa valga, Hüftluxation und Kontrakturen lassen sich vermeiden. Dies geschieht mit funktionsverbessernden Eingriffen und apparativer Versorgung. Damit ist ein beschränktes Geh- und Stehvermögen zu erzielen.
Dysplastische Veränderungen der Zwischenwirbelgelenke reichen von der Ausziehung und Verschmälerung bis zum völligen Fehlen dieses Bereiches, d.h. *Spondylolyse.* Der davon betroffene Wirbel kann dann nach vorne abgleiten, d.h. *Spondylolisthese* (s. u.). Die Spondylolyse ist röntgenologisch am besten im schrägen Strahlengang zu erkennen.

Erworbene Veränderungen

Wirbelgleiten, Spondylolisthese (Abb. 56.2)

Sie ist die Folge jeder zweiten Spondylolyse. Der Gleitvorgang setzt meist während der Wachstumsphase ein und endet gewöhnlich mit deren Abschluß. Die hierdurch entstehende *Lockerung* und *Degeneration* der darunterliegenden Bandscheibe führt zu Osteochondrose und Spondylose; außerdem kann der abgleitende Wirbel eine *Kaudakompression* oder einen radikulären Zugreiz auslösen.
Symptome sind schmerzhafte Muskelverspannungen, Bewegungseinschränkung der Lendenwirbelsäule und tiefe Rinnenbildung, ferner die tastbare Stufenbildung der Dornfortsatzreihe. **Diagnose:** Die *Rö-Aufnahme* zeigt im seitlichen Strahlengang die Verschiebung.
Behandlung: Im Vordergrund stehen intensive krankengymnastische Maßnahmen zur *Kräftigung der Rumpfmuskulatur.* Die dadurch gestärkte Bauchmuskulatur soll der Beckenabkippung entgegenwirken und die frontal gestellte Deckplatte des 1. Kreuzwirbels zurückkippen. So erhält der abgleitende Wirbel eine größere Auflagefläche und Abstützung. Ein *operatives* Vorgehen ist nur bei neurologischer Symptomatik oder Instabilität indiziert, wobei eine Entlastung durch *Laminektomie* und die Stabilisierung durch eine hintere *Spondylodese* erreicht wird. Danach 10- bis 12wöchige Ruhigstellung im Gipsbett. Bei der ventralen und dorsalen interkorporalen Spondylodese werden kortikospongiöse, körpereigene Knochenzylinder eingebolzt.

Adoleszentenkyphose, Morbus Scheuermann

▶ Infolge einer Schwäche der Übergangszone von Bandscheibe und Wirbelkörper drückt der Nucleus pulposus Bandscheibengewebe in den Wirbelkörper ein.
Dem hierdurch vermehrten Belastungsdruck vermag die Vorderkante nicht standzuhalten und bricht zusammen. Daraus entsteht eine Keilform des Wirbelkörpers mit *Kyphosierung* des Wirbelsäulenabschnitts. Spielt sich dieser Vorgang an der lateralen Wirbelkörpermasse ab, so resultiert eine Skoliosebildung. Am häufigsten betroffen ist hiervon die BWS und seltener die LWS. **Symptome:** Im Vordergrund der Beschwerden steht ein Müdigkeitsgefühl im Wirbelsäulenbereich. **Diagnose:** Der **Rö-Befund** ist durch 3 Kriterien gekennzeichnet:
● Deck- und Grundplattenunregelmäßigkeiten durch Veränderung der Wachstumszone,

- zapfen- bis kugelförmige Eindellung der Deck- und Grundplatten als Kennzeichen für vordringendes Bandscheibengewebe mit umgebender knöcherner Reaktion,
- keilförmige Wirbelkörperdeformierung mit verstärkter *Rundrückenbildung*.

Die **Behandlung** erfolgt konservativ mit *Kräftigungsübungen* der Rumpfmuskulatur, bei schmerzhaften Veränderungen und zunehmender Kyphose mit *Gipsliegeschale*.

DD: Funktionelle Kyphosen können Ausdruck intraabdomineller Erkrankungen und einer daraus resultierenden funktionellen Schonhaltung sein. Nachweisbar ist sie bei Peritonitis, Gallenkolik, Harnleitersteinkolik.

Skoliose

▶ *Fixierte* Seitausschwingung der Wirbelsäule verschiedener Ursachen, die aktiv und passiv nicht ausgleichbar ist.

Zu unterscheiden sind folgende Formen: Die *osteochondropathische* Form entsteht als angeborene Wirbelmißbildung wie Chondrodystrophie oder Osteogenesis imperfecta oder als erworbene Veränderung wie Wachstumsstörung der Wirbelsäule (Morbus Scheuermann, Spondylolisthese) oder als Folge von Traumen, Infektionen, Tumoren und Röntgenbestrahlungen.

Die *neuropathische* Form ist die Folge von Lähmungen bei Poliomyelitis, Zerebralparese, Meningomyelozele, Syringomyelie sowie einer Querschnittlähmung mit ein- oder beidseitigem Ausfall des muskulären Halteapparates.

Die *myopathische* Form entsteht durch primäre Muskelerkrankungen, Muskeldystrophien oder Muskelhypoplasien.

Die *fibropathische* Form beruht auf einer Erkrankung des Bindegewebes wie dem Ehlers-Danlos-Syndrom, dem Marfan-Syndrom oder der Neurofibromatosis Recklinghausen.

Symptome und **Diagnose:** Das klinische Bild bietet eine Seitverbiegung der Wirbelsäule. Im Scheitel der Ausbiegung entsteht eine Wirbelverdrehung um die Längsachse. Dabei drehen sich der Wirbelkörper in Richtung der konvexen Seite und die Dornfortsätze in Richtung Rückenmitte (Abb. 56.**3**). Dies ist an der Abflachung der Dornfortsatzreihe erkennbar. Rippenbögen und Querfortsätze müssen zwangsläufig dieser Wirbelverdrehung folgen und so auf der konvexen Seite der Skoliose einen Rippenbuckel entstehen lassen (Abb. 56.**4**). Solche Thoraxdeformierungen können die Lungenfunktion, insbesondere die Vitalkapazität und das Atemzugvolumen, erheblich beeinträchtigen. *Radiologisch* gelingt eine Beurteilung der Skoliose nur auf der Wirbelsäulenganzaufnahme im Stehen und unter Entlastung der Wirbelsäule (Abb. 56.**5**). Damit läßt sich erkennen, inwieweit eine Seitenausschwingung bereits fixiert und die im Stehen stärkere Ausbiegung noch auskrümmbar ist.

Die **Behandlung** der Skoliose bleibt vor der Pubertät bis zu einem Skoliosewinkel von 20° und während sowie nach der Pubertät bis zu einem Winkel von 30° *konservativ*. Sie besteht in der krankengymnastischen Übungstherapie. Stärkere Skoliosen bis 50° bedürfen intensiverer Maßnahmen durch halbaktive Korsetts (Milwaukee, Boston, Chenau). Bei Skoliosen über 50–60° ist die *operative* Behandlung angezeigt. Vorbereitend werden Redressionsmaßnahmen durch Längszug nötig. Gebräuchlich ist die halofemorale, die Halopelvic extension oder Haloextension im Rollstuhl (Abb. 56.**6**). Eine weitere Aufdehnung gelingt operativ durch das Einsetzen von Harrington-Stäben (Abb. 56.**3**). Ziel der Operation ist es, das präoperativ durch passive Redressionsmaßnahmen erzielte Dehnungsergebnis durch die Versteifung des betroffenen Wirbelsäulenabschnitts zu halten. Zu diesem Zweck werden die Gelenkflächen der kleinen Wirbelgelenke entknorpelt und der Gelenkspalt mit autologer Spongiosa aufgefüllt. Postoperativ ist die zusätzliche äußere Stabilisierung mit Gips und später mit einem Korsett für mindestens 1 Jahr notwendig.

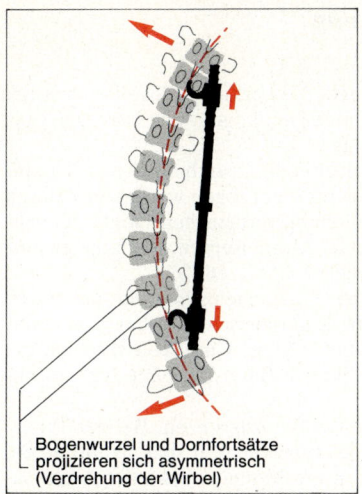

Bogenwurzel und Dornfortsätze projizieren sich asymmetrisch (Verdrehung der Wirbel)

Abb. 56.**3**   Torsionsskoliose und aufrichtender Harrington-Stab (intraoperativ vor Aufdehnung der Skoliose).

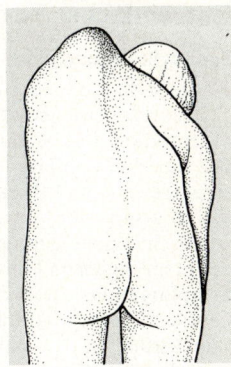

Abb. 56.**4**   Rippenbukkel bei Torsionsskoliose.

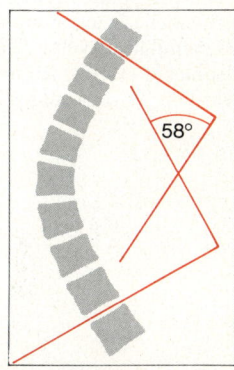

Abb. 56.**5**   Skoliosewinkel. Meßmethode nach Cobb.

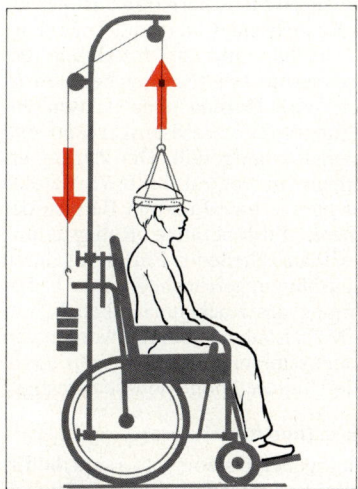

Abb. 56.**6**   Haloextension zur Aufdehnung der Skoliose.

Entzündliche Wirbelsäulenerkrankung

Spondylitis tuberculosa

▶ Sie stellt die häufigste Skelettmanifestation der Tuberkulose dar. Die Aussaat erfolgt vorwiegend hämatogen, zuweilen auch lymphogen. Die Latenzzeit bis zur klinischen Manifestation beträgt Monate.

Die tuberkulösen Herde sitzen vorzugsweise deck- oder grundplattennah. Epidurales Gewebe und Rückenmarkskanal können mit einbezogen werden und durch Kompression eine zunehmende Querschnittlähmung verursachen. Senkt der Abszeß sich entlang vorgegebener Bahnen, z.B. der Muskelsepten, ab, kann er fern des ursprünglichen Herdes durch die Haut brechen (Abb. 56.7).

Symptome: Das äußere Erscheinungsbild der klassischen *Pott-Trias* ist durch Gibbus, Abszeß und Lähmung charakterisiert. Radiologisch macht sich der Substanzverlust an den Wirbelkörpern erst spät bemerkbar. Charakteristisch ist die Zwischenwirbelraumerniedrigung durch einsinkende Bandscheibe in den zusammensinternden Wirbelkörper.

DD: Tumoren und unspezifische Spondylitiden sind abzugrenzen. Bei der Tuberkulose wird die Bandscheibe früh destruiert, bei Tumoren sehr spät. Während die Spondylitis tuberculosa sich langsam über mehrere Monate entwickelt, verursachen die Spondylitiden anderer Erreger bereits 1–2 Wochen nach der Infektion erhebliche Rückenschmerzen.

Behandlung: Neben der Tuberkulostatikatherapie mit der Dreierkombination Isoniazid (INH), Rifampicin (Rifamycin) und Ethambutol (Myambutol) (S. 62) wird die Wirbelsäule in einer Gipsliegeschale entlastet. Bei röntgenologisch nachweisbarer Konsolidierung wird zunehmende Belastung im Stützkorsett erlaubt. Die Ausheilung erfolgt im Kindesalter vorwiegend knöchern durch Blockwirbelbildung. Beim Erwachsenen kann die knöcherne Verschmelzung ausbleiben und die Instabilität bei fibröser Ankylose dauernde Beschwerden bereiten.

Bei umschriebenen Wirbelherden ohne Achsenfehlstellung wird der tuberkulöse Herd ausgeräumt und der Defekt mit Spongiosa aufgefüllt. Der Zugang erfolgt im HWS-Bereich von ventral, im BWS-Bereich transthorakal oder paravertebral und im Bereich der LWS retroperitoneal. Postoperative Ruhigstellung über 4–6 Monate und anschließende Entlastung durch Korsett. Querschnittlähmungen machen eine Entlastung durch Eröffnung des Rückenmarkskanals notwendig. Instabile Wirbelsäulenabschnitte werden von vorne mittels Spongiosaplomben und Spänen sowie zusätzlich durch eine hintere Spondylodese gefestigt.

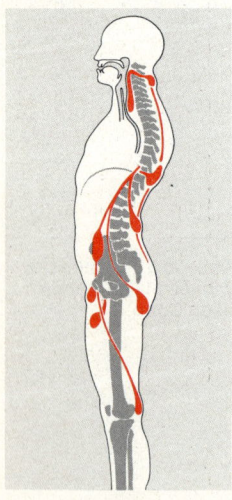

Abb. 56.7 Senkungs-abszesse. Ausgangs-herde und Manifesta-tionsorte.

Spondylitis infectiosa (non tuberculosa)

▶ Bei dieser hämatogenen Osteomyelitis sind die Erreger Staphylokokken, Streptokokken, Salmonellen, Brucellen, Pilze und Viren.

Die Latenzzeit zwischen infektiöser Erkrankung und

ersten Rückenbeschwerden beträgt nur Tage oder wenige Wochen. Die Destruktionsherde entwickeln sich rasch.
Die **Behandlung** ist eine Domäne der Breitbandantibiotika. Lediglich bei Ausbildung einer neurologischen Symptomatik ist die operative Entlastung indiziert.

Spondylarthritis ankylopoetica (Morbus Bechterew)

▶ Die Erkrankung ist dem chronisch entzündlichen rheumatischen Formenkreis zuzurechnen. Männer werden 9mal häufiger befallen als Frauen. Der Krankheitsbeginn liegt vorwiegend zwischen dem 20. und 30. Lebensjahr.

Symptome: Die ersten Beschwerden sind morgendliche Rückenschmerzen im Lumbalbereich. Die Iliosakralgelenke reagieren bei ruckartiger Überstreckung des Hüftgelenks sehr schmerzhaft (Mennell-Handgriff). Die Wirbelsäule steift in zunehmender Kyphose von unten nach oben ein. **Diagnose:** Bei den Laboruntersuchungen ist die BSG erhöht, die Rheumafaktoren sind negativ. Die Bestimmung des Histokompatibilitätsantigens HLA-B27 ist in über 90 % positiv. Szintigraphisch deutliche Anreicherung im Bereich der Iliosakralgelenke. Die *Rö-Untersuchung* zeigt gleichzeitig Destruktion, Sklerose und Ankylose der Iliosakralfuge. An der Wirbelsäule kommt es zu Verknöcherungen des Anulus fibrosus der Bandscheibe. Im fortgeschrittenen Stadium entsteht durch die Syndesmophytenbildung das Bild eines Bambusstabes. Die Kostovertebralgelenke weisen röntgenologisch an den Gelenkflächen Usuren sowie Kapselverknöcherungen auf.

Behandlung: Eine kausale Behandlung gibt es nicht. Medikamentös werden Antirheumatika empfohlen. Rö-Bestrahlungen oder radioaktive Behandlung mit Thorium X vermögen die enchondralen Verknöcherungsprozesse zu verzögern. Entscheidend ist die *aktive krankengymnastische Therapie* zur Kräftigung der Rückenstreck-, Bauch- und Atemmuskulatur. Die Wirbelsäule muß mobil gehalten und der Kyphosierung durch nächtliche Flachlagerung entgegengewirkt werden. Die *Indikation* zur *Operation* ist wegen möglicher neurologischer Komplikationen sehr zurückhaltend und nur bei Senkung der Blickachse zu stellen. Ein Keil mit dorsaler Basis wird en bloc aus den hinteren Wirbelsäulenanteilen entfernt. Dadurch gelingt es, die Wirbelsäule insgesamt aufzurichten. Der vordere Bandscheibenraum kann mittels autologem Spongiosablock und zusätzlicher Osteosynthese überbrückt werden. Die zunehmende Einsteifung beider *Hüftgelenke* macht eine Versorgung mit Totalendoprothese notwendig.

Tumoren der Wirbelsäule

▶ Primäre Tumoren der Wirbelsäule entstehen meist vor dem 5. Lebensjahrzehnt. Bei späteren Wirbelsäulenmanifestationen handelt es sich vorwiegend um Metastasen anderer Tumoren. Es können alle Anteile eines Wirbels betroffen sein. Eine charakteristische Beschwerdesymptomatik besteht nicht.

Diagnose: *Röntgenologisch* verdächtige Strukturveränderungen müssen durch Schichtaufnahmen und Szintigraphie mit tumoraffinen Radionukleiden geklärt werden.

Nach ihrem **Entstehungsort** werden die *primären Wirbeltumoren* in chondrogene, osteogene und nichtosteogene Geschwülste eingeteilt.

Chondrogene Tumoren sind selten. Die Chondrome neigen in der Wirbelsäule eher zur malignen Entartung als die der peripheren Skelettabschnitte.

Osteogene Tumoren. Hierzu zählen die gutartigen Osteome, die als kleine, röntgenologisch sichtbare Verdichtungsherde imponieren. Die ebenfalls gutartigen

Osteoidosteome haben ihren Häufigkeitsgipfel im 3. Lebensjahrzehnt und sind durch nächtliche Schmerzattacken charakterisiert. *Maligne* osteogene Sarkome wie das osteoblastische oder osteolytische *Sarkom* sind im Wirbelsäulenbereich selten. *Nichtosteogene Tumoren.* Das *Hämangiom* entsteht vorzugsweise an der Lendenwirbelsäule. Kleinere Hämangiome bleiben stumm, während größere in den Wirbelkanal vordringen und zu neurologischer Symptomatik führen können. Röntgenologisch zeigt der befallene Wirbelkörper eine netzförmige, wabige Struktur. *Aneurysmatische* Knochenzysten entstehen vor allem im Kindes- und Jugendalter an Wirbelsäule und langen Röhrenknochen. Das *Plasmozytom* entwickelt sich durch neoplastische Wucherung von Plasmazellen in der Wirbelsäule, den Rippen und den Schädelknochen. Die BSG ist stark beschleunigt. Der Nachweis von Paraproteinen aus dem Blut ist positiv, die Immunelektrophorese typisch verändert.

Durch eine besondere Tumorausbreitung sind die durch die Foramina intervertebralia vordringenden Tumoren gekennzeichnet, die man als *Sanduhrgeschwülste* bezeichnet. Sie können unterschiedlicher histologischer Genese sein. Durch Druck verursachen sie Wurzelreizerscheinungen mit heftigen Schmerzen und Parästhesien.

Sekundäre Wirbeltumoren oder Metastasen entstammen meist Karzinomen der Mamma, der Prostata, der Niere, der Bronchien und der Lunge. Sie machen etwa ⅔ aller Wirbelsäulentumoren aus.

Behandlung: Bei kleinen, gutartigen Tumoren ist eine Behandlung nicht notwendig. Bei größeren Befunden ist ebenso wie bei bösartigen Tumoren die Ausräumung mit anschließender Spongiosaplastik der Höhle und zusätzlicher Stabilisierung notwendig. Palliativ wird zur Stabilisierung Knochenzement verwandt. Ist eine Entlastung des Rückenmarks oder der Wurzeln durch eine Laminektomie indiziert, sollte die dadurch bedingte Instabilität operativ beseitigt werden. Die externe Fixierung erfolgt entweder durch Platten oder durch Harrington-Stäbe (S. 815).

57. Sportverletzungen

Erste Hilfe bei Sportverletzungen

Die Wirksamkeit der ersten Hilfsmaßnahmen hängt von der *Frühzeitigkeit* ihres Einsatzes ab. Ihr Ziel ist neben der *Schmerzlinderung* die Verhütung und *Eingrenzung von Folgebefunden* wie Bluterguß, Schwellung und Weichteilüberdehnung.

Bei *schweren* Verletzungen wie von Körperhöhlen, Skelett und der spezifischen Skelettweichteile kann die Erste Hilfe mit Blutersatz, Schienung und Schmerzbekämpfung lediglich der Verhütung von zeitabhängigen Folgekomplikationen dienen, wie sie beim Transport in die Klinik eintreten können.

Leichtere Verletzungen (S. 843) werden ad hoc definitiv behandelt. Dies geschieht auf dreierlei Weise: einmal mit der *Kälteanwendung,* dann mit der *Salben-* und *Linimentapplikation* und schließlich mit *Spezialverbänden.* Die lokale Kälteapplikation bewirkt mit der biphasischen Reaktion der Arteriolen auf dem Wege der primären Konstriktion und der sekundären Hyperämie sowohl die Begrenzung der Hämatomausbreitung als auch die Verhütung der Ödementstehung. Gleichzeitig wirkt sie auf diese Weise schmerzlösend oder -lindernd.

Optimal hierfür ist die Verwendung von fabrikfertigen *Kältepackungen,* die infolge einer mit der Knickung der Packung ausgelösten chemischen Reaktion sofort maximale Kälte abgeben. Sie lassen sich gut anwickeln, und ihre Kältewirkung hält etwa 40 Minuten an. Den gleichen Effekt erzielen die mit Eiswürfeln in Kunststoffbeuteln selbst hergestellten Kühlpackungen. *Kältesprays* wirken nur oberflächlich und kurzdauernd. Ihre längerdauernde Anwendung führt zu Hauterfrierungen.

Ist mit den genannten Maßnahmen und den anschließenden *Lockerungsübungen* eine Linderung der Schmerzen zu erzielen, wird die mullunterlegte Kältepackung mit elastischen Binden als Kompressionsverband angewickelt. Von Befundschwere und weiterem Schmerzverlauf werden Ruhigstellungsdauer, Wiederholung der Kälteanwendung und Wiederaufnahmezeitpunkt des Sports abhängig gemacht. Bei der mit der einmaligen Kühlanwendung und Muskellockerung notabene *ohne Analgetika* erreichten, anhaltenden Schmerzfreiheit kann der Sport unmittelbar fortgesetzt werden. Die verletzte Partie wird mit einem Tape-Verband entlastet.

Tabelle 57.1   Die hauptsächlichen Verletzungsregionen, ihre Sportursachen und ihre Befundmöglichkeiten

Verletzungsbefunde	Sportart	Differential-diagnose	Dauer der Sportkarenz
Kopf			
Hirnschädel a) Commotio b) Contusio c) Kompression (Blutung) d) Schädelfraktur	Kontaktsport, Reiten, Skirennen, Boxen, Fußballköpfen, Cresca-Rodeln	Halswirbel-distorsion	a) 4 Wochen b) 8 Wochen c) Dauerschaden möglich d) 4 Wochen
Gesichtsschädel a) Oberkieferfraktur b) Jochbeinfraktur	Kontaktsport, Fuß-ball, Bandy, Eishok-key, Handball, Bo-xen, Cresca-Rodeln	Cave: Schädel-basisfraktur ausschließen!	a) 6–8 Wochen b) 4 Wochen
Unterkieferfraktur	Boxen	–	6–8 Wochen
Nasenbluten	Kontaktsport, Hand-ball, Eishockey, Bandy, Fußball, Cresca-Rodeln	Schädelbasis-bruch	nach Stase

Tabelle 57.1   (Fortsetzung)

Verletzungsbefunde	Sportart	Differential-diagnose	Dauer der Sportkarenz
Nasenbeinbruch	Reiten, Boxen	–	4 Wochen
Ohrverletzungen a) Ohrmuschel-blutung b) Mittel- und Innen-ohrverletzung	Boxen, Ringen	–	3–4 Wochen
Augenverletzungen a) Hornhaut-ablösung b) Blutung in vorderer und hinterer Augenkammer c) Netzhaut-ablösung	Fußball, Eishockey, Handball, Skilauf (Ball, Puck, Ellbogen, Finger, Schläger, Stock)	–	1–6 Wochen je nach Befund
Mundhöhle a) Zungenläsion b) Zahnläsion	Eishockey, Hand- und Fußball	–	1–4 Wochen
Hals Kehlkopf a) Riß – Blutung b) Abriß	Ringen (Kopffall-griff), Eishockey (Schläger, Puck, Ball), Kampfsport oder Motorsport	–	3–6 Wochen
Perforierende Halswunde – Blutung	Motorsport (Speedway), Bandy, Eishockey	–	4 Wochen
Halswirbelsäule a) Kontusion b) Wirbelkörper-bruch c) Schiefhals	Kampfsport, Motorsport, Kunstspringen, Kopfball, Rodeln, Fußball	Osteochon-drose (Zervikal-syndrom)	a) 1 Woche b) 6 Wochen c) 1 Woche
Schulter a) Klavikulafraktur b) subkapitale Humerusfraktur	Skilaufen, Rad-fahren, Reiten	–	a) 4–8 Wochen b) 6–10 Wochen
Schulterluxation	Eishockey, Bandy, Hand- und Fußball, Reiten, Skiabfahrt, Ringen, Schlitt-schuhlauf	Oberarmfraktur	4 Wochen
Akromioklavikular-luxation	Ringen, Skiabfahrt, Reiten, Radfahren	–	6–10 Wochen

Tabelle 57.1 (Fortsetzung)

Verletzungsbefunde	Sportart	Differential-diagnose	Dauer der Sportkarenz
Supraspinatus-(Sehnen-)Abriß	Weitwurf, Tennis, Badminton, Fußball, Handball, Skilaufen	Supraspinatus-tendinitis	10–12 Wochen
Deltamuskelriß	Gewichtheben, Handball, Ringen	Bursitis delto-idea	4 Wochen
Schulter – Oberarm			
Riß der langen Bizepssehne	Speerwurf, Rudern, Gewichtheben, Turnen, Tennis	Tendinitis bicipitis	8–10 Wochen
Oberarm			
Proximale Hume-rusfraktur	Ringen, Reiten, Speerwerfen, Kugel-stoßen, Motorsport	Schulterluxa-tion	3–5 Monate
Ellengelenk			
Ellenbogenluxation	Radfahren, Reiten, Handball, Eishockey, Fußball, Bandy	Tennisarm, Bursitis, Golf-arm	8–10 Wochen
Distale Humerus-fraktur	Sturz beim Turnen, Reiten, Radfahren	–	8–10 Wochen
Riß der Trizeps-sehne	Kampf- und Mann-schaftssport (Eis-hockey), Reiten	Bursitis, Peri-ostose	8–10 Wochen
Olekranonfraktur	Motorsport, Reiten, Radfahren, Kontakt-sport	Luxation, Bursitis	8 Wochen
Unterarm			
Unterarmfraktur	Abwehr (Parier-mechanismus), alle Kampfsportarten, be-sonders Eishockey	–	15–20 Wochen
Hand			
a) Radiusfraktur b) Kahnbeinfraktur	Skiabfahrtslauf, Rin-gen, Reiten, Fuß- und Handball, Eishockey	Luxation	a) 10–12 Wochen b) 12–16 Wochen
Mittelhandknochen-bruch	Volley-, Basketball, Bandy, Eishockey, Fußball	–	6–8 Wochen
Innenbandriß am Daumengrund-gelenk	Skilauf (Stock), Eis-hockey, Handball	Daumengrund-gelenkarthrose	10–12 Wochen

Tabelle 57.1   (Fortsetzung)

Verletzungsbefunde	Sportart	Differential-diagnose	Dauer der Sportkarenz
Fingerstreck-sehnenabriß	Handball, Fußball (Torwart)	–	6 Wochen
Fingerbrüche	alle Ballsportarten	Luxation	ohne Gelenk-beteiligung 6–7 Wochen, mit Gelenk-beteiligung 8–10 Wochen
Thorax			
a) Rippenbruch (bis 2 Rippen) ohne Viszeralläsion	Kontaktsport, Reiten, Motorsport, Sturz bei Skiabfahrt	Rippenprellung	a) 3–6 Wochen
b) Bruch von mehr als 2 Rippen mit Viszeralläsion	wie a)	Interkostal-neuralgie	b) 10–12 Wochen
c) Rippenprellung	wie a)	Rippenbruch, Muskelriß	c) 3–5 Tage
d) BWK-Bruch	Reiten, Skiabfahrts-lauf, Skispringen	Muskelriß	d) 12–15 Wochen
e) Rückenmuskelriß	Gewichtheben, Speer- und Diskus-werfen, Stabhoch-springen, Mann-schaftssport, Rin-gen, Boxen	BWK-Bruch, Periostitis der Dornfortsätze und Querfort-sätze	e) 3–6 Wochen
Bauch Bauchwand-kontusion			
a) ohne Viszeral-läsion	Reiten (Sturz und Tritt vom Pferd), Radfahren, Ski-abfahrt	Spontanhäma-tom der vorde-ren Bauch-wandmuskeln	a) 3 Tage
b) mit Viszeralläsion	wie a)	wie a)	b) 4–6 Wochen
c) Muskelriß des M. rectus am kau-dalen Ansatz	Wurfsport, Gewicht-heben, Rudern, Rin-gen, Stabhochsprung	wie a)	c) 2 Wochen
d) Pfählungsver-letzung	Eishockeyschläger, Skistock	–	d) 12–15 Wochen
e) Zwerchfellkrampf	alle Kampfsportarten	–	e) keine
f) Lendenwirbel-körperbruch	Skispringen, Reiten, Skiabfahrt, Motor-sport	Lumbago	f) 3–6 Monate
Leiste			
a) Adduktorenriß	Fußball (Treten in Außenrotation), Schnellstart	Hüftarthrose, Trochanteritis, Ileoinguinalis-syndrom	a) 4 Wochen

Tabelle 57.**1**   (Fortsetzung)

Verletzungsbefunde	Sportart	Differential-diagnose	Dauer der Sportkarenz
b) Iliopsoasriß	Fußball, Skilauf, Lang- und Weit-sprung, Hürdenlauf	Bursitis trochanterica, Iliopsoas-entzündung, Leistenhernie wie a)	b) 4 Wochen
c) proximaler Riß oder Abriß des M. quadrizeps	Schnellstart, Spurt, Ski und Reiten, Fuß-ball	Schenkelhernie	c) 6–12 Wochen
Oberschenkelschaft			
a) Muskelbauchriß des M. quadri-zeps	Spurt oder Schnell-start, Schlag bei Eis-hockey, Fußball	–	a) 6–12 Wochen
b) Riß des M. bizeps oder M. semi-tendinosus in Schafthöhe	Sprinter, Kampfspie-ler, Weitsprung, Drei-sprung, Badminton, Tennis	–	b) bis 12 Wochen
Knie			
a) Bänderverletzung	Fußball, Eishockey, Skiabfahrt, Basket-ball, Handball	Schlotterknie, Sehnen- und Muskelansatz-entzündungen	a) 4 Monate
b) Meniskusver-letzungen	wie a)	Springerknie (partieller Riß des Lig. patel-lae), Osteo-chondrosis dis-secans patel-lae, Meniskus-ganglion	b) 4–8 Wochen
c) Springerknie (partieller Riß des Lig. patellae)	Leichtathletik mit Spring- und Wurf-sport, Ballspiele, Gewichtheben	s. oben	c) 3–4 Monate
d) Osteochondritis dissecans femo-ris	Weit- und Hoch-sprung, Fußball, Skiabfahrtslauf	–	d) 6 Wochen
e) Chondromalacia patellae	wie d)	–	e) Änderung der Sportart
f) distaler Quadri-zeps-/Bizepsriß	Springen, Sprinten, Kampfsport, Fußball, Leichtathletik	–	f) 4–6 Wochen
g) Patellaluxation	Ringen, Reiten, Ski-laufen, Fußball	–	g) 6 Wochen
h) Patellafraktur	Motorsport, Reit-sport, Leichtathletik, Fußball	–	h) 6 Monate

Tabelle 57.1   (Fortsetzung)

Verletzungsbefunde	Sportart	Differential-diagnose	Dauer der Sportkarenz
Unterschenkel			
a) Tibia- und Fibula-fraktur	Skilauf, Fußball, Eis-hockey	–	a) 3−6 Monate
b) isolierte Fibula-schaftfraktur	Fußball, Radfahren, Skilauf	Bluterguß, Periostitis	b) 4−6 Wochen
c) distaler Waden-muskelriß	Tennis, Badminton, Squash, Volley- und Basketball, Lauf-sport	proximaler Achilles-sehnenriß	c) 4−8 Wochen
d) Tibialis-anterior-Syndrom (Tendi-nitis)	Eishockey, Bandy, Hand- und Basket-ball	Periostitis	d) 14 Tage
Sprunggelenk und Fußwurzel			
a) Achillessehnenriß	Ballsport wie Fuß-, Hand- und Volley-ball, Badminton, Tennis und Squash, Leichtathletik (Sprin-gen, Joggen)	Tendinitis achillea, Achil-lobursitis, Fersensporn	a) kompletter Riß: 6−8 Monate; inkompletter Riß: 4−6 Wochen
b) alle Arten von Sprunggelenk-frakturen	alle Sportarten, ins-besondere Kampf-sport, Leichtathletik	Bänderriß, Luxation	b) 3−6 Monate evtl. Sportver-zicht
c) Bänderriß, Ligg. tibiofibulare, fibu-localcaneare und deltoideum	wie b)	Frakturen	c) 6−12 Wochen

Bewegungsapparat

Infolge Zunahme von Breiten- und Leistungssport werden Sportverletzungen und -schäden von Tag zu Tag häufiger. Dabei hat jede Sportart ihr eigenes **Verletzungsmuster:** Der Ballspieler erleidet z. B. die Fingerverletzung, der Skifahrer und der Fußballspieler die Kniegelenkverletzung. Zu den Sportverletzungen gehören auch chronische Überlastungsschäden, die wie z. B. der Tennisarm, aus einem Mißverhältnis zwischen Belastbarkeit und tatsächlicher Beanspruchung entstehen. Allgemeine **Voraussetzungen** für Verletzungen sind mangelhafter Trainingszustand, ungenügendes Aufwärmen, fehlerhafte Technik und ungeeignetes Gerät.

Unfallträchtige Sportarten sind Mannschaftsspiele, insbesondere Fußball, Kampfsport, Skilauf und der Motorsport. Bei *Kindern* sind die oberen, beim *Erwachsenen* die unteren Extremitäten vermehrt betroffen. Kopf und Rumpf sind seltener Manifestationsort von Verletzungen. Im einzelnen sind Prellungen und Distorsionen am häufigsten, gefolgt von Frakturen und Luxationen sowie Zerreißungen von Bändern, Sehnen und Muskeln. Bei der *Behandlung,* die sich von der allgemeinen Traumatologie im Grundsatz nicht wesentlich unterscheidet, sollte jedoch darauf geachtet werden, daß *fixierende* Verbände mit völliger Ruhigstellung zeitlich auf ein vertretbares *Mindestmaß* begrenzt werden, denn der Sportler verliert überproportional rasch an Muskulatur. Bei mangelhafter Anleitung und fehlerhafter Begleittherapie führt dies zu erheblicher Verlängerung der Rehabilitation bis hin zur Sportunfähigkeit. Nur ein *gezieltes Trainingsprogramm,* das die zu frühe Beanspruchung verletzter Strukturen vermeidet, führt den Sportler unter dem Schutz funktioneller Verbände oder orthopädietechnischer Hilfen wieder an die Leistung heran.

Kapsel-Band-Verletzungen

▶ Kapsel- und Bandverletzungen sind Gelenktraumen, die infolge einer direkten oder indirekten Gewalteinwirkung entstehen. Die Verletzung reicht von Kontusionen wie Prellung, Quetschung und Stauchung bis zur Distorsion mit Zerrung, Überdehnung und Teileinriß. Das Spektrum erstreckt sich von unvollständigen Rupturen mit konsekutiver Instabilität über Kombinationsverletzungen, Kapsel-Band-Rupturen bis hin zur Luxation und zu knöchernen Bandausrissen.

Gemeinsame Symptome sind die eingeschränkte Gelenkfunktion bei Bewegungsschmerz, die Instabilität und der Gelenkerguß. Die **Diagnostik** besteht in der klinischen Untersuchung sowie in Standardröntgenbildern mit zusätzlich gehaltenen Aufnahmen. **Behandlung:** Leichtere Bandverletzungen ohne Instabilität werden mit elastischen Verbänden, Kälte und Salbeneinreibungen therapiert; Läsionen infolge von Teileinrissen mit geringer Instabilität werden im kurzzeitigen Gipsverband ruhiggestellt. Ausgeprägtere *Instabilitäten* bedürfen der operativen Rekonstruktion mit nachfolgender Immobilisierung und anschließender krankengymnastischer Begleit- und Nachbehandlung.

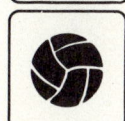

Schultergelenk

Häufig sind hier *Kontusionen* und *Distorsionen* bei Kampfsportarten, bei Mannschaftsspielen und beim Skilauf. **Symptom** ist die hochgradige Schmerzhaftigkeit, der Arm wird in Schonhaltung am Körper getragen. **Diagnose** S. 744ff. Die **Behandlung** besteht in der örtlichen Eisanwendung, kombiniert mit Salben- oder Gel-Einreibungen. Der kurzfristigen Ruhigstellung im Desault- oder Gilchrist-Verband (S. 68f.) folgt frühzeitig die krankengymnastische Übungsbehandlung mit flankierenden physiotherapeutischen Maßnahmen. Die *Gefahr* längerer Ruhigstellung ist die schmerzhafte *Schultersteife.*

Luxation des Schultergelenks (S. 748) sowie akromio- oder sternoklavikulare Luxationen (S. 745) sind besonders bei Hand- und Fußballspielern häufig.

Ellenbogengelenk

Hier entstehen Kontusionen durch direkten Schlag und Distorsionen infolge indirekter Drehmechanismen bei Ballspielen, Kampfsportarten sowie in der Leichtathletik.

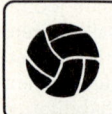

Beim Erwachsenen gelten Risse im ulnaren, seltener im radialen Seitenband, beim Kind und Jugendlichen knöcherne Bandaus- oder -abrisse als *schwere* Gelenkverletzung, die meist durch Sturz auf den gestreckten Arm bedingt ist. *Luxationen* des Ellbogenge- lenks kommen im Rahmen von Kampfsportarten, beim Geräte- turnen und seltener durch Stürze beim Ballspielen vor. **Diagnose** (S. 758): Vor allem nach Luxationen muß auf *Instabilitäten* ge- achtet werden; der Nachweis erfolgt mittels gehaltener Rö-Auf- nahmen (Abb. 57.**1**). **Behandlung** (S. 758f.): Einfache Kapsel- Band-Verletzungen ohne Instabilität werden lokal mit Eis und Salbenverbänden, bei stärkeren Schmerzen durch kurzfristige Ru- higstellung im Gipsverband therapiert. Knöcherne Bandausrisse werden operativ mit Schraube oder Zuggurtung, reine Bandver- letzungen durch Naht fixiert. Im Rahmen der Rehabilitation sind Tape-Verbände nützlich.

Handgelenk

Distorsionen sind häufig und beruhen meist auf Hyperextensions- verletzungen durch Sturz auf die Hand, insbesondere bei Hand- und Volleyballspielern sowie bei Turnern. Die **Diagnose** ist ein- fach, Frakturen der körperfernen Speiche oder des Kahn- oder Mondbeins müssen röntgenologisch ausgeschlossen werden. Die **Behandlung** besteht in kühlenden Verbänden und Salbeneinrei- bungen. Bei starkem Bewegungsschmerz bietet sich eine kurz- fristige Ruhigstellung mit volarer Gipsschale an. Bei Wiederauf- nahme der sportlichen Belastung Tape-Verbände.

Fingergelenke

Distorsionen ereignen sich hier häufig bei Ballspielen infolge eines Fangfehlers („Baseballfinger"). Dabei sind *Kapsel-Band-Risse* die

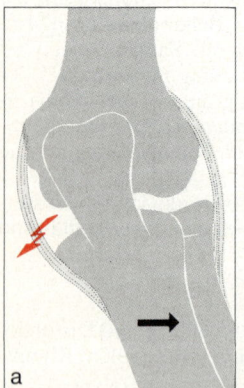

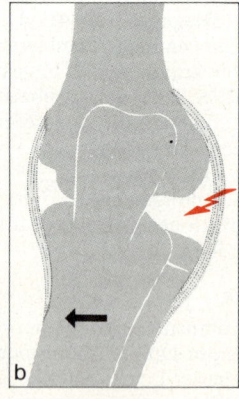

Abb. 57.**1** Prüfung der Band- stabilität am Ellenbogenge- lenk.

Regel. **Diagnostisch** müssen knöcherne Aussprengungen oder Abrisse durch Rö-Aufnahmen ausgeschlossen werden. Die **Behandlung** *leichterer Distorsionen* kann allein durch Eis und Salbenverbände erfolgen. *Schwerere Distorsionen* mit Schmerzen und Schwellung werden durch eine volare Unterarmgipsschiene mit 2-Finger-Steg über 1–2 Wochen ruhiggestellt. Bei Wiederaufnahme des Sports dann Stützverbände (Tape).

Luxationen der Fingergelenke sind sehr schmerzhaft und unschwer zu diagnostizieren. Rö-Aufnahmen sind zum Ausschluß einer knöchernen Verletzung notwendig. Die *Behandlung* besteht in unmittelbarer unblutiger Einrenkung. Bei Repositionshindernissen erfolgt sie operativ. Obligatorisch ist die anschließende Kontrolle der *Gelenkstabilität* sowie die Dokumentation des Repositionsresultates. Dann kurzfristige Ruhigstellung und bei Sportbeginn stützende Verbände.

Skidaumen

Eine Besonderheit ist der *Riß* im ulnaren Seitenband oder der *knöcherne Abriß* desselben an der Basis des Daumengrundglieds („Skidaumen"). Die Verletzung entsteht durch Sturz auf den opponierten Daumen, der den Handgriff des Skistocks umklammert. **Diagnostisch** sind klinische Stabilitätsprüfung und gehaltene Rö-Aufnahmen im Seitenvergleich erforderlich. Die **Behandlung** ist bei nachgewiesener *Instabilität* operativ: bei intraligamentärer Ruptur mittels Bandnaht, bei knöchernem Bandausriß durch Refixation mit Drahtzuggurtung (Abb. 57.**2**). Nachfolgend Ruhigstellung über 3 Wochen im Gipsverband.

Kniegelenk

Etwa ¼ aller Sportverletzungen spielt sich am Kniegelenk ab. *Distorsionen* und *Kontusionen* sind bei Ballspielern, Skiläufern und Kampfsportlern sehr häufig. Durch direkte oder indirekte Gewalteinwirkung sind die komplizierten und vielfältigen anato-

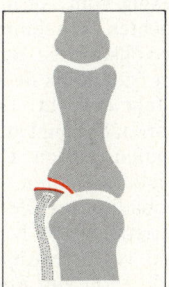

knöcherner
Ausriß (ulnares
Seitenband
am Daumen)

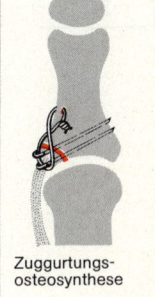

Zuggurtungs-
osteosynthese

Abb. 57.**2**   Sog. Skidaumen mit knöchernem Ausriß; operative Versorgung.

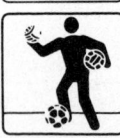

mischen Gelenkstrukturen in unterschiedlichstem Ausmaß betroffen.
Der **Verletzungsmechanismus** ist vielgestaltig. Meist sind es Drehstürze bei festgestelltem Fuß und gebeugtem Knie. Die **Diagnose** stützt sich auf den Unfallhergang. Vorschäden müssen anamnestisch, klinisch und röntgenologisch abgegrenzt werden. *Meniskusverletzungen* entstehen häufiger bei sog. Gelegenheitstraumen auf dem Boden degenerativer Vorschäden, seltener im Rahmen frischer Kapsel-Band-Rupturen (S. 795). Die **Diagnostik** (S. 794ff.) beinhaltet neben Anamnese und klinischer Prüfung der Stabilitätsverhältnisse unter Beachtung von Ergußbildung und „Schmerzpunkten" das Rö-Bild unter Einbeziehung gehaltener Aufnahmen im Seitenvergleich sowie bei nachweisbarem Erguß die *Kniegelenkpunktion.* Ein Hämarthros mit oder ohne Fettaugen erfordert die *Gelenkspiegelung.* Bei stärkerer Schmerzhaftigkeit und unklarem Befund kann die Narkoseuntersuchung hilfreich sein. Die **Behandlung** (S. 797ff.) hat die Wiedergewinnung der Beweglichkeit unter gleichzeitiger Kräftigung der Muskulatur zum Ziel. *Leichtere* Verletzungen werden nach Gipsruhigstellung krankengymnastisch behandelt. Bei Abschluß des Heilverfahrens ist die *Stabilität* zu überprüfen. *Operativ* versorgte Kapsel-Band-Läsionen werden unter stationären Bedingungen einem schrittweise aufbauenden Trainingsprogramm unterzogen. Dieses beginnt mit einem definierten Bewegungsbereich unmittelbar postoperativ, um Verklebungen der Gelenkkapsel oder Narbenkontrakturen zu vermeiden. Nach Gipsabnahme ist der Wiedergewinn an Beweglichkeit dem Zustand der Muskelkräftigung anzupassen. Die bei noch schwacher Muskulatur zu früh erreichte Beugefähigkeit provoziert *sekundäre Lockerungen.* Kombinierte *Kniebandverletzungen* erfordern nach Abnahme des 4–5 Wochen fixierenden Gipsverbandes eine 2- bis 3wöchige stationäre Übungstherapie. Anschließend ambulante krankengymnastische Weiterbehandlung. Der Wiedereintritt der *Sportfähigkeit* ist abhängig vom Ausmaß bzw. der Art der Verletzung und dem erreichten Rehabilitationsgrad. Bei frischen Kniebandverletzungen ist vollständige Belastbarkeit für Wettkampf und Sprungsportarten frühestens nach 6–9 Monaten, nach Bandplastiken erst nach 1 Jahr erreicht. *Vorbereitende Sportarten* wie Schwimmen, Radfahren, Skilanglauf, Jogging usw. können entsprechend früher begonnen werden. Eine individuelle Beratung ist unabdingbar. Bei Wiederaufnahme des Trainings werden Tape-Verbände oder orthopädische Hilfen (Orthese, Brace) eingesetzt. Da die frische Verletzung am Knie oft übersehen oder falsch behandelt wird, sind *veraltete Kapsel-Band*-Verletzungen keine Ausnahme. Die Indikation zur *Bandplastik* muß wegen der nur teilweise guten Ergebnisse hier streng gestellt werden. Folgende 3 Instabilitätsformen gilt es zu unterscheiden: Bei *einfacher* Instabilität ist *ein* Band betroffen, so z. B. bei der isolierten Innenbandverletzung oder der

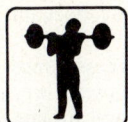

Ruptur des vorderen Kreuzbandes. Bei *Komplexinstabilität* (Abb. 57.**3**) können folgende Läsionen vorliegen:

- anteromedial: mediales Seiten- und vorderes Kreuzband,
- anterolateral: laterales Seiten- und vorderes Kreuzband,
- posteromedial: mediales Seiten- und hinteres Kreuzband und
- posterolateral: laterales Seitenband und hinteres Kreuzband.

Zusätzlich bestehen hierbei Verletzungen der hinteren Kapselanteile (Semimembranosuseck, Popliteuseck). Bei *kombinierten Instabilitäten* sind beide Kreuzbänder und ein Seitenband betroffen. *Chronische Instabilitäten,* die ein bestimmtes Ausmaß übersteigen und muskulär nicht kompensiert werden können, werden bandplastisch versorgt. Laterale Instabilitäten sind ungünstiger als mediale.

Ersatzplastiken werden mit autologen oder neuerdings mit alloplastischen Materialien durchgeführt. Das vordere Kreuzband kann mit einem Span der Patellarsehne („Brückner-Jones-Plastik", Abb. 57.**4**), der gestielten Grazilissehne („Lindemann") oder mit anderem ortsständigen Gewebe ersetzt werden. Der Vorteil alloplastischen Materials (Textilimplantate, Kohlenstoffbänder) liegt

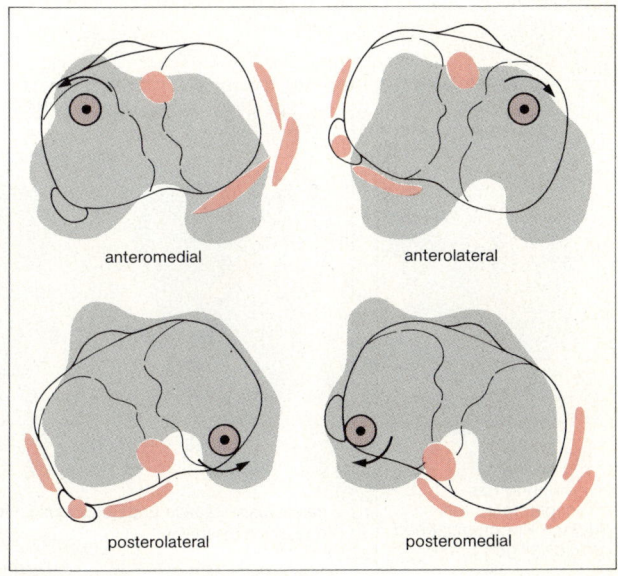

anteromedial   anterolateral

posterolateral   posteromedial

Abb. 57.**3** Rotationsinstabilitäten am Kniegelenk (instabile Strukturen: rot, Drehpunkt: dunkelrot).

in seiner größeren Primärstabilität; auf lange Sicht muß jedoch mit sekundärer Auslockerung gerechnet werden.

Bei fortbestehenden Bandlockerungen oder nicht verbesserungsfähigen Instabilitäten können *Orthesen* (Brace) eingesetzt werden. Für die vordere Instabilität ist das Lenox-Hill-Brace, für laterale Lockerungen das Iowa-Brace geeignet. *Sportfähigkeit* in eingeschränktem Umfang ist außer für Mannschafts- oder Kampfsportarten nach der Ersatzplastik wieder gegeben.

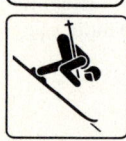

Sprunggelenk

Kapsel-Band-Verletzungen des Sprunggelenks gehören zu den häufigsten Sportverletzungen überhaupt. Sie machen in sporttraumatologischen Ambulanzen bis zu 20 % der Patienten aus und treten verbreitet bei Volley- und Basketballspielern, anderen Mannschaftsspielen sowie im Racket- und Skisport auf. In der überwiegenden Mehrzahl der Fälle ist der *Außenband*apparat involviert.

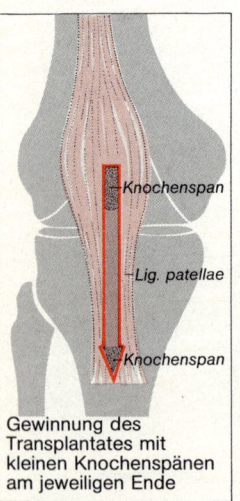

Ursache der Außenbandruptur ist ein *Umknicktrauma* im Sinne der Supination und Eversion, wodurch es zur Dehnung, Überdehnung, Zerrung, Teilruptur oder zum kompletten Riß kommen kann. Die Schweregrade reichen im fließenden Übergang von der leichten *Distorsion* bis zur vollständigen *Instabilität*. Die Bandanteile können entweder im Faserverlauf direkt am Bandursprung

Gewinnung des Transplantates mit kleinen Knochenspänen am jeweiligen Ende

Knochenspan

Lig. patellae

Knochenspan

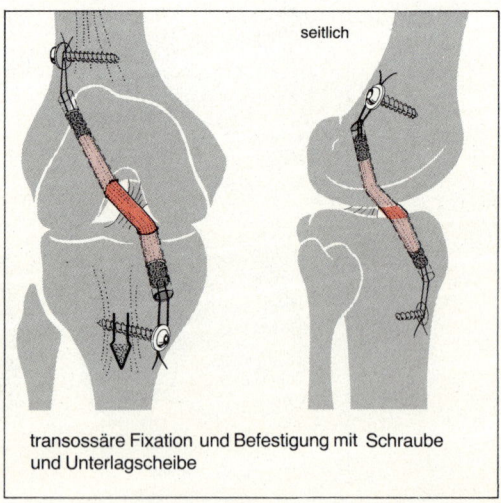

seitlich

transossäre Fixation und Befestigung mit Schraube und Unterlagscheibe

Abb. 57.**4**   Freie Brückner-Plastik mit Sehnenspan vom mittleren Drittel der Patellarsehne.

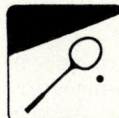

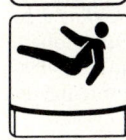

oder am Bandansatz rupturiert oder mit knöchernem Fragment ausgerissen sein.

Der **Diagnostik** dient neben der Unfallanamnese und der Stabilitätsprüfung im Seitenvergleich das Rö-Bild des Sprunggelenks mit gehaltenen Aufnahmen (a.-p. und seitlich). Sie objektivieren das Ausmaß der Instabilität. Eine im seitlichen Strahlengang ausgeprägte vordere *Schublade* und eine a.-p. *Aufklappbarkeit* von mehr als 10° erfordern die operative Versorgung (Abb. 57.**5**).

Behandlung: Bei leichten Distorsionen ohne wesentliche Instabilität besteht sie im elastischen Bindenverband. Bei schwereren Verletzungen ist die Ruhigstellung im Unterschenkelgips notwendig. Die *operative* Behandlung besteht nach Abschwellung in der *Nahtvereinigung* der Bandstümpfe mit anschließender Gipsruhigstellung über 4 Wochen. Während der stationären Behandlung wird in den Gips ein Bewegungsfenster geschnitten, damit Dorsalextension und Plantarflexion beübt werden können. Nach Gipsabnahme Einlagen und Unterschenkelgummistrumpf oder ein Tape-Verband, kombiniert mit leichter Schuhaußenranderhöhung. Bei *chronischen Instabilitäten* des Außenbandapparats ist die *Bandplastik* nach einem der möglichen Verfahren angezeigt. Neben der Verwendung der halbierten und distal gestielten Peronaeus-brevis- oder -longus-Sehne (Abb. 57.**6**) sind Plastiken mittels Plantaris-longus-Sehne, Fascia-lata- oder Kutisstreifen oder Periostlappen möglich. Die Nachbehandlung erfolgt wie bei der frischen Ruptur. Weder bei der frischen, genähten Verletzung noch bei der mit Bandplastik versorgten sollte die Wiederaufnahme des Sports nach dem Aufbautraining, unter anfänglichem Schutz der genähten oder ersetzten Strukturen mit Stützverbänden, vor Ablauf von 3 Monaten erfolgen.

Sehnenverletzungen

▶ Die Sehnen gehören zu den kraftübertragenden Systemen, die die Muskelarbeit auf das Erfolgsorgan weiterleiten. Die Disposition für Sehnenverletzun-

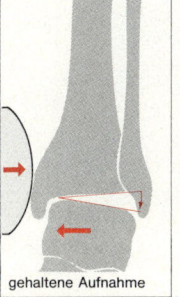
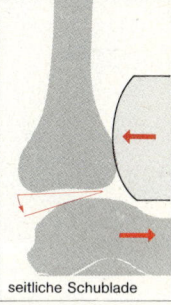

Abb. 57.**5** Gehaltene Aufnahmen des oberen Sprunggelenks zum Nachweis der Außenbandinstabiliät.

gehaltene Aufnahme   seitliche Schublade

gen liegt einmal in der Sekundärschädigung durch chronische Überlastung und zum anderen in der altersbedingten Durchblutungsminderung.

Nach Überschreitung der Zerreißgrenze durch mechanische Beanspruchung reißt die Sehne an *typischer Stelle*. Die maximale Muskelanspannung, abruptes Abstoppen einer aktiven Bewegung, die passive Muskelüberdehnung bei Anspannung der Antagonisten oder ein direktes Trauma bei gespannter Sehne sind hierfür das auslösende Moment. Die Ruptur kann *komplett* oder *inkomplett* sein. Sie kann im Sehnenverlauf selbst liegen. Sie kann aber auch die Einstrahlung am Knochen oder an der Muskulatur betreffen und diese aus- oder abreißen. Immer ist anamnestisch die Frage des *degenerativen Vorschadens* abzuklären. Ein kompletter Riß führt stets zum Funktionsausfall oder zur Beeinträchtigung der angrenzenden Gelenke.

Die **Diagnostik** besteht neben der Anamnese in der klinisch-*funktionellen Untersuchung*. Trotz der meist charakteristischen Symptomatik werden Sehnenverletzungen nicht selten übersehen, was eine *Funktionseinbuße* bedingt; verzögerte Versorgungen machen meist plastische Ersatzoperationen erforderlich und haben deshalb schlechtere Funktionsergebnisse.

Fingersehnen

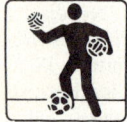

Bei Ballspielern sind Fingersehnenverletzungen am häufigsten. Die hierbei am meisten verbreitete Ruptur der *Strecksehne* oder -aponeurose hinterläßt eine eingeschränkte oder aufgehobene Streckfunktion und die sog. *Knopflochdeformität* (S. 696, Abb. 54.**9**). **Behandlung** (S. 694 ff.): Da die Sehnenverletzung des

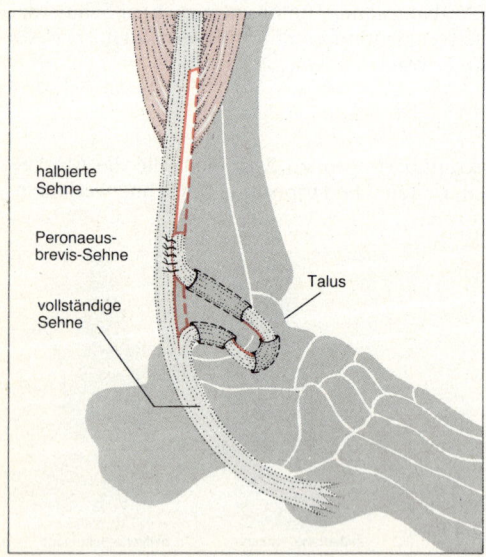

halbierte Sehne

Peronaeus-brevis-Sehne

vollständige Sehne

Talus

Abb. 57.**6** Modifizierte Watson-Jones-Plastik mit distal gestielter halbierter Peronaeus-brevis-Sehne.

M. extensor pollicis longus im allgemeinen auf degenerativen Veränderungen basiert, betrifft sie meist ältere Sportler. Weil hier die End-zu-End-Naht nicht hält, ist die sog. *Indicis-proprius-Plastik* angezeigt. Anschließend ist Gipsruhigstellung über 5–6 Wochen erforderlich mit nachfolgender funktioneller Therapie. Bei Wiederaufnahme des Sports können Tape-Verbände von Nutzen sein. Die *konservative Behandlung* besteht im Gips bei Überstreckstellung für 5–6 Wochen.

Risse der langen Bizepssehne, distale Bizepssehnenrisse

Sie gehören zu den selteneren Sportverletzungen und werden nur gelegentlich bei Turnern oder Werfern beobachtet. **Diagnostisch** charakteristisch ist hierbei die eingeschränkte Funktion bei schlaffem Muskelbauch. **Behandlung:** Während vielerorts die lange Bizepssehne nicht operativ versorgt wird, sind distale Rupturen stets mit Durchzugsnaht an der Tuberositas radii operativ zu fixieren (Abb. 57.**7**). Nachuntersuchungen haben die *Durchflechtung* der rupturierten *langen Bizepssehne* am Caput brevis der konservativen Behandlung gegenüber als überlegen erwiesen. Die beiden Rißformen werden über 3–4 Wochen in Gips ruhiggestellt, anschließend krankengymnastische Übungstherapie. Die Steigerung der sportlichen Belastung der genähten Strukturen sollte schrittweise erfolgen.

Risse der Rotatorenmanschette

Sie gehören beim Sportler eher zu den seltenen *Schultergürtelverletzungen*. Beobachtet werden sie beim alpinen Skilauf, im Motorsport, beim Eishockey aber auch bei anderen Kampfsportarten sowie bei bestimmten Ballspielen im Rahmen der sog. Schulterkontusionen. **Symptome** sind die Kraftminderung bei Abduktion,

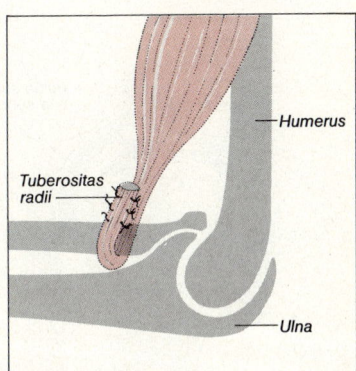

Abb. 57.**7** Transossäre Refixation bei distaler Bizepssehnenruptur.

Unfähigkeit, den elevierten Arm zu halten und der typische „schmerzhafte Bogen". Sie sind charakteristisch und erfordern die weitergehende Abklärung mit *Arthrographie* des Schultergelenks. Der Kontrastmittelaustritt in die Bursa subacromialis oder die Bursa subdeltoidea sind dabei beweisend (Abb. 57.**8**). Gleiche Informationen vermittelt die *Sonographie*. Als nichtinvasives Verfahren ist die Sonographie besonders hilfreich (S. 24). Der positive Nachweis einer frischen Rotatorenmanschettenruptur ist als *Indikation zur Operation* anzusehen. Die **Behandlung** besteht bei der frischen Ruptur in der End-zu-End-Naht mit 3- bis 4wöchiger Ruhigstellung im Thoraxabduktionsgips, der sich die intensive krankengymnastische Betreuung anschließt. Die *Sportfähigkeit* ist frühestens *nach 3 Monaten* wiederhergestellt. *Verschleppte Rupturen* müssen plastisch gedeckt werden, wobei neben dem M. supraspinatus lyophilisierte Dura zur Anwendung kommen kann. Immobilisierung und krankengymnastische Nachbehandlung verlängern die Sportpause.

Sehnenrisse des Kniestreckapparates

Sie können beim Sportler eine *direkte* oder *indirekte* **Ursache** haben, wobei bei letzterer die *Degeneration* eine disponierende Rolle spielt. Dies vor allem infolge Minderdurchblutung beim älteren Sportler. **Diagnostisch** stehen die typische Dellenbildung, das Hämatom, das Unvermögen, das Knie vollständig zu strecken, und beim Riß der Patellarsehne der Hochstand der Kniescheibe im Vordergrund. **Behandlung:** Sowohl die subkutane Ruptur der Quadrizepssehne als auch die der Patellarsehne stellen eine *absolute Indikation* zur Operation dar. Die frische Ruptur wird End-zu-End genäht, an der Quadrizepssehne geschieht dies evtl. zusätzlich mit der Umkippplastik, an der Patellarsehne unter temporärer Nahtsicherung mittels Drahtschlaufe (Abb. 57.**9**). Immobilisierung in Kniegelenkstreckstellung über 5–6 Wochen, danach stationäre krankengymnastische Nachbehandlung. Die *Sportfähigkeit* ist nach etwa 3–4 Monaten wieder erreicht.

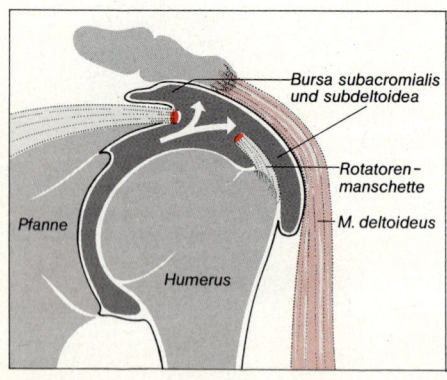

Abb. 57.**8**   Arthrographie des Schultergelenks mit Kontrastmittelaustritt (schwarz) in die Bursa subacromialis und subdeltoidea bei Rotatorenmanschettenruptur.

Ruptur der Achillessehne

Sie ist nicht nur eine allgemein an Häufigkeit zunehmende, sondern beim Sport auch die häufigste Sehnenverletzung. Grund hierfür sind die gesteigerten Anforderungen im Leistungssport, aber auch die Aktivitätszunahmen im Breitensport mit mangelhaften Trainingsvoraussetzungen, fehlendem Aufwärmen und unzureichender Technik. Individuelle Disposition einerseits – ab 20. Lebensjahr beginnt das Sehnengewebe zu *degenerieren* – und spezielle Fehl- und Überlastungen treffen hier bei der Entstehung meist als Faktoren zusammen. Schneller Antritt, Auf- oder Absprung, Sturz bei fixiertem Fuß, seltener beim direkten Trauma oder beim Wegrutschen des Fußes, bei Fußball und Skilauf, auch beim Hallensport auf federnden Böden sind die typischen Konditionen. Der *komplette Durchriß* ist die Regel, Teilrupturen sind die Ausnahme, ebenso Risse außerhalb des freien Sehnenanteils. Männer sind 8mal häufiger betroffen als Frauen. Die **Diagnostik** basiert auf der Palpation des Sehnenverlaufs, dem Nachweis der Delle, der Einschränkung oder dem Unvermögen des Zehenspitzenstandes, der lokalen Druckschmerzhaftigkeit und der Hämatombildung. Nicht selten werden Achillessehnenrisse übersehen. **Behandlung:** Die Sehne muß entweder sofort oder zwischen dem 2. und 7. posttraumatischen Tag *genäht* werden. Die Technik reicht von der einfachen Naht über verschiedene *Plastiken* bis hin zur *Fibrinklebung*. Gebräuchlich ist die End-zu-End-Durchflechtung mit zusätzlicher Umkippplastik unter Verwendung eines ge-

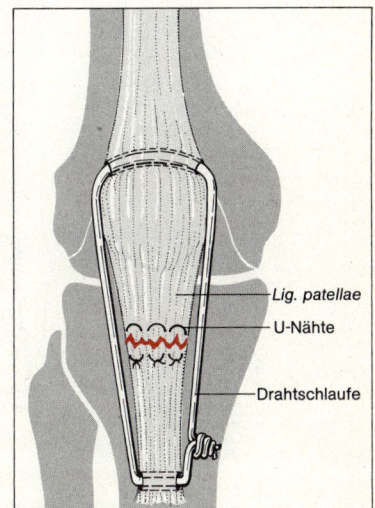

Lig. patellae

U-Nähte

Drahtschlaufe

Abb. 57.**9** Operative Versorgung der Patellarsehnenruptur mit U-Nähten und transossärer Drahtschlaufe.

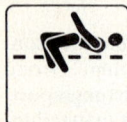

stielten Streifens aus dem Sehnenspiegel des M. soleus (Abb. 57.**10**). Anschließend über 3–4 Wochen Oberschenkelgips in leichter Kniebeugung und Spitzfußstellung. Dann 2 Wochen Unterschenkelgehgips in Neutralstellung, danach vorübergehende Absatzerhöhung. Sportlich belastbar ist die Naht frühestens nach 3 Monaten. Bei Trainingsbeginn sind Tape-Verbände und Absatzerhöhung unverzichtbar.

Primär *übersehene, verschleppte* Rupturen müssen plastisch versorgt, längerfristig ruhiggestellt und dürfen sportlich erst verzögert belastet werden. Bewegungsbehinderung im oberen Sprunggelenk mit eingeschränkter Sportfähigkeit sind der Tribut für die anfängliche Fehldiagnose.

Muskelverletzungen

▶ Ungenügendes oder falsches Training sowie mangelhafte Technik disponieren häufig zur Zerreißung der beanspruchten Muskulatur. Zu unterscheiden sind *direkte* und *indirekte* Verletzungsmechanismen.

Letztere sind häufiger und beruhen auf einer unkoordinierten Muskelanspannung bei ungenügendem Aufwärmen oder auf Übermüdung. Direkte Traumen erfolgen bei maximal angespannter Muskulatur. Der Muskel kann überdehnt werden, er kann partiell oder total zerreißen. Fließende Übergänge sind möglich.

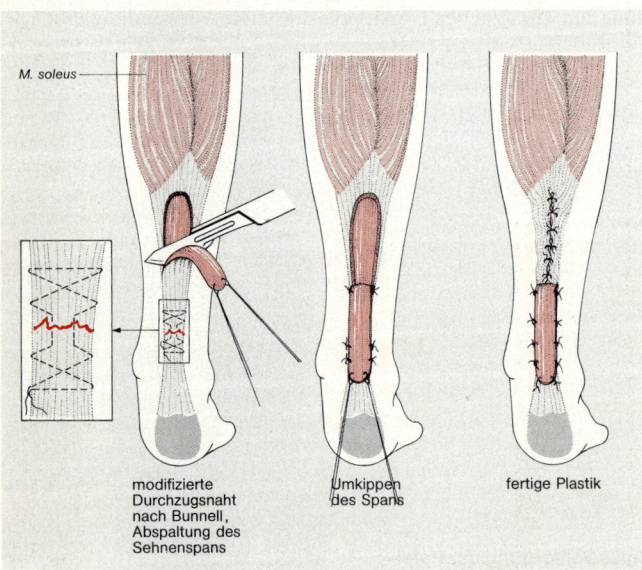

M. soleus

modifizierte
Durchzugsnaht
nach Bunnell,
Abspaltung des
Sehnenspans

Umkippen
des Spans

fertige Plastik

Abb. 57.**10**   Durchflechtungsnaht mit Umkippplastik bei Achillessehnenruptur.

Dehnung und Zerrung

Bei der *Muskeldehnung* ist die Grenze von Festigkeit und Elastizität erreicht. *Muskelzerrungen* gehören zu den häufigsten Sportverletzungen überhaupt. Definitionsgemäß finden dabei partielle Einrisse von Faserbündeln statt, so daß nur gelegentlich eine tastbare Delle verbunden mit einem Hämatom vorliegt. Da die Verletzung meist in der Tiefe des Muskelbauchs liegt, ist das Erkennen oft schwer. Charakteristische **Symptome** sind der Spontan- und Anspannungsschmerz, Schonhaltung und Functio laesa. **Behandlung:** Bei der Dehnung und Zerrung wird sofort gekühlt (Eismassage) und ein Kompressionsverband oder ein kurzfristiger Gipsverband angelegt. Nach ausreichender Sportpause wird mit aktiver Bewegungstherapie, insbesondere Dehnübungen, begonnen, um den Muskel vor der Atrophie zu bewahren. Der Befund ist spontan reversibel und hinterläßt keine Narben. Zur Rezidivverhütung sollten beim Wettkampftraining anfangs Tape-Verbände getragen werden.

Partielle oder komplette Muskelrisse

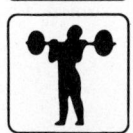

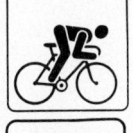

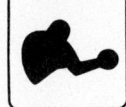

Sie sind leicht zu **diagnostizieren,** da bei ihnen das Hämatom und die Lücke im Muskelverlauf ausgeprägt sind. Außerdem ist das Schmerzausmaß erheblich.

Häufigste **Lokalisation** des Muskelrisses ist die *Oberschenkelmuskulatur* im Bereich der Flexoren und der Strecker. Betroffen sind vor allem Fußballspieler und Leichtathleten sowie Weitspringer und Sprinter. Der M. quadriceps femoris ist häufig bei Fußballern, Skiläufern, Leichtathleten, Eishockeyspielern und Gewichthebern der Sitz von Muskelrissen. Risse im Bereich der Wadenmuskulatur können bei zahlreichen Sportarten vorkommen, vor allem jedoch bei Wintersportlern, bei Ballsportlern, aber auch bei Turnern, Radfahrern und Boxern. Prädilektionsstellen sind der mediale und seltener der laterale Gastroknemiusbauch und die Einstrahlung des Trizepssehnenspiegels in die Soleusmuskulatur. Neben einer meist massiven Schwellung und Hämatomverfärbung stehen hier die außerordentliche Schmerzhaftigkeit und Funktionsbehinderung im Vordergrund.

Weitere *seltenere Muskelverletzungen* in der *unteren Körperhälfte* spielen sich im Bereich der Mm. glutaei, des M. iliopsoas sowie der Rückenstrecker ab.

Muskelrisse an der *oberen Extremität* betreffen vor allem die Oberarmmuskulatur, sind jedoch insgesamt eher selten. Betroffen sind Gewichtheber, Ruderer, Turner, Volley- und Handballspieler, aber auch Kugelstoßer, Diskus- und Speerwerfer können verletzt sein. Bis auf seltene totale Risse handelt es sich in aller Regel um Teilrupturen.

Symptome und **Behandlung:** Sicher nachgewiesene ausgedehntere Muskelrisse mit Hämatom und Dellenbildung, erhöhter Schmerzhaftigkeit, Funktionseinschränkung oder -aufhebung können

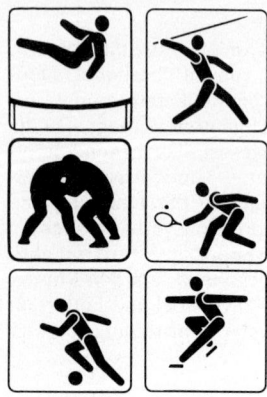

als Indikation zur primären Naht angesehen werden. Die Versorgung erfolgt mit resorbierbaren U-Nähten, danach wird über 4–6 Wochen im Gipsverband ruhiggestellt. Anschließend frühzeitige funktionelle Übungsbehandlung, wobei Muskel und Narbe schrittweise zu dehnen sind. Zusätzlich kommen Stützverbände und physikotherapeutische Maßnahmen zur Anwendung. Der Beginn des Wettkampftrainings erfolgt unter Schutz von Tape-Verbänden, aber erst bei ausreichender Muskeldehnung und Schmerzfreiheit. Die Adduktorenrisse werden meist konservativ behandelt. **Komplikationen:** Bei zu kurzer Ruhigstellung – vor allem bei Oberschenkelmuskelrissen – ist das Rezidiv keine Ausnahme. Eine gefürchtete Spätkomplikation ist die Myositis ossificans, vor allem bei Rezidiveinrissen.

Weitere Verletzungen des Bewegungsapparates

Abrißfrakturen

Entstehungsmechanismen für sportbedingte knöcherne Ab- und Ausrisse der Sehne sind Start und Absprung beim Sprinter sowie beim Weit- und Hochspringer. Insgesamt sind solche Verletzungen jedoch beim Sport eher selten. Abrißfrakturen finden sich am Becken, z.B. an der Spina, am Trochanter sowie am Tuber ossis ischii (Abb. 57.**11**). Sie kommen vor bei Skiläufern, Sprintern, Springern, Fußballspielern und Kraftsportlern. An der unteren Extremität können Ausrisse an der Tuberositas tibiae, am Wadenbeinköpfchen, am Tuber calcanei oder der Basis des Metatarsale V vorkommen. **Diagnostik:** Klinisch stehen der

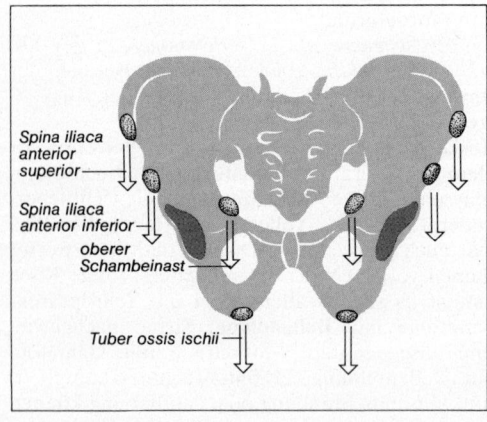

Spina iliaca
anterior
superior

Spina iliaca
anterior inferior

oberer
Schambeinast

Tuber ossis ischii

Abb. 57.**11** Knöcherne Abrisse von Sehnenansätzen am Becken.

Bluterguß und die eingeschränkte Funktion im Vordergrund. Das Rö-Bild sichert die Diagnose. Die **Behandlung** erfolgt konservativ mit Bettruhe und Sportpause, evtl. unter Ruhigstellung. *Operativ* behandelt werden müssen Abrißfrakturen am Knie, um die Stabilität hier zu erhalten, sowie Entenschnabelbrüche am Fersenbein, die andernfalls dislozieren.

Knorpelverletzungen

Sie entstehen bei Kontusionen und Schermechanismen. Zu unterscheiden sind die rein chondralen von den *osteochondralen Frakturen* (flake fracture). Die Läsion mit Knochenbeteiligung ist leichter zu diagnostizieren, besser zu refixieren und weist deshalb auch günstigere Behandlungsergebnisse auf. Die alleinige Knorpelabsprengung ist schwerer zu diagnostizieren und hinterläßt bei Nichtbehandlung oft schwere *Gelenkschäden*. **Diagnostik:** Die osteochondrale Fraktur zeigt eine eingeschränkte Gelenkfunktion, einen blutigen Gelenkerguß und ein typisches Rö-Bild. Die reine Knorpelverletzung ist immer eine Verdachtsdiagnose. Fettaugen und Blut im *Gelenkpunktat* sind Hinweise. Erhärtet wird der Befund mit Arthroskopie oder Arthrotomie. Betroffen sind vor allem das *Knie-* und das *Sprunggelenk;* bei ersterem vorwiegend die Femurrollen und die Patella, am Sprunggelenk die laterale Taluskante. Die **Behandlung** erfolgt *operativ* mit Refixierung. Hierfür stehen *3 Verfahren* zur Verfügung: einmal die Fibrineinklebung, dann die Anheftung mit metallischen Implantaten wie kleinen Schräubchen oder tangential eingebrachten Kirschner-Drähten und schließlich die Wiederanheftung mit autologen Kortikalisstiftchen bzw. Pins aus resorbierbarem Material (Abb. 57.**12**). Kleinere, in sich zertrümmerte Knorpelfragmente werden entfernt, der

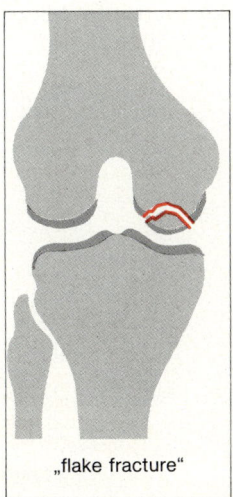
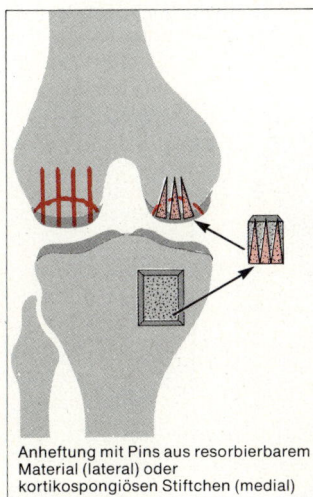
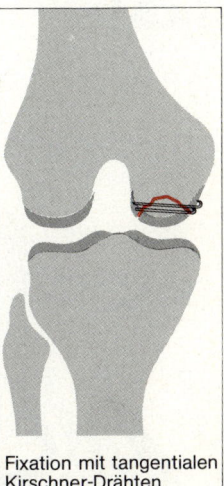

„flake fracture"

Anheftung mit Pins aus resorbierbarem Material (lateral) oder kortikospongiösen Stiftchen (medial)

Fixation mit tangentialen Kirschner-Drähten

Abb. 57.**12** Osteochondrale Frakturen am Kniegelenk und operative Versorgungsmöglichkeiten.

Rand des Kraters abgeglättet. Postoperativ ist zur Vermeidung einer Ernährungsstörung des Knorpels infolge längerfristiger Entlastung die frühzeitige funktionelle Übungstherapie angezeigt. Die **Prognose** ist nicht immer gut, insbesondere
bei rein chondralen Fragmenten der Hauptbelastungszone oder bei verzögerter
Versorgung.

Insertionstendopathien (Kalkaneodynie, Tennisarm) S. 298f.

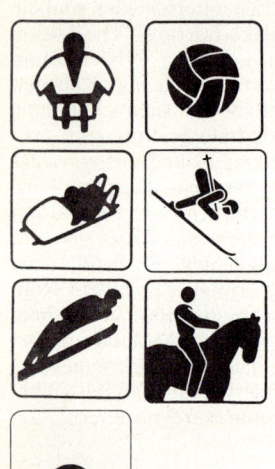

Die typischen knöchernen Sportverletzungen

Hauptlokalisation der Frakturen beim Sport sind
an der oberen Extremität das Schlüsselbein, der
Ellenhaken sowie die körperferne Speiche und
beim Kind der Ellenbogen. **Diagnostik** und **Behandlung** S. 744, 759f., 764 (Abb. 55.**50**).
Frakturen des Handskeletts haben vor allem Ballspieler. So ist z.B. bei Torleuten die Navikulare-
fraktur nicht selten. Basket-, Volley- und Handballspieler sind vornehmlich durch Frakturen der
Phalangen und Mittelhandknochen gefährdet (S.
702ff.). Knöcherne Sportverletzungen betreffen
beim Skiläufer meist Unterschenkel und Sprunggelenk. Dabei sind die Torsionsfraktur und der
Schuhrandbruch die häufigsten Befunde (Abb.
57.**13**). Dagegen kommt die Patellafraktur beim
Motorsportler, Skiläufer und Reiter weniger oft
vor. Brüche im Bereich des Fußskeletts sind bis
auf die nicht seltenen Basisfrakturen des Mittel-

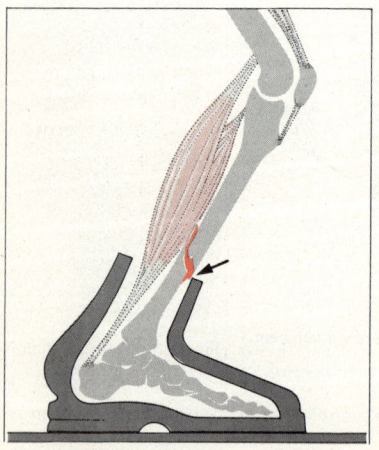

Abb. 57.**13**   Sog. Skischuhrandbruch.

fußknochen V meist die Folge von direkten Traumen. **Diagnostik** und **Therapie** der Extremitätenfrakturen S. 749 ff., 783 ff.

Kopf-, Hals-, Körperhöhlen- und Weichteilverletzungen

Gesichts- und Hirnschädeltrauma

Prellungen des Kopfes kommen bei nahezu allen Mannschaftsspielen vor, aber auch bei allen sturzgefährdeten Kampfsportarten wie Boxen, Ringen, Springen, Reiten, Radfahren, Cresca-Rodeln und Skilaufen. Die **diagnostische** Ad-hoc-Entscheidung, ob und welche *Hirnbeteiligung* im einzelnen vorliegt, ist oft nicht einfach.

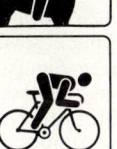

Sie muß sich auf die klassischen Symptome und klinischen Befunde wie Amnesie, Bewußtseinsstörungen, Schwindel, Kopfschmerz, Erbrechen und die neurologischen Ausfälle stützen (S. 742 f.). Davon hängt die *Entscheidung* ab, ob die sportliche Tätigkeit fortgesetzt werden kann oder welche Therapie erforderlich ist (S. 743).

Perforierende Gesichts- und Hirnschädeltraumen kommen vornehmlich beim Fechten, Boxen, Eishockey, Fußball, Reiten, Abfahrtsrennen vor. Bei den gleichen Sportarten können *Gesichtsschädelbrüche* und *Augenverletzungen* entstehen. Dies sind Oberkiefer-, Jochbein- und Unterkieferbrüche, Nasenblutungen und Nasenbeinbrüche sowie Verletzungen des äußeren, des Mittel- und des Innenohres; ferner Blubusverletzungen wie Hornhautläsionen, Blutungen in die vordere Augenkammer und Netzhautablösungen. Im Mundbereich kann es zu Zahnschäden (traumatischen Zahnextraktionen) und Schleimhautablösungen kommen.

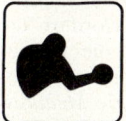

Diagnose und **Behandlung:** Bei leicht erkennbaren Verletzungen ist die diagnostische und indikatorische Entscheidung, ob Sportunterbrechung oder unverzügliche Therapieeinleitung ad hoc möglich. Oft sind aber zur Klärung weiterführende, interdisziplinäre Untersuchungen durch den Neurochirurgen, den Ophthalmologen, den Kieferchirurgen erforderlich. Dies, zumal sich hinter den Wunden nicht selten tiefergreifende Binnenverletzungen verbergen können (z. B. der tiefe Stich beim Fechten). Danach richtet sich auch die Entscheidung über den Wiederaufnahmezeitpunkt der sportlichen Betätigung. *Gesichtswundversorgung* S. 376.

Halsverletzungen

Stumpfe Verletzungen betreffen Halswirbelsäule (S. 768) oder Kehlkopf. Letzterer kann verletzt werden beim Kopffallgriff des Ringers oder beim Schlag durch Arm, Schläger, Puck oder Ball beim Mannschaftssport. Die Gefahr ist die fortschreitende Schleimhautunterblutung mit *Trachealstenosierung;* das Symptom Heiserkeit erfordert in jedem Fall die fachärztliche Abklärung und Behandlung.

Die *perforierende Halsverletzung* kommt beim Speedway oder beim Eishockey vor, z. B. wenn der scharfe Schlittschuh die Haut spaltet. Nach präliminarer Blutstillung ist die sofortige Krankenhausbehandlung angezeigt.

Thoraxverletzungen

Sie kommen bei allen Sportarten vor, vornehmlich bei solchen mit plötzlicher, heftiger Akzeleration oder Dezeleration. Betroffen sind weniger Leichtathleten als vielmehr Mannschaftssportler (Eishockey, Fußball, Handball), Rennfahrer, Reiter und Cresca-Rodler. *Perforierende* Verletzungen sind am Thorax seltener als *stumpfe* Traumen (S. 410ff.). Beide Kategorien können jedoch

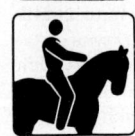

in gleicher Weise Viszeralverletzungen zur Folge haben. Während das *perforierende Trauma* den sofortigen Abbruch der sportlichen Betätigung erfordert, ist diese Entscheidung beim *stumpfen Trauma* schwerer und vom Symptombefund abhängig zu machen. Kardiopulmonale Akutreaktionen, Dyspnoe und Apnoe sowie der Klopfschall- und Atemgeräuschbefund erleichtern die Ad-

hoc-Entscheidung. Der *Rippenbiegungsschmerz* einerseits und der begrenzte *Rippendruckschmerz* andererseits, u. U. mit tastbarem Infiltrat, informieren, ob ein Rippenbruch oder eine Kontusion vorliegt. An die vom Bruch ausgehenden Gefahren der Lungen- und Gefäßverletzung durch *Einspießung der Bruchenden* ist immer zu denken.

Die Heildauer beträgt bei Rippenbruch und Prellung etwa 3–6 Wochen. Die am Unfallort erforderliche **Notfalltherapie** beschränkt sich beim Rippenbruch auf den zirkulären oder semizirkulären Elastoplastverband. *Apnoe* und *Dyspnoe* erfordern die Intubation, der drohende *Spannungspneumothorax* die Pleuradrainage mit dem Punktionsset (S. 186), offener Thorax mit Pen-

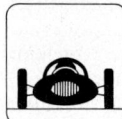

delatmung die Abdichtung und das rasch zunehmende *Mediastinalemphysem* die Drainage (S. 185). Alle anderen Befunde werden erst zeitversetzt lebensgefährlich. Ihrer Behandlung kann deshalb noch eine eingehende, klinisch-röntgenologische Diagnostik vorausgehen (S. 410ff.). BWS-Frakturen S. 770.

Bauchverletzungen

Stumpfe Bauchkontusionen können bei allen Kontaktsportarten, also beim Mannschaftssport ebenso wie beim Kampfsport, vorkommen. Ein Huftritt, ein hart getretener oder geworfener Ball genügen, wenn sie auf entspannte Bauchdecken treffen, um eine viszerale Läsion hervorzurufen. Das gleiche gilt für den Sturz auf Kanten und Stöcke beim Skiläufer und -springer sowie beim Rad-

fahrer. Am häufigsten betroffen sind von solchen sportbedingten Unfallmechanismen die *Milz* und die *Leber*, seltener Darm und Magen sowie die Nieren, letztere eigentlich nur beim Schwergewichtsboxer. Das **diagnostische** Problem ist die Ad-hoc-Abgrenzung gegen die einfache Bauchwandprellung. Sie ist nur anhand des Verhältnisses von Unfallmechanismus, Schwere der Gewalteinwirkung und Ausmaß des Befundes zu treffen (S. 676f.). **Be-**

handlung: Im Zweifelsfall ist der Sport abzubrechen und die *klinische Abklärung* zu veranlassen. Nicht selten kommt es beim Kontaktsport infolge des Schlages auf den Bauch zum *reflektorischen*

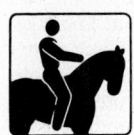

Zwerchfellkrampf. Dem Betroffenen „bleibt die Luft weg". Er kauert in maximaler Beugestellung. Lösen kann man den Krampf, indem man den Verletzten in maximale Knie-Ellenbogen-Lage (Brücke) hebt.
Perforierende Bauchverletzungen und *Pfählungsverletzungen der Anogenitalregion* sind im Rahmen des allgemeinen Sports extrem selten. Eine Pfählungsverletzung wird bisweilen als Skiverletzung bei unglücklichem Fall auf den Stock oder die gebrochenen Bretter gesehen. **Diagnostik** und **Behandlung** S. 679 f.

Weichteilverletzungen

Am häufigsten sind beim Sport die *Kontusionen* der Weichteile. Sie können alle zwischen Haut und Knochen befindlichen Gewebeschichten quetschen und zerreißen (Muskel- und Sehnenverletzung S. 294, 298, 694 f.). Die Mehrzahl dieser sportbedingten Kontusionen beschränkt sich allerdings auf die Prellung von Haut und Unterhaut. Dort sind nicht selten Nerven und Gefäße mitbetroffen. *Hämatome* und infolge Arterienzerreißung *devitalisierte Bezirke* machen ebenso wie *gequetschte Nerven* oft heftigste, anhaltende Schmerzen. Nervenverletzungen machen darüber hinaus auch motorische und sensible Ausfälle, besonders Parästhesien und Hyperästhesien. Der Schmerz erschwert die Entscheidung, ob tiefergelegene Strukturen in Knochen und Gelenken mitbetroffen sind, zumal er ja auch die Funktionsprüfung behindert. **Symptome** der Weichteilkontusion sind die Begrenzung der druckschmerzhaften Bezirke, die Schwellung und die Verfärbung. Letztere fehlt bei der *Knochenkontusion,* wie sie an den exponierten Knochen, am Schienbein, am Oberarm und am Radius, häufig gesehen wird. Hier sind nur der zirkumskripte Druckschmerz in seiner Heftigkeit und auch eine Schwellung als Hinweis zur **DD** zu werten. Eine *Fraktur* kann allerdings sicher nur mit dem Rö-Bild ausgeschlossen werden. Die **Behandlung** besteht zunächst im *Kühlspray* und *Lockerungsgriffen,* bei schwereren Befunden in der *Hochlagerung* und Kälteanwendung in Form eines Kühlaggregats (Cryogel oder Cold-Pack), dann darüber Kompressionsverband mit elastischer Binde. Die Kühlwirkung beträgt etwa 40 Minuten. Danach Entfernung des Beutels, Belassung der elastischen Binde und Ergänzung durch einen Stützverband (Elastoplast oder Kobanbinde). Wesentlich sind immer die Handgriffe zur Lockerung der immer vorhandenen Muskelverkrampfungen, zumal von diesen der primäre Prellungsschmerz ausgeht.

Nachbehandlung von Sportverletzungen

Die Rehabilitation des verletzten Sportlers hat die raschestmögliche, gleichzeitig aber ungefährliche *Wiedereingliederung* in die jeweils vorher betriebene Sportart zum Ziel. Dabei sind zur Vermeidung eines sog. Entlastungssyndroms die *Belastung des Gesamtorganismus* und das Training nichtverletzter Körperregionen unbedingt mitzuberücksichtigen. Grundsätzlich sollte die Ruhigstellung der betroffenen Gliedmaße nicht über das unbedingt erforderliche Maß hinaus ausgedehnt und die *schrittweise Wiederbelastung* unter Anwendung stützender Tape-Verbände frühzeitig begonnen werden (Abb. 5.**23**). Unter Beachtung individueller Gegebenheiten muß bei ständiger Kontrolle des Lokalbefundes durch Arzt,

Physiotherapeuten und Trainer mit regelmäßiger Absprache ein koordinierter Plan für das *Rehabilitationstraining* aufgestellt und fortgeführt werden. Dazu gehört auch das mentale Training, das den Sportler für die Wiederaufnahme seiner Leistung sowie den technischen Ablauf sportartspezifischer Übungsteile motiviert. Grundsätzlich muß die Belastung dem jeweiligen Rehabilitationsgrad der Verletzung angepaßt sein. Eine zu frühe Beanspruchung nicht vollständig ausgeheilter Verletzungen bewirkt neben örtlichen Reaktionen wie Schwellung, Erguß und Schmerz oft Schäden, die chronisch werden können. Dies bedingt in der ersten Rehabilitationsphase die weitgehende Entlastung der verletzten bei ständiger Belastung der nicht verletzten Körperpartien. In der zweiten Phase werden dann nach vorgeschriebenen Richtlinien mit geringer individueller Abwandlung unter *schrittweiser Mehrbelastung* auch die verletzten Bereiche in die Trainingsarbeit einbezogen. Das Training der nichtbetroffenen Körperpartien soll bereits im Krankenbett beginnen und neben der Krankengymnastik selbst ein spezielles Hanteltraining, Übungen mit dem Deuser-Band sowie Arbeit mit speziellen Trainingsgeräten beinhalten. Dazu gehören beispielsweise das Fahrradergometer und verschiedene Kraftmaschinen (isokinetische Trainingsgeräte), ferner Schwimmübungen, Radfahren, Gymnastik und Läufe, die neben dem speziellen Training zum Wiederaufbau der Muskulatur wertvoll sind. Das *Aufwärmen* der sportartspezifisch eingesetzten Muskelgruppen ist vor allem im Hinblick auf die *Prophylaxe* von Sekundärverletzungen oder Rezidiven von entscheidender Bedeutung.

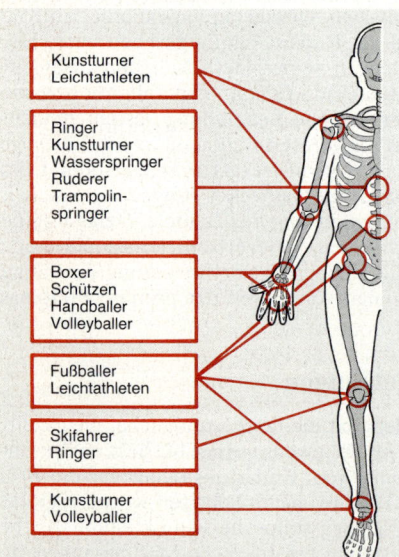

Exakte Diagnose, regelrechte operative oder konservative Behandlung, individuell abgestimmte kontrollierte Nachbehandlung und behutsames Heranführen an Höchstleistungen mit Aufwärmarbeit und stützenden Verbänden stellen in der Regel die volle Sportfähigkeit und ein optimales Leistungsvermögen wieder her.

Spätfolgen

Chronische Gelenkschäden des Sportlers wie Arthrosen und Bandlockerungen haben meist traumatische Ursachen, können aber auch Folgen eines chronischen Verschleißes vorwiegend durch einseitig betriebene Sportarten sein (Abb. 57.**14**).

Kunstturner
Leichtathleten

Ringer
Kunstturner
Wasserspringer
Ruderer
Trampolin-
springer

Boxer
Schützen
Handballer
Volleyballer

Fußballer
Leichtathleten

Skifahrer
Ringer

Kunstturner
Volleyballer

Abb. 57.**14**   Sportarthrosen in ihrer Abhängigkeit von der Sportart.

58. Replantation und Amputation von Gliedmaßen

Replantation

Seit Entwicklung der mikrovaskulären Chirurgie ist es möglich, abgetrennte Gliedmaßen oder Gliedmaßenanteile wieder zu *replantieren*. Man unterscheidet **Makroreplantationen,** d. h. Replantation nach Amputation von Gliedmaßenanteilen proximal des Hand- oder Sprunggelenks, und **Mikroreplantationen,** d. h. Abtrennung distal des Hand- oder Sprunggelenks, Abtrennung von Skalp, Ohren oder Penis.

Am **Makroamputat** ist die Nahttechnik der einzelnen Strukturen, insbesondere der Gefäße und Nerven, bereits Routine. Wegen der kurzen Ischämietoleranzzeit der Muskulatur ist die Vitalitäts- und Funktionsprognose immer unsicher. Postischämische Komplikationen sind häufig und betreffen lokal den Muskel in Form von Degeneration und Kontraktur sowie allgemein mit Nieren-Crush (S. 98, 223) und Leberversagen. Je distaler die Abtrennung, um so günstiger die Funktionsprognose der Replantation. Infolge der Vervollkommnung und Standardisierung der **Mikrochirurgie** ist die Wiedereinpflanzung *peripherer* Gliedmaßenabschnitte und abgetrennter Hautlappen heute aussichtsreich geworden.

Die **Indikation** zur Replantation ist ausschließlich vom Replantationschirurgen zu stellen.

Das bedeutet, daß der *erstbehandelnde* Arzt die Amputationswunde nur mit einem blutstillenden Verband versorgen, Haut, Gefäße, Nerven, Muskeln, Sehnen und Knochen aber nicht nähen, unterbinden oder fixieren darf. Das Amputat wird dem Verletzten bei der Überweisung ins Replantationszentrum in *gekühltem Zustand* mitgegeben. Gekühlt heißt, eingebracht in einen sterilen Plastikbeutel, der in einem zweiten, mit Eiswasser gefüllten Plastikbeutel schwimmt. *Cave:* direkter Kontakt des Replantats mit dem Eiswasser! Bei richtiger Kühlung läßt sich z. B. ein Finger noch bis zu 20 Stunden nach der Abtrennung wieder zur Anheilung bringen. Ohne Kühlung verkürzt sich die (warme) Ischämiezeit auf etwa 10 Stunden. Im Replantationszentrum macht der Chirurg seine Entscheidung, ob Wiedereinpflanzung oder nicht, abhängig vom Lokalbefund, von der Wertigkeit des Amputats, von der Heilaussicht und schließlich natürlich dem Wunsch des Verletzten.

Eine **absolute Indikation** zur Replantation sind der abgetrennte Daumen, der Verlust mehrerer Langfinger, die Amputation in der Mittelhand oder die Amputation der ganzen Hand. Eine Ausnahmesituation ergibt sich bei Kindern. Dort sollte man auch Teilamputationen von einzelnen Fingern zu replantieren versuchen. Eine *Umsetzung* teilweise erhaltener Amputate ist möglich, z. B. die eines gut erhaltenen Zeigefingers auf einen Daumen, bei dem das Amputat so zerfetzt ist, daß eine Replantation nicht in Frage kommt.

Technik der Operation: Meist wird bei Replantationen an Amputat und Stumpf mit zwei mikrotechnisch geschulten Teams gearbeitet. Nach exakter Wundsäuberung werden die einzelnen Strukturen (Nerven, Gefäße, Sehnen) markiert (Abb. 58.**1**). Dann Kürzung der Knochenstümpfe und Minimalosteosynthese, meist mit Kirschner-Drähten. Die *Nahtreihenfolge* sei am Beispiel der *Fingerreplantation* erläutert: 1. Naht der beiden Beugesehnen, wenn möglich mit Naht der Sehnen-

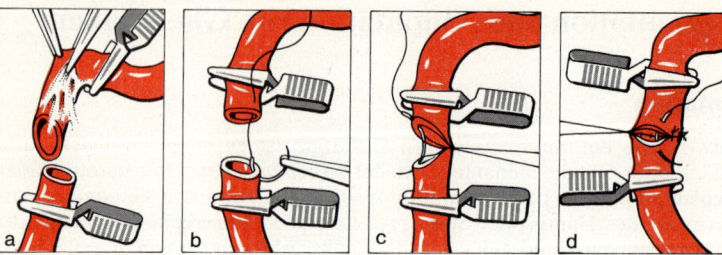

Abb. 58.**1** Gefäßnaht in mikrochirurgischer Technik. Nahttechnik für Gefäße mit Durchmesser von ca. 1 mm. (Bei Defektstrecke Veneninterponat.)

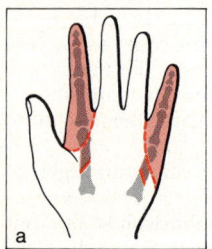

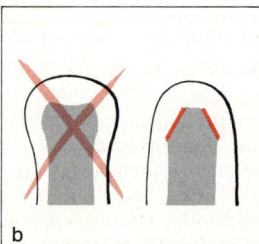

Abb. 58.**2 a** Handverschmälerung. Amputation der Randstrahlen (II. und V. Finger). Absetzung im Mittelhandknochen, um störende Stufenbildung zu vermeiden. **b** Ausformung eines Amputationsstumpfes. Bei Amputationen im Gelenkbereich Abschrägung der Gelenkrollen zur Vermeidung von keulenförmigem Stumpf.

scheide. 2. Anastomosierung beider volarer Arterien. Zu achten ist auf die Intaktheit beider Anastomosenenden. Bei Nahtspannung Interposition eines Unterarmvenenstücks. 3. Anschließend adaptierende Verbindung beider volarer Fingernerven mit perineuraler Faszikelbündelnaht. 4. Anastomose, wenn möglich beider dorsaler Venen. Lockere Hautnaht und lockerer Verband.

Komplikationen sind die arterielle und venöse Thrombose. Sie erfordern die unmittelbare Revision.

Die **Nachbehandlung** besteht in behutsamen aktiven und passiven Bewegungsübungen, mit denen bereits zwischen 6. und 8. Tag begonnen wird. Die Thromboseprophylaxe muß bis zur freien Beweglichkeit aufrechterhalten werden.

Amputation

Amputationen der oberen Extremität

Für die *Hand* können keine schematischen Amputationshöhen angegeben werden. Bei primären Amputationen wird die Amputationshöhe von der Art der Verletzung bestimmt. Beispielsweise lohnt es sich nicht, Basisreste am Endglied zu erhalten, andererseits können am Grundglied kurze Basisstümpfe erhaltenswert sein. Auch die zur sog. Handverschmälerung (Abb. 58.**2a**) vorgeschlagene Mittelhandamputation des Zeigefingers oder Kleinfingers muß individuell geplant werden. So kann ein kurzer Kleinfingerstumpf für einen Schwerarbeiter noch wertvoll sein, während er bei einem Schreibtischarbeiter störend ist. Wesentlicher

Abb. 58.**3** Krukenberg-Pla-
stik. Trennung von Elle und
Speiche mit Umlagerung der
Muskelgruppen und Deckung
der Greifzangen mit eigener
sensibler Haut.

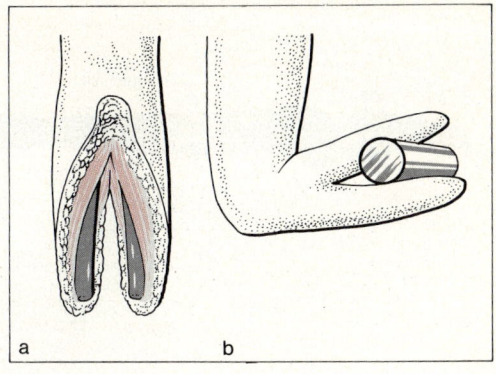

a   b

als die Amputationshöhe ist die *Ausformung des Amputationsstumpfes* durch ausreichende Weichteildeckung mit palmarer Haut und exaktes Zurückpräparieren
von Gefäßen und Nerven. Die Nerven werden in der Tiefe der Amputationsstelle
ohne sie zu traumatisieren mit scharfem Messer gekürzt. Die Gelenkrollen der
Köpfchen von Grund- und Mittelglied werden konisch abgeschrägt (Abb. 58.**2b**),
die knorpelige Gelenkfläche also reseziert. Eine Sonderstellung nimmt der *Daumen* ein, bei dem am Amputationsstumpf jeder Millimeter für die Funktion wichtig ist. Hier sind u. U. sekundär plastische Deckungen zur Erhaltung von Stumpf
und Stumpfanteilen indiziert. An *Mittelhand* und *Handgelenk* gilt es möglichst
lange Stümpfe zur optimalen prothetischen Versorgung zu erhalten. Auch mit
einem sehr kurzen Handgelenksstumpf kann noch eine Prothese bewegt werden.
Die Stümpfe am *Unterarm* und am *Oberarm* werden myoplastisch ausgeformt.
Hierbei dient ein ausreichend bemessener Muskel-Haut-Mantel dem Schutz des
Knochenstumpfes.
Ein besonderes Verfahren ist die Umformung des Unterarmstumpfs in eine *Ellen-*
und *Speichenzange* durch die getrennte Muskelumhüllung beider Knochen nach
Durchtrennung der Membrana interossea (Abb. 58.**3**). Mit dieser sog. *Kruken-
berg-Zange* sind Grob- und Haltegriffe möglich, zumal die Greifzangen sensibel
innerviert sind.

Amputationen der unteren Extremität

Indikationen sind Entzündungen, Durchblutungsstörungen, Tumoren und
schwere Traumen. Die Amputationshöhe wird von der Deckungsmöglichkeit
des knöchernen Amputationsstumpfes mit gut durchbluteten Weichteilen bestimmt.
Die Amputation einer oder aller *Zehen* erfolgt im Grundgelenk und die des
Mittelfußes im proximalen Drittel der Metatarsalia. Zur Stumpfdeckung dient ein
plantarer Lappen. Amputationen im Lisfranc- und besonders im Chopart-Gelenk
führen zu Fehlstellungen des Stumpfes. Deshalb sind hier zusätzliche Stumpf-
stabilisierungen durch Arthrodesen der Sprunggelenke oder durch Sehnenver-

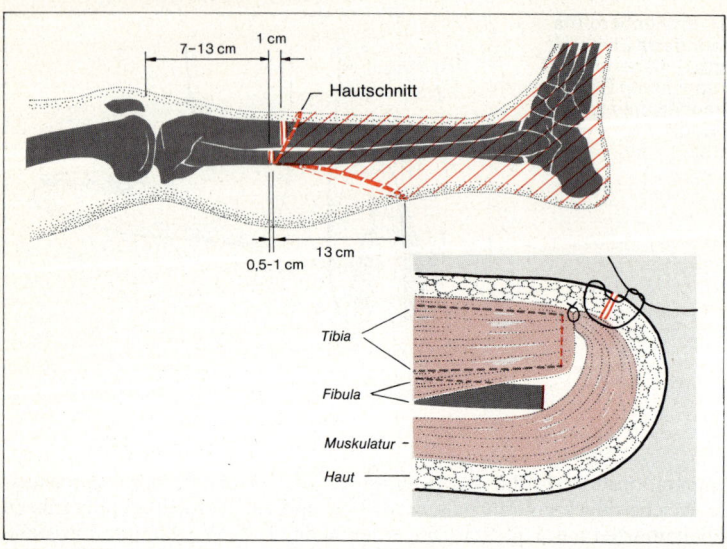

Abb. 58.**4** Unterschenkelamputation mit Deckung der knöchernen Stumpfenden durch Bildung eines hinteren Haut-Muskel-Lappens und Naht der antagonistischen Muskulatur.

pflanzungen notwendig. Bei Durchblutungsstörungen sind solche Amputationen wegen der Gefahr von Wundheilungsstörungen riskant.

Am *Unterschenkel* sollte man nach Möglichkeit eine muskuläre Deckung des knöchernen Stumpfes durch Naht der antagonistischen Muskulatur erreichen (Abb. 58.**4**). Große Gefäße werden in Amputationshöhe abgesetzt und mit doppelten Ligaturen versorgt. Die Durchtrennung von Nerven sollte möglichst weit proximal erfolgen, um die sich entwickelnden druckempfindlichen Neuromknoten von der Stumpfspitze fernzuhalten.

Die Amputation im *Kniegelenk* schafft einen Stumpf mit voller Endbelastung. Das Lig. patellae wird an der Tuberositas abgelöst (Abb. 58.**5**). Intakte Menisci können insbesondere bei jüngeren Patienten als Polster unter den Kondylen belassen werden. Die Kniescheibe bleibt vor den Kondylen, dient der Prothese zur Stabilisierung der Rotationsneigung und darf wegen ihrer Druckempfindlichkeit keinesfalls in den Belastungsbereich unter die Kondylen gezogen werden.

Bei der *Oberschenkelamputation* (Abb. 58.**6**) gelten die gleichen Prinzipien wie bei der Unterschenkelamputation. Überkreuzende Antagonistennaht der Beuger und Strecker sowie von Adduktoren und lateraler Oberschenkelmuskulatur verhindern das Zurückweichen der Weichteile über das Knochenende und ermöglichen eine gute muskuläre Führung für den Gang mit der Prothese. Das Wundgebiet sollte ausgiebig drainiert werden. Die Hautnähte werden allenfalls bei frischen traumatischen Amputationen primär geknüpft, bei Amputationen wegen

Abb. 58.**5**   Knieexartikulation.
Die Kniescheibe muß vor den
Kondylen verbleiben.

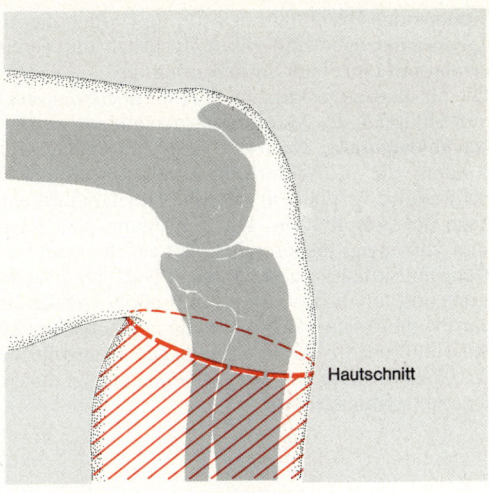

Hautschnitt

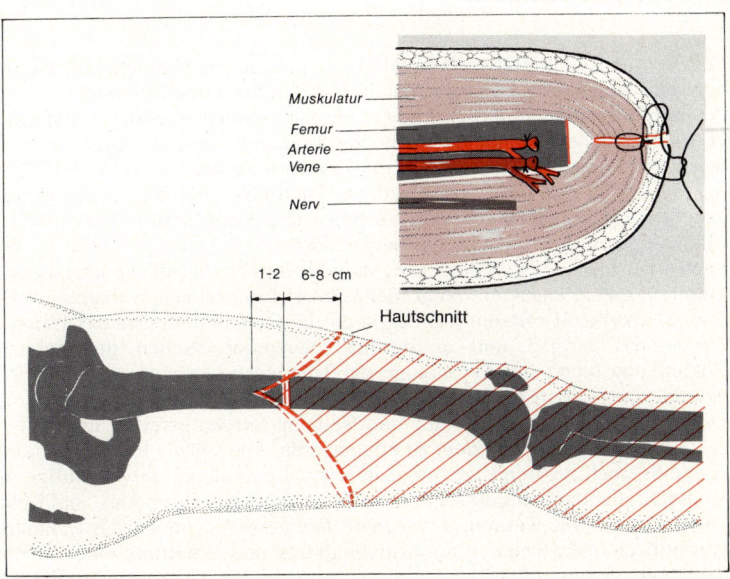

Muskulatur
Femur
Arterie
Vene
Nerv

1-2   6-8 cm

Hautschnitt

Abb. 58.**6**   Oberschenkelamputation mit Froschmaulschnitt, Gefäßligaturen und Vereinigung der antagonistischen Muskulatur.

Tumor oder Durchblutungsstörung werden die nur gelegten Hautnähte erst nach Tagen angezogen und geknüpft. Auch die Vereinigung der Muskelantagonisten erfolgt mit einzelnen Situationsnähten.
Die plastische Deckung nach *Hüftexartikulation* gelingt mit einem dorsalen Hautmuskellappen des M. glutaeus maximus.
Nachbehandlung: Nach der Amputation Wickelung des Stumpfes mit elastischen Binden, die in Achtertouren gelegt werden. Hiermit soll eine postoperative Schwellung vermieden werden. Die Übungsbehandlung im Bett beginnt sofort nach der Amputation. Die Bewegung des Nachbargelenks und Muskeltraining sind vorrangig; insbesondere gilt es, die atrophe Kontraktur der überwiegenden Beugemuskulatur zu verhindern. Nach Oberschenkelamputationen muß die Dorsalflexion im Hüftgelenk forciert geübt werden, um die spätere Gehfähigkeit mit der Prothese sicherzustellen. Die prothetische Versorgung beginnt unmittelbar im Anschluß an die Wundheilung. Die Kontrolle des richtigen *Prothesensitzes* und die Überwachung der *Gangschulung* erfolgt durch Arzt, Orthopädietechniker und Krankengymnasten.

59. Rehabilitation

Der Begriff Rehabilitation beinhaltet alle geeigneten Maßnahmen, die dazu dienen, eine behinderte Person einen ihren Eignungen und Neigungen entsprechenden normalen Platz in Arbeit und Gesellschaft einnehmen oder wiedereinnehmen zu lassen. Es genügt also nicht, nur die Einzelfunktion wiederherzustellen, sondern der Kranke und Behinderte muß als *Gesamtpersönlichkeit rehabilitiert* werden. Daher ist eine Reihe verschiedener Disziplinen beteiligt: Medizin, Psychologie, Sozialdienst, Rehabilitationstechnik. Die Koordination und Kontrolle der Maßnahmen obliegt dem sachkundigen Arzt.
Die früher angegebene Gliederung in medizinische, berufliche und soziale Rehabilitation entspricht heute nicht mehr den Erfordernissen. Sobald eine Behinderung als bleibend erkannt ist, beginnen die Rehabilitationsmaßnahmen in *allen Disziplinen* parallel und ergänzend zueinander. Neben der medizinischen Behandlung bietet der Psychologe ein Trainingsprogramm zur Bewältigung der behinderungsspezifischen Probleme an (vermindertes Selbstwertgefühl, negative Umwelteinflüsse u. a.). Eignung und Neigung werden getestet, um die *berufliche Ausbildung* oder *Umschulung* zu organisieren. Die *soziale* Rehabilitation beginnt ebenfalls noch während der medizinischen Behandlung durch häufige familiäre Kontakte, die dann auf die weitere *soziale Umgebung* (Freundes- und Bekanntenkreis) ausgedehnt werden. *Finanzielle Probleme* (Rentenanträge, Finanzierung von notwendigen Rehabilitationsmaßnahmen und Schaffung einer behindertengerechten Wohnung) sollten unter Mithilfe des Sozialdienstes beseitigt werden. Die *Rehabilitationstechnik* schließlich schafft für den Behinderten spezifische Hilfsmittel im häuslichen Bereich, am Arbeitsplatz und in der Freizeit.

Krankengymnastik und physikalische Therapie

Da sie nicht nur in der Nachbehandlung eingesetzt werden, wäre die Bezeichnung *Begleitbehandlung* richtiger. Die Behandlung beginnt oftmals operative Eingriffe vorbereitend am Tag der stationären Aufnahme und begleitet die chirurgischen postoperativen Maßnahmen ab dem 1. Tag (Atemgymnastik, Bewegungstherapie zur Thrombose-/Embolieprophylaxe u. a.).

Die Krankengymnastik setzt mit Massage und Gymnastik *mechanische Reize,* um optimale Funktionen des gesamten *Stütz-* und *Bewegungsapparates,* aber auch von *Atmung* und *Kreislauf* zu erzielen und zu trainieren. Es gilt dabei die vom Sport her bekannten kräftigenden und stabilisierenden Übungen unter besonderer Berücksichtigung der Erkrankung oder Verletzung anzuwenden. Ruhiggestellte inaktive Skelettmuskulatur büßt innerhalb von 1–2 Wochen 20–30 % ihrer Maximalkraft ein. Tägliche Spannungsübungen der Muskulatur vermögen eine Atrophie zu verhindern. Elektrisch betriebene *Bewegungsschienen* und krankengymnastisch geführte Bewegungen erhalten die Gelenkfunktion und bilden die Voraussetzung für eine weitere aktive Mobilisierung mit selbsttätigen Übungen, die auch die geistige Mitarbeit des Patienten verlangen. Die gelernten aktiven Übungen werden in der *Ergotherapie* ebenfalls unter streng funktionellen Gesichtspunkten in praktische Tätigkeiten umgesetzt. Krankengymnastik und Ergotherapie stellen in der Allgemeinchirurgie, insbesondere aber in der Unfallchirurgie, Orthopädie und Neurologie, einen wesentlichen Bestandteil in der medizinischen Rehabilitation dar, indem sie den Kranken oder Behinderten aus der passiven Rolle des Patienten in die täglichen Aktivitäten zurückführen.

Die Krankengymnastik wird unterstützt durch die verschiedenen Anwendungsformen der physikalischen Therapie:

Balneotherapie

Der *Auftrieb im Wasser* bewirkt eine Teilbelastung und unterstützt Bewegungsübungen. Geschwächte Muskeln werden durch Übungen gegen den Auftrieb trainiert. Der hydrostatische Druck begünstigt den venösen und lymphatischen Rückfluß und führt damit zu einer *Blutvolumenverschiebung. Cave* Linksherzinsuffizienz!

Wärme- und Kältebehandlung

Wärme bewirkt eine Erweiterung der Arteriolen und Kapillaren (Hyperämie). Wärmeleitung, Wärmehaltung und Wärmekapazität von Wasser, Schlamm oder Paraffin liegen höher als die von Luft. Daher ist die Wirkungsintensität bei Anwendung dieser Medien größer. Die *durchblutungsfördernde Wirkung* entkrampft muskuläre Verspannungen und verbessert die Stoffwechselsituation degenerativer Gelenkerkrankungen. Eine Kontraindikation besteht bei entzündlichen Veränderungen. Die Kälte in Form einer Eisbehandlung führt zur temporären Gefäßkonstriktion, der dann allerdings eine reaktive Gefäßdilatation folgt. Langandauernde Anwendungen mit Eispackungen vermögen entzündliche Veränderungen zu dämpfen, und kurzzeitige Eisanwendungen dienen einem Gefäßtraining. Daneben erhöht die Eisbehandlung die Schmerzschwelle und eröffnet bei Gelenkkontrakturen der Krankengymnastik bessere Bewegungsmöglichkeiten.

Elektrotherapie

Zur Anwendung gelangen verschiedene Stromformen:
Gleich-(galvanischer)Strom oder auch niederfrequente Ströme senken durch Polarisationsvorgänge in der Zelle die Reizschwelle und ermöglichen dadurch die Diagnostik und Therapie von peripheren Lähmungen. Die Wirkung des Reizstromes ist abhängig von der Impulsform (Rechteckimpuls, Schwellstrom), der Impulsdauer, der Impulsstärke und dem Impulsintervall. Bei reinen Gleichströmen ist die Stromrichtung von Bedeutung. Als Rechteckimpulse vermögen sie Kontraktionen großer Muskelgruppen auszulösen und haben damit eine Massagewirkung. Gleichströme werden auch als elektromedizinische Bäder (4-Zellen-Bad, Stangerbad) verwandt, wobei das Wasser als größtmögliche Flächenelektrode dient und damit höhere Stromstärken zuläßt. Die Indikation ist bei muskulären Verspannungen, Arthrosen, Polyneuritiden und Paresen gegeben.

Da geschädigte Muskulatur die Anpassungsfähigkeit für langsam anschwellende Ströme verliert, kann sie durch Schwellströme isoliert gereizt und zur Kontraktion gebracht werden, während die benachbarte intakte Muskulatur nicht anspricht.

Die hochfrequenten **Wechselströme** (Ultrakurzwellen, Dezimeterwellen) erreichen mit ihrer Wärmeentwicklung auch tiefere Schichten des Körpers. Dies gilt besonders für die Grenzschichten zwischen verschiedenen Gewebearten. Hauptanwendungsgebiete sind muskuläre Verspannungen, Arthrosen, Erkrankungen des rheumatischen Formenkreises, periphere Durchblutungsstörungen.

Alle krankengymnastischen und physikalischen Behandlungsmaßnahmen werden vom Arzt verordnet und unter seiner Kontrolle und Überwachung von speziell ausgebildeten und staatlich anerkannten Fachkräften ausgeführt.

60. Versicherungswesen

Bei den *gesetzlichen Versicherungen* unterscheidet man:
- gesetzliche Kranken-, Renten- und Arbeitslosenversicherung,
- gesetzliche und soziale Unfallversicherung,
- Kriegsopferversorgung.

Daneben gibt es die *privaten* oder *freiwilligen* Unfallversicherungen; unter diesen ist besonders die *Haftpflichtversicherung* hervorzuheben.

Gesetzliche Kranken-, Renten- und Arbeitslosenversicherung

Ihre Grundlagen sind das 2. und 4. Buch der Reichsversicherungsordnung (RVO).

Berufsunfähigkeit

Die Erwerbsunfähigkeit ist infolge von Krankheit oder anderen Gebrechen oder Schwäche der körperlichen oder geistigen Leistungsfähigkeit auf *weniger* als die Hälfte derjenigen eines körperlich und geistig Gesunden mit ähnlicher Ausbildung, gleichwertigen Kenntnissen und Fähigkeiten *gemindert*.

Erwerbsunfähigkeit

Infolge körperlicher oder geistiger Schäden ist der Kranke außerstande, regelmäßig durch Arbeit Einkünfte von wirtschaftlichem Wert zu erzielen.

Unfallheilverfahren

Ähnlich den berufsgenossenschaftlichen Heilverfahren haben die gesetzlichen Krankenversicherungen seit einigen Jahren ein sog. Unfallheilverfahren entwickelt. Es soll dazu beitragen, den Behandlungsablauf und die Rehabilitationsmaßnahmen besser überwachen und koordinieren zu können. Wie beim Durchgangsarztverfahren der Berufsgenossenschaften, müssen über jeden Verletzten ein Unfallbericht und entsprechende Nachschauberichte an den Versicherungsträger erstellt werden.

Gesetzliche und soziale Unfallversicherung

Ihre Grundlage ist das 3. Buch der Reichsversicherungsordnung (RVO) vom 19. 7. 1911 in der Fassung des Gesetzes zur Neuregelung des Rechts der gewerblichen Unfallversicherung (UVNG) vom 30. 4. 1963. Träger sind gewerbliche Berufsgenossenschaften, Landwirtschaftliche Berufsgenossenschaften, See-Unfallversicherung, Aufsichtsbehörden des Bundes und der Länder, Gemeindeunfallversicherungsverbände, sog. Eigenunfallversicherungsträger (Städte u. a.), und Feuerwehr-Unfallversicherungskassen.

Ihre Aufgaben bestehen in der Verhütung von Arbeitsunfällen und Berufskrankheiten, Wiederherstellung der Erwerbsfähigkeit nach Arbeitsunfällen und Berufskrankheiten, Entschädigung des Verletzten, seiner Angehörigen, evtl. Hinterbliebenen (Renten usw.) sowie Arbeits- und Berufshilfe.

Arbeitsunfall

Im juristischen Sinne ist ein Arbeitsunfall ein plötzlich eintretendes, zeitlich eng begrenztes Ereignis, welches zu einer körperlichen Schädigung führt und mit der versicherten Tätigkeit in ursächlichem Zusammenhang steht (zeitlich begrenztes Ereignis auf den Lauf einer Arbeitsschicht ausgedehnt!). Für den Arbeitsunfall gibt es keine gesetzliche Definition.

Es muß ein innerer ursächlicher Zusammenhang bestehen zwischen der unfallbringenden Tätigkeit und dem Unfallereignis (sog. *haftungsbegründende Kausalität*) einerseits und dem Unfallereignis und der Gesundheitsschädigung (sog. *haftungsausfüllende Kausalität*) andererseits. Versicherungsleistungen durch den Unfallversicherungsträger sind Heilverfahren und Beratungsarztverfahren.

Heilverfahren beinhaltet Krankenbehandlung (ambulant oder stationär). Dafür besteht das *Durchgangsarzt-Verfahren* (DA-Verfahren) durch zugelassene D-Ärzte. Die Aufgaben des D-Arztes sind Erstuntersuchung des Verletzten mit Erstellung eines sog. D-Arzt-Berichtes, Behandlung des Verletzten und Erstellung von Zwischenberichten (medizinische Rehabilitation) und schließlich Wiedereingliederung des Verletzten in den Beruf (sog. berufliche und soziale Rehabilitation).

Beratungsarztverfahren. Spezielle Versorgungsverfahren bei bestimmten Organverletzungen durch entsprechende Fachärzte (z. B. Augen, HNO, Neurologie, Haut u. a.).

Während der *Heilbehandlung* erhält der Verletzte an Geldleistungen das Krankengeld (bei ambulanter Behandlung), das Krankenhaustagegeld (bei stationärer Behandlung) und evtl. vorübergehende oder dauernde Rentenleistungen. Wenn der Verletzte infolge Verletzungsfolgen seine vor dem Unfall ausgeübte berufliche Tätigkeit nicht mehr ausführen kann, kommen für geeignete Fälle sog. Berufsfürsorgemaßnahmen wie innerbetriebliche Umsetzung, Arbeitsplatzwechsel und Berufsumschulung in Frage. Die Schlichtung von Unstimmigkeiten und Streitigkeiten zwischen Verletztem und Versicherungsträger obliegt den *Sozialgerichten* (Landes-, Bundessozialgericht).

Berufskrankheiten

Als Arbeitsunfälle gelten auch Berufskrankheiten. Berufskrankheiten sind Krankheiten, die durch berufliche Tätigkeit bei der Arbeit entstehen. Sie werden durch Rechtsverordnung anerkannt (Katalog der Berufskrankheiten).

Kriegsopferversorgung

Sie umschließt die Gesetze über Kriegsopferrecht, Soldatenversicherung und zivilen Ersatzdienst. Es handelt sich um Kriegsverletzte, Zivilverletzte und die Personen des zivilen Ersatzdienstes sowie um Verletzte der Bundeswehr.

Private oder freiwillige Unfallversicherungen

Privatversicherungen werden zwischen dem Versicherer und einer privaten Versicherungsgesellschaft abgeschlossen. Hierbei sind die Versicherungsbedingungen genau zu beachten. Im Bereich der privaten Unfallversicherung muß, im Gegensatz zur gewerblichen Unfallversicherung, die Beeinträchtigung der Arbeitsfähigkeit (Invalidität) *unter Berücksichtigung des Berufes* des Verletzten bewertet und geschätzt werden. Bleibende Folgen werden mit der *Gliedertaxe* bemessen.

Haftpflichtversicherung

Hier muß vom Arzt häufiger zur Einschätzung der beruflichen Leistungsfähigkeit des Verletzten Stellung genommen werden. Im Vordergrund steht der Grad der Minderung der körperlichen Leistungsfähigkeit. Die Entschädigung erfolgt im Einzelfall zwischen Haftpflichtversicherung und dem Beschädigten. Nicht selten kommt es zu Zivilprozessen.

Schmerzensgeld

Durch diese Geldleistung soll der immaterielle Schaden, den der Verletzte durch einen Unfall und seine Folgen erlitten hat, wieder ausgeglichen und gutgemacht werden.

Gutachten

Bei den Gutachten unterscheidet man **Formulargutachten, freie Gutachten** und **Kommissionsgutachten.** Gutachten können entsprechend dem Auftrag nach Aktenlage (Aktengutachten) oder nach eingehender klinischer und röntgenologischer Untersuchung des zu Begutachtenden erstellt werden. Für erweiterte, wissenschaftlich begründete Zusammenhangsgutachten müssen mitunter Spezialuntersuchungen herangezogen werden (Nebengutachten anderer Fachdisziplinen). Das Gutachten muß sich in sachlicher Form und mit präzisen Angaben und Definitionen zu den Befunden und Fragestellungen äußern. Die Formulierungen müssen allgemein verständlich sein, wobei auf Fachausdrücke oder fremdsprachliche Bezeichnungen soweit als möglich verzichtet werden sollte. Bei Problemstellungen wie z. B. Abgrenzung unfallabhängiger gegen unfallunabhängige krankhafte Befunde oder Fragen des Kausalzusammenhangs wird die freie Gutachtenform gewählt. Sie setzt ein umfassendes Aktenstudium voraus, dessen Ergebnis zusammengefaßt im Gutachten niedergelegt wird. Für den weiteren Aufbau des freien Gutachtens ist zu berücksichtigen, daß Datum des Gutachtenauftrages und der Erstattung des Gutachtens mit Nennung des Auftraggebers enthalten sind. Es müssen die Aktenmittel erwähnt werden. Neben der genauen Schilderung des Unfallherganges aus der Sicht des Verunglückten sind frühere Erkrankungen, die mit dem Unfall nichts zu tun haben, zu erwähnen. Es folgt eine ausführliche Darlegung des gesamten Untersuchungsbefundes mit allen objektivierbaren Größen. Dabei wird mit dem Allgemeinbefund begonnen und anschließend auf spezielle Befunde übergegangen (Seitenvergleiche).

In der **Bewertung** wird unter Abwägung der vom Betroffenen geschilderten Vorgeschichte und seine Beschwerden und der aus den Akten ersichtlichen Vorgeschichte unter Würdigung der Untersuchungsbefunde – gelegentlich Vergleich mit vorausgegangenen ärztlichen Untersuchungen – zu den vom Auftraggeber gestellten Fragen Stellung genommen.

Unter Beantwortung der Problemstellung, insbesondere Abgrenzung und Beurteilung von Kausalzusammenhängen, wird, ausgehend von einer 100%igen Erwerbsfähigkeit vor dem Unfall, die **Erwerbsminderung** u. a. geschätzt. In der Schlußbeurteilung können Behandlungsvorschläge unterbreitet werden.

Das Gutachten wird rechtskräftig durch die Unterschrift des Gutachters. Bei Assistenten ist die Unterschrift des Leiters der Abteilung oder seines Vertreters erforderlich.

Grundlage der Bewertung der Erwerbsminderung ist bei der gesetzlichen Unfallversicherung der allgemeine Arbeitsmarkt und nicht der jeweilige Beruf des Betroffenen, sofern nicht ausdrücklich eine andere Stellungnahme gewünscht wird. **Rententabellen** orientieren den Gutachter über geltende Minderungsquoten einzelner Gliedmaßen oder Gliedmaßenabschnitte (Amputationen u. a.).

Allgemein zu begutachtende Fragestellungen sind Verletzungen und deren Folgen sowie Berufserkrankungen. Zum Begriff der körperlichen Schädigung gehört auch der Schaden an Seele und Gemüt. Einen Unfallzusammenhang kann man „mit Wahrscheinlichkeit" oder „überwiegender Wahrscheinlichkeit" anerkennen oder ablehnen.

Für die Objektivierung von Unfallfolgen und zum Vergleich mit vorausgehenden Gutachten sind Messungen der **Gelenkbeweglichkeit** und der **Muskelumfänge** wichtig. Alle Gelenkbewegungen werden von einer einheitlich definierten Nullstellung aus gemessen. **Neutral-Null-Stellung** entspricht der Gelenkposition, die ein gesunder Mensch in aufrechtem Stand mit hängenden Armen und nach vorn gehaltenen Daumen und parallelen Füßen einnehmen kann. Bei der Messung von dieser Null-Stellung aus wird der bei der Bewegung durchlaufende Winkel abgele-

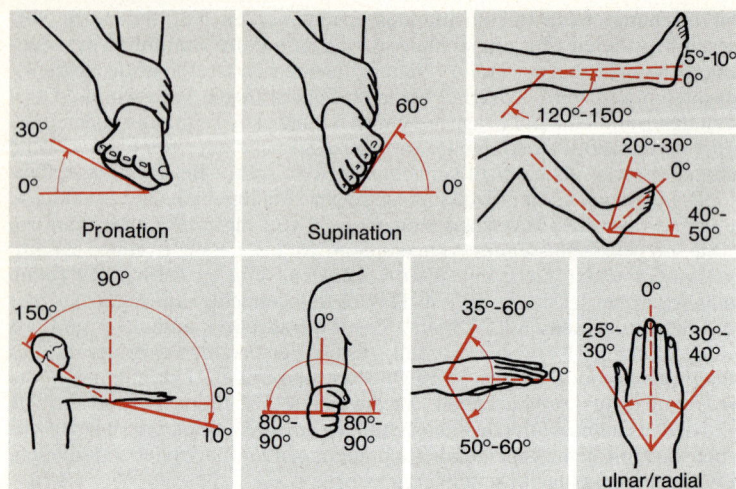

Abb. 60.**1** Neutral-Null-Meßmethode.

sen und unter Aufrundung auf die nächste Fünferstelle notiert. Es wird grundsätz-
lich das *eigentätige* Bewegungsausmaß gemessen (Abb. 60.**1**). Die Längen- und
Umfangsmaße werden ebenfalls in Neutralstellung mit einem Bandmaß ermittelt.
Notierung mit Genauigkeit von 0,5 cm.

Für die Feststellung der Umfangsmaße an den **oberen Extremitäten** wird gemessen: 15 cm oberhalb der Olekranonspitze am Oberarm, am Ellenbogengelenk über der Olekranonspitze in Streckstellung des Armes, 10 cm unterhalb der
Olekranonspitze, kleinster Umfang des Unterarms am Handgelenk und Mittelhand ohne Daumen.

Für die **unteren Extremitäten** werden die Umfangsmaße angegeben: 20 cm oberhalb innerer Kniegelenkspalt, 10 cm oberhalb innerer Kniegelenkspalt, Knie-
scheibenmitte, 15 cm unterhalb innerer Kniegelenkspalt, Unterschenkel kleinster
Umfang, Knöchelumfang, Rist über Kahnbein und Vorfußballen.

Der Unfall kann ein vorbestehendes Leiden vorübergehend oder richtunggebend
verschlimmern. Eine solche **Verschlimmerung** ist auf ihren unfallbedingten Anteil
hin zu bewerten.

Kommissionsgutachten

Bei Streitfällen vor allem in der privaten Unfallversicherung wird eine Kommis-
sion von drei erfahrenen Gutachtern gewählt. Diese Ärztekommission führt nach
Bestimmung eines Vorsitzenden eine gemeinsame, eingehende Untersuchung
und Beurteilung des Betroffenen durch. Anschließend wird durch den Vorsitzenden ein freies Kommissionsgutachten erstellt.

Rentenzahlungen erfolgen bei der gesetzlichen Unfallversicherung erst ab 20 % Minderung der Erwerbsfähigkeit und erst nach Beendigung der Arbeitsunfähigkeit. Die Dauerrente tritt erst nach Ablauf von 2 Jahren seit dem Unfallereignis in Kraft (sog. Dauerrenten-Begutachtung). Bis zu diesem Zeitpunkt wird nur eine vorläufige Rente gezahlt. Die Dauerrente läßt bei Besserung nach einem Jahr eine Änderung der MdE (Minderung der Erwerbsfähigkeit) zu. Gesamtabfindung ist möglich. Die im Rahmen von Nebenbegutachtungen (Neurologe, Internist, Augenarzt u. a.) festgestellten MdE-Werte werden vom Hauptgutachter in sein Gesamturteil integriert, jedoch nur ausnahmsweise mit dem eigenen Urteil addiert.

Sachverzeichnis
in der Terminologie des **Gegenstandskatalogs**

Die **halbfetten Seitenzahlen** verweisen auf Haupttextstellen und Abbildungen

Notizen

Notizen

Notizen

Reifferscheid/Weller

Chirurgie

8. neubearb. und erweiterte Auflage · ISBN 3 13 455708 8

Zur Verbesserung zukünftiger Auflagen ist Ihre Meinung über dieses Buch für uns von großem Interesse. Wir bitten Sie deshalb um Beantwortung der nachfolgenden Fragen (bitte gut lesbar ausfüllen, nicht mit Bleistift):

---

1. Wie ist das Thema behandelt?

☐ zu ausführlich

☐ zu kurz

☐ angemessen

2. Wie ist der Stoff aufbereitet?

	leicht verständlich	schwer verständlich	übersichtlich	unübersichtlich	didaktisch	
					gut	weniger gut
Text						
Abbildungen						
Tabellen						
Gliederung						

3. Welches Kapitel hat Sie besonders angesprochen

(warum)? ______________________________

____

____

4. Welches Kapitel hat Ihnen am wenigsten zugesagt

(warum)? ______________________________

____

____

bitte wenden!

5. Bemerkungen, Kritik, Hinweise auf Fehler, Anregungen:

_____

_____

_____

_____

_____

_____

_____

_____

_____

_____

_____

_____

Wir nehmen Sie gern in unsere Informationskartei auf.
Dazu bitten wir Sie um folgende Angaben:

Name, Vorname
_____

Adresse
_____

_____

Beruf (Studienfachrichtung)
_____

Semesterzahl
_____

Bitte trennen Sie dieses Blatt heraus und senden Sie es unfrei – Porto zahlt Empfänger – im Kuvert an:

Georg Thieme Verlag, Postfach 732, D-7000 Stuttgart 1

Besten Dank für Ihre Bemühungen!